Gerhard Bäcker · Reinhard Bispinck
Klaus Hofemann · Gerhard Naegele

Sozialpolitik und soziale Lage in Deutschland
Band 1

Gerhard Bäcker · Reinhard Bispinck
Klaus Hofemann · Gerhard Naegele

Sozialpolitik und soziale Lage in Deutschland

Band 1:
Ökonomische Grundlagen, Einkommen, Arbeit und Arbeitsmarkt, Arbeit und Gesundheitsschutz

3., grundlegend überarbeitete und erweiterte Auflage

Westdeutscher Verlag

Die Deutsche Bibliothek – CIP-Einheitsaufnahme
Ein Titeldatensatz für diese Publikation ist bei
Der Deutschen Bibliothek erhältlich

Anregungen und Kritik zu diesem Lehrbuch sind erwünscht. Die Autoren sind per E-mail zu erreichen unter: **Sozialpolitik-Lehrbuch@gmx.de**

Zum Lehrbuch ist eine Web-Seite im Internet eingerichtet. Dort finden sich u. a. Hinweise zu den Autoren, ihren laufenden Arbeiten und Veröffentlichungen, weiterführende Links zu sozialpolitischen Themen sowie ein aktueller Überblick über neuere Entwicklungen und gesetzliche Veränderungen in der Sozialpolitik

www.westdeutscher-verlag.de/Sozialpolitik-Lehrbuch

Die früheren Auflagen sind im Bund-Verlag, Köln/Frankfurt erschienen.

3. Auflage 2000

Der Westdeutsche Verlag ist ein Unternehmen der Fachverlagsgruppe BertelsmannSpringer.

www.westdeutschervlg.de

Höchste inhaltliche und technische Qualität unserer Produkte ist unser Ziel. Bei der Produktion und Verbreitung unserer Bücher wollen wir die Umwelt schonen: Dieses Buch ist auf säurefreiem und chlorfrei gebleichtem Papier gedruckt. Die Einschweißfolie besteht aus Polyäthylen und damit aus organischen Grundstoffen, die weder bei der Herstellung noch bei der Verbrennung Schadstoffe freisetzen.

Umschlaggestaltung: Horst Dieter Bürkle, Darmstadt
Druck und buchbinderische Verarbeitung: Druckerei Hubert & Co., Göttingen
Printed in Germany

ISBN 3-531-13333-0

Vorwort

Im Jahr 1980 erschien die erste Auflage dieses Lehrbuches unter dem Titel „*Sozialpolitik – Eine problemorientierte Einführung*". Damals hätte keiner von uns daran gedacht und geglaubt, dass wir zwanzig Jahre später die dritte Auflage vorlegen würden. Aber gerade die Unterschiede in den Themenfeldern, mit denen sich jeder Einzelne von uns in den vergangenen beiden Jahrzehnten beschäftigt hat, waren eine wesentliche Voraussetzung für die vollständige inhaltliche Überarbeitung, Erweiterung und Aktualisierung des Lehrbuchs. Dass uns dieser Kraftakt – neben allen sonstigen beruflichen Belastungen – gelungen ist, freut uns sehr.

Was 1980 noch in einen Band mit rund 400 Seiten passte, ist mittlerweile auf zwei Bände mit 10 Kapiteln auf insgesamt 890 Seiten angewachsen. Dahinter steht das Bemühen, die Themenbreite und Komplexität der Sozialpolitik so aufzubereiten und vorzustellen, dass einerseits „Einsteigern" eine verständliche Einführung geboten wird und zum anderen aber auch eine differenzierte Analyse der Probleme und Entwicklungsperspektiven in den einzelnen sozialpolitischen Bereichen ermöglicht wird. Wir hoffen, dass das Ergebnis auf positive Resonanz stößt.

Was ist geblieben und was hat sich geändert? Zunächst: Das grundlegende Konstruktionsprinzip, die Darstellung an den sozialen Problemen und Risiken der Bevölkerung zu orientieren und von dort aus zur Sozialpolitik mit ihrem vielfältigen Geflecht von Maßnahmen, Leistungen und Institutionen fortzuschreiten, haben wir – selbstverständlich – beibehalten. Leitlinie für die Beurteilung von sozialen Risiken und die Auswirkungen der Sozialpolitik bleibt für uns die materielle und immaterielle *Lebenslage* der Menschen. Sozialpolitik greift dabei weit über das staatliche System der sozialen Sicherung hinaus. Auch die Berücksichtigung der nichtstaatlichen sozialpolitischen Aktivitäten ist aus unserer Sicht für das Verständnis der Sozialpolitik und ihrer Entwicklung nach wie vor unverzichtbar. Das gilt insbesondere für die Regelungen, wie sie zwischen Gewerkschaften und Arbeitgeberverbänden in Form von Tarifverträgen vereinbart werden. Eine gleichermaßen große Bedeutung kommt im Bereich der sozialen Dienstleistungen den Wohlfahrtsverbänden sowie der Selbsthilfe und dem Ehrenamt zu.

Auch die inhaltliche Gliederung des Lehrbuchs hat sich gegenüber der vorigen Auflage nicht grundlegend verändert. Auf die beiden einleitenden querschnittartigen Kapitel *„Sozialpolitik und soziale Lage in Deutschland"* und *„Sozialpolitik im ökonomischen Prozess"* folgen sieben auf die wichtigsten Gefährdungs- und Gestaltungsbereiche bezogenen Kapitel: *„Einkommen"* *„Arbeit und Arbeitsmarkt"*, *„Arbeit und Gesundheitsschutz"*, *„Gesundheit und Gesundheitssystem"*, *„Familie"*, *„Alter"*, *„Soziale Dienste"*. Qualifikations- und Ausbildungsfragen sind nunmehr in das Kapitel „Arbeit und Arbeitsmarkt" integriert. Die arbeitsweltbezogenen Gesundheitsrisiken haben wir aus dem

Kapitel „Gesundheit“ herausgelöst und in einem eigenständigen Kapitel „Arbeit und Gesundheitsschutz“ dargestellt.

In manchen Einzelfragen hat sich unsere inhaltliche Einschätzung gegenüber den früheren Auflagen (weiter) verändert. Das liegt daran, dass Sozialpolitik und Sozialstaat keine statischen Gebilde sind, sondern im Zuge gesellschaftlicher, ökonomischer, demographischer und politischer Veränderungen ständig vor neue Aufgaben gestellt werden. Die Entwicklung ist in den zurückliegenden Jahren widersprüchlich verlaufen: Schon in der ersten und zweiten Auflage haben wir darauf hin gewiesen, dass das System der Sozialen Sicherung zum Gegenstand von Spar- und Kürzungsmaßnahmen geworden ist. Dieser Trend hat sich verschärft. Es sind jedoch auch Reformen durchgesetzt worden und positive Entwicklungen zu konstatieren. Besonders zu erwähnen ist die sozialpolitische Flankierung der deutschen Einigung, bei der der Sozialstaat seine Bewährungsprobe bestanden hat.

Sozialpolitik und Sozialstaat genießen eine hohe Anerkennung in der Bevölkerung. Gerade in Zeiten eines raschen Umbruchs sozialer und ökonomischer Strukturen wächst der Bedarf an sozialer Sicherung. Aber unübersehbar ist auch, dass die Angriffe auf den Sozialstaat zugenommen haben. Seine Charakterisierung als „Unsozialstaat“ (Die Zeit) und die seiner tragenden Akteure als „Sozialstaatsmafia“ (Der Spiegel) fällt in eine Situation, in der große Gruppen vor allem der jüngeren Generation glauben, zwar Finanzier aber nicht (mehr) Nutznießer des Sozialsystems zu sein. Wenn verlorengegangenes Vertrauen wieder gewonnen und Verunsicherungen abgebaut werden sollen, bedarf es einer Reformpolitik, die die Finanzierungs- und Leistungsfähigkeit der Systeme garantiert. Leistungsabbau und der Verweis auf private Vorsorge weisen keinen Weg zur Lösung der Herausforderungen. Die geschichtliche Entwicklung wie auch internationale Vergleiche zeigen, dass sich eine demokratische Gesellschaft, die auf die Beteiligung und Teilhabe der ganzen Bevölkerung zielt, nur auf der Grundlage verlässlicher sozialstaatlicher Strukturen entwikkeln kann. Wenn unser Lehrbuch dazu beiträgt, ein *kritisch-konstruktives* Verhältnis zum deutschen Sozialstaat zu entwickeln und Verständnis für die Option einer *reformorientierten Weiterentwicklung* zu wecken, dann erfüllt es im Rahmen der aktuellen sozialpolitischen Auseinandersetzungen auch eine wichtige politische Funktion.

Kaum ein anderer Politikbereich unterliegt so starken Veränderungen wie die Sozialpolitik. Durch die Einrichtung einer eigenen Internet-Seite wollen wir dem Rechnung tragen. Unter der Adresse: www.sozialpolitik-lehrbuch.de finden sich Hinweise auf gesetzliche Neuregelungen sowie auf die Arbeitsgebiete und Veröffentlichungen der Autoren. Auch die Links zu sozialpolitisch interessanten Web-Adressen, die im Anhang dieses Buches wiedergegeben sind, werden aufgeführt und aktualisiert.

Wir haben Unterstützung von vielen Personen erfahren. Das gilt insbesondere für MitarbeiterInnen sowie für wissenschaftliche KollegInnen in verschiedenen sozialpolitischen Institutionen. Ihnen allen gilt unser herzlicher Dank. Das Manuskript wurde im Sommer 1999 abgeschlossen. Über Anregungen und kritische Rückmeldungen zu dem Lehrbuch würden wir uns freuen. Über E-Mail ist die Kontaktaufnahme leicht möglich: sozialpolitik-lehrbuch@gmx.de.

Wir widmen dieses Lehrbuch dem Andenken an unseren Lehrer und Freund Professor Otto Blume (1919-1987), der uns und ungezählte andere Studierende am Sozialpolitischen Seminar der Universität Köln mit dem vielschichtigen und spannenden Feld der Sozialpolitik vertraut gemacht hat.

Gerhard Bäcker

Reinhard Bispinck

Klaus Hofemann

Gerhard Naegele

Inhaltsübersicht

Band 1

Kapitel I: Sozialpolitik und soziale Lage in Deutschland

Kapitel II: Sozialpolitik im ökonomischen Prozess

Kapitel III: Einkommen

Kapitel IV: Arbeit und Arbeitsmarkt

Kapitel V: Arbeit und Gesundheitsschutz

Band 2

Kapitel VI: Gesundheit

Kapitel VII: Familie und Kinder

Kapitel VIII: Alter

Kapitel IX: Soziale Dienste

Inhaltsverzeichnis

Abkürzungsverzeichnis

a.a.O.	am angegebenen Ort
ABM	Arbeitsbeschaffungsmaßnahmen
ABS	Arbeitsförderung, Beschäftigung, Strukturentwicklung
Abs.	Absatz
AentG	Arbeitnehmerentsendegesetz
AfbG	Aufstiegsfortbildungsgesetz
AG	Aktiengesellschaft
ALG	Arbeitslosengeld
ALHi	Arbeitslosenhilfe
ALV	Arbeitslosenversicherung
AN	Arbeitnehmer
AnV	Angestelltenversicherung
AOK	Allgemeine Ortskrankenkasse
Art.	Artikel
ARV	Arbeiterrentenversicherung
AU	Arbeitsunfähigkeit
AVE	Allgemeinverbindlicherklärung
BA	Bundesanstalt für Arbeit
BAföG	Bundesausbildungsförderungsgesetz
BAG	Bundesarbeitsgericht
BAT	Bundesangestelltentarifvertrag
BG	Berufsgenossenschaft
BBiG	Berufsbildungsgesetz
Bd.	Band
BDA	Bundesvereinigung der Deutschen Arbeitgeberverbände
BDI	Bundesverband der Deutschen Industrie
BeschFG	Beschäftigungsförderungsgesetz
BetrVG	Betriebsverfassungsgesetz
BfA	Bundesversicherungsanstalt für Angestellte
BG	Berufsgenossenschaft
BGB	Bürgerliches Gesetzbuch
BGJ	Berufsgrundbildungsjahr
BIP	Bruttoinlandsprodukt
BMA	Bundesministerium für Arbeit und Sozialordnung
BSG	Bundessozialgericht
BSHG	Bundessozialhilfegesetz
BSP	Bruttosozialprodukt
bspw.	beispielsweise
BT	Bundestag

BU	Berufsunfähigkeit
BVJ	Berufsvorbereitungsjahr
bzw.	beziehungsweise
ca.	circa
d.h.	das heißt
DAG	Deutsche Angestelltengewerkschaft
DBB	Deutscher Beamtenbund
DGB	Deutscher Gewerkschaftsbund
dgl.	dergleichen
DIW	Deutsches Institut für Wirtschaftsforschung
DM	Deutsche Mark
DPG	Deutsche Postgewerkschaft
EFZG	Entgeltfortzahlungsgesetz
ESF	Europäischer Sozialfond
etc.	et cetera
EU	Erwerbsunfähigkeit
EU	Europäische Union
EVS	Einkommens- und Verbrauchsstichprobe
evtl.	eventuell
EWR	Europäischer Wirtschaftsraum
EWWU	Europäische Wirtschafts- und Währungsunion
EZB	Europäische Zentralbank
f.	und folgende Seite
ff.	und mehrere folgende Seiten
FOS	Fachoberschule
GG	Grundgesetz
ggf.	gegebenenfalls
GKV	Gesetzliche Krankenversicherung
GPV	Gesetzliche Pflegeversicherung
GRV	Gesetzliche Rentenversicherung
GUV	Gesetzliche Unfallversicherung
HBL	Hilfe in besonderen Lebenslagen
HBV	Gewerkschaft Handel, Banken und Versicherungen
HLU	Hilfe zum Lebensunterhalt
Hrsg.	Herausgeber
i.d.R.	in der Regel
i.d.S.	in dem Sinne
i.e.S.	im engeren Sinne
IG BAU	Industriegewerkschaft Bauen, Agrar, Umwelt
IG BCE	Industriegewerkschaft Bergbau, Chemie, Energie
IGM	Industriegewerkschaft Metall
ILO	International Labour Organisation
Kap.	Kapitel

KJHG	Kinder- und Jugendhilfegesetz
KUG	Kurzarbeitergeld
KVdR	Krankenversicherung der Rentner
LG	Leistungsgruppe
LVA	Landessozialversicherungsanstalt
MdE	Minderung der Erwerbsfähigkeit
Mio.	Millionen
Mrd.	Milliarden
mtl.	monatlich
NRW	Nordrhein-Westfalen
o.ä.	oder ähnlich
o.g.	oben genannt
OECD	Organisation for Economic Cooperation and Development
ÖTV	Gewerkschaft Öffentliche Dienste, Transport und Verkehr
Pkt.	Punkt
PKV	Private Krankenversicherung
rd.	rund
RehaAngLG	Rehabilitationsangleichungsgesetz
RVO	Reichsversicherungsordnung
S.	Seite
s.o.	siehe oben
s.u.	siehe unten
SAM	Strukturanpassungsmaßnahmen
SchwbG	Schwerbehindertengesetz
SGB	Sozialgesetzbuch
SOEP	Sozio-oekonomisches Panel
Std.	Stunde(n)
Tsd.	Tausend
TVG	Tarifvertragsgesetz
u.a.	und andere
u.a.m.	und anderes mehr
u.U.	unter Umständen
usw.	und so weiter
VerDi	Vereinigte Dienstleistungsgewerkschaft
vH	vom Hundert
z.B.	zum Beispiel
z.T.	zum Teil
z.Z.	zur Zeit

Kapitel I
Sozialpolitik und soziale Lage in Deutschland

1. Sozialpolitik – eine problemorientierte Herangehensweise

Soziale Probleme und Risiken betreffen jeden, aber nur wenige Menschen können die Folgen dieser Risiken aus eigener Kraft bewältigen. Wenn vermieden werden soll, dass Krankheit, Invalidität, Arbeitslosigkeit, Pflegebedürftigkeit oder andere problematische Wechselfälle des Lebens zu einem sozialen Absturz bis hin zur Armut führen, sind Leistungen der Sozialpolitik erforderlich. Unter Sozialpolitik lassen sich dabei all jene Maßnahmen verstehen, mit denen dem Entstehen sozialer Risiken vorgebeugt, soziale Risiken ausgeglichen und das Einkommens-, Versorgungs- und Lebenslagenniveau einzelner Personen oder Personengruppen gesichert und verbessert werden sollen.

In Deutschland nimmt nahezu die gesamte Bevölkerung Leistungen der Sozialpolitik in Anspruch: So ist die weit überwiegende Mehrzahl der Menschen in den Schutz der Gesetzlichen Krankenversicherung einbezogen. Die ältere Generation bestreitet ihren Lebensunterhalt in erster Linie aus den Leistungen der Rentenversicherung. Viele Menschen greifen zudem auf die kommunalen soziale Dienste und Einrichtungen zurück oder beziehen Leistungen wie Wohngeld oder Kindergeld. Die Maßnahmen, Leistungen und Einrichtungen der Sozialpolitik beeinflussen damit sehr nachhaltig die Lebenslage der Bürgerinnen und Bürger. Zugleich haben sie eine große volkswirtschaftliche Bedeutung; zusammengenommen machen sie rund ein Drittel des Sozialproduktes aus. Infolgedessen ist es nicht verwunderlich, dass die Auseinandersetzung um die Sozialpolitik immer wieder im Mittelpunkt des öffentlichen Interesses steht.

Die Vielfalt sozialpolitischer Maßnahmen und Institutionen und das Dickicht sozialrechtlicher Gesetze und Vorschriften sind allerdings nur schwer zu durchschauen. Ein Lehr- und Studienbuch zur Sozialpolitik hat deshalb die Aufgabe, die Grundlagen und Strukturprinzipien der Sozialpolitik darzustellen und nachvollziehbar zu erläutern, um einen ersten Einstieg in diesen Politikbereich zu ermöglichen. Darüber hinaus muss das Geflecht der Sozialpolitik aber auch im Detail aufgeschlüsselt und analysiert werden, um auf diese Weise zur sachkundigen Auseinandersetzung in wichtigen Einzelfragen der Sozialpolitik zu befähigen.

Die nunmehr in der *dritten* Auflage vorgelegte zweibändige Einführung „Sozialpolitik und soziale Lage in der Bundesrepublik Deutschland“ bemüht sich, diesen Anforderungen durch eine *problemorientierte* Herangehensweise gerecht zu werden. Sie beginnt nicht – wie vielfach üblich – unmittelbar mit der Darstellung des sozialpolitischen Leistungssystems selbst, in dem etwa die verschiedenen Institutionen, die Prinzipien und die Ausgestaltung der Leistungsgewährung im Vordergrund stehen; ihr Ausgangspunkt sind vielmehr die vielfältigen sozialen Risiken und die daraus erwachsenden Gefährdungen, von denen die Menschen betroffen sein können und die erst den Anlass für sozialpolitische Aktivitäten geben.

Dieser Aufbau hat folgende Vorteile:

- Die LeserInnen erhalten zunächst einen Überblick über die jeweilige *soziale Problemlage* anhand einer detaillierten Beschreibung und Analyse der einzelnen Risiken. Sie können sich damit vorab ein Urteil darüber bilden, welches Ausmaß und welche innere Struktur die zur Diskussion stehenden sozialen Gefährdungen aufweisen.
- Anschließend wird über die verschiedenen, auf die Bearbeitung und Bewältigung dieser sozialen Probleme gerichteten *sozialpolitischen Strategien und Einzelmaßnahmen* informiert. Auf dieser Basis lässt sich beurteilen, ob und in welchem Maße die Maßnahmen der Sozialpolitik der zugrundeliegenden Problematik gerecht werden.
- Die Analyse der Leistungsfähigkeit aber auch der *Defizite* des Systems der Sozialen Sicherung leitet schließlich über zur Diskussion über anstehende *Reformen* in den einzelnen Bereichen.

Die Gesamtdarstellung greift folgende sozialpolitische Problem- und Handlungsfelder in jeweils in sich geschlossenen Kapiteln auf:

- Einkommen (Kap. III)
- Arbeit und Arbeitsmarkt (Kap. IV)
- Arbeit und Gesundheitsschutz (Kap. V)
- Gesundheit und Gesundheitssystem (Kap. VI)
- Familie (Kap. VII)
- Alter (Kap. VIII)
- Soziale Dienste (Kap. IX)

Vorab werden im Kapitel II „Sozialpolitik im ökonomischen Prozess" die ökonomischen Grundlagen sowie die Finanzierung der Sozialpolitik behandelt.

In der Realität zeigt sich, dass zwischen den einzelnen Risiko- und Gefährdungsbereichen vielfältige Quer- und Wechselbeziehungen bestehen. So führt etwa Arbeitslosigkeit nicht nur aktuell zu Einkommensverlusten bei den Betroffenen und im weiteren Verlauf zu Rentenminderungen; anhaltende Unterbeschäftigung gefährdet auch die Finanzierungsbasis des Sozialen Sicherungssystems und provoziert soziale Spannungen in der Gesellschaft. Solche Interdependenzen gilt es bei der Beschreibung und Analyse der sozialen Problembereiche ebenso zu beachten wie bei der Darstellung und Beurteilung der sozialpolitischen Bewältigungsstrategien.

2. Soziale Risiken und Sozialpolitik in der Marktwirtschaft

Soziale Risiken entstehen in der Regel weder naturgegeben, noch betreffen sie in ihrem Ausmaß und in ihren Folgen die Bevölkerung im gleichen Maße. Von Arbeitslosigkeit, Armut, Wohnungsproblemen aber auch Krankheit und Invalidität werden vor allem jene Bevölkerungsgruppen überproportional häufig betroffen, die aufgrund ihrer schlechten Berufs-, Qualifikations- und Einkommenssituation ohnehin zu den Benachteiligten in der Gesellschaft zählen. In einer marktwirtschaftlich-kapitalistischen Wirtschafts- und Gesellschaftsordnung existiert ein komplexes Bündel ökonomischer und sozialer Bedingungsfaktoren, mithin eine gesellschaftliche Grundstruktur, die auf Ursache, Wirksamwerden und personelle Verteilung eines Großteils der Risiken maßgeblichen Einfluss hat und ungleiche Lebens- und Teilhabechancen produziert. Derart vertikal strukturierte *soziale Ungleichheiten* sind trotz des Trends zur Individualisierung und Pluralisierung von Lebensformen und -stilen, der moderne Gesellschaften prägt, keineswegs überwunden. Die Konzentration von sozialen Risiken auf Angehörige der unteren Schichten zeigt, dass der Prozess der Modernisierung nicht zu einer sozialen Entstrukturierung der Gesellschaft geführt hat.

Die sozialpolitisch relevanten Probleme lassen sich allerdings nur zum Teil unmittelbar auf die risikoträchtige sozialökonomische Grundstruktur einer Marktwirtschaft zurückführen. Neben die typischen „Arbeitnehmerrisiken" treten Risiken, die sich unabhängig von den Arbeits- und Beschäftigungsbedingungen und zum Teil auch unabhängig der jeweiligen sozio-ökonomischen Position des Einzelnen ergeben und die ihren Ursprung in individuellen, teilweise lebensbiographischen Konstellationen sowie im allgemeinen gesellschaftlichen und sozialen Strukturwandel haben.

Dies gilt, um ein Beispiel zu nennen, insbesondere für das Risiko Krankheit. Auch wenn gesundheitliche Beeinträchtigungen und Erkrankungen oftmals eine Folge belastender Arbeitsbedingungen sind, ist damit über die Ursachen der Erkrankungen insgesamt, insbesondere bei dem großen Teil der nicht erwerbstätigen Bevölkerung, wenig ausgesagt. Zu denken ist des weiteren an problematische Lebenslagen von Kindern und Jugendlichen, von behinderten Menschen oder von älteren Menschen.

Die Bandbreite von sozialen Problemen und Risiken lässt sich nicht erschöpfend aufzählen. Ganz allgemein bleibt jedoch festzuhalten, dass die Frage, *was* als *soziales* Problem und Risiko *anerkannt* ist und der Veränderung bedürftig betrachtet wird und was als *privates* Problem *unbeachtet* bleibt und individuell gelöst werden muss, gesellschaftlicher und politischer Natur ist. Ein soziales Problem ist nicht per se vorhanden und nicht nur abhängig von den Lebensbedingungen der Menschen und von den Potentialen und Grenzen familiärer und gemeinschaftlicher Hilfesysteme, sondern ist das, was sich in einem *politischen Definitionsprozess* als solches konstituiert.

Um das Entstehen sozialer Risiken zu verhindern und ihre Folgen auszugleichen, greift Sozialpolitik in vielfältiger Weise in das Wirtschaftsgeschehen ein: In marktwirtschaftlich-kapitalistischen Ökonomien führt diese Funktionsbestimmung der Sozialpolitik zu grundlegenden Widersprüchen und Konflikten: Denn sozialpolitische Interventionen stellen einerseits ein *Gegenprinzip* zum Marktmechanismus dar und werden von den am Profitkalkül orientierten Unternehmen als hinderlicher Fremdkörper empfunden, sie sind aber andererseits auch eine notwendige Voraussetzung für die ökonomische wie soziale Stabilität und Entwicklungsfähigkeit eines kapitalistischen Wirtschaftssystems und für dessen politische Akzeptanz.

Die Eingriffe der Sozialpolitik in das Wirken der Marktkräfte äußern sich im wesentlichen auf drei Ebenen:

- Durch *Arbeitsrecht und Arbeitsschutz* wird die individuelle Vertragsfreiheit eingeschränkt, werden Arbeitsmarkt und Arbeitsverhältnis reguliert und damit Handlungsautonomie sowie Machtspielräume der Unternehmen beschnitten. Sozialpolitisches Ziel ist es, Risiken und Gefährdungen, die z. T. erst durch den kapitalistischen Produktionsprozess entstehen oder durch ihn verschärft werden, zu mindern und auszugleichen. Der Übermacht des Kapitals gegenüber der Arbeit soll entgegengewirkt und das einzelwirtschaftlich begrenzte und kurzfristig orientierte Unternehmenshandeln im Umgang mit der menschlichen Arbeitskraft korrigiert werden.
- Sozialpolitik korrigiert die *marktliche Einkommensverteilung*. Durch Sozialleistungen erhalten auch jene Menschen ein Einkommen, die wegen des Eintretens sozialer Risiken wie Krankheit, Invalidität oder Arbeitslosigkeit nicht erwerbstätig sein können oder im Prozess der Einkommensentstehung und -verteilung auf dem Arbeitsmarkt ein zu geringes Einkommen erhalten oder völlig leer ausgehen. Durch sozialpolitische Geldzahlungen soll Armut vermieden und soziale Sicherheit bei den Standardrisiken des Lebens garantiert werden. Da die erforderlichen Mittel für diese nicht marktförmige Existenzsicherung nur durch Steuer- und Beitragsabzüge von den Markteinkommen (Löhne und Gewinne) finanziert werden können, gibt es im Prozess der sozialpolitischen Einkommensumverteilung nicht nur *Begünstigte*, sondern immer auch *Belastete*.
- Sozialpolitik stellt *soziale Dienste und Einrichtungen* bereit, die weitgehend kostenlos in Anspruch genommen werden können. Zugleich werden die Dienste und Einrichtungen überwiegend nicht von gewinnwirtschaftlichen Unternehmen, sondern vom Staat in eigener Regie oder von Non-Profit-Betrieben erbracht. Angebot und Nachfrage stehen damit außerhalb des marktwirtschaftlichen Prinzips ihrer Steuerung über Kosten und Profite bzw. Einkommen und Preise. Maßgebendes Kriterium für die Versorgung ist der *Bedarf*.

Diese derart klassifizierbaren Marktinterventionen stehen in mehrfacher Hinsicht im Gegensatz zu einzelwirtschaftlichen Interessen: Die Nutzbarkeit und Verwertbarkeit der Arbeitskraft durch das einzelne Unternehmen wird begrenzt, Gewinnmöglichkeiten werden beschnitten. Durch die marktexterne Existenzsicherung wird die Verfügung über Einkommen zumindest partiell von der Erwerbsbeteiligung entkoppelt; der mit Abhängigkeit und Unsicherheit verbundene unbedingte Angebotszwang der Arbeitskraft auf dem Arbeitsmarkt lockert sich. Infolge der Einkommensumverteilung und der Bereitstellung gesundheitlicher und sozialer Dienste richtet sich die Verteilung von Einkommens-, Versorgungs- und Lebenslagen nicht nur nach dem Maßstab von Erfolg oder Misserfolg im Wirtschaftsprozess. Insgesamt kommen also mit der Sozialpolitik auf der Grundlage kapitalistischer Produktion *soziale* Interessen und Bedürfnisse der Bevölkerung, insbesondere der abhängig Beschäftigten und ihrer Familien, zur Geltung. Zu berücksichtigen bleibt schließlich, dass die staatliche Einkommensumverteilung (über Sozialversicherungen oder Versorgungseinrichtungen) in Konkurrenz zu privatwirtschaftlichen Unternehmen (Privatversicherungen, Bankwesen) steht und die Chancen einer lukrativen Kapitalanlage und -verwertung in diesen Bereichen begrenzt.

Trotz dieser den Strukturprinzipien des Marktes zuwiderlaufenden Einschränkungen hebt Sozialpolitik die Grundlagen einer marktwirtschaftlich-kapitalistischen Wirtschaftsordnung keinesfalls auf. Die Zwiespältigkeit der Sozialpolitik liegt gerade darin, dass durch sozialpolitische Interventionen, die auf eine *langfristige* Perspektive angelegt sind und *gesamt*wirtschaftliche und -gesellschaftliche Belange berücksichtigen, erst die *Voraussetzungen* für die Stabilität und Entwicklungsdynamik dieses Wirtschaftssystems geschaffen und gesichert werden. Sozialpolitik

- schützt die Arbeitskraft gegen vorzeitigen Verschleiß, verbessert die qualifikatorische Leistungsfähigkeit, fördert die Leistungsbereitschaft und erhöht die Arbeitsproduktivität;
- federt den wirtschaftlichen Strukturwandel ab und vergrößert damit die Bereitschaft der Beschäftigten, diesen Wandel aktiv mitzutragen, statt aus Angst vor den sozialen Folgen diesen zu blockieren;
- trägt zur Modernisierung der Gesellschaft bei und stützt die Entwicklung neuer Lebensformen und sich wandelnder Geschlechter- und Generationenverhältnisse ab;
- ist schließlich ein entscheidender Faktor zur Begrenzung sozialer und politischer Konflikte, sie sichert den „sozialen Frieden“ und übernimmt damit eine unverzichtbare Stabilisierungs-, Legitimations- und Integrationsfunktion.

Wie die historischen Entwicklungslinien der Sozialpolitik in Deutschland ebenso wie aktuelle internationale Vergleiche zeigen, wird die Frage nach der *Zielrichtung* und dem *Ausmaß* einer sozialpolitischer Intervention sehr verschieden beantwortet: So kommt der Sozialpolitik in Deutschland (und mehr noch in den skandinavischen Ländern) einerseits und in den USA andererseits ein sehr unterschiedlicher Stellenwert zu. Dies lässt erkennen, wie stark Wahrnehmung und Anerkennung von sozialen Risiken, die Vorstellungen von Gerechtigkeit und Chancengleichheit sowie die Bereitschaft zu einer aktiven Sozialpolitik vom politisch-kulturellen Zustand einer Gesellschaft abhängen. Sozialpolitik ist immer auch Ausdruck von mehrheitlich vertretenen *Leitbildern* und *Wertvorstellungen*: Es geht um die Frage, welches Verständnis eines gesellschaftlichen Zusammenlebens vorherrscht und welcher Stellenwert hierbei den Maßstäben von Gerechtigkeit, Solidarität und sozialem Ausgleich zukommt. Diese Grundentscheidungen sind für die Ausprägung von Sozialpolitik und sozialpolitischer Entwicklung letztlich wichtiger als die volkswirtschaftlichen Rahmenbedingungen, die den Spielraum für die Finanzierung sozialpolitischer Leistungen vorgeben. Für Deutschland gilt, dass die sozialpolitische Entwicklung entscheidend von der Arbeiterbewegung, aber auch vom sozialen Katholizismus und vom konservativen Staats-Paternalismus geprägt worden ist, während sich die Sozialpolitik in den USA mit der Betonung der Eigenverantwortung der Bevölkerung auch bei Notlagen stark am Leitbild des liberalen Laissez-faire Kapitalismus orientiert.

Das politische Kräfteverhältnis ist aber nicht nur für die *„großen"* Entwicklungslinien der Sozialpolitik verantwortlich. Die Anerkennung von *einzelnen* sozialen Problemen bzw. von sozialen Problemen einzelner Gruppen der Bevölkerung und die Ausgestaltung sozialpolitischer Maßnahmen hängt unmittelbar von der Artikulations- und Durchsetzungsfähigkeit der Betroffenen ab.

Der Staat als Träger und Akteur von Sozialpolitik spielte und spielt in diesem Prozess keine neutrale Schiedsrichterrolle, aus der heraus er quasi objektiv über die Relevanz sozialer Risiken und über die Angemessenheit und Notwendigkeit einzelner sozialpolitischer Maßnahmen entscheiden kann. Er ist vielmehr eingebunden in die Strukturen des Wirtschafts- und Gesellschaftssystems und stellt vermittels des parlamentarischen Kräfteverhältnisses aber auch der Einflussnahme der sozialen und politischen Verbände auf Regierung und Verwaltungsapparat selbst einen interessengeleiteten Akteur der Sozialpolitik dar.

3. Entwicklungslinien der Sozialpolitik in Deutschland

Die spezifischen Ausprägungen und institutionellen Formen der sozialpolitischen Absicherung beim Eintreten sozialer Risiken und Probleme in Deutschland lassen sich nur im historischen Kontext verstehen. Der Beginn *staatlicher* Sozialpolitik ist untrennbar mit dem Übergang zur kapitalistischen Produktionsweise verbunden. Bis dahin prägten familiäre Unterstützung, kommunale Armenfürsorge und ständische Sicherungseinrichtungen der Zünfte das Bild der mittelalterlichen und spätfeudalen Gesellschaft bis ins 19. Jahrhundert hinein. Die gesellschaftliche Umwälzung infolge der Durchsetzung der kapitalistischen Produktionsweise bewirkte einen tiefgreifenden Strukturwandel der Risiken selbst und entzog zugleich den traditionellen Sicherungsformen rasch und nachhaltig die soziale und ökonomische Grundlage. Insbesondere die *Industrialisierung* und die damit einhergehende Einbeziehung wachsender Teile der Bevölkerung in das System lohnabhängiger Erwerbsarbeit schuf eine von Grund auf neue Sozialstruktur und damit verbundene soziale Probleme.

Es waren vor allem die Arbeiter und ihre politischen und gewerkschaftlichen Organisationen, die sich seit Mitte des vorigen Jahrhunderts mit sozialpolitischen Forderungen an den Staat wandten. Diese richteten sich zunächst vornehmlich auf direkte staatliche Eingriffe in den Produktionsprozess etwa durch zeitliche Beschränkung des Arbeitstages, Verbot der Kinderarbeit und sonstige Arbeitsschutzvorschriften. Der Staat reagierte auf diesen sozialen Druck mit einer im Grundsatz kompensatorischen Befriedungsstrategie, die in den 80er Jahren des vorigen Jahrhunderts in der *Sozialversicherungspolitik* unter Bismarck zum Ausdruck kam. Damit fand die Forderung nach präventiven, die Verfügungsgewalt des Kapitals über die menschliche Arbeitskraft einengenden sozialpolitischen Interventionen zunächst kaum Berücksichtigung. Doch trug der Staat durch die Einrichtung von Sozialversicherungsinstitutionen dem Tatbestand Rechnung, dass die Reproduktion der abhängig Beschäftigten (und ihrer Angehörigen) nicht von selbst durch marktvermitteltes Einkommen gewährleistet ist, sondern einer allgemeinen, kollektiven Regelung bedarf.

Neben diesem zentralstaatlich initiierten und regulierten Versicherungssystem, das an den Risiken der Lohnarbeit ansetzte *(Arbeiterpolitik),* kam der auf kommunaler Ebene angesiedelten Armenfürsorge erhebliche Bedeutung zu. Während sie in der Industrialisierungsphase den Prozess der Proletarisierung aktiv abstützte, entwickelte sie sich im Zuge des Ausbaus der Sozialversicherung immer mehr zur letzten Sicherung für diejenigen, denen die (dauerhafte) Eingliederung in das System der lohnabhängigen Erwerbsarbeit nicht gelang und ein Rückgriff auf die Familie nicht möglich war. Die Arbeiterversicherungspolitik und die *Armenpolitik* bildeten so zwei gegensätzlich konstruierte, aber inhaltlich eng miteinander verknüpfte Elemente staatlicher Sozialpolitik.

Die staatliche Sozialpolitik in Deutschland hat bis zum Ende des 2. Weltkriegs – beginnend im Kaiserreich über die Weimarer Republik bis zum Nationalsozialismus – einen wechselvollen Verlauf genommen. Insgesamt lässt sich in dieser Zeitspanne ein eher zögerlicher Ausbau feststellen, der sich primär auf die soziale Sicherung der abhängig Beschäftigten und ihre Familienangehörigen erstreckte. Die Entwicklung wurde zudem von teilweise dramatischen Rückschlägen unterbrochen: Inflation, Weltwirtschaftskrise, nationalsozialistische Machtübernahme. Insgesamt blieb – aus heutiger Sicht betrachtet – das Leistungsniveau kärglich und das Leistungsspektrum auf wenige Risiken und Bevölkerungsgruppen beschränkt. Zwar wurde in der Weimarer Reichsverfassung die Soziale Sicherung erstmals als Staatsziel aufgenommen, ein hohes Leistungs- und Versorgungsniveau konnte jedoch nicht aufgebaut werden. Auch die in der Weimarer Republik eingeführte Arbeitslosenversicherung bestand die Bewährungsprobe nicht, vor die sie in der Weltwirtschaftskrise gestellt wurde.

Erst in der Nachkriegszeit, mit der Gründung der Bundesrepublik Deutschland, kam es zur eigentlichen *Expansion* der Sozialpolitik. Zwar wurde an bestehende Strukturen und Institutionen angeknüpft, durch ihren umfassenden quantitativen Ausbau erreichte die Sozialpolitik freilich eine neue Qualität. Besonders zu erwähnen sind der Ausbau der Versorgungsstandards im Gesundheitswesen und die Betonung von Prophylaxe und Rehabilitation, die Bereitstellung eines breiten Spektrums professioneller sozialer Dienste und Einrichtungen, die Einleitung einer aktiven Arbeitsmarkt- und Qualifizierungspolitik, die Forcierung einer auf Chancengleichheit orientierenden Bildungspolitik, die Ansätze zur Humanisierung der Arbeitswelt sowie die Einführung des Familienlastenausgleichs. Die bestehenden Sozialversicherungszweige wurden in Bezug auf ihren Deckungsgrad, die Art der geschützten Risiken, den erfassten Personenkreis und die Höhe des Leistungsniveaus weiterentwickelt, und durch die Einführung der dynamischen Rente kam das Prinzip der Lebensstandardsicherung zum Durchbruch. Insgesamt verstärkte sich die Dominanz des Sozialversicherungsprinzips im System der Sozialen Sicherung. Auf der anderen Seite wurde durch die Sozialhilfe eine Form der Grundsicherung geschaffen, die zwar von der Sozialversicherung abgeschottet blieb, die traditionellen

Übersicht I.1:
Zeittafel grundlegender sozialpolitischer Gesetze

	1839 – 1871	*1871 – 1918*	*1918 – 1933*	*1933 – 1945*	*1949 – 1989*	*1989 - 1999*
Arbeitsrecht und Arbeitsschutz	***1839***: Preuß. Regulativ über die Beschäftigung jugendlicher Arbeiter in den Fabriken ***1845***: Preuß. Gewerbeordnung ***1853***: Gesetz über Fabrikinspektoren	***1878:*** Frauenarbeitsschutzgesetz (Gewerbeordnung) ***1891***: Arbeiterschutzgesetz (Gewerbeordnung) ***1903***: Kinderarbeitsschutzgesetz	***1918***: Anordnung über die Regelung der Arbeitszeit gewerblicher Arbeiter (Achtstundentag) ***1923***: Arbeitszeitverordnung	***1935***: Gesetz über die Wochenhilfe ***1938***: Arbeitszeitordnung	***1951***: Kündigungsschutzgesetz ***1952***: Mutterschutzgesetz ***1960***: Jugendarbeitsschutzgesetz ***1969***: Lohnfortzahlungsgesetz ***1973***: Arbeitssicherheitsgesetz ***1975***: Arbeitsstättenverordnung	***1994***: Arbeitszeitgesetz ***1995***: Entgeltfortzahlungsgesetz ***1996***: Arbeitsschutzgesetz
Betriebs- und Unternehmensverfassung		***1916***: Hilfsdienstgesetz	***1920***: Betriebsrätegesetz	***1933***: Gesetz zur Ordnung der nationalen Arbeit	***1951***: Montanmitbestimmungsgesetz ***1952***: Betriebsverfassungsgesetz ***1955***: Personalvertretungsgesetz ***1976***: Mitbestimmungsgesetz	***1996***: Europäisches Betriebsräte-Gesetz
Arbeitsmarktpolitik			***1918***: Verordnung über Tarifverträge ***1927***: Gesetz über Arbeitsvermittlung und Arbeitslosenversicherung	***1933***: Gesetz über Treuhänder der Arbeit ***1934*** Gesetz zur Regelung des Arbeitseinsatzes	***1949***: Tarifvertragsgesetz ***1969***: Arbeitsförderungsgesetz ***1985***: Beschäftigungsförderungsgesetz	***1997***: 3. Buch des SGB: Arbeitsförderung

Sozial-versicherung		*1883*: Gesetz betr. die Krankenversicherung der Arbeiter *1884*: Unfallversicherungsgesetz *1889*: Gesetz, betr. die Invaliditäts- und Alterssicherung *1911*: Sozialversicherung für Angestellte; Reichsversicherungsordnung	*1923*: Reichsknappschaftsgesetz	*1933*: Gesetz über den Aufbau der Sozialversicherung *1938*: Gesetz über die Altersversorgung für das deutsche Handwerk	*1955:* Kassenarztrecht *1957*: Neuregelungsgesetz der Rentenversicherung *1957*: Alterssicherung für Landwirte *1971*: Schüler-, Studenten- und Kindergartenunfallversicherung *1981*: Künstlersozialversicherungsgesetz *1988*: Gesundheitsreformgesetz	*1989*: Rentenreformgesetz *1992*: Gesundheitsstrukturgesetz *1995*: Pflegeversicherungsgsetz *1998*: Rentenreformgesetz
Fürsorge und Sozialhilfe	*1842*: Erste gesetzliche Regelungen zur Armenhilfe in Preußen		*1922*: Jugendwohlfahrtsgesetz *1924*: Reichsfürsorgeverordnung	*1938*: Jugendschutzgesetz	*1961*: Bundessozialhilfegesetz *1961*: Jugendwohlfahrtsgesetz *1974*: Schwerbehindertengesetz	*1990*: Kinder- und Jugendhilfegesetz *1995*: Sozialhilfereformgesetz
Familienpolitik				*1935*: Verordnung über die Gewährung von Kinderbeihilfen an kinderreiche Familien	*1954*: Kindergeldgesetz *1985*: Erziehungsgeldgesetz	*1995*: Neuordnung des Familienlastenausgleichs

Elemente der Armenfürsorge allerdings stark einschränkte und die Bedeutung individueller sozialer Hilfen unterstrich.

Die *Ausbauphase* der Sozialpolitik, die in den Jahren der großen Koalition und der sozial-liberalen Koalition ihren Höhepunkt fand, wurde gegen Ende der 70er Jahre durch eine fiskalisch motivierte Politik von z.T. tiefgreifenden Leistungsänderungen und -kürzungen abgelöst, denen aber auch einzelne Leistungsausweitungen und -verbesserungen gegenüberstanden (so vor allem im Bereich der Familienpolitik, der Kinder- und Jugendhilfe und der sozialen Dienste und Einrichtungen). Trotz der Einschnitte blieben die Grundlagen des Systems insgesamt erhalten; auch die Spar- und Sozialabbaupolitik der konservativ-liberalen Koalition bewegte sich im wesentlichen im Rahmen der vorhandenen und akzeptierten Strukturen, durch die Einführung der Pflegeversicherung als nunmehr fünfter Zweig der Sozialversicherung kam es Mitte der 90er Jahre sogar noch zu einer weiteren Ausdehnung des Sozialversicherungsprinzips.

Einen massiven Bedeutungszuwachs erlebte die Sozialpolitik durch den Prozess der deutschen Einigung. Binnen kürzester Zeit wurde das gesamte westdeutsche Wirtschafts- und auch Sozialsystem auf die neuen Bundesländer übertragen: Der Sozialpolitik fiel und fällt die gesellschaftspolitisch wichtige Aufgabe zu, den ökonomischen Transformationsprozess von der sozialistischen Plan- zur kapitalistischen Marktwirtschaft abzufedern. Durch einen außerordentlich hohen sozialpolitischen Mitteleinsatz – und zwar insbesondere im Bereich der Arbeitsmarktpolitik –, ist es bis heute gelungen, die sozialen Folgeprobleme des Systemwechsels, der zu einem Zusammenbruch der ostdeutschen Wirtschaft führte, zu begrenzen und zu kanalisieren. Zugleich ist es zu erheblichen Verbesserungen im Versorgungs- und Leistungsniveau gekommen; vor allem die ältere Generation zählt zu den Gewinnern des Vereinigungsprozesses. Die Finanzierung dieser expansiven Sozialpolitik erfolgt in erster Linie durch Transfers aus den alten Bundesländern mit der Folge steil ansteigender Steuer- und vor allem Beitragsbelastungen.

Unumstritten war der Ausbau des Systems der Sozialen Sicherung nie. Menschen, die keiner staatlichen Absicherung und Einkommensumverteilung bedürfen, um in Wohlstand und Sicherheit zu leben, haben die Sozialpolitik und die Schmälerung ihrer Einkommen durch Steuer- und Beitragsabzüge immer schon bekämpft; das gleiche gilt für die Unternehmen, die sich in ihrer einzelwirtschaftlichen Logik stets gegen die Einschränkung des Warencharakters der Arbeitskraft, die Regulierung des Arbeitsmarktes und ihren Finanzierungsbeitrag zur Sozialpolitik gewandt haben. Insofern ist es wenig überraschend, dass auch in der sozialpolitischen Ausbauphase Reformen teilweise hart erstritten werden mussten.

Obgleich also Sozialpolitik als ein konfliktreiches Politikfeld gelten kann, ist für die Sozialpolitik in der Bundesrepublik bis Mitte der 90er Jahre, und zwar sowohl für die Expansionsphase wie für die Sparphase, eher ein *sozialer Grundkonsens* typisch. Diese „Große Koalition der Sozialpolitik" umfasste neben den großen Volksparteien in erster Linie die Gewerkschaften, die Kirchen, die Wohlfahrtsverbände und auch die Arbeitgeberverbände. Die *korporatisti-*

sche Form der Sozialpolitik – dies betrifft vor allem die von den Gewerkschaften und Arbeitgebern paritätisch besetzte Selbstverwaltung in der Sozialversicherung sowie die Einbindung der privaten Anbieter von medizinischen und sozialen Leistungen in das System von Krankenversicherung und kommunaler Sozialpolitik – trug zu dieser Stabilität maßgeblich bei. „*Sozialpartnerschaft*“ und „*Wohlfahrtskorporatismus*“ sind die Charakteristika dieser Periode.

Die Nähe zwischen SPD und CDU, was die Sozialpolitik betrifft, macht auch verständlich, warum die großen sozialpolitischen Reformen der Nachkriegszeit – von der Rentenreform 1957, über das Bundessozialhilfegesetz von 1961, das Arbeitsförderungsgesetz von 1968 bis hin zur Rentenreform 1992 und zur Pflegeversicherung von 1995 – von den beiden großen Parteien gemeinsam beschlossen worden sind, auch wenn andere Koalitionen im Deutschen Bundestag die Regierung gestellt haben. Hinzu kommt, dass im föderalen System der Bundesrepublik ein Zwang zum Konsens auch deswegen besteht, weil die meisten sozialpolitischen Gesetze und Reformvorhaben der Zustimmung des Bundesrates, der Länderkammer, benötigen, und sehr häufig die jeweilige Opposition im Bundestag die Mehrheit im Bundesrat stellt.

Der sozialpolitische Grundkonsens, der in der Leitformel von der sozialen Marktwirtschaft popularisiert wurde, vollzog sich auf der Grundlage des beispiellosen wirtschaftlichen Aufschwungs in der Nachkriegszeit, der zu einer raschen Steigerung des allgemeinen Wohlstands führte und die Finanzierbarkeit von neuen Leistungen und Leistungsverbesserungen erleichterte. Hinzu kommen aber auch die spezifischen politischen Verhältnisse in Deutschland: Nach den Erfahrungen von Faschismus und Krieg war klar, dass mit einer „reinen“ Marktwirtschaft keine stabile demokratische Gesellschaft aufgebaut werden konnte, da gelebte Demokratie nicht nur formalrechtliche Gleichheit voraussetzt, sondern auf *sozialen* Bürgerrechten und sozialer Gerechtigkeit aufbaut. Die Weimarer Republik hatte gelehrt, dass die andere Seite einer blinden Unterwerfung von Gesellschaft und Ökonomie unter die Kräfte des Marktes und die Hinnahme von Massenarbeitslosigkeit, sozialer Unsicherheit und Armut politischer Extremismus und Gewalt heißt.

Zu berücksichtigen ist darüber hinaus, dass das Deutschland der Nachkriegszeit an der Nahtstelle der Systemkonkurrenz zwischen Kapitalismus und Sozialismus lag. In der Auseinandersetzung mit der DDR galt es nachzuweisen, dass ein kapitalistisches Wirtschaftssystem nicht nur ökonomisch effizient ist und ein hohes Einkommens- und Konsumniveau garantiert, sondern durch die Verknüpfung mit sozialstaatlichen Strukturen zugleich für soziale Sicherheit und sozialen Ausgleich sorgen kann.

4. Kompetenzen, Träger und Politikprozess in der Sozialpolitik

Bereits ein erster Blick auf das breite Spektrum der Sozialpolitik lässt erkennen, dass keineswegs von einem sorgfältig geplanten, in seinen einzelnen Elementen und Wirkungen aufeinander abgestimmten „System“ sozialpolitischer Institutionen, Maßnahmen und Leistungen die Rede sein kann. Zwar lassen sich grundlegende Strukturen und Prinzipien erkennen, so etwa die Dominanz der Sozialversicherung und der Vorrang der Wohlfahrtsverbände bei der

Erbringung sozialer Dienste (Subsidiaritätsprinzip), aber insgesamt sehen wir uns mit einem unübersichtlichen, teilweise in sich widersprüchlichen und lückenhaften Gebilde konfrontiert. Das „Gebäude" der Sozialpolitik ist – um im Bild zu bleiben – im Laufe der historischen Entwicklung vielfach erweitert und nach Teileinstürzen wiederaufgebaut worden. Das ist nicht zuletzt eine Konsequenz der bereits erwähnten Tatsache, dass sich dieser Auf- und Ausbau- aber auch Rückführungsprozess nicht planmäßig entwickelt hat, sondern aus einer langen Kette sozialer Auseinandersetzungen und Konflikte resultiert mit der Folge einer Vielfalt von Trägern, Rechtsgrundlagen, Finanzierungsverfahren, Leistungsarten, -niveaus und -voraussetzungen.

Zum besseren Verständnis dieses Geflechts ist es hilfreich zwischen drei Strukturaspekten von Sozialstaat und Sozialpolitik zu unterscheiden. Zu berücksichtigen sind

(1) die rechtlichen und finanziellen Zuständigkeiten für die einzelnen Leistungen der Sozialpolitik,
(2) die Organisation der Durchführung sozialpolitischer Leistungen und Angebote nach Trägern und
(3) der Ablauf des sozialpolitischen Politikprozessses und die beteiligten Akteure.

(1) Gesetzgebungs- und Regelungskompetenzen

Wie für andere Bereiche staatlichen Handelns in Deutschland gilt auch für die staatliche Sozialpolitik das Prinzip des *Föderalismus*, d.h. die Verteilung der Gesetzgebungs- und Regelungskompetenzen auf mehr als nur eine Ebene mit jeweils eigenen verfassungsrechtlich geschützten Zuständigkeiten:

- Der *Bund* hat die Gesetzgebungskompetenz für alle Aufgaben, bei denen es um die Einheitlichkeit der Lebensverhältnisse geht. Die gilt vor allem für das Arbeitsrecht, den Arbeitsschutz, die Betriebs- und Unternehmensverfassung, die Arbeitsvermittlung sowie für die Sozialversicherung. Zugleich ist der Bund zuständig für die „öffentliche Fürsorge", die aufgrund von Entwicklungen in der Praxis wie der Rechtsprechung des Bundesverfassungsgerichts in Richtung auf Versorgung und allgemeine soziale Angelegenheiten ausgeweitet worden ist. Der Fürsorgeauftrag bezieht sich u.a. auf die Sozialhilfe, die Kinder- und Jugendhilfe sowie auf die Familienpolitik.
- Die *Länder* können in einzelnen Bereichen gesetzgeberisch tätig werden; die Abgrenzung der jeweiligen Kompetenzen von Bund und Ländern ist im Rahmen der Bestimmungen zur „konkurrierenden Gesetzgebung" im Grundgesetz festgelegt. Insgesamt sind die sozialpolitischen Zuständigkeiten der Länder begrenzt, sie beziehen sich vor allem auf Felder des Gesundheits- und Sozialwesens.
- Die sozialpolitische Zuständigkeit der *Gemeinden* erstreckt sich auf alle sozialen „Angelegenheiten der örtlichen Gemeinschaft" (Art. 28, Abs. 2 GG). Die Kommunen haben bei dieser Aufgabe der „Daseinsvorsorge" einen großen Entscheidungs- und Handlungsspielraum. Von den freiwilligen

Leistungen der Kommunen sind die durch Bundes- oder Landesrecht vorgegebenen Pflichtaufgaben zu unterscheiden.

- Von zunehmender Bedeutung für die Ausgestaltung der nationalen Sozialpolitik sind inter- und übernationale Vorgaben und Regelungen, so im Rahmen der ILO oder der EU, die entweder in nationales Recht umgesetzt werden müssen oder unmittelbar Rechtskraft erhalten. Allerdings gilt für den Prozess der europäischen Einigung, dass die Ausgestaltung der Systeme der Sozialen Sicherung ausdrücklich als nationale Entscheidung gesehen und eine Vereinheitlichung nicht angestrebt wird.
- Das Angebot an *sozialen Dienstleistungen und Einrichtungen* im Rahmen des Sozialversicherungsrechts (Sozialgesetzbuch) oder spezieller Leistungsgesetze wird in den Gesetzen nur im Grundsatz vorgegeben, die konkrete Bestimmung von Mengen, Leistungsarten, Qualitäten und auch Preisen bzw. Honoraren erfolgt durch Verhandlungen und Verträge zwischen Leistungserbringern und Kostenträgern. Im Sozialversicherungssystem, insbesondere bei der Kranken- und Pflegeversicherung, fällt der Selbstverwaltung die Aufgabe zu, die staatliche Rahmengesetzgebung auszufüllen (Steuerung auf der mittleren Ebene).
- Viele sozialpolitisch wichtige Problem- und Handlungsfelder werden in weitgehender Autonomie von den gesellschaftlichen Gruppen selbst geregelt. Dies gilt zum Beispiel für die Gestaltung der Arbeitsbedingungen, die in Form von Tarifverträgen zwischen Gewerkschaften und Arbeitgeberverbänden oder auf betrieblicher Ebene durch Vereinbarungen zwischen Arbeitnehmervertretung und Unternehmensleitung festgelegt werden. Dazu gehören z. B. Arbeitszeit, Urlaub, Löhne und Gehälter, betriebliche Sozialleistungen, Rationalisierungs- und Kündigungsschutz und vieles andere mehr. Staatliche Vorschriften (z.B. Tarifvertragsgesetz, Betriebsverfassungsgesetz) und die Rechtsprechung (z. B. zu Streik und Aussperrung) regeln lediglich die Rahmenbedingungen.
- Gesetzgebung und Gesetzesausführung werden schließlich maßgeblich durch die Rechtsprechung bestimmt.

(2) Träger

Der deutsche Sozialstaat regelt die Erbringung von Geldzahlungen wie von medizinischen und sozialen Diensten nicht vorrangig durch (zentral)staatliche Institutionen. Charakteristisch ist vielmehr die Dominanz intermediärer Instanzen sowie privater und privatwirtschaftlicher Leistungsanbieter. Zu benennen sind insbesondere

- die nach den großen Sicherungsrisiken sowie intern nach berufsständischen und regionalen Kriterien gegliederten und durch Selbstverwaltung charakterisierten *Sozialversicherungsträger;*
- die Erstellung und Erbringung der von den Sozialversicherungen garantierten Sach- und Dienstleistungen nicht in eigener Regie, sondern durch *private und privatwirtschaftliche Anbieter*. Dieses auf Vertragsbeziehungen zwischen Versicherungen und Leistungsanbietern beruhende „Sachleistungsprinzip“ ist insbesondere für die Krankenversicherung typisch,

wobei sich hier die Leistungsanbieter zu Verbänden zusammengeschlossen, z.T. einen öffentlich-rechtlichen Status erhalten haben und für die Sicherstellung des Angebotes (mit)verantwortlich sind;

- die Bereitstellung der sozialen Dienste und Einrichtungen im Rahmen der kommunalen Sozialpolitik vorrangig durch *frei-gemeinnützige Träger*, die sich in den großen Wohlfahrtsverbänden zusammengeschlossen haben. Es herrscht das Prinzip der *institutionellen Subsidiarität*, das Angeboten und Leistungen in kommunaler Trägerschaft den Nachrang zuweist;
- die Durchführung *staatlicher* Aufgaben und Pflichtleistungen (von Bund und Ländern) durch *kommunale* Einrichtungen (z.B. Gesundheitsamt, Sozialamt, Jugendamt);
- die Beteiligung öffentlich anerkannter und teilweise auch finanzierter, aber freiwilliger Institutionen wie Selbsthilfegruppen und -projekte an der Ausgestaltung der Sozialpolitik.

(3) Politikprozess und Akteure

Sozialpolitische Gesetzgebung und die Durchführung sozialpolitischer Maßnahmen werden durch ein breites Spektrum von Akteuren und organisierten Verbänden mit jeweils spezifischen Interessen begleitet und beeinflusst. Zu nennen sind u.a.

- die Regierungen (Bundesregierung, Ministerien, nachgeordnete Bundesbehörden, Landesregierungen und -ministerien),
- die Parlamente und Parlamentsausschüsse,
- der Bundesrat und der Vermittlungsausschuss zwischen Bundestag und Bundesrat,
- die Parteien,
- die Städte und Gemeinden und die Kommunalverbände,
- die Gerichtsbarkeit (insbesondere die Sozial- und Arbeitsgerichtsbarkeit sowie das Bundesverfassungsgericht),
- die Sozialversicherungsträger und ihre Verbände,
- die öffentlich-rechtlichen Vereinigungen z.B. Kassenärztliche Vereinigungen, Industrie- und Handelskammern, Handwerkskammern, Innungen,
- die Träger der freien Wohlfahrtspflege und ihre Verbände,
- die Gewerkschaften und andere Arbeitnehmer- und Berufsorganisationen,
- die Arbeitgeber-, Industrie-, Handels- und Handwerksverbände,
- die Interessensverbände einzelner Anbieter im Sozial- und Gesundheitssektor,
- die Privatversicherungen,
- die Interessensverbände einzelner Personengruppen (Familienverbände, Behindertenverbände, Seniorenverbände, Arbeitslosenverband)

Sozialpolitik erweist sich in Deutschland als ein komplexer, häufig langwieriger Politikprozess, wodurch schnelle und grundlegende Veränderungen erschwert werden. Das gilt sowohl für die Durchsetzung sozialpolitischer Fortschritte als auch für alle Versuche, den Sozialstaat rückwärtsgewandt ab- und umzubauen. Charakteristisch ist vielmehr ein Entwicklungsverlauf der Politik, der an einmal eingeschlagene Pfade anknüpft und diese weiterentwickelt. Bestes Beispiel dafür ist die Sozialversicherung, die das Kaiserreich, die Weimarer Republik und den Nationalsozialismus überdauert hat, auf die neuen Länder übertragen und durch Pflegeversicherung noch erweitert worden ist. Die Einführung der Pflegeversicherung nach 20jähriger Diskussion ist zugleich ein gutes Beispiel für den langwierigen und komplexen Politikprozess, bei dem die oben genannten Instanzen und Verbände allesamt beteiligt waren.

5. Sozialpolitik und Sozialstaatsprinzip

Die staatliche Sozialpolitik, die im vorigen Jahrhundert als eng begrenzte Arbeiter- und Armenpolitik begann, hat sich heute in zahlreiche Teilbereiche ausdifferenziert. Im Ergebnis entstand ein – bei allen *Defiziten*, die in diesem Lehrbuch im Detail beschrieben und analysiert werden – weit ausgreifendes System der Sozialen Sicherung, das nicht erst bei existenzbedrohenden Notlagen und „Bedürftigkeit“ eingreift, sondern Einkommens-, Versorgungs- und Lebenslagen umfassend sichert. Sozialpolitik bleibt – anknüpfend an die Bismarck'schen Sozialversicherungsgesetzgebung – vorrangig Sozialversicherungspolitik, greift aber in zunehmendem Maße über den Kreis der abhängig Erwerbstätigen hinaus und schließt Familienangehörige, Selbständige und andere außerhalb abhängiger Arbeit angesiedelte Gruppen mit ein.

Die langanhaltende ökonomische Prosperitätsphase, der damit verbundene immense materielle Reichtum der bundesdeutschen Gesellschaft und nicht zuletzt der Ausbau der Sozialpolitik selbst sind untrennbar verbunden mit einem tiefgreifenden gesellschaftlichen und sozialen Strukturwandel. Steigender Wohlstand und eine erheblich verbesserte soziale Absicherung bewirken eine Emanzipation von traditionellen Abhängigkeiten, die zwar die ökonomischen Zwänge nicht beseitigt, aber doch erträglicher gestaltet. Sie schaffen die Voraussetzungen für reale Freiheitsspielräume, machen eine individuelle Lebensplanung überhaupt erst in relevantem Ausmaß möglich. Die Entfaltung von individuellen Bedürfnissen und deren Verwirklichung in einer persönlichen Lebensperspektive geraten so auch für ArbeitnehmerInnen und ihre Familien in den Bereich des Realisierbaren. Damit bietet die Sozialpolitik nicht nur Schutz bei bestimmten Lebensrisiken, etwa vor dem Absinken in Armut und Elend, vor der Willkür des Arbeitgebers, sondern entfaltet auch eine *gesellschaftsgestaltende* Kraft. Sozialpolitik wird zur *Gesellschaftspolitik*:

Im internationalen Vergleich weist das deutsche System eine hohe Leistungsfähigkeit auf. Dies gilt auch und gerade für die Sozialversicherung, die mit ihren Elementen Lohn- und Beitragsorientierung, Lohnersatz und Leistungsdynamik, sozialer Ausgleich sowie paritätische Mittelaufbringung und Selbstverwaltung sich als gut geeignet erwiesen hat, die großen Lebensrisiken wie Invalidität, Alter, Krankheit, Pflegebedürftigkeit, Arbeitslosigkeit, Unfall zuverlässig und solidarisch abzusichern. Konstitutiver Bestandteil der Sozialversicherung, der sie sowohl von der Privatversicherung als auch von Fürsorgesystemen unterscheidet, ist vor allem die Verknüpfung von Versicherungsprinzip und Solidarprinzip. Hier ergänzen sich Eigenverantwortung und sozialer Ausgleich, Leistungsorientierung und Lebensstandardsicherung.

Die Ausgestaltung einer bis weit in die Mittelschichten hineinreichenden Sozialpolitik nach dem Sozialversicherungsprinzip ist ein zentraler Faktor für die hohe Zustimmung, die der Sozialstaat im Bewusstsein der Bevölkerung genießt: Die Leistungen der Sozialversicherung beruhen auf durch Beitragszahlungen erworbenen Rechtsansprüchen. Die Menschen kommen nicht als Bittsteller zum Staat und brauchen sich auch keiner Bedürftigkeitsprüfung zu unterziehen, sondern treten als selbstbewusste BürgerInnen auf, die sich ihre Ansprüche selbst erarbeitet haben.

Gesellschaftsgestaltende Sozialpolitik ist Bestandteil und Voraussetzung zugleich für einen Staat und eine Gesellschaft, die sich als Sozialstaat verstehen. Mit *Sozialstaat* ist der gesamte Komplex von Institutionen, Regulierungen und Verfahren gemeint, die die marktliche Steuerung von Arbeitsmarkt, Einkommensverteilung und Lebensbedingungen korrigieren und ergänzen und die dem Staat und den gesellschaftlichen Gruppen im Wirtschaftsprozess eine aktive Rolle zuweisen. Die Strukturelemente eines Sozialstaates greifen insofern weit über das System der Sozialen Sicherung hinaus: Sie reichen von den rechtlichen Regelungen von Arbeitsmarkt, Arbeitsverhältnis und Arbeitsbedingungen bis hin zur allgemeinen Arbeitsmarkt- und Beschäftigungspolitik, von der beruflichen Ausbildung bis hin zur Betriebs- und Unternehmensverfassung und zum Tarifvertragswesen, vom Gesundheitswesen und der Versorgung der Bevölkerung mit sozialen Diensten und Einrichtungen auf der kommunalen Ebene bis hin zur Ausgestaltung des Steuerrechts.

Die Ausformung von Sozialpolitik und Sozialstaat ist Ergebnis einer langen Kette von sozialen Auseinandersetzungen, politischen Konflikten und Kompromissen. Involviert in diesem Politikprozess sind die unterschiedlichsten politischen und gesellschaftlichen Kräfte: Dazu gehören neben den politischen Parteien, den Gewerkschaften und den Unternehmerverbänden auch die Kirchen, die Wohlfahrtsverbände, die sozialpolitischen Institutionen und Leistungsanbieter selbst und viele andere Gruppierungen. Das bedeutet, dass es keinen quasi automatischen Prozess von Leistungsausweitung und -verbesserungen gibt. In Abhängigkeit von der wirtschaftlichen und fiskalischen Entwicklung sowie vom politischen und parlamentarischen Kräfteverhältnis und nicht zuletzt von der öffentlichen Meinungslage muss immer auch mit einem Leistungsabbau gerechnet werden.

Gleichwohl steht das *Grundprinzip* eines sozial verpflichteten Staates aus verfassungsrechtlicher Sicht ebensowenig zur Disposition wie das Prinzip des Rechtsstaates. Im Grundgesetz wird ausdrücklich betont: „Die Bundesrepublik Deutschland ist ein demokratischer und sozialer Bundesstaat“ (Art. 20 Abs. 1). Und nach Art. 28 Abs.1 Satz muss die verfassungsmäßige Ordnung in den Ländern „den Grundsätzen des republikanischen, demokratischen und sozialen Rechtsstaates im Sinne des Grundgesetzes entsprechen.“ Ähnliche Regelungen finden sich in den meisten Landesverfasssungen. Das hier formulierte Sozialstaatsgebot ist zwar inhaltlich unbestimmt – legt also nicht fest, welche sozialpolitischen Leistungen in welcher Höhe und Reichweite erforderlich sind – aber in seiner Rechtsprechung hat das Bundesverfassungsgericht das Sozialstaatsprinzip mehrfach als Verpflichtung des Staates interpretiert, für einen Ausgleich der sozialen Gegensätze und für eine gerechte Sozialordnung zu sorgen und die Existenzgrundlagen der Bürger zu sichern und zu fördern.

Neben diesem ausdrücklichen, wenngleich allgemeinen Gebot zum sozialen Handeln enthält das Grundgesetz weitere Artikel, die den Staat auf bestimmte soziale Grundwerte verpflichten. Von sozialpolitischer Bedeutung sind vor allem:

- Art. 1 Abs. 1, der die Unantastbarkeit der *Würde* des Menschen betont und aus dem sich die Verpflichtung des Staates ableitet, jedem Bürger das Existenzminimum zu sichern;
- Art. 3, der mit seinen Gleichheitssätzen (Abs. 1: allgemeiner Gleichheitssatz; Abs. 2: Gleichberechtigung von Mann und Frau, Abs. 3: Diskriminierungsverbot) den Staat verpflichtet, Ungleichbehandlungen abzubauen oder zu vermeiden, was in den zurückliegenden Jahren vor allem dazu beigetragen hat, dass die Frauen im Sozial-, Arbeits- und Tarifrecht den Männern gleichgestellt worden sind;
- Art. 6, der in Abs. 1 Ehe und Familie unter den besonderen Schutz der staatlichen Ordnung stellt und in Abs. 5 nichteheliche Kinder den ehelichen gleichstellt, und der die Grundlage war für die wegweisenden familienorientierten Steuer- und Rentenrechtsurteile des Bundesverfassungsgerichtes der letzten Jahre.

Aus den Verfassungsgrundsätzen und aus der Rechtsprechung lässt sich schlussfolgern, dass der Sozialstaat, d.h. die Gestaltung der Gesellschaft nach den Maßstäben von sozialer Gerechtigkeit und sozialem Ausgleich, nicht lediglich Anhängsel einer marktwirtschaftlichen Ordnung oder gar ihr untergeordnet ist, sondern sich als wesentlicher Bestandteil eines demokratischen Staates versteht.

6. Sozialstaat, soziale Gesellschaft und Solidarität

Eine soziale Gestaltung der Gesellschaft lässt sich nicht allein durch Maßnahmen und Leistungen der Sozialpolitik erreichen. Grundlegend für die Lebensbedingungen der Bevölkerung ist daneben auch die Fähigkeit einer Gesellschaft, ihren sozialen und moralischen Zusammenhalt durch Bürgersinn, Gemeinwohlorientierung und bürgerschaftliches, soziales Engagement außerhalb von Markt und Sozialstaat zu sichern. Der Sozialstaat ersetzt kein soziales Engagement in der Familie und im Gemeinwesen, sondern baut vielmehr darauf auf. Die BürgerInnen müssen befähigt und motiviert werden, Verantwortung für sich und das Gemeinwohl zu übernehmen und soziale Aufgaben auf freiwilliger Basis zu erfüllen. Es geht also nicht nur um die wirtschaftliche Produktivität eines Gemeinwesens, sondern auch um die soziale Produktivität.

Die „kleinen Netze" und zwischenmenschlichen Solidaritätspotentiale greifen allerdings nicht, wenn den Betroffenen die materiellen und sozialen Bedingungen fehlen. Ein gesicherter Lebensunterhalt ohne Ansehen der Person und ein ungehinderter Zugang zur gesundheitlichen und sozialen Versorgung lassen sich nur durch die großen Systeme organisieren. Ein Verzicht auf kollektive Sicherung wäre rückwärtsgewandt, er liefe auf die traditionelle Armenfürsorge und großbürgerliche Barmherzigkeit hinaus.

Gemeinsinn und Selbsthilfepotentiale entwickeln sich nicht von selbst; auch moralische Appelle bleiben folgenlos, wenn nicht gleichzeitig die Politik die sozialen und kulturellen Voraussetzungen für bürgerschaftliches Engagement stärkt. Wer von Gemeinsinn, Selbsthilfe und mitmenschlicher Solidarität spricht, auf der anderen Seite aber im Wirtschaftsleben für die marktradikale Konkurrenzökonomie eintritt, die alle Lebensbereiche durchdringt und die den Menschen nur unter dem Zerrbild von Eigennutz und Renditemaximierung sieht und ihn in diese Richtung formt, kommt in einen unauflösbaren Widerspruch. Eine auf Kosten und Nutzen verengte Ellenbogen-Ökonomie und das freiwillige soziale Engagement schließen sich faktisch aus.

Ebenso widersprüchlich ist es, den hohen Wert von Familie und familiärem Zusammenhalt zu betonen und zugleich die Menschen dem Diktat eines deregulierten Arbeitsmarktes zu unterwerfen und bedingungslose Mobilität einzufordern. Wie soll die familiär-häusliche Versorgung von Kindern, Behinderten und pflegebedürftigen älteren Angehörigen praktiziert werden, wenn sich die Menschen einem Beschäftigungssystem anpassen müssen, das totale Flexibilität erfordert und weniger denn je Stabilität, Berechenbarkeit und Verlässlichkeit bietet? Arbeitszeiten rund um die Uhr und nach Dauer, Lage und Verteilung abhängig von den Vorgaben des Betriebes, immer weitere Wegezeiten, unsichere Beschäftigungsverhältnisse, unkalkulierbare Perspektiven – diese Faktoren sind es, die familiäre Bindungen und Unterstützungsnetze behindern und schwächen.

Die oftmals geäußerte Klage, dass der ausgebaute Sozialstaat den Einzelnen von seiner Sorge um den Nächsten in Familie, Verwandtenkreis, Nachbarschaft, lokaler Gemeinschaft suspendiert, Solidaritätspotentiale zugeschüttet und den familiären Zusammenhalt untergraben habe, beruht auf einer Verwechslung von Ursache und Wirkung: Aus historischer Perspektive wissen wir, dass die Triebkräfte des Sozialstaates in der krisenhaften ökonomischen Entwicklung und in der sozial destruktiven Dynamik des Marktes liegen. Die Bereitstellung von sozialen Leistungen, Einrichtungen und Diensten war und ist erforderlich, um die durch den wirtschaftlichen und sozial-strukturellen Umbruch aufgeworfenen sozialen Probleme und Defizite zu bewältigen. Bei der anhaltenden ökonomischen Dynamik das Rad zurückdrehen zu wollen und den Familien und Gemeinschaften alte Aufgaben wieder zu übertragen, ist ebenso wenig möglich, wie traditionelle Familienstrukturen wiederzubeleben.

Die Empirie zeigt, dass die Familien, und hier in erster Linie die Frauen, auch heute noch den Großteil an sozialen Verpflichtungen und Dienstleistungen übernehmen. Der außerordentlich hohe Grad an familiär-häuslicher Versorgung von Pflegebedürftigen ist das beste Beispiel dafür. Diese Potentiale gilt es zu stützen und zu fördern, weil diese Aufgaben eben nicht allesamt professionalisiert und monetarisiert werden können. Das ist nicht nur ein Problem der Finanzierung, sondern auch eine Frage der Vorstellung von einer humanen Gesellschaft. Familien zu stützen, heißt auf der einen Seite, das Angebot an ambulanten und teilstationären Pflege- und Hilfsdiensten auszuweiten, um eine stationäre Unterbringung zu vermeiden. Auf der anderen Seite müssen die Voraussetzungen dafür verbessert werden, dass beide Geschlechter Beruf und Familie, Erwerbsarbeit und soziale Aufgaben miteinander vereinbaren können. Das spricht für kürzere Arbeitszeiten und für eine Organisation des Arbeitslebens, die die Imperative des Marktes begrenzt und flexible Arbeitszeiten nach den familiären und sozialen Bedarfen ermöglicht.

Ein sinnvoller Weg zur Stärkung von Eigeninitiative und Hilfe zur Selbsthilfe stellt auch die Unterstützung und materielle Förderung von *Selbsthilfegruppen und -organisationen* dar. Hilfe zur Selbsthilfe bedarf einer sozialen Infrastruktur, die nicht von selbst entsteht, sondern geschaffen werden muss, begonnen beim Wohnungs- und Städtebau bis hin zum Ausbau von Informations- und Koordinierungsstellen.

Die Mitarbeit in Selbsthilfegruppen und bürgerschaftliches Engagement bauen auf der Bereitschaft zu Gemeinsinn und *Solidarität* auf. Aber auch die Entwicklung der staatlichen Sozialpolitik war und ist – in doppelter Hinsicht – nur auf der Grundlage von Solidarität möglich. Der solidarische Zusammenschluss der abhängig Beschäftigten, vornehmlich in der gewerkschaftlichen und politischen Arbeiterbewegung, ermöglichte historisch die Überwindung von Vereinzelung und Konkurrenz untereinander und die Durchsetzung politischer und sozialer Rechte gegenüber Kapital und Staat.

Nun lässt sich solidarisches Verhalten nicht anordnen oder wie ein Rohstoff einfach abfordern. Solidarität ist keine anthropologische Konstante, sondern – ökonomisch formuliert – ein knappes Gut und muss immer wieder neu erzeugt werden. In dem Maße, wie breite Bevölkerungsschichten zu individuellem Wohlstand kommen und ihre finanzielle und soziale Sicherheit zumindest teilweise als Ergebnis und Erfolg persönlicher Leistung erfahren, wie sich zugleich Sozialstrukturen und Lebensverhältnisse ausdifferenzieren und das Risiko der Verarmung und Deklassierung auf Teilgruppen der Gesellschaft begrenzt bleibt, in dem Maße gerät auch die Bereitschaft zur Solidarität als eine zentrale Voraussetzung einer gesellschaftsgestaltenden Sozialpolitik in Gefahr.

Das hängt nicht zuletzt damit zusammen, dass die dem System staatlicher Sozialpolitik zugrundeliegende Solidarität sich nur noch über Institutionen und Behörden sehr indirekt vermittelt. Es werden Steuern an den Staat und Pflichtbeiträge an anonyme Sozialversicherungseinrichtungen gezahlt. Solidarität wird nicht persönlich erlebt, der Solidarausgleich gerät zum abstrakten Prinzip. Zugespitzt formuliert könnte man sagen, dass gerade der Erfolg der Sozial- und Gesellschaftspolitik in den vergangenen Jahrzehnten die Voraussetzungen einer bruchlosen Fortführung des Sozialstaatsmodells gefährdet.

7. Sozialpolitik im Umbruch

7.1 Vom Vorzeigemodell zum Auslaufmodell?

Die Sozialpolitik in Deutschland steht seit Mitte der 90er Jahre unter massivem Druck. Eine vergleichbare Situation zeigt sich in den anderen europäischen Ländern. Es mehren sich die Stimmen, die den ausgebauten Sozialstaat grundsätzlich kritisieren und einen Richtungswechsel fordern. Zwar ist die Kritik an der Sozialpolitik nicht neu; seit dem Übergang von der Expansions- zur Spar- und Kürzungsphase begleitet sie die politische und wissenschaftliche Diskussion in Deutschland. Eine neue Qualität deutet sich aber insofern an, da in zunehmendem Maße die *Grundlagen* und *Strukturprinzipien* des Systems zur Diskussion und Disposition gestellt werden. Es geht nicht länger allein um das Pro und Kontra hinsichtlich einzelner Einschnitte und Leistungsverschlechterungen *im* System, sondern um die Frage eines Um- und Abbaus *des* Systems. Vor dem Hintergrund des Endes der Systemkonkurrenz, der Globalisierung der Waren-, Dienstleistungs- und Kapitalmärkte, der Umbrüche auf dem Arbeitsmarkt und einer damit einhergehenden Schwächung der Gewerkschaften haben sich damit nicht nur die ökonomischen Rahmenbedingungen, sondern auch das gesellschaftlich-politische Klima verändert. Der Konflikt um den Sozialstaat wird rauher.

Die Grundsatzkritik lautet, dass die für die soziale Marktwirtschaft charakteristische Verbindung von marktwirtschaftlicher Dynamik und sozialpolitischer Gestaltung in den zurückliegenden Dekaden zwar außerordentlich erfolgreich war, unter dem Eindruck anhaltender Krisen aber nicht mehr fortgeschrieben werden könne. Denn es sei der ausgebaute Sozialstaat, der für die Krisenerscheinungen in Wirtschaft und Gesellschaft verantwortlich zeichne. Sozialpolitik habe sich damit vom Problemlöser zum Problem*verursacher* entwickelt und gefährde die Zukunftschancen. Als Krisensymptome gelten vor allem die anhaltende Arbeitslosigkeit, die abgeschwächten Wachstumsraten der Wirtschaft, die Finanzierungsprobleme in den Haushalten der Sozialversicherungsträger und den öffentlichen Gebietskörperschaften, die Verschuldungsproblematik sowie die hohe Belastung von Wirtschaft und Arbeitnehmern durch Steuern und Beiträge.

Versucht man die Kritik zu systematisieren, so stehen in erster Linie folgende Argumente im Raum:

- Die Regulierungen auf dem Arbeitsmarkt sowie die zu hohen Lohn- und Lohnnebenkosten und Steuerbelastungen beeinträchtigten die Dynamik und Flexibilität der deutschen Wirtschaft und gefährden ihre internationale Wettbewerbsfähigkeit.
- Das zu weit gespannte System der Sozialen Sicherung verbunden mit einem übertrieben hohen Leistungsniveau überfordere die öffentlichen Haushalte.
- Aufgrund der überhöhten Lohn- und Sozialstandards fehle es an Anreizen zur Übernahme niedrig bezahlter Arbeit und an Möglichkeiten für die Unternehmen, Einfacharbeitsplätze rentabel bereitzustellen.
- Die hohe Abgabenlast belaste gerade die „Leistungsträger“ und lähme deren Leistungs- und Innovationskraft.

Die Sozialpolitik sieht sich aber nicht nur mit dieser ökonomisch begründeten Kritik konfrontiert. Es geht auch um die kontroverse Bewertung ihrer gesellschaftlichen Wirkung vor dem Hintergrund des sozialen Wandels. Die These ist, dass die kollektiven Regelungen angesichts des Wohlstands-, Einkommens-

und Vermögenszuwachses in breiten sozialen Schichten und der wachsenden Fähigkeit und Bereitschaft von Bürgern zur Eigenvorsorge in einen Widerspruch zur gesellschaftlichen Realität und zu den Interessen einer selbstbewussten und eigenverantwortlich handelnden Bevölkerung geraten.

Die politische Schlußfolgerung aus dieser Diagnose mündet in einer Reihe von Forderungen, die auf einen *quantitativen Abbau* und *qualitativen Umbau* der Sozialpolitik zielen. Dazu zählen vor allem die Vorstellungen,

- den (Arbeits-)Markt von arbeits- und sozialrechtlichen Regulierungen zu befreien,
- das sozialpolitische Leistungsspektrum und -niveau in Richtung einer Basissicherung abzubauen und sich bei der Leistungsvergabe auf die Förderung der „wirklich Bedürftigen" zu konzentrieren,
- die soziale Sicherung vom Arbeitsverhältnis abzukoppeln und stärker privat und privatwirtschaftlich zu organisieren und zu finanzieren,
- die Belastung mit Steuern und Abgaben nachhaltig zu reduzieren.

Leitbild ist hier ein *Sozial- und Gesellschaftsmodell,* das dem Einzelnen die Hauptverantwortung für seine soziale Sicherung und seine Einkommens- und Lebenslage zuweist. Sozialpolitik soll auf einen flexiblen Arbeitsmarkt hin orientieren, die Einkommensumverteilung begrenzen und die freie Entfaltung der Kräfte fördern. Die Hinnahme eines höheren Maßes an Unsicherheit und Ungleichheit gilt als unabdingbar, um über diesen Weg die Leistungs- und Konkurrenzfähigkeit der Volkswirtschaft zu verbessern, das dynamische Entwicklungspotential der Marktkräfte zu mobilisieren und die Arbeitslosigkeit abzubauen.

Das vorliegende Lehr- und Studienbuch wird sich in seinen einzelnen Kapiteln und hierbei insbesondere im Kap. „Sozialpolitik im ökonomischen Prozess" ausführlich sowohl mit der skizzierten kritischen Diagnose als auch mit den geforderten Schritten eines *Umbaus* des Sozialstaates auseinandersetzen. Im Kern geht es um die Beantwortung der Frage, ob das bisherige Sozialstaatsverständnis mit der Betonung der Ziele von sozialer Gerechtigkeit, sozialer Sicherheit und gleichen Lebenschancen und Teilhabemöglichkeiten unter dem Druck der ökonomischen und sozialen Veränderungen relativiert oder ganz aufgegeben werden muss.

Die Analyse der Lebens- und Arbeitsverhältnisse zeigt, dass auch in einer modernen Hochtechnologie- und Dienstleistungswirtschaft die überwiegende Mehrheit der Bevölkerung auf kollektive Sicherungseinrichtungen angewiesen ist. Gerade weil sich traditionelle Lebensweisen und soziale Bindungen auflösen, Erwerbsverläufe instabiler werden und sich die Risiken auf dem Arbeitsmarkt verschärfen, hat das Bedürfnisse nach sozialer Sicherheit und verlässlichen, allgemein zugänglichen Leistungsangeboten im Sozial- und Gesundheitswesen eine unverändert hohe, ja sogar steigende Bedeutung. Sozialstaatlichkeit ist insofern institutionelle *Voraussetzung* für den fortlaufenden Prozess des ökonomischen, sozialen und kulturellen Wandels. Sozialstaat und Freiheit, Solidarität und Individualität schließen sich dabei nicht aus, sondern bedingen und ergänzen einander. Der Sozialstaat ist Voraussetzung dafür, dass die Werte von Individualität und Freiheit nicht nur ein Privileg für die Einkommensstarken und Vermögenden sind.

Auf der anderen Seite ist es ein unbestrittener Zusammenhang, dass soziale Leistungen über Abzüge vom Markteinkommen finanziert werden müssen und nur das verteilt werden kann, was auf dem Markt auch produziert und erwirtschaftet worden ist. Angesichts der Wachstumsabschwächung und der hohen Belastung der öffentlichen Haushalte durch die Kosten der Arbeitslosigkeit fällt die Finanzierung eines dicht geknüpften sozialen Netzes schwer. Hinzu kommen die Folgelasten der deutschen Einigung, die noch auf längere Sicht zu tragen sind. Und unstrittig ist auch, dass sich die Weltmarktkonkurrenz deutlich verschärft hat und sich mittlerweile ganze Volkswirtschaften mit ihren Sozialstandards in Konkurrenzbeziehungen befinden. Vor allem die Internationalisierung der Geld- und Kapitalmärkte lässt sich als eine neue Qualität der Globalisierung beschreiben, die die Handlungsspielräume der Unternehmen erweitert und wegen der Festlegung von (Mindest)Renditeansprüchen nicht zuletzt einer nationalen Steuerpolitik enge Grenzen setzt (vgl. dazu ausführlich Kap. „Sozialpolitik im ökonomischen Prozess").

Gleichwohl sind keine Anzeichen dahingehend zu erkennen, dass Deutschland mit seinem sozialstaatlichen System in diesem verschärften Konkurrenzkampf zu unterliegen droht. International vergleichende Analysen zeigen, dass es zwischen den Variablen Sozialleistungsniveau einerseits, Wachstumsrate, Beschäftigungs- und Arbeitslosigkeitsniveau andererseits keine eindeutigen Zusammenhänge gibt. Die verbreitete These, ein möglichst niedriges Niveau an sozialen Leistungen und Standards mit einer entsprechend geringen Steuer- und Abgabenbelastung sowie ein flexibler und deregulierter Arbeitsmarkt verbunden mit einer großen Ungleichverteilung der Einkommen seien die besten Voraussetzungen für eine günstige Position auf dem Weltmarkt und für ein hohes Beschäftigungsniveau, hält einer empirischen und theoretischen Überprüfung nicht stand. Vielmehr spricht viel für die These, dass soziale Unsicherheit in einer (welt)wirtschaftlichen Situation, die die Betriebe und die Beschäftigten unter einen radikalen Modernisierungsdruck stellt, den wirtschaftlichen Strukturwandel behindert und sich als Leistungs- und Motivationsbremse auswirkt. Der Sozialstaat ist kein unproduktiver „Kostgänger" einer Volkswirtschaft, sondern wirkt als produktiver Faktor positiv auf die wirtschaftliche Leistungsfähigkeit zurück: Eine breit angelegte Ausbildung der Erwerbsbevölkerung und eine hohe Arbeitsproduktivität sind bei Angst vor sozialem Abstieg, Ausgrenzung und Armut nicht gewährleistet.

Diese Hinweise auf die „Produktivkraft Sozialstaat" sollen nicht verdecken, dass viele Sozialleistungen und Angebote der sozialen Infrastruktur aus einer engen ökonomischen Perspektive durchaus als entbehrenswert angesehen werden könnten, beispielsweise Rehabilitations- und Qualifizierungsmaßnahmen für all jene Menschen, die nicht (mehr) im Produktionsprozeß eingesetzt werden können. Ausdrücklich zu betonen ist aber, dass der Sozialstaat eigenständige politisch-moralische Ziele auch jenseits der Maßstäbe der engen ökonomischen Funktionalität hat. Der Umgang mit sozial Schwachen, mit Älteren, Behinderten, Familien und Kindern, das qualitative Niveau der gesundheitlichen Versorgung, die Schaffung von gleichberechtigten Lebenschancen für die gesamte Bevölkerung – all diese und weitere Elemente des „Lebensstandorts" Deutschland haben einen eigenen Wert, der nicht durch den Hinweis auf ökonomische Effizienzverluste, verminderte Rentabilität oder entgangene Wachstumsraten außer Kraft gesetzt wird.

7.2 Bewahrung und Weiterentwicklung des Sozialstaates durch Reformpolitik

Wenn das Sozialstaatsprinzip auch unter schwierigen Rahmenbedingungen bewahrt werden soll, stellt sich die Aufgabe, die unübersehbaren Lücken, Defizite und Verwerfungen im System der Sozialen Sicherung zu beseitigen und die sozialpolitischen Leistungen, Institutionen und Finanzierungsformen an die sich verändernden ökonomischen, sozialen und demographischen Verhältnisse anzupassen. Reformen im System sind notwendig und möglich. Wie die Erfahrungen zeigen, ist gerade die Sozialversicherung kein statisches, inflexibles Gebilde, sondern durchaus anpassungs- und entwicklungsfähig.

Das Lehrbuch widmet in den jeweiligen Kapiteln der Reformdiskussion einen großen Raum. Reform heißt, den Sozialstaat einfacher und überschaubarer zu gestalten, bürokratische Hemmnisse abzubauen und Rationalisierungs- und Wirtschaftlichkeitsreserven (Überversorgungen, Doppelleistungen, Fehlsteuerungen) aufzuspüren. Wenn es gelingt, die knappen Ressourcen zielgenauer und effizienter einzusetzen, lassen sich Qualitätsverbesserung und Kostensenkung sinnvoll miteinander verbinden. Reform und Weiterentwicklung, das bedeutet auch, die sozialpolitische Schutzfunktion zu bewahren und zugleich den sozial-strukturellen Wandel in der Gesellschaft zu berücksichtigen und die individuellen Handlungsoptionen zu erweitern. Eine zentrale Aufgabe wird es sein, die Voraussetzungen dafür zu verbessern, dass vom klassischen männlichen Bild der Normalbiographie und des Normalarbeitsverhältnisses abweichende Lebensformen und -entwürfe abgesichert werden. Damit ist die Aufgabe angesprochen, im System der Sozialen Sicherung und der Familienpolitik die Orientierung am hergebrachten Familien- und Frauenbild zu überwinden, die eigenständige soziale Absicherung von Frauen zu verbessern und zugleich die parallele Vereinbarkeit von Beruf und Familie möglich zu machen.

Ein ausgebauter Sozialstaat kann nicht zugleich ein „billiger" Staat sein. Wenn die notwendigen finanziellen Mittel fehlen bzw. verweigert werden, sind sozialpolitische Leistungskürzungen und eine Austrockung von öffentlicher Daseinsvorsorge und Infrastruktursicherung kaum zu vermeiden. Die Frage nach einer *verlässlichen* Finanzierung der Systeme der sozialen Sicherung ist deshalb von entscheidender Bedeutung für die Stabilität und Entwicklungsfähigkeit des Sozialstaates. Gleichermaßen ist auf eine sozial *gerechte* Lastenverteilung zu achten. Die einseitige Belastung der Arbeitnehmereinkommen durch direkte Steuern und kontinuierlich gestiegene Sozialversicherungsbeiträge bei einer gleichzeitigen Entlastung von Spitzeneinkommen hat maßgeblich zur Akzeptanzkrise der Sozialpolitik beigetragen.

Die immer wieder aufbrechenden Lücken zwischen Einnahmen und Ausgaben in den sozialen Systemen sind in erster Linie eine Folge der Arbeitsmarktlage: Nicht der Sozialstaat ist zu teuer, sondern die Arbeitslosigkeit, weil Unterbeschäftigung gleichzeitig die Ausgaben erhöht und die Einnahmen mindert. Auch die in mittelfristiger Perspektive wirksam werdenden demographisch bedingten Belastungen lassen sich deutlich leichter bewältigen, wenn es gelingt, das Beschäftigungsniveau zu erhöhen. In den Mittelpunkt der Analyse und Politik gehören deshalb die sozialen Verwerfungen, die im Marktprozess erst produziert und dann als sozialpolitische Aufgaben auf den Sozialstaat überwälzt werden. Der Widerspruch ist nicht zu übersehen: Während der Sozialstaat unter Anklage gestellt und als nicht mehr „zeitgemäß" eingestuft wird, müsste es um die Legitimationsbedürftigkeit einer Wirtschaftspolitik gehen, die Arbeitsmarktprobleme verschärft, statt sie zu lösen.

Die Durchsetzung geeigneter Maßnahmen zum Abbau der Arbeitslosigkeit und zur Erhöhung des Beschäftigungsniveaus ist die zentrale Voraussetzung, wenn an dem Ziel von Sozialstaat und sozialer Gesellschaft festgehalten werden soll. Erfolge sind allerdings nur möglich bei einem Ineinandergreifen verschiedener Ansätze und Instrumente: Eine Wachstum und Beschäftigung stimulierende Makropolitik ist durch Arbeitszeitverkürzung und Arbeitsumverteilung sowie durch gezielte Maßnahmen der Arbeitsmarktpolitik zu ergänzen. Vor allem im Dienstleistungssektor gibt es gute Chancen für das Entstehen neuer Arbeitsplätze; in einem Land mit einem hohen Lohn- und Sozialleistungsniveau können dies nur qualifizierte Arbeitsplätze sein. Eine auf Niedriglöhne und Einfacharbeitsplätze zielende Beschäftigungspolitik wäre hingegen rückwärtsgewand.

Selbst bei optimistischer Sicht wird ein Beschäftigungsaufbau nur langsam in Gang kommen. Dies betrifft vor allem die Situation in den neuen Bundesländern. Die öffentlichen und Sozialversicherungshaushalte bleiben deshalb auch weiterhin unter Druck. Die fiskalische Notwendigkeit, hinsichtlich der ganzen Spannweite öffentlicher Aufgaben und Ausgaben Prioritäten zu setzen, wird anhalten. Das gilt auch für die schwierige Frage nach dem Vorrang und Nachrang von Aufgaben und Ausgaben *innerhalb* der Sozialetats. Zu prüfen ist, welches Leistungsspektrum und -niveau notwendig ist und was öffentlich und was privat finanziert werden soll.

Die Grenzziehung zwischen öffentlichen und privaten Aufgaben und zwischen staatlicher und privater Vorsorge vor den Wechselfällen des Lebens ist nicht festgeschrieben, sondern sollte an die veränderten Lebensformen und Lebensrisiken angepasst werden. Jedoch ist Vorsicht geboten: Zweifelsohne hat sich im Zuge der Wohlstandsvermehrung und zugleich der Differenzierung der Gesellschaft der Kreis der Bevölkerung vergrößert, der der Sozialversicherungspflicht und des Solidarausgleichs nicht bedarf und sich wegen seiner Einkommensposition und „guten Risiken" kostengünstiger in einer Privatversicherung absichern kann. Allerdings bedeutet die gerade bei knappen Kassen einleuchtend klingende Formel, die Leistungen der Sozialpolitik auf die „wirklich Bedürftigen" zu konzentrieren, nichts anderes, als dass sich die Leistungsfähigen der Versicherungspflicht und dem Solidarausgleich entziehen können.

Ein soziales Sicherungssystem jedoch, das sich nur noch aus denjenigen zusammensetzt, die der Solidarität bedürfen, nämlich aus den Einkommensschwachen, chronisch Kranken, Kinderreichen und Alten, und von den Leistungs- und Finanzierungsfähigen verlassen wird, die sich privat absichern, entwickelt sich zu einer diskriminierten Versorgung „zweiter Klasse". Bedürftigkeitsgeprüfte Systeme, in denen die Mittelschicht nicht mehr eingebunden ist, verlieren schnell an Akzeptanz. Sozialpolitik als Armutspolitik geht an den Interessen jener vorbei, die glauben, dass der Sozialstaat in erster Linie den Menschen etwas gibt, die die Leistungen nicht verdient haben, aber von den Leistungsträgern der Gesellschaft finanziert werden muss. Die immer wieder kehrenden skandalisierenden Debatten über Mißbräuche im System der Sozialen Sicherung nähren und verstärken die Vorbehalte.

Ein weiteres kommt hinzu: Die andauernden Finanzierungsprobleme der Sozialversicherungsträger und die Erfahrungen von Beitragssatzsteigerungen bei gleichzeitigem Abbau von Leistungen erschüttern das Vertrauen in die Systeme der Sozialen Sicherung. Angesichts einer anhaltenden Kette von Korrekturgesetzen, deren Regelungen auch von den Experten kaum zu durchschauen sind, wachsen die Zweifel an der Verlässlichkeit der Sozialpolitik. Die von den Kritikern des Sozialstaats schon immer vertretene These, umlagefinanzierte Solidarsysteme seien auf Dauer nicht tragfähig und finanzierbar, findet vermehrt Zustimmung; die Befürchtung greift um sich, keinen entsprechenden Gegenwert für die eingezahlten Beiträge mehr zu erhalten. Gerade bei der jungen Generation wächst die Stimmung, dass angesichts des demographischen Umbruchs eine Aufkündigung des Generationenvertrages und ein Ausstieg aus der Sozialversicherung die einzig rationale Antwort sei, um die soziale Absicherung in die eigene Hand nehmen zu können.

Wenn immer mehr Bereiche der Gesellschaft vermarktet und ökonomisiert werden und im individuellen Leben das Denken und Handeln in Kategorien wie Aufwand und Ertrag oder Kosten und Rendite an Gewicht gewinnt, so strahlt dies auch auf die Soziale Sicherung aus. Individuelle Vorsorge statt Solidarausgleich, Privatversicherung statt Sozialversicherung heißt die Schlußfolgerung, die in der Öffentlichkeit popularisiert wird und nicht zuletzt den Interessen des privaten Banken- und Versicherungswesens entspricht.

Der Weg, den die Sozialpolitik in Deutschland einschlagen wird, ist nicht vorgezeichnet. Quantität und Qualität von sozialer Sicherung und Sozialpolitik hängen nicht nur davon ab, was sich eine Volkswirtschaft ökonomisch leisten kann; viel entscheidender ist, welches Niveau an sozialer Sicherung sich die Menschen leisten wollen und welchen Beitrag an Solidarität sie bereit sind zu geben. Es bedarf immer der *Bereitschaft* der Bevölkerung, die hohen Lasten, die ein ausgebautes Sozialsystem unweigerlich verursacht, mit den entsprechenden Einbußen im verfügbaren Einkommen auch zu tragen. Nicht nur die Schwächeren, sondern auch die Stärkeren müssen das System stützen. Die Frage nach der Verlässlichkeit und Zukunftsfähigkeit eines Sozialstaates wird damit zu der Frage nach seiner politischen Akzeptanz.

8. Literaturhinweise

Sozialpolitische Einführungen und Lehrbücher

Arnold, U., Maelicke, B. (Hrsg.), Lehrbuch der Sozialwirtschaft, Baden-Baden 1998.

Bellermann, M., Sozialpolitik – Eine Einführung für soziale Berufe, 2. Auflage, Freiburg 1998.

Bundesministerium für Arbeit und Sozialordnung (Hrsg.), Übersicht über das Sozialrecht, Bonn 1998.

Bundesministerium für Arbeit und Sozialordnung (Hrsg.), Übersicht über das Arbeitsrecht, Bonn 1998.

Däubler, W., Das Arbeitsrecht, 2 Bände, 15. Auflage, Reinbek 1998.

Frerich, J., Sozialpolitik. Das Sozialleistungssystem der Bundesrepublik Deutschland, 3. Auflage, München 1996.

Kittner, M. (Hrsg.), Arbeits- und Sozialordnung, 24. Auflage, Frankfurt a.M. 1999.

Lampert, H., Lehrbuch der Sozialpolitik, 5. Auflage, Berlin/Heidelberg/New York 1998.

Neumann, L.F., Schaper, K., Die Sozialordnung der Bundesrepublik Deutschland, 4. Auflage, Frankfurt a.M./New York 1998.

Witterstätter, K., Soziale Sicherung – Eine Einführung für Sozialarbeiter/Sozialpädagogen, Neuwied/Kriftel/Berlin 1995.

Zöllner, D., Soziale Sicherung – Systematische Einführung, München/Wien 1997.

Handbücher/Wörterbücher/Lexika

Albrecht, G., Groenemeyer, A., Stallberg, F. (Hrsg.), Handbuch Soziale Probleme, Wiesbaden 1999.

Baur, R. (Hrsg.), Lexikon des Sozial- und Gesundheitswesens, 2. Auflage, München 1996.

Deutscher Verein für öffentliche und private Fürsorge (Hrsg.), Fachlexikon der Sozialen Arbeit, 4. Auflage, Frankfurt a.M. 1997.

Dietz, B. u.a., Handbuch der kommunalen Sozialpolitik, Opladen 1998.

Drechsler, H., Hilligen, W., Neumann, F. (Hrsg.), Gesellschaft und Politik: Lexikon der Politik, 9. Auflage, München 1995.

Maydell, B., Ruland, F. (Hrsg.), Sozialrechtshandbuch, 2. Auflage, Neuwied/Kriftel/Berlin 1996.

Otto, H.-U., Thiersch, H. (Hrsg.), Handbuch Sozialarbeit/Sozialpädagogik, 2. Auflage, Neuwied 1999.

Kreft, D., Mielenz, I. (Hrsg.), Wörterbuch Soziale Arbeit, 4. Auflage, Weinheim/Basel 1996.

Nohlen, D. (Hrsg.), Wörterbuch Staat und Politik, München 1996.

Schäfers, B., Zapf, W. (Hrsg.), Handwörterbuch zur Gesellschaft Deutschlands, Opladen 1998.

Sozialstruktur und Lebenslagen

Beck, U., Risikogesellschaft. Auf dem Weg in eine andere Moderne, Frankfurt a.M. 1986.

Berger, P., Hradil, St. (Hrsg.), Lebenslage, Lebensläufe, Lebensstile, Göttingen 1990.

Berger, P., Vester, M. (Hrsg.), Alte Ungleichheiten – Neue Spaltungen, Opladen 1998.

Flora, P., Noll, H.-H. (Hrsg.), Sozialberichterstattung und Sozialstaatsbeobachtung, Frankfurt a.M./New York 1998.

Geißler, R. (Hrsg.), Soziale Schichtung und Lebenschancen in Deutschland, 2. Auflage, Stuttgart 1994.

Geißler, R., Die Sozialstruktur Deutschlands, 2. Auflage, Opladen 1996.

Heitmeyer, W. (Hrsg.), Was treibt die Gesellschaft auseinander? Was hält die Gesellschaft zusammen? – Bundesrepublik Deutschland: Auf dem Weg von der Konsens- zur Konfliktgesellschaft, 2 Bände, Frankfurt a.M. 1997.

Hradil, St., Soziale Ungleichheit in Deutschland, 7. Auflage, Opladen 1999.

Kistler, E., Noll, H.-H., Priller, E. (Hrsg.), Perspektiven gesellschaftlichen Zusammenhalts, Berlin 1999.

Schäfers, B., Sozialstruktur und sozialer Wandel in Deutschland, 7. Auflage, Stuttgart 1998.

Statistisches Bundesamt (Hrsg.), Datenreport 1997, Bonn 1997.

Zapf, W., Habich, R. (Hrsg.), Wohlfahrtsentwicklung im vereinten Deutschland: Sozialstruktur, sozialer Wandel und Lebensqualität, Berlin 1996.

Zapf, W., Schupp, J., Habich, R. (Hrsg.), Lebenslagen im Wandel: Sozialberichterstattung im Längsschnitt, Frankfurt a.M. 1996.

Analysen von Sozialpolitik und Sozialstaat

Abendroth, W., Antagonistische Gesellschaft und politische Demokratie, Neuwied/Berlin 1972.

Blasche, S., Döring, D., Sozialpolitik und Gerechtigkeit, Frankfurt a.M./New York 1998.

Butterwegge, Ch., Wohlfahrtsstaat im Wandel, Opladen 1999.

Döring, D. u.a., Gerechtigkeit im Wohlfahrtsstaat, Marburg 1995.

Döring, D., Hauser, R. (Hrsg.), Soziale Sicherheit in Gefahr. Zur Zukunft der Sozialpolitik, Frankfurt a.M. 1995.

Ehrenberg, H., Fuchs, A., Sozialstaat und Freiheit – Von der Zukunft des Sozialstaats, Frankfurt a.M. 1981.

Evers, A., Olk, Th. (Hrsg.), Wohlfahrtspluralismus, Opladen 1996.

Hanesch, W. (Hrsg.), Überlebt die soziale Stadt? Konzeption, Krise und Perspektiven kommunaler Sozialstaatlichkeit, Opladen 1997.

Heimann, E., Soziale Theorie des Kapitalismus, Frankfurt a.M. 1980.

Heinze, R., G., Schmid, J., Strünck, Ch., Vom Wohlfahrtsstaat zum Wettbewerbsstaat, Opladen 1999.

Heinze. R. G., Olk, Th., Hilbert, J., Der neue Sozialstaat, Freiburg 1988.

Kaufmann, F.-X., Herausforderungen des Sozialstaates, Frankfurt a.M. 1997.

Lampert, H., Krise und Reform des Sozialstaates, Frankfurt 1997.

Lenhardt, G., Offe, C., Staatstheorie und Sozialpolitik, Politisch-soziologische Erklärungsansätze für Funktionen und Innovationsprozesse der Sozialpolitik, in: Ferber, C. v., Kaufmann, F. X. (Hrsg.), Soziologie und Sozialpolitik, Opladen 1977.

Müller, R., Schuntermann, M.F. (Hrsg.), Sozialpolitik als Gestaltungsauftrag: Zum Gedenken an Alfred Schmidt, Köln 1992.

Münch, U., Sozialpolitik und Föderalismus, Opladen 1997.

Olk, Th., Der Sozialstaat als Herausforderung, Wiesbaden 1999.

Opielka, M., Ostner, I. (Hrsg.), Umbau des Sozialstaats, Essen 1987.

Riedmüller, B., Olk, Th. (Hrsg.), Grenzen des Sozialversicherungsstaates, Opladen 1994.

Rolf, G., Spahn, P.B., Wagner, G. (Hrsg.), Sozialvertrag und Sicherung, Frankfurt a.M./New York 1988.

Roller, E., Einstellungen der Bürger zum Wohlfahrtsstaat der Bundesrepublik Deutschland, Opladen 1992.

Sachße, Ch., Engelhardt, H.T. (Hrsg.), Sicherheit und Freiheit, Frankfurt a.M. 1990.

Schmitthenner, H., Urban, H.-J. (Hrsg.), Sozialstaat als Reformprojekt, Hamburg 1999.

Schönig, W., L'Hoest, R. (Hrsg.), Sozialstaat wohin? Umbau, Abbau oder Ausbau der Sozialen Sicherung, Darmstadt 1996.

Textor, M.R. (Hrsg.), Sozialpolitik: Aktuelle Fragen und Probleme, Opladen 1997.

Vobruba, G. (Hrsg.), Strukturwandel der Sozialpolitik, Frankfurt a.M. 1990.

Sozialpolitik im europäischen Vergleich

Bieling, H.J., Deppe, F. (Hrsg.), Arbeitslosigkeit und Wohlfahrtsstaat in Europa. Neun Länder im Vergleich, Opladen 1997.

Bundesministerium für Arbeit und Sozialordnung (Hrsg.), Euro-Atlas: Soziale Sicherung im Vergleich, Bonn 1996.

Esping-Andersen, G., The three Worlds of welfare Capitalism, Cambridge1990.

Europäische Kommission, Soziale Sicherheit in Europa, Luxemburg 1996.

Keller, B., Europäische Arbeits- und Sozialpolitik, München 1997.

Kowalsky, W., Europäische Sozialpolitik, Opladen 1999.

Lißner, L., Wöss, J., Umbau statt Abbau. Ländervergleich über den Sozialstaat, Frankfurt a.M. 1998.

Leibfried, St., Pierson, P. (Hrsg.), Standort Europa – Europäische Sozialpolitik, Frankfurt a.M. 1998.

Ostner, I., Lessenich, St. (Hrsg.), Welten des Wohlfahrtskapitalismus. Der Sozialstaat in vergleichender Perspektive, Frankfurt a.M./New York 1998.

Platzer, H.-W., Sozialstaatliche Entwicklungen in Europa und die Sozialpolitik der Europäischen Union, Baden-Baden 1997.

Schmid, J., Wohlfahrtsstaaten im Vergleich, Opladen 1996.

Sozialpolitik im geschichtlichen Überblick

Alber, J., Sozialstaat in der Bundesrepublik 1950-1983, Frankfurt a.M./New York 1989.

Blüm, N., Zacher, H.F. (Hrsg.), 40 Jahre Sozialstaat Bundesrepublik Deutschland, Baden-Baden 1989.

Frerich, J., Frey, M., Handbuch der Geschichte der Sozialpolitik in Deutschland, 3 Bände, München 1993.

Hartwich, H. H., Sozialstaatspostulat und gesellschaftlicher Status quo, 2. Auflage, Köln/Opladen 1977.

Henschel, V., Geschichte der deutschen Sozialpolitik 1880-1980, Frankfurt 1983.

Hockerts, H.G. (Hrsg.), Drei Wege deutscher Sozialstaatlichkeit: NS-Diktatur, Bundesrepublik und DDR im Vergleich, München 1998.

Leisering, L., Der deutsche Sozialstaat, in: Holtmann, E., Ellwein, Th. (Hrsg.) 50 Jahre Bundesrepublik Deutschland, Wiesbaden 1999.

Reidegeld, E., Staatliche Sozialpolitik in Deutschland, Opladen 1996.

Ritter, G.A., Soziale Frage und Sozialpolitik in Deutschland seit Beginn des 19. Jahrhunderts, Opladen 1998.

Schmidt, M. G., Sozialpolitik – Historische Entwicklung und internationaler Vergleich, 2. Auflage, Opladen 1998.

Tennstedt, F., Vom Proleten zum Industriearbeiter. Arbeiterbewegung und Sozialpolitik in Deutschland 1800-1914, Köln 1983.

Kapitel II
Sozialpolitik im ökonomischen Prozess

1. Sozialpolitik in der Marktwirtschaft

Sozialpolitik verfolgt das Ziel, soziale Risiken und Probleme zu begrenzen, deren Folgen zu kompensieren sowie Einkommens-, Versorgungs- und Lebenslagen zu stabilisieren und zu verbessern. Mit ihren Maßnahmen bewegt sich Sozialpolitik auf dem Boden einer *marktwirtschaftlich-kapitalistischen Wirtschaftsordnung*. Die grundsätzliche Anerkennung des Marktsystems gründet auf der Erkenntnis, dass auf der Basis von Privateigentum an Produktionsmitteln, freier Preisbildung, Wettbewerb und leistungsorientierter Entlohnung der Produktionsfaktoren eine hohe ökonomische Effizienz erzielt wird. Die Leistungsfähigkeit der Marktwirtschaft äußert sich in einer anhaltenden Dynamik von Produktion und Produktivität, einem hohen volkswirtschaftlichen Einkommens- und Wohlstandsniveau sowie einem umfassenden Angebot an Gütern und Dienstleistungen. Auf der anderen Seite ist eine sich selbst überlassene Marktwirtschaft prinzipiell krisenanfällig, kann Arbeitslosigkeit nicht vermeiden, führt zu einer einseitigen, sozial nicht akzeptablen Verteilung von Einkommen und von Lebenslagen, schafft und verschärft soziale Probleme und gefährdet somit den gesellschaftlichen Zusammenhalt (vgl. Kap. „Sozialpolitik und soziale Lage", S. 25). Durch Sozialpolitik soll dieser Entwicklung entgegengewirkt und die Marktwirtschaft ergänzt und korrigiert werden.

Die Eingriffe der Sozialpolitik in den Marktprozess vollziehen sich auf unterschiedlichen Ebenen:

- Durch *rechtliche Regelungen*, die sich insbesondere auf die Gestaltung von Arbeitsmarkt und Arbeitsverhältnis beziehen, sollen im wirtschaftlichen Handeln soziale Maßstäbe zur Geltung kommen und die negativen Folgen einer Produktion ausschließlich nach Maßgabe einzelwirtschaftlicher (Gewinn-)Kriterien vermieden oder gemildert werden (vgl. dazu insbesondere Kap. „Arbeit und Arbeitsmarkt" sowie Kap. „Arbeit und Gesundheitsschutz").
- Durch *Geldzahlungen* soll die aus der Marktbeteiligung und aus dem Markterfolg sich ergebende Verteilung von Einkommen nachträglich korrigiert werden, um Armut zu vermeiden, Einkommensausfälle bei den Risiken des Arbeitslebens zu überbrücken und besondere Bedarfslagen zu berücksichtigen (vgl. dazu insbesondere Kap. „Einkommen" sowie in Band II, Kap. „Alter").
- Durch die *Bereitstellung von Sach- und Dienstleistungen* im Gesundheits- und Sozialwesen, die weitgehend kostenfrei in Anspruch genommen werden können, soll sich die Versorgung in diesen Bereichen nach Bedarfskriterien ausrichten (vgl. dazu insbesondere in Bd. II die Kap. „Gesundheit und Gesundheitssystem" und „Soziale Dienste").

- Zur *Finanzierung* der sozialpolitischen Leistungen – wie der staatlichen Aufgaben insgesamt – werden die im Wirtschaftsprozess erzielten Einkommen mit Steuern und Beiträgen belegt.

Sozialpolitik korrigiert die Verteilung des Sozialprodukts und greift auch in dessen Entstehung und Verwendung ein. Die Beziehungen zwischen wirtschaftlicher Wertschöpfung und Sozialpolitik sind aber nicht einseitig. Beide Systeme beeinflussen sich gegenseitig. So hat das System der Sozialen Sicherung Einfluss auf das Produktions-, Einkommens- und Beschäftigungsniveau, während wiederum die Strukturen des ökonomischen System auf die Sozialpolitik zurückwirken. Bei der Einschätzung der Wechselwirkungen stehen sich kontroverse Positionen gegenüber: Auf der einen Seite ist die Rede davon, dass ein ausgebautes System der Sozialen Sicherung wirtschaftliches Wachstum und Beschäftigung schwäche und der eigentliche Verursacher von Wachstumseinbußen, Standortnachteilen im internationalen Wettbewerb und Dauerarbeitslosigkeit sei. Auf der anderen Seite wird darauf verwiesen, dass gerade der Sozialstaat wirtschaftliches Wachstum und Beschäftigung sichere, eine unverzichtbare Voraussetzung sei für die Verknüpfung von effizienter Marktwirtschaft mit sozialem Ausgleich, zugleich aber immer wieder durch die Versäumnisse der Wirtschafts- und Beschäftigungspolitik belastet werde.

Dieser Diskussion über die *Interdependenzen zwischen Sozialstaat und Marktprozess* soll im folgenden nachgegangen werden. Im Mittelpunkt der Analyse steht dabei zunächst die Frage, wie „teuer“ der Sozialstaat ist, d.h. welche finanziellen Größenordnungen das System der Sozialen Sicherung hat, wie die erforderlichen Mittel aufgebracht werden und wer die Belastungen zu tragen hat. Es geht um die zwei Seiten einer Medaille: den sozialpolitischen Leistungen steht deren Finanzierung gegenüber. „Lässt sich der Sozialaufwand, der auf den Bürgern und der Wirtschaft lastet, noch länger verkraften“? „Ist der Sozialstaat angesichts des Umbruchs in der Altersstruktur der Bevölkerung auch in der Zukunft tragfähig und finanzierbar?“ – so oder ähnlich lauten die Fragen der aktuellen Politik.

Ihre Beantwortung wird durch die Unübersichtlichkeit des Systems der Sozialen Sicherung in Deutschland erschwert. Es folgt keinem wohldurchdachten Bauplan, sondern ist historisch gewachsen und damit in seiner Struktur und Entwicklung durch eine Vielzahl von ökonomischen, sozialen und politischen Faktoren beeinflusst. Im Ergebnis zeigt sich ein breites Spektrum einzelner Leistungen, die sich sowohl hinsichtlich ihrer Ausgestaltung (anspruchsberechtigter Personenkreis, erfasste Tatbestände und Risiken, Leistungshöhe und -dauer, Bezugsvoraussetzungen usw.) als auch hinsichtlich ihrer Finanzierung deutlich unterscheiden und durch verschiedene Institutionen und Träger verwaltet werden. Eine Systematisierung von Leistungen wie Zahlungsströmen ist unverzichtbar, um die Wirkungen der Sozialpolitik überprüfen zu können.

Bevor also in diesem Lehrbuch die Einzelfelder der Sozialpolitik auf der Grundlage der sozialen Gefährdungs- und Problembereiche behandelt und Zieladäquanz und -defizite der unterschiedlichen Leistungen in bezug auf die Lebenslage der Bevölkerung (z.B. Einkommenslage im Alter, Absicherung bei Arbeitslosigkeit, Qualität des Gesundheitssystems) überprüft werden, soll ein

Überblick über das Gesamtsystem, seine innere Struktur und seine Finanzierung gegeben werden. Erst auf der Grundlage dieser Darstellung ist eine differenzierte Analyse des Spannungsverhältnisses zwischen Sozialpolitik und ökonomischem Prozess möglich.

2. Die finanzielle Dimension des Systems der Sozialen Sicherung: Das Sozialbudget

2.1 Institutionen und Funktionen des Systems der Sozialen Sicherung

Zur besseren Überschaubarkeit der Sozialleistungen und ihrer finanziellen und gesamtwirtschaftlichen Auswirkungen erstellt die Bundesregierung regelmäßig ein *Sozialbudget*. In diesem Sozialbudget werden (nahezu) alle Leistungen des Systems der Sozialen Sicherung zusammengestellt, die öffentlich finanziert werden und/oder auf gesetzlicher Grundlage beruhen. Unberücksichtigt bleiben damit jene Felder sozialstaatlicher Gestaltung, die nicht direkt budgetwirksam werden, sondern über gesetzliche Regelungen bestimmte Gebote und Verbote aussprechen und das Handeln von Personen und Unternehmen beeinflussen (z.B. Familienrecht, Arbeitsrecht, Arbeitsschutz, Betriebs- und Unternehmensverfassung).

Als Sozialleistungen werden im Sozialbudget gerechnet

- die direkten Einkommensübertragungen, die, wie beispielsweise Renten, Arbeitslosengeld oder Sozialhilfe, auf die Konten der Empfänger fließen und ihr Einkommen erhöhen (*direkte monetäre Transfers*).
- die indirekten Leistungen, die beim Vorliegen bestimmter sozialer Tatbestände in Form von Steuerermäßigungen gewährt werden und das verfügbare Einkommen über diesen Weg erhöhen (*indirekte monetäre Transfers*).
- die sozialen Sach- und Dienstleistungen (vor allem im Bereich des Gesundheitssystems und der sozialen Dienste auf der kommunalen Ebene), die natural zur Verfügung gestellt und (weitgehend) unentgeltlich in Anspruch genommen werden können und damit einen *geldwerten Vorteil* für die Betroffenen darstellen (*Realtransfers*).

Das Sozialbudget gliedert sich nach *institutionellen* und *funktionellen* Kriterien. Die institutionelle Aufgliederung zeigt, von welchen Einrichtungen und Trägern die Leistungen vergeben werden und welches Gewicht diese Institutionen im Gesamtsystem haben. Bei den „Institutionen" im Sinne des Sozialbudgets handelt es sich um

- die verschiedenen Leistungen der Träger der fünf Zweige der Sozialversicherung, nämlich Gesetzliche Rentenversicherung, Gesetzliche Krankenversicherung, Gesetzliche Unfallversicherung, Gesetzliche Pflegeversicherung und Gesetzliche Arbeitslosenversicherung (=Arbeitsförderung);
- Leistungen wie Kindergeld, Erziehungsgeld, Wohngeld, Ausbildungsförderung;
- die Leistungen der beamtenrechtlichen Systeme, die den Sicherungsschutz der Personengruppe der Beamten über Pensionen, Beihilfen und Familienzuschläge organisieren;

- Arbeitgeberleistungen, die wie die Entgeltfortzahlung im Krankheitsfall gesetzlich bestimmt sind oder aber auf freiwilliger bzw. tarifvertraglicher Grundlage beruhen (betriebliche Altersversorgung und Zusatzversorgung);
- die Leistungen von Sondersystemen, die für die Angehörigen bestimmter Personengruppen gelten (so Altershilfe für Landwirte und die Versorgungswerke freier Berufe);
- Entschädigungen wie Kriegsopferversorgung, Lastenausgleich und Wiedergutmachung;
- Leistungen der Sozialhilfe und Jugendhilfe;
- indirekte Leistungen durch steuerliche Vergünstigungen.

In Tabelle II.1 findet sich für das Jahr 1997 ein Überblick über die Leistungen nach Institutionen, beziffert nach der Höhe der Ausgaben und nach ihrem relativen Anteil innerhalb des Sozialbudgets. Unterschieden wird zwischen Gesamtdeutschland sowie den alten und den neuen Bundesländern. Folgende Strukturen werden deutlich:

- Eine überragende Bedeutung im sozialen Sicherungssystem hat die *Sozialversicherung*: Nahezu zwei Drittel (65,4 %) aller Sozialleistungen werden über die Sozialversicherung abgewickelt. Darunter befinden sich die Rentenversicherung mit 30,6 % und die Krankenversicherung mit 19,5 %. An dritter Stelle folgt die Arbeitsförderung mit einem Anteil von 11,4 %, wobei hier die Unterschiede zwischen den neuen und den alten Bundesländern auffallen: In den neuen Bundesländern umfasst die Arbeitsförderung 21,6 % aller Ausgaben der sozialen Sicherung, während es in den alten Bundesländern „nur" 9,0 % sind.
- Mit einem Anteil von etwa 7 % aller Ausgaben schlagen die steuerfinanzierten *beamtenrechtlichen Systeme* zu Buche. In den alten Bundesländern liegt der Anteil mit 8,6 % am Sozialbudget höher als in den alten Bundesländern (0,9 %), da dort das Beamtenrecht und die beamtenrechtlichen Systeme keine Breitenwirkung haben.
- Bei den Arbeitgeberleistungen, die 7,4 % aller Sozialleistungen ausmachen, sind vor allem die Ausgaben für die Entgeltfortzahlung (im Krankheitsfall) von Bedeutung.
- Quantitativ auffällig mit 4,0 % und 2,4 % sind die Bereiche Sozialhilfe und Jugendhilfe. Erziehungsgeld, Wohngeld und Ausbildungsförderung haben demgegenüber nur einen nachrangigen Stellenwert. Sie vereinigen 1,3 % aller Ausgaben auf sich.
- Die indirekten Leistungen über Steuervergünstigungen (denen also keine direkten Zahlungsvorgänge zu Grund liegen) binden 9,3 % aller Leistungen. Hierzu zählt auch das Kindergeld, das als steuerliche Leistung ausgestaltet ist.

Insgesamt werden rund ein Fünftel des Sozialbudgets für Realtransfers (Sach- und Dienstleistungen) und vier Fünftel für (direkte und indirekte) monetäre Transfers verwendet.

Tabelle II.1:
Sozialbudget: Leistungen nach Institutionen (1997)

	Alte Bundesländer		Neue Bundesländer		Deutschland	
	Mrd. DM	in %	Mrd. DM	in %	Mrd. DM	in %
Sozialbudget insgesamt	1.022,0	100	234,1	100	1.256,1	100
Sozialversicherung	631,7	61,8	190,9	81,5	821,6	65,4
Darunter:						
Rentenversicherung	296,5	29,0	88,2	37,7	384,71	30,6
Pflegeversicherung	24,0	2,3	5,2	2,2	29,3	2,3
Krankenversicherung	202,3	19,8	42,2	18,0	244,5	19,5
Unfallversicherung	16,9	1,7	3,6	1,5	20,5	1,6
Arbeitsförderung	92,0	9,0	50,6	21,6	142,6	11,4
Erziehungsgeld	6,1	0,6	0,9	0,4	7,0	0,6
Wohngeld	5,5	0,5	1,5	0,6	7,0	0,6
Ausbildungsförderung	1,5	0,1	0,3	0,1	1,8	0,1
Beamtenrechtliche Systeme	87,6	8,6	2,0	0,9	89,6	7,1
Darunter:						
Pensionen	61,5	6,0	0,1	0,0	61,5	4,9
Beihilfen	14,6	1,4	0,2	0,1	13,3	1,2
Sondersysteme	9,6	0,9	0,2	0,1	9,8	0,8
Arbeitgeberleistungen	85,6	8,4	7,8	3,3	93,4	7,4
Darunter:						
Entgeltfortzahlung	40,5	4,0	6,6	2,8	47,1	3,8
Betr. Altersversorgung	27,9	2,7	0,2	0,1	28,1	2,2
Zusatzversorgung	13,4	1,3	0,4	0,2	13,8	1,1
Entschädigungen	13,4	1,3	1,9	0,8	15,4	1,2
Sozialhilfe	44,8	4,4	6,0	2,6	50,8	4,0
Jugendhilfe	23,0	2,3	6,5	2,8	29,5	2,4
Öffentl. Gesundheitsdienst	2,5	0,2	0,8	0,3	3,2	0,3
Vermögensbildung	9,1	0,9	0,9	0,4	10,0	0,8
Direkte Leistungen insg.	920,7	90,1	218,8	93,5	1.139,5	90,7
Indirekte Leistungen	101,2	9,9	15,3	6,5	116,6	9,3
Darunter:						
Familienlastenausgleich	40,9	4,0	8,8	3,8	49,7	4,0
Steuerliche Maßnahmen	60,3	5,9	6,5	2,8	66,9	5,3

Bei der Summenbildung heben sich die Zahlungen der Institutionen untereinander (Verrechnungen) auf.
Quelle: Zusammengestellt nach: Bundesministerium für Arbeit und Sozialordnung (Hrsg.), Sozialbericht 1997, Bonn 1998, S. 289 ff.

Zu beachten bleibt, dass es sich bei den Trägern der fünf Zweige der Sozialversicherung um „*Parafisci*“ (= mit staatlicher Hoheitsgewalt ausgestattete Träger der öffentlichen Finanzwirtschaft) handelt, deren Leistungen über einen eigenen Haushalt abgewickelt werden und die sich im wesentlichen durch zweckgebundene Sozialversicherungsbeiträge finanzieren. Demgegenüber werden die steuerfinanzierten Leistungen über die Haushalte der öffentlichen Gebietskörperschaften (Bund, Länder und Gemeinden) finanziert, sind also Teil der allgemeinen Staatsausgaben.

Aufgaben- und Finanzierungszuständigkeiten der Gebietskörperschaften in der Sozialpolitik

Bund:	Erziehungsgeld, Arbeitslosenhilfe, besondere Arbeitsmarktprogramme, Zuschüsse zur Rentenversicherung, zur Bundesanstalt für Arbeit, zur Alterssicherung der Landwirte sowie gemeinsam mit den Ländern Kriegsopferversorgung, Wohngeld und Ausbildungsförderung.
Länder:	Krankenhausfinanzierung, öffentliches Gesundheitswesen, besondere Arbeitsmarktprogramme sowie gemeinsam mit dem Bund Kriegsopferversorgung, Wohngeld und Ausbildungsförderung sowie in Unterstützung der Kommunen Sozialhilfe und Jugendhilfe, Leistungen nach dem Asylbewerberleistungsgesetz.
Kommunen:	Sozialhilfe und Jugendhilfe, freiwillige soziale Leistungen, Leistungen nach dem Asylbewerberleistungsgesetz.

Darüber hinaus finanzieren Bund, Länder und Kommunen als „Arbeitgeber“ im vollen Umfang die soziale Sicherung ihrer BeamtInnen sowie paritätisch die Sozialversicherungsleistungen ihrer ArbeiterInnen und Angestellten.

Die institutionelle Gliederung des Sozialbudgets lässt erkennen, dass mehrere Institutionen Leistungen für den selben sozialen Zweck bereitstellen. Diese parallele Aufgabenerfüllung gilt beispielsweise für Leistungen an ältere Menschen, die von der Rentenversicherung, der Beamtenversorgung, der betrieblichen Altersversorgung und von den berufsständischen Versorgungswerken übernommen werden, oder für Leistungen, die auf die Zielsetzung „Gesundheit“ orientieren und die zum Aufgabenfeld von Krankenversicherung, Pflegeversicherung, Rentenversicherung, Unfallversicherung, Beamtenbeihilfe und Lohnfortzahlung zählen. Fasst man die Leistungen nach diesen sozialen Zwecksetzungen bzw. nach Gefährdungsbereichen zusammen, so zeigt sich in Tabelle II.2 die *funktionelle* Gliederung des Sozialbudgets.

Wie leicht ersichtlich ist, kommt das Schwergewicht der Sozialleistungen den beiden Funktionsgruppen Alter und Hinterbliebene (36,0 %) und Gesundheit (33,3 %) zu, die zusammengenommen fast drei Viertel aller Sozialleistungen umfassen. Für Ehe und Familie sowie für Beschäftigung werden jeweils 13,5 % aller Sozialausgaben aufgewendet.

Im Verlauf der letzten Jahre haben sich die Anteile der einzelnen Funktionen verschoben (Vergleich für die alten Bundesländer). Auffällig ist insbesondere, dass sich der Anteil des Funktionsbereichs „Beschäftigung“ zwischen 1980 und 1997 nahezu verdoppelt hat, nämlich von 6,1 % auf 11,0 %. In den neuen Bundesländern liegt der Wert sogar bei 25,2 %. Verantwortlich für diese Entwicklung sind die steil angestiegenen Arbeitslosenzahlen. Demgegenüber fallen die Schwankungen bei den Anteilswerten der anderen Funktionsbereiche

Tabelle II.2:
Sozialbudget: Leistungen nach Funktionen

	Alte Bundesländer				Neue Bundesländer		Deutschland	
	1997		1990	1980	1997		1997	
	Mrd. DM	in %	in %	in %	Mrd. DM	in %	Mrd. DM	in %
Sozialbudget insgesamt	1.022,0	100	100	100	234,1	100	1.256,1	100
Ehe und Familie	144,5	14,1	13,1	15,4	24,6	10,1	169,2	13,5
Kinder und Jugendliche	89,5	8,8	8,0	8,4	19,8	8,0	109,3	8,7
Ehegatten	47,7	4,7	4,4	5,9	3,9	1,7	51,5	4,1
Mutterschaft	7,4	0,7	0,7	0,8	1,0	0,4	8,4	0,7
Gesundheit	349,5	34,2	33,9	32,1	69,2	29,7	418,7	33,3
Vorbeugung u. Rehabilitation	20,6	2,0	2,2	2,0	4,1	2,0	24,7	2,0
Krankheit	230,4	22,5	24,4	23,8	44,3	19,4	274,7	21,9
Arbeitsunfall u. Berufskrankh.	21,5	2,1	2,4	2,5	4,2	1,8	25,7	2,0
Invalidität	77,1	7,5	4,9	3,8	16,6	6,5	93,6	7,5
Beschäftigung	112,6	11,0	8,4	6,1	56,9	25,2	169,4	13,5
Berufliche Bildung	15,7	1,5	2,2	1,9	9,1	4,5	24,8	2,0
Mobilität	11,7	1,1	1,2	1,3	13,9	4,9	25,5	2,0
Arbeitslosigkeit	85,2	8,3	5,1	2,9	33,9	15,9	119,1	9,5
Alter und Hinterbliebene	375,2	36,7	40,5	39,7	77,5	32,3	452,7	36,0
Alter	358,5	35,1	38,1	37,0	74,8	31,3	433,3	34,5
Hinterbliebene	16,8	1,6	2,0	2,7	2,6	1,1	19,4	1,5
Folgen politischer Ereignisse	8,3	0,9	0,6	1,5	1,4	0,9	9,6	0,8
Wohnen	10,8	1,1	1,2	1,0	1,9	0,8	12,8	1,0
Sparen u. Vermögensbildung	17,5	1,7	2,2	4,0	2,4	0,8	19,9	1,6
Allgemeine Lebenshilfen	3,5	0,3	0,5	0,6	0,3	0,2	3,8	0,3

Quelle: Zusammengestellt nach: Bundesministerium für Arbeit und Sozialordnung (Hrsg.), Sozialbericht 1997, Bonn 1998, S. 282 ff.

nur schwach aus. Zu beachten ist jedoch, dass die relative Bedeutung des Bereichs „Alter und Hinterbliebene“ von 39,7 % (1980) auf 36,7 % (1997) zurückgegangen ist.

2.2 Sozialleistungsquote

Die Summe aller Sozialleistungen beläuft sich in Gesamtdeutschland 1997 auf gut 1,3 Billionen DM. In einem Land mit rund 82 Millionen Einwohnern macht dies pro Kopf der Bevölkerung rein rechnerisch 14.600 DM im Jahr aus. Diese absoluten Werte lassen allerdings noch keine Aussage darüber zu, ob Deutschland im Vergleich zu anderen Ländern überdurchschnittlich viel für Sozialpolitik ausgibt. Auch die quantitative Entwicklung der Sozialpolitik im Zeitverlauf lässt sich allein mit den Zuwachsraten des Sozialbudgets nur schwer beurteilen, da nicht klar ist, ob beispielsweise der Anstieg der nominalen Ausgaben in den alten Bundesländern von 474 Mrd. DM im Jahr 1980 auf 1.022 Mrd. DM im Jahr 1997, das entspricht einer Zuwachsrate von über 116 %, bemerkenswert hoch ist oder nicht.

Um eine Bewertung vornehmen zu können, müssen die Absolutbeträge und ihre Entwicklung zum wirtschaftlichen und finanziellen Leistungsniveau der Gesellschaft ins Verhältnis gesetzt werden. Entscheidende Kenngröße dafür ist das *Bruttoinlandsprodukt*, also die Summe aller im Inland produzierten Güter und Dienstleistungen. Bezieht man den Gesamtumfang der Sozialleistungen auf das Bruttoinlandsprodukt, so errechnet sich die *Sozialleistungsquote*. Ihre Höhe liegt im Jahr 1997 bei 34,4 %.

Unterscheidet man nach den alten und neuen Bundesländern, ergeben sich beträchtliche Abweichungen: In den alten Bundesländern beträgt die Sozialleistungsquote 31,7 % und liegt damit etwas *niedriger* als 1980 (32,2 %) und leicht höher als 1990 (29,0 %). Hingegen beziffert sie sich in den neuen Ländern auf 54,5 %. In diesem außerordentlich hohen Wert, der 1992 mit 66,8 % seinen Höchststand erreicht hatte, kommt zum Ausdruck, dass infolge des fundamentalen ökonomischen und sozialen Umbruchs in den neuen Bundesländern bei einem niedrigen ökonomischen Leistungsniveau hohe soziale Belastungen aufgefangen werden mussten und müssen. Um die Finanzierung zu ermöglichen, sind Übertragungen aus den alten Bundesländern unabdingbar.

Insgesamt zeigt sich für die *alten* Bundesländer – wie aus Abbildung II.1 ersichtlich – bis 1975 ein Anstieg der Sozialleistungsquote auf 33,4 % und ein anschließender Rückgang auf 29 % im Jahr 1990. Seit 1992 setzt ein erneuter Anstieg ein auf 31,2 % im Jahr 1995 – der Höchstwert von 1975 wird jedoch nicht wieder erreicht.

Von der Sozialleistungsquote ist die *Staatsquote* zu unterscheiden. Sie ist ein Indikator für alle Zahlungsströme in einer Volkswirtschaft, die über den Staat laufen. Eingeschlossen sind neben den Sozialleistungen (allerdings ohne Arbeitgeberleistungen und ohne Steuervergünstigungen), die Subventionen, die staatliche Eigennachfrage (öffentliche Investitionen), der Staatsverbrauch (Personalausgaben, Militär usw.) und die Zinsaufwendungen für öffentliche Schulden. Wird die Gesamtsumme dieser Mittel ins Verhältnis zum Bruttoinlandsprodukt gesetzt, errechnet sich für 1997 eine Quote von etwa 49 %.

Abbildung II.1:
Die Entwicklung der Sozialleistungsquote von 1970 - 1997 in %

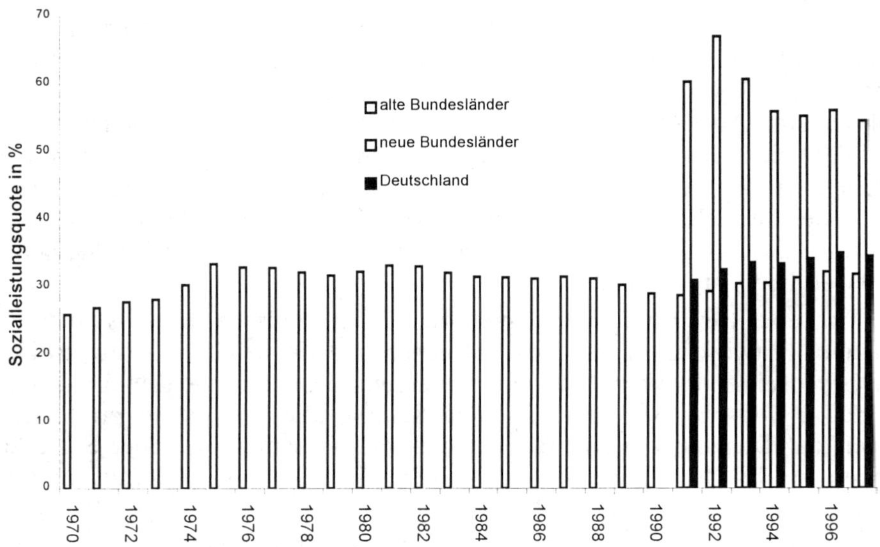

Quelle: Nach: Bundesministerium für Arbeit und Sozialordnung (Hrsg.), Sozialbericht 1997, Bonn 1998, S. 278 f.

Die Höhe der Sozialausgaben und ihre Entwicklung dürfen nicht falsch verstanden werden, etwa nach dem Motto: Je höher die Ausgaben und die Sozialleistungsquote, um so „sozialer" die Gesellschaft und um so besser die Lebenslage der Bevölkerung. Eine solche umstandslose Gleichsetzung von der Höhe der Sozialausgaben und der Wohlfahrtsposition der Gesellschaft verkennt, dass die Sozialleistungen in ihrer Höhe und Entwicklungsrichtung durch sehr unterschiedliche Bestimmungsgrößen beeinflusst werden.

Ein Anstieg von Sozialausgaben kann verursacht werden durch

- eine Zunahme von *sozialen Problemen und Risiken* in der Gesellschaft: So führt steigende Arbeitslosigkeit zu steigenden Empfängerzahlen von Arbeitslosengeld, Arbeitslosenhilfe und Sozialhilfe; Mehraufwendungen im Gesundheitssystem wiederum können eine Folge von Veränderungen des Krankheitsspektrums in Richtung langwieriger, chronisch-degenerativer Krankheitszustände sein. Es liegt auf der Hand, dass sich aus diesen Trends kein „Erfolgsnachweis" für höhere Lebensqualität ablesen lässt. Steigende Sozialausgaben bringen hier allerdings zum Ausdruck, dass sich die Gesellschaft an den Folgen der soziale Risiken beteiligt und diese nicht allein privat getragen werden müssen;

- Verschiebungen im *Altersaufbau der Bevölkerung*: Steigen Zahl und Anteil der älteren Menschen, so erhöht sich die Zahl der Empfänger von Altersrenten und sozialen Dienstleistungen (z.B. für Pflege). Es handelt sich um einen demographisch bedingten Ausgabenzuwachs;
- eine hohe *Zuwanderung* von außen: Soll die Migration von Ausländern, Asylbewerbern, Spätaussiedlern sozialverträglich ablaufen, sind Angebote an Integrationshilfen und Qualifizierungsmaßnahmen sowie Einkommensleistungen notwendig;
- Veränderungen in der *Sozialstruktur* und den *Lebensverhältnissen* der Bevölkerung: Steigt beispielsweise die Frauenerwerbstätigkeit, erhöht sich die Nachfrage nach Kinderbetreuungseinrichtungen. Ein Mehrbedarf an Leistungen der sozialen Sicherung tritt auch dann auf, wenn sich infolge neuer Lebensformen (z.B. Zunahme von Ein-Personen-Haushalten) die Tragfähigkeit der familiären Unterstützung mindert und infolgedessen im wachsenden Maße öffentliche soziale Diensten und Einrichtungen benötigt werden;
- die Entwicklung der *Löhne und Gehälter*: Da der überwiegende Teil der Lohnersatzleistungen der Sozialversicherung an die Lohnentwicklung gekoppelt ist (Nettolohndynamisierung), kommt es bei steigenden Arbeitnehmereinkommen zu einem automatischen Ausgabenzuwachs. Ob die allgemeine Preissteigerung durch die Nettolohnanpassung aufgefangen und damit zumindest der Realwert der Lohnersatzleistungen gesichert wird oder nicht, hängt von der Höhe der Bruttolohnsteigerung und der Entwicklung der Steuer- und Beitragsabzüge ab;
- Veränderungen im *Leistungsrecht*: Wird der Empfängerkreis ausgeweitet, das Leistungsniveau angehoben oder werden neue Risiken und Tatbestände bei der Vergabe von Sozialleistungen berücksichtigt, erhöht sich das Ausgabenvolumen;
- die *Kostenentwicklung* bei den *sozialen und medizinischen Dienstleistungen*: Preis- und Kostensteigerungen im Sozial- und Gesundheitswesen erhöhen auch bei gegebenem Leistungsrecht und bei einer unveränderten Inanspruchnahme die Sozialausgaben; ein solcher Preis- und Einkommenseffekt, der die erbrachte und in Anspruch genommene Menge unberührt lässt, kann verursacht sein sowohl durch die Entwicklung des medizinisch-technischen Fortschritts als auch durch Einkommens- und Gewinnsteigerungen.

Diese Ausgabentrends können sich überlagern und verstärken aber auch gegenläufig entwickeln und kompensieren. Sie machen sich teilweise nur langsam und langfristig bemerkbar (wie z.B. Veränderungen von Demographie, Sozialstruktur, Krankheitspanorama), können andererseits auch kurzfristig wirksam werden (wie z.B. Anstieg der Arbeitslosigkeit, Kostenentwicklung, Veränderungen im Leistungsrecht). Um nun festzustellen, ob sich der Ausgabenzuwachs im Rahmen der wirtschaftlichen Wertschöpfung bewegt oder aber überproportional bzw. unterproportional entwickelt, muss dieser wiederum mit der Höhe des Bruttoinlandsprodukts und seiner Entwicklung verglichen werden. Steigen die Ausgaben stärker als die volkswirtschaftliche Wertschöpfung, erhöht sich die Sozialleistungsquote, im umgekehrten Fall verringert sie sich. Wirtschaftswachstum und Sozialausgaben sind allerdings keine von einander unabhängige Größen. Niedrige und abflachende Wachstumsraten im Konjunkturabschwung gehen einher mit steigenden Arbeitslosenzahlen und erhöhten Belastungen der Sozialleistungsträger, so dass gerade in der Krise die Quote nach oben tendiert.

In den letzten Jahren sind die Empfängerzahlen von Sozialleistungen – insbesondere Arbeitslose, (Früh)RentnerInnen und Sozialhilfebedürftige – stark angestiegen. Wenn gleichwohl die Sozialleistungsquote (in den alten Bundesländern) *gesunken* ist, dann deutet dies auf das Wirksamwerden von Verschlechterungen im Leistungsrecht (*Sozialabbau*) hin, die seit Anfang der 80er Jahre das Bild der Sozialpolitik prägen und das reale Leistungsniveau *pro Kopf* abgesenkt haben. Von einem „überbordenden" Sozialstaat kann hier keine Rede sein.

Das Sozialbudget gibt Auskunft über die Gesamtheit der Sozialleistungen in ihrer finanziellen Dimension. Über die *Wirksamkeit* und *Qualität* der Sozialpolitik ist damit aber nichts gesagt. Informiert wird darüber, was Sozialpolitik kostet, und nicht darüber, was sie leistet. Hohe Kosten können unter Umständen sogar ein Indikator für besondere Ineffizienz sein, worauf die Verhältnisse in manchen Bereichen der gesundheitlichen Versorgung hindeuten (vgl. Bd. II, Kap. „Gesundheit und Gesundheitssystem"). Beziffert werden auch nur die *öffentlichen* Aufwendungen für Sozialleistungen (einbezogen sind allerdings die Arbeitgeberleistungen!). Das bedeutet, dass das große Spektrum privater monetärer Aufwendungen sowie unentgeltlicher familiärer und ehrenamtlicher sozialer Hilfen und Dienste unberücksichtigt bleibt. *Ausgeklammert* werden u. a.

- sämtliche Ausgaben, die für Privatversicherungen und private Vorsorge getätigt werden (müssen), sei es, weil kein Schutz durch die Sozialversicherung vorliegt (so bei Selbständigen) oder weil das Leistungsspektrum und -niveau der gesetzlichen Versicherung unzureichend ist und ergänzender Sicherungsschutz in Anspruch genommen wird;
- private Käufe von medizinischen Gütern, Leistungen und Diensten aus laufendem Einkommen oder Vermögensauflösung, wenn beispielsweise die Krankenkassen bestimmte Sachleistungen nicht mehr übernehmen (so z.B. Zahnersatz, Brillen);
- Zuzahlungen bei der Inanspruchnahme von Sach- und Dienstleistungen des sozialen Systems, so in der Krankenversicherung bei Arzneimitteln, Kuren, Krankenhausaufenthalt. Im Bereich der Jugendhilfe werden z.B. Eltern durch Gebühren an den Kosten von Tageseinrichtungen für Kinder beteiligt;
- private Unterhaltszahlungen auf freiwilliger oder gesetzlicher Grundlage;
- durch Spenden und Eigenmittel finanzierte Leistungen von sozialen Projekten und Vereinen sowie Wohlfahrtsverbänden;
- nicht erwerbsmäßige unentgeltliche soziale Hilfsleistungen im Kontext von Familie, Nachbarschaft, Selbsthilfegruppen und sozialem Ehrenamt.

Diese Ausklammerung muss bei der Interpretation der Sozialleistungsquote und ihrer Entwicklung berücksichtigt werden, um irreführende Ergebnisse zu vermeiden. Dazu drei Beispiele: Eine erhöhte Zusatzbeteiligung der Kranken an den Kosten von Arzneimitteln mindert zwar die Ausgaben der Gesetzlichen Krankenversicherung und damit das Sozialbudget. In der Regel werden die Kosten allerdings lediglich auf die privaten Haushalte verlagert, nicht aber reduziert. Eine solche Kostenverlagerung ohne eine Begrenzung der Ausgaben tritt auch dann ein, wenn einzelne Leistungen der Gesetzlichen Versicherung, z.B. der Zahnersatz, gestrichen werden und die Sicherungslücke durch den Abschluss einer privaten Zusatzversicherung geschlossen wird. Gleiches gilt, wenn freiwillig in der Gesetzlichen Krankenversicherung Versicherte in eine private Krankenversicherung wechseln. In allen Fällen bleibt das gesamtwirtschaftliche Ausgaben- und Kostenvolumen unverändert, die Beitragsfinanzierung wird durch private Käufe oder Versicherungsprämien abgelöst, aber die Sozialleistungsquote sinkt.

Es ist also stets eine Entscheidungs- und Bewertungsfrage, welche Ausgaben und Leistungen als Sozialaufwand bezeichnet werden und in die Berechnung von Sozialbudget und Sozialleistungsquote eingehen. Dies macht nicht zuletzt internationale Vergleiche von Sozialleistungsquoten schwierig. Das Statistische Amt der Europäischen Gemeinschaften (EUROSTAT) berechnet die Sozialausgaben für die EU-Mitgliedsstaaten nach einheitlichen Kriterien (die infolge der Nicht-Berücksichtigung von indirekten Leistungen und von freiwilligen betrieblichen Sozialleistungen vom Berechnungsverfahren des Bundesarbeitsministeriums abweichen) und kommt für 1995 zu dem in Tabelle II.3 ausgewiesenen Bild der sog. Sozialschutzquoten.

Bei diesem Vergleich lässt sich erkennen, dass die Sozialschutzquote in den alten Bundesländern im Mittelfeld der EU-Staaten liegt. Der durch die Sondereinflüsse der deutschen Einigung bedingte Wert für Gesamtdeutschland liegt allerdings im oberen Bereich der Skala. Am unteren Ende finden sich die südeuropäischen Staaten. Verfolgt man die Entwicklung im Zeitablauf, dann zeigt sich ein Annäherungsprozess (*Konvergenz*) zwischen den Staaten.

Deutlich niedriger als in Deutschland und in den EU-Ländern, nämlich bei 15,8 % (1996) liegt die Sozialleistungsquote in den USA. Dieser Wert ist im wesentlichen Folge der Konvention, private Käufe und/oder Prämien für Privatversicherungen bei den Staats- und Sozialausgaben nicht zu berücksichtigen. Wegen der niedrigen öffentlichen Leistungen haben gerade diese Ausgaben eine erhebliche Bedeutung. So führt die weitgehend privatwirtschaftliche Organisation der Krankenversicherung in den USA keineswegs zu geringeren Gesundheitsausgaben insgesamt und zu einer niedrigeren Inanspruchnahme der dortigen Wertschöpfung für Gesundheitsleistungen (vgl. Bd. II, Kap. „Gesundheit und Gesundheitssystem“, S. 126). Rechnet man die private soziale Sicherung in den USA in die Sozialleistungsquote mit ein, so beziffert sich der Wert auf 23,6 %.

Tabelle II.3:
Sozialschutzquoten im EU-Vergleich in % des BIP

	1980	1985	1990	1996
Belgien	28,0	29,3	26,8	30,0
Dänemark	28,7	27,8	30,3	33,6
Deutschland				
alte Bundesländer	28,8	28,4	25,4	28,1
insgesamt				30,5
Finnland	-	-	25,5	32,1
Frankreich	25,4	28,8	27,7	30,8
Griechenland	9,7	15,4	22,7	23,3
Großbritannien	21,5	24,3	23,1	27,7
Irland	20,6	23,6	19,1	18,9
Italien	19,4	22,6	24,1	24,8
Luxemburg	26,5	23,1	23,5	26,2
Niederlande	30,1	31,7	32,5	30,9
Österreich	-	-	26,7	29,5
Portugal	12,8	14,1	15,5	21,6
Schweden	-	-	32,9	34,8
Spanien	18,1	19,9	20,4	22,4

Quelle: Bundesministerium für Arbeit und Sozialordnung (Hrsg.), Arbeits- und Sozialstatistik, Statistisches Taschenbuch 98, Bonn 1998 und Eurostat (Hrsg.), Der Sozialschutz in der Europäischen Union, Luxemburg 1999.

3. Finanzierung der Sozialen Sicherung

3.1 Sozialpolitik als Einkommensumverteilung

Die im Sozialbudget festgehaltenen Sozialausgaben beziffern sich auf über 1.1 Billionen DM im Jahr. Der Sozialstaat produziert die erforderlichen Finanzmittel nicht aus sich selbst heraus, sondern ist darauf angewiesen, dass diese von den im Wirtschaftsprozess erzielten Einkommen durch Steuern und Beiträge *abgezweigt* werden. Diejenigen Personen und Haushalte, die in der Primärverteilung keine oder keine ausreichenden Einkommen beziehen, erhalten durch sozialstaatliche Umverteilung (Sekundärverteilung) Anteile von den Einkommen der anderen. Begünstigte sind all die, die nicht (mehr) am Erwerbsprozess teilnehmen können (wie z.B. ältere Menschen, Erwerbsunfähige, Arbeitslose), oder deren Einkommen aufgestockt werden muss, weil z.B. Kinder zu unterhalten oder die Mietbelastungen zu hoch sind. Belastet werden im Gegenzug jene, deren Markteinkommen durch Steuern oder Beiträge vermindert werden. Dieser Zusammenhang weist darauf hin, dass Sozialpolitik immer *Einkommensumverteilungspolitik* ist, die die reine Marktverteilung *korrigiert* (vgl. Kap. „Einkommen“, S. 133 ff.).

Es hängt von der Ausgestaltung des Steuer- und Beitragssystems ab, welche Einkommen in welchem Maße durch die Abzüge belastet werden: Belastet werden können die Einkommen aus abhängiger Arbeit sowie die Einkommen aus Unternehmertätigkeit und Vermögen. Auch durch indirekte Steuern (Mehrwertsteuer, spezielle Verbrauchsteuern) werden aus der Wertschöpfung Ressourcen abgezweigt (vgl. Abbildung II.2). Der Ansatzpunkt liegt hier bei der Einkommensverwendung; die Einkommen werden durch Verbrauchsteuern, die ja die Preise erhöhen, in ihrer Kaufkraft gemindert. Indirekte Steuern vermindern nicht nur die Kaufkraft der Markteinkommen, sondern auch die der Sekundäreinkommen. So gesehen finanzieren die Sozialleistungsempfänger ihre Einkommen teilweise selbst mit. Das betrifft z.B. Familien, die über die gezahlten Verbrauchsteuern auch zur Finanzierung des Kindergelds beitragen.

Abbildung II.2:
Finanzierung der Sozialeinkommen im Wirtschaftskreislauf

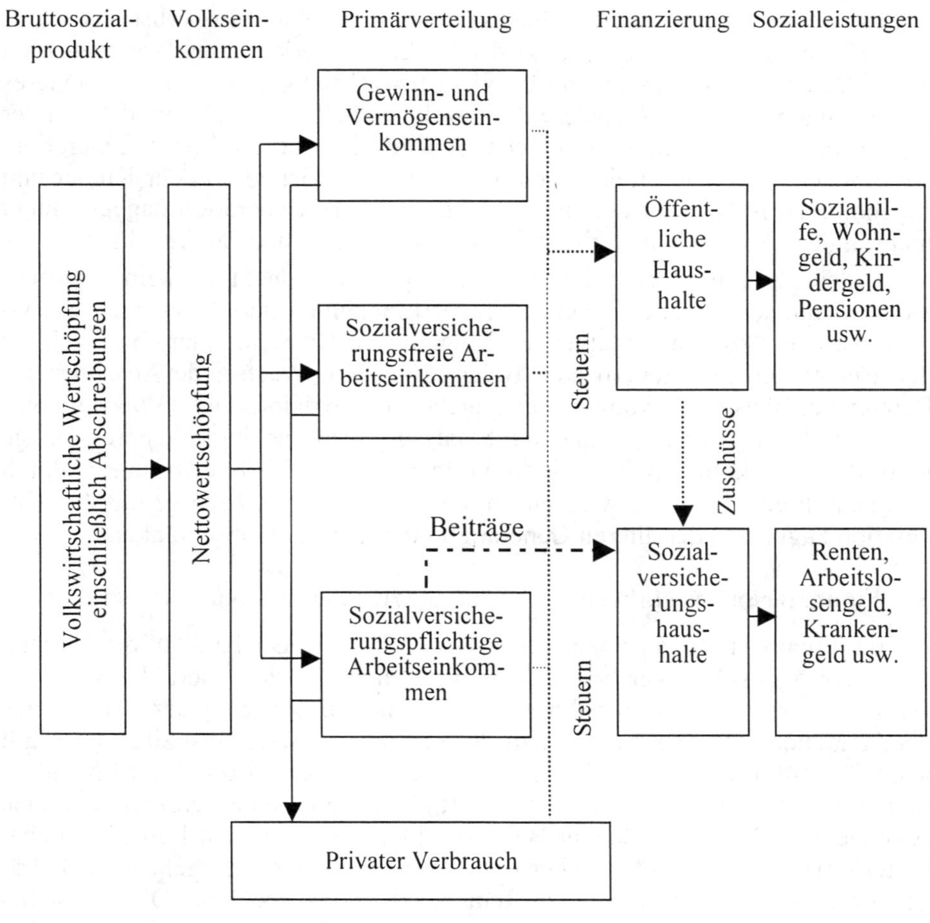

Finanziert werden müssen nicht nur die direkten, einen Zahlungsvorgang auslösenden Sozialleistungen, sondern auch die indirekten Leistungen über Steuervergünstigungen. Direkte Leistungen wie z.B. das Kindergeld führen zu Staatsausgaben und erfordern deshalb Steuereinnahmen; indirekte Leistungen wie z.B. steuerliche Erleichterung für Familien vermindern das Steueraufkommen und erfordern deshalb Steuermehreinnahmen an anderer Stelle.

Hinter der Umleitung von Geldströmen steht zugleich ein realwirtschaftlicher Prozess: Den monetären Größen entspricht immer ein realer Gegenwert, denn Geldzahlungen nutzen den Empfängern ja nur insofern, wenn mit dem übertragenen Geld auf dem Markt Güter und Dienstleistungen gekauft werden können. Umverteilt werden also nicht nur Einkommen, sondern auch Ansprüche auf Güter und Dienstleistungen. Das Gesamtvolumen der in einer Volkswirtschaft erstellten Güter und Dienstleistungen, das in der Höhe des Sozialprodukts zum Ausdruck kommt, ist die einzige Quelle, die zur Einkommensverwendung und Einkommensumverteilung genutzt werden kann. Es gilt die nach dem Sozialökonomen Mackenroth benannte „Mackenroth-These", dass das, was eine Gesellschaft für die Versorgung der Nicht-Erwerbstätigen aufwendet, immer vom Sozialprodukt der laufenden Periode abgezweigt werden muss. Den Konsumansprüchen der Nicht-Erwerbstätigen steht nichts anderes zur Verfügung als die Ergebnisse der jeweils aktuellen Produktion, die von der erwerbstätigen Generation erwirtschaftet wird. Es ist die mittlere Generation, die die Güter und Dienstleistungen produziert. Die Generation der Kinder und Jugendlichen ist in der Regel noch nicht, die ältere Generation dagegen nicht mehr in der Lage, sich an der Erstellung des Sozialprodukts zu beteiligen.

Unter gesamtwirtschaftlichen Gesichtspunkten macht es keinen prinzipiellen Unterschied, über welchen Träger Einnahmen und Ausgaben abgewickelt werden, über die Sozialversicherungen oder den Staat, oder ob es sich bei den Einnahmen um Steuern oder Beiträge handelt. Wachsende Ausgaben für Renten beispielsweise können bei gegebenem Sozialprodukt (Volkseinkommen) und bei Konstanz der anderen Staatsausgaben nur durch höhere Abzüge vom Primäreinkommen bzw. indirekt über höhere Verbrauchsteuern durch steigende Preise finanziert werden. Immer muss die erwerbstätige mittlere Generation zugunsten der älteren Generation ihren Konsum einschränken.

3.2 Finanzierungsverfahren: Umlagefinanzierung und Kapitaldeckung

Bei der Finanzierung der Sozialleistungen wird in Deutschland auf die Bildung von Vermögensrücklagen weitgehend verzichtet. Es dominiert das *Umlageverfahren*. Nach diesem Verfahren werden die Leistungen jeder Periode aus dem laufenden Beitragsaufkommen der gleichen Periode finanziert. Dies gilt auch für jene Einkommensübertragungen, die (wie die Alters- und Invalidenrenten oder Leistungen bei Pflegebedürftigkeit) durch einen großen zeitlichen Abstand zwischen individueller Beitragszahlung und späteren Leistungen charakterisiert sind. So werden in der Rentenversicherung die eingehenden Beiträge sofort wieder zur laufenden Rentenzahlung ausgegeben. Die Versicherungsträger verfügen über keine nennenswerten Rücklagen, sondern nur über eine Liquiditätsreserve, um kurzfristige Schwankungen im Kassenbestand überbrücken zu können.

Die jeweilige Rentnergeneration wird also nur von der jeweiligen Beitragszahlergeneration versorgt. Das bedeutet, dass ein Beitragszahler mit seiner Beitragszahlung nur zur Bestreitung der aktuellen Rentenausgaben beiträgt, nicht aber seine eigene spätere Rente finanziert. Es kommt zu einer Einkommens- und Kaufkraftübertragung zwischen den Generationen (*Generationenvertrag*) auf der Grundlage der Versicherungspflicht. Aus der Beitragszahlung erwächst zwar eine Anwartschaft auf eine eigene Rente in der Zukunft, der tatsächliche Wert dieser Anwartschaft bzw. die konkrete Höhe der späteren Rente hängt aber weniger von den aktuellen Gegebenheiten und juristischen Garantien (Eigentumscharakter der Anwartschaften) ab, sondern von den sozioökonomischen Bedingungen, insbesondere von der Höhe des Lohnniveaus, die zum Zeitpunkt der Auszahlung der Rente herrschen werden. Es kommt auf die Fähigkeit und Bereitschaft des Staates an, bei der nachfolgenden Generation soviel an Beiträgen einzufordern, wie dies zur Bestreitung der politisch definierten Leistungsansprüche erforderlich ist.

Demgegenüber beruhen kapitalfundierte Finanzierungsverfahren auf der Kombination von Ansparen und Entsparen zuzüglich eines versicherungsförmigen Risikoausgleichs. Beim *Kapitaldeckungsverfahren* im strengen Sinne (*Anwartschaftsdeckungsverfahren*) werden die Beiträge der Versicherten nicht zur laufenden Rentenzahlung verwendet, sondern in einem Kapitalstock (Anlage in Immobilien und Wertpapieren) angesammelt. Auf diese Weise wird für jeden Versicherten im Verlauf seines Arbeitslebens das Deckungskapital aufgebaut, das (im statistischen Durchschnitt) notwendig ist, um zusammen mit den Zinserträgen die spätere Rente zu finanzieren. Beim modifizierten Kapitaldeckungsverfahren (*Abschnittsdeckungsverfahren*) werden Vermögensbestände nur für die Deckung der jeweils laufenden Zahlung angesammelt. Zusätzlich zur Auflösung des angesammelten Deckungskapitals wird deshalb zur Rentenzahlung noch ein Teil der laufend eingehenden Beiträge benötigt. So besehen ist das modifizierte Kapitaldeckungsverfahren eine Kombination aus strengem Kapitaldeckungs- und Umlageverfahren.

Das Kapitaldeckungsverfahren wird in der privaten Lebensversicherung praktiziert. Da der Abschluss einer Privatversicherung freiwillig ist, das einzelne Versicherungsunternehmen also Zahl der Versicherten und Prämienaufkommen nicht längerfristig garantieren kann, muss nach einem kapitalfundierten Verfahren gearbeitet werden, um die Leistungsansprüche später auch einlösen zu können. Die tatsächliche Höhe der aus dem Kapitalstock dann zu entnehmenden Leistungen einer Lebensversicherung hängt von der Wertsteigerung bzw. Verzinsung des Kapitals ab.

Das privatwirtschaftliche Kapitaldeckungsverfahren lässt sich auf ein gesetzliches Rentenversicherungssystem, das mehr oder minder die *Gesamt*bevölkerung absichert, nicht oder nur mit großen Problemen übertragen. Notwendig wäre der Aufbau eines riesigen Kapitalstocks, der nicht nur das laufende Sozialprodukt bei weitem übersteigen würde, sondern auch ein Mehrfaches des in der Volkswirtschaft produktiv angelegten Kapitals betragen müsste. Schätzungen gehen davon aus, dass zur Finanzierung der gegenwärtig bestehenden Rentenansprüche und -anwartschaften ein Deckungskapital von mehr als 10 Billionen DM erforderlich wäre – demgegenüber hat das gesamte Produktivvermögen der westdeutschen Unternehmen einen Verkehrswert von 3,5 Billionen DM und einen Neuwert von 6 Billionen DM. Diese Zahlen verdeutlichen, dass Kapital in der erforderlichen Größenordnung in Deutschland nicht rentierlich angelegt und dann zum richtigen Zeitpunkt wieder in Form liquider Mittel zur Verfügung gestellt werden könnte. Bei Anlagen im Ausland drohen neben politischen Risiken hohe Wechselkursrisiken. Zu Problemen kommt es auch immer dann, wenn der Staat das Kapital der Rentenversicherung für andere Zwecke, z.B. für die Finanzierung von Haushaltsdefiziten, benutzt.

Risiken ergeben sich aber vor allem bei Inflationen oder Währungsreformen. Die Geschichte der Rentenversicherung in Deutschland legt dafür Zeugnis ab: Ursprünglich sollte das Kapitaldeckungsverfahren angewendet werden. Das angesammelte Kapital ist jedoch zwei Mal vom Staat zur Kriegsfinanzierung missbraucht worden; die noch übriggebliebenen Reste wurden anschließend zwei Mal durch Währungsreformen entwertet (vgl. Bd. II, Kap. „Alter“).

Aber selbst dann, wenn zur Finanzierung der Alterssicherung ein größerer Kapitalstock aufgebaut werden könnte , lässt sich der ökonomische Tatbestand, dass die Sozialeinkommen nur aus dem laufenden Sozialprodukt finanziert werden können, nicht umgehen. Das für den *Einzelnen* naheliegende Verhalten, durch Sparen bzw. durch den Abschluss von Lebensversicherungen vorzusorgen, um im Alter oder in „schlechten Zeiten“ dann von den Erträgen des Vermögens bzw. von der Abschmelzung des Vermögens zu leben, ist aus *gesamtwirtschaftlicher* Sicht, d.h. für *alle* BürgerInnen, nicht möglich. Eine Gesellschaft und Volkswirtschaft insgesamt kann spätere Ausgaben nicht durch „Sparen“ vorfinanzieren und damit die Belastungen zeitlich verschieben. Denn wie sich nur jemand verschulden kann, wenn er einen Gläubiger findet, kann auch nur der Geld anlegen und ein Vermögen bilden, der einen Schuldner bzw. Investor findet. Da jedem Schuldner ein Gläubiger gegenübersteht, rechnen sich innerhalb einer Gesamtwirtschaft Schulden und Guthaben gegeneinander auf. Umgekehrt gilt, dass Vermögen nur aufgelöst und in Konsum umgewandelt werden kann, wenn sich ein Anleger findet, der bereit ist, zu sparen und auf Konsum zu verzichten (vgl. auch Pkt. 7.5 dieses Kapitels).

Für die Finanzierung der Alterssicherung folgt daraus, dass auch bei einem kapitalgedeckten System die Zahlung von Renten nur möglich ist, wenn die nachfolgende Generation zugunsten der Älteren auf Konsum verzichtet. Denn wenn das angesparte und in Aktien, Immobilien, Wertpapieren angelegte Kapital veräußert werden soll, müssen sich Käufer für diese Anlagen finden. Im wesentlichen wird dies die Generation sein, die sich selbst gerade in der Erwerbsphase befindet und nun ihrerseits Geld für die eigene Alterssicherung anlegen möchte. Nicht nur das Umlageverfahren basiert also auf dem Miteinander der Generationen, sondern auch das Kapitaldeckungsverfahren.

3.3 Sozialversicherung und Beitragsfinanzierung

Entsprechend der überragenden Bedeutung, die der Sozialversicherung für das soziale Sicherungssystem in Deutschland zukommt, erfolgt die Finanzierung des Sozialbudgets überwiegend aus *Sozialversicherungsbeiträgen.* Die Beitragsfinanzierung korrespondiert dabei mit der Berechnung der Geldleistungen bei der Sozialversicherung. Beiträge haben den Charakter von individuell zurechenbaren Vorleistungen. Versicherungsleistungen, die den ausgefallenen Lohn ersetzen sollen und deshalb mit der Höhe des Arbeitseinkommens variieren („je höher das ehemalige Arbeitseinkommen, um so höher die Rente"), lassen sich nur insofern rechtfertigen, wie diesen Leistungen auch unterschiedliche und zurechenbare Beiträge vorangegangen sind. Dieses *Äquivalenzverhältnis* zwischen Beitrag und zu erwartender Leistung ist ein entscheidender Faktor für die Akzeptanz des Systems und für die Minderung des Abgabenwiderstands („man weiß, wofür man zahlt").

Beitragszahler sind in erster Linie die versicherungspflichtig Beschäftigten und ihre Arbeitgeber. Die Bemessung der Arbeitnehmer- und Arbeitgeberbeiträge richtet sich nach dem Bruttoeinkommen. Auf Einkommen, die oberhalb der *Beitragsbemessungsgrenze* liegen, werden keine Beiträge mehr erhoben. Geringfügige Beschäftigungsverhältnisse, soweit sie nicht als Nebenbeschäftigung ausgeübt werden, unterliegen nicht der Versicherungs- und Beitragspflicht; die Arbeitgeber sind allerdings zur Entrichtung eines pauschalen Beitragssatzes verpflichtet (vgl. Kap. „Einkommen, S. 187 f). Auch der Staat ist Arbeitgeber, d.h. die Gebietskörperschaften müssen für ihre Arbeiter und Angestellten Beiträge zahlen. Insgesamt herrscht das Prinzip der paritätischen, d.h. hälftigen Mittelaufbringung zwischen Arbeitnehmer und Arbeitgeber (mit Ausnahme der Unfallversicherung und – im Bundesland Sachsen – der Pflegeversicherung).

Beitragszahlungen erfolgen zusätzlich durch RentnerInnen (Kranken- und Pflegeversicherung der Rentner), durch Krankengeldempfänger (Beitragspflicht zur Renten- und Arbeitslosenversicherung) sowie durch freiwillig Versicherte. Auch die Sozialversicherungsträger übernehmen Beitragsleistungen: So zahlt die Bundesanstalt für Arbeit für ihre Leistungsempfänger (Empfänger von Arbeitslosengeld, Arbeitslosenhilfe, Unterhaltsgeld, Kurzarbeitergeld) Beiträge an die Renten-, Kranken- und Pflegeversicherung. Die Rentenversicherung wiederum zahlt den hälftigen Beitragssatz für die Kranken- und Pflegeversicherung der Rentner, übernimmt also den „Arbeitgeberanteil" (vgl. Kap. „Einkommen", S. 195). Und die Pflegeversicherung zahlt die Rentenversicherungsbeiträge für nicht erwerbsmäßig tätige Pflegepersonen. Schließlich übernimmt der Bund die Beitragszahlungen u.a. für Wehr- und Zivildienstleistende und für die Kindererziehungszeiten in der Rentenversicherung.

Die Beitragssätze zu den einzelnen Versicherungszweigen sind in den zurückliegenden Jahren kontinuierlich angestiegen. Tabelle II.4 und Abbildung II.3 geben einen Überblick über die Entwicklung.

Tabelle II.4:
Beitragssatzentwicklung in den Sozialversicherungen 1975 - 1998 in % des Bruttoarbeitsentgelts

Jahr	Rentenversicherung	Krankenversicherung[1)]	Arbeitslosenversicherung	Pflegeversicherung	Summe
1970	17,0	8,2	1,3	-	26,5
1975	18,0	10,4	2,0	-	30,4
1980	18,0	11,4	3,0	-	32,4
1985	19,2	11,8	4,1	-	35,1
1990[2)]	18,7	12,6	4,3	-	35,6
1995	18,6	13,2	6,5	1,0	39,3
1999	19,5	13,5	6,5	1,7	41,2

1) Durchschnittlicher Beitragssatz
2) Ab 1990 Gesamtdeutschland

Abbildung II.3:
Beitragssatzentwicklung in den Zweigen der Sozialversicherung in %

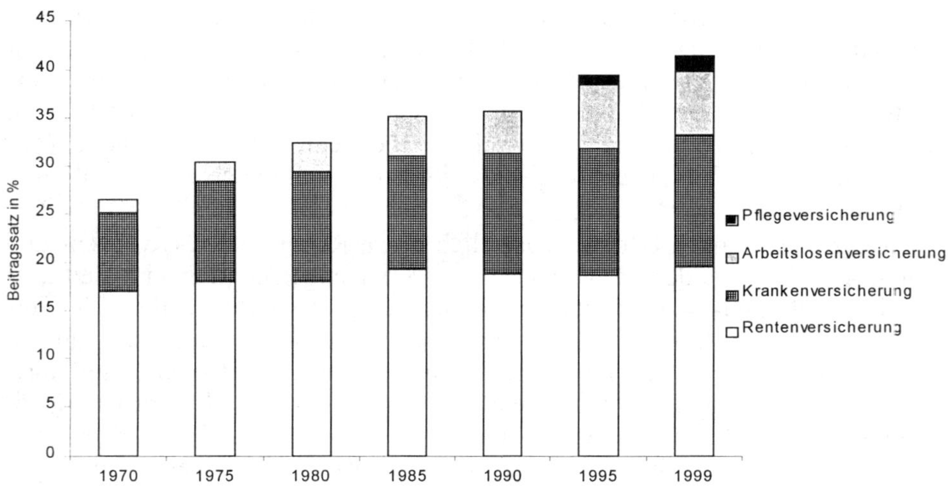

Diese nach oben gerichtete Tendenz der Beitragssätze in den einzelnen Bereichen der Sozialversicherung ist im wesentlichen Folge einer die Einnahmen übersteigenden Ausgabenentwicklung, die wiederum von der Zahl der Leistungsempfänger (Arbeitslose, RentnerInnen, Kranke), der Leistungshöhe und von strukturellen Faktoren (z.B. Kostenniveau im Gesundheitswesen) abhängt. Darüber hinaus ist zu berücksichtigen, dass durch Veränderungen im Leistungs- und Finanzierungsrecht *zwischen* den einzelnen Zweigen der Sozialversicherung Verschiebungen stattfanden, die den Beitragssatz bei der einen Versicherungsart ermäßigten, ihn jedoch bei der anderen erhöhten. Als ein Beispiel unter vielen für diese oft kritisierten „Verschiebebahnhöfe" können die verringerten Beitragsleistungen der Arbeitslosenversicherung an die Krankenversicherung (ab 1996) dienen, die zu einer Entlastung der Arbeitslosen- und zu einer Belastung der Krankenversicherung geführt haben. Soweit sich diese internen Verschiebungen jedoch wechselseitig ausgleichen, ändert sich nichts am Gesamtsozialversicherungsbeitrag.

Die Erhöhung des Gesamtsozialversicherungsbeitrags ist erheblich stärker ausgefallen, als dies allein aus der langfristigen Entwicklung der Sozialleistungsquote zu vermuten gewesen wäre. Für diese Auseinanderentwicklung von Beitragsbelastungen und der allgemeinen Entwicklung der Sozialausgaben sind mehrere Faktoren verantwortlich:

- Ein größerer Anteil der Sozialausgaben wird aus lohnbezogenen Beiträgen, ein kleinerer Anteil dagegen aus allgemeinen Haushaltsmitteln (d.h. über Steuern) finanziert. Während z.B. im Jahr 1970 noch annähernd 40 % des Sozialbudgets steuerfinanziert waren, belief sich der Anteil 1997 nur noch auf knapp 32 %. Ursächlich dafür ist u.a. die Übernahme allgemeingesellschaftlicher Aufgaben durch die beitragsfinanzierte Sozialversicherung, der erst in den letzten Jahren gestoppte Rückgang des steuerfinanzierten Bundeszuschusses zur Rentenversicherung, die Einführung der Pflegeversicherung sowie das langsame Auslaufen der kriegsbedingten sozialpolitischen Folgelasten, die wie die Kriegsopferversorgung aus Steuermitteln finanziert werden.
- Gleichzeitig ist die Lohnquote – also der Ausdruck für den Anteil der Löhne aus unselbständiger Arbeit am Volkseinkommen – kontinuierlich zurückgegangen: Lag die Bruttolohnquote 1975 (in den alten Bundesländern) noch bei 74,1 %, so wurde für 1997 nur noch ein Wert von 69,5 % verzeichnet. Das bedeutet, dass die beitragspflichtigen Arbeitnehmereinkommen langsamer gestiegen sind als das gesamte Volkseinkommen und ein immer geringerer Anteil des Volkseinkommens der Beitragspflicht unterliegt (vgl. Kap. „Einkommen", S. 141).
- Hinzu kommt als weiterer Faktor ein Trend zu nicht sozialversicherungspflichtigen Arbeitsformen infolge vor allem einer wachsenden Zahl geringfügiger Beschäftigungsverhältnisse und eines Anstieg von Selbständigkeit bzw. Scheinselbständigkeit (vgl. Kap. „Arbeit und Arbeitsmarkt", S. 295 ff.).

Die volkswirtschaftliche *Sozialabgabenquote* (Beitragseinnahmen im Verhältnis zum Bruttoinlandsprodukt) hat sich in Entsprechung des allgemeinen Beitragssatzanstiegs ebenfalls kontinuierlich erhöht und liegt 1997 (Gesamtdeutschland) bei 20 %. 1980 betrug die Quote 16,9 % und 1970 noch 12, 6 %.

Die Gesamteinnahmen aus Sozialversicherungsbeiträgen summieren sich auf rd. 709 Mrd. DM (1997/Deutschland). Um die Größenordnung dieses Volumens einordnen zu können, ist ein Vergleich mit den Steuereinnahmen hilfreich: Die gesamten Steuereinnahmen, die die Finanzierungsbasis für die breite Palette der öffentlichen Aufgaben und Ausgaben darstellen, belaufen sich auf rd. 797 Mrd. (vgl. Tabelle II.5). Die Beitragseinnahmen liegen damit nur unwesentlich niedriger. Differenziert man nach einzelnen Steuerarten, zeigt sich, dass die Einnahmen aus Einkommen- und Umsatzsteuern zusammen bereits das Beitragsaufkommen unterschreiten. Das Lohnsteueraufkommen entspricht in etwa den Beitragseinnahmen der Rentenversicherung. Schließlich: Die (tatsächlichen) Arbeitgeberbeiträge liegen höher als die gesamten Einnahmen aus der allgemeinen Umsatzsteuer (Mehrwertsteuer und Einfuhrumsatzsteuer).

Tabelle II.5:
Einnahmen aus Steuern und Sozialversicherungsbeiträgen 1997

	in Mrd. DM
Sozialversicherungsbeiträge insgesamt[1], darunter:	708,7
Beiträge der Arbeitgeber[1]	304,4
Beiträge der Versicherten, darunter:	404,3
Arbeitnehmer[2]	266,0
Selbständige	13,7
Leistungsempfänger und sonstige Personen (u.a. Rentner)	48,2
Sozialversicherungsträger	76,4
Beitragseinnahmen der	
-Gesetzlichen Rentenversicherung	300,5
-Gesetzlichen Krankenversicherung	244,5
-Bundesanstalt für Arbeit	84,8
Steuereinnahmen insgesamt, darunter:	797,2
Einkommensteuer insgesamt, darunter:	317,8
Lohnsteuer	248,7
Umsatzsteuer insgesamt	240,9

1) Ohne Berücksichtigung der unterstellten Arbeitgeberbeiträge für Entgeltfortzahlung
2) Die Arbeitnehmerbeiträge zur Sozialversicherung liegen niedriger als die Arbeitgeberbeiträge, da die Zusatzversorgung im öffentlichen Dienst (die hier der Sozialversicherung zugerechnet wird) und die Unfallversicherung allein durch die Arbeitgeber finanziert werden.

Quellen: Sachverständigenrat zur Begutachtung der gesamtwirtschaftlichen Entwicklung, Jahres gutachten 1998/99, Bundestagsdrucksache 14/73, S. 368 ff., Bundesministerium für Arbeit und Sozialordnung (Hrsg.), Sozialbericht 1997, Bonn 1998, S. 285 ff. und Materialband S. 365

3.4 Steuerfinanzierte Sozialleistungen

3.4.1 Sozialausgaben und öffentliche Haushalte

Die zweite große Finanzierungsart des Sozialbudgets sind die steuerfinanzierten Zahlungen aus den Haushalten der öffentlichen Gebietskörperschaften (Bund, Länder und Gemeinden). Die Zuweisungen aus Steuermitteln machen rund 32 % und die Beitragseinnahmen 64 % der Gesamtfinanzierung aus. Als beitragsfinanziert gelten nach dieser Rechnung auch die Arbeitgeberleistungen wie Lohnfortzahlung im Krankheitsfall, betriebliche Altersversorgung und Beamtenversorgung. Hier werden die Beiträge rechnerisch unterstellt.

Aus dem allgemeinen Steueraufkommen finanziert werden alle Sozialleistungen außerhalb der Sozialversicherung (monetäre Transfers wie Realtransfers). Aus Steuermitteln werden aber auch die Zuschüsse des Bundes zur Sozialversicherung (zur Rentenversicherung und zur Arbeitsförderung) bestritten. Steuerfinanzierte *Bundeszuschüsse* sind zur ergänzenden Finanzierung der Sozialversicherung unverzichtbar, um allgemeine gesellschaftspolitischen Aufgaben, die von den Sozialversicherungsträgern übernommen werden, abzudecken. Für gesamtgesellschaftliche (Umverteilungs-)Aufgaben kann nicht der begrenzte Kreis der Beitragszahler (noch dazu mit linearem Belastungstarif) aufkommen, dafür muss die Gesamtheit der Steuerzahler einstehen. Eine Frage ist, ob die derzeitigen Zuschüsse ausreichend hoch sind (vgl. dazu Pkt. 7.2 dieses Kapitels).

Der Staat übernimmt schließlich die letzte Garantie für die Finanzierbarkeit der Sozialversicherungsausgaben (*Bundesgarantie*). Insbesondere bei der Arbeitslosenversicherung ist diese Garantie unabdingbar, denn das Risiko Massenarbeitslosigkeit erweist sich als ein allgemeines wirtschaftspolitisches Problem, das nicht versicherungsmathematisch kalkulierbar und deswegen im engeren Sinne überhaupt nicht „versicherbar" ist.

Eine *Zweckbindung* einer speziellen Steuer für eine spezielle Staatsausgabe gibt es *nicht*. Zwischen der Steuerlast der einzelnen BürgerInnen und der Höhe von Sozialleistungen besteht im Unterschied zur Beitragsfinanzierung kein zurechenbarer Zusammenhang. Das Steueraufkommen der jeweiligen staatlichen Ebene wird für die Vielzahl öffentlicher Aufgaben und Ausgaben verwendet.

Insofern stehen die steuerfinanzierten Ausgaben für die Soziale Sicherung immer in Konkurrenz zu anderen Ausgabenpositionen. Zu erwähnen sind u. a. die Ausgaben für Verteidigung, Landwirtschaft, Verkehr, Forschung, Entwicklungshilfe – um nur einzelne Posten des Bundeshaushaltes zu benennen. In den Länder- und Kommunalhaushalten dominieren eindeutig die Personalausgaben einschließlich Pensionen und Beihilfen (für das Personal in der öffentlichen Verwaltung, im Bildungswesen, in der inneren Sicherheit, in der kommunalen Daseinsvorsorge usw.), sie machen (1997/alte Bundesländer) rd. 40 % (Länder) bzw. 29 % (Kommunen) der Gesamtausgaben aus. Von wachsender Bedeutung sind die Ausgaben für Zinszahlungen, die allein beim Bund gut 17 % der Gesamtausgaben absorbieren.

Fragt man nach dem Anteil, den die Ausgaben für Soziales (wobei die Abgrenzung des Bereichs „Soziales" häufig sehr unterschiedlich ausfällt) an den Haushalten der Gebietskörperschaften ausmachen, so ergibt sich folgendes Bild:

- Im Bundeshaushalt 1999, der auf ein Gesamtvolumen von 486 Mrd. veranschlagt ist, fallen mehr als ein Drittel der Ausgaben für die Einzelpläne „Arbeit und Sozialordnung", „Familie, Senioren, Frauen und Jugend" und „Gesundheit" an. Die wichtigsten Ausgabenblöcke im Etat „Arbeit und Sozialordnung", der mit einem Volumen von 173 Mrd. DM zu Buche schlägt, sind die Zuschüsse zur Sozialversicherung (120 Mrd. DM), die Arbeitsförderung (43 Mrd. DM) und der Kriegsopferhaushalt (9 Mrd. DM).

- In den Länderhaushalten haben die Ausgaben für die Bereiche „Renten und Unterstützungen“ sowie „soziale Einrichtungen“ mit rund 7 % (1997/alte Bundesländer) ein geringeres Gewicht.
- Bei den Gemeinden summieren sich die Ausgaben für „Renten und Unterstützungen“ sowie für „soziale Einrichtungen“ auf etwa 25 % der gesamten Ausgaben.

3.4.2 Steuersystem und Steuerverteilung

Einen Überblick über die wesentlichen Steuerarten und ihre Aufkommenshöhe gibt Tabelle II.6. Die in dieser Übersicht genannten Steuern machen gut 95 % des gesamten Steueraufkommens aus; die restlichen Steuerarten des Steuersystems sind – bezogen auf das Gesamtvolumen – vergleichsweise unbedeutend. Die Steuerarten mit dem höchsten Aufkommen sind (1998) die *Lohnsteuer* mit 31 % und die *Umsatzsteuer* (Einfuhrumsatzsteuer und Mehrwertsteuer) mit 30 %.

Tabelle II.6:
Aufkommen aus wichtigen Steuerarten 1998

	Aufteilung auf Gebietskörperschaft	in Mrd. DM	in % des Gesamtsteueraufkommens
Einkommensteuer insgesamt, darunter:		360,8	43,3
- Lohnsteuer	G	258,3	31,0
- Veranlagte Einkommensteuer	G	11,1	1,3
- Nicht veranlagte Steuer vom Ertrag	G	22,7	2,7
- Zinsabschlagsteuer	G	11,9	1,4
- Körperschaftsteuer	G	36,2	4,3
- Solidaritätszuschlag	B	20,6	2,5
Umsatzsteuer	G	250,2	30,0
Mineralölsteuer	B	66,7	8,0
Tabaksteuer	B	21,7	2,6
Gewerbesteuer	K	50,5	6,1
Versicherungsteuer	B	14,0	1,7
Kraftfahrzeugsteuer	L	15,2	1,8
Erbschaftsteuer	L	4,8	0,6
Grunderwerbsteuer	L	10,8	1,3
Gesamtsteueraufkommen		833,0	100
Volkswirtschaftliche Steuerquote[1)]		22,2	-
Steuereinnahmen nach Gebietskörperschaften			
- Bund		341,5	41,0
- Länder		344,1	41,3
- Gemeinden		104,9	12,6
- EU		42,2	5,1

G = Gemeinschaftliche Steuer B = Bundessteuer L = Landessteuer K = Kommunale Steuer
1) in % des Bruttoinlandsproduktes
Quelle: Eigene Berechnung nach: Bundesministerium der Finanzen, Statistisches Bundesamt

Bei einer längerfristigen Betrachtung zeigt sich, dass sich die steuerlichen Belastungen immer stärker auf die Einkommen aus abhängiger Arbeit beziehen, während die Gewinnsteuern kontinuierlich an Bedeutung verlieren: So betrugen die Einnahmen aus *Körperschaftsteuer* und *veranlagter Einkommensteuer*, die 1998 bei 4,3 % und 1,3 % des Gesamtsteueraufkommens liegen, 1970 noch 5,7 % bzw. 10,4 %. Demgegenüber lag der Lohnsteueranteil 1970 bei 22 %.

Abbildung II.4:
Ausgaben und Einnahmen des Staates in % des Bruttoinlandsprodukts

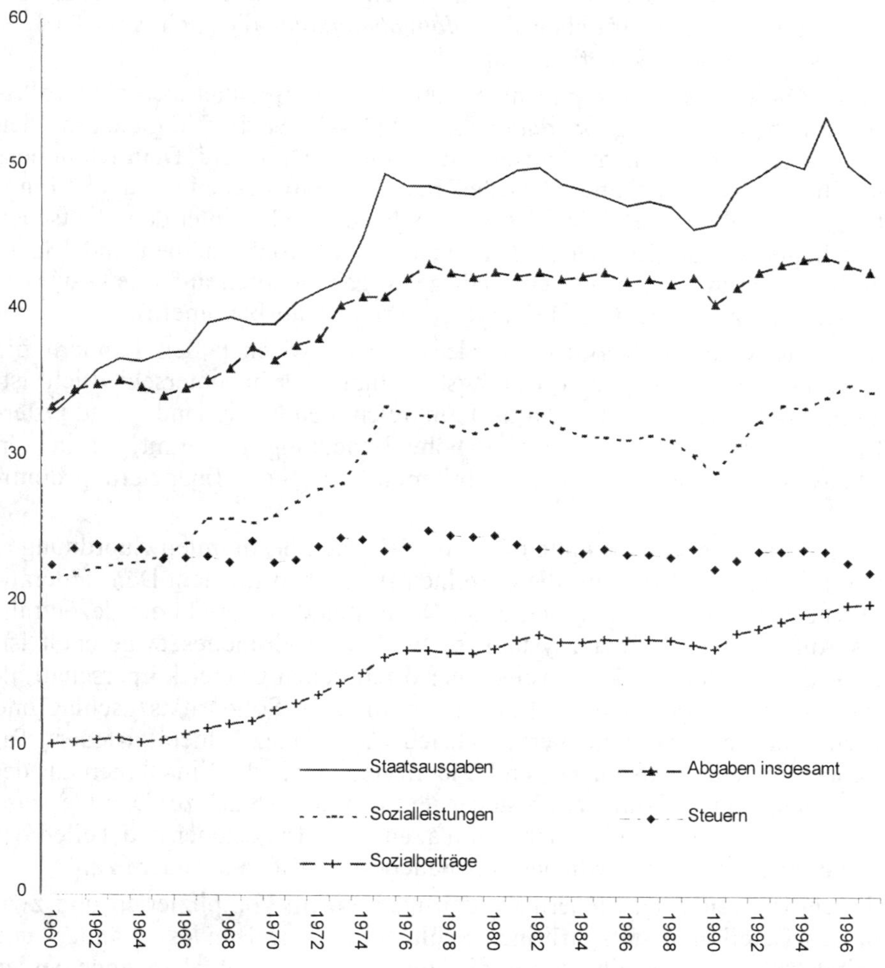

Quelle: Zusammengestellt nach: Sachverständigenrat zur Begutachtung der gesamtwirtschaftlichen Entwicklung, Jahresgutachten 1998/99, Bundestagsdrucksache 14/73, S. 368 f., Bundesministerium für Arbeit und Sozialordnung (Hrsg.) Statistisches Taschenbuch `98, Arbeits- und Sozialstatistik, Bonn 1998.

Verschoben hat sich auch das Verhältnis zwischen *direkten* Steuern (Steuern vom Einkommen, Gewerbesteuer, Erbschaftsteuer) und *indirekten* Steuern (Umsatzsteuer und andere Verbrauch- und Aufwandsteuern) in Richtung einer stärkeren Bedeutung der indirekten Steuern. 1970 lag das Verhältnis bei 58 % (direkte Steuern) zu 42 % (indirekte Steuern), 1997 liegen die Werte bei 53 % zu 47 %. (Zu den Verteilungswirkungen von Einkommen- und Umsatzsteuer vgl. Kap. „Einkommen", S. 175).

Die gesamtwirtschaftliche *Steuerquote* (Einnahmen der Gebietskörperschaften im Verhältnis zum Bruttoinlandsprodukt) ist in längerfristiger Sicht mit rd. 22 - 23 % nahezu konstant geblieben und in den letzten Jahren sogar *gesunken* (Abbildung II.4). Demgegenüber zeigt sich ein kontinuierlicher Anstieg der gesamtwirtschaftlichen *Sozialabgabenquote*, die sich von 10,3 % (1960) bis auf 20 % (1997) erhöht hat.

In der Summe von Sozialabgaben und Steuern errechnet sich eine volkswirtschaftliche *Gesamtabgabenquote* von (1997) 42,8 %. Im Vergleich mit den anderen Staaten der EU liegt Deutschland damit im Mittelfeld. Deutlich höhere Quoten haben u.a. die skandinavischen Staaten (Schweden, Dänemark, Finnland) sowie Frankreich, Belgien, Österreich, Niederlande. Unter dem deutschen Niveau liegen die südeuropäischen Länder sowie Großbritannien und Irland. Auch die USA und Japan weisen niedrige Abgabenquoten auf (die – wie erwähnt – Prämienzahlungen für Privatversicherungen ausklammern).

Der internationale Vergleich verdeckt, dass zwischen den Ländern die Gewichtung von Steuer- und Beitragsbelastungen sehr unterschiedlich ist: Während in Deutschland (und u.a. in Frankreich, den Niederlanden und Österreich) der Beitragsfinanzierung eine hohe Bedeutung zukommt, ist in den skandinavischen Staaten und in Großbritannien die Steuerfinanzierung dominant.

Das Gesamtsteueraufkommen verteilt sich nach bestimmten Zuordnungen und Verteilungsschlüsseln auf die einzelnen staatlichen Ebenen. Dem föderativen Staatsaufbau in der Bundesrepublik Deutschland entspricht ein dezentralisiertes Aufgaben- und Finanzsystem, so wie es im Grundgesetz geregelt ist: Einzelne Steuerarten fließen jeweils einer öffentlichen Gebietskörperschaft allein zu. So erhält der Bund die Einnahmen aus dem Solidaritätszuschlag und aus den meisten speziellen Verbrauchsteuern (so u.a. Mineralölsteuer, Tabaksteuer, Versicherungsteuer), den Ländern stehen u.a. die Einnahmen aus der Kraftfahrzeugsteuer, Grunderwerbsteuer und Erbschaftsteuer zu. Den Gemeinden schließlich fließen die Einnahmen u.a. aus der Grundsteuer und Teilen der Gewerbesteuer sowie aus örtlichen Verbrauch- und Aufwandsteuern zu.

Die ertragsreichsten Steuern werden nach einem komplizierten und zwischen den Beteiligten stets strittigen Schlüssel auf die Bundes-, Länder- und Gemeindehaushalte verteilt, damit die zugewiesenen Aufgaben angemessen erfüllt werden können und sich die Steuereinnahmen der drei Ebenen ungefähr in gleicher Weise entwickeln. Zu diesen *Gemeinschaftsteuern* zählen vor allem die Lohn- und Einkommensteuer und die Umsatzsteuer:

- Das Aufkommen aus der Lohn- und veranlagten Einkommensteuer wird im Verhältnis von 42,5 : 42,5 : 15 auf Bund, Länder und Gemeinden aufgeteilt. Zum (teilweisen) Ausgleich für die Beteiligung an der Einkommensteuer müssen die Gemeinden wiederum 15 % der Gewerbesteuer abführen; diese Gewerbesteuerumlage fließt zu gleichen Teilen an Bund und Länder.

- Das Körperschaftsteueraufkommen fließt dem Bund und den Ländern je zur Hälfte zu.
- An der Zinsabschlagsteuer partizipieren der Bund und die Länder jeweils mit 44 % und die Gemeinden mit 12 %.
- Von der Umsatzsteuer erhalten der Bund (1998) 50,5 %, die Länder 49,5 %. Vorab steht den Gemeinden 2,2 % des Aufkommens zu.

Gut zwei Drittel der Einnahmen der Gebietskörperschaften sind Steuereinnahmen. Daneben treten Einnahmen und Gewinne aus (öffentlichen) Unternehmen, Vermögenserträge, Erlöse aus Veräußerungen und Privatisierungen, Gewinnabführungen der Bundesbank (an den Bund). Ein zunehmendes Gewicht hat die Finanzierung der öffentlichen Ausgaben über *Nettokreditaufnahme* (=Kreditaufnahme abzüglich Kredittilgung) gewonnen. Und für die Haushalte der Gemeinden sind Einnahmen aus Gebühren und Beiträgen wichtig.

Durch ein *Finanzausgleichssystem* zwischen Bund, Länder und Gemeinden fließen finanzschwachen Bundesländern und Gemeinden ergänzende Mittel zu. Zu unterscheiden ist zwischen dem *vertikalen Finanzausgleich* zwischen Körperschaften unterschiedlicher Rangordnung (wenn z.B. der Bund finanzschwache Länder durch Ergänzungszuweisungen unterstützt) und dem *horizontalen Finanzausgleich* zwischen Körperschaften auf gleicher Ebene. Wichtigstes Element des horizontalen Finanzausgleichs sind die Ausgleichszahlungen zwischen finanzstarken und finanzschwachen Bundesländern. Empfänger sind in erster Linie die ostdeutschen Länder. Ziel des Finanzausgleichs ist es, das Verfassungspostulat der „Wahrung der Einheitlichkeit der Lebensverhältnisse" zu garantieren.

3.5 Kommunale Sozialpolitik und ihre Finanzierung

Im steuerfinanzierten Bereich der Sozialen Sicherung kommt der kommunalen Sozialpolitik eine zentrale Bedeutung zu. Trotz der Tendenz einer Verlagerung sozialpolitischer Aufgaben auf die zentralstaatliche Ebenen (so zuletzt durch die Einführung der Pflegeversicherung) sind immer noch die Kommunen hauptzuständig für die soziale Infrastruktur der Gesellschaft und für die Daseinsvorsorge der Bürgerinnen und Bürger. In ihre Verantwortung fällt die Sicherstellung eines bedarfsgerechten und bürgernahen Angebots an sozialen Einrichtungen und Dienstleistungen. Zugleich sind sie Träger der Sozialhilfe, also des „letzten sozialen Netzes".

Die Kommunen regeln in Selbstverwaltung alle Angelegenheiten der örtlichen Gemeinschaft, soweit nicht Bund oder Länder zuständig sind. Mit ihrer Gesetzgebungskompetenz haben der Bund, insbesondere aber die Länder, die Möglichkeit, die Kommunen zur Wahrnehmung bestimmter örtlicher Aufgaben zu verpflichten bzw. den Standard der Aufgabenerfüllung vorzugeben. Zu den wichtigsten Aufgaben der Gemeinden zählen Straßenbau und Verkehrswesen,

Schule und Erziehung, Öffentliche Sicherheit und Ordnung, Wissenschaft, Forschung und Kultur, Gesundheit, Sport und Erholung, Energie- und Wasserversorgung, Bau- und Wohnungswesen und allgemeine Verwaltung. Für die Aufgaben im sozialen Bereich im engeren Sinne maßgebend sind die Sozialhilfe (Hilfe zum Lebensunterhalt und Hilfe in besonderen Lebenslagen), die Jugendhilfe nach dem KJHG, die Einrichtungen der Jugendhilfe sowie die Förderung von freien Trägern.

Bei den kommunalen Aufgaben allgemein und den sozialpolitischen Aufgaben im besonderen ist zu unterscheiden, ob es sich um eigene Aufgaben der Gemeinden (freie Selbstverwaltungsaufgaben) oder um Aufgaben handelt, die den Gemeinden gesetzlich vorgegeben sind (vgl. dazu auch Bd. II, Kap. „Soziale Dienste", S. 363 ff.):

- *Freiwillige Aufgaben* sind ganz in das Belieben einer Kommune gestellt; so ist es ausschließlich Sache der Gemeinden, einzelne soziale Projekte und Maßnahmen zu fördern.
- *Gesetzliche Pflichtaufgaben* sind Leistungen, die bundes- und/oder landesgesetzlich festgelegt sind. Die Art und Weise ihrer Durchführung ist weitgehend vorgeschrieben. Dies betrifft vor allem die Sozialhilfe und – eingeschränkt – die Jugendhilfe. Bei der Durchführung der Mehrzahl der Leistungen nach dem KJHG und des BSHG (hier insbesondere bei der Hilfe in besonderen Lebenslagen) haben die Gemeinden jedoch einen Ermessensspielraum.
- *Staatliche Aufgaben* werden den Gemeinden durch Gesetz übertragen, die Gemeinden fungieren als staatliche Unterbehörde; so ist z.B. die Auszahlung des Wohngelds eine staatliche Aufgabe. Die durch die Auftragsleistung anfallenden Kosten werden vom Bund oder Land getragen.

Beim weitaus größten Teil der kommunalen Sozialpolitik handelt es sich um Pflichtaufgaben. Rund die Hälfte der Sozialausgaben wird durch Aufwendungen der Sozialhilfe nach dem BSHG gebunden; durch die Einführung der Pflegeversicherung ergibt sich hier allerdings ein rückläufiger Trend. Einen starken Zuwachs verzeichnen hingegen die Leistungen nach dem KJHG. Der Anteil der sozialen Leistungen (ohne Renten und Pensionen an ehemalige kommunale Bedienstete) an den kommunalen Ausgaben insgesamt liegt bei 25 %, er ist in den letzten Jahren kontinuierlich angestiegen.

Die zur Wahrnehmung der kommunalen Aufgaben notwendigen Einnahmen stammen im wesentlichen aus drei Quellen:

- Steuereinnahmen,
- Gebühren und Beiträge,
- Finanzzuweisungen vom Land

Die Finanzverfassung weist den Kommunen das Aufkommen an den *Realsteuern* (Gewerbesteuer und Grundsteuer) und den örtlichen Aufwand- und Verbrauchsteuern zu. Ergänzend erhalten die Gemeinden Anteile aus den Gemeinschaftsteuern. Der Gestaltungsspielraum der Kommunen bei den Steuereinnahmen ist gering, da das Steuerrecht durch den Bundesgesetzgeber geregelt wird. Das gilt auch für die Vereinbarungen über die Aufteilung der Gemeinschaftsteuern, die zwischen Bund und Ländern ohne Mitentscheidungsrecht der Gemeinden erfolgen. Eine beschränkte Flexibilität besteht bei den Realsteuern, deren Aufkommen die Gemeinden durch die Festlegung der Steuersätze (Hebesätze) beeinflussen können.

Von den Steuern sind Gebühren und Beiträge zu unterscheiden. Bei diesen handelt es sich um Einnahmen, denen eine konkrete Gegenleistung gegenübersteht. *Beiträge* sind eine Art Umlage der Kosten für die Erstellung einer Einrichtung oder Anlage auf die diejenigen, die dadurch einen potentiellen wirtschaftlichen Vorteil haben (so z.B. Anliegerbeiträge für den Anschluss an eine Straße oder für den Bau einer Kanalisation). *Gebühren* sind ein Äquivalent für eine einzeln zurechenbare Leistung: *Verwaltungsgebühren* werden für Amtshandlungen (Ausstellen eines Ausweises, Gerichtsgebühren usw.), Benutzungsgebühren für die Inanspruchnahme öffentlicher Einrichtungen und Anlagen erhoben. *Benutzungsgebühren* bzw. *Nutzungsentgelte* finden sich nicht nur im Bereich von Ver- und Entsorgung (Abwasserbeseitigung, Abfallbeseitigung, Straßenreinigung), sondern – mit steigender Tendenz – auch im sozialen Bereich. Beispiele dafür sind vor allem die Kindergartengebühren sowie Zuzahlungen bei anderen Angeboten und Leistungen der Jugend- und Familienhilfe.

Das Prinzip der Kostendeckung kann bei Benutzungsgebühren im sozialen, kulturellen und sportlichen Bereich allerdings nicht gelten, da dadurch die Inanspruchnahme der entsprechenden Leistungen und Angebote erheblich eingeschränkt und die gesellschafts- und sozialpolitisch erwünschte bedarfsdeckende Versorgung verhindert würde. Das gilt z.B. für Jugendfreizeiteinrichtungen, Schuldnerberatungsstellen, Familien- und Erziehungsberatungsstellen oder Kindergärten. Eine ähnlich abschreckende Wirkung hätten kostendeckende Gebühren bzw. Eintrittsentgelte bei Schwimmbädern, Museen, Theatern oder öffentlichen Büchereien. Um die begrenzte finanzielle Leistungsfähigkeit bestimmter Bevölkerungsgruppen zu berücksichtigen, sind Gebührenermäßigungen (so für Arbeitslose, Sozialhilfeempfänger, Schüler, Studenten, Rentner) oder einkommensabhängig gestaffelte Gebühren (Elternbeiträge in Kindergärten) üblich.

Tabelle II.7 zeigt die Struktur der kommunalen Einnahmen und Ausgaben. Mit den Steuereinnahmen werden 35 %, mit Gebühren, Beiträge und Einnahmen aus wirtschaftlicher Tätigkeit 20 % der Gesamtausgaben der Gemeinden abgedeckt (1997/alte Bundesländer). Zusammengenommen reicht dies zum Haushaltsausgleich bei weitem nicht aus. Deswegen haben die Kommunen Anspruch auf zusätzliche *Zuweisungen* vom Land im Rahmen des *kommunalen Finanzausgleichs*, wobei allerdings die Höhe des Anteils und die Modalitäten der Vergabe Sache des Landes sind.

Der Finanzausgleich hat mehrere Ziele: Er soll dazu dienen, die Finanzlage der Gemeinden allgemein zu verbessern, Unterschiede in der Steuerkraft zwischen „armen" und „reichen" Gemeinden auszugleichen und Sonderbelastungen einzelner Gemeinden zu berücksichtigen. Zugleich ist er ein Mittel, mit dem landespolitische Ziele umgesetzt werden können. Der Finanzausgleich erfolgt auf drei Wegen: durch allgemeine Zuweisungen (Schlüsselzuweisungen),

Sonderlastenausgleich (für Krankenhäuser, Schulen, öffentlicher Personennahverkehr) und objektbezogene Zuweisungen für bestimmte Vorhaben und Investitionen (so für Wohnungsbau- und Verkehrsprogramme, Kindergartenbau, soziale Modellprogramme, Maßnahmen der kommunalen Beschäftigungspolitik). Insgesamt machen die Zuweisungen vom Land (laufende Zuweisungen und Investitionszuweisungen) gut 27 % der Gesamtausgaben (1997/alte Bundesländer) aus. Der Anteil der Zuweisungen liegt in den Gemeinden der neuen Bundesländer mit 54 % bedeutend höher, da die eigenständige Steuerkraft der ostdeutschen Gemeinden nur sehr gering ist.

Tabelle II.7:
Kommunale Einnahmen und Ausgaben 1993 bis 1997, alte Länder, in Mrd. DM

	1993	1994	1995	1996	1997	1998
Einahmen	222,6	228,3	225,3	227,5	222,1	230,9
darunter						
Steuern	82,0	81,2	77,7	78,3	80,7	87,4
darunter						
Gewerbesteuereinnahmen	33,2	31,7	28,0	29,3	33,6	33,5
Umsatzsteueranteil	-	-	-	-	-	4,1
Einkommensteueranteil	38,2	38,0	37,7	36,5	33,8	36,0
Gebühren	31,4	33,7	33,8	33,5	30,7	29,3
Laufende Zuweisungen von Land/Bund	52,5	53,6	54,0	56,5	50,4	51,1
Investitionszuweisungen von Land/Bund	12,5	11,9	11,0	11,0	10,5	9,8
Erwerbseinnahmen, Beiträge, Veräußerungserlöse und sonstige Einnahmen	64,1	48,2	48,8	48,2	49,8	52,7
Ausgaben	230,9	233,6	235,7	235,1	226,4	225,3
darunter						
Personal	59,7	60,0	61,5	62,2	60,8	60,9
Sachaufwand	41,6	41,7	42,0	42,2	41,9	41,8
Soziale Leistungen	44,2	47,8	50,7	51,0	45,5	44,8
Zinsen	10,0	9,8	9,9	10,2	9,5	9,2
Sachinvestitionen	44,7	41,5	39,0	36,8	35,7	34,8
Sonstige Ausgaben	19,4	19,8	19,4	19,1	33,1	33,9
Finanzierungssaldo	-8,4	5,3	10,4	7,6	-4,3	5,6

Quelle: Deutscher Städtetag (Hrsg.), Gemeindefinanzbericht 1999, Köln 1999.

Alle laufenden, d.h. regelmäßig wiederkehrenden Ausgaben und deren Finanzierung werden in den Haushaltsplänen der Kommunen den *Verwaltungshaushalten* zugeordnet, einmalige Ausgaben für Investitionen und deren Finanzierung den *Vermögenshaushalten*. Über *Kreditaufnahme* finanziert werden können allein (unter bestimmten Voraussetzungen) Investitionen im Vermögenshaushalt. Ist im Verwaltungshaushalt kein Ausgleich zwischen laufenden Einnahmen und Ausgaben erreicht und reicht die Zuführung an den Vermögenshaushalt nicht aus, um die anstehenden Tilgungszahlungen abzudecken, greift die staatliche Aufsichtsbehörde ein (in Nordrhein-Westfalen die Regierungsbezirke) und verpflichtet die Gemeinde zur Aufstellung eines Haushaltssicherungskonzeptes, mit dem durch Ausgabenminderungen und Mehreinnahmen ein Ausgleich erreicht werden soll.

Die Gemeinde bietet nicht alle sozialen Dienste, Einrichtungen und Leistungen in eigener Trägerschaft an. Typisch für das deutsche Sozialstaatsmodell ist vielmehr das *Subsidiaritätsprinzip*, das den frei-gemeinnützigen Trägern – hier insbesondere den Wohlfahrtsverbänden und den kirchlichen Einrichtungen – Vorrang bei der Leistungserbringung einräumt. Zunehmende Bedeutung kommt aber auch den privat-gewerblichen Leistungsanbietern zu. Die Kosten für die Inanspruchnahme und Nutzung der Dienste und Einrichtungen werden nur sehr begrenzt von den Betroffenen selbst getragen. So zahlen im Gesundheits- und Pflegebereich die Sozialversicherungsträger entsprechend dem Sachleistungsprinzip Leistungsentgelte an die Träger und Leistungsanbieter (in der Pflegeversicherung in der Höhe limitiert) (vgl. Bd. II, Kap. „Gesundheit", S. 54). Die Kosten für die sozialen Dienste und Einrichtungen außerhalb des Sozialversicherungssystems werden zu großen Teilen von den Kommunen übernommen. Bei der Finanzierung der Angebote freier Träger durch die Kommunen ist zwischen Zuwendungen, Entgeltvereinbarungen und Leistungsverträgen zu unterscheiden (vgl. Bd. II, Kap. „Soziale Dienste", S. 379 ff.). Darüber hinaus finanzieren sich Wohlfahrtsverbände und kirchliche soziale Einrichtungen auch durch Eigenmittel (vor allem Spenden, Mitgliedsbeiträge, Zuweisungen aus den Einnahmen der Kirchensteuer).

3.6 Belastung von Arbeitnehmern und Unternehmen durch Steuern und Beiträge

3.6.1 Wachsende Spanne zwischen Brutto- und Nettoeinkommen

Die zur Finanzierung der Sozialausgaben im besonderen und der Staatsausgaben allgemein erhobenen öffentlichen Abgaben führen im Prozess der sozialstaatlichen Umverteilung zu Einkommensminderungen der Beitrags- und Steuerpflichtigen. Angesichts der überragenden Bedeutung, die den Sozialversicherungsbeiträgen und den Lohnsteuern bei den Abgaben zukommt, konzentriert sich die Belastung vor allem auf die Arbeitnehmereinkommen. Um die Frage nach der Höhe und Entwicklungsrichtung der Abgabenlast bei Löhnen und Gehältern durch Lohnsteuer und Arbeitnehmerbeiträge zu beantworten, ist zunächst von der Bruttolohn- und -gehaltssumme je beschäftigten Arbeitnehmer und ihrer Minderung durch die durchschnittlichen Abzugsquoten auszugehen. In der Differenz errechnet sich dann die Nettolohn- und -gehaltssumme.

Tabelle II.8 lässt erkennen, dass sich die zusammengefasste Abzugsquote in den letzten Jahrzehnten kontinuierlich erhöht hat: von 12,6 % im Jahre 1950, auf 15,9 % im Jahre 1960, auf 22,5 % im Jahre 1970, auf 28,7 % im Jahr 1980, auf 30,4 % im Jahr 1990 und schließlich auf 35,2 % im Jahr 1997. Dieser steile Anstieg betrifft sowohl die Steuerabzugsquote als auch die Abzugsquote durch die Arbeitnehmerbeiträge zur Sozialversicherung. Der Anstieg der Lohnsteuerbelastung, der auch durch die zwischenzeitlichen Steuerreformen nicht umgekehrt worden ist, ergibt sich vor allem aufgrund des progressiven Verlaufs des Einkommensteuertarifs: Wenn das allgemeine Lohn- und Gehaltsniveau steigt, fallen immer mehr Beschäftigte mit ihrem Einkommen in die Progressionszone („heimliche Steuererhöhung“). Der Anstieg der Sozialabgabenbelastung ist direkte Folge der Erhöhung der Beitragssätze.

Tabelle II.8:

Durchschnittliche Abzugsquoten (Lohnsteuer und Sozialversicherungsbeiträge) in % der Bruttolohn- und -gehaltssumme

Jahr	Brutto-	Netto-	Lohnsteuer in % vom Brutto	Arbeitnehmerbeiträge in % vom Brutto	Abzugsquote insgesamt
	lohn- und -gehaltssumme je beschäftigten Arbeitnehmer in DM/Monat				
1950			4,6	8,0	12,6
1960	512	431	6,4	9,5	15,9
1970	1.153	894	11,8	10,7	22,5
1980	2.474	1.765	15,8	12,8	28,7
1985	2.949	2.020	17,5	14,1	31,5
1990	3.501	2.434	16,2	14,2	30,4
1991[1)]	3.303	2.263	16,8	14,7	31,5
1992	3.649	2.455	17,8	15,0	32,8
1993	3.816	2.572	17,4	15,2	32,7
1994	3.907	2.583	17,9	16,0	33,9
1995	4.041	2.599	19,4	16,3	35,7
1997	4.183	2.702	17,9	17,4	35,4

1) Ab 1991 Gesamtdeutschland

Quelle: Bundesministerium für Arbeit und Sozialordnung, Statistisches Taschenbuch 1997, Arbeits- und Sozialstatistik, Bonn 1998.

Bei den Abzugsquoten handelt es sich um *Durchschnitts*größen, die keine Aussagen über die tatsächliche Belastung von *einzelnen* Einkommensgruppen zulassen, weil nicht die gesamte Bruttolohn- und -gehaltssumme, die hier als Maßstab dient, der Steuer- und Beitragspflicht unterliegt. Belastungsfrei durch Beiträge sind beispielsweise die Beamteneinkommen und die Einkommen von ArbeiterInnen und Angestellten unter der Geringfügigkeitsgrenze sowie oberhalb der Beitragsbemessungsgrenze. Insofern liegt die in Tabelle II.8 ausgewiesene durchschnittliche Sozialabgabenquote je beschäftigten Arbeitnehmer niedriger als der nach Tabelle II.4 berechenbare hälftige Gesamtbeitragssatz zur Sozialversicherung. Vor allem ist zu berücksichtigen, dass die Steuerabzüge aufgrund des progressiven Einkommensteuertarifs, der Steuerklassenwahl (steuerliches Ehegattensplitting) und der steuerlichen Berücksichtigung von Kindern (Kinder- und Ausbildungsfreibeträge) je nach Einkommenshöhe, Familienstand und Familiengröße unterschiedlich hoch liegen (vgl. auch Kap. „Einkommen", S. 178 ff.).

Die Belastung einzelner Einkommensgruppen kann auch mit Modellrechnungen (Steuertarif 1999) verdeutlicht werden:

- Geht man von einem/r *verheirateten Allein*verdienerIn aus (Steuerklasse 3/2), so berechnet sich bei einem *Durchschnittsverdienst* von 4.183 DM unter Abzug der Sozialversicherungsbeiträge sowie von Lohnsteuer, Solidaritätszuschlag und Kirchensteuer ein Nettoeinkommen von 2.950 DM. Die Abzugsquote liegt bei 28,4 %.
- Bei einem/r *ledigen* ArbeiterIn oder Angestellten mit einem Durchschnittsverdienst errechnet sich eine Abzugsquote von 41,2 %.

Durch die steigenden Abzugsquoten hat sich die Spanne zwischen den Bruttolohn- und Nettoeinkommen der Arbeitnehmer laufend vergrößert. Die Belastung würde noch stärker ausfallen, wenn die indirekten Steuern (Umsatz- und spezielle Verbrauchsteuern) mit eingerechnet würden. Auf der anderen Seite müssen aber auch die Steuerrückzahlungen bzw. die Steuerminderungen aufgrund der Inanspruchnahme von Freibeträgen und sonstigen steuerlichen Vergünstigungen berücksichtigt werden. Der Steuerschuld gegenzurechnen sind darüber hinaus die erhaltenen Transfers (z.B. Kindergeld, Wohngeld oder Erziehungsgeld) sowie der geltwerte Vorteil der kostenfreien Inanspruchnahme von Realtransfers (vgl. Kap. „Einkommen", S. 156).

Ein hoher und wachsender Abstand zwischen dem zur Verfügung stehenden Nettoeinkommen und dem auf dem Gehaltsnachweis ausgewiesenen Bruttoeinkommen kann zu unerwünschten Gegenreaktionen führen. Insbesondere ist hier auf die *Schwarzarbeit* zu verweisen, die dadurch zunehmend attraktiv wird. Aber auch jene Beschäftigungsverhältnisse, die keiner Sozialabgabenpflicht unterliegen (geringfügige Beschäftigung, Nebenerwerbstätigkeit, (Schein-)Selbständigkeit), bieten Beschäftigten und nicht zuletzt Arbeitgebern unmittelbare monetäre Vorteile.

Für die Beurteilung der ökonomischen und verteilungspolitischen Folgen der Steuer- und Abgabenbelastung ist nicht allein die Quote entscheidend, sondern die Frage, ob die steigenden Abgaben aus den Zuwächsen oder aus dem Bestand heraus finanziert werden. Erhöhen sich Bruttolöhne und -gehälter im gleichen Maße wie die Abzüge, können die Belastungen ausgeglichen werden, und die Nettoeinkommen bleiben konstant. Bei einem stärkeren Zuwachs der Bruttolöhne errechnet sich trotz wachsender Abzüge eine Erhöhung der Nettoeinkommen. Für die Einkommensentwicklung in den alten Bundesländern ist charakteristisch, dass sich bis Anfang der 90er Jahre die Nettoeinkommen trotz der steigenden Abzugsquoten beachtlich erhöht haben. Auch unter Berücksichtigung der Inflationsrate ergibt sich ein realer, d.h. inflationsbereinigter Einkommenszuwachs. Dieser Trend hat sich allerdings in den nachfolgenden Jahren umgekehrt. Ab 1993 sinken die Nettorealeinkommen je durchschnittlich Beschäftigten (vgl. Kap. „Einkommen", S. 140).

Daraus folgt, dass ausreichende Zuwächse der Bruttoeinkommen eine Voraussetzung sind, wenn Lohnsteuer- und Beitragssatzerhöhungen die Arbeitnehmereinkommen nicht real mindern sollen. Sozialpolitische Mehrausgaben sind insofern politisch um so leichter durchzusetzen, je höher der Zuwachs der Arbeitseinkommen ist, weil dann die Belastungssteigerungen auf die Zuwachsraten beschränkt bleiben können. Beitragssatzanhebungen in Phasen niedriger Tarifsteigerungen dürften hingegen massive Widerstände derjenigen hervorrufen, deren Einkommen in diesem Fall verringert würden. Diese Konstellation ist typisch für die 90erJahre: Es stellt sich nicht mehr die Frage, wie die Einkommenszuwächse verteilt werden sollen, sondern zu entscheiden ist, ob und in welchem Maße die Beschäftigten bereit und in der Lage sind, zu Gunsten der Finanzierung sozialpolitischer Leistungen ihr verfügbares Einkommen zu reduzieren.

3.6.2 Belastung der Unternehmen durch Lohn- und Lohnnebenkosten

Der Sozialstaat, der durch vielfältige Regulierungen in den Arbeitsmarkt eingreift und einem rein betriebswirtschaftlich motivierten Personaleinsatz durch arbeits- und tarifrechtliche Ge- und Verbote Schranken setzt, wirkt sich als Kostenfaktor für die Unternehmen aus. Ohne diese Vorgaben lägen die Arbeitskosten aus *einzelwirtschaftlicher* Sicht niedriger. Da es sich in erster Linie um *indirekte* Kosten handelt, ist es nur schwer möglich, die finanziellen Belastungen u.a. des Jugendarbeitsschutzgesetzes, des Schwerbehindertenrechts, des Arbeitsschutzes, des Erziehungsurlaubs oder des Kündigungsschutzes im Einzelnen zu beziffern. Noch schwieriger ist es, die Kosten dieser gesetzlichen und tariflichen Regulierungen mit ihrem betriebs- und volkswirtschaftlichen *Nutzen* zu bilanzieren.

Die bei den Unternehmen anfallenden Kosten des Sozialstaates sind eindeutiger zu beziffern, soweit es sich um *direkte* Zahlungsvorgänge handelt. In erster Linie sind hier die Arbeitgeberbeiträge zur Sozialversicherung zu nennen, die zum wichtigsten Bestandteil der *Lohnnebenkosten* zählen. Die Frage, welche Arbeitskosten als direkte und als Nebenkosten zu zählen sind, hängt dabei von *definitorischen* Zuordnungen ab. In der amtlichen Statistik werden unter Personalnebenkosten alle jene Arbeitskosten verstanden, die über das „Entgelt für geleistete Arbeit", also über die direkte Vergütung für die Arbeitszeit, hinausgehen. Als Nebenkosten gelten damit:

- Sonderzahlungen (wie Weihnachtsgeld, Urlaubsgeld und Erfolgsbeteiligungen),
- Entgelte für arbeitsfreie Tage (wie Lohnfortzahlung bei Feiertagen, bei Krankheit und im Urlaub),
- Arbeitgeberbeiträge zur Sozialversicherung
- und Aufwendungen für die betriebliche Altersversorgung und weitere freiwillige Sozialleistungen (wie Belegschaftsverpflegung, Wohnungshilfen, Erholungseinrichtungen, betriebliche Kindergärten usw.)

Während die Zuordnung der Arbeitgeberbeiträge sowie der Aufwendungen für die betriebliche Altersversorgung und andere freiwillige Sozialleistungen zu den Nebenkosten unstrittig ist, ist dies bei den Sonderzahlungen und den Entgelten für arbeitsfreie Tage, die rund die Hälfte der Nebenkosten ausmachen, nicht der Fall. Es ist nämlich eine reine Definitionsfrage, ob Jahressonderzahlungen als normaler Bestandteil des Entgelts für geleistete Arbeit bewertet werden oder aufgrund ihrer Zahlungsweise als Zusatzkosten. Würden Weihnachts- und Urlaubsgeld auf das laufende Einkommen umgelegt, reduzieren sich nach dieser Logik die Lohnnebenkosten. Der gleiche Zusammenhang gilt für das Entgelt für arbeitsfreie Tage. Hätten die Gewerkschaften statt der Urlaubsverlängerung ein stärkeres Gewicht auf direkte Lohnerhöhungen gelegt, lägen ebenfalls die Nebenkosten niedriger. In der Jahresberechnung der Bruttoentgelte, wie sie z.B. auf der Steuerkarte vermerkt sind, sind die Sonderzahlungen und die Entgelte für arbeitsfreie Tage ohnehin eingeschlossen.

In Tabelle II.9 werden Niveau und Struktur der Lohn- und Lohnnebenkosten für die Jahre 1992 und 1996 (Gesamtdeutschland) dargestellt.

Tabelle II.9:
Durchschnittliche Personal- und Personalnebenkosten im produzierenden Gewerbe in Unternehmen mit 10 und mehr Beschäftigten/Deutschland

	1992			1996		
	in DM	in % von (1)	in % von (2)	in DM	in % von (1)	in % von (2)
(1) Personalkosten insgesamt, davon:	71.169	100	179,3	81.742	100	180,5
(2) Entgelt für geleistete Arbeit	39.703	55,8	100	45.298	55,4	100
(3) Entgelt für arbeitsfreie Tage	9.812	13,8	24,7	10.920	13,4	24,1
- Feiertage	1.771	2,5	4,5	2.246	2,7	5,0
- Urlaub	5.667	8,0	14,3	6.401	7,8	14,1
- Krankheit	2.013	2,8	5,1	1.946	2,4	4,3
- sonstige arbeitsfreie Tage	362	0,5	0,9	327	0,4	0,7
(4) Sonderzahlungen	5.817	8,2	14,7	6.205	7,6	13,7
- Weihnachtsgeld, Erfolgsbeteiligungen	3.493	4,9	8,8	3.746	4,6	8,3
- Urlaubsgeld	1.830	2,6	4,6	1.983	2,4	4,4
- Vermögenswirksame Leistungen	494	0,7	1,2	476	0,6	1,1
(2)+(3)+(4) = Bruttolohn und -gehalt	55.332	77,7	139,4	62.423	76,4	137,8
(5) Arbeitgeberbeiträge zur Sozialversicherung	10.092	14,2	25,4	12.723	15,6	28,1
(6) Betriebliche Altersversorgung	2.753	3,9	6,9	3.179	3,9	7,0
(7) Sonstige Personalnebenkosten	2.957	4,2	7,4	3.381	4,1	7,5
(3)+(4)+(5)+(6)+(7) = Personalnebenkosten weite Definition	31.431	44,2	79,1	36.408	44,5	80,4
(5)+(6)+(7) = Personalnebenkosten engere Definition	15.802	22,2	39,8	19.283	23,6	42,6

Quelle: Eigene Berechnungen nach: Kaukewitsch, P., Heppt, E., Arbeitskosten im produzierenden Gewerbe und ausgewählten Dienstleistungsbereichen, in: Wirtschaft und Statistik 2/1999, S. 125.

Für die Bewertung des Stellenwertes, der den Nebenkosten als Belastung der Unternehmen zukommt, ist neben der Definitionsfrage entscheidend, welche *Vergleichsgröße* bei der Berechnung gewählt wird:

- Wenn die Nebenkosten auf das „Entgelt für geleistete Arbeit" bezogen werden, ergibt sich für 1996 eine Nebenkostenquote von 80,4 % (weite Definition). Dieser hohe Wert, der in der politischen Diskussion über die Belastungen der Betriebe eine große Rolle spielt, führt leicht zu dem Eindruck einer unerträglich hohen Kostenbelastung. Er ist jedoch lediglich rechnerische Folge einer Quotenbildung, die sich ausschließlich auf *Teil*kosten bezieht.
- Bezieht man die Nebenkosten hingegen auf die *gesamten* Personalkosten, relativiert sich die Größenordnung entsprechend. Bei einer weiten Nebenkostendefinition liegt der Anteilswert bei 44,5 %, und bei einer engeren Definition, die allein jene Ausgaben als Nebenkosten erfasst, die neben den ausgezahlten Bruttolöhnen- und -gehältern anfallen – das sind Arbeitgeberbeiträge, betriebliche Altersversorgung und sonstige Personalnebenkosten – reduziert sich der Anteilswert auf 23,6 %.

Die Daten lassen erkennen, dass die Spanne zwischen dem *Brutto*lohn und -gehalt und den gesamten Personalkosten, mit denen ein Unternehmen rechnen muss, mit 23,6 % (1996) groß ist. Noch größer ist der Abstand zwischen den Personalgesamtkosten und den *Netto*löhnen, die den Beschäftigten nach Abzug von Steuern und Beiträgen zufließen. Er liegt im Schnitt bei etwa 50 %.

Der zeitliche Vergleich der Nebenkosten zwischen 1992 und 1996 zeigt, dass ihre Bedeutung trotz steigender Beitragssätze zur Sozialversicherung kaum zugenommen hat. Die Nebenkostenquoten sind nur schwach gestiegen.

Da es bei der Kalkulation eines Unternehmens auf die Personal- bzw. Arbeits*gesamt*kosten ankommt, ist es letztlich ökonomisch unerheblich, wie die Arbeitskosten intern aufgeteilt werden. In den Arbeitsgesamtkosten sind auch die Arbeitszeitverkürzungen der letzten Jahre berücksichtigt – ob es sich um die Wochenarbeitszeit, Urlaub, Freistellungen oder Teilzeitarbeit handelt – , denn maßgeblich für die Arbeitskosten ist nicht die Dauer der Arbeitszeit je Beschäftigten, sondern die Höhe des Stundenlohns (in den eventuell ein Lohnausgleich bei tariflichen Arbeitszeitverkürzungen eingeht). Kürzere Arbeitszeiten lassen sich also nicht als *zusätzlicher* Kostenfaktor in Anrechnung bringen.

Die Lohnnebenkosten gehen wie alle anderen Kosten in die Preisgestaltung ein. Das gilt gleichermaßen für die Arbeitgeberbeiträge zur Sozialversicherung. Sie werden von den Unternehmen *gezahlt*, aber nicht von ihnen *getragen*. Die Traglast fällt letztlich bei den Beschäftigten an, denn bei Wegfall der hälftigen Arbeitgeberbeiträge könnte das Bruttoeinkommen entsprechend höher liegen, ohne damit die Kostenposition des Unternehmens zu verändern.

Schwierig ist es, die Folgen einer Beitragssatz*anhebung* zu bewerten: Die *Gewerkschaften* können versuchen, die Mehrbelastungen durch die Arbeitnehmerbeiträge durch die Forderung nach höheren Löhnen auszugleichen. Ziel wäre es, dass die Bruttoeinkommen, unbenommen von weiteren tarif- und verteilungspolitischen Zielsetzungen, zumindest um den Betrag der Beitragserhöhung steigen. Die *Arbeitgeber* hingegen werden bestrebt sein, nicht nur diese Forderung abzuwehren, sondern ihre infolge des gestiegenen Arbeitgeberbeitrags erhöhten Belastungen auf die „normalen" Lohnsteigerungen anzurechnen (Rückwälzung) oder auf die Preise zu überwälzen (Vorwälzung). Inwieweit und in welchem Zeitraum dies gelingt, hängt von den jeweiligen Markt- und Machtbedingungen ab.

Um die ökonomischen Auswirkungen einer Erhöhung von Arbeitskosten allgemein und von Lohnnebenkosten im besonderen beurteilen zu können, müssen Niveau und Entwicklungstempo von Löhnen und Lohnnebenkosten der wirtschaftlichen Leistungsfähigkeit der Unternehmen und der Volkswirtschaft insgesamt gegenübergestellt werden. Ob die Arbeitskosten „zu hoch" sind und von den Betrieben nicht mehr verkraftet werden können, hängt nicht von ihrer absoluten Höhe ab, sondern von dem Leistungsergebnis, das von den Beschäftigten erwirtschaftet wird und den Kosten gegenübersteht. Auskunft über das Leistungsergebnis gibt die *Arbeitsproduktivität*, die den Produktionsoutput je Arbeitsstunde widerspiegelt. Durch die verbesserte Kapitalausstattung der Produktion und den Einsatz neuer Technologien hat sich die Arbeitsproduktivität ständig erhöht.

Setzt man nun die Arbeitskosten ins Verhältnis zur Arbeitsproduktivität, so ermitteln sich die *Lohnstückkosten*. Die Lohnstückkosten lassen erkennen, wieviel Lohn (einschließlich der Lohnnebenkosten) für eine Produkteinheit bzw. Dienstleistungseinheit gezahlt werden muss. In den entwickelten Industrieländern ergeben sich trotz hoher Arbeits- und Sozialkosten vergleichsweise niedrige Lohnstückkosten, weil auch die Arbeitsproduktivität hoch ist. Hohe Löhne und hohe Produktivität stehen also in einem Wechselverhältnis zueinander

Was die *Entwicklung* der Personalgesamtkosten betrifft, so lässt sich feststellen, dass diese in einer dynamischen Wirtschaft in absoluten Werten ansteigen. Liegt der Anstieg im Rahmen des Produktivitätsfortschritts, wird lediglich der kostenneutrale Verteilungsspielraum ausgeschöpft, d.h. die Arbeitskosten je Stück der Produktion bleiben unverändert. Einen Hinweis darauf, dass der Verteilungsspielraum seit Mitte der 80er Jahre *nicht* ausgeschöpft worden ist, bietet die Entwicklung der *Lohnquote*, die die Relation von Lohneinkommen und gesamten Volkseinkommen beziffert. Sie ist in den letzten Jahren gesunken (vgl. Kap. „Einkommen", S. 141). Auch im internationalen Vergleich kann von einer überproportionalen Erhöhung der Lohnstückkosten in Deutschland nicht gesprochen werden (vgl. Pkt. 4.3 dieses Kapitels).

3.7 Finanzielle Belastung durch private Vorsorge

Bei der Diskussion über die Aussagefähigkeit von Sozialbudget und Sozialleistungsquote wurde deutlich gemacht, dass als Ausgaben für Soziale Sicherung nicht nur öffentliche, sondern auch private Ausgaben anzusehen sind (vgl. Pkt. 2.2 dieses Kapitels). Eine besondere Bedeutung spielen hier

- die privaten Käufe von sozialen und gesundheitlichen Gütern und Diensten, die aus laufendem Einkommen oder durch Vermögensauflösung finanziert werden. Beispiele dafür sind u.a. der Kauf von nicht erstattungsfähigen Arzneimitteln, die Anstellung und Bezahlung von Personal bei Pflegebedürftigkeit oder bei Kindererziehung;
- die laufenden Prämienzahlungen für Privatversicherungen in den Bereichen Krankenversicherung, Pflegeversicherung, Lebensversicherung und Unfallversicherung;
- die Zuzahlungen zu den Sachleistungen der Krankenversicherung (bei Arzneimitteln, bei Kuren, bei Krankenhausaufenthalten) sowie die Gebühren und Eigenleistungen bei der Inanspruchnahme von öffentlichen sozialen Einrichtungen und Diensten.

Genaue Informationen über das Volumen dieser drei Bereiche und die entsprechende (durchschnittliche) Belastung der Einkommen der privaten Haushalte liegen nicht vor. Einige Daten zeigen jedoch auf, dass es sich hier um erhebliche Größenordnungen handelt:

- Für die kollektive und individuelle Daseinsvorsorge wurden 1996 in Deutschland gut 906 Mrd. DM an Versicherungsbeiträgen aufgebracht. Gut ein Viertel (25,5 %) entfallen davon auf die Privatversicherung.
- Die privaten Kranken- und Pflegeversicherungen beziffern ihr Ausgabenvolumen für 1997 auf 39 Mrd. DM. Bei den Lebensversicherungen sind es 72 Mrd. DM. Ins Verhältnis gesetzt zu den jeweiligen gesetzlichen Versicherungszweigen ergeben sich Anteilswerte von 14,2% bzw. 24 %
- Die vom Statistischen Bundesamt ausgewiesenen Ausgaben für Gesundheit werden zu gut 13 % (1996) durch die Private Krankenversicherung und private Haushalte geleistet.
- Die privaten Zuzahlungen machten 1996 14,5 Mrd. DM und damit 6,3% der Leistungsausgaben der Gesetzlichen Krankenversicherung aus.

Im Unterschied zur Sozialversicherung arbeiten Privatversicherungen nach dem reinen Versicherungsprinzip: Die beanspruchbaren Leistungen bemessen sich an den Prämienleistungen, und die Prämienleistungen wiederum berechnen sich nach den Wahrscheinlichkeiten des Risikoeintritts. Demgegenüber verbindet die Sozialversicherung das Versicherungsprinzip mit dem sozialen Ausgleich: Die Beiträge werden hier nicht nach den individuellen Risikowahrscheinlichkeiten bemessen, zugleich sind die Versicherungsleistungen nicht streng beitragsorientiert (dies gilt insbesondere für die Sachleistungen; vgl. dazu Kap. II „Einkommen“, S. 196 ff.).

Im Ergebnis lässt sich festhalten, dass ein Übergang von öffentlichen zu privaten Ausgaben und Vorsorgeformen nicht bedeutet, dass nun die einzel- und gesamtwirtschaftlichen Belastungen sinken. „Privat“ heißt nicht, dass die Leistungserstellung automatisch „billiger“ erfolgt. Ein gleiches Sicherungs- und Versorgungsniveau vorausgesetzt, müssen auch bei privaten Sicherungsformen Bestandteile aus dem verfügbaren Einkommen für soziale Ausgaben bzw. soziale Vorsorge abgezweigt werden. Die Gesamtkosten können sogar steigen, wenn man an die hohen Kosten für Werbung und Marketing und die Gewinne im privaten Sektor denkt. An die Stelle solidarischer Sozialversicherungsbeiträge treten nun aber risikobezogene Prämien, die nicht das gesamtwirtschaftliche Belastungsniveau, aber die personelle Belastungsstruktur verschieben. Diejenigen werden schlechter gestellt, die aufgrund von Geschlecht, Familienstand, Alter und Berufssituation die höchsten Risiken tragen, während die „guten Risiken", das sind jüngere und unverheiratete Menschen mit einem guten Einkommen, mit einer Entlastung rechnen können.

Auch Selbstbeteiligungs- bzw. besser Zuzahlungsregelungen, die in der politischen und wissenschaftlichen Diskussion immer wieder als Beitrag zur Kostendämpfung im Gesundheitswesen ausgewiesen werden, führen im wesentlichen nur zu einer Verschiebung der Belastungsstruktur, denn Zuzahlung bedeutet zunächst ja nur, dass die Gesundheitskosten, beispielsweise für Arzneimittel, anders finanziert werden: Während beim reinen Sachleistungsprinzip die Belastungen solidarisch von allen Versicherten getragen und die Unternehmen über Arbeitgeberbeiträge mit herangezogen werden, müssen bei der Selbstbeteiligung die Kranken zusätzlich zu ihren Beitragsleistungen einen Teil der Kosten übernehmen. Entlastet werden die gesunden Versicherten sowie die Arbeitgeber. Eine Steuerung der Inanspruchnahme und Kostendämpfung können durch eine Zuzahlung, soweit sie sozialverträglich ist und nicht abschreckend wirkt, nicht erreicht werden, da nicht die Patienten (hier nur bei der Primärnachfrage), sondern im wesentlichen die behandelnden und verschreibenden Ärzte über die Inanspruchnahme von gesundheitlichen Diensten und Leistungen (Sekundärnachfrage) entscheiden und zudem die Nachfrage aufgrund des besonderen Tatbestandes „Krankheit" sehr preisunelastisch ist. So ist offensichtlich, dass die Selbstbeteiligung beim Krankenhausaufenthalt keinerlei Steuerungseffekte (etwa in Form geringerer Einweisungen oder kürzerer Verweildauer) hat (vgl. Bd. II, Kap. „Gesundheit und Gesundheitssystem", S. 139 f.).

Insofern kann es nicht verwundern, dass Privatversicherungen, die in ihrem gesamten Leistungsspektrum mit Kostenerstattung, Selbstbeteiligungs- und Wahltarifen operieren, keine geringere Ausgabendynamik als die gesetzlichen Kassen aufweisen. In einigen Ausgabenbereichen leiden sie sogar unter höheren Kostenzuwächsen. Auch internationale Vergleiche lassen erkennen, dass (weitgehend privat finanzierte) Sozialsysteme nicht das gesamtwirtschaftliche Ausgaben- und Belastungsniveau senken: In den USA beispielsweise zeigt sich sogar ein gegenteiliger Effekt: Dort liegt bei einem überwiegend privaten Gesundheits- und Versicherungswesen der Anteil der Gesundheitsausgaben am Volkseinkommen mit 12,8 % (1994) deutlich höher als in Deutschland (9,2 %), obgleich ein großer Teil der amerikanischen Bevölkerung im Krankheitsfall nicht oder nur unzureichend abgesichert ist (vgl. Bd. II, Kap. „Gesundheit und Gesundheitssystem", S. 126).

Letztlich ist in der aktuellen Diskussion über das Für und Wider von privater Vorsorge und öffentlicher sozialer Sicherung also mehr der politische Blickwinkel und nicht der makroökonomische Zusammenhang entscheidend. Aus *gesamt*wirtschaftlicher und -gesellschaftlicher Perspektive macht es keinen Sinn, steigende Sozial- und Gesundheitsausgaben, wenn sie öffentlich, d.h. über Beiträge und/oder Steuern finanziert werden, als Zwangsabgaben und als Ausdruck einer gefährlichen Kostenexpansion zu erklären, – die selben Ausgabenzuwächse demgegenüber, wenn sie privat, d.h. über Versicherungsprämien und/oder Marktpreise finanziert werden, als Ausdruck eines zukunftsträchtigen Wachstumsmarktes mit Beschäftigungs- und Gewinnchancen zu begrüßen. Es kommt vielmehr auf eine nüchterne Analyse an, ob privatwirtschaftliche oder staatliche Vorsorge gegen soziale Risiken ökonomisch effizienter und gesellschaftspolitisch akzeptabler ist.

Nicht zu verkennen ist allerdings, dass von weiten Teilen der Bevölkerung Pflichtbeiträge zur Sozialversicherung und erst recht allgemeine Steuerabzüge anders bewertet werden als private Ausgaben für die soziale Sicherheit. Während Beiträge und Steuern unmittelbar dem Einfluss des Staates unterliegen, (für Arbeitnehmer) im Quellenabzugsverfahren automatisch einbehalten werden, erscheinen private Ausgaben als freiwillige Entscheidungen, die dem Einzelnen Wahlmöglichkeiten gemäß seiner individuellen Präferenzen eröffnen und ein unmittelbares Verhältnis von Leistung und Gegenleistung sicherstellen. Ob und in welchem Maße diese Einschätzung geteilt wird, hängt ganz generell ab von der politisch-kulturellen, historisch entwickelten Einstellung der Bevölkerung gegenüber dem Staat und Sozialstaat. Im Einzelnen spielt die nach individuellen Nutzen und Kosten kalkulierte Abwägung von empfangenden Leistungen und zu entrichtenden Abgaben eine entscheidende Rolle. Dass Personen mit hohen Einkommen und „günstigen“ individuellen Risiken, die durch die Finanzierung und die Leistungsprinzipien der Sozialversicherung eher belastet werden und sich günstiger privat absichern könnten, einen höheren Abgabenwiderstand haben, liegt auf der Hand.

Bei der privaten Absicherung bleibt schließlich zu berücksichtigen, dass sie außerhalb der unmittelbaren Verantwortung von Staat und Politik steht. Ein Übergang zur privaten Vorsorge entlastet die Politik. So sind Beitragssatzerhöhungen in der Sozialversicherung immer ein Politikum und müssen legitimiert werden, während die Anhebung von Prämien bei Privatversicherung außerhalb der öffentlichen Diskussion steht und von der Politik nicht verantwortet werden muss.

4. Wechselwirkungen zwischen Sozialpolitik und ökonomischem System

4.1 Sozialstaat in der Kritik

Das sozialstaatliche System mit seinen Ausgaben- und Finanzierungsströmen hat vielfältige Rückwirkungen auf den ökonomischen Prozess. Zugleich berühren Veränderungen der ökonomischen Rahmendaten wiederum die Sozialpolitik. Verfolgt man die aktuelle politische und wissenschaftliche Diskussion über Richtung und Ergebnisse dieses Zusammenhangs, so nimmt die These einen breiten Raum ein, dass die soziale Sicherung eine insgesamt kontraproduktive, ja schädliche Rückwirkung auf das ökonomische System habe. Sozialpolitik wird als verantwortlich angesehen für die Investitions- und Wachstumsschwäche in der Wirtschaft, die Probleme im globalisierten Wettbewerb und für die dramatische Lage auf dem Arbeitsmarkt. Nach dieser Kritik ist das System der Sozialen Sicherung also nicht nur zu teuer und unfinanzierbar geworden, sondern gefährdet auch die wirtschaftlichen Grundlagen und entzieht sich damit die eigene materielle Basis (vgl. Kap. „Sozialpolitik und soziale Lage in Deutschland“, S. 39 ff.).

Eine Auseinandersetzung mit dieser Argumentation setzt voraus, die unterschiedlichen Begründungsebenen auseinanderzuhalten und zu systematisieren. Auf folgende Kritikpunkte soll eingegangen werden:

(1) Durch die Eingriffe der Sozialpolitik in den Marktprozess werden Ressourcen fehlverwendet und die Wachstumskräfte der Volkswirtschaft geschwächt. Die Leistungsmotivation derer geht zurück, die durch die sozialstaatliche Umverteilung finanziell belastet werden. Es lohnt sich nicht mehr, Risiken einzugehen, mehr und besser zu arbeiten, da die Bestrafung durch steigende Steuer- und Beitragsbelastungen auf dem Fuße folgt. Auch die steuerliche Belastung der Unternehmen ist zu hoch mit der Folge unzureichender Kapitalrenditen und nur schwacher Investitionstätigkeit.

(2) Steigende Sozialausgaben führen über steigende Lohnnebenkosten (Arbeitgeberbeiträge) zu steigenden Arbeitskosten und zu einer Verteuerung der Produktion. Die Folge sind Gewinneinbußen bei den Unternehmen und ein Rückgang des Investitions-, Produktions- und Beschäftigungsvolumens. Im internationalen Standortwettbewerb geraten die deutschen Unternehmen in einen strukturellen Nachteil gegenüber den kostengünstiger produzierenden Mitbewerbern; es kommt zu Produktions- und Arbeitsplatzverlagerungen ins Ausland.

(3) Sozialstaatliche Umverteilung prämiiert die Leistungsschwachen und -unwilligen. Selbstverantwortung und Eigeninitiative werden unterminiert und Missbrauch gefördert, wenn soziale Risiken automatisch aufgefangen werden und der Bezug von Sozialleistungen einfacher wird, als sich in der Arbeit anzustrengen („Krankfeiern“, „Drückebergerei“). Vor allem aber ist der Abstand zwischen Sozialleistungen und Arbeitseinkommen zu gering; es „lohnt nicht“, niedrig bezahlte Arbeit aufzunehmen, und es entsteht eine Art „Arbeitslosigkeitsfalle“.

(4) Die angespannte Finanzlage in den öffentlichen und Sozialversicherungshaushalten macht Kürzungen der Sozialausgaben unausweichlich, da weder eine weitere Steuer- und Beitragserhöhung noch eine Erhöhung der Neuverschuldung möglich ist; geboten sind vielmehr Abgabenminderung sowie Defizitabbau.

(5) Der zu erwartende demographische Umbruch führt zu einer Unfinanzierbarkeit des bisherigen Niveaus der sozialen Absicherung. Das Umlageverfahren bei der Finanzierung der Rentenversicherung erweist sich im Unterschied zum Kapitaldeckungsverfahren als besonders krisenanfällig.

Diese vor allem ökonomisch begründete Grundsatzkritik am Sozialstaat ist keineswegs neu. Sie hat – in jeweils unterschiedlichen Ausprägungen und Schwerpunktsetzungen – die Entwicklung der staatlichen Sozialpolitik von ihrem Beginn an begleitet und erlebt in ökonomischen Krisen- und Umbruchphasen stets einen Aufschwung. In ihr kommt zum Ausdruck, dass das Verhältnis zwischen privatkapitalistischer Ökonomie und staatlicher Sozialpolitik widersprüchlich und konflikthaft angelegt ist: Indem durch sozialstaatliche Regulierungen in den Marktmechanismus, in erster Linie in den Arbeitsmarkt, eingriffen wird und die Primäreinkommen umverteilt werden, wird der Warencharakter der Arbeitskraft eingeschränkt und die Lebenslage der Bevölkerung partiell vom Kriterium des marktlichen Erfolges abgekoppelt. Durch die Gewährleistung von Sozialeinkommen bei bestimmten sozialen Risiken und Tatbeständen vermindert sich der Zwang, die Arbeitskraft unter allen Bedingungen anbieten und sich Arbeitsbedingungen und -verhältnissen blind unterwerfen zu müssen. Diese Wirkung von Sozialleistungen und Arbeits- und Tarifrecht, die den Mechanismus von Angebot und Nachfrage auf dem Arbeitsmarkt beschränken, wird vom Einzelunternehmen als Gegenprinzip zu seinem Interesse an einer freien Gestaltung von Arbeitsverträgen und einer Arbeits- und Produktionskostenminimierung verstanden. Das einzelwirtschaftliche Interesse kann jedoch in einen Konflikt mit gesellschaftlichen Interessen und Zielen geraten. Die Einführung von Sozialpolitik wurde ja unter den Verhältnissen einer kapitalistischen Ökonomie notwendig, weil die Gesetze von Angebot und Nachfrage blind sind gegenüber sozialen Problemen und Notlagen (vgl. Kap. „Sozialpolitik und soziale Lage in Deutschland“, S. 22 ff.).

4.2 Sozialstaat als Wachstumsbremse?

Die wirtschaftliche Entwicklung den alten Bundesländern (die besonderen Probleme in den neuen Bundesländern seien hier ausgeklammert), ist durch eine kontinuierliche Verlangsamung der Zuwachsraten des Sozialprodukts geprägt. Vor allem seit Mitte der 80er Jahre verläuft die Wachstumsdynamik nur sehr verhalten. Die niedrigen Wachstumsraten bei gleichzeitig stärker steigender Arbeitsproduktivität sind damit *eine* Ursache für die anhaltende Massenarbeitslosigkeit, da die Beschäftigungsschwelle nicht oder nur schwach überschritten wird (vgl. Kap. „Arbeit und Arbeitsmarkt“, S. 395). So unstrittig diese Diagnose ist, so kontrovers stehen sich die Auffassungen über die Ursachen für die Wachstumsschwäche gegenüber. Bezogen auf die Sozialpolitik nimmt die Argumentation ein großes Gewicht ein, dass ein immer kostenintensiveres Netz der Sozialen Sicherung zu einem Hindernis für die wirtschaftliche Dynamik geworden sei, da die Volkswirtschaft überlastet werde. Zugleich lohne sich Leistung nicht mehr. Um mehr Wachstum und Beschäftigung zu entfalten, sei ein Abbau der Sozialausgaben, eine Rückführung der Sozialleistungsquote sowie eine Verringerung der Abgabenbelastungen notwendig.

Für diese Argumentation der „Überbelastung“ finden sich bei einer empirischen Überprüfung allerdings keine überzeugenden Anhaltspunkte:

- Bei der Sozialleistungsquote (in den alten Bundesländern) kann von einem dramatischen Anstieg keine Rede sein, sie hat sich in den letzten 20 Jahren eher nach unten entwickelt (vgl. Pkt. 2.2 dieses Kapitels).
- Die gesamtwirtschaftliche Steuerquote verläuft bemerkenswert konstant, Anzeichen für eine Überbelastung gibt es nicht (vgl. Pkt. 3.4.2 dieses Kapitels).

- Gerade bei den höheren Einkommen lässt sich eine leistungshemmende Belastung durch steigende Steuer- und Beitragsabzüge nicht erkennen. In den letzten Jahren ist es hier mehrfach zu Steuerentlastungen gekommen. Dabei kommt es nicht auf die formalen Steuersätze, sondern auf die effektiven Belastungen an, die sich kontinuierlich vermindert haben. Dies gilt gleichermaßen für die Unternehmensteuern (vgl. Kap. „Einkommen", S. 176 f.).
- Die Daten zur Entwicklung der personellen Einkommensverteilung zeigen, dass in den letzten Jahren die Spreizung der Einkommen zugenommen hat (vgl. Kap. „Einkommen", S. 143).

Allgemein gilt, dass Sozialpolitik zwar in den gesamtwirtschaftlichen Kreislauf eingreift, der Volkswirtschaft aber keine Mittel entzieht. Da Sozialpolitik Umverteilungspolitik ist, bleiben die für die Finanzierung der Sozialen Sicherung benötigten Einnahmen nicht in den Haushalten von Gebietskörperschaften und Sozialversicherungsträgern „stecken". Die Gelder fließen als durchlaufende Posten von den Privathaushalten in andere Privathaushalte zurück. Es handelt sich realwirtschaftlich um eine Verlagerung von Einkommens- und Konsumansprüchen auf andere Personen.Verändern kann sich freilich die Einkommensverwendung, wenn man etwa unterstellt, dass Sozialleistungsempfänger aufgrund ihrer insgesamt schlechteren Einkommens- und Versorgungslage einen größeren Teil ihres Einkommens konsumieren als dies diejenigen tun, deren Einkommen durch den Abzug von Beiträgen und Steuern gemindert worden ist. Die gesamtwirtschaftliche Konsumnachfrage kann sich also vergrößern. Dies ist gerade in Krisenzeiten wichtig, da Sozialpolitik Einkommensausfälle bei Arbeitslosigkeit teilweise kompensiert und damit die gesamtwirtschaftliche Nachfrage stabilisiert („eingebauter Konjunkturstabilisator").

Wenig stichhaltig ist die Kritik, dass durch die Umlagefinanzierung bei der Sozialversicherung auf Kapitalbildung und damit auf Wachstumspotentiale verzichtet würde. Denn auch dem Kapitalmarkt werden durch die Soziale Sicherung keine Ressourcen entzogen. Weder die Spar- noch die Investitionsquote werden unmittelbar berührt. Bei einem Übergang zum Kapitaldeckungsverfahren bei der Finanzierung der Alterssicherung ist es deshalb keinesfalls sicher, dass sich die gesamtwirtschaftliche Sparquote tatsächlich erhöht. Es ist auch möglich, dass die Kapitalbildung bei der Alterssicherung durch eine verminderte Spartätigkeit bei den Erwerbstätigen substituiert wird. Schließlich hängen die Investitionen und das Wirtschaftswachstum keinesfalls ausschließlich von der Ersparnis ab, sondern auch von einer Vielzahl anderer Faktoren (z.B. Nachfrage, Löhne, Produktivität, Arbeitskräfteangebot, Infrastruktur usw.). Auf keinen Fall garantiert also das Kapitaldeckungsverfahren automatisch höhere Investitionen.

Vernachlässigt wird bei der Charakterisierung des Sozialstaats als „Wachstumsbremse" oder als „Kostgänger" der privaten Wirtschaft aber vor allem, dass das Verhältnis zwischen Wirtschaft und Sozialpolitik keine Einbahnstraße ist: Einerseits ist das System der Sozialen Sicherung zweifelsohne von der Leistungsfähigkeit des privaten Sektors abhängig, da die Finanzmittel aus der Wertschöpfung gespeist werden, also nur das verteilt werden kann, was produziert wurde. Erst eine leistungsfähige Wirtschaft schafft die Voraussetzungen für die Verteilung und Finanzierung eines hohen Sozialleistungsniveaus. Zugleich aber wirkt das soziale System selbst als produktiver Faktor positiv auf die wirtschaftliche Leistungsfähigkeit der Volkswirtschaft zurück. Die positive Rückwirkung zu quantifizieren, ist allerdings nur schwer möglich. So entsteht das Dilemma, dass zwar die „Kosten" des Sozialstaates bekannt sind, laufend ausgewiesen werden und sich einzelwirtschaftlich zurechnen lassen, dass sich aber der „Nutzen", da er nur in gesamtwirtschaftlicher und gesamtgesellschaftlicher Sicht erkennbar ist, nicht exakt beziffern und noch weniger zurechnen lässt.

Offensichtlich ist der produktive Beitrag der Sozialausgaben hinsichtlich ihrer investiven Wirkungen in das Humankapital. Sie sichern die Gesundheit und die langfristige Arbeitsfähigkeit der Arbeitskraft, vermeiden vorzeitigen Verschleiß. Die Arbeitsbereitschaft wird gefördert und so die Arbeitsproduktivität erhalten und gesteigert. An erster Stelle sind hier die Leistungen des Arbeitsschutzes, der Gesundheitsförderung und -sicherung und der Rehabilitation zu nennen. Sozialpolitik sichert und fördert aber auch die Qualifikation der Beschäftigten, befähigt die ArbeitnehmerInnen, sich dem Strukturwandel der Wirtschaft anzupassen. Das gilt im besonderen für die Arbeitsmarkt-, Qualifizierungs- und Bildungspolitik.

Auch die politisch-gesellschaftliche Stabilisierungs- und Integrationsfunktion des sozialstaatlichen Systems ganz allgemein ist eine entscheidende Voraussetzung für ein leistungsfähiges Wirtschaftssystem. Ohne eine garantierte soziale Absicherung gegen die sozialen Risiken und Wechselfälle des Lebens wäre der Einsatz motivierter und qualifizierter Arbeitskräfte nicht möglich. In fortgeschrittenen, „individualisierten" Gesellschaften, die unter einem erheblichen Modernisierungsdruck stehen, ist soziale Unsicherheit kein Leistungsanreiz, sondern eine Gefahr für die gesellschaftliche Integration.

Und schließlich: Der Sozialstaat schafft und sichert auch direkt Arbeitsplätze, insbesondere im weiten Komplex sozialer und gesundheitlicher Dienste und Berufe (vgl. Bd. II, Kap. „Gesundheit und Gesundheitssystem", S. 48). So war die Einführung der Pflegeversicherung zwar mit Beitragsbelastungen verbunden, aber zugleich hat die Pflegeversicherung durch ihre Leistungen zu einem deutlichen Anstieg der ambulanten Pflegedienste und der dort Beschäftigten geführt.

4.3 Sozialstaat als Hindernis für die internationale Wettbewerbsfähigkeit?

Ist der deutsche Sozialstaat mit seinen hohen Lohn- und Sozialkosten und seinen arbeits-, tarif- und sozialrechtlichen Regulierungen ein negativer Standortfaktor im internationalen Wettbewerb? Die Befürchtungen wachsen, dass im Zeichen der *Globalisierung* die in einem hohen Maße auf den Export angewiesene Bundesrepublik (mit einem Exportanteil von knapp einem Drittel des Bruttoinlandsprodukts) ihren hohen Sozialstandard in der Konkurrenz zu anderen Staaten mit anderen sozialpolitischen Systemen nicht mehr halten kann.

Versteht man unter Globalisierung die wachsende wirtschaftliche Verflechtung der Nationalstaaten durch den Handel mit Waren und Dienstleistungen sowie die Mobilität von Kapital, Technologie und Arbeit, so hat sich infolge der Liberalisierung von Welthandel und internationalen Kapitalmärkten, der Verbilligung der Transportkosten und der Herausbildung neuer Informationssysteme der Wettbewerbsdruck zweifelsohne verschärft. Unübersehbar ist auch, dass es längst nicht mehr nur um die traditionelle Konkurrenz „nationaler" Endprodukte geht; durch die Existenz transnationaler, global operierender Unternehmen stehen ganze Produktions- und Dienstleistungsstandorte und Volkswirtschaften in Konkurrenz zueinander. Als neue Qualität der Globalisierung lässt sich schließlich die Internationalisierung der Finanz- und Kapitalmärkte beschreiben.

Gleichwohl sind keine Anzeichen dahingehend zu erkennen, dass die Bundesrepublik Deutschland mit ihrem sozialstaatlichen System in diesem Konkurrenzkampf unterliegt. Zunächst ist darauf zu verweisen, dass zwar die preisliche Komponente im Wettbewerb an Bedeutung gewonnen hat, und zwar in dem Maße wie sich bei einer wachsenden Zahl von Produkten eine technologisch-qualitative Annäherung zeigt, dass aber dennoch andere Faktoren wie Qualität, Produktinnovation, Infrastrukturausstattung usw. von maßgeblicher Bedeutung sind. Bezieht man sich auf die Hauptkomponente der preislichen Wettbewerbsfähigkeit, auf die Arbeitskosten, liegt es auf der Hand, dass diese nicht in ihrer absoluten Höhe zu bewerten sind. Es ist bekannt, dass der Lebensstandard in Deutschland und damit die Arbeitskosten je Stunde höher liegen als beispielsweise in den Ländern Asiens oder Mittel- und Osteuropas, aber auch höher als in den meisten OECD- und EU-Ländern.

Aussagefähiger Indikator für die Wettbewerbsfähigkeit eines Landes sind lediglich Höhe und Entwicklung der *Lohnstückkosten*, also die Arbeitskosten in ihrem Verhältnis zur Stundenproduktivität (vgl. Pkt. 3.6.2 dieses Kapitels). Betrachtet man die *Entwicklung* der Lohnstückkosten in der Bundesrepublik (alte Bundesländer) im Verhältnis zu den maßgeblichen Wettbewerbsländern, so lässt sich feststellen, dass diese – in jeweiliger *Landes*währung berechnet – in den alten Bundesländern in den Jahren von 1980 bis 1997 mit jahresdurchschnittlich 2,2 % deutlich geringer gestiegen sind als im Durchschnitt der OECD-Staaten (5,9 %). Von einer sozialstaatlich induzierten Kostenkrise kann also keinesfalls gesprochen werden; die Steigerung von Lohnkosten wie von Lohnnebenkosten einschließlich der Unterschiede von Arbeitszeit, Urlaub und Fehlzeiten sind durch Produktivitätssteigerungen „verdient" worden. Die anhaltenden Exportüberschüsse in Deutschland sind ein Ausdruck dieser Entwicklung.

Die gesamtwirtschaftliche Betrachtung auf der Ebene von Durchschnittswerten (zu unterscheiden ist bei der Produktivitäts- und Lohnstückkostenentwicklung sowohl zwischen Dienstleistungsbereich und Industrie als auch zwischen den einzelnen Sektoren der Industrie) schließt allerdings ein, dass es in einzelnen Branchen und Betrieben, vor allem im Bereich arbeitsintensiver Produktion und unterdurchschnittlicher Produktivitätsentwicklung, zu massiven Problemen durch den intensivierten internationalen Wettbewerb kommt – mit der Folge eines Niedergangs ganzer Produktionszweige und des Verlustes von Arbeitsplätzen. Strukturverschiebungen dieser Art sind aber nicht nur und automatisch als Verlust zu verstehen, denn wenn der Weltmarkt wächst und die aufrückenden Staaten Nachfrage entfalten, wird sich diese Nachfrage in wachsenden deutschen Exporten anderer, höherwertiger Gütern niederschlagen.

Nun konkurrieren die Betriebe mit ihren Produkten auf den Weltmärkten nicht zu Kosten in nationaler Währung, sondern es sind ganz maßgeblich die *Wechselkursrelationen*, die die Preise bestimmen. Der Wechselkursmechanismus gleicht die Kostenvorteile- und -nachteile von Ländern zumindest zum Teil aus. Der Wechselkurs auf den Devisenmärkten ist einerseits eine Reaktion auf die Kostensituation und Wettbewerbsfähigkeit. Da sich die Kapitalbewegungen weitgehend von den Handelsbewegungen gelöst haben, wird er aber im zunehmenden Maße durch die Zinsdifferenzen auf dem Weltfinanzmarkt und spekulative Bewegungen beeinflusst. Kommt es auf diese Weise zu einem steigenden Wechselkurs, wirkt er sich als Wettbewerbserschwernis aus und macht den Stückkosten- und Preisvorsprung teilweise wieder zunichte. Exporterleichternd wirken hingegen sinkende Wechselkurse.

Die Bewegungen auf den internationalen Finanz- und Kapitalmärkten haben die Wettbewerbsstärke des Standorts Deutschland bislang nicht beeinträchtigt: Zwar ist es zu einer enormen Aufblähung des kurzfristig anlagesuchenden Finanzkapitals gekommen. Bei den Realkapitalien hingegen fällt die Mobilität schwächer aus, die Zuwachsrate der grenzüberschreitenden Direktinvestititonen ist weit weniger steil als die Entwicklung bei den Finanzanlagen; als Hauptmotiv für Auslandinvestitionen gilt eindeutig die Nähe zum Absatzmarkt; niedrige Löhne oder Sozialstandards haben eine nebenrangige Bedeutung.

Gleichwohl üben in Zeiten schwachen Wachstums und anhaltend hoher Arbeitslosigkeit Unternehmensentscheidungen über Standortwahl und Investitionen im Ausland oder Inland einen starken Druck auf Staat, Gewerkschaften und Belegschaften aus. Es mehren sich die Fälle von „Bleibe- bzw. Ansiedlungsverhandlungen", deren Preis Konzessionen bei Löhnen, Arbeitszeiten und anderen arbeits-, tarif- und sozialrechtlichen Standards sind. Deutschland befindet sich in einem internationalen Wettbewerb um Arbeits- und Sozialkostensenkung sowie um niedrige Steuerbelastungen, um für die standortsuchenden Unternehmen und Kapitaleigner attraktiv zu bleiben. Damit ist die Gefahr eines Unterbietungswettlaufs zwischen den Staaten verbunden. Angesichts offener Kapitalmärkte und weltübergreifender Produktions- und Investitionsentscheidungen der großen multinationalen Unternehmen verengt sich die Handlungsautonomie der Nationalstaaten vor allem hinsichtlich der Steuer-, Fiskal- und Geldpolitik zusehends.

Durch die internationale Vereinbarung von arbeits- und sozialrechtlichen Standards (z.B. hinsichtlich des Arbeitsschutzes) kann hier ein Gegengewicht gesetzt werden. Zu nennen sind in diesem Zusammenhang die Übereinkommen der *Internationalen Arbeitsorganisation* (ILO) und die Richtlinien und Verordnungen auf der Ebene der *Europäischen Union*. Allerdings handelt es sich hier lediglich um Mindestnormen. Auch innerhalb der EU ist eine Harmonisierung auf dem Gebiet der Sozialpolitik nicht vorgesehen. Die Gemeinschaftscharta der EU der sozialen Grundrechte der Arbeitnehmer (Sozialcharta) von 1989 setzt zwar weitergehende Ziele, hat aber nur den Charakter einer politischen Willenserklärung.

Eine Veränderung der Wettbewerbsbeziehungen hat sich im Gefolge der *Europäischen Währungsunion* ergeben. Durch die einheitliche europäische Währung ist für gut 43 % des deutschen Außenhandels der Wechselkursmechanismus aufgehoben. Damit ist der Binnenhandel in der EU auf eine stabile Basis gestellt worden, da spekulativ bestimmte Schwankungen der Währungsparitäten entfallen. Wechselkurse haben freilich auch als Korrekturfaktor bei abweichenden Kosten- und Preisentwicklungen gewirkt. Da Wechselkursanpassungen und nationale Zinspolitik als Puffer ausfallen, werden im Euro-Raum Kosten- und Preisunterschiede in der Produktion unmittelbar sicht- und vergleichbar: Eine preissteigernde Erhöhung der Lohnstückkosten in einem Land, eine Folge beispielsweise hoher Lohnsteigerungen oder hoher Beitragssatzsteigerungen zur Sozialversicherung, schlägt sich sofort als Wettbewerbs- und Absatzhindernis nieder, wenn sich diese Entwicklung nicht auch in den anderen Ländern findet. Andersherum bedeuten Stückkostenminderungen Wettbewerbs- und Absatzvorteile. Dieser Zusammenhang kann als Auslöser für eine Anpassung der Arbeits- und Sozialkosten nach unten wirken. Um dies zu verhindern, ist eine Abstimmung von Sozial- und Tarifpolitik in der EU unverzichtbar.

4.4 Sozialstaat als Beschäftigungshemmnis?

Im Zeichen anhaltender Arbeitslosigkeit gewinnt die kritische Aussage an Gewicht, der Sozialstaat selbst sei ein entscheidender Grund für die Entstehung und Verfestigung der Beschäftigungsprobleme. Diese These konzentriert sich nicht auf die oben skizzierten gesamtwirtschaftlichen Auswirkungen der Sozialpolitik auf Wachstum und Wettbewerbsfähigkeit, sondern beruht auf einer mikroökonomischen Perspektive: Arbeitslosigkeit wird als Gleichgewichtsstörung auf dem Arbeitsmarkt interpretiert und gilt dann als durch den Sozialstaat verursacht, wenn sich Angebot und Nachfrage nach Arbeit infolge sozialpolitischer Regelungen und ihrer Rückwirkungen auf das Verhalten der Beteiligten nicht ausgleichen können. Zu unterscheiden ist also zwischen den Auswirkungen der Sozialpolitik auf die Nachfrage am Arbeitsmarkt, die von den Unternehmen getätigt wird, und auf das Angebot am Arbeitsmarkt, das von den Arbeitskräften ausgeht.

4.4.1 Sozialpolitik und Arbeitsnachfrage

„Sozialstaatsinduzierte Arbeitslosigkeit“ bezogen auf die *Arbeitsnachfrage* wird aus Sichtweise mikroökonomisch-neoklassisch argumentierender Ökonomen durch folgende Faktoren hervorgerufen:

- Das gesamte *Niveau* der Arbeitskosten ist wegen der überzogenen Tarife und Lohnnebenkosten zu hoch mit der Folge einer reduzierten Arbeitsnachfrage und einer Substitution von Arbeitskraft durch Kapital (technologische Rationalisierung).

- Im unteren Bereich des Arbeitsmarktes, auf dem Feld von Arbeiten mit niedrigen Qualifikationsanforderungen, verhindern die zu hohen Arbeitskosten das Entstehen von sog. Einfacharbeitsplätzen vor allem im Dienstleistungssektor. Die Löhne sind nach unten hin nicht offen, die Lohndifferenzierung ist unzureichend. Als Ursachen für die Arbeitslosigkeit gelten die auf Lohnnivellierung zielende Tarifpolitik der Gewerkschaften und die Sozialhilfe, die durch ihr Leistungsniveau faktisch einen Mindestlohn fixiert, der von den Unternehmen nicht unterschritten werden kann.
- Sozialpolitisch begründete arbeitsrechtliche Schutzregelungen für einzelne Personengruppen wirken kontraproduktiv, da Kündigungsschutz sowie besondere Arbeitszeit- und Arbeitsschutzregelungen die Kosten für die Unternehmen erhöhen. Sind aber die Kosten für die geschützten Personengruppen im Verhältnis zu ihrem Ertrag zu hoch, rentiert sich die Beschäftigung für die Unternehmen nicht, statt Älteren oder Schwerbehinderten werden Jüngere eingestellt. Arbeitslosigkeit und weitere Beschäftigungsbenachteiligungen, die durch soziale Schutzgesetze bekämpft werden sollen, werden durch diese Eingriffe also erst geschaffen.

Bei einer Auseinandersetzung mit diesen Argumentationslinien steht die Kontroverse über den Zusammenhang von Lohn- bzw. Arbeitskosten und Beschäftigung im Mittelpunkt. Strittig ist vor allem die These, schon aus rein binnenwirtschaftlicher Sicht sei ein möglichst niedriges Arbeitskosten- und damit Lohn- und Sozialniveau die entscheidende Voraussetzung für mehr Beschäftigung. Empirische und theoretische Analysen zeigen, dass die Argumentation wenig stichhaltig ist. Denn die dahinter stehende Vorstellung, der Grad der Beschäftigung hänge ausschließlich von der Lohnhöhe ab, und bei hinreichend niedrigem Lohn stelle sich immer Vollbeschäftigung ein bzw. werde unfreiwillige Arbeitslosigkeit überwunden, verabsolutiert das abstrakte kurzperiodige mikroökonomische Marktgleichgewichtmodell und klammert alle typischen Besonderheiten des Arbeitsmarktes aus:

- Durch die ausschließlich mikroökonomische Perspektive wird die Nachfragefunktion des Lohnes und die Rückkopplung des Arbeitsmarktes mit den Gütermärkten außer Acht gelassen. Bei der Arbeitsnachfrage der Unternehmen handelt es sich aber um eine aus dem am Markt absetzbaren Produktions- bzw. Dienstleistungsvolumen *abgeleitete* Nachfrage.
- Nicht unterschieden werden die kurz- und langfristige Perspektive. Deshalb wird die längerfristige Rückkopplung der Lohnhöhe mit dem arbeitssparenden technischen Fortschritt übersehen und die Funktion der Lohnentwicklung als Antrieb der Produktivitätsentwicklung und somit der wirtschaftlichen Leistungs- und Wettbewerbsfähigkeit eines Landes vernachlässigt .
- Die Besonderheiten des Arbeitsmarktes gegenüber anderen Gütermärkten werden nicht beachtet, vor allem die atypische Rückkopplung von Preis und Angebot (inverse Angebotsfunktion: es ist möglich, dass bei sinkenden

Löhnen das Angebot steigt und nicht sinkt, vgl. Kap. „Arbeit und Arbeitsmarkt“, S. 283 f.).

- Schließlich liefert auch die Empirie des Arbeitsmarktes keine Hinweise für ein überzogenes Lohnniveau, wie die Darstellung von Höhe und Entwicklungsverlauf der Lohnstückkosten einschließlich der Lohnnebenkosten gezeigt hat (vgl. Pkt. 3.6.2 dieses Kapitels).

Auch die These, dass eine wenig ausdifferenzierte Lohn*struktur* für die unzureichende Arbeitsnachfrage im Bereich einfacher Dienstleistungsarbeitsplätze verantwortlich sei, leidet an der Einseitigkeit der neoklassischen Argumentation. Wie die Verteilungsanalysen erkennen lassen, kann von einer nivellierten Lohnstruktur in Deutschland nicht geredet werden. Niedriglöhne müssen nicht geschaffen werden, sie existieren bereits. Zu diskutieren wäre deshalb allein, ob die Abstände zwischen hohen und niedrigen Entgelten noch stärker ausfallen sollen. Da es in Deutschland keine gesetzlichen Mindestlöhne gibt, wird die untere Auffanglinie gegenüber Niedriglöhnen durch das sozialhilferechtliche Existenzminimum gesetzt. Das Existenzminimum ist sozial-kulturell definiert, es orientiert sich an dem Tatbestand, dass Deutschland ein Land mit einem insgesamt hohen Lebensstandard und Einkommensniveau ist. Durch das sog. Abstandsgebot, das bei der Bemessung der Regelsätze zum Lebensunterhalt zu beachten ist (vgl. Kap. „Einkommen“, S. 214 f.), sind die untersten Lohnsätze zugleich wieder Richtgröße für die Höhe der Regelsätze. Zwischen niedrigen Löhnen und Sozialhilfe besteht also ein Rückkopplungsmechanismus.

Aufgrund des Mindestlohncharakters der Sozialhilfe können sich auf dem Arbeitsmarkt Arbeitsplätze nicht halten, auf denen bei Vollzeitarbeit noch nicht einmal das Existenzminimum erwirtschaftet werden kann. Dies ist keine Fehlentwicklung, sondern sozialpolitisch so gewollt und ökonomisch rational. Der Versuch, durch eine Niedriglohnstrategie Existenzminimum und Lohnsätze abzusenken, um über diesen Weg Beschäftigung zu schaffen, ist nicht nur aus sozial- und gesellschaftspolitischer Sicht problematisch. Es ist fraglich, ob durch eine derartige Politik tatsächlich *zusätzliche* Arbeitsplätze entstehen (vgl. dazu ausführlich Kap. „Arbeit und Arbeitsmarkt“, S. 399 ff.). Viel spricht dafür, dass die Nachfrage nach Arbeit unverändert bleibt, weil sich durch die Lohnspreizung die gesamtwirtschaftlichen Bedingungen nicht geändert haben. Unter diesen Bedingungen wird sich am Arbeitsmarkt lediglich ein Verdrängungsmechanismus entfalten, indem billigere Arbeit teurere Arbeit verdrängt, das Gesamtvolumen der nachgefragten Arbeit sich aber nicht vergrößert.

Ein Beispiel für diesen Substitutionseffekt ist die Ausweitung der sozialversicherungsfreien, häufig prekären Beschäftigungsverhältnisse: In den letzten Jahren haben die Unternehmen bei einem insgesamt rückläufigen Arbeitsvolumen und sinkenden Beschäftigungszahlen diese kostengünstigen Formen des Arbeitskräfteeinsatzes deutlich ausgeweitet – zu Lasten sozialversicherungspflichtiger, arbeits- und tarifrechtlich abgesicherter Arbeitsverhältnisse (vgl. Kap. „Einkommen“, S. 187 und Kap. „Arbeit und Arbeitsmarkt“, S. 295 ff.).

Auch die schlechten Beschäftigungschancen einzelner Personengruppen und die personelle Strukturierung der Arbeitslosigkeit (vgl. Kap. „Arbeit und

Arbeitsmarkt“, S. 325 ff.) sind Folge eines Selektions- und Verdrängungseffektes von Arbeitskräften beim Zugang in die Arbeitslosigkeit und beim Abgang aus der Arbeitslosigkeit. Sozialpolitische Schutzregelungen sind eine *Antwort* auf dieses Problem. Ohne diese Regelungen sähe die Situation beispielsweise von schwangeren Frauen und Müttern sowie von Jugendlichen, Behinderten oder Älteren noch schlechter aus. Gleichwohl ist bei der konkreten Ausgestaltung der personengruppenbezogenen Schutzpolitik darauf zu achten, dass sich einzelne Regelungen nicht als berufliches Einstiegshemmnis auswirken. So sollte der besondere Kündigungsschutz nicht an das Lebensalter, sondern an die Betriebszugehörigkeitsdauer geknüpft werden, um die Wiederbeschäftigungschancen älterer Arbeitsloser zu verbessern. Anders wiederum sieht es bei den auf Kindererziehung bezogene Schutzregelungen aus: Erziehungsurlaub, Freistellungs- und Teilzeitansprüche können erst dann nicht mehr gegen die Beschäftigung von Frauen ausgespielt werden, wenn die Unternehmen erwarten müssen, dass auch Väter von ihnen Gebrauch machen (vgl. Bd. II, Kap. „Familie“, S. 219 f.).

4.4.2 Sozialpolitik und Arbeitsangebot

Die Sozialpolitik wirkt auf vielfältige Weise, in unterschiedlicher Richtung und mit jeweils besonderen Zielsetzungen auf das Arbeitsangebot ein. Die im Zentrum der öffentlichen Aufmerksamkeit stehende Frage, ob es sich für Arbeitslose überhaupt noch lohne, eine Arbeit aufzunehmen, da es sich aufgrund der hohen Sozialleistungen ohne Arbeit besser als mit (niedrig entlohnter) Arbeit leben lasse, markiert nur einen Ausschnitt aus der ganzen Spannweite der Wechselbeziehungen zwischen Sozialpolitik und Arbeitsangebot.

Das Verhältnis zwischen Erwerbsarbeit und Sozialleistungen ist im System der Sozialen Sicherung eindeutig definiert: Zur Bestreitung des Lebensunterhalts muss vorrangig die eigene Arbeitskraft eingesetzt werden. Ein *Wahlrecht* zwischen der Einkommenserzielung durch Erwerbsarbeit oder dem Bezug von Sozialleistungen gibt es *nicht*. Nur dann, wenn Erwerbsarbeit wegen fehlender Arbeitsfähigkeit (Krankheit, Invalidität, Alter, Kindererziehung, Behinderung) oder wegen fehlender Arbeitsplätze (Arbeitslosigkeit) nicht (mehr) möglich oder zumutbar ist, besteht ein Anspruch auf Sozialleistungen. Durch das lohn- und beitragsorientierte Sozialversicherungssystem werden ganz allgemein Arbeitsanreize gesetzt, da die Höhe der Absicherung entscheidend von der Dauer der versicherungspflichtigen Beschäftigung und der Höhe des Verdienste abhängt. So werden bei der Rentenversicherung im Unterschied zu einem Grundrentensystem nur bei einer langjährigen Erwerbsbeteiligung ausreichend hohe Renten gezahlt (vgl. Bd. II, Kap. Alter“, S. 266 ff.).

Die Möglichkeit, ohne Erwerbseinkommen und nur mit den Sozialleistungen leben zu können, hängt von der Leistungshöhe, der Leistungsdauer und den Bezugsvoraussetzungen ab. Je niedriger die Leistungen und je kürzer die Bezugsdauer, um so größer der materielle Druck, möglichst die Erwerbstätigkeit aufrechtzuerhalten bzw. möglichst schnell wiederaufzunehmen. Ganz generell lässt sich feststellen, dass die sozialversicherungsrechtlichen Lohnersatzleistungen in ihrem Niveau so bemessen sind, dass sie stets unterhalb des vorherigen Arbeitseinkommens liegen. Die These, ohne Erwerbsarbeit lebe es sich besser als mit, trifft nicht zu.

Dies gilt insbesondere für das Arbeitslosengeld und die bedürftigkeitsgeprüfte Arbeitslosenhilfe, Einkommenseinbußen von bis zu 50 % sind zu verkraften (vgl. Kap. „Arbeit und Arbeitsmarkt", S. 348 ff). Wegen fehlender oder unzureichender Leistungen aus der Arbeitslosenunterstützung ist ein immer größerer Teil der Arbeitslosen auf den Bezug von Sozialhilfe angewiesen. Die bedürftigkeitsgeprüfte Sozialhilfe deckt lediglich das sozial-kulturelle Existenzminimum ab und liegt damit in aller Regel deutlich unter dem Einkommensniveau bei Erwerbstätigkeit. Das sog. Abstandsgebot wird eingehalten, auch das Einkommen aus niedrigen Arbeitsengelten übersteigt das Bedarfsniveau der Sozialhilfe (vgl. Kap. „Einkommen", S. 214 f). Sozialleistungen an arbeits*fähige*, aber arbeits*lose* Personen sind zudem mit *Zumutbarkeitsanforderungen* und im Fall der Verweigerung einer Arbeitsaufnahme mit administrativen Sanktionen verbunden. Einen Einkommens- und Statusschutz sieht das Sozialhilferecht nicht vor – im Grundsatz muss jedwede Arbeit angenommen werden, und auch im Arbeitsförderungsrecht verringert sich der Einkommensschutz mit zunehmender Dauer der Arbeitslosigkeit immer mehr (vgl. Kap. „Arbeit und Arbeitsmarkt", S. 315). In den letzten Jahren sind sowohl die Zumutbarkeitsanforderungen verschärft als auch die Leistungen bei Arbeitslosigkeit kontinuierlich verringert worden, begründet jeweils damit, den Anreiz zur Arbeitsaufnahme zu erhöhen und unechte Arbeitslosigkeit zu beseitigen.

Die Entwicklung auf dem Arbeitsmarkt zeigt, dass Arbeitslosigkeit keine Folge fehlender Bereitschaft ist, freie, niedrig entlohnte Arbeitsplätze zu besetzen. Repräsentative empirische Befunde (und nicht nur Einzelbeispiele) für verbreitete Arbeitsunwilligkeit, mangelnde Mobilitätsbereitschaft und unzureichendes Anpassungsverhalten gibt es nicht. Durch einen größeren finanziellen und administrativen Druck, Arbeit aufzunehmen, entstehen nicht plötzlich neue Arbeitsplätze. Das Kernproblem ist das gesamtwirtschaftliche Arbeitsmarktungleichgewicht mit einer massiven Diskrepanz zwischen offenen Stellen und Arbeitsuchenden.

Von großer Bedeutung für das Niveau der registrierten Arbeitslosigkeit sind die Regelungen der *Rentenversicherung*. Durch die Festlegung von *Altersgrenzen*, die zum Bezug einer Altersrente berechtigen, konstituiert sich die Lebensphase des Alters, in der Erwerbstätigkeit wohl noch möglich wäre, aber nicht mehr eingefordert wird. Der Zeitpunkt des Übergangs in die Nach-Erwerbsphase ist primär sozialpolitisch bestimmt, aber auch finanzierungs- und arbeitsmarktpolitische Gründe spielen eine entscheidende Rolle. Die Vorverlegung der Altersgrenze galt lange Zeit als ein bewusst eingesetztes Instrument, um das Arbeitsangebot älterer Arbeitnehmer zu reduzieren und den Arbeitsmarkt zu entlasten. Die gegen Ende der 90er Jahre einsetzende Anhebung der Altersgrenzen ist eine Maßnahme zur Ausgabenminderung bei der Rentenversicherung, sie belastet nunmehr den Arbeitsmarkt, da ältere ArbeitnehmerInnen länger im Erwerbsleben bleiben (vgl. Kap. „Arbeit und Arbeitsmarkt", S. 276). Vergleichbare Rückwirkungen auf die Angebotsseite des Arbeitsmarktes haben die Regelungen zur Anerkennung einer *Rente wegen Erwerbsminderung* (vgl. Bd. II, Kap. „Alter“, S. 262 f.).

Das Sozialleistungssystem *fördert* zugleich das Arbeitsangebot. So zielen die *Rehabilitationsmaßnahmen* im Bereich der Kranken-, Renten- und Unfallversicherung sowie der Arbeitsverwaltung darauf ab, die Arbeitsfähigkeit wiederherzustellen und die Wiedereingliederung in das Arbeitsleben zu ermöglichen. Maßnahmen der *Arbeitsförderung* (Umschulung und Fortbildung, Mobilitätshilfen usw.) sollen Qualifikation und Vermittlungsfähigkeit von Arbeitslosen verbessern.

Widersprüchliche Auswirkungen auf das Arbeitsangebot insbesondere von Frauen haben die Maßnahmen der *Familienpolitik*: Auf der einen Seite gibt das Sozialleistungssystem Ehepartnern vielfältige Anreize, nicht, oder nur geringfügig erwerbstätig zu sein. Abgezielt wird auf Frauen und Mütter und das traditionelle Leitbild der Ernährer- und Hausfrauenehe. In diese Richtung einer längeren Unterbrechung oder gar Aufgabe der Berufstätigkeit wirken vor allem das Erziehungsgeld, die Mitversicherung in der Krankenversicherung, die Hinterbliebenenrente sowie die Steuerpolitik (vgl. dazu Kap. „Einkommen“, S. 180). Auf der anderen Seite stehen Regelungen, die helfen sollen, die Erwerbstätigkeit nicht aufzugeben und Beruf und Familie parallel miteinander zu vereinbaren. Beispiele dafür sind der Erziehungsurlaub (Rechtsanspruch auf Rückkehr in den Beruf) und die sozialstaatliche Infrastruktur (hier insbesondere Tageseinrichtungen für Kinder). Diese Widersprüchlichkeit ist Ausdruck des sich wandelnden Frauen- und Familienleitbildes (vgl. Bd. II, Kap. „Familie“, S.205 ff).

5. Finanzierungsprobleme des Sozialstaates

Der Rückblick auf die Sozialpolitik seit Mitte der 80er Jahre lässt eine Abfolge von Finanzierungsproblemen und -krisen erkennen. Die öffentlichen Haushalte wie die Sozialversicherungshaushalte sind durch immer wieder aufklaffende Finanzierungsdefizite geprägt, die bei den Gebietskörperschaften durch eine wachsende Neuverschuldung und Steuererhöhungen und bei den Sozialversicherungsträgern (denen eine Verschuldung nicht möglich ist) durch steigende Beitragssätze ausgeglichen wurden. Vor allem aber prägen Einschnitte in das soziale Netz die Entwicklung, um über diesen Weg die Ausgaben zu senken bzw. den Ausgabenzuwachs zu begrenzen. In nahezu allen Bereichen des Systems der Sozialen Sicherung ist – bis auf wenige Ausnahmen (Einführung der Pflegeversicherung, Kindererziehungsleistungen in der Rentenversicherung) – das Leistungsrecht verschlechtert worden. Im folgenden sollen die Ursachen für diese Entwicklung analysiert werden.

5.1 Folgen von Arbeitslosigkeit und deutscher Einigung

Bei einer Finanzierung der Sozialversicherung nach dem Umlageverfahren lässt sich ein Gleichgewicht zwischen Einnahmen und Ausgaben nur dann garantieren, wenn sich beide Größen im Gleichschritt entwickeln. Steigen die Ausgaben stärker als die Einnahmen, entsteht eine Finanzierungslücke. Eine solch gegenläufige Entwicklung von Einnahmen und Ausgaben wird in den eigenständigen Haushalten der Sozialversicherungsträger unmittelbar als Defizit sichtbar. Will man wissen, durch welche Einflüsse ein einmal bestehendes Gleichgewicht zwischen Einnahmen und Ausgaben gestört wird, ist es notwendig, die Faktoren, die auf die Entwicklung von Einnahmen und Ausgaben einwirken, zu unterscheiden:

- Die *Einnahmen* errechnen sich bei gegebenem Beitragssatz als Produkt von Zahl der Beitragsleistenden und durchschnittlicher Höhe der Arbeitseinkommen, die der Beitragszahlung zugrunde liegen.
- Für die Höhe der *Ausgaben* ist das Produkt von Zahl der Leistungsempfänger und durchschnittlicher Höhe der Leistungen entscheidend.

Finanzierungsdefizite ergeben sich also immer dann,

(1) wenn der Zuwachs der durchschnittlichen Höhe der Leistungen den Zuwachs der (der Beitragszahlung zugrundeliegenden) Einkommen übersteigt oder/und

(2) wenn die Zahl der Leistungsempfänger stärker zunimmt als die Zahl der Beitragszahler.

(zu 1) Überproportionale, über den allgemeinen Einkommensanstieg hinausreichende *Zuwächse der Höhe der Leistungen je Empfänger* treten auf bei

- Verbesserungen im Leistungsrecht z.B. durch Erhöhung des Leistungsniveaus, Aufnahme neuer Risiken, Erleichterung von Anspruchsvoraussetzungen) oder/und
- Preis- und Kostenerhöhungen von Dienst- und Sachleistungen, z.B. durch Kostenexpansion im Sozial- und Gesundheitswesen.

Werden keine Verbesserungen im Leistungsrecht beschlossen, kann es bei den *Geld*leistungen der Sozialversicherung keine größere Abweichungen in der Entwicklung von Leistungshöhe und Einkommenshöhe geben. Etwas anderes gilt für die Sachleistungen, da sich diese nach dem Bedarf richten und eine eigenständige Kostendynamik aufweisen (vgl. in Bd. II die Kap. „Gesundheit und Gesundheitssystem" und „soziale Dienste"). Zwar werden die Geldleistungen im Rahmen der dynamischen Anpassung jährlich erhöht, doch folgt diese Erhöhung der Entwicklung der (Netto)Arbeitseinkommen. Ein niedriger Zuwachs der Arbeitseinkommen spiegelt sich damit automatisch in einem niedrigen Zuwachs der Geldleistungen je Leistungsempfänger wider. Hohes Wachstum ist also keine Voraussetzung für Finanzierungsstabilität. Hohe Wachstumsraten erleichtern allerdings die Durchsetzung der Finanzierung *neuer* Sozialleistungen. In einer solchen Situation kann die Finanzierung über steigende Beiträge aus dem *Zuwachs* des Einkommens erfolgen, ohne den Bestand real zu schmälern.

(zu 2) Ein *Anstieg der Zahl der Leistungsempfänger*, durch den sich das Verhältnis von Leistungsempfängern zu Beitragszahlern verschiebt, tritt auf, wenn

- die Zahl der versicherungspflichtig Beschäftigten sinkt oder/und

- mehr Personen eine Leistung beziehen bzw. die Leistungen länger bezogen werden.

Diese gegenläufige Entwicklung von Leistungsempfängern und Beitragszahlern ist die eigentliche Ursache für die Finanzierungskrise, die vor allem die Renten- und Arbeitslosenversicherung in den letzten Jahren getroffen hat. Dahinter steht in erster Linie die negative Entwicklung von Beschäftigung und Arbeitslosigkeit. Der Einfluss der Arbeitslosigkeit auf die Finanzlage der Sozialversicherungshaushalte ist deswegen so gravierend, weil ein niedriger Beschäftigungsstand Ausgaben- und Einnahmenseite gleichermaßen negativ berührt. Dem steigenden Finanzbedarf auf der einen Seite steht eine durch dieselben Ursachen verschlechterte Einnahmesituation auf der anderen Seite gegenüber. Mit rückläufiger Beschäftigtenzahl sinken bei sonst gleichbleibenden Verhältnissen die Beitrags- und Steuereinnahmen, während zugleich durch die hohe Zahl von Arbeitslosen wachsende Ausgaben verursacht werden: Mehrausgaben entstehen bei der Bundesanstalt für Arbeit durch den Anstieg der passiven Leistungen, vor allem Arbeitslosengeld, Arbeitslosenhilfe, Kurzarbeitergeld, sowie durch die notwendig werdenden Maßnahmen der aktiven Arbeitsmarktpolitik und im beachtlichen Maße auch bei der Rentenversicherung, weil die Zahl der arbeitsmarktbedingten Frühverrentungen zunimmt.

Durch die Beitragszahlungen für Arbeitslose durch die Bundesanstalt für Arbeit an die Renten-, Kranken- und Pflegeversicherung werden die arbeitsmarktbedingten Einnahmerückgänge bei diesen Trägern zwar reduziert. Das finanzielle Gesamtproblem löst sich dadurch jedoch nicht: Die Beitragszahlungen erhöhen die Ausgaben der Bundesanstalt für Arbeit und führen hier zu Finanzierungsproblemen.

Nach Berechnungen des Instituts für Arbeitsmarkt- und Berufsforschung der Bundesanstalt für Arbeit betrugen 1997 die gesamtfiskalischen, direkten und indirekten Kosten der Arbeitslosigkeit mehr als 166 Mrd. DM. Die BA trägt daran mit einem Anteil von gut 40 % die höchste Last, aber auch der Bund wird rd. 26 % belastet. Auf Renten- und Krankenversicherung entfallen gut 15 %, auf Länder und Gemeinden 18 % (vgl. Kap. „Arbeit und Arbeitsmarkt“, S. 344 ff.). Verschärfend kommt hinzu, dass sich unter den Bedingungen der anhaltenden Arbeitsmarktkrise auf dem Arbeitsmarkt jene Beschäftigungsverhältnisse ausdehnen, die *nicht* der Versicherungs- und Beitragspflicht unterliegen wie Arbeitsverhältnisse unterhalb der Geringfügigkeitsgrenze, Selbständigkeit, Werkverträge (vgl. Kap. „Arbeit und Arbeitsmarkt“ S. 292ff.).

Die durch Arbeitslosigkeit bedingte Scherenentwicklung von Einnahmen und Ausgaben macht sich bei jedem Finanzierungsverfahren bemerkbar. Es ist gesamtwirtschaftlich nicht entscheidend, ob Sozialleistungen an Arbeitslose über das beitragsfinanzierte Sozialversicherungssystem oder über die steuerfinanzierten öffentlichen Haushalte abgewickelt werden. Sinkende Beschäftigten- und steigende Arbeitslosenzahlen führen jedes System in die Klemme, da sich immer die Relation von Beitrags- bzw. Steuerzahlern zu Leistungsempfängern verschiebt. Auch steuerfinanzierte Systeme wie die Sozialhilfe entgehen diesem Dilemma von steigenden Ausgaben und sinkenden Einnahmen nicht (vgl. Pkt. 5.2 dieses Kapitels).

Wenn Arbeitslosigkeit das Kernproblem der Finanzlage von Renten- und Arbeitslosenversicherung ist, dann tragen Maßnahmen zum Abbau der Arbeitslosigkeit entscheidend dazu bei, die Ausgaben zu senken und die Einnahmen zu erhöhen. Dies gilt auch für Maßnahmen arbeitsmarktpolitisch orientierter *Arbeitszeitverkürzungen.* Im Ausmaß der Beschäftigungseffekte einer kollektiven wie individuellen Arbeitszeitverkürzung errechnen sich auf jeden Fall Ausgabenminderungen. Demgegenüber kann die Einnahmenseite der Sozialversicherungsträger negativ berührt werden, nämlich dann, wenn die Arbeitszeitverkürzung ohne Lohnausgleich erfolgt *und* die Beschäftigungseffekte durch die induzierte Produktivität reduziert werden (vgl. Kap. „Arbeit und Arbeitsmarkt“, S. 265 ff.). Die Bemessungsgrundlage für die Beiträge, das ist die gesamtwirtschaftliche Lohnsumme als Produkt von Lohnsatz, Arbeitszeit und Beschäftigtenzahl, liegt damit niedriger als bei einer reinen Lohnrunde. Es kommt insofern darauf an, ob und inwieweit die induzierten Produktivitätszuwächse in der Tarifpolitik in den nachfolgenden Perioden berücksichtigt werden.

Arbeitslosigkeit ist vor allem in den *neuen Bundesländern* ein gravierendes Problem. Der seit der Einführung der Wirtschafts- und Währungsunion einsetzende Trend stark rückläufiger Beschäftigten- und ansteigender Arbeitslosenzahlen ist noch immer nicht gestoppt und hat zu einem eklatanten Missverhältnis zwischen Beitragszahlern und Leistungsempfängern geführt. Für die neuen Bundesländer errechnet sich eine historisch unvergleichlich hohe Sozialleistungsquote von (1997) etwa 55 % (vgl. Pkt. 2.2 dieses Kapitels). Da die hohen Sozialleistungen in den neuen Bundesländern nicht aus „Eigenmitteln“ finanziert werden können, war und ist ein Finanzverbund bzw. Finanzierungsausgleich mit den alten Bundesländern, in den auch die Sozialversicherungsträger einbezogen sind, zwingend erforderlich. Von 1991 bis 1998 summierten sich die Transfers auf insgesamt brutto 1.370 Mrd. DM. Der West - Ost Transfer der Sozialversicherungsträger (Bundesanstalt für Arbeit, Rentenversicherung und Krankenversicherung) betrug 236 Mrd. DM. Verteilungspolitisch problematisch ist dabei, dass es sich bei der Bewältigung der sozialen Folgen der Transformationskrise um eine allgemeine gesellschaftspolitische Aufgabe handelt, die eigentlich von allen BürgerInnen entsprechend ihrer Leistungsfähigkeit zu finanzieren wäre. Die Beitragsfinanzierung erfasst hingegen nur einen Teil der Erwerbstätigen, nämlich die versicherungspflichtigen Arbeiter und Angestellten (und diese auch nur bis zur Beitragsbemessungsgrenze), belastet lediglich die Arbeitseinkommen und weist einen durchgängig linearen Tarif auf. Dadurch entsteht eine Belastungswirkung, die den Grundsätzen des sozialen Ausgleichs widerspricht. Eine sachlich gerechtfertigte Finanzierung dieser Ausgaben aus dem allgemeinen Steueraufkommen unterstellt, könnte der zusammengefasste Beitragssatz zur Sozialversicherung um etwa 2 Punkte reduziert werden.

Insgesamt – also unter Einschluss der steuerfinanzierten Zahlungen – bindet der für die Überwindung der Transformationskrise Ostdeutschlands und zur Herstellung der sozialen Einheit Deutschlands unumgängliche Transferbedarf von West nach Ost eine Größenordnung von jährlich 5 % des Bruttoinlandsprodukts der alten Länder. Das heißt, dass die Staatsquote ohne die Belastung aus der Vereinigung nicht bei 50 % sondern bei 45 % liegen würde. Angesichts der schwierigen ökonomischen Verhältnisse in den neuen Bundesländern ist eine Angleichung des wirtschaftlichen und finanziellen Leistungsniveaus zwischen den neuen und den alten Bundesländern erst auf langfristige Sicht zu erwarten. Der Transferbedarf wird deshalb andauern.

Es zeigt sich, dass es zu kurz gegriffen ist, zu „großzügige" Sozialleistungen für die Finanzierungskrise in den Sozialversicherungshaushalten verantwortlich zu machen. Nicht der Sozialstaat ist zu teuer und gefährdet die ökonomische Stabilität, sondern die Arbeitslosigkeit ist zu teuer und gefährdet die finanzielle Stabilität des Sozialstaates. Allein die durch Arbeitslosigkeit bedingten Ausgaben im Sozialbudget machen gut 3 Prozentpunkte der Sozialleistungsquote aus. Ein „Umbau" des Sozialstaates, der auf diese vorgelagerten Probleme und den gesteigerten Bedarf an sozialen Leistungen nicht eingeht, kuriert deshalb allenfalls an den Symptomen.

5.2 Kommunale Sozialpolitik in der Finanzierungskrise

Im Unterschied zu den Sozialversicherungsleistungen lassen sich Finanzierungsprobleme bei den steuerfinanzierten Sozialleistungen nicht von den Finanzierungsproblemen der allgemeinen Staatsausgaben trennen. Da diese Leistungen über die öffentlichen Haushalte abgewickelt und über das Steueraufkommen (bzw. über Kreditaufnahme) finanziert werden und der Finanzausgleich über die Umschichtung einzelner Haushaltspositionen erreicht werden kann, gibt es keine „Defizite" bei der Finanzierung *einzelner* Leistungen. Im Grundsatz unterscheiden sich die Probleme aber nicht: Wenn z. B. bei der Sozialhilfe überproportionale Ausgabenzuwächse entstehen, müssen entweder die Steuern erhöht oder durch Haushaltsumschichtungen andere Leistungen und Ausgaben vermindert werden.

Am Beispiel der *Sozialhilfe* lässt sich deutlich machen, dass insbesondere die kommunalen Haushalte im allgemeinen und die kommunale Sozialpolitik im besonderen von der aktuellen Finanzierungskrise des Sozialstaates betroffen sind: Die Haushaltslage der Gemeinden ist seit Beginn der 90er Jahre durch ein anhaltendes Missverhältnis zwischen stagnierenden Einnahmen und steigenden Ausgaben charakterisiert. Verantwortlich für die *Einnahmeschwäche* sind gleich mehrere Faktoren:

- Wachstumsschwäche und die sich verschlechternde Lage auf dem Arbeitsmarkt begrenzen das Lohnsteueraufkommen, an dem die Gemeinden zu 15 % beteiligt sind;
- die Einnahmen aus der Gewerbeertragsteuer sind stark konjunkturreagibel und – trotz Anhebung der Hebesätze – durch Einbrüche gekennzeichnet, Steuerleichterungen für die Betriebe haben zugleich dazu geführt, dass die Gewerbesteuer faktisch nur noch bei Großunternehmen greift;
- die Länder haben ihre Zuweisungen begrenzt, da sie selber in ihren Haushalten Mehrausgaben und Mindereinnahmen zu verkraften haben.

Dem steht ein starker *Zuwachs* bei den Sozialausgaben gegenüber:

- die Zahl der Empfänger von *Hilfe zum Lebensunterhalt* steigt kontinuierlich an, insbesondere infolge der wachsenden Zahl von Langzeitarbeitslosen, die keine oder nur unzureichende Leistungen aus der Arbeitslosenversicherung erhalten. Durch die fortgesetzten Leistungskürzungen und verschärften Anspruchsvoraussetzungen im Bereich von Arbeitslosengeld und -hilfe wird die Ausgrenzung der Arbeitslosen aus dem der Sozialhilfe vorgelagerten Sicherungsbereich noch verstärkt. Bundesanstalt für Arbeit und Bund entlasten sich durch Kürzungen bei Arbeitslosengeld und Arbeitslosenhilfe auf Lasten der Gemeinden. Auch Leistungskürzungen in der Rentenversicherung durch Absenkung des Rentenniveaus, Einschnitte bei den Renten wegen Erwerbsminderung, Rentenabschläge beim vorzeitigem Rentenbezug sowie unzureichende Leistungen des Kindergelds belasten die Sozialhilfe. Die Gemeinden fungieren gleichsam als „Sozialstaat in der Reserve". Zu einer Entlastung bei den Sozialhilfeausgaben (Hilfe in besonderen Lebenslagen) hat hingegen die Einführung der Pflegeversicherung geführt (vgl. Bd. II, Kap. „Gesundheit und Gesundheitssystem", S. 106).
- Wirtschaftskrise und Arbeitslosigkeit führen zu wachsenden sozialen Problemen und Notlagen; die Folge ist ein steigender Bedarf auch an sozialen Hilfen und Diensten. Bei der Jugendhilfe beispielsweise, der Wohnungslosenarbeit, der Straffälligenbetreuung sind die Verbindungslinien zur Entwicklung auf dem Arbeitsmarkt offenkundig.
- Die Einlösung des Rechtsanspruchs auf einen Kindergartenplatz (vgl. Bd. II, Kap. „Familie", S. 211 f.) verlangt hohe Investitionen und führt zu zusätzlichen und dauerhaften Belastungen in den Verwaltungshaushalten durch steigende Personalausgaben, Sachkosten und Zuschüsse an freie Träger. Hier handelt es sich um eine bundesgesetzliche Leistungsverpflichtung, die den Kommunen auferlegt worden ist, ohne ihnen dafür zusätzliche Finanzmittel zur Verfügung zu stellen.

Die Gemeinden haben auf die Scherenbewegung zwischen Einnahmen und Ausgaben (vgl. Tabelle II.7) mit Personalabbau, Leistungseinschränkungen, einer stark rückläufigen Investitionstätigkeit und mit Anhebungen von Gebühren reagiert. Dennoch sind viele Städte, insbesondere die Städte in strukturschwachen Regionen mit hohen sozialen Belastungen, nicht in der Lage, Defizite in ihren Verwaltungshaushalten zu vermeiden. Da die Kommunen in weiten Teilen ihrer Aufgabenerfüllung durch bundes- und landesrechtliche Verpflichtungen gebunden sind (Pflichtaufgaben), konzentrieren sich die Leistungseinschränkungen auf die *freiwilligen Aufgaben*. Einsparungen erfolgen durch Schließung oder Verkauf von Einrichtungen (*Privatisierung*), Reduzierung von Angeboten, Kürzung von Zuschüssen an freie Träger, Verschlechterung von Personalschlüsseln und Gruppenstärken.

Eine Pflichtleistung ist insbesondere die Sozialhilfe, durch restriktive Handhabung von Kann- und Soll-Leistungen (z.B. bei der Gewährung von einmaligen Beihilfen) wird aber auch hier das Einsparmotiv in den Mittelpunkt gestellt. Leistungen der Jugendhilfe sind im geringen Maß individuelle Sozialleistungsansprüche (dies gilt in erster Linie für den Rechtsanspruch auf einen Kindergartenplatz), charakteristisch ist vielmehr die infrastrukturelle Gewährleistungsverpflichtung, die die Kommunen zu übernehmen haben. Es bleibt strittig, in welchem Ausmaß die Kommunen hier Leistungseinschränkungen vornehmen können.

Bei den *personalwirtschaftlichen* Einsparmaßnahmen ist nicht zu übersehen, dass Kommunen in einem wachsenden Maße dazu übergehen, die durch den Personalabbau gerissenen Lücken durch Arbeitsbeschaffungsmaßnahmen und Beschäftigungsprojekte zu kompensieren. Die Maßgabe, mit diesen Maßnahmen und Projekten *zusätzliche* Arbeit zu schaffen, wird dabei häufig umgangen (vgl. Kap. „Arbeit und Arbeitsmarkt", S. 369 f.).

Unter dem Druck der Finanzierungskrise in den Kommunen haben sich neue Formen einer *flexiblen Haushaltsführung* etabliert (Budgetierung, Kontrakt-Management, neue Steuerungsmodelle), von denen nicht nur Einsparungen, sondern vor allem eine effiziente, produkt- und kundenorientierte Leistungserstellung erwartet werden (vgl. Bd. II, Kap. „Soziale Dienste", S. 388 ff.).

6. Bevölkerungsentwicklung und Finanzierung des Sozialstaates

6.1 Demographische Modellrechnungen und Belastungsquotienten

Wenn – wie oben skizziert – eine verschlechterte Relation zwischen Beitragszahlern und Leistungsempfängern von entscheidender Bedeutung ist für die Entstehung von Finanzierungsungleichgewichten in den Sozialversicherungshaushalten, so müssen bei einer Analyse der mittel- und längerfristigen Finanzierungsfähigkeit der sozialen Sicherungssysteme die zu erwartenden demographischen Verschiebungen im Niveau und in der Altersstruktur der Bevölkerung ins Blickfeld genommen werden. Es ist bekannt, dass sich in allen entwickelten Staaten aufgrund der Doppelwirkung

- einer anhaltend niedrigen Geburtenrate und
- einer weiter ansteigenden Lebenserwartung

für die ersten Jahrzehnte des neuen Jahrtausends ein Rückgang der Gesamtbevölkerung und ein drastisch ansteigender Anteil älterer Menschen ergeben wird. Die Folge wird sein, dass die Zahl älterer Menschen, die Leistungen des sozialen Sicherungssystems in Anspruch nehmen, wächst, während gleichzeitig die Zahl der Menschen im mittleren, aktiven Lebensalter, die die Finanzierungsmittel bereitstellen müssen, sinkt. Die Lasten, die zugleich von weniger „Schultern" getragen werden müssen, steigen. Diese demographisch bedingten Finanzierungsprobleme betreffen vor allem die Alterssicherungssysteme; und hier nicht nur die Rentenversicherung, sondern auch die Beamtenversorgung, die Zusatzversorgung usw. (vgl. Bd. II, Kap. „Alter", S. 311 ff.). Zu Mehrbelastungen kommt es darüber hinaus in der gesundheitlichen Versorgung, im Pflegebereich und im weiten Bereich der sozialen Infrastruktur für ältere Menschen. Ältere Menschen verursachen im pro Kopf Durchschnitt deutlich höhere Kosten im Gesundheitswesen als jüngere. Zunehmen werden insbesondere

Zahl und Anteil der sehr alten, hochbetagten Menschen (vgl. Bd. II, Kap. „Alter", S. 233 f.) und damit die Zahl der chronisch Kranken, Behinderten und Pflegebedürftigen.

Diesen steigenden Ansprüchen auf die Versorgung mit medizinischen und sozialen Dienstleistungen im Krankheits- und Pflegefall steht auf der anderen Seite eine ebenfalls durch soziale und demographische Strukturverschiebungen beeinflusste Entwicklung gegenüber, die familiäre Hilfsformen zunehmend brüchig werden lässt (vgl. Bd. II, Kap. „Soziale Dienste", S. 357 ff.). Durch die Scherenbewegung von wachsendem Hilfebedarf und sinkenden familiären Selbsthilfemöglichkeiten wird die Ausweitung professioneller ambulanter, teilstationärer und stationärer sozialer Dienste unumgänglich.

Die zu erwartenden Veränderungen in der Bevölkerungszahl und insbesondere der Altersverteilung der Bevölkerung hängen aber nicht nur von der Geburten- und Sterberate ab. Sie werden darüber hinaus auch stark von der *Nettozuwanderung* (Zuwanderung nach Deutschland abzüglich von Ab- bzw. Rückwanderungen) beeinflusst. In der Vergangenheit haben die Zuwanderungen die jährlichen Geburtendefizite (Saldo von Sterbefällen und Geburten) mehr als ausgeglichen, so dass die Einwohnerzahl in Gesamtdeutschland von 78 Mio. (1970) auf über 82 Mio. (1996) gestiegen ist.

Um die Dimensionen der zukünftigen Entwicklung von Bevölkerungszahl und Altersverteilung der Bevölkerung zu ermitteln, müssen mittel- und längerfristig orientierte Modellrechnungen vorgenommen werden. Da sie Annahmen über die zukünftigen Entwicklungstrends von Geburten- und Sterberate und Wanderungsverhalten setzen, und diese Annahmen sich unterscheiden, weichen die Ergebnisse dieser Modellrechnungen nicht unerheblich voneinander ab, und zwar um so stärker, je weiter sie in die Zukunft reichen. Geringe Unterschiede gibt es bei der Einschätzung von Geburten und Sterbefällen:

- Die derzeitige Geburtenziffer von etwa 1,4 Kindern je Frau wird sich auch in Zukunft nicht wesentlich verändern. Dabei ist zu berücksichtigen, dass die Geburtenziffer in den alten Bundesländern seit Mitte der 70er Jahre relativ konstant ist (nach einem deutlichen Rückgang in der zweiten Hälfte der 60er Jahre), während sie in den neuen Bundesländern seit der Wiedervereinigung drastisch rückläufig war, sich aber langsam erholt und auf das westdeutsche Niveau einpendeln dürfte. Es spricht indes nichts dafür, dass ein insgesamt deutlicher Umschwung im generativen Verhalten einsetzt. Das würde voraussetzen, dass die Kinderzahl je Frau nachhaltig ansteigt und Mehrkinderfamilien (3 und mehr Kinder) wieder zur Norm würden.
- Auch in Zukunft kann ein weiterer, langsamer Anstieg der ferneren Lebenserwartung (durchschnittliche Restlebenserwartung von Personen, die ein bestimmtes Alter bereits erreicht haben) unterstellt werden. So liegt die fernere Lebenserwartung von 60jährigen Männern derzeit (in den alten Bundesländern) bei 17,8 Jahren, von Frauen bei 22,1 Jahren.

Schwierig und strittig ist demgegenüber die Einschätzung des *Wanderungssaldos*. Der Trend der Zuwanderung ist in einem hohen Maße durch politische Entscheidungen und Regelungen bestimmt (z.B. Umgang mit Asylberwerbern und Bürgerkriegsflüchtlingen), hängt aber auch ab von den wirtschaftlichen und sozialen Rahmenbedingungen in Deutschland, vor allem aber in den potentiellen Auswanderungsländern. Insofern ist es kaum möglich, zuverlässige Prognosen, die weit bis ins nächste Jahrtausend hinein reichen, zu erstellen. Zu unterscheiden wäre dabei nach verschiedenen Gruppen: SpätaussiedlerInnen, AsylbewerberInnen, sonstige AusländerInnen einschließlich Familiennachzug und nach deren Alters- und Geschlechterstruktur. Insgesamt weisen alle Anzeichen darauf hin, dass der positive Zuwanderungssaldo, der in beiden deutschen Staaten und im vereinigten Deutschland zwischen 1950 und 1995 über 8 Millionen Menschen betragen hat, nicht abbrechen wird. Dies ist nicht zuletzt angesichts der schnell wachsenden Weltbevölkerung unwahrscheinlich.

Im folgenden stellen wir beispielhaft die Modellrechnung des Statistischen Bundesamtes aus dem Jahr 1996 vor, die Aussagen bis ins Jahr 2040 macht und für diesen Zeitraum von einer jährlichen Nettozuwanderung von 200.000 Menschen ausgeht. Die Ergebnisse finden sich in Tabelle II.10. Diese Tabelle gibt zugleich einen Überblick über die tatsächliche Wohnbevölkerung und ihre Altersstruktur bis 1995.

Danach schrumpft die gesamte Wohnbevölkerung von 81,8 Millionen im Jahr 1995 auf 78,4 Millionen im Jahr 2030 und auf 74,1 Millionen im Jahr 2040. Diesem Rückgang der Gesamtbevölkerung steht ein Zuwachs der Zahl der älteren Menschen, und hier insbesondere der sehr alten Menschen (über 75 Jahre), gegenüber. Der relative Anteil der 60jährigen und Älteren an der Gesamtbevölkerung erhöht sich dadurch deutlich. Setzt man die ältere Bevölkerung zu der Bevölkerung im erwerbsfähigen Alter (20 bis unter 60 Jahre) in Relation, so errechnet sich der *Altersquotient.*

Wie Tabelle II.10 und Abbildung II.5 zeigen, ist der Altersquotient von 1970 bis 1995 gefallen (von 41,1% auf 37,6%). Damit wird deutlich, dass die zurückliegenden Finanzierungsprobleme in der Rentenversicherung nicht demographisch bedingt sind. Ab 2000 jedoch wird der Anteil der älteren Menschen an der Gesamtbevölkerung das Niveau von 1970 wieder erreicht haben, um jenseits des Jahres 2010 dann rapide anzusteigen. Im Jahre 2040 wird nach der Modellrechnung der Altersquotient bei 72,9 % liegen und sich damit gegenüber 1995 mehr als *verdoppeln.* 100 Menschen im erwerbsfähigen Alter müssen dann für etwa 73 ältere Menschen sorgen. Oder anders ausgedrückt: Auf einen älteren Menschen über 60 Jahre kommen 1,4 Menschen im Alter zwischen 20 und 59 Jahren.

6.2 Demographische Gesamtbelastung

Die sozial- und gesellschaftspolitischen Folgewirkungen dieses grundlegenden demographischen Umbruchs werden häufig als „dramatisch" bezeichnet. Bei der Rentenversicherung, so eine gängige These, drohe bei unverändertem Leistungsrecht entweder eine Verdoppelung der Beitragssätze oder aber bei gegebenen Beitragssätzen eine Halbierung des Rentenniveaus. Derartige Schlussfolgerungen sind aus den demographischen Modellrechnungen aber keineswegs begründbar. Welche finanziellen Belastungen sich aus dieser Verschiebung der Altersstruktur der Bevölkerung ergeben, kann nämlich nicht allein im Hinblick auf die Alterssicherungssysteme und das zahlenmäßige Verhältnis zwischen der „älteren“ Bevölkerung und der Bevölkerung „im erwerbsfähigen Alter“ analysiert werden. Der Blickwinkel ist zu erweitern: Es geht um die Relation von „Aktiven“ zu „Inaktiven“ insgesamt, um das Problem, welcher Anteil der Wertschöpfung auf all jene Personen übertragen werden muss, die über kein Arbeitseinkommen verfügen.

Tabelle II.10:
Entwicklung von Wohnbevölkerung und demographischen Belastungsquotienten von 1960 bis 2040/Gesamtdeutschland

	Personen in Mio. im Alter von				*Jugend quotient* = (1)/(2) in %	*Alten quotient* = (3)/(2) in %	*Gesamt quotient* =(1)+(3)/(2) in %
	unter 20 (1)	20 bis unter 60 (2)	60 und mehr (3)	insgesamt (4)			
1960	22,1	38,3	12,7	73,1	57,7	33,2	90,9
1970	24,5	38,0	15,6	78,1	64,5	41,1	105,5
1980	22,2	41,0	15,2	78,4	54,1	37,1	91,2
1990	18,4	45,1	16,3	79,8	40,8	36,1	76,9
1995	18,5	46,1	17,2	81,8	40,1	37,3	77,0
2000	17,6	46,3	18,8	82,6	38,0	40,6	78,6
2005	16,7	45,9	20,2	82,8	36,4	44,0	80,4
2010	15,3	46,7	20,5	82,6	32,8	43,9	76,7
2020	13,7	44,6	22,9	81,2	30,7	51,3	82,1
2030	12,8	38,6	26,9	78,4	33,2	69,7	102,8
2040	11,4	36,1	26,3	74,1	31,6	72,9	104,4

Quelle: Statistisches Bundesamt (Hrsg.), Statistisches Jahrbuch 1998, Wiesbaden 1998, S. 58 und Interministerielle Arbeitsgruppe Bevölkerungsfragen/Statistisches Bundesamt, Wiesbaden 1996.

Die Einkommensübertragungen an ältere Menschen machen nur einen Teil der gesamten Einkommensübertragungen der Erwerbstätigen an die Nicht-, Noch-nicht- und Nicht-mehr-Erwerbstätigen aus. Empfänger von Übertragungen sind gleichermaßen die Kinder und Jugendlichen, die das Erwerbsalter noch nicht erreicht haben: Zwar müssen immer mehr ältere Menschen versorgt werden, aber zugleich sinkt durch den Geburtenrückgang der Versorgungsaufwand für jüngere Menschen. Der *Jugendquotient*, d. h. das Verhältnis der unter 20jährigen zu den 20- bis 60jährigen, geht bis zum Jahre 2040 kontinuierlich zurück: Insgesamt steigt der *Gesamtquotient* in den nächsten Jahren also zunächst nicht, sondern er sinkt. Erst nach dem Jahr 2020 wird das Niveau von 1975 mit 95,4 % wieder überschritten (vgl. Tabelle II.10 und Abbildung II.5).

Der Gesamtquotient informiert nur näherungsweise über das Verhältnis zwischen dem erwerbstätigen und nichterwerbstätigen Bevölkerungsteil. Denn lediglich ein Teil der erwerbs*fähigen* Bevölkerung im Alter zwischen 20 und

60 Jahren ist auch tatsächlich erwerbs*tätig*, während auf der anderen Seite längst nicht alle älteren Arbeitnehmer bereits mit 60 Jahren ihre Erwerbstätigkeit aufgeben. Die bei der Berechnung des Alters-, Jugend- und Gesamtquotienten verwandten Altersgruppen (unter 20 Jahre, 20 bis unter 60 Jahre, 60 Jahre und älter) sind deshalb nur ein grober Indikator. Aussagefähiger wäre die Ermittlung des Belastungsquotienten der *Erwerbstätigen,* der vor allem die Gruppe der 20 bis unter 60jährigen stärker differenziert. Nicht erwerbstätig und ohne eigenes Arbeitseinkommen sind hier vor allem

- Hausfrauen,
- Arbeitslose,
- Kranke, Erwerbsgeminderte, Frührentner,
- SchülerInnen, Studierende und TeilnehmerInnen an Maßnahmen der beruflichen Fortbildung oder Umschulung.

Abbildung II.5:
Alten-, Jugend- und Gesamtlastquotient 1960 - 2040

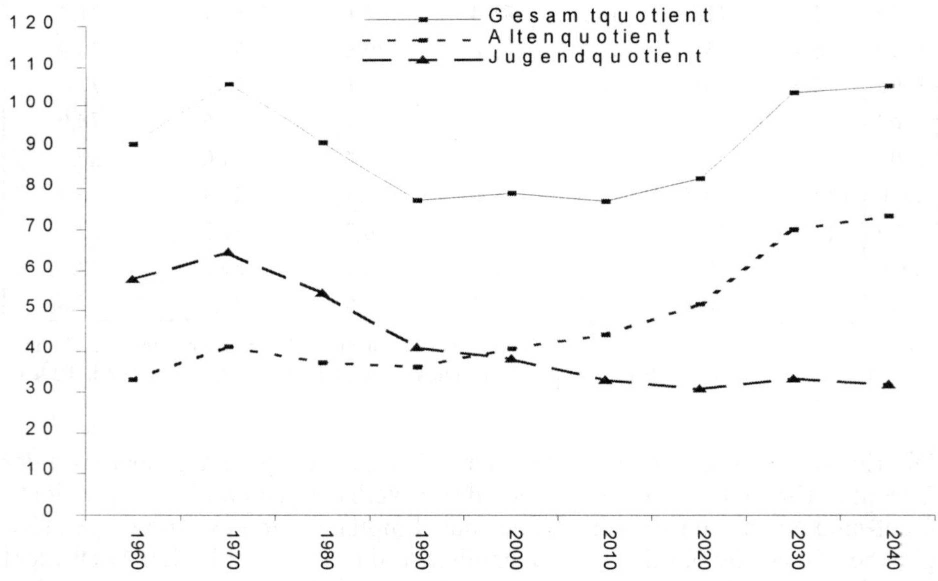

Bei der Interpretation von Gesamtquotienten ist einschränkend zu bedenken, dass sich zwar Alters- und Jugendquotient gegenläufig entwickeln, Umschichtungen zwischen abnehmenden Jugend- und ansteigenden Alterslasten jedoch nicht automatisch erfolgen. Während nämlich der Unterhalt älterer Menschen nahezu vollständig von den steuer- und beitragsfinanzierten Sicherungsinstitutionen getragen wird, wird der individuelle Unterhalt der Kinder und Jugendlichen zu einem großen Teil privat, d. h. von den Eltern bestritten. Eine umstandslose Umschichtung ist allein deswegen nicht möglich, weil durch Steuer- bzw. Beitragsabzüge alle Erwerbstätigen betroffen werden und die Empfänger anonym sind, während die individuellen Ausgaben für Kinder von ihren Eltern finanziert werden. Bei den öffentlichen Aufwendungen für Kinder und Jugendliche darf zudem nicht vergessen werden, dass in vielen Bereichen von Geld- und Dienstleistungen noch ein ungedeckter Mehrbedarf besteht (vgl. Bd. II, Kap. „Familie“, S. 201 ff.). Auch die Unterhaltssicherung der nichterwerbstätigen Ehefrau erfolgt in erster Linie privat, und zwar durch die Unterhaltsleistungen des Ehemannes. Hinzu kommen aber auch öffentliche Aufwendungen für die Soziale Sicherung der nichterwerbstätigen Frauen, so vor allem durch

- die beitragsfreie Mitversicherung in der Krankenversicherung,
- die Witwenrente,
- die Steuerausfälle durch das Ehegattensplitting und das
- Erziehungsgeld.

6.3 Bevölkerungsstruktur und wirtschaftliche Rahmenbedingungen

Die Darstellung der Gesamtbelastung verdeutlicht, dass den demographischen *Belastungen*- auch *Entlastungen* gegenüberstehen und dass die Relation zwischen Erwerbstätigen und Nicht-Erwerbstätigen, also zwischen denjenigen, die die Einkommensübertragungen durch Beiträge und Steuern finanzieren, und denjenigen, die die Leistungen empfangen, nicht allein durch die Altersstruktur der Bevölkerung bestimmt wird. Generatives Verhalten, Sterblichkeit und Zuwanderung sind wichtige, aber nicht allein ausschlaggebende Determinanten der langfristigen finanziellen Entwicklung der sozialen Sicherung, insbesondere der Alterssicherung. Maßgeblich für die Finanzierungsfähigkeit ist vielmehr das Verhältnis zwischen RentnerInnen und beitragszahlenden Versicherten. Es wird entscheidend durch die Arbeitsmarktlage und -beteiligung beeinflusst. Wenn es in der Zeit des demographischen Umbruchs gelingt, die Erwerbstätigenquote in der Altersgruppe der 20 bis 60jährigen zu erhöhen und den Rentenbeginn über das 60. Lebensjahr hinaus zu verschieben, wird sich die Zahl der tatsächlich erwerbstätigen, beitragszahlenden Versicherten anders entwickeln als die rückläufige Zahl der Bevölkerung im erwerbsfähigen Alter. Das setzt vor allem voraus, die Arbeitslosen zu integrieren, die Frauenerwerbsquote auszudehnen, die Frühinvalidität zu verringern und die Alterserwerbstätigkeit anzuheben (vgl. Bd. II, Kap. „Alter“, S. 311 ff.). Wird dies erreicht, dann zahlen die bislang Nicht-Erwerbstätigen nicht nur Beiträge, sondern es vermindern sich auch die Ausgaben

- der Bundesanstalt für Arbeit (Arbeitslosengeld, Arbeitsmarktpolitik) und des Bundes (Arbeitslosenhilfe),
- der Sozialhilfe für Arbeitslose,
- Ausgaben der Rentenversicherung für die arbeitsmarktbedingten Frühverrentungen,
- der Krankenversicherung für die Familienhilfe (bei steigender Frauenerwerbstätigkeit und rückläufiger Kinderzahl sinkt der Anteil der mitversicherten Familienangehörigen),

Zu diesen Ausgabenminderungen kommt hinzu, dass in den nächsten Jahrzehnten die Kriegsfolgelasten, nämlich Kriegsopferversorgung, Lastenausgleich, Wiedergutmachung und sonstige Entschädigungen entfallen werden.

Wie groß das Finanzierungspotential ist, das durch eine Erweiterung des Beitragszahlerkreises erschlossen werden kann, zeigt plastisch der Umstand, dass gegenwärtig nur rd. 50 % der Personen im erwerbsfähigen Alter von 20 bis unter 65 Jahren tatsächlich Beiträge zur Rentenversicherung zahlen. Die anderen 50 % sind arbeitslos, in Ausbildung, frühverrentet, Hausfrauen oder trotz Erwerbstätigkeit nicht sozialversicherungspflichtig (z.B. Selbständige, Beamte, geringfügig Beschäftigte).

Für die Finanzierung steigender Belastungen ist es darüber hinaus wichtig, welche Einkommen den beitrags- und steuerzahlenden Erwerbstätigen in Zukunft zur Verfügung stehen werden. Die Einkommensentwicklung entscheidet, ob es gelingt, steigende Belastungen auch ohne *Real*einkommensverluste zu bewältigen. Zu berücksichtigen sind also die *gesamtwirtschaftlichen Entwicklungstrends*, nämlich die Entwicklung von Beschäftigung und Arbeitslosigkeit, Produktion, Produktivität, und Einkommen. Der drohende Verteilungskonflikt zwischen den Generationen lässt sich entschärfen, wenn es nach der Jahrtausendwende zu rückläufiger Arbeitslosigkeit, steigenden Erwerbsquoten und Produktions-, Produktivitäts- und Einkommenszuwächsen kommt.

Nun kann nicht einfach abgewartet und das Eintreffen dieser günstigen ökonomischen Konstellationen unterstellt werden. Kommt es nämlich nicht dazu und treffen steigende demographische Belastung, anhaltend hohe Arbeitslosigkeit und Einkommensstagnation aufeinander, potenzieren sich die Finanzierungsprobleme. Es bedarf also eines aktiven wirtschafts- und beschäftigungspolitischen Handelns. Auch lassen sich eine steigende Alterserwerbstätigkeit und die Integration von Frauen auf dem Arbeitsmarkt nicht per „Knopfdruck" verordnen. Betriebspolitik und Sozialpolitik müssen die Voraussetzungen für die Vereinbarkeit von Beruf und Familie verbessern. Ein längerer Verbleib älterer Arbeitnehmer im Beruf setzt voraus, dass entsprechende Arbeitsplätze angeboten werden und sich Betriebe wie Beschäftigte frühzeitig auf eine verlängerte Lebensarbeitszeit vorbereiten. Mit der Heraufsetzung von Altersgrenzen ist es nicht getan – damit wird lediglich festgelegt, dass eine volle Rente erst später bezogen werden kann (vgl. Bd. II, Kap. „Alter", S. 265). Eine besondere Herausforderung stellt die Aufgabe dar, die große Zahl von Zuwanderern nicht nur „aufzunehmen", sondern auch tatsächlich zu integrieren. *Vorausschauende* Maßnahmen in allen Teilbereichen der Sozial- und Gesellschaftspolitik sind gefordert, wenn soziale Probleme vermieden werden sollen.

Die wechselseitigen Interdependenzen zwischen Bevölkerungsentwicklung, Arbeitsmarkt, Wirtschaftswachstum, Einkommensentwicklung und den Einnahmen und Ausgaben von Sozialversicherung und Gebietskörperschaften werden in der einer Projektion des Prognos-Institutes sichtbar, in der die Auswirkungen des Rentenreformgesetzes 1999 sowie des Wachstums- und Beschäftigungsförderungsgesetzes von 1997 auf der Ausgabenseite (beschleunigte Anhebung der Altersgrenzen, Neuregelung der Erwerbsminderungsrente, demographischer Korrekturfaktor bei der Rentenanpassung, Neubewertung der

Kindererziehungszeiten) und auf der Einnahmenseite (zusätzlicher Bundeszuschuß) berücksichtigt sind. Grundlage sind zwei bis 2040 reichende Szenarien, von denen die "obere Variante" von einer optimistischeren Einschätzung des Wirtschaftswachstums ausgeht als die "untere Variante", dafür aber auch eine größere Nettozuwanderung unterstellt. In beiden Fällen rechnet Prognos damit, dass das Wirtschaftswachstum niedriger ist als der Zuwachs der Arbeitsproduktivität, so dass das Arbeitsvolumen weiter abnimmt. Aus demographischen Gründen geht die Erwerbsbevölkerung wegen der Zuwanderung bis 2010 nur allmählich und anschließend stark zurück, so dass die Arbeitslosigkeit erst ab 2020 sichtbar abnimmt.

Im Ergebnis wird im oberen Szenario (vgl. Tabelle II.11) bis zum Jahr 2020 eine weitgehende *Konstanz* des Beitragssatzes zur Rentenversicherung bei rund 20,4 % ausgewiesen; bis 2030 steigt dann der Satz auf 23,3 % und bis 2040 auf 24,3 %. Bei geringerem Wirtschaftswachstum würde der Beitragssatz 2020 21 % betragen und 10 Jahre später auf 23,7 % stiegen und am Ende des Prognosezeitraums 24,5 % erreichen.

Tabelle II.11:
Beitragssätze zur Sozialversicherung nach Prognos in %

	2005	2010	2020	2030	2040
Oberes Szenario					
GRV	19,8	19,4	20,4	23,3	24,3
GKV*)	-	13,4	14,1	15,0	15,4
BA	-	5,7	-	-	3,1
GPV	-	1,8	-	-	2,6
Gesamtbeitrag	-	40,3	-	-	45,4
Unteres Szenario					
GRV	19,9	19,6	21,0	23,7	24,5
GKV*)	-	13,6	14,1	15,2	15,9
BA	-	8,1	-	-	8,0
GPV	-	1,8	-	-	2,8
Gesamtbeitrag	-	44,5	-	-	51,2

*) Alte Bundesländer -) Nicht ausgewiesen

Quelle: Zusammengestellt nach Prognos (Eckerle, K unter Mitarbeit von Oczipka, Th.), Auswirkungen veränderter ökonomischer und rechtlicher Rahmenbedingungen auf die Gesetzliche Rentenversicherung in Deutschland, in: Verband Deutscher Rentenversicherungsträger (Hrsg.), DRV-Schriften Band 9, Frankfurt 1998, S. 83 ff.

Entscheidend für die Belastung von Arbeitgebern und Arbeitnehmern ist aber nicht allein der Beitragssatz zur Rentenversicherung, sondern die Entwicklung des Beitragssatzes für sämtliche Zweige der Sozialversicherung. Der Gesamtbeitragssatz erreicht nach dem Prognos-Szenario im Jahr 2040 45,4 % bzw. 51,2 %. Wie ersichtlich, erhöhen sich die Beitragssätze für die Kranken- und Pflegeversicherung trotz des Alterungsprozesses nur moderat; hier ist zu berücksichtigen, dass RentnerInnen und Rentenversicherungsträger Beitragszahler in den Kranken- und Pflegeversicherung sind. Im oberen Szenario verringert sich zudem der Beitragssatz zur Arbeitslosenversicherung deutlich.

Inwieweit diese Beitragssatzanhebungen als tragbar angesehen werden, hängt nicht nur von der Einschätzung ihrer ökonomischen Rückwirkungen ab, sondern von der politisch-psychologischen Bewertung steigender Abgaben. Obgleich es sich um zukünftige, erst langfristig und schrittweise auftretende Entwicklungen handelt, werden die hohen Beitragssätze in der aktuellen politischen Diskussion auf die Gegenwart bezogen; kurzfristiger Handlungsbedarf erscheint geboten. Vernachlässigt wird dabei, dass höhere Beitragssätze in der Zukunft womöglich leichter zu verkraften sind als niedrigere Beitragssätze in der Gegenwart. Die Prognos-Projektion kommt nämlich zu dem Ergebnis, dass in den nächsten Jahrzehnten immer noch Nettorealeinkommenszuwächse anfallen, und zwar zwischen zwei Drittel und 100 Prozent des gegenwärtigen Niveaus. Das heißt, dass die höheren Belastungen aus den Zuwächsen der Bruttoeinkommen getragen werden können und die erwerbstätige Generation die Finanzierung der Altersgeneration auch ohne Konsumverzicht bewältigen kann. Bei einer in Zukunft schrumpfenden Bevölkerung kann selbst bei einem nur schwach steigenden Sozialprodukt das Pro-Kopf-Einkommenswachstum vergleichsweise hoch ausfallen. Durch die Steigerung der Arbeitsproduktivität kann die gleiche Produktion nämlich mit weniger Beschäftigten hergestellt und die Bruttolohn- und -gehaltssumme auf weniger Personen verteilt werden.

Zu beachten bleibt freilich, dass steigende Beitrags- und Steuerabzüge, selbst wenn sich die Nettoeinkommen real noch erhöhen, mit nachlassender Akzeptanz verbunden sein können. Die Schere zwischen verfügbaren Nettolöhnen auf der einen Seite und Arbeitskosten auf der anderen Seite, wie sie in der betrieblichen Kostenrechnung zu Buche schlagen (Bruttoarbeitsentgelt zuzüglich Arbeitgeberbeiträge und anderer Lohnnebenkosten), wird immer größer. Diese hohe Grenzbelastung durch Abgaben („Wieviel bleibt von einem Mehrverdienst noch übrig?“) dürfte nicht unwidersprochen bleiben und den Anreiz zum Ausweichen in Schattenarbeit erhöhen.

7. Finanzierungsalternativen der Sozialen Sicherung

7.1 Haushaltskonsolidierung und Sozialausgaben

Sozialpolitik sieht sich mehr denn je mit der Frage nach der Finanzierbarkeit konfrontiert. Angesichts geringer Wachstumsraten und nur schwacher Bruttolohnsteigerungen sind Beitragssatzanhebungen in der Sozialversicherung enge Grenzen gesteckt. Was aber tun, wenn infolge zunehmender sozialer Probleme, demographischer Belastungen oder Kostensteigerungen im Gesundheitssystem die Ausgaben die Einnahmen überschreiten und bei gegebenem Leistungsrecht Beitragserhöhungen erforderlich werden? Hat eine Sozialpolitik, die an dem gesellschaftspolitischen Gestaltungsauftrag des Sozialstaates festhält und die Mängel und Lücken des Leistungssystems zu beheben bzw. zu schließen versucht, also eine Gegenposition einnimmt zur Strategie von Leistungsabbau und Privatisierung sozialer Risiken, überhaupt noch eine *Realisierungschance*?

Zwar ist es richtig, vorrangig an den *Ursachen* der gegenwärtigen Finanzierungsprobleme anzusetzen, d.h. in erster Linie an der Arbeitslosigkeit, um über diesen Weg Mittel freizumachen. Aber auch bei einem kombinierten Einsatz von Maßnahmen der Wirtschafts-, Beschäftigungs-, Arbeitsmarkt- und Arbeitszeitpolitik lassen sich Massen- und Langzeitarbeitslosigkeit nur langsam abbauen; dies gilt insbesondere für die Situation in den neuen Bundesländern (vgl. Kap. „Arbeit und Arbeitsmarkt", S. 394 ff.). Auch bleibt zu bedenken, dass eine auf die Erhöhung des Beschäftigungsniveaus zielende Politik zumindest in ihrer Anschubphase kostenträchtig ist und zusätzliche Finanzmittel bindet (vgl. Kap. „Arbeit und Arbeitsmarkt", S. 408 f.). Es bleibt also die schwierige Aufgabe, die Soziale Sicherung auch unter den Bedingungen einer anhaltend hohen Unterbeschäftigung und der zu erwartenden demographischen Belastungen verlässlich zu finanzieren.

Hinzu kommt, dass die öffentlichen Haushalte unter einer strukturellen Deckungslücke zwischen Einnahmen und Ausgaben leiden und einer Ausweitung der Nettoneuverschuldung enge Grenzen gesetzt sind. Vielmehr besteht die Gefahr, dass die Handlungsfähigkeit der Politik durch immer höhere Zinsbelastungen der öffentlichen Haushalte zunehmend eingeengt wird. Zwar läßt sich über Beginn und Tempo von Konsoldierungsmaßnahmen streiten, vor allem wenn bei einer ungünstigen konjunkturellen Lage negative Rückwirkungen auf Wachstum und Beschäftigung zu befürchten sind. Aber an der Notwendigkeit, die Haushaltsdefizite zu reduzieren, kann es wenig Zweifel geben.

Insofern stehen die öffentlichen Einnahmen und Ausgaben auf dem Prüfstand. Auch wenn also der Sozialstaat nicht verantwortlich ist für die Finanzierungskrise der öffentlichen Haushalte, so ist er doch in eine Konsolidierungsstrategie einbezogen. Dies zeigt sich vor allem im Bereich der *kommunalen Haushalte*. Es geht nicht nur darum, Lücken und Unterversorgungen im sozialen Netz zu benennen, sondern auch Einsparmöglichkeiten (z.B. durch den Abbau von Doppelleistungen und Fehlsteuerungen) aufzudecken. Zu entscheiden ist vor allem die Frage nach den Prioritäten und Nachrangigkeiten im Sozialleistungssystem, d.h. nach der Bestimmung des Leistungsspektrums und Sicherungsniveaus bei den einzelnen sozialen Risikobereichen. Eine schlichte Privatisierungs- und Abbaustrategie ist jedoch kein Erfolgskonzept. „Markt und privat" heißt weder, daß damit die gesamtwirtschaftlichen Belastungen sinken, noch daß die Leistungserstellung automatisch „billiger und besser" erfolgt (vgl. Pkt. 3.6 dieses Kapitels).

Einsparungen lassen sich erreichen, wenn die *Effizienz* der Leistungen erhöht wird. Vor allem bei den Ausgaben für Sach- und Dienstleistungen, z. B. im Gesundheitswesen, lassen sich Rationalisierungsreserven vermuten, ohne die Leistungsqualität zu verschlechtern (vgl. Bd. II, Kap. „Gesundheit und Gesundheitssystem", S. 141 f.). Bei den Geldleistungen sind derartige „Reserven" nicht oder nur kaum zu finden. Wie die Analyse des Niveaus der sozialen Absicherung in den einzelnen Gefährdungsbereichen zeigt, kann von einer „Überversorgung" im sozialen System weitgehend keine Rede sein. Viel Raum für „sozialverträgliche" Kürzungen gibt es aus Sicht einer an Chancengleichheit und Lebenslagensicherung orientierten Sozialpolitik also nicht. Das schließt nicht aus, finanzielle Spielräume für Mehrausgaben durch *Umschichtungen* zu gewinnen. Gemeint sind damit Entscheidungen über neue Ziele. Ein Beispiel: Wenn die eigenständige soziale Absicherung von Frauen verbessert werden soll und dafür Mehraufwendungen notwendig werden, kann dies finanziert werden, wenn auf der anderen Seite der an der Hausfrauenehe geknüpfte Sicherungsschutz (Hinterbliebenenrente, kostenfreie Mitversicherung in der Krankenversicherung) abgebaut wird.

Wenn es zu Ausgabenkürzungen in der Sozialpolitik kommt, muss zwischen *Brutto- und Nettowirkungen* unterschieden werden. Ausgabenminderungen in einem Leistungssystem bedeuten nämlich noch nicht, dass die öffentlichen Ausgaben insgesamt auch entsprechend sinken. Vielfach kommt es zu Belastungsverschiebungen auf andere Leistungssysteme, so dass der gesamtfiskalische Entlastungseffekt geringer ausfällt. Werden beispielsweise die Leistungssätze der Arbeitslosenhilfe verringert und/oder entfällt die originäre Arbeitslosenhilfe, kommt es zu einer Entlastung im Bundeshaushalt, aber zu einer Mehrbelastung der Kommunen, da verstärkt Sozialhilfe in Anspruch genommen werden muss. Komplizierter sind die Folgewirkungen, wenn der Bund die Beiträge kürzt, die er für Arbeitslosenhilfeempfänger an die Sozialversicherungsträger zahlt. Unmittelbar entstehen Einnahmeverluste bei der Renten-, Kranken- und Pflegeversicherung, im Alter erhalten die Arbeitslosen aufgrund der geringeren Rentenanwartschaften dann niedrigere Renten.

Da die *Ausgabenseite* der Sozialpolitik wenig Gestaltungsspielraum lässt, bleibt die Suche nach Anpassungen und Alternativen auf der *Einnahmenseite*. In der wissenschaftlichen und politischen Diskussion über die zukünftige Entwicklung des Sozialstaates wird zunehmend kritisch hinterfragt, ob das lohnbezogene Beitragssystem der Sozialversicherung noch Bestand haben kann oder durch andere Finanzierungsverfahren ergänzt werden muss. Klammert man jene Konzeptionen aus der Betrachtung aus, die von einer Ablösung der beitragsfinanzierten Sozialversicherung durch eine steuerfinanzierte Grundsicherung bzw. Grundrente ausgehen und damit eine völlige Abkehr vom gegenwärtigen System vorsehen (vgl. Kap „Einkommen", S. 241 ff. und Bd. II, Kap. „Alter", S. 317 ff.), so konzentrieren sich die Überlegungen auf die Ansätze,

- die Sozialversicherung stärker durch Zuschüsse aus dem Bundeshaushalt zu finanzieren,
- den Kreis der Beitragszahler auszuweiten,
- die Bemessungsgrundlage der Beitragserhebung zu erweitern,
- die Arbeitgeberbeiträge anders zu bemessen oder ganz abzuschaffen.

Neuen Raum gewonnen hat die Vorstellung, das Umlageverfahren der Sozialversicherung durch ein Kapitaldeckungsverfahren zu ergänzen oder abzulösen, um damit die demographischen Belastungen besser bewältigen zu können.

7.2 Stärkere Steuerfinanzierung der Sozialen Sicherung ?

Die Finanzierung der einzelnen Zweige der Sozialversicherung über bruttolohnbezogene Beiträge mit einem einheitlichen Beitragssatz, der je zur Hälfte von den versicherungs- und beitragspflichtigen Arbeitnehmern und ihren Arbeitgebern gezahlt wird, zählt zu einem tragenden Bestandteil des Sozialversicherungsprinzips und weist unbestreitbare Vorzüge auf: Das Finanzierungsverfahren genießt eine hohe Akzeptanz bei den Versicherten und stößt auf einen (im Vergleich zur Steuerzahlung) nur geringen Abgabenwiderstand. Zugleich fließen die an die Löhne und deren Entwicklung angekoppelten Einnahmen vergleichsweise stetig und sind gut kalkulierbar. Schließlich verfügen die beitragsfinanzierten Systeme über eine relative finanzielle Autonomie. Da sie nicht in die öffentlichen Haushalte eingegliedert und vom allgemeinen Steueraufkommen abhängig sind, sind sie fiskalpolitisch motivierten Eingriffen und den Begehrlichkeiten anderer öffentlicher Etats weniger direkt ausgesetzt.

Gleichwohl mehrt sich die Kritik: Die in den letzten Jahren durchgesetzte starke Anhebung der Beitragssätze in allen Versicherungszweigen wird nicht nur wegen ihrer negativen Auswirkungen auf das verfügbare Einkommen der Beschäftigten als problematisch angesehen. Hinzu kommt, dass – so die These – viele Leistungen der Sozialversicherung *versicherungsfremd* sind, weil sie nicht auf vorher geleisteten Beiträgen beruhen und weit über den Kreis der Versicherten hinausreichen. Die Finanzierung eines Großteils der Kosten der deutschen Einheit – einer allgemein gesellschaftspolitischen Aufgabe – über die Beiträge aus der Renten- und Arbeitslosenversicherung gilt als Beispiel für dieses Missverhältnis. Verwiesen wird aber auch auf die Beispiele Kindererziehungszeiten und Fremdrenten, die lange Jahre aus dem Beitragsaufkommen bezahlt worden sind.

Eine Übernahme dieser gesellschaftspolitischen, „versicherungsfremden" Aufgaben und Ausgaben aus allgemeinen Haushaltsmitteln erscheint unabdingbar, um Verteilungsungerechtigkeiten, die die Akzeptanz des gesamten Systems und die Zahlungsbereitschaft schwinden lassen, abzubauen und damit die Versicherungssysteme zu stabilisieren. Realisieren ließe sich dies durch eine Anhebung des Bundeszuschusses zur Rentenversicherung und durch eine stärkere Beteiligung des Bundes an der Finanzierung der Aufgaben der Bundesanstalt für Arbeit etwa durch Einführung eines regelgebundenen Bundeszuschusses an die BA oder durch eine generelle Steuerfinanzierung der arbeitsmarktpolitischen Leistungen. Dadurch könnten Beitragssätze sinken oder Raum geschaffen werden zur Finanzierung von Mehrausgaben.

Offen bleibt bei dieser Argumentation allerdings, welche Ausgabenblöcke in den einzelnen Versicherungszweigen als versicherungsfremd deklariert werden können. Im Unterschied zur Privatversicherung, die keine interpersonelle, sondern lediglich eine risikobezogene Umverteilung kennt, ist die Sozialversicherung keine streng nach dem Äquivalenzprinzip arbeitende Einrichtung, sondern ein durch den *sozialen Ausgleich* charakterisiertes System. Das Solidaritätsprinzip macht den konstitutiven Charakter der *Sozial*versicherung, und hier insbesondere der Krankenversicherung, aus (vgl. Kap. „Einkommen", S. 196). Auch bei der Finanzierung der Lasten der deutschen Einheit durch Sozialversicherungsbeiträge liegen die Verhältnisse keineswegs so einfach, wie dies zunächst den Anschein hat. Denn je stärker sich die Arbeitsmarkt- und Einkommensverhältnisse zwischen Ost und West annähern, um so mehr wird der Finanzausgleich zwischen West und Ost zu einem ganz normalen *interre-*

gionalen Finanzausgleich, der eine zentrale, bundeseinheitlich operierende Sozialversicherung prägt.

Wenn also definiert werden soll, welche Leistungen „versicherungseigen" und welche „sozialversicherungsfremd" sind, kommt man nicht ohne politische Werturteile über das Ziel der Sozialversicherung aus. Zur Einschätzung dieser Ziele ist es hilfreich, zu unterscheiden zwischen Maßnahmen des *internen* Ausgleichs, die sich auf die Versichertengemeinschaft beschränken, und Maßnahmen des *externen* Ausgleichs, die an außenstehende Personen gehen, ohne dass diese je einen eigenen Beitrag bezahlt haben. In der Rentenversicherung sind für den internen Ausgleich Anrechnungszeiten, Mindestbewertungen und die Rente nach Mindesteinkommen charakteristisch, für den externen Ausgleich stehen Kindererziehungszeiten und Ansprüche nach dem Fremdrentengesetz. Problematisch ist allein der letzte Bereich. Dessen Dimensionen werden aber durch den gegenwärtigen Bundeszuschuss und die Beitragszahlungen des Bundes für Kindererziehungszeiten mehr als abgedeckt (vgl. Bd. II, Kap. „Alter", S. 292 f.). Insofern rechtfertigt sich der Bundeszuschuss zur Rentenversicherung auch nicht als Erstattung des externen Ausgleichs, sondern als Beitrag des Staates zur Sicherung der Institution Rentenversicherung.

Die *Verteilungswirkungen* einer stärkeren Steuerfinanzierung lassen sich nur bewerten, wenn bekannt ist, wie die Gegenfinanzierung erfolgt, über Ausgabenminderungen an anderer Stelle, über die Einkommensteuer oder über eine Anhebung von Verbrauchsteuern oder Kombinationen dieser Maßnahmen. Erst dann ließe sich klären, ob und in welchem Maße die beitragszahlenden Versicherten durch die Verschiebung tatsächlich entlastet werden.

Eine andere Akzentuierung hat die Diskussion über eine stärkere Steuerfinanzierung von Sozialversicherungsleistungen durch die Konzeption einer ökologischen Steuerreform erhalten, die von der neuen Bundesregierung 1999 mit einem ersten Stufe eingeleitet worden ist. Die *Ökosteuer* zielt darauf ab, die stärkere Belastung des Energieverbrauchs durch eine Minderung bei den Beiträgen zur Renten- und/oder Arbeitslosenversicherung auszugleichen. Arbeit wird in dem Umfang durch öffentliche Abgaben entlastet, indem sich Energie und energieintensive Produktion verteuern. Die Erwartung geht dahin, dass sich eine umweltverträglichere Produktions- und Konsumtionsweise durchsetzt und zugleich durch den Substitutionsprozess von Energie durch Arbeit, d.h. durch die relative Verbilligung arbeitsintensiver Produktion, der Faktor Arbeit stärker eingesetzt und damit das Beschäftigungsvolumen ausgeweitet wird.

Aus sozialpolitischer Sicht bleibt bei diesem Modell offen, ob parallel zu den umweltpolitischen auch die erwarteten beschäftigungspolitischen Wirkungen eintreten werden. Einen Automatismus zwischen der Absenkung von Arbeitskosten und Erhöhung des Beschäftigungsniveaus gibt es nicht. Zum zweiten ist zu bedenken, dass bei einer auf die Preise überwälzten Verteuerung von Energie bzw. energieintensiver Produkte sämtliche Haushalte belastet werden. Diese zumindest kurzfristig kaum umgehbaren Belastungen, die insbesondere Haushalte mit Niedrig- und Sozialeinkommen betreffen, werden durch eine Entlastung bei den Beiträgen nicht ausgeglichen.

7.3 Erweiterung des versicherten Personenkreises, Ausweitung der Bemessungsgrundlage

Versicherungs- und beitragspflichtig in der Sozialversicherung ist nur ein Teil der erwerbstätigen Bevölkerung. Selbständige und BeamtInnen sind ausgeklammert, und auch der Kreis von ArbeiterInnen und Angestellten wird durch die Regelungen von „geringfügiger Beschäftigung", „Versicherungspflichtgrenze" und „Mitversicherung von EhepartnerInnen" nur teilweise erfasst. Eine Analyse des Arbeitsmarktes zeigt, dass jene Beschäftigungsverhältnisse an Bedeutung gewinnen, die nicht der Beitragspflicht unterliegen (vgl. Kap. „Arbeit und Arbeitsmarkt", S. 292 ff.). Durch eine Einbeziehung dieser Gruppen in die Sozialversicherung (generell oder selektiv für einzelne Zweige) könnte die Einnahmenbasis verbreitert und zugleich der Sicherungsschutz verbessert werden. Diskutiert werden Maßnahmen wie

- Absenkung der Geringfügigkeitsgrenze bis auf einen Bagatellbetrag und Absicherung der Scheinselbständigen (in der Renten- und Kranken- und Pflegeversicherung),
- Arbeitsmarktbeitrag für BeamtInnen und Selbständige,
- Generelle Versicherungspflicht für alle Erwerbstätigen unter Einbeziehung der Selbständigen (in der Rentenversicherung),
- Anhebung der Versicherungspflichtgrenze (in der Kranken- und Pflegeversicherung)

Bei diesen Maßnahmen ist zu berücksichtigen, dass in den Systemen mit beitragsäquivalenten Geldleistungen den Beitragsmehreinnahmen auch Anwartschaften und – mit zeitlicher Verzögerung – Mehrausgaben gegenüber stehen. Insbesondere bei der Rentenversicherung ergeben sich also keine *dauerhaften* Entlastungseffekte. Im Mittelpunkt steht deshalb hier das Ziel, den Rentenversicherungsschutz zu verallgemeinern und somit Sicherungslücken zu schließen. Demgegenüber dominieren im Leistungsspektrum von Kranken- und Pflegeversicherung die Sachleistungen, hier stehen den Mehreinnahmen keine entsprechenden Mehrausgaben gegenüber. Da die geringfügig Beschäftigten in der überwiegenden Mehrheit krankenversichert sind (beitragsfreie Mitversicherung von Ehefrauen), wird durch die Beitragszahlung eine Verbesserung der Finanzlage erreicht. Eine Anhebung der Versicherungspflichtgrenze führt dazu, dass Beschäftigte mit höheren Einkommen und „guten Risiken" nicht länger – wenn es sich für sie rechnet – in die Privatversicherung abwandern und sich dem Solidarausgleich entziehen können.

Unter dem Aspekt des Aufkommenvolumens und der Verteilungsgerechtigkeit muss auch kritisch hinterfragt werden, ob die Finanzierung der Sachleistungen im Gesundheitssystem noch länger mit einem Beitragssystem verbunden werden kann, das sich allein am individuellen Arbeitseinkommen bis zur Beitragsbemessungsgrenze bemisst: Die Beitragsbemessungsgrenze führt dazu, dass bei freiwillig Versicherten, die in den gesetzlichen Kassen bleiben, mit steigendem Einkommen die durchschnittliche Beitragsbelastung sinkt, obgleich ihnen und ihren beitragsfrei mitversicherten Kindern und nicht erwerbstätigen Ehepartnern im Bedarfsfall das gesamte Sachleistungsangebot zur

Verfügung steht. Übersteigt das Arbeitseinkommen die Beitragsbemessungsgrenze um das Doppelte, halbiert sich der durchschnittliche Beitragssatz. Die Erhöhung der Beitragsbemessungs- parallel zur Versicherungspflichtgrenze könnte einen Ausgleich bringen.

Da als Bemessungsgrundlage für die Beiträge allein die versicherungspflichtigen Individual-Arbeitsentgelte dienen, bleiben die zunehmend bedeutender werdenden Einkommen aus selbständiger Arbeit und aus Vermögen wie Zins-, Miet- und Pachterträgen unberücksichtigt. Insofern läge es aus dem Gesichtspunkt der Beitragsgerechtigkeit nahe, die Bemessungsgrundlage auf das Gesamteinkommen zu erweitern und damit neue Finanzmittel zu erschließen. Schwierigkeiten bereitet allerdings die Erfassung und Kontrolle der sonstigen Einkommen durch die Krankenversicherung. Wenn die Krankenkassen nicht zu einem zweiten Finanzamt werden sollen, setzt dies bei der Beitragserhebung eine enge Zusammenarbeit mit dem Finanzamt voraus. Offen bleibt zudem, ob sich die Beitragsabzüge bei den sonstigen Einkommen allein nach dem Bruttoprinzip errechnen (wie bei den Arbeitsentgelten) und Entlastungen im Unterschied zur Steuerrecht (Freibeträge, Sonderausgaben, Betriebsausgaben usw.) unberücksichtigt bleiben sollen. Je mehr hier Differenzierungen notwendig werden, um so mehr nähert sich die Beitragsfinanzierung der Steuerfinanzierung an. Der auf das individuelle Bruttoentgelt bezogene Arbeitgeberbeitrag würde zum Fremdkörper.

7.4 Arbeitgeberbeiträge in der Diskussion: Festschreibung, Abschaffung oder Umstellung auf einen Wertschöpfungsbeitrag?

Die paritätische Finanzierung der Sozialversicherung wird unter dem Eindruck der Debatte um Lohnnebenkosten und Standortwettbewerb zunehmend in Frage gestellt. In der Diskussion befinden sich Überlegungen, den Arbeitgeberbeitrag auf dem gegenwärtigen Niveau einzufrieren und nur noch die Arbeitnehmerbeiträge (nach oben) variabel zu gestalten. Dabei steht das Ziel im Mittelpunkt, die von den Arbeitgebern zu zahlenden Arbeitskosten zu verringern und die Finanzierung der Sozialversicherung von der Diskussion um Lohnnebenkosten und internationale Wettbewerbsfähigkeit unabhängig zu machen. Bei festgeschriebenen Arbeitgeberbeitragssätzen beträfen dann steigende Beitragssätze allein die Arbeitnehmer bzw. die Versicherten. Das Prinzip der hälftigen Finanzierung der Sozialversicherungsbeiträge zwischen Arbeitnehmern und Arbeitgebern wäre durchbrochen. Schon die Finanzierung der Pflegeversicherung, bei der der Arbeitgeberbeitrag durch den Wegfall eines bezahlten Feiertages kompensiert wurde, ist als ein Schritt in diese Richtung zu bewerten.

Der Effekt einer Entlastung der Arbeitgeber lässt sich allerdings auch erreichen, ohne dass das Prinzip der Beitragsparität förmlich geändert wird: Sämtliche Konzepte eines Umbau des Sozialstaates, die auf eine Absenkung des öffentlichen Versorgungs- und Leistungsniveaus und auf eine Ausweitung privater Vorsorge zielen, wirken in diese Richtung. Da die private Vorsorge, z.B. im Rahmen einer obligatorischen Zusatzalterssicherung, allein von den Arbeitnehmern bzw. Versicherten aufgebracht werden muss, kommt es zu einer deutlichen Verschiebung der Finanzierungsbelastungen zu Gunsten der Arbeitgeber.

Zu einem grundsätzlichen Systemwechsel bei der Finanzierung der Sozialversicherung käme es, wenn die Arbeitgeberbeiträge ganz abgeschafft und die Bruttolöhne und -gehälter der Beschäftigten zum Zeitpunkt der Umstellung entsprechend erhöht würden. Da diese Kompensation nur einmal wirkt, müssten dann die Lasten zukünftiger Beitragssatzsteigerungen im Unterschied zur paritätischen Finanzierung ausschließlich von den Versicherten getragen werden. Ein Ausstieg der Arbeitgeber aus der Sozialversicherungsfinanzierung hätte aber auch *sozial- und gesellschaftspolitischen* Konsequenzen: Die Arbeitgeber müssten sich aus der Selbstverwaltung der Sozialversicherung zurückziehen; das Partnerschaftsmodell der Sozialen Marktwirtschaft, das die Verantwortung der Arbeitgeber auch für das System der Sozialen Sicherung betont, würde in Frage gestellt.

Hinter der aktuellen Forderung nach einem *Abbau* der Arbeitgeberbeiträge ist die in den 80er Jahren intensiv geführte Debatte nach einer *Umstellung* der Arbeitgeberbeiträge von der lohn- auf eine *wertschöpfungsbezogene* Bemessungsgrundlage in den Hintergrund getreten. Von einem Wertschöpfungsbeitrag wird erwartet, dass er

- zu höheren Einnahmen als der lohnbezogene Arbeitgeberbeitrag führt, da die Löhne bei anhaltender Rationalisierung und Arbeitslosigkeit keine ergiebige Finanzierungsquelle mehr sind;
- zu einer Kostenentlastung der arbeitsintensiv produzierenden Branchen und Betriebe und zu einer Mehrbelastung der Branchen und Betriebe, die mit einem hohen Kapitaleinsatz arbeiten, führt. Dies wird als ein Beitrag zur Schaffung von Arbeitsplätzen im Dienstleistungssektor und zur Verminderung des Einsatzes von arbeitssparenden Technologien in der kapitalintensiven Produktion gesehen.

Die Frage ist, ob diese Erwartungen realistisch sind. Um dies beurteilen zu können, muss das Finanzierungsverfahren des Wertschöpfungsbeitrags verdeutlicht werden: Bei einem Wertschöpfungsbeitrag bezieht sich die Bemessungsgrundlage des Arbeitgeberbeitrags auf die *gesamte* Wertschöpfung eines Betriebes: Neben den versicherungspflichtigen Löhnen und Gehältern werden deshalb zusätzlich Gewinne, Zinsen, Mieten, Pachten und Abschreibungen erfasst. Die Bemessungsgrundlage des Wertschöpfungsbeitrags entspricht damit in etwa der der Mehrwertsteuer. Da die neue Bemessungsgrundlage mehr als doppelt so groß ist wie die alte, fällt bei einer aufkommensneutralen Umstellung der Arbeitgeberbeiträge der Beitrags*satz* deutlich niedriger aus. Durch die Belastung des Faktors Kapital, der bislang von den Arbeitgeberbeiträgen nicht erfasst wurde, kommt es zugleich zu einer verminderten Belastung des Faktors Arbeit.

Zwar gleichen sich im Durchschnitt aller Betriebe die Be- und Entlastungen aus, aber bestimmte Betriebe und Branchen der Volkswirtschaft können mit Entlastungen rechnen, während andere Betriebe und Branchen stärker als bislang belastet werden. Untersuchungen aus den 80er Jahren kommen in der

Tendenz zu vergleichbaren Ergebnissen: Vorteile ergeben sich für große Bereiche des verarbeitenden Gewerbes, für das Baugewerbe und den Staat. Nachteile erleiden u.a. die Landwirtschaft, die Energieversorgung, den Handel, die Nachrichtenvermittlung, die Kreditinstitute und die Wohnungsvermietung. Eine systematisch betriebsgrößenspezifische Bevorzugung von Betrieben, etwa von Klein- und Mittelbetrieben, lässt sich nicht nachweisen. Die naheliegende Vermutung, dass durch einen Wertschöpfungsbeitrag vor allem die Dienstleistungsbetriebe gefördert werden und der industrielle Bereich zu den Verlierern zählt, bestätigt sich also nicht. Die Gleichsetzung von Kapitalintensität und Industrie ist falsch. Trotz Rationalisierung und Automation ist die Arbeitsintensität im verarbeitenden Gewerbe unverändert hoch.

Will man die Be- und Entlastungen ökonomisch bewerten, dann genügt es nicht, nur die prozentuale Veränderung der Beitragsbelastung zu beziffern. Die Kostenzuwächse müssen in den Rahmen der betrieblichen Gesamtkosten gestellt werden. Dann aber erweisen sich die Effekte der Umbasierung als eher marginal. Bezogen auf den Bruttoproduktionswert (Umsatz) bzw. Nettoproduktionswert (Wertschöpfung) der Unternehmen liegen die Be- und Entlastungen bei einer Veränderung allein der Beiträge zur Rentenversicherung im Schnitt deutlich unter +/– 1 % bzw. +/– 2 %. Bei näherem Hinsehen wird die Geringfügigkeit einsichtig: Kostenverschiebungen ergeben sich allein durch die Veränderung der Arbeitgeberbeiträge zur Rentenversicherung. Diese Arbeitgeberbeiträge machen jedoch nur einen Teil der Lohnnebenkosten, einen noch geringeren Teil der Arbeitskosten und schließlich nur noch ein Minimum der betrieblichen Gesamtkosten aus. Diese Ergebnisse lassen die Erwartung hoher Beschäftigungswirkungen fraglich erscheinen.

Arbeitslosigkeit und technologische Entwicklung lassen sich auch theoretisch nur unzureichend durch das Verhältnis von Kapital- und Lohnkosten erklären: In der betrieblichen Wirklichkeit wird nämlich die Wahl des Produktionsverfahrens nicht primär durch den Preis von Arbeit und Kapital bestimmt. Das Einsatzverhältnis von Kapital und Arbeit ist – zumindest auf mittlere Sicht – weitgehend (technisch) vorgegeben. Unter den Bedingungen internationaler Konkurrenz ist die Anwendung der technologischen Neuentwicklung eine Wettbewerbsgröße, die sich vergleichsweise unabhängig von Verschiebungen des Lohnniveaus ergibt. Zu fragen ist sicherlich auch, ob eine Abbremsung des Substitutionsprozesses von Arbeit durch Kapital, also des Produktivitätsfortschrittes, überhaupt gewollt ist.

Die mit der Umbasierung verbundene Erwartung, dass die Bemessungsgrundlage Wertschöpfung weniger konjunkturreagibel und vor allem ergiebiger ist als die Lohnsumme, geht von der Annahme aus, dass die Zahl der Beschäftigten weiter sinkt und mit dem Prozess der Kapitalintensivierung und Produktivitätssteigerung eine verteilungspolitische Entwicklung einhergeht, in der die Zunahme der Produktivität nicht durch eine Tarifpolitik ausgeglichen wird, die den Verteilungsspielraum für eine Erhöhung der Lohnsätze und/oder eine Verringerung der Arbeitszeit mit Lohnausgleich einsetzt. Für die Gesamtsumme des beitragspflichtigen Arbeitseinkommens ist ja nicht die Menge, d. h. die Zahl der Beschäftigten oder der Arbeitsstunden, sondern immer das Produkt von Menge und Preis, d. h. von Arbeitsstunden und Arbeitsentgelt je Stunde, entscheidend. Wird der durch die Rationalisierung ausgelöste Anstieg der Arbeitsproduktivität durch Lohnerhöhungen weitergegeben, dann bleibt die Lohnsumme eine ergiebige Bemessungsgrundlage. Wenn dieser produktivitätsorientierte Lohnanstieg hingegen unterbleibt, sich also der Zuwachs der Arbeitsproduktivität allein oder hauptsächlich zugunsten der Einkommen aus Unternehmertätigkeit und Vermögen auswirkt und die Lohnquote dauerhaft sinkt, würde durch die Umbasierung des Arbeitgeberbeitrages ein höheres Aufkommen erzielt. Nun ist offensichtlich, dass die Lohnquote in den letzten Jahren kontinuierlich gesunken ist (vgl. Kap. „Einkommen", S. 141). Ob sich dieser Trend weiter fortsetzen wird, bleibt abzuwarten. Ist dies der Fall, dann stellt sich allerdings die Frage, ob es nicht sinnvoller ist, den direkten Weg einer stärkeren Steuerfinanzierung der Sozialen Sicherung einzuschlagen, statt den Umweg einer isolierten Veränderung allein des Arbeitgeberbeitrags zu gehen.

7.5 Umstellung vom Umlage- auf das Kapitaldeckungsverfahren?

Die demographischen Belastungen in der Rentenversicherung lassen die Überlegung aktuell werden, die zu erwartenden Beitragssatzsteigerungen durch den Übergang vom Umlage- zur Kapitaldeckungsverfahren (Vollkapitaldeckung oder Teilkapitaldeckung, vgl. Pkt. 3.2 dieses Kapitels) zu vermeiden. Vorstellung ist, durch Vorfinanzierung in der Gegenwart in Form des Aufbaus eines Kapitalstocks spätere Belastungen zu umgehen. Nun zeigt aber die ökonomische Analyse, dass es eine Ansammlung von Konsumgütern von Periode zu Periode, ein „Sparen" im individuellen Sinne, in der Volkswirtschaft *insgesamt* nicht gibt. Aus gesamtwirtschaftlicher Sicht versagt die für den Einzelnen sinnvolle Strategie, zukünftige Einkommensbelastungen durch den Aufbau eines Kapitalstocks und seine spätere Auflösung vorzufinanzieren. Denn bei einem kapitalgedeckten Rentenversicherungssystem, das nahezu die *gesamte* Bevölkerung absichert, bildet allein das Entwicklungsniveau der Volkswirtschaft im Jahr der Rentenauszahlung, also die dann produzierte Menge an Gütern und Diensten und die daraus erwachsenden Einkommen, die Grundlage für die Alimentierung der älteren Generation. Es gilt die Mackenroth-These, dass das den Konsumansprüchen der RentnerInnen nur das Volkseinkommen der jeweils laufenden Periode zur Verfügung steht (vgl. Pkt. 3.1 dieses Kapitels).

Dieser Zusammenhang lässt sich verdeutlichen, wenn gefragt wird, wie ein Kapitaldeckungsverfahren im Unterschied zum Umlageverfahren auf eine *wachsende* Alterslast reagiert. Wenn die Zahl der Alten im Verhältnis zur Zahl der Erwerbstätigen zunimmt (wachsende Alterslast), dann gibt es beim Umlageverfahren nur zwei Möglichkeiten, die auch miteinander kombiniert werden können: Entweder müssen die Beiträge (oder Staatszuschüsse) erhöht oder die Renten gekürzt werden (zumindest muss der Anstieg der Renten gebremst werden). Beim Kapitaldeckungsverfahren können hingegen die Renten auch bei wachsender Alterslast in voller Höhe aus dem Kapitalstock finanziert werden. Dem Schein nach hat das Kapitaldeckungsverfahren also den Vorzug, dass eine wachsende Alterslast weder zur Beitragserhöhung noch zum Eingriff in die Rentenleistungen zwingt. Gesamtwirtschaftlich ist dies aber eine Illusion.

Denn auch beim Kapitaldeckungsverfahren muss die kleiner werdende Gruppe der Erwerbstätigen ihren Konsum einschränken, wenn der Konsum der größer werdenden Gruppe der RentnerInnen wächst.

Dies geschieht allerdings nicht durch eine direkte, politisch bestimmte Beitragserhöhung wie beim Umlageverfahren, sondern durch (unsichtbare) ökonomische Anpassungsprozesse. Wenn die Zahl derjenigen, die das angesparte Kapital aufzehren wollen, größer wird als die Zahl derer, die Kapital (z.B. für ihrer eigene Altervorsorge) aufbauen, besteht die Gefahr, dass der Kapitalbestand der Rentenversicherung im Zuge seiner schrittweisen Auflösung entwertet wird. Der Abbau von Vermögen zur Deckung des Lebensunterhalts der älteren Menschen kann dann zwei Wirkungen haben:

- Die *Nachfrage* nach *Konsumgütern* übersteigt das Angebot und die Inflationsrate wird höher, dadurch verlieren sowohl die RentnerInnen als auch die Erwerbstätigen an Kaufkraft.
- Das *Angebot* auf dem *Kapitalmarkt* übersteigt die Nachfrage; dann besteht die Gefahr, dass die Kurse von Wertpapieren sowie Aktien sinken und dass das von der Rentenversicherung angelegte Kapital nur unter Verlust verkauft werden kann. Eine kapitalgedeckte Rentenversicherung muss dann ihre Rentenzahlungen einschränken.

Beide Prozesse können auch parallel auftreten. Sie haben die gleiche Wirkung, nämlich dass der Konsumverzicht der Erwerbstätigen und die Konsumnachfrage der RentnerInnen zur Deckung gebracht werden. Es ist im Prinzip das gleiche Ergebnis, das beim Umlageverfahren durch offenen Beitragserhöhung und/oder Leistungskürzungen erreicht wird.

Anders ist das Kapitaldeckungsverfahren zu beurteilen, wenn die Rentenversicherung ihr Kapital im Ausland anlegt. In diesem Fall kann eine wachsende Alterslast bewältigt werden, ohne dass die inländischen Erwerbstätigen auf Konsum verzichten müssen. Vielmehr erlaubt die Auflösung von Auslandsvermögen zusätzliche Importe, aus denen der Konsumbedarf der RentnerInnen bestritten werden kann. Diesen Vorteilen der Kapitalbildung im Ausland steht aber der Nachteil gegenüber, dass die Alterssicherung mit Wechselkursrisiken belastet wird. Diese Risiken ließen sich bei einer Anlage in Hartwährungsländern verhindern, genau diese aber werden mit den selben demographischen Umbrüchen konfrontiert wie Deutschland.

Das größte Hindernis für den Übergang zu einem Kapitaldeckungsverfahren sind die unlösbaren Probleme, die während der Umstellungsphase entstehen. Der Aufbau eines Kapitalstocks kann nur durch Beitragserhöhungen erfolgen, da aus den laufenden Beitragseinnahmen die laufenden Renten und die bereits erworbenen Anwartschaften bedient werden müssen.

Einer Ausweitung des Kapitalgedeckungsverfahrens kann auch dadurch erreicht werden, wenn zwar die Rentenversicherung umlagefinanziert bleibt, zugleich aber die Bedeutung der privaten kapitalgedeckten Altersvorsorge gestärkt wird. Im Unterschied zur Totalumstellung des Finanzierungsverfahrens bei der Rentenversicherung sind bei dieser Ergänzungsleistung die volkswirtschaftlichen Rückwirkungen weniger gravierend. Gleichwohl entstehen auch hier Mehrbelastungen während der Aufbauphase des Kapitalstocks.

8. Literaturhinweise

Althaler, K. (Hrsg.), Primat der Ökonomie? Über Handlungsspielräume sozialer Politik, Marburg 1998.

Altvater, E., Mahnkopf, B., Grenzen der Globalsierung, Münster 1997.

Bach, S., Kohlhaas, M., Wirtschaftliche Auswirkungen einer ökologischen Steuerreform, Berlin 1994.

Bäcker, G. u.a., Die Sackgassen der Zukunftskommission: Streitschrift wider die Kommission für Zukunftsfragen der Freistaaten Bayern und Sachsen, Schriftenreihe der Senatsverwaltung für Arbeit, Berufliche Bildung und Frauen Nr. 33, Berlin 1998.

Bäcker, G., Der Wertschöpfungsbeitrag zur Rentenversicherung, in: Heinze, R., Hombach, B., Scherf, H. (Hrsg.), Sozialstaat 2000: Auf dem Weg zu neuen Grundlagen der sozialen Sicherung, Bonn 1987.

Bäcker, G., Ebert, Th., Defizite und Reformbedarf in ausgewählten Bereichen der sozialen Sicherung, Düsseldorf 1996.

Berthold, N., Der Sozialstaat im Zeitalter der Globalisierung, Tübingen 1997.

Bieback, K.-J. (Hrsg.), Die Sozialversicherung und ihre Finanzierung, Frankfurt 1986.

Borchert, J., Lessenich, St., Lösche, P., Standortrisiko Wohlfahrtsstaat?, Opladen 1997.

Braun, B., Kühn, H., Reiners, H., Das Märchen von der Kostenexplosion, Frankfurt a.M. 1998.

Bußmann, L., Koch, W., Warneke, P., Der Wertschöpfungsbeitrag zur Finanzierung der Gesetzlichen Rentenversicherung, Frankfurt a.M./New York 1992.

Dettling, W., Wirtschaftskummerland? Wege aus der Globalisierungsfalle, München 1998.

Deutscher Bundestag (Hrsg.), 1. Zwischenbericht der Enquete-Kommission „Demographischer Wandel – Herausforderungen unserer älter werdenden Gesellschaft an den einzelnen und die Politik“, Bundestagsdrucksache 12/7876, Bonn 1994.

Deutscher Bundestag (Hrsg.), Zweiter Zwischenbericht der Enquete-Kommission „Demographischer Wandel – Herausforderungen unserer älter werdenden Gesellschaft an den einzelnen und die Politik“, Bundestagsdrucksache 13/11460, Bonn 1998.

Dierkes, M., Zimmermann, K. (Hrsg.) Hat die soziale Marktwirtschaft noch eine Chance?, Wiesbaden 1996.

Döring, D., Sozialstaat in der Globalisierung, Frankfurt a.M. 1999.

Eckerle, K. (Prognos AG), Auswirkungen veränderter ökonomischer und rechtlicher Rahmenbedingungen auf die Gesetzliche Rentenversicherung in Deutschland, in: DRV-Schriften 9/1998, Frankfurt a.M. 1998.

Eckerle, K., Weidig, I., Wolff, H. (Prognos AG), Umbau der Finanzierung der Arbeitslosenversicherung, Basel 1995.

Eekhoff, J., Beschäftigung und soziale Sicherung, Tübingen 1996.

Eicker-Wolf, K. u.a. (Hrsg.), Die arbeitslose Gesellschaft und ihr Sozialstaat, Marburg 1998.

Fricke, W. (Hrsg.), Zukunft des Sozialstaates, Jahrbuch Arbeit und Technik 1995, Bonn 1995.

Galler, H.P., Wagner, G. (Hrsg.), Empirische Forschung und wirtschaftspolitische Beratung, Frankfurt a.M. 1998.

Ganßmann, H., Haas, M., Lohn und Beschäftigung, Marburg 1996.

Hanesch, W. (Hrsg.), Überlebt die soziale Stadt? Konzeption, Krise und Perspektiven kommunaler Sozialstaatlichkeit, Opladen 1997.

Hansmeyer, K. H. (Hrsg.), Finanzierungsprobleme der deutschen Einheit, Berlin 1993.

Hartwig, K.-H. (Hrsg.), Alternativen der sozialen Sicherung – Umbau des Sozialstaates, Baden-Baden 1997.

Hickel, R., Stadort-Wahn und Euro-Angst, Reinbek 1998.

Hübner, K., Der Globalisierungskomplex, Berlin 1998.

Knappe, E., Winkler, A. (Hrsg.), Sozialstaat im Umbruch – Herausforderungen an die deutsche Sozialpolitik, Frankfurt a.M./New York 1997.

Kommission für Zukunftsfragen der Freistaaten Bayern und Sachsen, Erwerbstätigkeit und Arbeitslosigkeit in Deutschland, Teil III, Maßnahmen zur Verbesserung der Beschäftigungslage, Bonn 1997.

Krupp, H.-J., Ist das Kapitaldeckungsverfahren in der Alterssicherung dem Umlageverfahren überlegen?, in: WSI-Mitteilungen 5/1997.

Lafontaine, O., Müller, Ch., Keine Angst vor der Globalisierung, Bonn 1998.

Leisering, L., Sozialstaat und demographischer Wandel, Frankfurt a.M./New York 1992.

Pilz, F., Der Steuerungs- und Wohlfahrtsstaat – Politikgestaltung versus Fiskalisierung und Ökonomisierung, Opladen 1998.

Sachverständigenrat für die Konzertierte Aktion im Gesundheitswesen, Gesundheitswesen in Deutschland – Kostenfaktor und Zukunftsbranche, Band 1: Demographie, Morbidität, Wirtschaftlichkeitsreserven und Beschäftigung, Sondergutachten 1996, Baden-Baden 1996.

Sachverständigenrat für die Konzertierte Aktion im Gesundheitswesen, Gesundheitswesen in Deutschland - Kostenfaktor und Zukunftsbranche, Band 2: Fortschritt und Wachstumsmärkte, Finanzierung und Vergütung, Sondergutachten 1997, Baden-Baden 1997.

Schmähl, W., Änderung der Finanzierungsstruktur der sozialen Sicherung und insbesondere der Sozialversicherung als wichtiges Element eines „Umbaus" des deutschen Sozialstaats, in: Hauser, R. (Hrsg.), Reform des Sozialstaates I, Berlin 1997.

Schmähl, W., Henke, K.-D., Schellhaas, H. M., Änderung der Beitragsfinanzierung in der Rentenversicherung? Ökonomische Wirkungen des „Maschinenbeitrags", Baden-Baden 1984.

Schmähl, W., Ökonomische Grundlagen sozialer Sicherung, in: Maydell, B., Ruland, F. (Hrsg.), Sozialrechtshandbuch, Neuwied 1995.

Schmähl, W., Rische, H. (Hrsg.), Internationalisierung von Wirtschaft und Politik – Handlungsspielräume der nationalen Sozialpolitik, Baden-Baden 1995.

Schmid, K. (Hrsg.), Finanzierungsprobleme der sozialen Sicherung, Berlin 1990.

Schmidt, M. G., Sozialpolitik – Historische Entwicklung und internationaler Vergleich, 2. Auflage, Opladen 1998.

Schwarting, G., Der kommunale Haushalt, Bielefeld 1993.

Simons, R., Westermann, K., Standortdebatte und Globalisierung der Wirtschaft, Marburg 1997.

Steiner, V., Finanzierungsalternativen der sozialen Sicherung und ihre Beschäftigungswirkungen, in: Steiner, V., Zimmermann, K.F. (Hrsg.), Soziale Sicherung und Arbeitsmarkt – Empirische Analyse und Reformansätze, ZEW Wirtschaftsanalysen, Band 6, Baden-Baden 1996.

Vobruba, G. (Hrsg.), Der wirtschaftliche Wert der Sozialpolitik, Berlin 1989.

Zukunftskommission der Friedrich-Ebert-Stiftung, Wirtschaftliche Leistungsfähigkeit, sozialer Zusammenhalt, ökologische Nachhaltigkeit: Drei Ziele – Ein Weg, Bonn 1998.

Regelmäßige Veröffentlichungen und Materialquellen

Arbeitsgruppe Alternative Wirtschaftspolitik, Memorandum (jährlich).

Bundesministerium für Arbeit und Sozialordnung (Hrsg.), Arbeits- und Sozialstatistik, Statistisches Taschenbuch (jährlich).

Bundesministerium der Finanzen (Hrsg.), Finanzbericht (jährlich).

Bundesministerium der Finanzen (Hrsg.), Jahreswirtschaftsbericht (jährlich).

Bundesministerium für Wirtschaft und Technologie (Hrsg.), Wirtschaft in Zahlen (jährlich).

Deutscher Städtetag (Hrsg.), Gemeindefinanzbericht (jährlich).

Sachverständigenrat zur Begutachtung der gesamtwirtschaftlichen Entwicklung, Jahresgutachten, Bundestagsdrucksache (jährlich).

Sozialbericht der Bundesregierung, Bundestagsdrucksache, alle 4 Jahre, (zuletzt Sozialbericht 1997, Bonn 1998).

Statistisches Bundesamt (Hrsg.)
- Fachserie 13: Sozialleistungen
- Fachserie 14: Finanzen und Steuern

Zeitschriften

Arbeit und Sozialpolitik
Bundesarbeitsblatt
DIW-Wochenbericht
IFO-Schnelldienst
Konjunkturpolitik
Monatsberichte der Deutschen Bundesbank
Soziale Sicherheit
Sozialer Fortschritt
Wirtschaft und Statistik
Wirtschaftsdienst
WSI - Mitteilungen
Zeitschrift für Sozialreform

Kapitel III
Einkommen

1. Einkommen und Lebenslage

In einer hochindustrialisierten, arbeitsteiligen Gesellschaft wie der Bundesrepublik Deutschland müssen die meisten für die persönliche Lebensführung notwendigen Güter und Dienstleistungen gekauft werden. Damit wird die Verfügung über Geld, d.h. über ein ausreichendes und kontinuierlich fließendes Einkommen, zu einer entscheidenden Voraussetzung für den individuellen Lebensstandard. Je höher das Einkommen, um so besser ist die Versorgung mit materiellen Gütern und mit Dienstleistungen. Dies betrifft nicht nur die Versorgung mit Nahrungsmitteln und Bekleidung, Größe und Qualität der Wohnung, die Ausstattung mit Gebrauchsgütern, den Besitz eines Kraftfahrzeuges, sondern auch Freizeit- und Urlaubsgestaltung, soziale Kontakte und Kommunikation, Bildung, kulturelle Betätigung sowie die Inanspruchnahme persönlicher und sozialer Dienstleistungen. Ganz allgemein lässt sich sagen, dass heute eine Teilhabe am sozialen und kulturellen Leben ohne ausreichendes Einkommen nicht möglich ist.

Aber nicht nur die Höhe des Einkommens ist für die Lebenslage entscheidend, es kommt auch darauf an, *wie* die Menschen ihr Einkommen erhalten. Denn es macht einen qualitativen Unterschied, ob ein eigenes, kontinuierliches Arbeitseinkommen bezogen wird, über das man selbst verfügen kann, oder ob die Existenzsicherung von familiären Unterhaltsleistungen, z.B. des Ehemannes für seine nichterwerbstätige Frau, abhängig ist. Und es ist auch ein Unterschied im Grad der Eigenständigkeit, Verlässlichkeit und Planbarkeit der Lebensführung, ob z.B. ältere Menschen mit einer Rente rechnen können, die in der Höhe exakt bestimmt ist, auf die ein Rechtsanspruch besteht und automatisch der allgemeinen Einkommensentwicklung angepasst wird, oder aber ob die Betroffenen auf bedürftigkeitsgeprüfte, womöglich von Ermessensentscheidungen abhängige Fürsorgeleistungen angewiesen sind. Noch entwürdigender kann es sein, von privater Wohltätigkeit oder karitativer Barmherzigkeit abhängig zu sein.

Deutschland zählt zu der reichsten Ländern dieser Welt. Betrachtet man die Höhe des Volkseinkommens, so dürften eigentlich keine Einkommens- und Versorgungsprobleme bestehen. Das Volkseinkommen beträgt über 2,7 Billionen DM (1997), das entspricht bei 82 Millionen Einwohnern einem Pro-Kopf-Einkommen von etwa 33.500 DM im Jahr. Doch sagen Durchschnittszahlen über die tatsächlichen Einkommensverhältnisse der einzelnen BürgerInnen wenig aus. Statistische Durchschnittswerte ebnen Unterschiede in der Einkommensverteilung rechnerisch ein, machen soziale Ungleichheiten unkenntlich. Die Höhe der Einkommen differiert auch in einem Wirtschafts- und Gesellschaftssystem, das sich als Soziale Marktwirtschaft versteht, sehr stark. Reichtum steht auf der anderen Seite Einkommensarmut gegenüber. Reichtum und Armut sind aber immer relative Tatbestände. In einem wohlhabenden Land wie Deutschland beginnt Armut nicht erst bei Hunger und Unterernährung, sondern beim Unterschreiten des sozio-kulturellen Existenzminimums, das sich nach dem allgemeinen Einkommens- und Lebensstandardniveau bemisst.

In einer Marktwirtschaft stellt die Beteiligung am Erwerbsprozess die Grundlage der Einkommenserzielung dar. Die Summe der Markteinkommen – Einkommen aus abhängiger Arbeit (Löhne und Gehälter) sowie Gewinne und Vermögenseinkünfte – ist das Spiegelbild der produzierten und verkauften Güter und Dienstleistungen. Die *Entstehungsseite* des Sozialprodukts, also die Produktion, und die *Verteilungsseite* des Sozialprodukts, also die Einkommenserzielung, bedingen sich gegenseitig. Wenn aber Einkommensansprüche nur durch die Beteiligung am Erwerbsprozess erwachsen, sind mit dieser Einkommensverteilung zwangsläufig Probleme verbunden: Wovon sollen die Güter des täglichen Bedarfs und die Mieten gezahlt werden, wenn ArbeitnehmerInnen in die Arbeitslosigkeit entlassen werden und das Arbeitseinkommen entfällt? Wovon leben Mütter oder Väter, die wegen der Kindererziehung nicht erwerbstätig sein können? Welches Einkommen erhalten ältere Menschen, die aus dem Beruf ausgeschieden sind? Wie kann die Erziehung und Ausbildung von Kindern finanziert werden, wenn sich das Erwerbseinkommen nicht nach der familiären Situation richtet? Und wie ist es mit der Einkommenssicherung bestellt, wenn ArbeitnehmerInnen krank werden, ihr Arbeitseinkommen verlieren und zugleich die Rechnungen für ärztliche Behandlung und Arzneimittel bezahlen müssen? Diese Fragen machen deutlich, dass die Einkommensverteilung über den Markt durch Eingriffe des Staates korrigiert und ergänzt werden muss.

Wenn davon ausgegangen wird, dass Höhe und Verteilung der Einkommen für die Lebenslage der Menschen von entscheidender Bedeutung sind, so heißt dies allerdings nicht, die Verfügung über Geld sei der ausschließliche Bestimmungsfaktor für die individuelle Lebenslage, und die Höhe des Volkseinkommens sei der treffende Indikator für die Wohlfahrt einer Gesellschaft insgesamt. Um eine Aussage über die *Lebensqualität* treffen zu können, müssen die Arbeits-, Lebens- und Umweltbedingungen, unter denen das Einkommen erzielt wird, in Rechnung gestellt werden. Von entscheidender Bedeutung ist auch, welches Maß an öffentlicher Infrastruktur bereitsteht und ohne direkte Bezahlung genutzt werden kann. Das betrifft so wichtige Bereiche wie das Schul- und Hochschulwesen, die Versorgung mit sozialen Diensten und Einrichtungen, Kultur und Freizeitgestaltung sowie das öffentliche Verkehrswesen.

Gleichermaßen ist zu berücksichtigen, *wofür* das Einkommen verwandt wird bzw. verwandt werden muss. Zu fragen ist nach den *Qualitäten* der Einkommensverwendung und nicht nur nach deren Quantitäten. Dieser Zusammenhang wird beispielhaft deutlich, wenn in der Gesellschaft der Produktions- und Einkommenszuwachs um den Preis von Umweltschädigungen erfolgt und ein großer Teil des zusätzlichen Einkommens nur dazu dient, um die Folgekosten dieser Entwicklung z.B. durch nachträglichen Umweltschutz abzudekken. Gleichermaßen fragwürdig ist ein Produktions- und Einkommenszuwachs, der um den Preis wachsender sozialer Ungleichheiten und Spannungen erreicht wird. Die sozialen Folgekosten einer solchen Wachstumsstrategie werden dann auch zu finanziellen Folgekosten, wenn etwa die Kriminalität steigt und wachsende Ausgaben für öffentliche und private Sicherheit (Mehraufwendungen für Polizei, Wachdienste, Alarmanlagen) anfallen.

Schließlich ist auch immer zu bilanzieren, um den Preis welcher *individueller* Belastungen ein bestimmtes Einkommen erzielt wird. Ein Einkommen, das mit niedrigen Wochenarbeitszeiten, einem ausgedehnten Jahresurlaub und unter humanen Arbeitsbedingungen erreicht wird, ist anders zu bewerten als ein Einkommen, das mit einer hohen Arbeitsintensität sowie mit langen und ungünstigen persönlichen Arbeitszeiten verbunden ist.

Niveau und Wachstum von Sozialprodukt und Volkseinkommen lassen sich deshalb nicht automatisch mit einer Erhöhung des Wohlstands und der Lebensqualität gleichsetzen. Unberücksichtigt bleibt bei dieser monetär-statistischen Betrachtung zudem die gesamte Versorgung mit nicht-marktlichen Gütern und vor allem Dienstleistungen. Denn auch in entwickelten Gesellschaften kommt dem Sektor unbezahlter Arbeit eine hohe Bedeutung zu. Zu erwähnen sind die Familien-, Erziehungs- und Eigenarbeit, die Nachbarschaftshilfe und das soziale Ehrenamt (vgl. Bd. II, Kap. „Soziale Dienste“, S. 335 ff.). All diese Tätigkeiten bleiben, weil sie nicht formell entlohnt werden, außerhalb der Berechnung des Volkseinkommens. Werden sie hingegen erwerbsförmig gestaltet (wenn beispielsweise bislang ehrenamtlich Tätige angestellt und für ihre Arbeit bezahlt werden) erhöhen sich rein rechnerisch Sozialprodukt und Volkseinkommen, ohne dass dies eine entsprechende Verbesserung der Versorgungs- und Wohlfahrtslage der Gesellschaft bedeuten muss.

Unberücksichtigt bei der Einkommensmessung durch die amtliche Statistik bleiben auch jene Einkommen, die durch *Schatten- oder Schwarzarbeit* unterhalb der Ebene des offiziellen Marktes entstehen.

2. Einkommensrisiken und Sozialpolitik

2.1 Finanzielle Problemlagen

Wenn von Einkommensrisiken in einer Marktwirtschaft die Rede ist, dann sind verschiedene Problemdimensionen zu unterscheiden. Problemlagen entstehen durch:

- *Ausfall des Einkommens:* Wenn kein Erwerbseinkommen erzielt werden kann, weil wegen Behinderung, Invalidität, Krankheit oder fortgeschrittenem Alter Arbeit nicht (mehr) möglich, weil wegen der Geburt von Kindern die Erwerbstätigkeit unterbrochen wird oder weil Arbeitsplätze fehlen und Arbeitslosigkeit entsteht, stellt sich zwingend die Frage nach einem Ersatz des ausgefallenen Arbeitseinkommens.
- *Unstetigkeit und Unsicherheit des Einkommens:* Da die Lebensführung zu einem großen Teil durch fixe Kosten bestimmt wird (z.B. Mietzahlungen), kann eine Unstetigkeit der Erwerbseinkommen, d.h. eine ungleiche Ver-

teilung der Einkommen über einen bestimmten Zeitraum, sehr schnell zu Problemen führen. Lebensführung und -planung werden in Frage gestellt, wenn ungewiss ist, ob im nächsten Monat noch mit einem Einkommen gerechnet werden kann. Dem Problem einer fehlenden Stetigkeit der Einkommenserzielung kommt vor allem bei selbständigen Erwerbseinkünften Bedeutung zu, da die Betroffenen das Unternehmensrisiko alleine zu tragen haben. Aber auch bei Arbeitnehmerverdiensten spielt dieses Problem eine wachsende Rolle, nämlich bei den sich ausbreitenden atypischen Formen von Erwerbstätigkeit wie Saisonarbeit, Scheinselbständigkeit, Arbeit auf Basis von Honorar- oder Werkverträgen, befristete Beschäftigung oder bei Beschäftigungsverhältnissen mit ergebnisorientierter Entlohnung (vgl. Kap. „Arbeit und Arbeitsmarkt", S. 292 ff.).

- *Fehlende Bedarfsangemessenheit des Einkommens:* Die Höhe des Arbeitseinkommens ist daraufhin zu bewerten, ob es ausreicht, um der Bedarfslage gerecht zu werden. Der Einkommensbedarf richtet sich dabei stark nach der familiären und sozialen Situation, in der die Menschen leben. Versorgung, Erziehung und Ausbildung von Kindern beispielsweise erhöhen den Einkommensbedarf. Auch bei Krankheiten steigt der Einkommensbedarf, denn nicht nur das Arbeitseinkommen fällt weg, sondern zugleich entstehen Mehraufwendungen für medizinische und pflegerische Leistungen, die in vielen Fällen den finanziellen Dispositionsspielraum der Betroffenen bei weitem übersteigen.
- *Fehlende Leistungsangemessenheit des Einkommens:* Hier stellt sich die Frage, ob die Höhe des Arbeitseinkommens in einem als „gerecht" empfundenen Verhältnis zur Arbeitsleistung steht oder aber ob Diskriminierungen auftreten. Wie z.B. lässt es sich rechtfertigen, dass technische Tätigkeiten, die überwiegend von Männern ausgeübt werden, deutlich besser bezahlt werden als soziale Dienstleistungen, die überwiegend von Frauen ausgeübt werden?

2.2 Abhängige Arbeit als Existenzgrundlage

Die Gefahr, kein ausreichendes oder überhaupt kein *Arbeits*einkommen zu erhalten, hängt eng mit den Bedingungen und Voraussetzungen eines marktwirtschaftlichen Wirtschaftssystems zusammen. Kennzeichnend für diese Wirtschaftsordnung ist der Tatbestand, dass der weit überwiegende Teil der Bevölkerung seinen Lebensunterhalt nur durch *abhängige* (Lohn-)Arbeit sichern kann. Nahezu 90 % aller Erwerbstätigen sind heute als ArbeiterInnen, Angestellte oder BeamtInnen abhängig beschäftigt. Die Zahl der Selbständigen in Handwerk, Handel und Landwirtschaft hat sich in den letzten Jahrzehnten ständig verringert, steigt allerdings seit einigen Jahren wieder leicht an. Mangels anderer, von der individuellen Arbeitsleistung unabhängiger Einkommensarten (Vermögens- und Gewinneinkünfte) besteht ein mehr oder minder starker Zwang, die Arbeitskraft auf dem Arbeitsmarkt anzubieten, um als Gegenleistung für die Tätigkeit ein entsprechendes Entgelt zu erhalten. Der Arbeitslohn ist damit die wesentliche Einkommensquelle, mit der die zum Lebensunterhalt notwendigen Güter und Dienstleistungen gekauft werden können. Die (Verkaufs-)Chancen auf dem Arbeitsmarkt bestimmen ganz entscheidend die Lebensbedingungen der Bevölkerung.

Diese Koppelung von Einkommen und abhängiger Arbeit hat einschneidende soziale Konsequenzen: Während Vermögenseinkommen unabhängig von der persönlichen und sozialen Situation des Eigentümers fließen, z.B. werden Zinsen auch bei Krankheit gezahlt, geraten abhängig Beschäftigte in Existenzprobleme, wenn der Einsatz der Arbeitskraft vorübergehend oder dauerhaft nicht möglich ist. Aber auch für „kleine" Selbständige, die im eigenen Betrieb bzw. in einer „Ein-Personen-Firma" tätig sind, führen Krankheit oder Invalidität zu existenziellen Einkommensrisiken.

Den Einkommensrisiken bei abhängiger Erwerbsarbeit kann individuell nicht ausgewichen werden, denn weder stehen ausreichende Vermögenseinkünfte zur Verfügung, noch lässt sich der Einkommensbedarf durch Eigenarbeit ersetzen.

- Als Alternative zu den Arbeitseinkommen böten sich arbeitsfreie Einkünfte aus *Vermögen* (Zinsen, Mieten, Vermögensauflösung) oder *Gewinnen* an. Zwar haben in den hochentwickelten Industriegesellschaften auch Arbeitnehmerhaushalte Geld- und Grundvermögen bilden können. Aber mit der durchschnittlichen Höhe der Geldanlagen lässt sich allenfalls für wenige Monate der Ausfall des Arbeitseinkommens ersetzen und der Lebensstandard sichern (vgl. Pkt. 4. dieses Kapitels).
- Im Bereich der Produktion von Gütern spielen Eigenarbeit und Haushaltsproduktion keine Rolle mehr. Die Versorgung mit Nahrungsmitteln, mit Gütern des täglichen Bedarfs und langlebigen Gebrauchsgütern verläuft nahezu ausschließlich über den Markt. Anders sieht es bei Dienstleistungs- und Handwerkstätigkeiten aus, die sowohl auf dem Markt angeboten, aber auch noch im hohen Maße in Eigenarbeit erbracht werden. Eine verstärkte individuelle bzw. familiäre Erbringung von Dienstleistungen kann den Einkommensbedarf aber nur mindern und nicht ersetzen. Ein Mehr an Eigenarbeit kann auch mit zusätzlichem Einkommensbedarf verbunden sein, wenn man z.B. an die Ausstattung mit technischen Gerätschaften denkt, die für ein „do it yourself" erforderlich sind.

2.3 Familiäre Unterhaltsleistungen

In jeder Gesellschaft muss nicht nur Erwerbsarbeit, sondern gleichermaßen familiäre *Erziehungs- und Hausarbeit* geleistet werden. Diese Reproduktionsarbeit erfolgt unentgeltlich und außerhalb des Arbeitsmarktes (vgl. Kap. „Arbeit und Arbeitsmarkt", S. 254). Entsprechend der tradierten *geschlechtsspezifischen Arbeitsteilung* ist Erziehungs- und Hausarbeit auch heute noch im wesentlichen die Arbeit von *Frauen*. Zwar verbindet ein großer und wachsender Teil von Frauen Berufstätigkeit und Kindererziehung, aber mehr als 40 % aller *verheirateten* Frauen (zwischen 20 und 60 Jahren) sind – zumindest phasenweise – nicht erwerbstätig. Da Hausfrauen über keine aus marktförmiger Erwerbstätigkeit gewonnene Einkommensgrundlage verfügen, sind sie auf *Unterhaltsleistungen* ihres erwerbstätigen (Ehe-)Mannes angewiesen. Nach diesem Modell übernimmt der Ehemann die Ernährer- und Versorgerfunktion. Aber auch die Arbeitseinkommen der großen Zahl der teilzeitbeschäftigten (Ehe-)Frauen reichen zur individuellen Existenzsicherung kaum aus. Entscheidende Größe zur Sicherstellung des Lebensunterhalts von Mann *und* Frau ist das gemeinsam erworbene Haushaltseinkommen.

Aus dem von den Eltern erzielten Haushaltseinkommen müssen auch die Aufwendungen für die Kinder bestritten werden, da diese in der Regel über kein eigenes Einkommen verfügen. Eltern sind gegenüber minderjährigen oder wegen einer weiterführenden Ausbildung noch nicht erwerbstätigen Kindern zum Unterhalt verpflichtet. Familie und Ehe sind insofern eine grundlegende Versorgungsinstanz. Das System der privatrechtlichen Unterhaltspflichten zwischen den Ehegatten untereinander (auch im Fall von Trennung und Scheidung) sowie von Eltern gegenüber ihren Kindern und von Kindern gegenüber ihren Eltern ist im einzelnen im Bürgerlichen Gesetzbuch geregelt und durch die Rechtsprechung konkretisiert.

Höhe und Kontinuität von familiären Unterhaltsleistungen bleiben allerdings eng an Höhe und Kontinuität der Erwerbseinkommen gebunden. Bei einem nur niedrigen Verdienst des Mannes lässt sich das Modell der Versorgerehe schwerlich praktizieren. Besonders prekär wird die familiäre Einkommenslage, wenn der „Ernährer" arbeitslos oder erwerbsunfähig wird oder gar stirbt. In all diesen Fällen entsteht eine existentielle Bedrohung der auf die Unterhaltszahlungen angewiesenen Frau und der Kinder.

Ein Rückgriff auf entferntere Verwandte ist zur Abdeckung von Einkommensausfällen nur sehr begrenzt möglich. Zur privaten finanziellen Hilfe muss die objektive *Fähigkeit* und die subjektive *Bereitschaft* zur Einkommensübertragung bestehen. Die Fähigkeit zur Unterstützung hängt von der Höhe des eigenen Einkommens ab und muss, zumal wenn es um dauerhafte Leistungen geht, als gering eingeschätzt werden, es sei denn, ein starker Abfall des eigenen Lebensstandards bis hin zur Armut würde akzeptiert. Bei der Unterstützungsbereitschaft muss zudem berücksichtigt werden, dass der Wandel der Familienstrukturen und Lebensformen (Auflösung des Mehrgenerationenhaushalts, sinkende Kinderzahl, Zunahme der Alleinerziehenden, sinkende Heirats- und wachsende Scheidungshäufigkeit, zunehmende berufliche und regionale Mobilität, steigende Lebenserwartung) eine Auflockerung traditioneller Verpflichtungen eingeleitet hat (vgl. Bd. II, Kap. „Familie", S. 155 ff.). Der Trend zur Individualisierung der Lebensformen und das Bestreben zum Abbau finanziell bestimmter persönlicher Abhängigkeiten haben dazu geführt, dass sich familiäre Unterhalts- und Unterstützungsleistungen weitgehend auf die Leistungen zwischen (Ehe-)Partnern einerseits und zwischen Eltern und ihren Kindern andererseits beschränken.

2.4 Sozialpolitik als Einkommensverteilungspolitik

Die mit der Erwerbsarbeit verbundenen Einkommensrisiken bilden den systematischen und historischen Ausgangspunkt für sozialstaatliche Interventionen und Leistungen. Sozialpolitik ist immer auch *Einkommensverteilungspolitik.*

Durch sozialpolitische Maßnahmen werden die Ergebnisse der Marktverteilung korrigiert und die strenge Koppelung von Einkommen und Erwerbsarbeit gelockert: So bleibt durch die Zahlung von *Sozialeinkommen* durch den Staat der Lebensunterhalt unter bestimmten Bedingungen auch dann gesichert, wenn wegen Arbeitslosigkeit, Alter, Krankheit oder Invalidität nicht (mehr) gearbeitet werden kann. Damit mindert sich der unbedingte Angebotszwang der Arbeitskraft; der Warencharakter der Arbeitskraft wird eingeschränkt, jedoch nicht außer Kraft gesetzt.

Sozialpolitik als Einkommensverteilungspolitik setzt auf unterschiedlichen Ebenen und mit unterschiedlichen Zielen und Instrumenten an. Grundlegend ist die auch in den folgenden Ausführungen vorgenommene Unterscheidung zwischen der Beeinflussung der *Arbeitseinkommen* und der Gewährleistungen von *Sozialeinkommen:*

- Niveau und Struktur der *Arbeitseinkommen,* so wie sie auf dem Arbeitsmarkt erzielt werden, geben Auskunft über die *primäre* Verteilung.
- Diese Primäreinkommen werden durch die Zahlung von *Sozialeinkommen* nachträglich korrigiert. Im Rahmen dieser *Sekundärverteilung* erhalten jene Personen ein Einkommen, die kein Arbeitseinkommen (mehr) beziehen oder aber deren Arbeitseinkommen nicht ausreicht, um unabweisbare persönliche Bedarfslagen zu abzudecken. Der Staat finanziert die Sozialeinkommen im wesentlichen durch Steuern und Beiträge, die vom Arbeitseinkommen abgezogen werden und diese entsprechend verringern.

Bei der Abgrenzung der Primärverteilung von der *nachträglich* einsetzenden Sekundärverteilung muss berücksichtigt werden, dass es eine isolierte Betrachtung der Primärverteilung letztlich nicht geben kann, weil zwischen der Verteilung der Arbeitseinkommen und der sozialstaatlichen Sekundärverteilung ein Wechselverhältnis besteht. Die umverteilten Einkommensströme, die insgesamt den Angebotszwang und die Koppelung von Arbeit und Einkommen mindern, wirken in einem bestimmten, freilich quantitativ kaum ermittelbaren Ausmaß auf die primäre Einkommensentstehung, -verwendung und -verteilung im Produktionsprozess zurück.

Ein Beispiel: Die Arbeitslosenunterstützung dämpft den bei Massenarbeitslosigkeit entstehenden Druck auf die Arbeitslöhne. Der lohnsenkende Konkurrenzmechanismus der „industriellen Reservearmee“ wird eingeschränkt, wenn die Arbeitslosen ausreichende Sozialeinkommen erhalten und nicht unter dem Zwang stehen, auch die Arbeitsplätze mit den niedrigsten Löhnen annehmen zu müssen. Es ist diese Rückwirkung der Sozialleistungen auf die Arbeitslöhne, die den Anstoß gibt für die ständigen Auseinandersetzungen in der Sozialpolitik um Höhe, Dauerhaftigkeit und Reichweite von Arbeitslosengeld und Arbeitslosenhilfe. Ein vergleichbarer Zusammenhang besteht zwischen der Höhe der Sozialhilfe, mit der das Existenzminimum der Gesellschaft definiert wird, und den Arbeitseinkommen, insbesondere in den unteren Lohngruppen (vgl. Pkt. 7.4 dieses Kapitels).

Bei den Sozialeinkommen handelt es sich weit überwiegend um direkte Geldzahlungen, um *monetäre Transfers,* die die Einkommenslage der Leistungsempfänger unmittelbar verbessern. Bei den *indirekten* monetären Leistungen erfolgt die Verbesserung der Einkommenslage durch steuerliche Erleichterungen: Beim Vorliegen bestimmter sozialer Tatbestände, z.B. beim Unterhalt von Kindern, mindert sich die Steuerzahlung.

Einkommenswirkungen gehen aber auch von der sozialstaatlichen Bereitstellung sozialer und gesundheitlicher *Sach- und Dienstleistungen* aus: Gesundheitliche Leistungen wie ärztliche Behandlung, Arzneimittelversorgung, Krankenhausaufenthalt oder soziale Leistungen wie Hilfen zur Erziehung, Altenhilfe, Behindertenhilfe können weitgehend *kostenlos* in Anspruch genommen werden und verbessern somit die Einkommenslage der Betroffenen mittelbar. Es handelt sich um *reale Transfers,* deren Nutzung sich nach dem persönlichen Bedarf richtet. Weil die sozialen Sach- und Dienstleistungen außerhalb des Markt-Preis-Mechanismus stehen und für ihre Inanspruchnahme kein Preis oder nur eine nicht kostendeckende Gebühr gezahlt werden muss, entstehen den Betroffenen geldwerte Vorteile. Private Ausgaben werden eingespart, soweit die kostspieligen sozialen Sach- und Dienstleistungen überhaupt aus dem laufenden Arbeits- oder Sozialeinkommen finanziert werden können. Es wäre zwar denkbar, die Einkommen der Betroffenen durch spezifische Sozialeinkommen so weit aufzustocken, dass die sozialen und medizinischen Dienste auf dem Markt „gekauft“ werden könnten. Die Erfahrungen zeigen jedoch, dass die Versorgung mit diesen Leistungen über den Markt weder in quantitativer noch in qualitativer Sicht zu tragbaren Ergebnissen führt (vgl. Bd. II, Kap. „Gesundheit“, S. 43 ff. und Kap. „Soziale Dienste“, S. 386 ff.)

Sozialpolitik als Einkommensverteilungspolitik zielt zunächst einmal nicht auf die Veränderung der *Ursachen* der Einkommensrisiken, wie z.B. Krankheit, Invalidität, Arbeitslosigkeit. Diese Risiken werden als gegeben vorausgesetzt und ihre Folgen durch Sozialleistungen ausgeglichen *(kompensatorische* Politik). Eine *präventive* Politik versucht hingegen, die Entstehung von Einkommensrisiken zu verhindern, d.h. Arbeitslosigkeit zu vermeiden, Frühinvalidität, Krankheit und Unfälle zu begrenzen. Zwischen kompensatorischer und präventiver Strategie muss allerdings kein Gegensatz bestehen; die Lohnfortzahlung im Krankheitsfall beispielsweise ist Voraussetzung dafür, dass Krankheiten auskuriert und womögliche Folgeerkrankungen vermieden werden. Auch wenn der kompensatorische Einkommensausgleich die Verursachungsfaktoren nicht aufgreift, so bedeutet doch jede Lockerung des unbedingten Angebotszwangs der Arbeitskraft infolge von Sozialeinkommen ein Stück reale Freiheit für die ArbeitnehmerInnen: Kranke müssen erst dann wieder arbeiten, wenn dies ihr Gesundheitszustand zulässt; Arbeitslose brauchen nicht *jeden* Arbeitsplatz anzunehmen; Invalide haben Anspruch auf eine Rente, wenn eine Arbeit nicht mehr möglich ist.

3. Einkommensverteilung

3.1 Grundfragen einer Verteilungsanalyse

Aussagen über „die“ Einkommensverteilung gibt es nicht. Eine Analyse der Einkommensverteilung setzt zunächst Klärungen voraus. Zu erläutern ist, (1) welcher Einkommens*begriff* verwendet wird, (2) welche *Empfänger*einheit bzw. -gruppe betrachtet wird und auf welche räumliche (3) und zeitliche (4) Dimension abgestellt wird.

(1) *Einkommensart*

- Zu unterscheiden ist zwischen den jeweiligen *Faktoreinkommen* und dem *personellen* Einkommen. Das Faktoreinkommen beziffert die Einnahmen, die durch den Einsatz des Faktors Arbeit (Einkommen aus unselbständiger Beschäftigung) und den Einsatz des Faktors Kapital (Einkommen aus Unternehmertätigkeit und Vermögen) entstehen. *Eine* Person kann mehrere Einkommensarten beziehen, so z.B. neben Löhnen auch Gewinne, Zinsen, Mieten.
- Während die Faktoreinkommen *Markteinkommen* sind und über die *Primärverteilung* gesteuert werden, handelt es sich bei den sozialpolitischen Geldleistungen um *Sozialeinkommen*, die über die sozialstaatliche *Sekundärverteilung* gesteuert werden.
- Die Sekundärverteilung finanziert sich durch Steuern und Beiträge. Die *Brutto*einkommen werden durch den Abzug von Steuern und Beiträgen gemindert, übrig bleiben die *Netto*einkommen.
- Werden die Einkommen in laufenden Preisen ausgewiesen, handelt es sich um *Nominal*einkommen. Um die Entwicklung des *Real*einkommens, also der tatsächlichen Kaufkraft des Einkommens, zu erkennen, müssen die durchschnittlichen Preiserhöhungen aus der Einkommensentwicklung herausgerechnet werden.

(2) *Einkommensempfänger*

- Die Empfängereinheit des Einkommens kann sich entweder auf eine *einzelne* Person (*personelles* Einkommen) oder eine Personen- und Bedarfs*gemeinschaft* (*Familien-* oder *Haushalts*einkommen) beziehen. Das personelle Einkommen ist ein *Individual*einkommen, während beim Haushaltseinkommen alle Einkommen zusammengefasst werden, die den Haushaltsmitgliedern zufließen und gemeinsam verwendet werden.
- Das personelle wie das Haushaltseinkommen kann *sozialen Gruppen* zugeordnet werden. Dann ist es möglich, die Einkommensverteilung *innerhalb* einer Gruppe oder *zwischen* einzelnen Gruppen zu analysieren. Die Gruppierung erfolgt u.a. nach der sozialen Stellung (Arbeiter, Angestellte, Selbständige, Qualifikation), dem Geschlecht, der Haushaltsgröße (Kinderlose versus Kinderreiche) und dem Lebensalter (Generationenvergleich).

(3) *Räumliche Dimension*

- Einkommensanalysen beziehen sich im Regelfall auf das Gebiet der Bundesrepublik Deutschland. Wegen der immer noch erheblichen Abweichungen von Einkommensniveau und -struktur zwischen den alten und den neuen Bundesländern ist eine getrennte Erfassung dieser beiden Gebiete erforderlich. Darüber hinausgehende Vergleiche zwischen einzelnen *Regionen* Deutschlands, z.B. zwischen einzelnen Bundesländern oder städtischen und ländlichen Regionen, können räumliche Besonderheiten und Unterschiede noch deutlicher machen.

- Bei *internationalen* Vergleichen, denen vor allem im Rahmen der Europäischen Union Bedeutung zukommt, sollen die Unterschiede hinsichtlich Einkommensniveau und -struktur zwischen einzelnen Ländern sichtbar gemacht werden.

(4) *Zeitliche Dimension*

- Wenn sich die Betrachtung auf einen bestimmten Zeit*punkt* bezieht, handelt es sich um eine *Querschnittanalyse*. Werden Querschnittdaten über die Jahre hinweg verfolgt, lassen sich allgemeine Entwicklungstrends erkennen. Da der Datenerhebung jeweils unterschiedlich zusammengesetzte Stichproben zugrunde liegen, ist der Aussagewert allerdings begrenzt. Erst bei einer *Längsschnittanalyse* werden bei *identischen* Personen bzw. Haushalten Einkommensdaten im Zeitablauf erfasst. Diese Vorgehensweise ermöglicht es, die Entwicklungs*dynamik* von Einkommenspositionen im einzelnen zu beobachten und zu vergleichen. So lässt sich z.B. beurteilen, ob eine im Querschnitt feststellbare niedrige Einkommensposition für die Betroffenen ein Dauerzustand ist oder schnell überwunden wird, dafür aber neue Personengruppen in diese Position gelangen.
- Es kann auch versucht werden, die Einkommensposition von Personen oder von Geburtsjahrgängen (Kohorten) in ihrem gesamten *Lebensablauf* zu untersuchen. Diese Analyse lässt sich erweitern zu einem Vergleich der Einkommensposition *zwischen* verschiedenen Kohorten. Hier interessiert z.B. aktuell die Frage, ob die heute Jüngeren in Zukunft ein ähnliches Einkommensniveau wie die heute Älteren erzielen werden, oder ob dann, wenn sie selbst ins Rentenalter kommen, aufgrund der demographischen Veränderungen schlechtere Bedingungen vorherrschen (vgl. Bd. II, Kap. „Alter", S. 230 ff.).

Als ein grundlegendes Problem bei Analysen der Einkommensverteilung erweist sich der Tatbestand, dass das statistische Datenmaterial vielfach unzureichend und zu alt ist. Häufig werden unterschiedliche Einkommensarten erfasst, so dass Vergleiche nur beschränkt möglich sind. Da die Daten über Höhe und Zusammensetzung der persönlichen Einkommen aus *Umfragen* ermittelt werden, muss davon ausgegangen werden, dass die Einkommen nicht vollständig abgebildet werden. Insbesondere im oberen Einkommensbereich ist mit Untererfassungen zu rechnen. Zudem sind bei den Stichproben bestimmte Haushalte bzw. Personen unterrepräsentiert. Auch dies betrifft in erster Linie den Bereich der höheren Einkommen.

3.2 Gesamtwirtschaftliche Einkommensverteilung: Entwicklung von Brutto- und Nettoarbeitnehmereinkommen

Die in einer Volkswirtschaft in einer Periode, d.h. in einem Jahr, erzeugten Güter und Dienstleistungen sind das, was (ohne Berücksichtigung der Außenverflechtungen) für Investitionen und für Konsumzwecke zur Verfügung steht.

Bewertet man die Summe dieser Güter und Dienstleistungen mit Preisen, so errechnet sich das *Sozialprodukt*. Durch die Produktion von Gütern und die Erstellung von Dienstleistungen entstehen zugleich Einkommen, die den beteiligten Faktoren Arbeit und Kapital zufließen und sich zum Volkseinkommen summieren.

Die Zuordnung des Volkseinkommens auf Kapital und Arbeit lässt sich als *funktionelle Primärverteilung* beschreiben. Die volkswirtschaftliche Gesamtrechnung unterscheidet zwischen

- Einkommen aus unselbständiger Arbeit und
- Einkommen aus Unternehmertätigkeit und Vermögen.

Die *Bruttoeinkommen aus unselbständiger Arbeit* umfassen die Bruttolöhne und -gehälter sowie die Arbeitgeberbeiträge zur Sozialversicherung. Berücksichtigt werden die Bruttolöhne und -gehälter *aller* Arbeitnehmergruppen, also ArbeiterInnen, Angestellte, BeamtInnen, Auszubildende usw. In die Berechnung werden alle Einkommensbestandteile eingeschlossen: Laufende Verdienstzahlungen inklusive Zuschläge für Überstunden, Nacht- und Sonntagsarbeit usw., Sonderzahlungen (Urlaubsgeld, 13. Monatsgehalt, Gratifikationen, vermögenswirksame Leistungen), Lohnfortzahlung im Krankheitsfall, Arbeitgeberbeiträge zur Renten-, Kranken-, Pflege-, Arbeitslosen- und Unfallversicherung. Die neben den laufenden Verdienstzahlungen anfallenden Einkommensbestandteile werden auch als *Lohn- bzw. Personalnebenkosten* bezeichnet (vgl. Kap. „Sozialpolitik im ökonomischen Prozess", S. 82 ff.).

Zieht man von den Bruttoeinkommen die Arbeitgeberbeiträge zur Sozialversicherung ab, erhält man die *Bruttolohn- und -gehaltssumme.* Sie betrug 1997 1.519 Mrd. DM insgesamt. Bei rund 30 Millionen abhängig Beschäftigten macht dies einen Betrag von durchschnittlich 4.180 DM je Beschäftigten im Monat aus.

Aus Sicht der Beschäftigten sind die Bruttoeinkommen aber nicht entscheidend. Viel wichtiger sind die *Nettoeinkommen.* Diese errechnen sich nach Abzug der direkten Steuern und der Arbeitnehmerbeiträge zur Sozialversicherung. Die *Nettolohn- und- gehaltssumme* beträgt je durchschnittlich Beschäftigten rund 2.700 DM im Monat (1997). In diesem beachtlichen Unterschied zwischen Brutto- und Nettoeinkommen kommt die *Abzugsquote* von gut einem Drittel der Bruttolohn- und -gehaltssumme zum Ausdruck. Noch größer wird die Spanne, wenn die Nettolohn- und -gehaltssumme verglichen wird mit dem Bruttoeinkommen aus unselbständiger Arbeit: Zwischen den Nettolöhnen, die den Beschäftigten unmittelbar zufließen, und den Arbeitskosten, die bei den Arbeitgebern anfallen, besteht im Schnitt eine Differenz von nahezu 50 %.

Die Zuwachsraten der Brutto- sowie Nettolohn- und -gehaltssumme in den alten Bundesländern seit 1980 macht Tabelle III.1 sichtbar. Auffällig ist, dass die Zuwachsraten seit Beginn der 80er Jahre rückläufig sind. Bei der Nettolohn- und -gehaltssumme zeigt sich dies noch deutlicher als bei der Bruttogröße, weil sich gleichzeitig die Abzugssätze für Steuern und Sozialversicherungsbeiträge kontinuierlich erhöht haben. Für 1997 errechnet sich eine *Gesamt*abzugsquote von 36,3 % gegenüber 28,7 % im Jahr 1980. Die durchschnittliche Bruttolohn- und -gehaltssumme verringert sich durch die Sozialabgaben um 17,3 % und durch die Lohnsteuerbelastungen um 19 %. Bei der Höhe der Sozialabgaben, die die Beschäftigten zu zahlen haben, ist zu berücksichtigen, dass sich der Wert von 17,3 % auf die gesamte Bruttolohn- und -gehaltssumme einschließlich der Beamtengehälter bezieht, während die Beitragssätze zur Sozialversicherung nur für die versicherungspflichtigen Entgelte bis zur Beitragsbemessungsgrenze gelten (vgl. dazu auch Kap. „Sozialpolitik im ökonomischen Prozess", S. 67).

Bei der Interpretation der Einkommenszuwächse ist die Entwicklung des *Preisniveaus* zu berücksichtigen. Denn durch die Inflation wird die reale Kaufkraft der Einkommen gemindert. Um die Erhöhung der *Real*einkommen zu ermitteln, muss deshalb die Preissteigerungsrate in Anrechnung gebracht werden. Verfolgt man die Entwicklung der *Nettorealeinkommen* seit Gründung der alten Bundesrepublik, zeigt sich, dass diese sich außerordentlich erhöht haben. Von 1950 bis 1990 errechnet sich ein realer Zuwachs von gut 350 %, d.h. Einkommen und Lebensstandard haben sich – trotz steigender Steuer- und Beitragsabzüge und trotz des Preisniveauanstiegs – mehr als verdreifacht.

Dieser positive Trend der Realeinkommensentwicklung ging einher mit den hohen Wachstumsraten in der Nachkriegszeit. Ab Mitte der 70er Jahre schwächt er sich aber deutlich ab. Tabelle III.1 weist aus, dass sich die Nettorealeinkommen in den 80er Jahren kaum noch erhöht haben und dass ab 1990 nahezu durchgängig reale Einkommens*verluste* aufgetreten sind. Bei der Einkommensentwicklung muss allerdings auch berücksichtigt werden, dass die Gewerkschaften in den zurückliegenden Jahren Arbeitszeitverkürzungen durchgesetzt haben; d.h., dass der Verteilungsspielraum zu einem Teil für den Lohnausgleich bei kürzerer Wochenarbeitszeit eingesetzt worden ist.

Anders entwickelt haben sich die Arbeitseinkommen in den *neuen Bundesländern*. Seit Einführung der Wirtschafts- und Währungsunion und der Vereinigung haben sich sowohl die Brutto- wie auch die Nettolöhne rasch nach oben entwickelt. Von 1991 bis 1998 errechnet sich bei der Bruttolohn- und -gehaltssumme je beschäftigten Arbeitnehmer ein Zuwachs von 73,1 %, und bei der entsprechenden Nettogröße beträgt der Zuwachs immerhin noch 54,4 %, preisbereinigt liegt er bei 25,4 %. Im Zuge dieser deutlichen Einkommenssteigerungen hat sich der Abstand zu den alten Bundesländern merkbar verringert: Er macht 1998 bei den Bruttoentgelten nur noch 22,8 % und bei Nettoentgelten nur noch 14,7 % aus. 1991 lag hingegen das Niveau in den neuen Bundesländern bei lediglich 53,3 % (brutto) bzw. 60,1 % (netto) der entsprechenden Werte in den alten Bundesländern.

Vergleicht man für die alten Bundesländer den Entwicklungstrend der gesamtwirtschaftlichen Arbeitseinkommen mit dem der *Gewinneinkommen*, dann lässt sich zeigen, dass seit Anfang der 80er Jahre die Einkommen aus Unternehmertätigkeit und Vermögen stärker als die Arbeitseinkommen angestiegen sind. Bei den Nettogrößen prägt sich diese Disproportion noch deutlicher aus, weil die Steuerbelastung der Gewinneinkommen durch diverse steuerpolitische Entlastungsmaßnahmen gesenkt worden ist, die Steuer- und Beitragsbelastung der Arbeitseinkommen hingegen deutlich zugenommen hat.

Tabelle III.1:
Entwicklung der gesamtwirtschaftlichen Arbeitseinkommen in den alten Bundesländern

Jahr	Durchschnittliche Lohn- und Gehaltssumme je beschäftigten Arbeitnehmer					Durchschnittliche Abzüge		
	brutto		netto		nettoreal	Lohnsteuer	Sozialabgaben	Gesamtabzüge
	in DM	in %	in DM	in %	in %	in %	in %	in %
1980	2.474	+6,6	1.765	+5,2	-0,2	15,8	12,8	28,7
1981	2.593	+4,8	1.847	+4,6	-1,6	15,7	13,1	28,8
1982	2.695	+3,9	1.904	+3,1	-2,0	16,0	13,4	29,4
1983	2.781	+3,2	1.948	+2,3	-1,0	16,4	13,6	30,0
1984	2.865	+3,0	1.986	+2,0	-0,4	16,9	13,8	30,7
1985	2.949	+2,9	2.020	+1,7	-0,3	17,5	14,1	31,5
1986	3.055	+3,6	2.100	+4,0	+4,1	17,1	14,2	31,3
1987	3.151	+3,1	2.144	+2,1	+1,9	17,8	14,2	32,0
1988	3.245	+3,0	2.216	+3,4	+2,0	17,5	14,4	31,9
1989	3.343	+3,0	2.261	+2,0	-0,7	18,1	14,4	32,5
1990	3.501	+4,7	2.434	+7,6	+4,8	16,3	14,3	30,5
1991	3.702	+6,0	2.498	+2,9	-0,7	17,9	14,6	32,5
1992	3.916	+5,8	2.611	+4,5	+0,5	18,7	14,7	33,3
1993	4.029	+2,9	2.689	+3,0	-0,6	18,3	15,0	33,2
1994	4.109	+2,0	2.691	+0,0	-2,6	18,7	15,8	34,5
1995	4.238	+3,1	2.695	+0,1	-1,6	20,4	16,2	36,5
1996	4.323	+2,0	2.713	+0,7	-0,7	19,0	16,5	35,5
1997	4.363	+0,9	2.685	-0,1	-2,8	19,0	17,3	36,3
1998	4.431	+1,6	2.719	+1,3	+1,3	-	-	37,6

Quelle: eigene Berechnungen nach: Statistisches Bundesamt, Fachserie 18, Wiesbaden 1999.

Diese Verschiebungen der gesamtwirtschaftlichen Einkommensverteilung zu Lasten der Einkommen aus abhängiger Arbeit werden auch durch die Entwicklung der Lohnquote wiedergegeben. Die *Bruttolohnquote* beziffert den Anteil der Einkommen aus unselbständiger Arbeit am gesamten Volkseinkommen. Ihr Spiegelbild ist die *Gewinnquote*. Zwar ist in langfristiger Sicht, wie in Tabelle III.2 sichtbar, ein deutlicher Anstieg der Bruttolohnquote zu verzeichnen, dies lässt sich im wesentlichen aber darauf zurückführen, dass die *Zahl* der abhängig Beschäftigten, die das Bruttoeinkommen aus unselbständiger Arbeit auf sich vereinigen, in den vergangenen Jahren deutlich gewachsen ist. So erhöhte sich die Quote der abhängig Beschäftigten an der Gesamtzahl der Erwerbstätigen (Arbeitnehmerquote) von 68,5 % (1950) auf 89,2 % (1997). Schaltet man diesen Einfluss der wachsenden Zahl von abhängig Beschäftigten aus und unterstellt eine Konstanz der Arbeitnehmerquote, dann errechnet sich eine *bereinigte Lohnquote*, die sich seit den 80er Jahren sukzessive nach unten entwickelt hat.

In die Berechnung der Bruttoeinkommen aus unselbständiger Arbeit und damit der Lohnquote gehen *sämtliche* von den Arbeitgebern zu zahlenden Arbeitskosten ein, also auch die Sozialversicherungsbeiträge der Arbeitgeber, Lohnfortzahlung im Krankheitsfall, freiwillige Sozialleistungen und andere Lohnnebenkosten (vgl. Kap. „Sozialpolitik im ökonomischen Prozess“, S. 82 ff.).

Tabelle III.2:
Bruttolohnquote und Arbeitnehmerquote in %

Jahr	Tatsächliche Bruttolohnquote	Arbeitnehmerquote	Bereinigte Bruttolohnquote[1)]	Einkommensquote aus	
				Unternehmertätigkeit	Vermögen
1960	60,1	77,2	69,7	37,1	2,8
1965	65,3	80,9	72,2	31,7	3,0
1970	68,0	83,4	73,0	27,8	4,2
1975	74,1	86,0	77,1	22,1	3,8
1980	75,8	88,3	76,8	20,0	4,2
1985	73,0	88,6	73,7	22,0	5,1
1990	69,6	89,4	69,7	25,0	5,3
1991[2)]	72,4	90,6	72,4	22,6	5,0
1995	72,5	89,6	73,3	24,7	3,3
1996	71,6	89,5	72,5	25,8	3,0
1997	69,7	89,2	70,8	27,6	3,0

1) Die Arbeitnehmerquote des Jahres 1991 wird über alle Jahre konstant gehalten
2) ab 1991 Gesamtdeutschland
Quelle: Nach: Schäfer, C., Zur Verteilungsentwicklung in 1997/98 und in den Vorjahren, in: WSI-Mitteilungen 10/1998, S. 676 ff.

Sinkt die (bereinigte) Lohnquote, so heißt dies, dass der volkswirtschaftliche *Produktivitäts- und Einkommenszuwachs* nur zu einem Teil für die Verbesserung des Einkommensniveaus der abhängig Beschäftigten, aber überproportional für die Erhöhung der Gewinneinkommen genutzt wird. Eine Strategie des Ausschöpfens des Produktivitätszuwachses für Lohnerhöhungen würde hingegen bedeuten, Löhne (und Gewinneinkommen) proportional zum Produktivitätswachstum zu erhöhen und damit die Relation von Gewinn- und Arbeitseinkommen unverändert zu lassen.

Von der Entwicklung der Lohnquote (Absenkung, Konstanz oder Erhöhung) kann allerdings nicht unmittelbar auf eine Verschlechterung oder Verbesserung des Lebensstandards geschlossen werden. Bei einem insgesamt steigenden Volkseinkommen kann auch bei einer sinkenden Lohnquote noch ein Zuwachs bei den Bruttoeinkommen aus unselbständiger Arbeit entstehen. In diesem Fall verschlechtert sich aber notwendigerweise die *relative* Einkommensposition gegenüber den Gewinneinkommen.

Einschränkend ist weiterhin zu berücksichtigen, dass in die Lohnquote nur *funktionale* Einkommen einfließen, die nicht immer mit *personellen* Einkommen identisch sind. Das heißt, dass Personen, die ihr Einkommen aus einer abhängigen Beschäftigung beziehen, zusätzlich auch Einkommen aus Vermögen erhalten können. Die Analysen zeigen, dass die Bedeutung der Vermögenseinkünfte kontinuierlich zunimmt (vgl. Pkt. 4 dieses Kapitels). Der Aussagewert der Lohnquote wird schließlich dadurch beeinträchtigt, dass es sich bei der Kategorie „Einkommen aus Unternehmertätigkeit" um eine Sammelgröße handelt, in die sehr unterschiedliche Einkommen eingehen. Enthalten sind neben den Gewinnen auch die Einkünfte von „kleinen" selbständigen Erwerbstätigen und Landwirten, die sich durchaus als eine Art von Arbeitseinkommen interpretieren lassen.

3.3 Arbeitseinkommen

3.3.1 Lohndifferenzierung

Die Höhe der Bruttolohn- und -gehaltssumme kennzeichnet das gesamtwirtschaftliche *Niveau* der Arbeitseinkommen. Niveauberechnungen sind aber notwendigerweise *Durchschnittsberechnungen*. Dahinter verbirgt sich eine nach unten und oben breit aufgefächerte Lohn- und Gehaltsstruktur der rund 30 Millionen abhängig Beschäftigten.

Die zuverlässigsten – weil die Verdienste aus *allen* Branchen erfassenden – Daten über die Bandbreite der Bruttomonatseinkommen der sozialversicherungspflichtig Beschäftigten bietet die amtliche Beschäftigtenstatistik. Erfasst sind die effektiv gezahlten Löhne und Gehälter, die höher liegen als die tariflichen Grundentgelte, da auch Überstundenverdienste, Zulagen, Sonderzahlungen und andere Entgeltbestandteile berücksichtigt sind. Ordnet man die Bruttoeinkommen Einkommensklassen zu, die sich als Bruchteile bzw. Vielfache des Durchschnittseinkommens definieren, lässt sich leicht erkennen, wie stark der Anteil der Beschäftigten besetzt ist, die mit ihrem Einkommen unterhalb oder oberhalb des Durchschnitts liegen. Dabei werden lediglich Vollzeiteinkommen miteinander verglichen. Denn bei den Einkommen aus Teilzeitarbeit ist nicht ermittelbar, ob ein womöglich niedriges Einkommen Folge eines niedrigen Lohnsatzes oder einer geringen Arbeitszeit oder von beiden Faktoren ist.

Tabelle III.3:
Verteilung der Arbeitnehmerverdienste in den alten Bundesländern nach Einkommensklassen in %

Einkommensklassen als Bruchteile bzw. Vielfache des Durchschnitts	1980	1990	1995
0 - 0,5	8,7	9,1	9,0
> 0,5 - 0,75	15,4	17,2	18,6
> 0,75 - 1,0	28,4	31.0	30,5
> 1,0 - 1,25	25,8	21,3	20,1
>1,25 - 1,5	12,3	9,9	9,8
>1,5	9,4	11,5	12,0

Quelle: Bäcker, G., Hanesch, W., Arbeitnehmer und Arbeitnehmerhaushalte mit Niedrigeinkommen, Landessozialbericht Nordrhein-Westfalen, Düsseldorf 1998, S. 131.

Tabelle III.3 weist für 1995 aus, dass 9 % der Vollzeitbeschäftigten weniger als 50 % des Einkommensdurchschnitts beziehen. Unterhalb der 75 %-Schwelle liegen 27,6 % der Beschäftigten. Auf der anderen Seite verdienen 12 % der Beschäftigten mehr als das 1,5fache des Durchschnitts.

Die Bestimmungsfaktoren für die breite Spannweite der individuellen Arbeitseinkommen sind nicht leicht zu ermitteln, da sich viele Einflüsse überlagern:

- Das Lohnniveau der einzelnen Wirtschaftsbranchen unterscheidet sich unter dem Einfluss unterschiedlicher branchentypischer Produktions-, Produktivitäts- und Gewinnentwicklungen sowie der Wettbewerbskonstellationen auf den Weltmärkten sehr stark. Diese *intersektorale Lohndifferenzierung* kommt auch darin zum Ausdruck, dass einzelne Wirtschaftszweige als *Hochlohnbranchen,* wie Chemie, Metallverarbeitung, Energiewirtschaft, unternehmensbezogenen Dienste, Banken, Versicherungen, andere Wirtschaftszweige hingegen als *Niedriglohnbranchen,* wie Textil- und Bekleidungsindustrie, Nahrungsmittel- und Süßwarenindustrie, Einzelhandel, personenbezogene Dienste, bezeichnet werden (vgl. Tabelle III.5).
- Da die sektorale Wirtschaftsstruktur in den einzelnen Regionen stark differeriert, prägt sich auch eine *interregionale Lohndifferenzierung* aus. In Deutschland sind die regionalen Unterschiede vor allem durch die nach wie vor niedrigeren Einkommen in den neuen Bundesländern charakterisiert. Die Wirtschaft in den neuen Bundesländern insgesamt ist – mit Ausnahmen – produktivitäts- und wachstumsschwächer als in den alten Ländern.
- Darüber hinaus entfalten sich Differenzierungen nach Maßgabe der schulischen und beruflichen Ausgangsqualifikation oder der konkret im Arbeitsprozess geforderten Qualifikation. Diese *qualifikationsbezogene Differenzierung* wird überlagert durch die Knappheit bzw. den Überschuss an bestimmten Arbeitskräften.

- Neben den ökonomischen Faktoren kommt schließlich auch institutionellen Faktoren wie dem gewerkschaftlichen Organisationsgrad der Beschäftigten und damit der Durchsetzungsmacht der Gewerkschaften in der Tarifpolitik eine wichtige Bedeutung für die sehr unterschiedliche Höhe der Arbeitseinkommen zu.

Die Vielgestaltigkeit dieser Faktoren macht deutlich, dass die gängige These, die individuellen Unterschiede in der Entlohnung seien Ergebnis einer entsprechend unterschiedlichen Leistung oder Produktivität, in dieser Ausschließlichkeit nicht zu halten ist. Die Behauptung, niedrige Verdienste korrespondierten mit geringen Leistungen und seien daher angemessen, basiert eher auf pauschalen Unterstellungen. Wenn die Leistungsunterschiede ihrerseits wieder an den Einkommensunterschieden bemessen werden, liegt hier ein klassischer *Zirkelschluss* vor, der Einkommen an Leistung und Leistung wiederum an Einkommen misst. Bei der Suche nach Bestimmungsfaktoren für die Einkommensdifferenzierung führt dies nicht weiter. Auch das Kriterium „Qualifikation“ als Maßstab für die individuelle Entlohnung ist alles andere als eindeutig. Denn bei der Frage, wie eine bestimmte Tätigkeit oder Fähigkeit im Vergleich zu anderen Tätigkeiten und Fähigkeiten bewertet wird, kommt es auch auf normative Setzungen an. Dies wird vor allem bei der Entlohnung von Frauen deutlich.

3.3.2 Geschlechtsspezifische Lohnunterschiede

Zu den Schlechtergestellten bei der Verteilung der Arbeitseinkommen zählen vor allem die *Frauen*: Nach der Beschäftigtenstatistik waren in den alten Bundesländern 1995 nahezu zwei Drittel (63,4 %) aller Niedrigverdiener (weniger als 75 % des Durchschnittseinkommens) Frauen. Und von allen beschäftigten Frauen bezogen wiederum 46 % ein Einkommen unterhalb der 75 %-Schwelle. Dieses Bild einer geschlechtsspezifischen Verteilung der Arbeitseinkommen wird durch die Ergebnisse der amtlichen Verdienststatistik unterstrichen (vgl. Tabelle III.4). Im Oktober 1998 erhielten die Arbeiter einen durchschnittlichen Bruttomonatsverdienst von 4.674 DM, der um 38 % über dem Durchschnittsverdienst der Arbeiter*innen* von 3.393 DM lag. Bei den Angestellten überschritten die Männer den Bruttomonatsverdienst der Frauen sogar um 44 % (jeweils nur Vollzeitbeschäftigte).

Wenn in diesem Zusammenhang von *Frauenlohndiskriminierung* die Rede ist, dann geht es heute weniger um eine offene Diskriminierung bei der Entlohnung (wenn für identische Leistungen/Arbeiten Männer mehr, Frauen weniger erhalten), sondern um eine versteckte Diskriminierung, die sich aus dem Lebenszusammenhang der Frauen herleitet. Die Frauenbeschäftigung konzentriert sich auf Tätigkeiten, die in der Verdiensthierarchie am unteren Ende stehen. Legt man die in der amtlichen Statistik gebräuchliche Einteilung der beruflichen Qualifikation in *Leistungsgruppen* (vgl. Kap. „Arbeit und Arbeitsmarkt“, S. 268 f.) zugrunde, so zeigt sich, dass Frauen in den höheren Leistungsgruppen nur schwach, in den unteren, schlecht bezahlten Leistungsgruppen hingegen stark vertreten sind. Bei den Angestellten beispielsweise finden sich 14,3 % der Männer, aber 40,2 % der Frauen in den unteren Leistungsgruppen IV und V; im Arbeiterbereich sind 47,3 % der Frauen, aber nur 10,3 % der Männer in der unteren Leistungsgruppe 1 beschäftigt (vgl. Tabelle III.4).

Tabelle III.4:
Durchschnittliche Bruttomonatsverdienste im produzierenden Gewerbe, Handel, Kredit- und Versicherungsgewerbe nach Leistungsgruppen/1998, alte Bundesländer

	Bruttomonatsverdienst in DM					
	Gesamt		Frauen		Männer	
	in DM	in % aller Beschäftigten	in DM	in % der Frauen	in DM	in % der Männer
ArbeiterInnen						
Leistungsgruppe 1	4.954	53,6	4.068	10,4	4.979	61,0
Leistungsgruppe 2	4.132	30,7	3.397	42,3	4.313	28,8
Leistungsgruppe 3	3.608	15,6	3.238	47,3	3.900	10,3
Insgesamt	4.489	100	3.393	100	4.674	100
Kaufmännische und technische Angestellte						
Leistungsgruppe II	7.811	30,6	6.546	12,5	8.031	41,0
Leistungsgruppe III	5.410	45,7	4.745	47,4	5.797	44,7
Leistungsgruppe IV	3.860	21,1	3.643	35,5	4.198	13,0
Leistungsgruppe V	3.272	2,6	3.175	4,7	3.465	1,3
Insgesamt	5.759	100	4.505	100	6.473	100

Quelle: Statistisches Bundesamt, Fachserie 16, Reihe 2.1 und Reihe 2.2, Wiesbaden Oktober 1998, S. 13 und S. 15.

Durch eine Reihe von Gründen lässt sich erklären, warum für Frauen der Zugang zu den höheren Leistungsgruppen begrenzt ist (vgl. auch Kap. „Arbeit und Arbeitsmarkt“, S. 270 ff.):

- Nach wie vor werden Frauen bei der *beruflichen Erstausbildung* benachteiligt (Konzentration der Mädchen in der Berufsausbildung auf die sogenannten „weiblichen“ Berufe).
- Der berufliche Aufstieg setzt ein *kontinuierliches Erwerbsverhalten* voraus, das vielen Frauen wegen Mutterschaft und Kindererziehung nicht möglich ist.
- Bei höheren Positionen in der betrieblichen Hierarchie bestehen immer noch *Zugangsbarrieren* für Frauen.
- In die *Bewertung* von beruflichen Leistungen und Anforderungen auch in Tarifverträgen gehen nicht zuletzt geschlechtsspezifische Vorurteile ein.

> Die Besonderheiten des Arbeitsvermögens, die vor allem Frauen zugeschrieben und abgefordert werden, wie Geschicklichkeit, Ausdauer oder soziales Engagement, werden eher gering gewichtet. Im industriellen Bereich beispielsweise werden körperliche Belastungen, die für Männer typisch sind, höher bewertet als die vorwiegend psychischen Belastungen, denen die Arbeiterinnen ausgesetzt sind. So muss denn auch die Existenz der tariflichen Leichtlohngruppen in der Industrie, die sich faktisch ausschließlich auf Frauen bzw. Frauentätigkeiten beziehen, als Folge der nach körperlichen Belastungen gewichteten Eingruppierungsmerkmale bezeichnet werden (vgl. Pkt. 5.6 dieses Kapitels).

Hinzu kommt, dass auch innerhalb *gleicher* Leistungsgruppen Frauen schlechter als Männer dastehen. So beträgt der Durchschnittslohn im Arbeiterbereich in der Leistungsgruppe 1 bei den Männern 4.979 DM, bei den Frauen aber nur 4.068 DM (vgl. Tabelle III.4). Dafür ist im wesentlichen verantwortlich, dass sich die Frauenerwerbstätigkeit auf bestimmte Branchen konzentriert. Niedriglohnbranchen sind Frauenbranchen, in denen das durchschnittliche Bruttomonatseinkommen für Frauen deutlich unterhalb des Gesamtdurchschnitts liegt. Ein besonders drastisches Beispiel: Frauen im Einzelhandel verdienen im Schnitt mit 3.595 DM (1998) um die Hälfte weniger als Männer in der Mineralölverarbeitung. Hier liegt das durchschnittliche Verdienstniveau für Männer bei 7.147 DM (Tabelle III.5).

Tabelle III.5:
Durchschnittliche Bruttomonatsverdienste von ArbeiterInnen und Angestellten nach ausgewählten Wirtschaftszweigen in DM/alte Bundesländer 1998

	Männer	Frauen
Produzierendes Gewerbe, Handel, Kredit- und Versicherungsgewerbe insgesamt	5.522	4.222
Frauentypische Wirtschaftszweige		
- Ernährungsgewerbe, Tabakverarbeitung	5.058	3.634
- Textil- und Bekleidungsgewerbe	4.567	3.367
- Einzelhandel	4.556	3.595
Männertypische Wirtschaftszweige		
- Mineralölverarbeitung	7.147	6.123
- Chemische Industrie	6.021	5.027
- Fahrzeugbau	6.069	5.097
- Energieversorgung	6.014	4.880
- Rundfunk-, Fernseh- und Nachrichtentechnik	6.976	4.507

Quelle: Zusammenstellung nach: Statistisches Bundesamt, Fachserie 16, Reihe 2.3, Arbeitnehmerverdienste im Produzierenden Gewerbe, Handel, Kredit- und Versicherungsgewerbe, Wiesbaden 1998, S. 20 ff.

Die genannten Daten über Niveau und Schichtung der Arbeitseinkommen im allgemeinen und über die Frauenentlohnung im besonderen beziehen sich ausschließlich auf die Einkommen aus *Vollzeitbeschäftigung*. Dieser Vergleichsmaßstab kann aber nicht als der durchgängige Regelfall der Erwerbstätigkeit von Frauen bezeichnet werden, da Teilzeitarbeit an Bedeutung zunimmt und die Teilzeitbeschäftigten zum weit überwiegenden Teil Frauen sind (vgl. Kap. „Arbeit und Arbeitsmarkt“, S. 292 ff.).

Das Einkommen aus Teilzeitarbeit ist aber nicht nur wegen der reduzierten Stundenzahl gering. Bei der überwiegenden Zahl der Teilzeitarbeitsplätze werden zugleich nur niedrige (Stunden-)Lohnsätze bezahlt. Für sich alleine genommen reichen damit die aus Teilzeitarbeit resultierenden Verdienste kaum zur *eigenständigen* Existenzsicherung aus. In besonderem Maße trifft dies auf die Einkommen aus den sog. „geringfügigen Beschäftigungsverhältnissen“ zu (vgl. Kap. „Arbeit und Arbeitsmarkt“, S. 295 ff.).

Diese niedrige Bewertung von Frauenarbeit ist nicht zuletzt eine Widerspiegelung traditioneller Rollenmuster. In der Orientierung auf die Hausfrauen- und Versorgerehe gilt das Einkommen der Frau als „Zuverdienst“, das Einkommen des Mannes hingegen als „Familienlohn“.

3.3.3 Soziale und sozialpolitische Folgewirkungen niedriger Arbeitseinkommen

Niedrige Arbeitseinkommen haben vielfache soziale und sozialpolitische Auswirkungen. Das Thema „Niedriglöhne“ berührt aber auch Fragen der Arbeitsmarktentwicklung. So wird seit Jahren kontrovers diskutiert, ob die Strategie, durch eine (noch) weitere Spreizung der Löhne und Gehälter zusätzliche Arbeitsplätze im Bereich einfacher (Dienstleistungs-)Tätigkeiten zu schaffen, beschäftigungspolitisch erfolgreich und sozial verantwortbar ist (vgl. Kap. „Arbeit und Arbeitsmarkt“, S. 399 ff.).

Hinsichtlich der sozialpolitischen Rückwirkungen einer niedrigen Arbeitseinkommensposition ist zu berücksichtigen, dass in Deutschland die Sozialeinkommen überwiegend eine Ersatzfunktion für die ausgefallenen Arbeitseinkommen wahrnehmen: Die Konstruktionsprinzipien der Sozialversicherung als Kernbereich des deutschen sozialen Sicherungssystems übertragen die relative Position in der Hierarchie der Erwerbseinkommen auch auf Phasen, in denen aufgrund allgemeiner Lebensrisiken der Erwerbseinkommensbezug unterbrochen oder beendet ist (vgl. Pkt. 7.3.7 dieses Kapitels). Damit ist die Wahrscheinlichkeit hoch, dass eine untere Position im Erwerbsleben auch auf Phasen der Nichtarbeit übertragen wird und sich im gesamten Lebenseinkommen niederschlägt.

Bei der Analyse der Folgewirkungen eines niedrigen Arbeitseinkommens darf die individuelle Einkommensposition allerdings nicht nur zu einem bestimmten Zeit*punkt* betrachtet werden, notwendig ist auch die Beobachtung im Zeit*verlauf*. Eine lediglich kurzfristige Verweildauer im Niedrigeinkommensbereich, etwa in der Phase des Berufseintritts, die durch einen beruflichen Aufstieg schnell überwunden wird, ist anders zu bewerten als ein mehr oder minder dauerhafter Verbleib in der unteren Stufe der Berufs- und Einkommenshierarchie. *Dynamische* Analysen von beruflicher Stellung und individueller Einkommensposition im Verlauf der Erwerbsbiographie machen deutlich, dass sich die Berufs- und Einkommensmobilität in einem engen Rahmen bewegt und die viel zitierte „Karriere vom Tellerwäscher zum Millionär" nach wie vor nur ein Traum ist. Vorliegende Längsschnittuntersuchungen haben vielmehr gezeigt, dass Benachteiligungen beim Berufseintritt im gesamten Erwerbsleben nachwirken.

Der Entwicklungstrend der Erwerbseinkommensposition über einen längeren Zeitraum hinweg unterscheidet sich dabei maßgeblich zwischen Männern und Frauen. Denn die Erwerbsbeteiligung von Frauen ist in einem hohen Maße durch Diskontinuitäten gekennzeichnet. Durch die Phasenfolge von Vollzeiterwerbstätigkeit, familienbedingter Erwerbsaufgabe oder -reduzierung, zwischenzeitlicher (häufig geringfügiger) Beschäftigung und beruflichem Wiedereinstieg, gelingt den Frauen ein dem Muster kontinuierlicher Vollzeitarbeit entsprechender traditioneller Karriereverlauf ihrer individuellen Einkommensposition in der Regel nicht (vgl. Kap. „Arbeit und Arbeitsmarkt", S. 270 ff.). Die Brüche in der Berufsbiographie von Frauen schlagen sich damit in einem gegenüber dem Maßstab „kontinuierliche Vollzeitarbeit" deutlich reduzierten Lebenseinkommen nieder.

Aber auch für die Berufs- und Einkommensmobilität von Männern kann keinesfalls durchgängig von erwerbsbiographischen Kontinuitäten und einem Modell der Aufstiegskarriere ausgegangen werden: So belegen die Rentenversicherungsdaten, dass viele Arbeiter in der letzten Phase ihrer Berufstätigkeit in ihrer relativen Entgeltposition (und damit auch den rentenversicherungsrechtlichen Entgeltpunkten) absinken. Unsicher wird die Einkommensposition insbesondere bei längeren Phasen von *Arbeitsunfähigkeit* oder durch *Arbeitslosigkeit*. Diskontinuierliche Erwerbsverläufe vermindern die Chancen, einen qualifikationsadäquaten beruflichen Wiedereinstieg zu erreichen, der einen Anschluss an die vorherige Einkommensposition bieten würde.

3.4 Haushaltseinkommen

3.4.1 Zusammentreffen von Markt- und Sozialeinkommen

Niedrige Arbeitseinkommen sind nicht mit einer schlechten Versorgungslage gleichzusetzen. Auch umgekehrt gilt, dass ein hohes Arbeitseinkommen noch kein Garant für eine gute Versorgungslage ist. Der Grund für diese Offenheit der Beziehung zwischen individuellem Arbeitseinkommen und Lebensstandard liegt darin, dass

- zur Beurteilung der Höhe des persönlichen Einkommens neben dem Arbeitseinkommen auch *Gewinne*, *Dividenden*, *Zinsen*, *Mieteinnahmen* usw. zu berücksichtigen sind. Auch selbstgenutztes *Wohneigentum* stellt eine Art Einkommen dar. Und hinzu kommen als Ergebnis der Sozialpolitik die *Sozialeinkommen*. Sie werden gerade dann gezahlt, wenn das Arbeitseinkommen gering ist oder überhaupt fehlt. Im Gegenzug werden die Bruttoeinkommen um die direkten *Steuern* und *Sozialversicherungsbeiträge* gemindert.

- die weit überwiegende Zahl der Menschen nicht allein, sondern gemeinsam mit Partnern und/oder Kindern in einem *Mehrpersonenhaushalt* lebt (vgl. Bd. II, Kap. „Familie“, S. 161). Vom dem persönlichen Einkommen müssen also womöglich mehrere Personen leben. Auf der anderen Seite fließen in einem Mehrpersonenhaushalt häufig mehrere persönliche Einkommen zusammen.

Was also für die Bestimmung der Einkommenslage zählt, ist das *verfügbare* Einkommen auf der Ebene des *Haushalts*, der eine Einkommens- und zugleich Verbrauchsgemeinschaft darstellt. Zusammenzurechnen sind

- die Bruttoerwerbs- und Vermögenseinkommen aller Art,
- der Saldo von empfangenen sozialstaatlichen Übertragungen (wie Renten, Arbeitslosengeld, Krankengeld, Sozialhilfe, Kindergeld, Erziehungsgeld usw.) mit den geleisteten Übertragungen in Form von direkten Steuern und Pflichtbeiträgen zur Sozialversicherung,
- mögliche privatrechtliche Unterhaltszahlungen, die empfangen oder geleistet werden.

In einer *Querschnittbetrachtung* lässt sich zeigen, aus welcher Einkommensart die Menschen in Deutschland *überwiegend* ihren Lebensunterhalt bestreiten. Als Haupteinkommensquelle diente 1998 für

- 40 % der Bevölkerung das Einkommen aus eigener Erwerbstätigkeit,
- 31 % der Bevölkerung der Unterhalt durch Angehörige,
- 24 % der Bevölkerung Renten und Pensionen und für
- 4 % der Bevölkerung andere Sozialleistungen wie Sozialhilfe oder Arbeitslosengeld.

In den letzten Jahren hat dabei die Bedeutung der Einkommenserzielung aus Erwerbstätigkeit abgenommen. Verantwortlich dafür ist neben der Arbeitslosigkeit der Trend zur Frühverrentung und zur Verlängerung der Ausbildungsphase; trotz der steigender Frauenerwerbsbeteiligung ist die Erwerbstätigenquote insgesamt zurückgegangen (vgl. Kap. „Arbeit und Arbeitsmarkt“, S. 259). Der hier sichtbare begrenzte Stellenwert der Arbeitseinkommen als *Haupt*einkommensquelle sollte freilich nicht fehlinterpretiert werden. Denn nach wie vor kommt den Arbeitseinkommen die bestimmende Funktion zu. Bei den Sozialeinkommen handelt es sich nämlich weit überwiegend um Leistungen der Sozialversicherung, die durch das versicherungsrechtliche Äquivalenzprinzip in ihrer Höhe vom früheren Arbeitseinkommen abhängig sind. Auch der Unterhalt im Familienverbund ist in seiner Höhe eng an das Arbeitseinkommen gekoppelt.

Die Einkommenslage auf der Ebene des *Haushalts* setzt sich durch einen *Mix* unterschiedlicher Einkommensarten zusammen. Je nach Haushaltskonstellation sowie Lebenslage und Lebensphase fällt dieser Einkommensmix unterschiedlich aus: Erwerbseinkommen haben in Haushalten, in denen zumindest ein Partner (vollzeitig) erwerbstätig ist, das entscheidende Gewicht, während in Haushalten von Arbeitslosen oder Sozialhilfeempfängern die Bedeutung der Sozialeinkommen hoch ist. Dies gilt gleichermaßen für die Haushalte, in denen die ältere Generation lebt. In aller Regel fließen in diesen Haushalten *mehrere* Sozialleistungen zusammen. So können viele Rentnerhaushalte neben den Ansprüchen auf Alters- und Hinterbliebenenrenten aus der Gesetzlichen Rentenversicherung noch Ansprüche auf betriebliche Renten und womöglich auf Wohngeld geltend machen. Auch bei Haushalten, die überwiegend von Sozialhilfe leben, kommen mehrere Sozialleistungen zusammen, da die Hilfe zum Lebensunterhalt gemäß dem Nachrangprinzip bei der Sozialhilfe nur geleistet wird, wenn alle anderen vorrangigen Sozialleistungen wie Kindergeld, Wohngeld, Unterhaltsvorschuss ausgeschöpft worden sind (vgl. Pkt. 7.4.2 dieses Kapitels).

Der *Saldo* aus empfangenen und geleisteten öffentlichen Übertragungen ist im Durchschnitt der Erwerbstätigenhaushalte negativ, d.h. die Gesamtsumme der Bruttoeinkommen liegt höher als das verfügbare Einkommen nach Umverteilung, da die Sozialeinkommen die Einkommensabzüge durch direkte Steuern und Beiträge nicht ausgleichen. Für diesen negativen Transfersaldo gibt es gleich mehrere Gründe:

- Die Einkommensersatzleistungen der Sozialversicherung werden nur beim Eintriff des *Risikos* gezahlt. Nur wenn z.B. eine krankheitsbedingte Arbeitsunfähigkeit vorliegt und Krankengeld gezahlt wird, nimmt der Transfersaldo einen positiven Wert an. Das ist der Sinn einer auf den Risikoausgleich zielenden Versicherung.
- Die Erwerbstätigenhaushalte müssen über ihre Einkommensabzüge die Rentnerhaushalte finanzieren. Diese Einkommensumschichtung zwischen den Generationen darf aber nicht nur kurzfristig, d.h. in einer Periode betrachtet werden (Querschnittbetrachtung). In einer Längsschnittbetrachtung würde sichtbar, dass die Haushalte, die jetzt Beiträge zahlen, später Renten erhalten und dass diese um so höher sind, je höher die vorherigen Erwerbseinkommen waren. Diese intertemporale Umverteilung ist Folge der Lebensstandssicherungsfunktion der Sozialversicherung (vgl. Bd. II, Kap. „Alter“).
- Aus den Beitrags- und Steuerabzügen werden nicht nur die monetären Transfers finanziert, die in die Haushalte zurückfließen, sondern auch die *realen* Transfers (z.B. die Sachleistungen der Krankenversicherung, soziale Dienste und Einrichtungen der Kommunen) und die *allgemeinen Staatsausgaben* (öffentliche Verwaltung, Bildungswesen, Verteidigung, Polizei usw.).

Bei den einzelnen Haushalten ist weder die Höhe des Gesamteinkommens noch dessen Zusammensetzung im *Zeitablauf* konstant. Typisch ist ein wechselhafter Verlauf. In (Ehe-)Paarhaushalten kommt der Frage eine entscheidende Bedeutung zu, ob neben dem Mann auch die Frau erwerbstätig ist bzw. sein kann und zwei Erwerbseinkommen zusammenfließen. Werden Kinder geboren, mindert sich für die Zeit des Erziehungsurlaubs und häufig darüber hinaus das gemeinsame Erwerbseinkommen, wenn ein Partner – in der Regel die Frau – die Erwerbstätigkeit unterbricht oder einschränkt. Auf der anderen Seite ergeben sich Ansprüche auf Kindergeld, Erziehungsgeld und eventuell Wohngeld, die die Verluste zwar nicht ausgleichen, aber doch mildern. Der wechselhafte Verlauf von Höhe und Struktur des Haushaltseinkommens wird darüber hinaus durch weitere Lebensereignisse wie Arbeitslosigkeit, Scheidung, Auszug der Kinder oder Übergang in die Phase des Ruhestandes geprägt.

3.4.2 Entwicklung und Struktur der Haushaltseinkommen

Nach den Ergebnissen der Volkswirtschaftlichen Gesamtrechnung des Statistischen Bundesamtes betrug 1997 das verfügbare Haushaltseinkommen in Deutschland im Durchschnitt 5.140 DM im Monat (einschließlich fiktiver Mietanteile für die Nutzung einer Eigentümerwohnung). Allerdings sagt dieser Wert noch wenig aus über die Einkommenslage der *Personen*, die in den Haushalten leben. Da die Haushalte nämlich eine unterschiedliche Größe und Zusammensetzung aufweisen, führt die Betrachtung allein des Gesamteinkommens eines Haushalts zu falschen Schlussfolgerungen. So wird ein und dasselbe Haushaltseinkommen anders zu bewerten sein, wenn lediglich eine Person damit ihren Lebensbedarf bestreitet, als wenn eine Haushaltsgemeinschaft mit zwei Erwachsenen und zwei Kindern davon leben muss. Erforderlich ist deshalb eine Umrechnung des Haushaltseinkommens auf die jeweiligen Haushaltsmitglieder. Aber auch Pro-Kopf-Einkommensgrößen erweisen sich als begrenzt aussagekräftig, da hier die unrealistische Annahme gemacht wird, dass jede Person in einem Haushalt den gleichen Einkommensbedarf hat. Es wird weder berücksichtigt, dass es beim gemeinsamen Wirtschaften mehrerer Personen zu Kostenvorteilen kommt (Kostendegression vor allem bei vielen Fixkosten), noch dass Kinder geringere Bedarfe als erwachsene Personen haben.

Um die Einkommen von Haushalten unterschiedlicher Größe und Zusammensetzung miteinander vergleichbar zu machen, werden bei Verteilungsanalysen sog. Äquivalenzziffern verwendet, die sowohl unterschiedliche altersspezifische Bedarfe wie auch die Haushaltsersparnis berücksichtigen. In Deutschland wird zumeist mit einer Äquivalenzskala gerechnet, bei der der Haushaltsvorstand ein Gewicht von 1 erhält, weitere Haushaltsmitglieder über 14 Jahren ein Gewicht von 0,7 zugeordnet erhalten und Kinder unter 15 Jahre mit einem Gewicht von 0,5 belegt werden. Diese Aufteilung entspricht in etwa den Regelsatzproportionen der Hilfe zum Lebensunterhalt (vgl. Pkt. 7.4.2.1 dieses Kapitels). Wenn das verfügbare Haushaltsgesamteinkommen durch die Summe der Gewichte der Haushaltsmitglieder dividiert wird, ergibt sich das *bedarfsgewichtete Pro-Kopf-Einkommen.* Es wird auch als *Nettoäquivalenzeinkommen* bezeichnet.

Tabelle III.6 zeigt, dass das bedarfsgewichtete Pro-Kopf-Einkommen im Jahr 1997 in Gesamtdeutschland bei durchschnittlich 2.910 DM lag. Von 1991 bis 1997 errechnet sich ein Zuwachs von nominal 22,3 % und preisbereinigt von 3,7 %.

Haushaltseinkommen und soziale Schichtung

Untergliedert man die Haushalte nach sozialen Gruppen, werden erhebliche Abweichungen nach oben und unten sichtbar:

- Personen, die in *Selbständigenhaushalten* leben, stehen mit weitem Abstand an der Spitze der Einkommenshierarchie. Sie erhielten 1997 ein bedarfsgewichtetes Pro-Kopf-Einkommen, das das Einkommen in allen Haushalten um fast das 2,5fache (240,9 %) überstieg.
- Eine gute Einkommensposition haben *Pensionärshaushalte* mit 138,8 %, während *Rentnerhaushalte* schlechter gestellt sind und mit 88 % das Durchschnittseinkommen aller Haushalte deutlich unterschreiten.
- Unter den Arbeitnehmerhaushalten kommt den *Beamten-* und *Angestelltenhaushalten* mit 115,5 % bzw. 106,5 % eine überdurchschnittliche Position zu; das bedarfsgewichtete Pro-Kopf-Einkommen in *Arbeiterhaushalten* beträgt hingegen nur 76,6 % des entsprechenden Einkommens aller Haushalte.
- Am unteren Ende der Einkommensskala rangieren eindeutig die Haushalte von *Arbeitslosen* und von *Sozialhilfeempfängern.* In Arbeitslosenhaushalten erreicht das Nettoäquivalenzeinkommen nur etwa die Hälfte (57,7 %) des entsprechenden Einkommens aller Haushalte. Noch schlechter ist die Lage der Menschen, die in Sozialhilfeempfängerhaushalten leben. Hier liegt die Einkommensposition bei gerade 45,7 % des Durchschnitts.

Tabelle III.6:
Bedarfsgewichtete Pro-Kopf-Einkommen im Monat (Nettoäquivalenzeinkommen) nach Haushaltsgruppen/Deutschland

	1991		1993		1995		1997	
	in DM	in %[1)]	in DM	in %[1)]	in DM	in %[1)]	in DM	in %[1)]
Alle Haushalte	2.380	100	2.610	100	2.770	100	2.910	100
Haushalte von								
- Selbständigen	5.460	229,4	5.200	199,2	6.640	239,71	7.010	240,9
- Beamten	2.890	121,4	3.230	110,7	3.300	119,1	3.360	115,5
- Angestellten	2.540	106,7	2.930	112,3	2.980	107,58	3.100	106,5
- Arbeitern	1.880	79,0	2.100	80,5	2.120	76,5	2.230	76,6
- Pensionären	3.130	131,5	3.550	136,0	3.750	135,4	4.040	138,8
- Rentnern	2.010	84,5	2.290	87,7	2.400	86,6	2.560	88,0
- Arbeitslosen	1.430	60,0	1.650	63,2	1.640	59,2	1.670	57,4
- Sozialhilfe-empfängern	1.110	46,6	1.230	47,1	1.310	47,3	1.330	45,7

1) in % des Nettoäquivalenzeinkommens aller Haushalte

Quelle: Nach: Bedau, D., Entwicklung der Einkommenspositionen von Haushaltsgruppen in Deutschland, in: DIW-Wochenbericht 3/1999, S. 82.

Diese Daten weisen auf ein hohes Maß an *Ungleichverteilung* der verfügbaren Haushaltseinkommen in Deutschland hin, die sich – wie ebenfalls aus Tabelle III.6 zu entnehmen ist – im Verlauf der 90er Jahre noch *verstärkt* hat: So hat sich die Position der Selbständigenhaushalte von 1991 bis 1997 verbessert, während demgegenüber Sozialhilfeempfänger- und Arbeitslosenhaushalte weiter abgesunken sind.

Im Ergebnis lässt sich erkennen, dass Erwerbstätigenhaushalte in aller Regel deutlich besser gestellt sind, als jene Haushalte, die überwiegend auf Sozialleistungen angewiesen sind. Dies gilt insbesondere dann, wenn auf Arbeitslosengeld und -hilfe oder Sozialhilfe zurückgegriffen werden muss. Die vielfach geäußerte These, ohne Arbeit lebe es sich besser als mit Arbeit (vgl. Kap. „Sozialpolitik im ökonomischen Prozess", S. 98 ff.), findet auch auf der Ebene der Haushaltseinkommen keine empirische Bestätigung. Gut versorgt sind hingegen Ruheständlerhaushalte und hier in erster Linie die Bezieher von Beamtenpensionen (vgl. dazu auch Bd. II, Kap. „Alter", S. 306 ff.).

Auffällig ist des weiteren, dass durch den sozialstaatlichen Umverteilungsprozess die Ungleichheiten der Primärverteilung, insbesondere was die Unterschiede bei den Einkommen aus selbständiger und abhängiger Arbeit betrifft, keinesfalls eingeebnet werden. Dies ist im wesentlichen Folge des Tatbestands, dass sich die (relativen) Belastungen durch Sozialversicherungsbeiträge und durch direkte Steuern bei steigendem Einkommen lediglich schwach erhöhen. Von dem Vorwurf einer die Einkommen nivellierenden und womöglich leistungshemmenden Wirkung der öffentlichen Abgaben (vgl. Kap. „Sozialpolitik im ökonomischen Prozess", S. 90 ff.) kann in Deutschland keine Rede sein:

- Die Belastung durch Sozialversicherungsbeiträge wirkt tendenziell *regressiv*, da in die Bemessungsgrundlage für die Abzüge nur bestimmte, nämlich die sozialversicherungspflichtigen Einkommen eingehen. Zudem werden durch die Beitragsbessungsgrenze höhere Einkommen begünstigt (vgl. Pkt. 7.3.3 dieses Kapitels). Zwar berechnen sich die späteren Geldleistungen der Sozialversicherung auch nur an dem Einkommen bis zur Höhe der Beitragsbemessungsgrenze, so dass in längerfristiger Perspektive die regressive Verteilungswirkung vermieden wird; bei den Sach- und Dienstleistungen der Sozialversicherung hingegen, die unabhängig von der Beitragshöhe, also nach dem Bedarfs- und nicht nach dem Äquivalenzprinzip, vergeben werden, greift diese Leistungsbegrenzung nicht. Völlig beitragsfrei sind BeamtInnen und der überwiegende Teil der Selbständigen, wobei allerdings zu beachten bleibt, dass die Selbständigen ihre private soziale Vorsorge, z.B. Prämien für Privatversicherungen, aus laufendem Einkommen finanzieren müssen.
- Der Tarifverlauf der Einkommensteuer ist zwar durch einen deutlichen Progressionseffekt gekennzeichnet, und niedrige Einkommen bleiben im Rahmen des Grundfreibetrags steuerfrei. Die *tatsächliche* Steuerbelastung höherer Einkommen liegt aber deutlich unter der „theoretischen" Steuerbelastung nach dem Steuertarif (vgl. Pkt. 6.2 dieses Kapitels), da im hohen Maße von Steuervergünstigungen Gebrauch gemacht werden kann und das steuerpflichtige Einkommen in der Regel sehr viel niedriger liegt als das tatsächliche Einkommen.

Spreizung der Haushaltseinkommen

Bei der Analyse der Haushaltseinkommen nach sozialen Gruppen werden gruppenspezifische Durchschnittseinkommen miteinander verglichen. Durchschnittswerte haben allerdings den Nachteil, die große Spannweite zwischen hohen und niedrigen Einkommen einzuebnen. Will man mehr über die Einkommens*struktur* wissen, ist es notwendig, die Abweichungen von den Mittelwerten zu erfassen. Erst dann lässt sich feststellen, wie stark der Bevölkerungsanteil besetzt ist, der mit seinen bedarfsgewichteten Pro-Kopf-Einkommen den Durchschnittswert über- oder unterschreitet.

In Tabelle III.7 werden die Einkommen in mehrere Einkommensklassen zergliedert, so dass sich Bruchteile bzw. Vielfache des Durchschnittseinkommens erkennen lassen. Von besonderem sozialpolitischen Interesse sind dabei die unterste und die oberste Einkommensklasse: In die unterste Klasse fallen die Personen, die mit ihrem Einkommen die Schwelle von 50% des durchschnittlichen Nettoäquivalenzeinkommens noch unterschreiten. Auf der anderen Seite der Hierarchie stehen jene Personen, die über mehr als das Doppelte des durchschnittlichen Nettoäquivalenzeinkommens verfügen. Der Schwellenwert von 50% wird üblicherweise als *Armutsgrenze* bezeichnet. Wer noch nicht einmal die Hälfte des Durchschnittseinkommens erreicht, kann (relativ gesehen) als einkommensarm gelten (vgl. dazu ausführlich Pkt. 8.2 dieses Kapitels). Als reich oder wohlhabend lassen sich demgegenüber Personen bezeichnen, die den obersten Schwellenwert überschreiten.

Die Daten dieser Verteilungsanalyse entstammen dem Sozio-Ökonomischen Panel. Es handelt sich hierbei um eine repräsentative Haushaltsstichprobe, bei der im jährlichen Turnus ein weitgehend identischer Personenkreis befragt wird, so dass neben Analysen der Einkommensverteilung auch Untersuchungen zur Einkommensmobilität möglich sind. Die Ergebnisse des Panels werden für die alten und die neuen Bundesländer getrennt ausgewiesen, um dem nach wie vor erheblichen Einkommensabstand zwischen West und Ost Rechnung zu tragen.

Tabelle III.7:
Verteilung der personellen Haushaltseinkommen auf Nettoäquivalenzeinkommensklassen in % der Bevölkerung

Einkommensklasse	Alte Bundesländer						
	Bruchteile bzw. Vielfache des durchschnittlichen Nettoäquivalenzeinkommens						
	unter 0,50	0,50 - 0,75	0,75 - 1,00	1,00 - 1,25	1,25 - 1,50	1,50 - 2,00	über 2,00
1991	10,2	26,0	24,2	17,1	9,6	8,5	4,5
1992	9,8	26,6	24,7	17,1	9,4	8,0	4,4
1993	11,2	25,9	24,5	16,0	9,5	7,9	4,9
1994	11,4	26,4	24,0	15,8	9,3	7,6	5,4
1995	11,9	26,2	24,7	14,9	10,0	7,4	4,9
	Neue Bundesländer						
1991	4,2	19,8	34,0	22,8	10,9	5,9	2,3
1992	6,3	19,0	32,9	21,9	10,8	6,8	2,1
1993	6,2	21,1	29,7	22,3	11,4	6,5	2,8
1994	8,3	17,6	31,5	21,1	11,1	7,8	2,7
1995	8,0	21,4	28,1	20,5	11,6	8,1	2,3

Quelle: Hauser, R., Die Entwicklung der Einkommensverteilung und der Einkommensarmut in den alten und neuen Bundesländern, in: Aus Politik und Zeitgeschichte 18/1999, S. 7.

Aus Tabelle III.7 lassen sich folgende Erkenntnisse ziehen:

- Die Einkommensverteilung in den alten Bundesländern ist durch eine große Spannweite der Einkommen nach oben und unten gekennzeichnet. Weit mehr als die Hälfte der Bevölkerung (62,8 %) verfügte 1995 über weniger als die Hälfte des durchschnittlichen Nettoäquivalenzeinkommens, was darauf hindeutet, dass sich in der obersten, nach oben hin offenen Einkommensklasse sehr hohe Einkommen finden.
- Nahezu 12 % der Bevölkerung in den alten Bundesländern können als einkommensarm gelten; mit einem Niedrigeinkommen von weniger als 75 % des Durchschnitts müssen 38 % der Bevölkerung auskommen.
- Von 1991 bis 1995 hat die Ungleichverteilung in den alten Bundesländern leicht zugenommen, die Anteilwerte in den beiden unteren Einkommensklassen haben sich erhöht.
- Auffällig ist der Unterschied zwischen den alten und den neuen Bundesländern. In den neuen Ländern sind die Einkommen gleichmäßiger verteilt, sie gruppieren sich stärker um den Durchschnitt, während die obere und untere Randklasse schwächer besetzt sind. 1995 befanden sich 8 % der Bevölkerung in einer Armutslage, mehr als das Doppelte des Durchschnitts erhielten 2,3 %.
- Betrachtet man die Einkommensverteilung in den neuen Ländern im Zeitverlauf, wird ein Trend zu einer größeren Einkommensspreizung und damit einer Annäherung an die Verhältnisse in den alten Bundesländern sichtbar. Während 1991 – in Widerspiegelung der vergleichsweise homogenen Einkommensverteilung, wie sie in der vormaligen DDR herrschte – noch 55 % der Bevölkerung in die Einkommensklassen zwischen 75 und 125 % des Durchschnitts fielen, ist die Besetzungsstärke in diesem Mittelbereich bis 1995 kontinuierlich auf 48,6 % geschrumpft. Nahezu verdoppelt – von 4,2 % auf 8,0 % – hat sich zugleich die Armutsquote in der ostdeutschen Bevölkerung.

Wie schon bei der Analyse der Arbeitseinkommen erwähnt, dürfen Verteilungsrelationen nicht nur zu einem bestimmten Zeit*punkt* betrachtet werden. Denn bei Berücksichtigung des Zeit*verlaufs* zeigt sich, dass die Einkommensklassen nicht immer von den selben Personen bzw. Haushalten besetzt sind, sondern dass es auf der Einkommensskala Auf- und Abwärtsprozesse gibt. Ein Aufwärtsentwicklung des Haushaltseinkommens kann beispielsweise durch eine berufliche Karriere, aber auch durch Überwindung von Arbeitslosigkeit oder – wenn die Kinder älter geworden sind – durch den beruflichen Wiedereinstieg der Frau ausgelöst werden. Für eine Verschlechterung der Einkommensposition können z.B. der Eintritt von (Langzeit-)Arbeitslosigkeit, berufliche Abstufungen oder die Geburt von Kindern verantwortlich sein. Insbesondere Versorgung und Erziehung von (mehreren) Kindern erweisen sich als ein Grund für Einkommens- und Wohlstandseinbußen (vgl. Bd. II, Kap. „Familie“, S. 173 ff.). Aus den Daten des Sozio-Ökonomischen-Panels lässt sich erkennen, dass die Einkommensmobilität ausgeprägt und ein dauerhaftes Verweilen von Haushalten in einer Einkommensklasse eher selten ist. Dies gilt auch für die langfristige Betroffenheit von Einkommensarmut (vgl. Pkt. 8.2 dieses Kapitels). Die Auf- und Abwärtsentwicklung bewegt sich jedoch weit überwiegend zwischen den angrenzenden Einkommensklassen. Die Chancen, vom unteren bis in den oberen Einkommensbereich zu gelangen, sind gering.

3.4.3 Haushaltseinkommen und individuelle Wohlstandsposition

Die skizzierten Daten über die individuelle Einkommensposition bieten einen lediglich begrenzten Einblick in die Einkommensverteilung der Bevölkerung. Zum einen ist die Datenlage unzureichend. Zum anderen muss beachtet werden, dass die bedarfsgewichteten Pro-Kopf-Einkommen lediglich ein rechnerisches Konstrukt sind. So wird bei der Umrechnung des Haushaltseinkommens auf das Pro-Kopf-Einkommen unterstellt, dass *sämtliche* Einkommen der Haushaltsmitglieder in den gemeinsamen Pool einfließen. In der Realität kann sich das Gegenteil vollziehen, wenn etwa der Hauptverdiener einen bestimmten Teil seines Verdienstes vorab für sich reserviert. Unterstellt wird des weiteren, dass die einfließenden Einkommen im Haushalt *gleichverteilt* werden. Auch hier ist davon auszugehen, dass die Gleichverteilungsannahme in der Realität keinesfalls automatisch gegeben ist. Vielmehr ist es wahrscheinlich, dass sich einzelne Haushaltsmitglieder besser, andere dafür schlechter stehen.

Aber auch dann, wenn sich die Annahmen der Verteilungsanalysen als zutreffend erweisen sollten, ist eine weitere Einschränkung zu machen. Bei der Bewertung der Wohlfahrtslage muss in Rechnung gestellt werden, mit welchem zeitlichen *Aufwand* und welchen körperlichen und psychischen *Belastungen* die Einkommen erzielt werden. So ist eine bestimmte Einkommensposition, die nur durch Überstunden, Wochenend- und/oder Nachtarbeit oder Zuschläge für körperliche Belastungen erreicht wird, sicherlich anders zu bewerten als die selbe Einkommensposition, die sich allein durch Vermögenserträge, also durch arbeitsfreies Einkommen, ergibt. Zu unterscheiden ist auch, ob ein bestimmtes Haushaltseinkommen durch das Erwerbseinkommen nur einer Person, typischerweise des Ehemannes, gespeist wird, oder ob zur Erzielung des gleichen Einkommens auch die Erwerbstätigkeit weiterer Familienmitglieder erforderlich ist. Ist auch die Ehefrau berufstätig und sind gleichzeitig Kinder zu versorgen, müsste das erzielte Einkommen mit den zusätzlichen Kosten für die Kinderbetreuung (z.B. höhere Kindergartenbeiträge bei einem Ganztagsplatz, Kosten für eine Tagesmutter usw.) saldiert werden.

Schließlich darf bei einem Vergleich der individuellen Wohlfahrtspositionen die (kostenlose) Inanspruchnahme der Angebote der öffentlichen Infrastruktur sowie sozialpolitischen Sach- und Dienstleistungen nicht ausgeklammert werden. Problem ist allerdings, dass sich diese Realtransfers den Individuen oder Haushalten nur schwer zuordnen lassen. Da die Inanspruchnahme von Sach- und Dienstleistungen und die Nutzung öffentlicher Einrichtungen nicht von der Höhe der Steuer- und Beitragszahlung abhängig sind, sondern bedarfsbezogen erfolgen, könnte man erwarten, dass reale Transfers annähernd gleich verteilt werden. Doch gibt es eine Fülle von empirischen Belegen, die darauf hinweisen, dass gerade einkommensschwache Bevölkerungsgruppen von den Realtransfers unterproportional profitieren. Hierbei handelt es sich um ein komplexes ökonomisches und sozialkulturelles Problem, dessen Ursachen an einzelnen Beispielen zu verdeutlichen wären. Eine *sozial selektive* Inanspruchnahme öffentlicher Güter und Dienste ist u.a. eine Folge von

- fehlenden formalen Voraussetzungen, da z.B. der Besuch einer Hochschule eine Hochschulzugangsberechtigung (Abitur) voraussetzt;
- fehlenden finanziellen Voraussetzungen, wenn z.B. eine weiterführende Ausbildung an einer unzureichender Ausbildungsförderung scheitert oder die Benutzung öffentlicher Kultureinrichtungen (Oper, Theater) durch die zwar subventionierten, aber immer noch hohen Eintrittspreise verhindert wird;
- selektiven Angebotsstrukturen, wenn sich z.B. die medizinische, schulische und weitere infrastrukturelle Versorgung in „besseren" Wohnvierteln und Stadtteilen konzentriert,
- mangelnder Bedarfsartikulation bestimmter Bevölkerungsgruppen aufgrund von Informationsdefiziten oder eines schichtendifferenten Verhaltens (soziale Distanz gegenüber Ärzten oder Lehrern, soziale Unterschiede im Umgang mit Krankheiten).

4. Vermögensverteilung

Von zentraler Bedeutung für die materielle Lebenslage der Bevölkerung ist neben dem laufenden Einkommen die Verfügung über *Vermögen.* Vermögen dient als Quelle für ein arbeitsfreies Einkommen, wenn den Inhabern der Vermögenstitel Zinsen, Dividenden oder Mieten zufließen. Sachvermögen hat einen Nutzungswert, und Wohneigentum ersetzt Mietzahlungen. Vermögen kann schließlich durch Verkauf verwertet und dem laufenden Konsum zugefügt werden. Insgesamt ist die Verfügung über Vermögen Indikator für Wohlstand und Unabhängigkeit. Nicht zuletzt gehen von einem großen persönlichen Vermögen wirtschaftliche und politische Macht aus.

Trotz dieser hohen gesellschaftlichen Bedeutung, die dem Vermögensbesitz zukommt, ist die Kenntnis über Niveau und Verteilung der privaten Vermögensbestände äußerst unzureichend. Empirische Daten über die Vermögensverteilung sind noch lückenhafter, unzuverlässiger und inaktueller, als dies bei der Einkommensverteilung der Fall ist. Daten über die Verteilung des Produktiv- bzw. Betriebsvermögens auf Haushalte oder Personen liegen überhaupt nicht vor, so dass auf Schätzungen zurückgegriffen werden muss. Dies ist vor allem eine Folge des Umstands, dass es eine amtliche Vermögenserfassung nicht gibt und dass bei Haushaltsbefragungen die Frage nach den Vermögensbeständen eine äußerst sensible ist – Antwortverweigerungen oder Fehlangaben sind gängige Reaktionen.

Das Vermögen der privaten Haushalte lässt sich nach folgenden *Vermögensarten* untergliedern:

- Betriebsvermögen,
- Gebrauchsvermögen,

- Immobilienvermögen und
- Geldvermögen.

Die Deutsche Bundesbank beziffert in ihrer Finanzierungsrechnung die Gesamtsumme des *Bruttogeldvermögens* der privaten Haushalte in Deutschland für das Jahr 1998 auf 5,7 Billionen DM. In den zurückliegenden Jahren sind die Geldvermögensbestände steil angewachsen, von 1990 bis 1998 errechnet sich für Deutschland ein Zuwachs von gut 70 %. In den alten Bundesländern haben die Vermögensbestände ihren Wert von 1980 bis 1998 gut verdreifacht. Diese sehr hohen Wachstumsraten haben auch Auswirkungen auf die Einkommen aus Vermögen, die deutlich stärker gestiegen sind als die verfügbaren Einkommen insgesamt. Die Anlageformen des Geldvermögens konzentrieren sich auf

- Spareinlagen bei Banken (21 %),
- Termingelder/Sichteinlagen (15 %),
- Wertpapiere und Aktien (32 %),
- Versicherungsguthaben (22 %),
- Ansprüche aus betrieblichen Pensionszusagen (6 %) und
- Bausparguthaben (3 %).

Der rechnerische *Durchschnittswert* des Bruttogeldvermögens je Haushalt belief sich 1997 in den alten Ländern auf 164.000 DM und in den neuen Ländern auf 52.000 DM. Derartige Mittelwerte haben jedoch keinerlei Aussagekraft, da die Vermögensbestände in einem extremen Maße ungleich verteilt sind und sich auf wenige Haushalte konzentrieren. So kamen Auswertungen der Einkommens- und Verbrauchsstichprobe für 1993 zu dem Ergebnis, dass 10 % aller Haushalte über

- 45 % der Sparguthaben,
- 67 % der Bausparguthaben und
- 78 % des Wertpapierbestände

verfügten. Durch *Erbschaften* wird diese Ungleichverteilung konserviert, da der Einkommens- und Vermögensstatus der erbenden Kinder nicht wesentlich von dem ihrer Eltern abweicht. Nach sozialen Gruppen betrachtet sind es insbesondere die Selbständigenhaushalte und in weitem Abstand danach die Beamten- und Angestelltenhaushalte, die hohe Vermögensbestände aufweisen. Demgegenüber findet sich in Arbeiter- und vor allem in Arbeitslosenhaushalten häufig die Situation der *Verschuldung.* Wenig überraschend ist auch das Ergebnis, dass die Höhe des Geldvermögens eng von der Höhe des laufenden Haushaltseinkommens und vom *Lebensalter* abhängt (vgl. Bd. II, Kap. „Alter“, S. 308).

Diese beim Geldvermögen sichtbare einseitige Vermögenskonzentration dürfte beim *Betriebsvermögen* noch deutlicher ausfallen. Die *Vermögensbildungspolitik* (Sparförderung) hat hieran wenig verändert. Beim *Immobilieneigentum* zeigt sich hingegen eine etwas gleichmäßigere Struktur: In den alten Bundesländern verfügte 1998 immerhin knapp die Hälfte der Haushalte über

Wohneigentum, in den neuen Bundesländern waren es ein Drittel. Berücksichtigt man allerdings den *Wert* der Immobilien, dann ändert sich das Bild: 1998 kumulierten sich 46 % des Verkehrswertes des Haus- und Grundbesitzes auf 10 % der Haushalte; allein die obersten 3 % der Haushalte besaßen 20 % des Verkehrswertes.

Die insgesamt hoch einseitige Vermögensverteilung führt aus sozialpolitischer Sicht zu dem Schluss, dass eine individuelle Risikovorsorge durch Vermögensbildung kein tragfähiges Konzept der allgemeinen sozialen Sicherung ist. Zur Ansammlung hoher, vor den Wechselfällen des Lebens zuverlässig schützender Vermögensbeträge, ist nur ein sehr kleiner Teil der Bevölkerung in der Lage. Vermögensbildung, verbunden mit Lebensversicherungen, kann deshalb nur als *Ergänzung* der öffentlichen Alterssicherung dienen (vgl. Bd. II, Kap. „Alter", S. 320).

5. Gestaltung der Arbeitseinkommen durch Tarifverträge

5.1 Tarifpolitik im System der industriellen Beziehungen

Für die Bestimmung von Niveau und Struktur der Einkommen aus abhängiger Beschäftigung ist in Deutschland das *Tarifvertragswesen* von zentraler Bedeutung. Den Hintergrund für die Verlagerung des Lohnfindungsprozesses von der Ebene individueller auf die Ebene kollektiver Vereinbarungen zwischen Gewerkschaften und Arbeitgebern bildet die Einsicht, dass Einzelvereinbarungen nach den Gesetzen des „freien" Tausches der Arbeitskraft (Arbeitsvertragsfreiheit) zu einem strukturellen Macht- und Verhandlungsungleichgewicht zwischen Arbeitgebern und Beschäftigten führen (vgl. Kap. „Arbeit und Arbeitsmarkt", S. 283 f.). Durch den Zusammenschluss der ArbeitnehmerInnen in Interessengemeinschaften *(Gewerkschaften)* wird dieses Ungleichgewicht begrenzt. Tarifvertragliche Regelungen bestimmen gegenwärtig die Lohnfindung von rund drei Viertel sämtlicher abhängigen Arbeitsverhältnisse. Das heißt, Tarifverträge werden in Deutschland – anders als z.B. in den USA – als allgemeines Regelungsinstrument der Entlohnung auch von den Arbeitgebern anerkannt, dies auch dann, wenn die Beschäftigten nicht Mitglied einer Gewerkschaft sind. Das war nicht immer so und musste von den Gewerkschaften erst erstritten werden: Vor dem Ersten Weltkrieg galten Tarifverträge für höchstens 10 % aller Beschäftigten.

Staatliche Regelungen zur Bestimmung von Höhe und Verteilung der Arbeitseinkommen, z.B. durch die Festlegung eines *gesetzlichen Mindestlohnes*, wie wir sie in anderen Ländern kennen, gibt es in Deutschland nicht. Es bleibt den Tarifvertragsparteien überlassen, die Entlohnung kollektiv zu vereinbaren. Tarifverträge sind in der Regel Verträge, die sich auf eine ganze Branche beziehen und regional gegliedert sind. Das heißt, dass die Lohnfindung – und die damit zwangsläufig verbundenen Konflikte – nicht in jedem einzelnen Betrieb stattfindet, sondern überbetrieblich geregelt wird. Kollektivvertragliche Regelungen durch Tarifverträge fixieren *Mindestbedingungen,* die im Einzelarbeitsvertrag oder durch ergänzende betriebliche Regelungen (Betriebsvereinbarungen) zwar überschritten, aber nicht unterschritten werden dürfen.

Tarifverträge regeln nicht nur Niveau und Struktur des Arbeitsentgelts. Verhandlungsgegenstand sind auch unterschiedliche Fragen des Arbeitsverhältnisses und der Arbeitsbedingungen; die Spannweite reicht von der Probezeit zu Beginn eines Arbeitsverhältnisses über die Urlaubsdauer, die Tages- und Wochenarbeitszeit bis hin zur Festlegung der Kündigungsfristen. Arbeitsverhältnis und Arbeitsbedingungen wirken auf Niveau und Struktur der Entlohnung zurück. Dies gilt insbesondere für die Festlegung der *Arbeitszeiten*, denn die Höhe des Arbeitsentgelts ergibt sich aus dem Produkt von (Stunden)Lohnsatz und Arbeitszeit. Die tarifvertraglich vereinbarte Wochenarbeitszeit ist damit eine wichtige Bestimmungsgröße für das Einkommen.

Der hohe Rang der Tarifautonomie im deutschen System der industriellen Beziehungen lässt sich aus der im Artikel 9 Absatz 3 des Grundgesetzes verankerten *Koalitionsfreiheit* ableiten. Dort heißt es: *„Das Recht, zur Wahrung und Förderung der Arbeits- und Wirtschaftsbedingungen Vereinigungen zu bilden, ist für jedermann und für alle Berufe gewährleistet."* Die Koalitionsfreiheit soll die abhängig Beschäftigten in die Lage versetzen, sich gleichberechtigt an der Gestaltung der Arbeits- und Wirtschaftsbedingungen zu beteiligen. Das Grundrecht auf Koalitionsfreiheit gilt nicht nur für den Einzelnen, es schützt auch den Zusammenschluss selbst, d. h. die Koalition und deren Betätigung. Der autonomen Regelung der Arbeits- und Wirtschaftsbedingungen durch die Tarifvertragsparteien wird damit absolute Priorität eingeräumt. Die *Tarifautonomie* ist Ausdruck der besonders hervorgehobenen Stellung der Tarifparteien im Grundgesetz. Auch die Bedeutung des Instruments Tarifvertrag selbst wird nachhaltig betont. Die Rahmenbedingungen und Anforderungen an die Tarifparteien und die Tarifverträge werden im *Tarifvertragsgesetz* (TVG) formuliert. Gesetzliche Regelungen zu Streik und Aussperrung fehlen ganz. Die entscheidenden Beschränkungen und Begrenzungen ergeben sich aus der umfänglichen Rechtsprechung der vergangenen Jahrzehnte. Das Richterrecht ist die entscheidende Rechtsquelle im Bereich des kollektiven Arbeitsrechts.

5.2 Die Rolle von Arbeitgeberverbänden, Gewerkschaften und Staat

Das System der Tarifpolitik in Deutschland wird maßgeblich von den Arbeitgeberverbänden und den Gewerkschaften bestimmt. Ihr Organisationszuschnitt und ihre konkreten Aufgaben weisen spezifische Strukturen auf, die sie von den entsprechenden Verbänden in den übrigen europäischen Ländern zum Teil deutlich unterscheiden.

Die privaten Unternehmen verfügen in Deutschland über drei unterschiedliche Systeme der Interessenorganisation:

- Die *Unternehmerverbände* vertreten vorrangig die wirtschaftlichen und politischen Interessen gegenüber Regierung und Parlament sowie der Öffentlichkeit. Sie sind im Bundesverband der deutschen Industrie (BDI) zusammengeschlossen.
- Die *Industrie- und Handelskammern* bzw. *Handwerkskammern* nehmen als öffentlich-rechtliche Einrichtungen die wirtschaftspolitischen Belange auf

lokal-regionaler Ebene wahr. Sie erfüllen z. T. auch staatlich zugewiesene Aufgaben. Die Mitgliedschaft ist zwingend. Es besteht Beitragspflicht.

- Die *Arbeitgeberverbände* nehmen im wesentlichen die sozialpolitische Interessenvertretung der Unternehmen wahr und sind insofern auch für die Tarifpolitik zuständig.

In der *Bundesvereinigung der deutschen Arbeitgeberverbände (BDA)* sind 53 Branchenverbände zusammengeschlossen, die ihrerseits bis zu 20 Mitgliedsverbände und mehr repräsentieren. Die politische Willensbildung bei der BDA erfolgt neben den Fachverbänden auch über die Landesverbände, die ihrerseits die regional bestehenden Fachverbände vertreten. Die BDA erfüllt auf tarifpolitischem Gebiet eine allgemeine Koordinierungsfunktion, schließt aber selber – wie auch der DGB – keine Tarifverträge ab, denn dies ist die Aufgabe der Fachverbände. Die wesentlichen Richtlinien sind einem „Katalog der zu koordinierenden lohn- und tarifpolitischen Fragen" niedergelegt, der in gewissen Abständen aktualisiert wird. Von großer politischer Bedeutung innerhalb der BDA sind die Spitzenverbände der Industrie, darunter Gesamtmetall als Zusammenschluss der 16 regionalen metallindustriellen Arbeitgeberverbände und der Bundesarbeitgeberverband Chemie mit 11 Mitgliedsverbänden. Die Mitgliedschaft in den Arbeitgeberverbänden ist freiwillig. Der Organisationsgrad ist relativ hoch. Nach Angaben der BDA werden 75 % der Unternehmen mit 80 % der Belegschaft in den alten Bundesländern über Arbeitgeberverbände betreut, in den neuen Bundesländern liegt der Anteil deutlich niedriger.

Die bei weitem größte gewerkschaftliche Dachorganisation in Deutschland ist der *Deutsche Gewerkschaftsbund (DGB)*, in dem sich 11 Einzelgewerkschaften zusammengeschlossen haben. Die DGB-Gewerkschaften sind *Einheitsgewerkschaften,* die sich nach dem *Industrieverbandsprinzip* strukturieren. Dies bedeutet:

- Einheitsgewerkschaften organisieren gleichermaßen ArbeiterInnen, Angestellte und BeamtInnen und vereinigen mehrere weltanschaulich bzw. politische Richtungen.
- Die Strukturierung nach dem Industrieverbandsprinzip (im Gegensatz zum Berufsverbandsprinzip) bedeutet, dass in einem Betrieb und in einer Branche nur eine Gewerkschaft für alle Beschäftigten zuständig ist.

Die DGB-Gewerkschaften zählten Ende 1998 rund 8,3 Mio. Mitglieder. Das entspricht einem Organisationsgrad von knapp 30 % der abhängig Erwerbstätigen. Rechnet man allerdings aus dem Mitgliederbestand Arbeitslose, Nicht-Erwerbstätige und RentnerInnen heraus, dürfte die Organisationsquote deutlich niedriger liegen. Je nach Branche, Region und Betriebsgröße ergeben sich große Abweichungen in der Organisationsquote; der Anteil der Mitglieder ist am höchsten in den traditionellen (Arbeiter-)Industrien wie Stahl, Bergbau, Metall, am geringsten in den (Angestellten-)Dienstleistungsbranchen.

Zu den großen im DGB zusammengeschlossenen Einzelgewerkschaften zählen

- die Industriegewerkschaft Metall (IGM) mit 2,8 Mio. Mitgliedern,

- die Gewerkschaft Öffentliche Dienste, Transport und Verkehr (ÖTV) mit 1,6 Mio. Mitgliedern,
- die Industriegewerkschaft Bergbau, Chemie, Energie (IG BCE) mit 960.000 Mio. Mitgliedern,
- die Industriegewerkschaft Bauen-Agrar-Umwelt (IG BAU) mit 650.000 Mio. Mitgliedern
- die Deutsche Postgewerkschaft (DPG) mit 470.000 Mio. Mitgliedern und
- die Gewerkschaft Handel, Banken und Versicherungen (HBV) mit 470.000 Mio. Mitgliedern.

Im Bereich des öffentlichen Dienstes stellt ferner der Deutsche Beamtenbund (DBB) mit rund 1 Mio. Mitgliedern einen nicht unbedeutenden Interessenverband dar.

Die Zahl der Einzelgewerkschaften hat sich seit Beginn der 90er Jahre durch Zusammenschlüsse deutlich verringert. Dieser Konzentrationsprozess ist noch nicht abgeschlossen, so ist ein Zusammenschluss von ÖTV, HBV, DPG, Industriegewerkschaft Medien und der noch außerhalb des DGB stehenden Deutschen-Angestellten-Gewerkschaft (DAG) zur Vereinigten Dienstleistungsgewerkschaft (VerDi) geplant. Hinter dieser Entwicklung steht zum einen der rasche wirtschaftliche und technologische Strukturwandel, der zum Wegfall ganzer Branchen geführt hat und traditionelle Zuordnungen sprengt. Zum anderen versuchen die Gewerkschaften, mit einer Neuorganisation dem Mitgliederschwund entgegenzutreten und im expandierenden Bereich der neuen Dienstleistungsberufe Fuß zu fassen.

Die Tarifpolitik liegt in der Zuständigkeit der Einzelgewerkschaften, dem DGB kommt in diesem Bereich lediglich eine koordinierende Funktion zu. Da es die Gewerkschaften sind, die Verbesserungen von Entlohnung und Arbeitsbedingungen einfordern, diese Forderungen aus Sicht der Arbeitgeber aber Kostenbelastungen und Gewinnschmälerungen darstellen, kommt es nur dann zu einem Verhandlungserfolg, wenn die Gewerkschaften Macht entfalten können. Die Mobilisierbarkeit der Mitglieder und die *Streikfähigkeit* sind entscheidende Voraussetzungen für eine funktionsfähige Tarifautonomie, d.h. für gleichgewichtige Verhandlungs- und Kampfpositionen der Tarifkontrahenten.

Dem Staat, sei es in Form der Regierung, einzelner Ministerien oder sonstiger Institutionen und Gremien, kommt in der Tarifpolitik keine offizielle Funktion zu. Gleichwohl übt jede Regierung, unabhängig von ihrer parteipolitischen Orientierung, direkt oder indirekt Einfluss auf die Tarifvertragsparteien aus. Dies vollzieht sich insbesondere über Einschätzungen und Stellungnahmen der Regierung zur wirtschaftlichen Entwicklung, die sie häufig mit Empfehlungen an die Adresse der Tarifparteien verbindet. Als öffentlicher Arbeitgeber hingegen spielt der Staat in Gestalt der Gebietskörperschaften Bund, Länder und Gemeinden eine offiziell anerkannte und aktive Rolle in der Tarifpolitik. Sie ist schon deswegen nicht zu unterschätzen, weil allein im Bereich des öffentlichen Dienstes die Einkommen für rund 4,5 Mio. Beschäftigte (einschließlich der 1,8 Mio. Beamten, die eine gesetzlich fixierte Besoldung erhalten, die sich weitgehend an den Tarifeinkommen orientiert) festgelegt werden.

Gewerkschaften und Arbeitgeberverbänden kommt nicht nur bei der Aushandlung der Arbeits- und Einkommensbedingungen im engeren Sinne, sondern auch bei der Ausgestaltung und Weiterentwicklung des Sozialstaats insgesamt eine wichtige Funktion zu. Beide Sozialparteien bringen ihre Interessen und Auffassungen vielfältig in den Politikprozess auf den unterschiedlichen Handlungs- und Entscheidungsebenen ein. Dies reicht von der Erarbeitung neuer Gesetze und Vorschriften über deren Implementation bis zur kontinuierlichen Umsetzung. Eine wichtige Funktion kommt in diesem Zusammenhang der *Selbstverwaltung* bei den Sozialversicherungsträgern zu (vgl. Pkt. 7.3.4 dieses Kapitels). Auch im Bereich der beruflichen (Aus-) Bildung haben Gewerkschaften und Arbeitgeberverbände fest definierte Funktionen und Rechte.

Insgesamt hat dies zur Konsequenz, dass es ein dichtes Geflecht von Kontakten, Gesprächen und praktischer Zusammenarbeit formeller und informeller Art zwischen beiden Sozialparteien bzw. ihren Vertretern in zahlreichen politischen Feldern gibt.

Durch die Bemühungen der Bundesregierung, im Rahmen eines „Bündnis für Arbeit" zwischen Wirtschaft, Gewerkschaften und Politik zu einer gemeinsamen Bestimmung von Zielen und Maßnahmen in zentralen Feldern der Wirtschafts-, Arbeitsmarkt- und Sozialpolitik einschließlich der Einkommenspolitik zu kommen (vgl. Kap. „Arbeit und Arbeitsmarkt", S. 409 ff.), ist das korporative Netz des politischen Interessenausgleichs noch dichter geworden.

5.3 Das System der dualen Interessenvertretung

Das deutsche System der Arbeitsbeziehungen weist eine spezifische *duale* Struktur auf: Während auf überbetrieblicher, branchenbezogener Ebene die Gewerkschaften als Interessenvertretungsorganisationen fungieren, sind es auf betrieblicher Ebene die *Betriebsräte* (im öffentlichen Dienst die *Personalräte*). Es handelt sich nicht um gewerkschaftliche Gremien, sondern um Vertreter der gesamten Belegschaft. In der Bundesrepublik bestehen insgesamt in rund 40.000 Betrieben Betriebsräte mit insgesamt 220.000 Mitgliedern (Angaben für 1994). Rund 76 % von ihnen sind Mitglieder der DGB-Gewerkschaften, weitere 21 % sind gewerkschaftlich nicht organisiert, die restlichen verteilen sich auf die DAG und andere Organisationen. Dieser hohe gewerkschaftliche Organisationsgrad lässt bereits deutlich werden, dass die große Mehrheit der Betriebsräte ihre Tätigkeit vor dem Hintergrund gewerkschaftlicher Zielvorstellungen ausübt. Andererseits gibt ihnen die breitere Legitimation durch die Belegschaftswahl nicht nur formal ein erhebliches Maß an Unabhängigkeit. Die Betriebsräte haben entsprechend den Bestimmungen im *Betriebsverfassungsgesetz* (BetrVG) neben Informations- und Mitwirkungsrechten auch handfeste Mitbestimmungsrechte in sog. sozialen Angelegenheiten, insbesondere bei der Arbeitsordnung, der Arbeitszeit und bei Lohn und Leistung. Betriebsräte sind durch das BetrVG zur „vertrauensvollen Zusammenarbeit" mit dem Arbeitgeber verpflichtet, Arbeitskampfmaßnahmen zwischen Arbeitgeber und Betriebsrat sind unzulässig.

Neuere repräsentative Erhebungen erlauben eine genauere Differenzierung der Verteilung der Betriebsräte bzw. Personalräte nach Betriebsgrößenklassen: Insgesamt arbeiten in den alten Bundesländern 57,7 % der Beschäftigten in Betrieben ab 5 Beschäftigte mit Betriebsrat/Personalrat; in den neuen Bundesländern sind es 50,8 %. Berücksichtigt man nur die Betriebe mit mehr als 20 Beschäftigten, verfügen immerhin drei Viertel der Beschäftigten im Westen bzw. zwei Drittel im Osten über eine betriebliche Interessenvertretung (vgl. Tabelle III.8).

Tabelle III.8:
Beschäftigte in Betrieben mit Betriebs-/Personalrat nach Betriebsgröße 1997 – Anteil an allen Beschäftigten in % –

	Betriebsgrößenklassen nach Zahl der Beschäftigten					Betriebe insgesamt	
	5-20	21-100	101-299	300-100	ab 1.001	ab 5	ab 21
Alte Bundesländer	9,2	42,9	80,6	92,2	97,2	57,7	74,4
Neue Bundesländer	6,7	37,8	75,0	89,2	99,4	50,8	66,0

Quelle: IAB-Betriebspanel 5. Welle West, 2. Welle Ost

Ergänzt wird die Interessenvertretung durch die Betriebsräte durch die *Mitbestimmung* auf Unternehmensebene. In den (mittlerweile nur noch wenigen) Unternehmen der Kohle- und Stahlindustrie besteht nach dem *Montanmitbestimmungsgesetz* seit 1951 eine paritätische Vertretung der ArbeitnehmerInnen in den Aufsichtsräten; nach dem *Mitbestimmungsgesetz* von 1976 sind sie in den Aufsichtsräten der Großunternehmen (Kapitalgesellschaften ab 2.000 Beschäftigte) der übrigen Wirtschaftszweige beinahe paritätisch vertreten. In den Unternehmen unter 2.000 Beschäftigten (bei GmbHs erst ab 500) sind die Arbeitnehmer-Vertreter nach dem Betriebsverfassungsgesetz nur zu einem Drittel vertreten. Seit Ende 1996 müssen – nach einer entsprechenden EU-Richtlinie – in Unternehmen, die mindestens 1.000 ArbeitnehmerInnen beschäftigen und in mindestens zwei Mitgliedstaaten jeweils 150 Beschäftigte haben, Euro-Betriebsräte gebildet werden. In Deutschland sind davon rund 270 Unternehmen betroffen.

5.4 Der Geltungsbereich von Tarifverträgen

Für wen gelten Tarifverträge? Es kann zwischen dem persönlichen, fachlichen und räumlichen Geltungsbereich unterschieden werden:

Persönlicher Geltungsbereich

Ein Tarifvertrag gilt zunächst *nur* für die Mitglieder der beiden vertragschließenden Parteien, d.h. für die dem Arbeitgeberverband angeschlossenen Mitgliedsfirmen (bzw. beim Firmentarifvertrag für das einzelne Unternehmen) und für die Mitglieder der jeweiligen Gewerkschaft. Von der Möglichkeit, Nichtgewerkschaftsmitglieder von den tarifvertraglichen Mindestbedingungen auszuschließen, machen die Arbeitgeber allerdings nur sehr selten Gebrauch. Sie zahlen auch den Nichtorganisierten, von den Gewerkschaften als „Trittbrettfahrer“ angesehen, in der Regel den tarifvertraglich vereinbarten Lohn, um ihnen keinen Anreiz zum Gewerkschaftsbeitritt zu geben und um innerbetriebliche Konflikte zu vermeiden. Tarifgebunden sind die Mitglieder der Tarifvertragsparteien solange, bis der Tarifvertrag endet. Das heißt auch, dass sich ein Unternehmen durch Verbandsaustritt nicht zugleich der Tarifbindung entledigen kann.

Die Rechtsnormen des Tarifvertrages, die sich auf Inhalt, Abschluss und Beendigung des Arbeitsverhältnisses beziehen, gelten *unmittelbar* und *zwingend* für die Tarifvertragsparteien. Der Tarifvertrag hat auch Vorrang vor anderen, z. B. betrieblichen oder individuellen Regelungen. Im Betriebsverfassungsgesetz wird ausdrücklich bestimmt: „Arbeitsentgelte und sonstige Arbeitsbedingungen, die durch Tarifvertrag geregelt sind oder üblicherweise geregelt werden, können *nicht* Gegenstand einer Betriebsvereinbarung sein.“ Die Tarifparteien können allerdings den Tarifvorrang für bestimmte Regelungsbereiche begrenzen, indem sie Öffnungsklauseln vereinbaren. Von den Tarifnormen kann – auch bei der Einstellung von Arbeitslosen, die bereit sind, „billiger“ zu arbeiten, um einen Arbeitsplatz zu erhalten – nicht nach unten hin abgewichen werden. Vom Tarifvertrag abweichende Vereinbarungen sind nur dann zulässig, wenn sie für die ArbeitnehmerInnen günstiger sind *(Günstigkeitsprinzip)*.

Nach Ablauf eines Tarifvertrags gelten seine Rechtsnormen weiter, bis sie durch eine andere Abmachung ersetzt werden (Nachwirkung). Beim Bundesarbeitsministerium wird ein Tarifregister geführt, das Abschluss, Änderung und Aufhebung von Tarifverträgen verzeichnet. Die Gültigkeit eines Tarifvertrages ist jedoch nicht vom Eintrag in das Tarifregister abhängig.

Fachlicher Geltungsbereich

Typisch für die Tariflandschaft in Deutschland ist der *Flächen- bzw. Verbandstarifvertrag,* den eine Gewerkschaft mit einem Arbeitgeberverband abschließt. Dieser gilt für eine Branche oder Teile davon, und zwar entweder für eine einzelne Region oder bundesweit. Die sektorale Untergliederung ist mit mehr als 200 verschiedenen „Tarifbranchen“ in den alten Bundesländern sehr fein, allerdings fällt die Breite des fachlichen Zuschnitts sehr unterschiedlich aus. Während beispielsweise die Tarifverträge für die Metallindustrie gleichzeitig mehrere Branchen umfassen, darunter Fahrzeugbau, Maschinenbau, Elektroindustrie, Werften, Luft- und Raumfahrt, Gießereien u. a., bestehen allein in der kleinen Lederindustrie vier verschiedene fachliche Tarifbereiche. In den neuen Ländern ist der Grad an Differenzierung geringer.

Räumlicher Geltungsbereich

Ein Tarifvertrag kann sich lediglich auf ein Unternehmen (Firmentarifvertrag, wie z.B. bei der Volkswagen AG), auf einen größeren Bezirk oder auf das ganze Bundesgebiet, z.B. für den gesamten öffentlichen Dienst, beziehen. Flächentarifverträge sind die Regel, *Firmen- bzw. Haustarifverträge,* die die Gewerkschaften mit einzelnen Unternehmen abschließen, die nicht einem Arbeitgeberverband angehören, die Ausnahme. Zwar ist die Zahl der gültigen Firmentarifverträge relativ hoch, doch ist ihre Bedeutung gesamtwirtschaftlich gesehen relativ gering. Viele Firmentarifverträge sind als Anerkennungstarifverträge ausgestattet, d. h. sie übernehmen die Regelungen des entsprechenden Flächentarifvertrags.

Allgemeinverbindlicherklärung

Um einer möglichen Aushöhlung von Tarifverträgen durch „Außenseiter" vorzubeugen, besteht für den Bundesarbeitsminister oder die entsprechenden Landesminister im Einvernehmen mit dem paritätisch besetzten Tarifausschuss auf Antrag einer Tarifpartei die Möglichkeit, durch eine *Allgemeinverbindlicherklärung (AVE)* den Geltungsbereich des Tarifvertrages auch auf die *nicht*tarifgebundenen Arbeitgeber und Beschäftigten auszudehnen. Voraussetzung ist, dass die tarifgebundenen Arbeitgeber nicht weniger als 50 % der unter den Geltungsbereich fallenden ArbeitnehmerInnen beschäftigen und ein öffentliches Interesse an der AVE besteht. Damit kann über einen mittelbaren Staatseingriff der Tariflohn faktisch zum Mindestlohn erklärt werden.

Die Bedeutung von Allgemeinverbindlichkeitserklärungen ist *insgesamt* betrachtet relativ gering, für einzelne Branchen bzw. Regelungsbereiche sind sie jedoch sehr wohl wichtig: Von den Ende 1998 rund 50.000 gültigen Tarifverträgen sind 588 für allgemeinverbindlich erklärt. Diese Tarifverträge beziehen sich nur zum kleinen Teil (89) auf Lohn und Gehalt, überwiegend dagegen auf Felder der tariflichen Sozialpolitik wie betriebliche Altersversorgung, überbetriebliche Urlaubsregelungen und Regelungen zur Berufsausbildung. Die allgemeinverbindlich erklärten *Lohn- und Gehalt*starifverträge entfallen fast ausschließlich auf Niedriglohnbranchen wie Einzelhandel, Friseurgewerbe oder Gebäudereinigung. Große Bedeutung hat die AVE im Zusammenhang mit dem Arbeitnehmerentsendegesetz (AEntG). Das Gesetz verpflichtet ausländische Unternehmer der Baubranche, für ihre in Deutschland beschäftigten ArbeitnehmerInnen die tariflichen Mindestarbeitsbedingungen (Entgelt, Urlaub, Urlaubsgeld) einzuhalten, sofern sie für allgemeinverbindlich erklärt wurden.

5.5 Regelungsinhalte und Arten von Tarifverträgen

Je nach dem typischerweise vereinbarten Inhalt lassen sich folgende Arten von Tarifverträgen unterscheiden:

- *Lohn- und Gehaltstarifverträge:* In diesen Verträgen wird die Höhe des Lohnes/Gehaltes für die Dauer der Laufzeit des Tarifvertrages, in der Regel für ein Jahr, festgelegt.
- *Lohn- bzw. Gehaltsrahmentarifverträge:* In diesen Tarifverträgen werden die verschiedenen Lohn- und Gehaltsgruppen festgelegt und die Gruppenmerkmale definiert. Die Zahl der Lohn- und Gehaltsgruppen ist je nach Wirtschaftszweig und Gewerkschaft sehr unterschiedlich. Vielfach existieren für ArbeiterInnen 5 bis 7 und noch mehr Lohngruppen, für die kaufmännischen und technischen Angestellten 5 oder 6 und für die Meister 3 bis 4 Gehaltsgruppen.
- *Manteltarifverträge:* Diese Verträge enthalten schließlich die Bestimmungen über die Arbeitsbedingungen unterschiedlichen Inhalts; z.B. die Dauer

und Verteilung der Wochenarbeitszeit, Regelungen über Nacht- und Schichtarbeit; Kündigungsfristen, Urlaub, Probezeit, Kurzarbeit und anderes mehr. Die Laufzeit von Rahmen- und Manteltarifverträgen beträgt in der Regel mehrere Jahre.

Zusätzlich zu diesen Tarifvertragsarten gibt es zahlreiche weitere spezielle Tarifverträge, z.B. zum Rationalisierungsschutz, zur Teilzeitarbeit, zur Bildschirmarbeit, zum Vorruhestand und zur Altersteilzeit, über vermögenswirksame Leistungen, Arbeitsgestaltung, Weiterbildung u. a. m. Die große *Differenziertheit* des Tarifvertragswesens wird bereits beim Blick auf einige Zahlen deutlich: Das Tarifregister beim Bundesarbeitsministerium registrierte Ende 1998 insgesamt rd. 49.540 gültige Tarifverträge in ganz Deutschland. Von den rund 24.580 Ursprungs-Tarifverträgen (der Rest sind Parallel-, Änderungs- bzw. Anschlusstarifverträge) entfielen rd. 43 % auf Verbands- und rd. 57 % auf Firmen-Tarifverträge. In den einzelnen Wirtschaftszweigen ist die Zahl der gültigen Tarifverträge (Tarifvertragsdichte) ganz unterschiedlich. So bestehen in der Metallindustrie in Westdeutschland mehr als 150 verschiedene regionale Tarifabkommen, hingegen ist im privaten Versicherungsgewerbe die Fülle tariflicher Regelungen und Leistungen in sieben jeweils bundesweit gültigen Tarifverträgen geregelt.

Der Erfassungsgrad der ArbeitnehmerInnen durch Tarifverträge ist im Laufe der vergangenen Jahre zurückgegangen. Er betrug im Jahr 1998 in den alten Bundesländern 75,8 % und in den neuen Ländern 63,2 %. Bezogen auf die Betriebe liegt die Quote deutlich niedriger, weil große Betriebe zu einem größeren Anteil tarifgebunden sind als kleinere (Tabelle III.9). Die Tarifbindung unterscheidet sich erheblich in Abhängigkeit vom Wirtschaftszweig: Der öffentliche Dienst und die klassischen Industriebranchen weisen deutlich höhere Werte auf als der private Dienstleistungssektor.

Tabelle III.9
Tarifbindung west- und ostdeutscher Beschäftigten und Betriebe 1998 in %

	Branchentarifvertrag		Firmentarifvertrag		Kein Tarifvertrag	
	alte Länder	neue Länder	alte Länder	neue Länder	alte Länder	neue Länder
Betriebe	47,7	25,8	4,8	7,6	47,5	66,6
Beschäftigte	67,8	50,5	8,0	12,7	24,2	36,8

Quelle: IAB-Betriebspanel, 6. Welle West/ 3. Welle Ost 1998.

5.6 Gestaltung von Lohnniveau und -struktur durch Tarifpolitik

Tarifverträge wirken gleichermaßen auf *Niveau* und *Struktur* der Löhne und Gehälter. Das (nominale) Niveau wird durch die durchschnittliche Erhöhungsrate der Löhne und Gehälter, die in den jährlichen „Tarifrunden" ausgehandelt wird, bestimmt. Der Steigerungssatz hängt neben der Verhandlungs- und Durchsetzungsmacht der Gewerkschaft auch von den ökonomischen Rahmendaten ab. Folgende ökonomische Faktoren spielen für die Formulierung der gewerkschaftlichen Forderungen eine Rolle: Preissteigerung, gesamtwirtschaftlicher und branchentypischer Produktivitätszuwachs, Gewinnentwicklung, Umverteilungssituation, Arbeitsmarktlage. Welche Faktoren letztlich maßgebend sind, lässt sich schwerlich ermitteln. In den letzten Jahren hat sich allerdings gezeigt, dass die Tarifabschlüsse unter dem Druck der Arbeitslosigkeit den Zuwachs der Produktivität nicht haben ausschöpfen können, und sich die Verteilungsposition zuungunsten der abhängig Beschäftigten geändert hat (vgl. Pkt. 3.2 dieses Kapitels).

Jede Tariflohnerhöhung berührt automatisch auch die Lohnstruktur: Bei einer *linearen* Erhöhung werden alle Lohn- und Gehaltsgruppen um einen einheitlichen Prozentsatz erhöht. Zwar bleiben die Relationen der Lohn- und Gehaltsgruppen gleich, aber die absoluten Abstände nehmen laufend zu. Bei *Festbeträgen* erhält jeder Beschäftigte einen einheitlichen Erhöhungsbetrag. Die Unterschiede zwischen den Lohn- und Gehaltsgruppen werden verringert, die umgerechnete prozentuale Einkommenssteigerung ist um so höher, je niedriger die Lohn- und Gehaltsgruppe liegt. Bei *Mindestbeträgen* und *Sockelbeträgen* handelt es sich um eine gemischte Form der Erhöhung: Die Lohn- und Gehaltsgruppen werden zwar linear angehoben, aber für die unteren Gruppen muss ein Mindestbetrag erreicht werden. Lineare Lohnerhöhungen sind die Regel, zu Zeiten starker Inflation wurden von den Gewerkschaften aber häufig Tarifforderungen mit einer Begünstigung der unteren Gruppen gestellt, um ihre überdurchschnittliche Betroffenheit durch die Geldentwertung abzumildern.

Unmittelbar auf die Lohnstruktur beziehen sich die *Lohn- bzw. Gehaltsrahmentarifverträge.* Sie sehen die Einteilung, Merkmalsdefinition und Staffelung der Lohn- und Gehaltsgruppen vor.

Die Staffelung, in der die einzelnen Lohn- und Gehaltsgruppen zueinander stehen, wird durch den *Lohngruppenschlüssel* festgelegt: Eine mittlere Lohngruppe wird gleich 100 % gesetzt, und die übrigen Gruppen stehen in einem festen, meist prozentualen Verhältnis zu dieser *Ecklohngruppe.* Mit Hilfe verschiedener *Arbeitsbewertungsverfahren* werden die einzelnen Tätigkeiten differenziert und in eine Rangfolge gebracht. Dies kann durch eine relativ grobe Bewertung geschehen, die sich im wesentlichen an der im Arbeitsprozess geforderten Qualifikation orientiert *(summarische Arbeitsbewertung),* oder durch ein differenzierteres Verfahren, das darüber hinaus weitere Faktoren, wie z.B. Belastungsvariablen, Umgebungseinflüsse, den Grad der Verantwortung mit einbezieht und im einzelnen gewichtet *(analytische Arbeitsbewertung).*

Ein Beispiel:

Ein Tarifvertrag (Holzindustrie, Baden-Württemberg) definiert die Lohngruppe 1 folgendermaßen: „*Einfache Arbeiten von geringer Belastung, die ohne einschlägige Vorkenntnisse (ohne besondere Ausbildung oder Anerkennung) nach kurzer Einweisung ausgeführt werden können.*“ Die Lohngruppe 7 ist definiert: „*Hochwertige Facharbeiten, die hervorragendes Können, Selbständigkeit, dispositive und umfassende verantwortungsvolle Tätigkeit erfordern und entsprechende theoretische Kenntnisse voraussetzen.*“ Zwischen der niedrigsten Lohngruppe 1 und der höchsten Lohngruppe 7 besteht eine Verdienstspanne von 40 %.

Sowohl die zur Lohngruppenbestimmung herangezogenen Kriterien, ihre Gewichtung und die Spannbreite zwischen den einzelnen Lohngruppen beeinflussen in erheblichem Maße die innere Verteilung der Arbeitseinkommen auf die Gesamtgruppe der abhängig Beschäftigten. Darüber hinaus spielt die Frage eine Rolle, nach welchen *Entlohnungsverfahren* (zeit- bzw. leistungsbezogen) das Arbeitsentgelt ermittelt wird. Überwiegend kommen gemischte Systeme zum Einsatz, wenngleich in Abhängigkeit von der Branche und dem Produktionsverfahren auch reine Typen (z.B. *Akkord-* oder *Zeitlohn)* angewendet werden. Sowohl für die Lohndifferenzierung wie auch für die Entlohnungsmethoden gilt gleichermaßen, dass sie in ihrer konkreten Struktur *interessenbestimmt* und politisch beeinflussbar sind, und nicht etwa nach wissenschaftlich abgesicherten objektiven Kriterien auf ihre „Richtigkeit" hin beurteilt werden können.

Seit den achtziger Jahren bemühen sich die Gewerkschaften, die Trennung in Lohn- und Gehaltstarifverträge durch die Vereinbarung von *Entgelttarifverträgen* zu überwinden, die einheitlich für die Beschäftigten gelten. Auf diese Weise soll dem Tatbestand Rechnung getragen werden, dass sich die Unterschiede zwischen Arbeiter- und Angestelltentätigkeiten immer stärker verwischen.

Für viele Beschäftigte, insbesondere im Arbeiterbereich, wird die individuelle Lohnhöhe nicht nur durch die Eingruppierung, sondern auch maßgeblich durch die tariflich fixierten *Zuschläge* bestimmt. So gibt es Zuschläge für Überstundenarbeit, für Schicht-, Nacht- und Sonntagsarbeit, für besondere Arbeitserschwernisse (Hitze, Staub, Lärm usw.). Diese Zuschläge gelten als Ausgleich für Belastungen, stellen aber gerade für Geringverdienende einen unverzichtbaren Einkommensbestandteil dar. Dieser Einkommensaspekt erschwert den arbeitsmarktpolitisch notwendigen Abbau von Überstunden ebenso wie die gesundheitspolitisch gebotene Einschränkung von Nachtarbeit. Für den Arbeitgeber ist es oftmals kostengünstiger, Zuschläge für besondere Arbeitserschwernisse zu zahlen, als die gesundheitsgefährdenden Arbeitsumgebungseinflüsse zu beseitigen (vgl. Kap. „Arbeit und Gesundheitsschutz", S. 440).

Waren in der Vergangenheit vor allem individuelle oder gruppenbezogene *leistungs*abhängige Vergütungsbestandteile ein wichtiges personalwirtschaftliches Anreizinstrument, so gewinnen seit einigen Jahren zusätzlich *ergebnis*abhängige Entgeltelemente an Bedeutung. Vor allem jahresbezogene Vergütungsbestandteile (Jahressonderzahlung, Bonus, Erfolgsprämie usw.) werden ganz oder teilweise von ertrags- bzw. gewinnbezogenen oder sonstigen betriebswirtschaftlichen Ergebniskriterien abhängig gemacht. Häufig werden sie – z.B. in Form von sog. Zielvereinbarungen – mit leistungsbezogenen Anforderungen kombiniert. Die bislang noch wenigen tariflichen Regelungen schreiben die Rahmenbedingungen (Kriterien, Verfahrensvorschriften) und teilweise auch die quantitativen Vorgaben fest.

Die teilweise erheblichen Unterschiede innerhalb der Arbeitseinkommen, die im letzten Jahrzehnt unter dem Einfluss der Arbeitslosigkeit noch angewachsen sind (vgl. Pkt. 3.3.1 dieses Kapitels), haben den Gewerkschaften immer wieder Anlass gegeben, die Ausbreitung von Niedriglöhnen zu begrenzen. Eine auf Verringerung der Einkommensdifferenzen abzielende (Tarif-)Politik kann versuchen,

- die unteren Lohngruppen stärker als die oberen Lohngruppen anzuheben, so dass sich der relative und absolute Einkommensabstand reduziert,
- die unteren Lohngruppen ganz wegfallen zu lassen, d.h. die Lohnstufung einzuschränken,
- die Merkmalsdefinitionen der Lohngruppen so zu verändern, dass sog. „leichte“ (Frauen-)Tätigkeiten höher bewertet werden,
- bei den bestehenden tariflichen Lohngruppen von den Betriebsräten zu erwarten, *innerbetrieblich* für eine sozial akzeptable Eingruppierung zu sorgen.

Eine solche Tarifpolitik ist auch innerhalb der Gewerkschaften nicht unumstritten. Veränderungen der Lohnstruktur sind nach innen hin stets konfliktreicher als eine reine Lohnniveaupolitik. Eine Einkommensangleichung kann spezifischen Interessen widersprechen und hergebrachten Vorstellungen „gerechter und angemessener“ Entlohnung entgegenlaufen. Voraussetzung dafür, dass eine Verringerung der Einkommensdifferenzen von den Beschäftigten auch akzeptiert wird, ist, dass auf Dauer auch die Arbeitsbedingungen und -anforderungen vereinheitlicht und die schulischen wie beruflichen Qualifikationen einander angenähert werden. Strittig ist in der wirtschafts- und arbeitsmarktpolitischen Diskussion aber vor allem, ob durch eine größere Lohnspreizung mehr Beschäftigung geschaffen werden kann oder nicht (vgl. Kap. „Arbeit und Arbeitsmarkt“, S. 399 ff.).

Die Tarifpolitik kann (und will auch nicht in jedem Fall) verhindern, dass die Unternehmen durch die differenzierte Zahlung übertariflicher Löhne und Gehälter von der tariflich vereinbarten Einkommensrelation abweichen. Tatsächlich zahlt ein beträchtlicher Anteil der Betriebe „über Tarif“: Wie die Tabelle III.10 zeigt, tat dies in den alten Ländern im Jahr 1997 knapp jeder zweite und in den neuen Ländern immerhin nahezu jeder sechste Betrieb. Das Ausmaß der übertariflichen Vergütung (relative Lohnspanne) betrug in West und Ost gleichermaßen 11,4 %.

Tabelle III.10:
Übertariflich entlohnende Betriebe und relative Lohnspanne 1993 und 1997 in %

Alte Bundesländer				Neue Bundesländer	
Anteil an allen Betrieben		Relative Lohnspanne		Anteil an allen Betrieben	Relative Lohnspanne
1993	1997	1993	1997	1997	1997
60,6	48,9	13,4	11,4	16,8	11,4

Quelle: Bellmann, L., Kohaut, S., Schnabel, C., Ausmaß und Entwicklung der übertariflichen Entlohnung, in: iw-trends 2/98, S. 4 und 6.

In einzelnen Branchen und Betrieben – so z.B. in den Großunternehmen der chemischen Industrie – beträgt der generelle Abstand zwischen Tariflöhnen und *Effektivlöhnen (Lohn-Drift)* 20 bis 30 %. Häufigkeit und Ausmaß der übertariflichen Vergütung sind in den vergangenen Jahren unter dem Druck der ökonomischen Krise Anfang der 90er Jahre zurückgegangen. Viele Unternehmen haben übertarifliche Einkommensbestandteile auf die vereinbarten Tariferhöhungen angerechnet bzw. die freiwilligen Zahlungen ganz abgeschmolzen.

Trotz dieser Risiken entspricht der in der ökonomischen Kraft des einzelnen Unternehmens begründete (zusätzliche) Verteilungsspielraum durchaus dem Interesse der betrieblichen Interessenvertretung, da ihr damit die Möglichkeit gegeben wird, über die Tariflöhne hinausreichende zusätzliche Einkommen zu vereinbaren.

Besonders schwierig bis unmöglich ist es, durch Tarifpolitik die großen Unterschiede im Entgeltniveau zwischen *Branchen* (vgl. Pkt. 3.3.2 dieses Kapitels) zu verringern. In der Vergangenheit ist es den Gewerkschaften z.B. nicht gelungen, die Tariflohnerhöhungen in den traditionellen Niedriglohn- und Frauenbranchen etwa im Einzelhandel, im Ernährungsgewerbe und in vielen privaten Dienstleistungsbereichen oberhalb des gesamtwirtschaftlichen Durchschnitts abzuschließen. Das müsste aber über viele Jahre hinweg geschehen, damit diese Wirtschaftszweige nicht mehr als Niedriglohnbranche gelten.

5.7 Sozialpolitik durch Tarifpolitik

Die Tarifpolitik ist integrierter Bestandteil eines ausdifferenzierten Systems sozial- und gesellschaftspolitischer Regulierung. Die beiden zentralen sozialpolitischen Regulierungsformen bzw. -instrumente – Gesetz und Tarifvertrag – sind in ihrem Anwendungs- bzw. Zuständigkeitsbereich nicht scharf voneinander getrennt. In vielen Fällen sind tarifliche Regelungen die historischen Vorreiter für verallgemeinernde gesetzliche Regelungen gewesen. Umgekehrt wurden zahlreiche gesetzliche Regelungen tarifpolitisch aufgestockt. Heute lässt sich im großen und ganzen eine Zweiteilung beobachten:

- Die Bereiche der *sozialen Sicherung* (Absicherung bei Krankheit, Invalidität, Arbeitslosigkeit und im Alter sowie der Familienlastenausgleich) sind gesetzlich geregelt. In einzelnen Fällen finden sich ergänzende tarifliche Regelungen.
- Im Bereich des *Arbeitsverhältnisses* und der *Arbeitsbedingungen* werden durch Gesetz Mindeststandards festgelegt, so z.B. für Kündigungsfristen, Arbeitszeiten, Urlaub sowie den Arbeits- und Gesundheitsschutz. In nahezu allen Bereichen dieser Vorschriften bestehen jedoch tarifliche Regelungen, die die gesetzlichen Mindestregelungen z.T. erheblich überschreiten.

Die Zuordnung der sozialen Sicherung auf die staatliche Ebene macht es möglich, bei der Lohnfindung besondere soziale und familiäre *Bedarfslagen* unberücksichtigt zu lassen. Maßstab für die Höhe des Arbeitseinkommens sowohl im Einzelarbeitsvertrag als auch im Tarifvertrag ist die (wie auch immer definierte) Leistung. So gibt es beim direkten Lohn die früher verbreiteten Familien- oder Kinderzuschläge nur noch in wenigen Ausnahmefällen. So ist beispielsweise der sog. Ortszuschlag nach dem Bundesangestelltentarifvertrag (BAT) im öffentlichen Dienst nach der Kinderzahl gestaffelt. In der Privatwirtschaft jedoch erhalten Beschäftigte, die eine große Familie zu ernähren haben, bei gleicher Einstufung grundsätzlich den gleichen Lohn wie ihre kinderlosen KollegInnen. Vor allem beschäftigungspolitische Gründe sprechen dafür, den Familienlastenausgleich auf die Sozial- und Steuerpolitik zu verlagern, denn die nach dem Kosten- und Rentabilitätskalkül handelnden Unternehmen würden kinderreiche ArbeitnehmerInnen nicht beschäftigen oder entlassen, wenn für diese Gruppe höhere Entgelte gezahlt werden müssten.

Bedarfsorientierte Leistungen der Unternehmen finden sich lediglich im Bereich der *betrieblichen Sozialpolitik,* z.B. hinsichtlich der Bereitstellung von preisgünstigen Werkswohnungen, von Plätzen in Betriebskindergärten oder besonderer Beihilfen im Krankheitsfall.

Wenn die Entlohnung nach dem Leistungsprinzip erfolgt, so heißt das auch, dass nur dann bezahlt wird, wenn die Arbeitsleistung tatsächlich angefallen ist. Dieses enge Entsprechungsverhältnis von Leistung (Arbeit) und Gegenleistung (Lohn) wird allerdings in bestimmten Fällen durch tarifvertragliche Regelungen eingeschränkt:

- Diee Weiterzahlung des Entgelts im *Urlaub* ist durchgängig tariflich vereinbart.
- In nahezu allen Tarifbereichen finden sich Vereinbarungen über die Entgeltfortzahlung im *Krankheitsfall.* Grundsätzlich ist dieser Bereich aber gesetzlich geregelt (vgl. Kap. „Arbeit und Gesundheitsschutz“, S. 454 ff.).
- Üblich sind tarifliche Ansprüche auf kurzfristige *bezahlte Freistellung* bei besonderen Gründen, so bei besonderen Lebensereignissen (Heirat, Tod von Angehörigen) oder bei der *Erkrankung* naher Angehöriger.
- Im Zuge des technologischen Wandels stellen Einkommensminderungen infolge von Rationalisierung, Abgruppierung und Umsetzungen ein wachsendes Risiko dar. Die Gewerkschaften haben in den vergangenen Jahren eine Reihe von Tarifverträgen abschließen können, die einen (meist zeitlich begrenzten) Ausgleich solcher Einkommensminderungen beinhalten. Dazu zählen *Rationalisierungsschutzabkommen, Absicherungstarifverträge,* Tarifverträge mit Einkommensbestandsschutz für ältere ArbeitnehmerInnen usw.

Zahlungen des Arbeitgebers ohne einen direkten zeitlichen Bezug liegen schließlich bei der *betrieblichen Altersversorgung* vor. Die betriebliche Altersversorgung, die die Leistungen der Gesetzlichen Rentenversicherung aufstockt und ergänzt, aber nicht ersetzt (vgl. Bd. II, Kap. „Alter“, S. 297 ff..), ist im Regelfall eine *freiwillige* Arbeitgeberleistung im Rahmen der betrieblichen Sozialpolitik. Tarifliche Regelungen finden sich bislang nur in Ausnahmefällen. Bei der Volkswagen AG besteht beispielsweise ein Tarifvertrag über eine „Beteiligungsrente“. Danach erhalten die Beschäftigten zusätzlich zum Monatseinkommen einen Versorgungsaufwand im Rahmen der betrieblichen Altersversorgung in Höhe von monatlich 52 DM. In der chemischen Industrie ermöglicht ein Tarifvertrag Betrieben und Beschäftigten auf freiwilliger Basis, die vermögenswirksamen Leistungen zum Aufbau einer zusätzlichen betrieblichen Altersversorgung zu nutzen. Die mit Abstand wichtigste tarifvertraglich vereinbarte betriebliche Altersversorgung besteht für ArbeiterInnen und Angestellte im öffentlichen Dienst (vgl. Bd. II, Kap. „Alter", S. 301 ff.).

5.8 Tarifpolitik im Umbruch

Das deutsche Tarifvertragssystem befindet sich seit Mitte der 80er Jahre in einem anhaltenden Wandlungsprozess, der den inhaltlichen Regelungsbestand ebenso erfasst hat wie die institutionellen Strukturen. Der jahrzehntelang stabile gesellschaftliche Grundkonsens über Sinn und Nutzen des bestehenden Tarifvertragssystems beginnt sich aufzulösen. Die Kritik an der (vermeintlichen) Überregulierung, mangelnden Flexibilität und unzureichenden Differenziertheit der Tarifverträge hat sich in den vergangenen Jahren verschärft. Die Ursachen dafür sind vielfältig: Von grundlegender Bedeutung ist das Ende der Nachkriegsprosperität, gekennzeichnet durch abnehmende Wachstumsraten und überzyklisch ansteigende Arbeitslosigkeit, sowie damit verbunden der tiefgreifender Strukturwandel von der Industrie- zur Dienstleistungsgesellschaft. Dies ging einher mit einem Umbruch der Arbeits-, Produktions- und Organisationssysteme auf betrieblicher Ebene, die zu einer Intensivierung des Rationalisierungsprozesses mit widersprüchlichen Folgen für die Arbeitsbedingungen der Beschäftigten und die Handlungsbedingungen der betrieblichen Interessenvertretungen führte. Überlagert wurde dies von einer zunehmenden Internationalisierung der Wirtschaft und Globalisierung der Konkurrenz, die ihrerseits einen wachsenden Druck auf die bestehenden Arbeits-, Einkommens- und Sozialstandards und die Regelungssysteme ausüben (vgl. auch Kap. „Sozialpolitik im ökonomischen Prozess", S. 92 ff.).

Eine zusätzliche Herausforderung und auch Belastung für das Tarifsystem stellten die deutsch-deutsche Vereinigung und der anschließende sozialökonomische Transformationsprozess dar. Die 1990 von allen Seiten geforderte und betriebene Übertragung der westdeutschen Tarifstrukturen auf die neuen Bundesländer wurde von Arbeitgeberseite schon bald als übereilt und problematisch angesehen. Die Konflikte um das Tempo der Tarifangleichung an des westdeutsche Niveau führten zur Aufnahme von Härtefall- und Öffnungsklauseln. Die in den neuen Ländern zu beobachtende Tendenz zu Tarifbruch und Tarifflucht wirkte mit zeitlicher Verzögerung auf die alten Länder zurück und beschleunigte die dort bereits seit einiger Zeit zu beobachtende Tendenz zur *Erosion des Flächentarifvertrages*.

Einen Beitrag zur Aufweichung der Tarifstrukturen leistete in den vergangenen Jahren auch die Politik: Zwar hat sich der Gesetzgeber substantieller Einschränkungen des Kernbereichs der Tarifautonomie enthalten, aber mit verschiedenen kleineren Eingriffen hat er der Kritik am bestehenden System durchaus Vorschub geleistet: Die Veränderung des Streikparagrafen 116 im AFG von 1986 erschwert die Führung von Arbeitskämpfen. Die Herabsetzung der Förderung von Arbeitsbeschaffungsmaßnahmen (ABM) durch Mittel des Arbeitsamtes seit 1994 hat faktisch die Absenkung der Tarife für ABM-Beschäftigte auf 90 % erzwungen.

Kennzeichnend für die tarifpolitische Situation der 90er Jahre ist die Zunahme von tarifwidrigem Verhalten, der Auflösung bzw. Vermeidung von Tarifbindung und damit verbunden die Ausbreitung „weißer Flecken" auf der tarifpolitischen Landkarte. Dies gilt insbesondere im Bereich von Klein- und Mittelbetrieben sowie im Dienstleistungssektor; auch die wachsende Zahl von Tätigkeiten in der Grauzone von abhängiger und (schein-)selbständiger Beschäftigung wird von den herkömmlichen Tarifverträgen nicht erfasst (vgl. Kap. „Arbeit und Arbeitsmarkt", S. 301 ff.). Die Bindekraft der Arbeitgeberverbände hat nachgelassen, und auch die Gewerkschaften sind von Mitgliederschwund betroffen.

Auch wenn derzeit noch die branchenbezogenen Verbandstarifverträge eine zentrale Prägekraft für die kollektive Regulierung der Arbeits- und Einkommensstandards haben, so ist doch nicht zu übersehen, dass ein Umbau des Tarifvertragssystems im Gange ist. Er kommt vor allem in der zunehmenden Differenzierung und Dezentralisierung der tariflichen Regelungen und Standards sowie ihrer Umsetzung in die betriebliche Praxis zum Ausdruck. Alle Regelungen weisen ein gemeinsames Charakteristikum auf: Sie schaffen die Möglichkeit, von den *einheitlichen* und verbindlichen Standards des (Flächen-) Tarifvertrags *abzuweichen.* Dies kann durch differenzierte Tarifstandards für bestimmte Beschäftigtengruppen, Betriebe oder Teilbranchen geschehen oder auch durch Absenkung von Leistungen für alle Beschäftigten und Betriebe. Die realen Erscheinungsformen dieser Art von Tarifvereinbarungen sind vielfältig. Inhaltliche Ansatzpunkte von Tarifdifferenzierung und -dezentralisierung sind u.a.:

- *Allgemeine Klauseln*: Möglichkeit zeitlich befristeter Sonderregelungen zur Abwendung einer Insolvenzgefahr für einzelne Unternehmen (Metallindustrie);
- *Arbeitszeit:* Möglichkeit zur Verlängerung der tariflichen Arbeitszeit für einen Teil der Beschäftigten (Metallindustrie), Einrichtung eines Arbeitszeitkorridors zum Ausgleich schwankender Auftragslage (Chemische Industrie), befristete Verkürzung der Arbeitszeit ohne Lohnausgleich zur Beschäftigungssicherung (u.a. Metall-, Druck-, Holzindustrie, Banken, Versicherungen);
- *Lohn, Gehalt:* Möglichkeit zur Aussetzung oder Verschiebung von Tariferhöhungen (Textil- und Bekleidungsindustrie), Absenkung von Tarifentgelten im Rahmen eines Einkommenskorridors (Chemieindustrie), Einführung neuer niedriger Lohngruppen (Bauhauptgewerbe), Einstiegstarife für Arbeitslose (Papierindustrie, Systemgastronomie);
- *Weitere Vergütungskomponenten*: Verschiebung der Auszahlung bzw. Verringerung von Jahressonderzahlung, Urlaubsgeld (Chemie-, Holz- und Kunststoff- und Druckindustrie).

Zur „kontrollierten" Dezentralisierung durch tarifliche Vereinbarungen ist die „wilde" Variante getreten, z.B. in Form von betrieblichen „Standortpakten", die unter Verstoß gegen die tariflichen Vorschriften Lohnverzicht und Arbeitszeitverlängerung als Beitrag der Belegschaft zur Arbeitsplatzsicherung vorsehen. Die betrieblichen Interessenvertretungen erleben die „Verbetrieblichung" der Tarifpolitik vor diesem Hintergrund nicht so sehr als Gestaltungschance, sondern mehrheitlich als zwiespältige und problematische Entwicklung, die den Flächentarifverträgen einen Teil der gewünschten Unterstützungs- und Entlastungswirkung bei betrieblichen Konflikten und Aushandlungsprozessen nimmt.

Diese manifeste Krise des Flächentarifvertrages hat im politisch-wissenschaftlichen Bereich zu kontroversen Vorschlägen geführt, wie künftig die Regulierung der Arbeits- und Einkommensverhältnisse gestaltet werden soll. Sie reichen von marktradikalen Positionen, die auf eine Auflösung des „Tarifkartells" drängen und letztlich die Interessenvertretung auf die einzelnen Beschäftigten selbst rückverlagern wollen, über die Reduzierung der Tarifverträge auf einen minimalen Kern verbindlicher Vorschriften ergänzt um betrieblich anzupassende Rahmenregelungen bis hin zur grundsätzlichen Beibehaltung der bestehen Tarifverträge bei vorsichtiger Modernisierung überholter Regelungsbestände.

6. Steuerpolitik und Einkommensverteilung

6.1 Ziele und Wirkungen des Steuersystems

Der Staat ist zur Finanzierung seiner vielfältigen Aufgaben auf ausreichende und stabile Einnahmen angewiesen. Die Einnahmebasis wird im wesentlichen durch Steuern sichergestellt. Ohne ein ergiebiges Steueraufkommen kann es keinen aktiven (Sozial-)Staat geben. Die Erhebung von Steuern hat deshalb vorrangig einen *fiskalischen* Zweck. Da Steuererhebung immer bedeutet, dass die Markteinkommen vermindert oder (durch Verbrauchsteuern) die Preise für die Konsumenten erhöht werden, bedarf die Steuerpolitik in einer Demokratie im besonderen Maße der Zustimmung der BürgerInnen. Entscheidende Kriterien für die Akzeptanz des Steuersystems sind die Fragen nach der *Verwendung* der Steuereinnahmen und nach der „Gerechtigkeit" bei der *Steuerbelastung*. Was soziale Gerechtigkeit in der Steuerpolitik konkret bedeutet, lässt sich zwar nicht eindeutig bestimmen, aber auf der allgemeinen Ebene herrscht Einigkeit darüber, dass bei der Besteuerung Rücksicht auf die Belastbarkeit und Leistungsfähigkeit der BürgerInnen zu nehmen ist und insofern Personen mit einem höheren Einkommen nicht nur absolut, sondern auch relativ stärker zur Finanzierung der Staatsaufgaben beitragen müssen.

Die Steuerpolitik hat aber nicht allein fiskalische und verteilungspolitische Ziele zu beachten. Einzelnen Verbrauchsteuern wird die Aufgabe zugewiesen, ein bestimmtes, gesellschaftlich erwünschtes *Verhalten* zu fördern. Ökosteuern beispielsweise sollen zur Einsparung von Energie anregen. Schließlich dürfen bei der Ausgestaltung des Steuersystem *wirtschaftliche* Rückwirkungen nicht außer Acht gelassen werden: So besteht die Befürchtung, dass unter der Bedingung offener Kapitalmärkte und eines globalisierten Wettbewerbs eine im internationalen Vergleich zu hohe Steuerbelastung von Unternehmen zu Verlagerungen von Investitionen ins Ausland führt bzw. die Attraktivität des Standorts Deutschland für ausländische Investoren gefährdet. Und immer wieder wird beklagt, dass zu hohe Steuersätze die Leistungsbereitschaft der BürgerInnen beeinträchtigen, da es sich wegen der Abzüge nicht mehr „lohne“, mehr zu arbeiten und zu verdienen.

Steuerpolitik steht im Zentrum des politischen Meinungsstreites. Da es immer um Verteilungsfragen geht, ist die politische wie wissenschaftlichen Debatte durch unterschiedliche Interessen geprägt. Strittig ist insbesondere, welches Aufkommens*niveau* überhaupt erforderlich ist, wie die *Struktur* des Steuersystems auszusehen hat, um dem Grundsatz der Besteuerung nach der Leistungsfähigkeit zu entsprechen, und ab welchem Punkt der steuerlichen Belastung von Unternehmen und Personen mit hohem Einkommen es tatsächlich zu negativen wirtschaftlichen Rückwirkungen kommt. Diesen Fragen kann im Rahmen eines *sozialpolitischen* Lehrbuchs nicht im einzelnen nachgegangen werden. Erwähnt werden sollen jedoch einige Tatbestände, die zur Versachlichung der Diskussion beitragen können:

- Die gesamtwirtschaftliche Steuerbelastung (Anteil aller Steuereinnahmen am BIP), ist über den Zeitverlauf betrachtet durch eine weitgehende Konstanz charakterisiert, die aktuelle Quote liegt mit knapp 22 % derzeit (1998) sogar besonders *niedrig*. Verschoben hat sich jedoch das Gewicht der einzelnen Steuerarten am Gesamtaufkommen. An Bedeutung zugenommen hat die Lohnsteuer, rückläufig sind die Anteilswerte der Gewinnsteuern (veranlagte Einkommensteuer, nicht veranlagte Steuern vom Ertrag, Körperschaftsteuer, Gewerbesteuer). Und im Verhältnis zwischen direkten und indirekten Steuern gewinnen die indirekten Steuern (Umsatzsteuer und andere Verbrauch- und Aufwandsteuern) an Gewicht (vgl. dazu Kap. „Sozialpolitik im ökonomischen Prozess“, S. 74).
- Zur Beurteilung der *effektiven* Belastungen durch die Einkommensteuer kommt es nicht allein auf die Steuersätze an. Maßgebend ist vielmehr, auf welche Bemessungsgrundlage sich die Sätze beziehen und welche Möglichkeiten es gibt, die Bemessungsgrundlage durch das Ausnutzen von Ausnahme- und Sondertatbeständen zu verringern. Das Steuerrecht bietet insbesondere den Unternehmen und den Spitzenverdienern eine Fülle von Ansatzpunkten der Steuerverminderung oder gar -vermeidung.
- Die Verteilungswirkungen des Steuersystems sind durch den Vorgang der Steuerzahlung noch nicht erfasst. Es kommt darauf an, ob Steuern *überwälzt* werden können, Steuerzahllast und Steuertraglast also voneinander abweichen. Möglichkeiten dazu bieten sich bei den unternehmens- und gewinnbezogenen Steuern, da hier versucht werden kann, die Belastungen auf Preise, Löhne und/oder Vorlieferanten zu verlagern. Ob dies gelingt, hängt entscheidend von der Markt- und Machtlage ab. Hingegen gibt es bei der Lohnsteuer keine Überwälzungschancen, sie muss von den ArbeitnehmerInnen gezahlt und auch getragen werden.
- Die *Mehrwertsteuer* (1999 mit einem Satz von 16 %) wie die anderen Verbrauchsteuern werden in der Regel voll auf die Preise überwälzt, so dass die Konsumenten als Steuerträger anzusehen sind. Da mit zunehmendem Einkommen der Anteil des Konsums am Gesamteinkommen sinkt und die Sparquote entsprechend steigt, verringert sich die relative Belas-

tung durch die Mehrwertsteuer mit steigendem Einkommen. Relativ stark belastet werden hingegen Personen mit geringem Einkommen oder kinderreiche Familien, da in beiden Fällen die Konsumquote hoch liegt und die indirekten Steuern im Unterschied zur Einkommensteuer keine Rücksicht auf das Existenzminimum nehmen. Eine gewisse Entlastung bei der Mehrwertsteuer bringt allerdings der ermäßigte Steuersatz von 7 % u.a. auf Nahrungsmittel.

Die steuerpolitische Diskussion in den 90er Jahren ist durch die Auseinandersetzung um die Ausgestaltung einer von allen Seiten im Grundsatz als erforderlich angesehen großen *Steuerreform* bestimmt worden. Das von der rotgrünen Bundesregierung eingebrachte Steuerentlastungsgesetz 1999/2000/2001 zielt in folgende Richtung:

- Die Steuersätze für gewerbliche Einkünfte und Unternehmensgewinne werden deutlich gesenkt und vereinheitlicht (Betriebssteuer von 25 %), im Gegenzug werden steuerliche Subventionen und Ausnahmeregelungen reduziert und die Bemessungsgrundlage verbreitert. Beabsichtigt ist aber keine reine finanzneutrale Umfinanzierung, sondern auch eine Nettoentlastung.
- Bei der Einkommensteuer für private Einkommen wird der Grundfreibetrag schrittweise angehoben. Durch das gleichzeitige Absenken von Eingangssteuersatz und Spitzensteuersatz kommt es zu einem flacheren Tarifverlauf. Zur Gegenfinanzierung werden auch hier Ausnahmeregelungen abgebaut.
- Durch die Erhebung von Ökosteuern (Erhöhung der Mineralölsteuer und Einführung einer Stromsteuer) soll zum ökologischen Umbau beigetragen werden. Mit dem Aufkommen werden höhere Bundeszuschüsse zur Rentenversicherung finanziert, so dass die Beitragssätze sinken können (vgl. dazu Kap. „Sozialpolitik im ökonomischen Prozess", S. 118).

Diese Steuerpolitik hat mehrfache Rückwirkungen auf die Entwicklungsperspektiven des Sozialstaats: Die Entlastung der Unternehmen gründet auf der Erwartung, dass es durch höhere Gewinne zu einer Verbesserung der Angebotsbedingungen kommt (zur Angebotspolitik vgl. Kap. „Arbeit und Arbeitsmarkt", S. 395 ff.) und in Folge die Investitionstätigkeit steigt und neue Arbeitsplätze entstehen. Angesichts der Erfahrungen mit der bisherigen Politik der Steuerentlastung der Unternehmen ist es jedoch zweifelhaft, dass diese Wirkungskette tatsächlich eintritt. Hinzu kommt das Problem, dass die mit der Steuerentlastung korrespondierenden Mindereinnahmen der Staates in eine Situation fallen, in der die Politik bemüht ist, die Neuverschuldung in den öffentlichen Haushalten zurückzuführen. Steuermindereinnahmen, die nicht durch Kreditaufnahme ausgeglichen werden können, erzwingen *Ausgabenkürzungen,* von denen auch und gerade die Sozialpolitik betroffen ist (vgl. auch Kap. „Sozialpolitik im ökonomischen Prozess", S. 114 ff.).

6.2 Belastungen durch die Einkommensteuer

Die Belastungen der BürgerInnen durch die Einkommen- bzw. Lohnsteuer wirkt sich unmittelbar auf die Einkommensverteilung aus. Die Ausgestaltung des *Steuertarifs* entscheidet darüber, inwieweit die Differenzierung der personellen Bruttoeinkommen von der der personellen Nettoeinkommen abweicht und die Verteilungsungleichgewichte gemindert werden. In Abbildung III.1 wird der Steuertarif 2000 wiedergegeben. Es lassen sich drei Zonen des Tarifverlaufs ausmachen:

- Im Bereich niedriger Einkommen braucht keine Einkommensteuer entrichtet zu werden. Die Höhe dieses *Grundfreibetrages* liegt bei 13.499 DM (alleinstehend) bzw. 26.998 DM (verheiratet). Diese Regelung ist Ausdruck der verfassungsrechtlich gebotenen Steuerfreistellung des am Sozialhilfeniveau bemessenen Existenzminimums. Auf den Monat umgerechnet bleiben also 1.125 DM bzw. 2.250 DM prinzipiell steuerfrei.
- Überschreitet das Einkommen den Grundfreibetrag beginnt die Besteuerung mit einem *Eingangssteuersatz* von 22,9 %, d.h. von dem ersten oberhalb des Grundfreibetrags verdienten Hundertmarkschein müssen 22,90 DM an den Staat abgeführt werden. Mit steigendem Einkommen steigt der Steuersatz linear an. Die Besteuerung erfolgt nach dem Prinzip der *linearen Steuerprogression*.
- Die Zone der linear-progressiven Besteuerung endet mit einem *Spitzensteuersatz* von 51 %, der bei einem Jahreseinkommen von 120.042 (alleinstehend) bzw. 240.084 DM (verheiratet) erreicht wird. Jedes Einkommen oberhalb dieser Grenzwerte wird dann *proportional* mit 51 % versteuert.

Abbildung III.1:
Einkommensteuertarif 2000

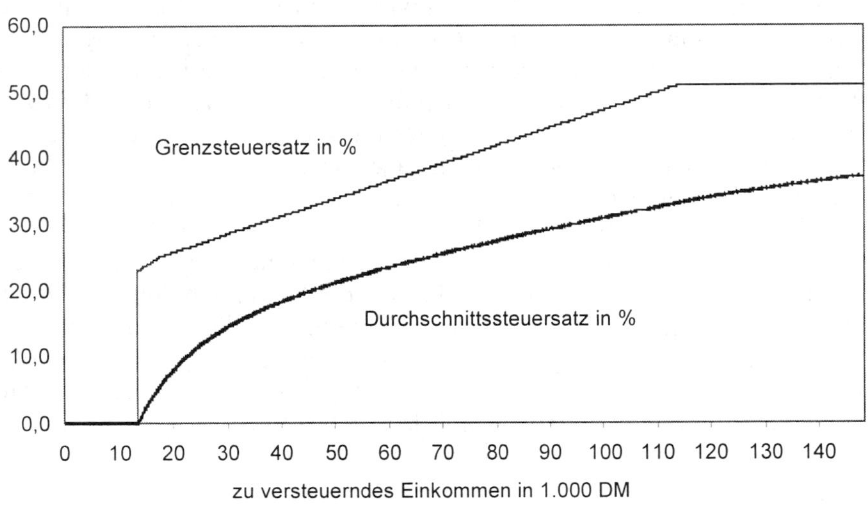

Ausdrücklich zu betonen ist, dass dieser Tarifverlauf die *Grenz*steuerbelastung wiedergibt. Es geht hier darum, um welchen Prozentsatz das jeweils *zusätzliche* Einkommen belastet wird. So bezahlt ein Spitzenverdiener nicht auf sein gesamtes Einkommen den Steuersatz von 51 %. Die *durchschnittliche* Steuerbelastung des gesamten Einkommens liegt deutlich niedriger, da alle Steuerzahler zunächst vom Grundfreibetrag profitieren und die nachfolgenden Einkommensbestandteile beginnend mit dem Eingangsteuersatz erst langsam höher besteuert werden. Aus Abbildung III.1 ist zu erkennen, dass die durchschnittliche Steuerbelastung weit unterhalb der Grenzsteuerbelastung liegt und mit steigendem Einkommen auch schwächer ansteigt.

Auch *Sozialversicherungsrenten* unterliegen der Einkommensteuerpflicht. Da jedoch nur der sog. Ertragsanteil besteuert wird, haben die RentnerInnen in den weitaus meisten Fällen keine Steuer zu zahlen (vgl. dazu Bd. II, Kap. „Alter", S. 276 f.).

6.3 Sozialpolitik durch Steuerpolitik

Sozialpolitische Ziele lassen sich durch steuerpolitische Maßnahmen nur begrenzt erreichen. Denn selbst ein Verzicht auf Besteuerung kann unzureichendes oder fehlendes Einkommen nicht ersetzen. Erforderlich sind hier Übertragungen vom Staat. Zwar ließe sich nach dem Modell der *Negativsteuer* eine Verbindung zum Steuersystem insofern herstellen, dass das Finanzamt beim Unterschreiten einer bestimmten Einkommensschwelle statt Steuern zu erheben, Transfers, also Negativsteuern, auszahlt. Kritische Analysen dieses Modells kommen jedoch zu dem Ergebnis, dass es weder praktikabel noch finanzierbar ist (vgl. Pkt. 9.3 dieses Kapitels).

Steuerfreibeträge

Sozialpolitik durch Steuerpolitik bedeutet, dass beim Vorliegen bestimmter Lebensumstände oder besonderer Aufwendungen die Steuerlast gemindert wird und sich eine *relative* Besserstellung hinsichtlich der Nettoeinkommensposition im Vergleich zu anderen Personen bzw. Haushalten mit gleichem Bruttoeinkommen ergibt. Strittig ist, ob es sich hierbei um eine Begünstigung handelt oder ob eine solcherart differenzierte Belastung Ausdruck des Prinzips der Besteuerung nach der Leistungsfähigkeit ist. Die Liste der einzelnen Sonderregelungen ist umfänglich. Das Einkommensteuerrecht kennt u.a.:

- Kinderfreibeträge,
- Ausbildungsfreibeträge,
- Freibeträge wegen erhöhter Sonderausgaben oder außergewöhnlicher Belastungen (z.B. bei Krankheitskosten, Behinderungen, Heimunterbringung, Unterhaltsleistungen gegenüber bedürftigen Angehörigen),
- Freibeträge zur Förderung des Wohneigentums.

Die Berücksichtigung von *Freibeträgen* bedeutet, dass sich das zu versteuernde Einkommen, also die steuerliche Bemessungsgrundlage, um den entsprechenden Betrag vermindert. Entsprechend dem Tarifverlauf der Einkommensteuer wirken sich die Freibeträge allerdings sehr unterschiedlich aus: Je höher das Einkommen liegt, um so höher fallen die Entlastungen aus, da im oberen Einkommensbereich die Steuersätze hoch sind. Personen, die mit ihrem Einkommen nur im Eingangsbereich der Steuerprogression liegen, können hingegen mit nur einer sehr geringen Steuerersparnis rechnen. Völlig leer gehen jene aus, die überhaupt keine direkten Steuern zahlen. Um diese problematische Wirkung von Freibeträgen auszugleichen, werden im Bereich des Familienlastenausgleichs die steuerlichen Entlastungen mit direkten Transfers, dem Kindergeld und der Ausbildungsförderung, verknüpft (vgl. Bd. II, Kap. „Familie", S. 184 ff.).

Ehegattensteuersplitting
Besondere Bedingungen weist das Einkommensteuerrecht für *Verheiratete* auf. Die Ehepartner werden nach dem Grundsatz des *Steuersplittings* nicht individuell, sondern *gemeinsam* veranlagt. Jeder Partner wird so behandelt, als habe er vom Gesamteinkommen genau die Hälfte verdient. Das so gesplittete Einkommen wird dann jeweils nach dem Steuersatz für Ledige versteuert. Dadurch ergeben sich erhebliche finanzielle Vorteile für Ehepaare, bei denen nur der Mann verdient oder bei denen die Einkommensdifferenz zwischen Mann und Frau sehr groß ist. Denn aufgrund des progressiven Verlaufs der Einkommensteuer ist die Steuerschuld von zwei halben Einkommen geringer als die eines Gesamteinkommens in der gleichen Höhe (vgl. dazu ausführlich Bd. II, Kap. „Familie", S. 197).

Sind beide Ehepartner erwerbstätig, dann entscheidet die Wahl der *Steuerklassen* darüber, bei *wem* sich die Entlastungen durch das Steuersplitting und die Grundfreibeträge niederschlagen. Bei der Kombination der Steuerklassen III/V wird der in III eingestufte Besserverdienende – in aller Regel der Mann – stark entlastet, während in der Steuerklasse V sehr hohe Abzüge anfallen. 90 % der in Steuerklasse V Veranschlagten sind Frauen. Für viele Ehefrauen liegt die Frage nahe, ob sie angesichts des geringen Nettoverdienstes überhaupt mehr als geringfügig arbeiten sollen. Das Steuerrecht setzt also starke Anreize für die traditionelle Hausfrauenehe oder für eine lediglich geringfügige Beschäftigung.

Zu beachten ist bei der Steuerklassenwahl auch, dass alle am *Netto*einkommen berechneten Lohnersatzleistungen wie Arbeitslosengeld, Arbeitslosenhilfe, Unterhaltsgeld, Krankengeld, Übergangsgeld und Mutterschaftsgeld bei der Steuerklasse V sehr niedrig ausfallen, während sich die Beiträge am sehr viel höheren Bruttoentgelt bemessen.

Steuerliche Behandlung der Altersvorsorge
Im Steuerrecht werden die verschiedenen Formen der Altersvorsorge sehr unterschiedlich behandelt. Renten aus der Rentenversicherung werden nur mit ihrem Ertragsanteil besteuert, während die Versorgungsbezüge der Beamten als nachträglich gezahltes Arbeitsentgelt gewertet werden und voll der Steuerpflicht unterliegen (vgl. Bd. II, Kap. „Alter", S. 276 f.). Die Finanzierung der Rentenversicherung erfolgt, was den Teil der Arbeitnehmerbeiträge betrifft, die nicht durch die Vorsorgepauschalen ausgeglichen werden, aus bereits versteuertem Einkommen. Steuerfrei bleiben jedoch die Arbeitgeberbeiträge. Sehr

unterschiedliche steuerliche Regelungen gelten für die einzelnen Durchführungswege der betrieblichen Altersversorgung. Steuerlich besonders begünstigt sind Lebensversicherungen.

7. Einkommensumverteilung durch das System der Sozialen Sicherung

7.1 Gestaltungsprinzipien der Sozialen Sicherung

Die sozialpolitische Einkommensumverteilung erfolgt durch eine Vielzahl einzelner Leistungen. Um hier einen Überblick zu geben, ist eine Systematisierung notwendig. Zu unterscheiden ist zunächst ganz grundsätzlich zwischen Geldleistungen einerseits sowie Sach- und Dienstleistungen andererseits. Im Mittelpunkt der nachfolgenden Darstellung stehen die *Geldleistungen*, die den Empfängern unmittelbar zufließen, ihr Einkommen erhöhen und nach Maßgabe der individuellen Präferenzen verwendet werden können.

Bei den *Sach- und Dienstleistungen* handelt es sich hingegen um spezifische, öffentlich finanzierte Angebote, die im Bedarfsfall in Anspruch genommen werden können. Da ihre Inanspruchnahme weitgehend kostenfrei erfolgt, verbessern sie die Einkommensposition auf indirektem Wege. Sach- und Dienstleistungen haben vor allem im Gesundheits- und Sozialwesen eine zentrale Bedeutung, hier hat sich ein breites Spektrum unterschiedlicher Angebote entwickelt (vgl. in Bd. II die Kapitel „Gesundheit und Gesundheitssystem“ und „Soziale Dienste“).

Aber auch die Geldleistungen im System der Sozialen Sicherung weisen eine große Vielfalt auf, wie Übersicht III.1 erkennen lässt. Unterschiede zeigen sich u.a. bei Leistungstatbeständen und Leistungsvoraussetzungen, Adressaten, Höhe und Dauer der Leistungen, Finanzierungsregelungen sowie den institutionellen und administrativen Strukturen.

Um diese Vielfalt zu strukturieren, lassen sich *idealtypische* Gestaltungsmodelle der Sozialen Sicherung benennen, die sich durch jeweils spezifische Prinzipien charakterisieren lassen und denen die Einzelleistungen zugeordnet werden können. Zu unterscheiden ist zwischen (1) dem Fürsorgemodell, (2) dem Versorgungsmodell und (3) dem Versicherungsmodell.

(1) Fürsorgemodell
BürgerInnen, die in ihrer Lebenslage unter das Existenzminimum zu sinken drohen, über kein Einkommen oder Vermögen verfügen und auch nicht auf Unterhaltsleistungen von Angehörigen zurückgreifen können, werden durch die öffentliche Fürsorge unterstützt. Die Leistungen orientieren sich in Art und Höhe am jeweiligen Einzelfall. Ausschlaggebend ist die Besonderheit der individuellen Notlage. Ein festumrissener Rechtsanspruch existiert nicht. Die Leistung ist streng nachrangig *(subsidiär),* sie erfolgt nur dann, wenn alle anderen Einkommensquellen und Unterhaltsmöglichkeiten ausgeschöpft sind und *Bedürftigkeit* festgestellt wird. Abgesichert wird das Existenzminimum. Die über das Existenzminimum hinausgehende soziale Absicherung wird dem Wirken der Marktkräfte und dem familiären Unterhalt überantwortet. Die Fürsorge wird über allgemeine Steuermittel finanziert.

Übersicht III.1:
Die wichtigsten Geldleistungen der Sozialen Sicherung

Sozialrechtsbereich	*Träger*	*Geldleistungen*
Gesetzliche Rentenversicherung	Bundesversicherungsanstalt für Angestellte, Landesversicherungsanstalten, Seekasse, Bundesknappschaft	Rente wegen Alters Rente wegen verminderter Erwerbsfähigkeit Rente wegen Todes
Gesetzliche Krankenversicherung	Gesetzliche Krankenkassen (Ortskrankenkassen, Betriebskrankenkassen, Innungskrankenkassen, Ersatzkassen)	Krankengeld Mutterschaftsgeld
Gesetzliche Pflegeversicherung	Gesetzliche Pflegekassen als Teil der Gesetzlichen Krankenkassen	Pflegegeld
Gesetzliche Unfallversicherung	Berufsgenossenschaften	Verletztengeld Übergangsgeld Unfallrente Hinterbliebenenrente
Arbeitslosenversicherung/ Arbeitsförderung	Bundesanstalt für Arbeit/Arbeitsämter	Arbeitslosengeld Arbeitslosenhilfe Kurzarbeitergeld Konkursausfallgeld Unterhaltsgeld
Kriegsopferversorgung/ Soziale Entschädigung	Versorgungsämter	Beschädigtenrente Hinterbliebenenrente
Wohngeld	Wohngeldämter	Wohngeld
Sozialhilfe	Sozialämter	Hilfe zum Lebensunterhalt
Kindergeld	Familienkassen bei den Arbeitsämtern	Kindergeld
Erziehungsgeld	je nach Landesrecht verschiedene Stellen	Erziehungsgeld
Ausbildungsförderung	Ämter für Ausbildungsförderung	Ausbildungsförderung

(2) Versorgungsmodell
Nach dem Prinzip der Versorgung erhalten alle BürgerInnen in bestimmten Lebensphasen oder Bedarfssituationen eine öffentliche Grundversorgung, z.B. eine Grundrente im Alter oder ein allgemeines „Bürgergeld“. Die Grundversorgung wird über den Staatshaushalt abgewickelt, ist steuerfinanziert und steht allen BürgerInnen unabhängig von einer Vorleistung (durch Beiträge oder Steuern) zu. Die Leistung wird als ein für alle gleicher Pauschalbetrag

gezahlt, kann aber auch einkommensabhängig gestaffelt sein. Anders als beim Fürsorgemodell wird jedoch keine strenge Bedürftigkeitsprüfung vorgenommen. Auf den Bezug der Grundversorgung besteht beim Vorliegen der Anspruchstatbestände (z.B. Erreichen der Altersgrenze) ein individuell einklagbarer Rechtsanspruch. Die Grundversorgung liegt in ihrer Höhe oberhalb des Existenzminimums und soll eine Teilhabe am sozialen und gesellschaftlichen Leben ermöglichen. Die soziale Absicherung oberhalb der Grundversorgung kann entweder privat (über Privatversicherungen, Vermögensbildung, betriebliche Sozialleistungen usw.) oder über eine einkommensbezogene Pflicht-Zusatzversicherung geregelt sein.

(3) (Sozial-)Versicherungsmodell
Von gleichartigen Risiken wie Krankheit, Invalidität, Alter betroffene Personen schließen sich in einer Versicherung zusammen, um dem Problem des im Einzelfall nicht vorhersehbaren Risikoeintritts und des nicht vorher betimmbaren Bedarfs an Mitteln zu begegnen. Unter der Voraussetzung einer ausreichend großen Zahl an Versicherten, der Zufälligkeit des Eintritts der Versicherungsfälle und ihrer Unabhängigkeit wird ein gegenseitiger Risikoausgleich möglich. Durch die Schätzbarkeit der Risiken lässt sich die erforderliche Höhe der von den Versicherten zu zahlenden Beiträge (Prämien) kalkulieren. Die Ausgleichszahlung erfolgt, wenn der definierte Risikofall (z.B. ärztlich attestierte Arbeitsunfähigkeit oder Erreichen einer bestimmten Altersgrenze) eingetreten ist und eine Mindestversicherungszeit erfüllt ist. Auf die Versicherungsleistungen besteht ein individuell einklagbarer Rechtsanspruch. Eine Überprüfung der Bedürftigkeit findet nicht statt.

Diese drei Modelle kommen in der sozialpolitischen Wirklichkeit nicht in reiner Form vor. Sie überlagern und vermischen sich, denn Sozialpolitik ist historisch gewachsen und spiegelt in ihren Strukturen die jeweiligen sozialen Probleme, Interessen und politischen Kräfteverhältnisse wider. Gleichwohl lässt sich für das Sozialleistungssystem in Deutschland feststellen, dass seit der Bismarckschen Sozialpolitik das *Sozialversicherungsmodell* dominiert (vgl. Kap. „Sozialpolitik und soziale Lage in Deutschland“, S. 26 f.). Das Fürsorgemodell ist – in eingeschränkter Form – für die *Sozialhilfe* charakteristisch. Als Leistungen nach dem Versorgungsmodell können u.a. die Kriegsopferversorgung und auch das Kindergeld bezeichnet werden. Zwischen Versorgungs- und Fürsorgemodell stehen die steuerfinanzierten und einkommensabhängigen Sozialleistungen wie Wohngeld, Erziehungsgeld, Unterhaltsvorschuss, Ausbildungsförderung.

7.2 Privatversicherung – Sozialversicherung

In Deutschland werden die Standardrisiken des Lebens über die Sozialversicherung abgedeckt. Die Sozialversicherung ist charakterisiert durch eine auf Personengruppen oder die Gesamtbevölkerung bezogene *Versicherungspflicht* und durch einen nach Art, Umfang und Höhe weitgehend gesetzlich vorgeschrieben Leistungskatalog. Zudem wird der versicherungstypische Risikoausgleich mehrfach durch Elemente des *Solidarausgleichs* ergänzt. So berechnen sich die Beiträge nicht nach dem individuellen Risiko, sondern als Prozentsatz vom Einkommen. Leistungen wiederum werden bei bestimmten Situationen auch dann gezahlt, wenn keine Beiträge entrichtet worden sind, z.B. bei Arbeitslosigkeit oder Ausbildung. Privatversicherungen nehmen nur eine ergänzende Rolle ein, sie dienen als Absicherung für jene Bevölkerungsgruppen, die nicht der Versicherungspflicht unterliegen oder werden als Zusatzversicherung gewählt, um Risiken aufzufangen, die nicht oder nicht ausreichend in der Sozialversicherung abgedeckt sind.

Die vorrangige Bedeutung der Sozial- gegenüber der Privatversicherung begründet sich aus den Defiziten des Privatversicherungsmodells. Folgende Probleme sind zu benennen:

- Die Mitgliedschaft in einer Privatversicherung ist in der Regel freiwillig; Lücken im Sicherungsschutz sind absehbar (dazu weiter unten),
- Bei einer Privatversicherung berechnet sich die Höhe der individuellen Beitragsleistungen an der Wahrscheinlichkeit des individuellen Risikoeintritts, die Höhe der Leistung wiederum richtet sich nach der Höhe der Beitragsleistung, d.h. dass sich aus hohen Beiträgen hohe Leistungen und aus niedrigen Beiträgen niedrige Leistungen ableiten *(versicherungstechnisches Äquivalenzprinzip).* Die Orientierung der Beiträge am individuellen Risiko hat zur Folge, dass „schlechte Risiken" hohe Beiträge zahlen müssen. Zu den „schlechten Risiken" zählen bei einer privaten Krankenversicherung u.a. Ältere, Behinderte, chronisch Kranke, die aber wegen ihrer Lebenssituation die erforderlichen Mittel kaum aufbringen können.
- Die Privatversicherung versichert nur individuelle Risiken, nicht aber Personengemeinschaft bzw. Familien. So muss bei einer Familie mit mehreren Kindern für jedes Kind ein Versicherungsvertrag mit einer individuellen Prämienberechnung geschlossen werden.
- Die Beitrags- bzw. Prämienzahlung bei einer Privatversicherung richtet sich nicht nach der Zahlungsfähigkeit, Personen, die kein oder nur ein geringes Einkommen haben, so vor allem Kranke, Behinderte, Arbeitslose, Eltern in der Erziehungsphase, Personen in Ausbildung, bleiben ungesichert.
- Bestimmte Risiken lassen sich über eine Privatversicherung nicht absichern, insbesondere Arbeitslosigkeit stellt ein nicht versicherbares Risiko dar: Sowohl die Eintrittswahrscheinlichkeit des Schadens sowie seine Höhe und Dauer sind nur schwer oder gar nicht prognostizierbar. Hinzu kommt, dass das Risiko arbeitslos zu werden kein individuelles, sondern ein Massenphänomen ist. Dies bedeutet, dass keine Unabhängigkeit der Schadensfälle voneinander vorliegt.

7.3 Die Sozialversicherung

Mehr als 60 % aller Sozialleistungen werden in Deutschland über das System der Sozialversicherung abgewickelt (vgl. Kap. II „Sozialpolitik im ökonomischen Prozess", S. 56). Wie Übersicht III.1 zeigt, handelt es sich dabei nicht um *die* Sozialversicherung, sondern um ein gegliedertes System mit mehreren

Versicherungszweigen, die jeweils unterschiedliche Risiken und Tatbestände abdecken. Versicherungstechnisch gesehen stellen die einzelnen Versicherungszweige spezielle Risikokollektive dar; ein generelles Risikokollektiv würde im Gegensatz dazu eine *Einheitsversicherung* begründen. Innerhalb der Versicherungszweige wiederum sind unterschiedliche Versicherungsträger für die Leistungsdurchführung zuständig. Die Versicherungsträger gliedern sich entsprechend ihrer Entstehungsgeschichte nach Berufsstand, Wirtschaftszweig und Region.

Zwar weist jeder Versicherungszweig seine Besonderheiten auf, dennoch gibt es *gemeinsame* Strukturmerkmale, die nachfolgend skizziert werden sollen. Einen umfassenden Überblick über das Leistungsrecht der einzelnen Versicherungszweige bieten die nachfolgenden, an den sozialen Gefährdungsbereichen orientierten Kapitel dieses Lehrbuchs:

- Arbeitsförderung/ Arbeitslosenversicherung	Kap. IV „Arbeit und Arbeitsmarkt“
- Unfallversicherung	Kap. V „Arbeit und Gesundheitsschutz“
- Krankenversicherung und Pflegeversicherung	Kap. VI „Gesundheit und Gesundheitssystem“
- Rentenversicherung	Kap. VIII „Alter“

7.3.1 Versicherungsschutz und Versicherungspflicht

Die Mitgliedschaft in allen Zweigen der Sozialversicherung knüpft im wesentlichen an ein *Arbeitsverhältnis* an. Bis heute steht damit die Absicherung der *abhängig* Beschäftigten im Mittelpunkt des sozialen Schutzes. Mittelbar gesichert sind die Familienangehörigen der abhängig Beschäftigten. So haben in der Kranken- und Pflegeversicherung nicht oder nur geringfügig erwerbstätige Ehepartner und Kinder den vollen Versicherungsschutz durch die beitragsfreie Familienversicherung, und in der Renten- sowie Unfallversicherung werden Ehepartner und Kinder beim Tod der unterhaltspflichtigen Versicherten durch die Hinterbliebenenversorgung abgesichert. Auch wenn damit die Sozialversicherung den Großteil der Gesamtbevölkerung erfasst, lässt sich nicht von einer Volksversicherung sprechen, da die selbständig Erwerbstätigen überwiegend ausgeklammert sind und auch für einzelne Gruppen der abhängig Beschäftigten Versicherungsfreiheit besteht.

Die für die Sozialversicherung typische *Versicherungspflicht* begründet sich im wesentlichen aus vier Gesichtspunkten:

- Eine Versicherungspflicht ist notwendig, um einen *umfassenden* Schutz zu erreichen. Bei einer Regelung auf freiwilliger Basis, wie sie für die Privatversicherung typisch ist, ist dies nicht gewährleistet. Vielmehr muss davon ausgegangen werden, dass bei vielen Menschen die objektive (finanzielle) Fähigkeit und/oder die subjektive Bereitschaft zur ausreichenden und frühzeitigen Risikovorsorge fehlt. Gerade im jüngeren Lebensalter mangelt es häufig an der Einsicht in die längerfristigen Folgewirkungen der getroffenen Entscheidungen. Spätere, noch nicht absehbare Bedarfslagen, wie z.B. die Absicherung im Alter, werden gegenüber dem aktuellen Wunsch nach einem nicht durch Beitragsabzüge geschmälerten Einkommen mindergewichtet.

- Fehlt ein Versicherungsschutz im Alter oder bei Krankheiten und soll im Notfall dennoch die Existenzsicherung der Betroffenen gewährleistet werden, muss letztlich die Allgemeinheit über die Zahlung von Sozialhilfe für die Folgen der unzureichenden Vorsorge aufkommen. Dies kommt einer Benachteiligung derjenigen gleich, die Vorsorge getätigt haben.
- Eine Pflichtmitgliedschaft ist darüber hinaus erforderlich, um den *Solidarausgleich* zu Gunsten insbesondere von Familien mit Kindern, Niedrigverdienern, Behinderten oder Arbeitslosen finanzieren zu können. Andernfalls würden die über den Solidarausgleich Belasteten, das sind die „guten" Risiken, z.B. kinderlose und/oder gutverdienende Beschäftigte im jüngeren Alter in voller Gesundheit, aus der Versichertengemeinschaft ausscheiden und zu einer Privatversicherung überwechseln. Da Privatversicherungen keinen Solidarausgleich kennen, bieten sie für diesen Personenkreis günstigere Konditionen. Übrig blieben bei der Sozialversicherung die „schlechten" Risiken, und in Folge der negativen Risikoauslese müssten die Beiträge angehoben werden, was wiederum den Abwanderungstrend zur Privatversicherung verstärken würde.
- Langfristig angelegte, aber nach dem *Umlageverfahren* finanzierte Versicherungszweige, und hier insbesondere die Rentenversicherung, sind auf eine Versicherungspflicht zwingend angewiesen, um die Einnahmen- und Ausgabenentwicklung überhaupt kalkulieren zu können. Eine Umlagefinanzierung der Alterssicherung funktioniert nicht, wenn ungewiss bliebe, wie groß der Kreis der Erwerbstätigen ist, die Versicherungsmitglieder sind und Beiträge zahlen. Dies ist der Grund, warum private Lebensversicherungen nach dem *Kapitaldeckungsverfahren* arbeiten müssen (vgl. Kap. „Sozialpolitik im ökonomischen Prozess", S. 65).

Das Prinzip der Versicherungspflicht bei abhängiger Beschäftigung ist allerdings nicht lückenlos geregelt. Ausnahmen bestätigen die Regel. Auf der anderen Seite unterliegen einzelne Gruppen von Selbständigen und auch von Nichterwerbstätigen der Versicherungspflicht.

Versicherungsfreiheit der BeamtInnen

Für die soziale Sicherung der BeamtInnen gelten beamtenrechtliche Vorschriften; sie sind insofern von der Versicherungspflicht befreit. Diese Sonderregelungen für BeamtInnen werden seit Jahren kritisch diskutiert. Zu fragen ist, mit welcher Berechtigung eine spezielle Gruppe der im öffentlichen Dienst Beschäftigten von der Beitragszahlung und dem Solidarausgleich ausgenommen ist, zugleich aber über Beihilfe- und Pensionszahlungen in der Regel deutlich bessere Leistungen erhält (vgl. zur Altersversorgung der Beamten Bd. II, Kap. „Alter", S. 294 ff.). Kritikwürdig ist vor allem, dass BeamtInnen nicht zur solidarischen Finanzierung der Arbeitslosenversicherung beitragen müssen.

Versicherungspflichtgrenze in der Kranken- und Pflegeversicherung

In der Kranken- und Pflegeversicherung endet für solche ArbeiternehmerInnen die Versicherungspflicht, die mit ihrem Arbeitsentgelt die *Versicherungspflichtgrenze* überschreiten. Der Grenzwert beträgt 75% der Beitragsbemessungsgrenze und liegt damit im Jahr 2000 bei 6.450 DM (alte Bundesländer) bzw. 5.325 DM (neue Bundesländer) im Monat. Oberhalb dieses Einkommens können ArbeiterInnen und Angestellte wahlweise aus der gesetzlichen Versicherung ausscheiden und in die Privatversicherung wechseln oder aber als freiwillige Mitglieder in der Gesetzlichen Versicherung bleiben. Sie werden sich für den Wechsel entscheiden, wenn die Privatversicherung ihnen günstigere Konditionen bietet. Damit können sich gerade Besserverdienende dem Solidarausgleich entziehen. Existenz und Höhe von Versicherungspflichtgrenzen sind von besonderem Interesse für die privaten Krankenversicherungen (vgl. im einzelnen Bd. II, Kap. „Gesundheit und Gesundheitssystem", S. 51 ff.).

Versicherungsfreiheit bei geringfügiger Beschäftigung

Ausnahmen von der Versicherungspflicht bestehen (mit Ausnahme der Unfallversicherung) bei den Beschäftigungsverhältnissen, die nur kurzzeitig andauern oder bei denen nur ein geringes Einkommen gekoppelt mit einer kurzen Arbeitszeit anfällt. Diese *geringfügigen Beschäftigungsverhältnisse* liegen nach der 1999 in Kraft getretenen Neuregelung dann vor, wenn

- das Beschäftigungsverhältnis nicht länger als für 50 Arbeitstage oder 2 Monate im Jahr vereinbart ist, ohne Berücksichtigung von Arbeitszeit und Arbeitsentgelt, oder
- bei dauerhafter Beschäftigung die Arbeitszeit unterhalb 15 Wochenstunden liegt und das Arbeitseinkommen 630 DM im Monat nicht übersteigt. Diese Entgeltgrenze gilt seit 1999 gleichermaßen für die alten und die neuen Bundesländer und ist in dieser Höhe festgeschrieben.

Mehrere geringfügige Beschäftigungen sind zusammenzurechnen. Wenn die Grenzwerte überschritten werden, besteht Versicherungspflicht (mit Ausnahme der Arbeitslosenversicherung). Zusammengerechnet wird auch eine geringfügige Nebenbeschäftigung mit einer nicht geringfügigen versicherungspflichtigen Hauptbeschäftigung, insofern unterliegen auch Nebenbeschäftigungen der Versicherungspflicht (mit Ausnahme der Arbeitslosenversicherung).

Die Zahl der geringfügigen Beschäftigungsverhältnisse hat in den letzten Jahren erheblich zugenommen, sowohl was die geringfügigen Haupttätigkeiten als die geringfügigen Nebentätigkeiten betrifft (vgl. Kap. „Arbeit und Arbeitsmarkt", S. 295 ff.). Dahinter steht das Interesse der Unternehmen an billigen Arbeitskräften, da für diese Beschäftigungsverhältnisse keine Arbeitgeberbeiträge errichtet werden mussten. Interesse an der Beitragsfreiheit des Arbeitsentgelts bestand und besteht aber auch bei jenen Beschäftigten, die als Schüler-Innen und StudentInnen anderweitig oder als Ehefrauen über den E-hemann abgesichert sind oder die als Nebenbeschäftigte bislang ein abgabenfreies Zusatzeinkommen erhielten. Folge der Ausweitung beitragsfreien Beschäftigungsverhältnisse bei einer zugleich rückläufigen Zahl versicherungspflichtiger Beschäftigungsverhältnisse war nicht nur eine Erosion der Einnahmenbasis der Sozialversicherung (vgl. Kap. „Sozialpolitik im ökonomischen Prozess“, S. 102), sondern auch eine zunehmende Wettbewerbsverzerrung auf dem Arbeitsmarkt. Betriebe und Beschäftigte, die Sozialversicherungsbeiträge entrichtet haben, mussten letztlich für diejenigen mit bezahlen, die sich dieser Verpflichtung entzogen haben.

Die Neuregelung legt fest, dass die bislang von den Betrieben für die geringfügig Beschäftigten zu entrichtende Pauschalbesteuerung (mit einem Satz von etwa 22 %) durch eine pauschale Beitragszahlung der Arbeitgeber zur Kranken- und Rentenversicherung von jeweils 10 % und 12 % ersetzt wird. Da die pauschale Beitragszahlung im Unterschied zur Pauschalbesteuerung nicht auf die Beschäftigten abgewälzt werden kann, bieten geringfügige Beschäftigungsverhältnisse hinsichtlich der Beitragsbelastungen der Arbeitgeber keinen finanziellen Vorteil mehr gegenüber versicherungspflichtigen Beschäftigungsverhältnissen. In beiden Fällen liegen die von den Betrieben zu entrichtenden Beitragssätze bei etwa 22 %. Durch den pauschalen Arbeitgeberbeitrag entstehen zudem minimale Zuschläge an Entgeltpunkten und Wartezeiten in der Rentenversicherung. Die geringfügig Beschäftigten selbst erhalten darüber hinaus die Möglichkeit, durch ergänzende Beitragszahlungen in Höhe der Beitragsdifferenz zu dem gesamten GRV-Beitragssatz den vollen Leistungsanspruch in der GRV zu erwerben.

Versicherungsfreiheit und Versicherungspflicht von Selbständigen

Die Ausrichtung der Sozialversicherung als *Arbeitnehmer*versicherung beruht im Grundsatz auf der Annahme, dass selbständig Erwerbstätige nicht als schutzwürdig anzusehen sind und sich eigenverantwortlich absichern können und werden. Die historische Entwicklung hat allerdings gezeigt, dass diese Annahme keinesfalls der Realität entspricht. Um insbesondere das Entstehen von Altersarmut zu vermeiden, sind im Laufe der Jahre einzelne Gruppen von Selbständigen in den Schutzbereich der gesetzlichen Versicherung einbezogen worden. Versicherungspflichtig sind heute u.a.

- Handwerker in der Gesetzlichen Rentenversicherung,
- Land- und forstwirtschaftliche Unternehmer und ihre Familienangehörigen in der Gesetzlichen Krankenversicherung und in der Alterssicherung der Landwirte,
- Künstler und Publizisten in der Renten- und Krankenversicherung sowie
- Angehörige bestimmter freier Berufe wie Ärzte und Rechtsanwälte in besonderen berufsständischen Versorgungswerken zum Zweck der Altersvorsorge.

Die Entwicklung des Arbeitsmarktes lässt es allerdings fraglich werden, ob diese Regelungen ausreichend sind. Der die vergangenen Jahrzehnte prägende Prozess des Bedeutungsverlustes selbständiger Arbeit hat sich seit Beginn der 90er Jahre umgekehrt. Der Anteil der Selbständigen an der Gesamtzahl der Erwerbstätigen steigt an. Verantwortlich dafür ist in erster Linie der Zuwachs jener Berufsfelder und Tätigkeitsformen im Dienstleistungssektor, bei denen die Grenzlinie zwischen selbständiger und abhängiger Arbeit verschwimmt. Insbesondere bei der wachsenden Zahl der Ein-Personen-Unternehmen fällt die Abgrenzung schwer.

Ein-Personen-Unternehmen, die im Zusammenhang mit ihrer selbständigen Tätigkeit keine versicherungspflichtigen Arbeitnehmer beschäftigten und die regelmäßig und im wesentlichen nur für *einen* Auftraggeber tätig sind, gelten als *arbeitnehmerähnliche Selbständige*. Um die arbeitnehmerähnlichen Selbständigen vor den Risiken von Invalidität und Alter zu schützen, sind sie seit 1999 grundsätzlich *rentenversicherungspflichtig*. Die Beiträge haben sie allein zu tragen.

Versicherungspflicht bei Scheinselbständigkeit

Von den arbeitnehmerähnlichen Selbständigen sind jene Personen zu unterscheiden, die ihre selbständige Tätigkeit nur zum Schein ausüben, um sozial- und arbeitsrechtliche Schutzregelungen und die entsprechenden Beitragsbelastungen zu umgehen, die tatsächlich aber abhängig Beschäftigte sind. Liegt eine solche *Scheinselbständigkeit* vor (vgl. Kap. „Arbeit und Arbeitsmarkt“, S. 301 ff.), so werden die Betreffenden als ArbeitnehmerInnen angesehen. Sie sind dann grundsätzlich in allen Zweigen der Sozialversicherung versicherungs- und beitragspflichtig. Der Auftraggeber gilt als Arbeitgeber und hat die Arbeitgeberhälfte der Sozialversicherungsbeiträge zu zahlen.

Scheinselbständigkeit wird vermutet, wenn Erwerbstätige

- in der Regel und im wesentlichen nur für einen Auftraggeber tätig sind,
- für Arbeitnehmer typische Arbeitsleistungen erbringen, insbesondere Weisungen des Auftraggebers unterliegen und in dessen Arbeitsorganisation eingegliedert sind,
- nicht unternehmerisch am Markt auftreten,
- außer Familienangehörigen keine versicherungspflichtigen Arbeitnehmer beschäftigen.

Liegen zwei dieser Kriterien vor, gehen die Sozialversicherungsträger von der Arbeitnehmervermutung aus. Sowohl der Betreffende als auch sein Auftraggeber haben die Möglichkeit, die Vermutung zu widerlegen.

Versicherungspflicht ohne Erwerbstätigkeit

Der Gestaltungsspielraum der Sozialversicherung kommt darin zum Ausdruck, dass eine Versicherungspflicht auch für Lebenslagen oder Lebensphasen vorgesehen werden kann, in denen keine Erwerbstätigkeit ausgeübt wird. Die Zahl der Beispiele für derartige Regelungen ist lang; versicherungspflichtig sind

- in der *Unfallversicherung*: Kindergartenkinder, Schüler, Studierende;
- in der *Kranken- und Pflegeversicherung*: Studierende, Bezieher von Erziehungsgeld, Empfänger von Lohnersatzleistungen der Bundesanstalt für Arbeit, RentnerInnen der Gesetzlichen Rentenversicherung;
- in der *Rentenversicherung*: Wehr- und Zivildienstleistende, Empfänger von Lohnersatzleistungen der Bundesanstalt für Arbeit, Bezieher von

Krankengeld, Personen, für die eine Kindererziehungszeit anzurechnen ist, Personen, die eine nicht erwerbsmäßige Pflege ausüben.

Von der Frage der Versicherungspflicht ist die Frage der Beitragszahlung zu unterscheiden, die in den vorgenannten Fällen sehr unterschiedlich geregelt wird (vgl. Pkt. 7.3.5 dieses Kapitels).

Versicherungspflicht in einer Privatversicherung

Die vorstehend beschriebenen Grenzlinien zwischen verpflichtender Sozialversicherung und freiwilliger privater Vorsorge durch Privatversicherungen sind nicht klar gezogen. Vielmehr gibt es Anzeichen für eine *Vermischung* beider Sicherungsformen: So besteht schon seit langem die Möglichkeit, sich – auch als Selbständiger oder Nichterwerbstätiger – in der gesetzlichen Renten-, Kranken- und Pflegeversicherung *freiwillig* zu versichern. Neu ist hingegen die durch die Pflegeversicherung eingeführte Regelung, dass alle privat Krankenversicherten gesetzlich verpflichtet sind, auch eine private Pflegeversicherung abzuschließen und aufrechtzuerhalten. Die privaten Unternehmen unterliegen einem *Kontrahierungszwang,* d.h. sie sind zum Vertragsabschluss verpflichtet. Das Gesetz verlangt zudem, dass diese private Pflichtversicherung dasselbe Leistungsspektrum wie die Gesetzliche Pflegeversicherung hat und sich auch hinsichtlich der Beitragsberechnung an die Maßstäbe der gesetzlichen Versicherung anpasst (vgl. Bd. II, Kap. „Gesundheit und Gesundheitssystem“, S. 96 f.).

7.3.2 Leistungsvoraussetzungen

Die Sozialversicherung beruht wie die Privatversicherung auf dem *Kausalprinzip.* Ein Einkommensausfall als solcher oder eine Körperverletzung begründen noch keinen Anspruch auf Versicherungsleistungen. Dies entspräche einer Orientierung am *Finalprinzip.* Beim Kausalprinzip dagegen besteht ein Anspruch erst dann, wenn der Risikofall eingetreten ist und ein Anspruchs*grund* vorliegt. Für den gleichen sozialen Tatbestand können unterschiedliche Anspruchsgründe vorliegen. So kann eine Arbeitsunfähigkeit Folge eines Unfalls oder einer Krankheit sein. Zuständig für die Leistungen sind dann entweder die Unfallversicherung oder die Krankenversicherung. Hier unterscheiden sich nicht nur die zuständigen Institutionen, was immer wieder zu Auseinandersetzungen über die Kostenträgerschaft führt, auch die Leistungen weichen vielfach in Art und Höhe voneinander ab, so dass auf den gleichen sozialen Tatbestand durchaus unterschiedlich reagiert werden kann.

Die Leistungen der Versicherung sind darüber hinaus an *Vorleistungen* des Versicherten geknüpft. Vorherige Versicherungspflicht und Beitragszahlung sind erforderlich. In der Arbeitslosen- und Rentenversicherung wird die Leistung zusätzlich noch an eine Mindestversicherungszeit (*Wartezeit)* gebunden. Wird diese Zeit (5 Jahre in der Rentenversicherung, 1 Jahr beim Arbeitslosengeld) nicht erreicht, bestehen keine Leistungsansprüche. Bei der Pflegeversicherung ist eine Vorversicherungszeit von 5 Jahren erforderlich. Unfall- und Krankenversicherung leisten hingegen sofort.

Versicherungsleistungen richten sich *nicht* nach Bedürftigkeitskriterien. Im Falle des Risikoeintritts besteht ein unabdingbarer *individueller Rechtsanspruch* auf normierte Leistungen, und zwar unabhängig von der konkreten Bedarfslage, ohne Ansehen der persönlichen und finanziellen Verhältnisse, d.h. ohne Ermessensentscheidungen und Überprüfungen. Damit ist ein hohes Maß an Sicherheit und Verläßlichkeit gewährleistet.

7.3.3 Höhe, Bezugsdauer und Anpassung der Lohnersatzleistungen

Die Geldleistungen in der Sozialversicherung werden nach dem (modifizierten) *Äquivalenzprinzip* berechnet. Danach hängt die (relative) Höhe der Ansprüche aus der Renten-, Kranken-, Unfall- und Arbeitslosenversicherung unmittelbar von der Höhe des individuellen versicherungs- und beitragspflichtigen Arbeitsentgelts bzw. der zuvor eingezahlten Beiträge ab. Zwischen Zahlbetrag und Einkommens- bzw. Beitragshöhe, zwischen Leistung und Gegenleistung also, besteht ein Entsprechungsverhältnis. Ein hohes Arbeitsentgelt führt zu relativ hohen, ein niedriges zu relativ niedrigen Versicherungsleistungen. Dabei bleibt unberücksichtigt, in welcher Arbeitszeit die Einkommenshöhe erreicht worden ist. Die Höhe des Haushaltseinkommens oder Maßstäbe von Bedarf und Bedürftigkeit spielen bei der Leistungsberechnung keine Rolle. Auch eine *Mindestleistung* gibt es nicht.

Die Sozialversicherung hat damit eine *Lohnersatzfunktion*. Der durch das Arbeitsentgelt erzielte Lebensstandard soll zumindest teilweise beibehalten werden können *(Lebensstandardsicherungsfunktion)*. Ob jedoch die Leistungen so hoch sind, dass tatsächlich von einem Lohnersatz gesprochen werden kann, hängt von den Berechnungsmaßstäben und vom Sicherungsniveau ab. Die Abweichungen zwischen den einzelnen Versicherungszweigen sind groß.

- Unterschiede finden sich beim *Einkommensmaßstab:* Die eher kurzfristigen, zeitlich begrenzten Leistungen wie Krankengeld, Arbeitslosengeld und Unterhaltsgeld orientieren sich am *letzten* Arbeitsentgelt, während bei der Berechnung der Rente das *lebensdurchschnittliche* Einkommen zugrunde gelegt wird.
- Die *Leistungssätze* fallen unterschiedlich aus: Beim Krankengeld werden 70 % des letzten *Bruttoeinkommens,* beim Arbeitslosengeld 60 bzw. 67 % und bei der Arbeitslosenhilfe 53 bzw. 57 % des letzten *Nettoeinkommens* abgedeckt. Die Höhe der Rente berechnet sich nicht nach einem festen Prozentsatz von der Lebenseinkommensposition, sondern hängt zudem von der *Dauer* der versicherungspflichtigen Beschäftigung ab. Eine Rente in Höhe von 70 % des durchschnittlichen Nettoeinkommens erreicht ein Durchschnittsverdiener erst nach einem langen Arbeitsleben von 45 Jahren.
- Unterschiedlich geregelt ist die *Beitragspflichtigkeit* der Lohnersatzleistungen: Von den Renten wird der halbe Beitrag zur Finanzierung der Krankenversicherung der Rentner abgezogen, das Krankengeld wird um die (hälftigen) Beiträge zur Renten- und Arbeitslosenversicherung gekürzt. Dadurch fallen die Nettobeträge von Rente und Krankengeld um etwa 6,8

% bzw. 13 % niedriger aus als die Bruttobeträge. Zusätzlich zahlt der Versicherungsträger noch die andere Hälfte des Beitrags. Arbeitslosengeld, Unterhaltsgeld und Arbeitslosenhilfe bleiben dagegen abzugsfrei. Hier ist die Bundesanstalt für Arbeit für die Zahlung des vollen Beitrags an die Renten- und Krankenversicherung zuständig.

- Die tatsächliche Höhe der Lohnersatzleistungen wird schließlich durch ihre *steuerliche* Belastung bestimmt. In der Regel erfolgt keine Minderung durch direkte Steuerabzüge. *Renten* allerdings sind mit ihrem Ertragsanteil steuerpflichtig (vgl. Bd. II, Kap. „Alter", S. 276 f.).

In allen Versicherungszweigen reicht die Entgeltabsicherung nur bis zu einer maximalen Entgelthöhe: Jene Einkommensbestandteile bleiben beitragsfrei, im Risikofall aber auch ungeschützt, die die *Beitragsbemessungsgrenze* übersteigen. Die Beitragsbemessungsgrenze liegt 2000 in der Renten- und Arbeitslosenversicherung bei 8.600 DM im Monat (alte Bundesländer) bzw. bei 7.100 DM (neue Bundesländer). In der Krankenversicherung ist sie mit der Versicherungspflichtgrenze identisch und beträgt 75 % der Beitragsbemessungsgrenze in der Renten- und Arbeitslosenversicherung. Das entspricht 6.450 DM (alte Bundesländer) bzw. 5.325 DM (neue Bundesländer). Durch die Koppelung der Beitragsbemessungsgrenze an die Bruttolohn- und Gehaltssumme passt sie sich jährlich der allgemeinen Einkommensentwicklung an.

Die Beitragsbemessungsgrenze führt dazu, dass das Gesamteinkommen hoch Verdienender zu einem relativ geringen Prozentsatz abgesichert ist, so dass häufig *private Zusatzversicherungen* abgeschlossen werden. Auch die *betriebliche Altersversorgung* konzentriert sich auf die Beschäftigten mit einem hohen Einkommen.

Nur die Renten werden grundsätzlich zeitlich unbefristet gezahlt. Alle anderen Einkommensersatzleistungen sind zeitlich *befristet.* Krankengeld kann längstens 78 Wochen bezogen werden, Arbeitslosengeld im Grundsatz 1 Jahr, bei älteren ArbeitnehmerInnen bis zu längstens 32 Monaten. Beim Arbeitslosengeld ist die maximale Bezugsdauer sowohl nach dem Alter als auch nach der Dauer der Beitragszahlung gestaffelt. Eine Sonderstellung nimmt die Arbeitslosenhilfe ein, sie kann unbegrenzt bezogen werden, ist aber eine Fürsorge- und keine Versicherungsleistung (vgl. Pkt. 7.5.2 dieses Kapitels und Kap. „Arbeit und Arbeitsmarkt", S. 349 f.).

Bei längerfristigen Leistungen, insbesondere bei der Rente, stellt sich die Frage, wie die einmal festgesetzte Leistung an die wirtschaftliche Entwicklung *angepasst* wird. Würde beispielsweise die beim Erreichen der Altersgrenze errechnete Rente für die Dauer der Lebenszeit unverändert gelten, käme es zu zwei Problemen: In einer Welt von dauerhaften *Preissteigerungen* würde der *Realwert* der nominell konstanten Rente kontinuierlich sinken. Doch auch eine Realwertsicherung durch Inflationsausgleich verhindert nicht, dass bei wachsenden Arbeitseinkommen der Lebensstandard der RentnerInnen im Verhältnis zu dem der aktiv Erwerbstätigen relativ abfällt und die ältere Generation ihre einmal erreichte relative Einkommensposition nicht beibehalten kann.

Durch die Anbindung der Rentenzahlung an eine feste Bezugsgröße, nämlich an die durchschnittliche Entwicklung der Nettoeinkommen der Arbeitnehmer im Vorjahr *(nettolohndynamische Rente),* wird dieses Problem vermieden und eine gleichberechtigte Teilhabe der RentnerInnen am allgemeinen Einkommenszuwachs ermöglicht (vgl. Bd. II, Kap. „Alter“, S. 274 ff.). Erst auf dieser Grundlage kann von einer Lebensstandardsicherungsfunktion der Rente gesprochen werden. Die für die Rentenversicherung maßgebenden Anpassungssätze werden auf andere Zweige des Systems der Sozialen Sicherung übertragen: Sie gelten u.a. für die Anpassung beim längerfristigen Bezug von Arbeitslosengeld oder -hilfe, bei den Unfallrenten und bei den Kriegsopferrenten.

7.3.4 Organisation und Selbstverwaltung

In den jeweiligen Sozialversicherungszweigen gibt es verschiedene Versicherungsträger, die sich nach Berufsgruppen, Branchen, Betrieben und regionalen Gesichtspunkten gliedern. Es zeigt sich folgendes Bild (Stand 1998):

- Die Aufgaben der *Krankenversicherung* werden von 434 Krankenkassen (Ortskrankenkassen, Betriebskrankenkassen, Innungskrankenkassen, Ersatzkassen und Landwirtschaftliche Krankenkassen) durchgeführt.
- Die *Rentenversicherung* gliedert sich in 23 Landesversicherungsanstalten, die Bundesversicherungsanstalt für Angestellte und in die Bundesknappschaft.
- Die *Unfallversicherung* besteht aus 34 gewerblichen und 20 landwirtschaftlichen Berufsgenossenschaften. Hinzu kommen noch 54 Unfallversicherungsträger der öffentlichen Hand.
- Lediglich die *Arbeitslosenversicherung/Arbeitsförderung* ist einheitlich strukturiert. Sie wird von der Bundesanstalt für Arbeit, den 11 Landesarbeitsämtern und den 184 regionalen Arbeitsämtern verwaltet.

Die Sozialversicherung wird nicht durch staatliche oder kommunale Verwaltungen ausgeführt. Die Sozialversicherungsträger sind vielmehr in Form selbständiger öffentlich-rechtlicher Körperschaften organisiert, die ihre Aufgaben eigenverantwortlich in eigenem Namen durch eigene Organe erfüllen. Dem Staat obliegt die Aufsichtspflicht. Die Sozialversicherungsträger verfügen über Finanzhoheit und sind damit von den öffentlichen Haushalten getrennt.

Tragendes Prinzip der Sozialversicherung ist die Mitwirkung und Mitbeteiligung der Betroffenen durch die Selbstverwaltung der Träger der Sozialversicherung. Charakteristisch für die Organisation der Sozialversicherung ist der Grundsatz der *Selbstverwaltung.* Vorstand und Vertreterversammlung (bzw. Verwaltungsrat bei der Krankenversicherung) der einzelnen Sozialversicherungsträger sind paritätisch mit Vertretern der Versicherten und der Arbeitgeber besetzt. Ausnahmen ergeben sich u.a. bei den Ersatzkassen, in denen ausschließlich Versicherte vertreten sind, und bei der Bundesanstalt für Arbeit, deren Organe drittelparitätisch (Gewerkschaften, Arbeitgeber, öffentliche Körperschaften) besetzt sind.

Die Selbstverwaltungsorgane werden in den im sechsjährigen Turnus stattfindenden *Sozialwahlen* gewählt. Bei der Bundesanstalt für Arbeit benennen Gewerkschaften, Arbeitgeber und öffentliche Körperschaften ihre Vertreter. Für die Sozialwahlen sind statt echter Wahlhandlungen sog. Friedenswahlen typisch: Bei der überwiegenden Mehrzahl der Versicherungsträger einigen die sich zur Wahl antretenden Verbände der Arbeitgeber und der Versicherten schon im Vorfeld auf genau so viele Kandidaten, wie Sitze in den Organen zu vergeben sind. Bei den Versicherungsträgern, bei denen echte Wahlen (Briefwahl) stattfinden, liegt die Wahlbeteiligung mit knapp 40 % (Wahl von 1999) sehr gering.

Das geringe öffentliche Interesse an der Selbstverwaltung ist auch Folge ihres geringen Gestaltungsspielraums. Leistungsrecht und Finanzierungsrecht unterliegen weitgehend dem Gesetzgeber. Zwar haben bei der Krankenversicherung die einzelnen Kassen das Recht, die Beitragssätze autonom festzulegen, aber die Ausgabenentwicklung entzieht sich ihrem Einfluss.

Für die Sozialversicherung besteht eine eigene Gerichtsbarkeit *(Sozialgerichtsbarkeit).* Die Sozialgerichte bis hin zum Bundessozialgericht sind paritätisch besetzt, den hauptamtlichen RichterInnen stehen LaienrichterInnen, die jeweils von den Arbeitgeberverbänden und den Gewerkschaften benannt werden, zur Seite.

7.3.5 Finanzierung

Die Sozialversicherung finanziert sich im wesentlichen durch *lohnbezogene Beiträge.* Im Unterschied zur Privatversicherung mit ihren strengen Äquivalenzgrundsätzen werden die Beiträge aber nicht nach der individuellen Risikowahrscheinlichkeit (risikoäquivalente Beiträge) bemessen, sondern machen bei allen Versicherten den *gleichen Prozentsatz* vom versicherungspflichtigen Einkommen aus. Die Belastung erfolgt einkommensproportional.

Bemessungsgrundlage für die Beitragserhebung ist das versicherungspflichtige Bruttoarbeitsentgelt (zu den Beitragssätzen in den einzelnen Versicherungszweigen und deren Entwicklung vgl. Kap. „Sozialpolitik im ökonomischen Prozess“, S. 68). Andere persönliche Einkommen wie Gewinne oder Vermögenseinkünfte bleiben außerhalb der Bemessungsgrundlage. Im Unterschied zur Tarifgestaltung der Einkommensteuer unterliegt das Bruttoarbeitsentgelt voll der Beitragspflicht; einen Grundfreibetrag oder die Berücksichtigung von Werbungskosten und speziellen Freibeträgen kennt das Beitragsrecht nicht.

Der Teil der Arbeitsentgelte, der oberhalb der *Beitragsbemessungsgrenze* liegt, bleibt allerdings beitragsfrei (vgl. Pkt. 7.3.3 dieses Kapitels). Der jeweilige Beitragshöchstbetrag in den einzelnen Versicherungszweigen entspricht damit dem jeweiligen Beitragssatz multipliziert mit dem Betrag der jeweils geltenden Beitragsbemessungsgrenze. Aufgrund der Beitragsbessungsgrenze fällt die relative Einkommensbelastung um so geringer aus, je mehr das Arbeitsentgelt den Grenzwert überschreitet. Im oberen Einkommensbereich kommt es insofern zu einer *regressiven* Belastungswirkung. Erweitert man indes die Perspektive und betrachtet die Belastungswirkung im Lebensverlauf, mindert sich das Problem, da die Beitragsbemessungsgrenze bei den Geldleistungen dazu führt, dass auch die Leistungsansprüche nach oben hin begrenzt sind. Das gilt allerdings nicht für die Sachleistungen, die die Sozialversicherung bereitstellt.

Die Beiträge zur Sozialversicherung werden jeweils zur Hälfte vom Arbeitnehmer und Arbeitgeber gezahlt. Lediglich in der Unfallversicherung zahlt der Arbeitgeber alleine, da die Unfallversicherung die Arbeitgeberhaftpflicht abgelöst hat. Der Zahlungsvorgang sagt jedoch noch wenig darüber aus, wer die Belastungen tatsächlich trägt. Zu unterscheiden ist zwischen *Zahllast* und *Traglast*. Die Traglast kann durch *Überwälzung* verringert werden. Das ist bei den Arbeitnehmerbeiträgen kaum möglich, sehr wohl aber bei den Arbeitgeberbeiträgen: Die Arbeitgeber können versuchen, die Beiträge über die Preise auf die Konsumenten ab- oder durch Abstriche bei den Bruttoeinkommen auf die Beschäftigten zurückzuwälzen (vgl. Kap. „Sozialpolitik im ökonomischen Prozess“, S. 84).

Da die Sozialversicherungsträger in den jeweiligen Versicherungszweigen eigenständig sind und über Finanzautonomie verfügen, kommt es dazu, dass die einzelnen Träger entsprechend dem für sie gültigen Verhältnis von Beitragsaufkommen und Ausgabevolumen eine unterschiedliche Finanzlage aufweisen. Dies betrifft zum einen die Träger der Krankenversicherung, die den Ausgleich zwischen Einnahmen und Ausgaben durch die Festlegung des Beitragssatzes erreichen müssen. Ein *Risikostrukturausgleich* zwischen den Kassen und Kassenarten trägt hier dazu bei, die Ausschläge der Beitragssätze zu begrenzen (vgl. Bd. II, Kap. „Gesundheit und Gesundheitssystem“, S. 65). Bei der Rentenversicherung sind die Beitragssätze gesetzlich vorgegeben. Um Finanzungleichgewichte der einzelnen Träger zu vermeiden, besteht ein voller *Finanzausgleich* zwischen den Trägern. (vgl. Bd. II, Kap. „Alter“, S. 290).

Zwischen den Sozialversicherungs*zweigen* wiederum gelten wechselseitige Beitragsverpflichtungen:

- die *Bundesanstalt für Arbeit* zahlt für ihre Leistungsempfänger Beiträge an die Kranken-, Pflege- und Rentenversicherung;
- die *Rentenversicherung* zahlt die Hälfte des Beitrages für die Krankenversicherung der Rentner;
- die *Krankenversicherung* zahlt für die Krankengeldempfänger die hälftigen Beiträge an die Rentenversicherung und an die Bundesanstalt für Arbeit;
- die *Pflegeversicherung* zahlt für nicht erwerbsmäßige Pflegepersonen Beiträge an die Rentenversicherung.

Der besondere Charakter der *Sozial*versicherung kommt schließlich darin zum Ausdruck, dass der *Bund* aus allgemeinen Steuermitteln *Zuschüsse* zur Finanzierung der Rentenversicherung (vgl. Bd. II, Kap. „Alter“, S. 292 f.) und der Arbeitslosenversicherung/Arbeitsförderung (vgl. Kap. „Arbeit und Arbeitsmarkt“, S. 392) leistet. Der Bund kommt auch für die Beitragszahlung bei Kindererziehung sowie für Wehr- und Zivildienstleistende auf.

7.3.6 Solidarausgleich und Verteilungswirkungen

Wie der Überblick über die Grundlagen der Sozialversicherung aufgezeigt hat, sind die einzelnen Versicherungszweige durch eine je spezifische Kombination von Versicherungsprinzip und Solidarausgleich charakterisiert. Die Verteilungswirkungen der Sozialversicherung gehen also über den reinen Risikoausgleich hinaus und zielen auch auf eine Umverteilung von „oben nach unten".

Krankenversicherung
Diese *interpersonelle Umverteilung* zu Gunsten der Personen bzw. Haushalte mit niedrigem Einkommen kommt im besonderen Maße bei der *Krankenversicherung* zum Ausdruck. Da bei der Krankenversicherung weit über 90 % der Ausgaben durch Sach- und Dienstleistungen getätigt und diese nach Bedarfsmaßstäben bereitgestellt werden, greift das versicherungstechnische Äquivalenzprinzip hier nicht. Das heißt, dass auch bei geringen Beitragszahlungen die gleichen Sach- und Dienstleistungen in Anspruch genommen werden können wie bei hohen Beitragszahlungen. So richtet sich eine Krankenhausbehandlung in ihrer Dauer und Intensität allein nach medizinischen Notwendigkeiten und nicht nach der Höhe des eingezahlten Beitrags (vgl. Bd. II, Kap. „Gesundheit und Gesundheitssystem", S. 63 f.). Zudem werden die Beiträge nicht nach dem individuellen Risiko, sondern allein an der Höhe des Arbeitsentgelts bzw. an der Höhe der Lohnersatzleistung bemessen; dies gilt auch für die Krankenversicherung der Rentner, deren Beitragssatz nicht höher liegt als der allgemeine Beitragssatz. Schließlich bleiben bei der Bemessung des individuellen Beitrags die Leistungen für Familienangehörige unberücksichtigt. Diese Regelungen führen zusammengenommen dazu, dass sich bei der Krankenversicherung mehrere Umverteilungsprozesse überlagern. Eine Umverteilung findet statt zwischen

- Beziehern hoher und niedriger Arbeitsentgelte,
- Kinderlosen und Kinderreichen und
- mittlerer, erwerbstätiger Generation und älterer Generation.

Betrachtet man diesen Umverteilungsprozess im *Lebensverlauf,* ebnen sich die Begünstigungen und Belastungen freilich ein. Im Längsschnitt gesehen wird der zunächst überdurchschnittlich belastete, weil kinderlose und gut verdienende Versicherte, dann wenn Kinder zu versorgen sind, zu den Begünstigten zählen, und auch später als Rentner von dem günstigen Beitragssatz profitieren.

Ähnliches gilt für die Verteilungswirkungen der *Pflegeversicherung*, da auch hier zwischen individuellen Beiträgen und Leistungen kein Zusammenhang besteht. Allerdings wird der Solidarausgleich durch die Fixierung von Leistungshöchstbeträgen sowohl beim Pflegegeld wie bei den Sachleistungen begrenzt. Das für die Krankenversicherung typische Bedarfsprinzip kommt bei der Pflegeversicherung nur sehr eingeschränkt zur Geltung (vgl. Bd. II, Kap. „Gesundheit und Gesundheitssystem", S. 106 f.).

Rentenversicherung
Sach- und Dienstleistungen haben in der *Rentenversicherung* einen geringen Stellenwert. Die nach dem Äquivalenzprinzip bemessenen Geldleistungen

dominieren. Insofern fällt in diesem Versicherungszweig die interpersonelle Umverteilung deutlich schwächer aus. Nimmt man jedoch die private Lebensversicherung als Maßstab, so beschränkt sich die Rentenversicherung nicht auf die Abdeckung der sog. *biometrischen Risiken* (finanzielle Konsequenzen eines langen Lebens, von Tod und Invalidität), sondern bewirkt auch vielfältige Umverteilungseffekte: Zu berücksichtigen sind insbesondere die einkommens- und nicht risikobezogene Beitragsbemessung, die Hinterbliebenenversorgung, die Rentenberechnung bei Frühinvalidität (Zurechnungszeiten), die Berücksichtigung beitragsfreier und beitragsgeminderter Zeiten, die Fremdrenten und die Rente nach Mindesteinkommen (vgl. Bd. II, Kap. „Alter", S. 269 ff.). Der Bundeszuschuss zur Rentenversicherung sorgt dafür, dass die nicht beitragsgedeckten Rentenansprüche zu einem erheblichen Teil aus dem allgemeinen Steueraufkommen finanziert werden. Irreführend ist es in diesem Zusammenhang aber, die Maßnahmen des Solidarausgleichs als „versicherungsfremd" zu bezeichnen. Sie sind „fremd" für eine Privatversicherung, aber konstitutiv für eine Sozialversicherung (vgl. Kap. „Sozialpolitik im ökonomischen Prozess", S. 117).

Die Verteilungswirkungen der Rentenversicherung lassen sich auch im *Generationenvergleich* (*intergenerative Umverteilung*) analysieren:

- In der *Querschnittbetrachtung* interessiert vor allem das Einkommensverhältnis zwischen der erwerbstätigen Bevölkerung und den Rentenbeziehern. Indikator für diese Relation ist das *Rentenniveau* (vgl. Bd. II, Kap. „Alter", S. 277 ff.).
- In der *Längsschnittbetrachtung* werden die Einkommenspositionen zwischen verschiedenen Altersjahrgängen bzw. Gruppen von Jahrgängen miteinander verglichen. Zu analysieren ist, ob das Prinzip der *Generationengerechtigkeit* gewahrt wird, oder ob sich die nachrückenden Altersjahrgänge gegenüber ihren Vorgängern besser oder schlechter stehen.

In der aktuellen Diskussion über die Leistungsfähigkeit der umlagefinanzierten Rentenversicherung steht die Befürchtung im Raum, dass die heute jüngere Generation in Folge des demographischen Umbruchs benachteiligt wird: Die Jüngeren – so die These – müssen zwar deutlich höhere Beiträge zur Rentenversicherung abführen als die Vorgängergeneration, laufen aber Gefahr, in ihrem späteren Alter nur ein niedrigeres Einkommensniveau wie die heute Älteren, also die Vorgängergeneration, zu erreichen. Diese Einschätzung gründet auf der Erwartung, dass aufgrund der Verschiebungen im Altersaufbau der Bevölkerung das Rentenniveau absinken muss, um das umlagefinanzierte System im finanziellen Gleichgewicht zu halten.

Ökonomische Analysen zeigen jedoch, dass eine solche Entwicklung keineswegs zwangsläufig ist: Die Höhe des zukünftigen Rentenniveaus hängt entscheidend von den zukünftigen ökonomischen Rahmenbedingungen sowie von der Bereitschaft der nachrückenden jüngeren Generation ab, für die wachsende Zahl älterer Menschen aufzukommen. Das Finanzierungsverfahren – entweder Umlagefinanzierung oder Kapitaldeckung – ändert an dieser Problemstellung nichts (vgl. Kap. „Sozialpolitik im ökonomischen Prozess", S. 123 f.):

Bei einer wachsenden Zahl älterer und einer rückläufigen Zahl jüngerer Menschen wird bei einem konstanten Rentenniveau die jeweils erwerbstätige und beitragszahlende Generation stärker als die Vorgängergeneration belastet. Dabei handelt sich aber nur um eine *relative* Schlechterstellung, bei einem weiter wachsenden Sozialprodukt werden trotz der steigenden Belastungen durch die Einkommensübertragungen an die ältere Generation die Realeinkommen weiter zunehmen.

Arbeitslosenversicherung
Wiederum besondere Bedingungen weist die Arbeitslosenversicherung auf. Ihre über den versicherungsimmanenten Risikoausgleich hinausreichenden Verteilungswirkungen lassen sich schwer abschätzen, da es eine privatwirtschaftliche Versicherung gegen Arbeitslosigkeit, die als Maßstab dienen könnte, nicht gibt. Das Risiko „Arbeitslosigkeit" ist nämlich kein versicherbares, individuelles Risiko im engeren Sinne, da Unterbeschäftigung von konjunkturellen und strukturellen Faktoren bestimmt wird und sich Eintrittswahrscheinlichkeit und Schadenshöhe nicht versicherungstechnisch kalkulieren lassen. Dies ist auch der Grund dafür, dass der Bund den *Defizitausgleich* bei der Arbeitslosenversicherung übernimmt und voll für die fürsorgeähnliche Arbeitslosenhilfe aufkommt. Da das Risiko, arbeitslos zu werden und zu bleiben, sehr ungleich verteilt ist (vgl. Kap. „Arbeit und Arbeitsmarkt", S. 323 ff.) und einzelne Arbeitnehmergruppen – wie z.B. ArbeiterInnen und Angestellte im öffentlichen Dienst oder hochbezahlte, qualifizierte Beschäftigte in der Privatwirtschaft – eine hohe Beschäftigungssicherheit aufweisen, lässt sich von einer interpersonellen Einkommensumverteilung in Richtung der stark von Arbeitslosigkeit gefährdeten Beschäftigten, das sind Beschäftigte mit geringer Qualifikation und einem eher niedrigen Einkommen sowie Beschäftigte in bestimmten Branchen und Berufen, ausgehen. Fraglich ist jedoch, ob die Einkommensabsicherung bei Arbeitslosigkeit überhaupt als „Begünstigung" aufgefasst werden kann.

Die Lohnersatzleistungen machen nur einen Teil der Ausgaben der Bundesanstalt für Arbeit aus. Daneben stehen im Rahmen der Arbeitsförderung die Maßnahmen der aktiven Arbeitsmarktpolitik, die allgemeinpolitischen Zielen dienen und in ihrer Wirkung weit über den Kreis der Versicherten hinausreichen. Gleichwohl werden diese Aufgaben überwiegend durch die Beiträge der Versicherten und ihrer Arbeitgeber und nur zum kleineren Teil über die steuerfinanzierten Bundeszuschüsse finanziert. Verteilungspolitisch ist es jedoch wenig akzeptabel, wenn nur ein Teil der Erwerbstätigen für allgemeinpolitische Aufgaben aufkommen muss (vgl. Kap. „Arbeit und Arbeitsmarkt", S. 393).

Interregionaler Einkommensausgleich
Die Sozialversicherung als ein nach Versicherungszweigen und Versicherungsträgern gegliedertes System berücksichtigt bei einzelnen Versicherungsträgern, so insbesondere bei den Ortskrankenkassen und den Landesversicherungsanstalten der Arbeiterrentenversicherung, *regionale* Strukturen. Das Leistungsrecht ist jedoch in allen Versicherungszweigen *bundeseinheitlich*

geregelt. Das gilt auch für die neuen Bundesländer. Lediglich bei der Rentenversicherung wird der aktuelle Rentenwert zwischen den alten und neuen Bundesländern getrennt berechnet (vgl. Bd. II, Kap. „Alter“, S. 273). Auch die Finanzierung erfolgt bundeseinheitlich (bei der Arbeitslosenversicherung/Arbeitsförderung) oder wird über Finanzausgleichsverfahren (in der Rentenversicherung und weitgehend in der Krankenversicherung) bundeseinheitlich gestaltet. Diese Ausgestaltung der Sozialversicherung führt zu erheblichen Umverteilungseffekten zwischen den Regionen bzw. Bundesländern Deutschlands: Denn einerseits sind die Risiken regional ungleich verteilt – dies betrifft vor allem die Arbeitslosigkeit – , und andererseits weisen die Bundesländer ein unterschiedlich hohes Einkommensniveau und damit Beitragsaufkommen auf. „Reiche“ Bundesländer unterstützen über diesen Weg die „ärmeren“ und zusätzlich noch von besonderen Problemen betroffenen Bundesländer.

Der interregionale Solidarausgleich in der Sozialversicherung findet seine Entsprechung im *Länderfinanzausgleich* und ist Ausdruck des verfassungsrechtlichen Gebots der *Einheitlichkeit der Lebensverhältnisse.* Er ist besonders ausgeprägt im Verhältnis zwischen den alten und den neuen Bundesländern. Würde die Einnahmenbasis der Sozialversicherung hingegen regionalisiert, käme es zu deutlichen Beitragssatzdifferenzen zu Lasten der strukturschwachen und zu Gunsten der prosperierenden Länder.

7.3.7 Leistungsfähigkeit und Leistungsgrenzen der Sozialversicherung

Da die Sozialversicherung das System der Sozialen Sicherung in Deutschland bestimmt, sind Aussagen über ihre Leistungsfähigkeit zugleich auch Aussagen über die Qualität der Sozialpolitik insgesamt. Allgemein lässt sich feststellen, dass die Sozialversicherung sich in ihren einzelnen Zweigen als stabil und zugleich anpassungsfähig erwiesen hat und ein zentraler Faktor ist für die hohe Akzeptanz, die das Sozialstaatsprinzip bislang in der Bevölkerung erfahren hat. Dafür sind eine Reihe von Gründen ausschlaggebend:

- Aus dem Versicherungsprinzip folgt, dass die Menschen ihre Ansprüche an den Sozialstaat aus ihren Beitragszahlungen ableiten können. Sie stehen dem Staat nicht als Bittsteller gegenüber, sondern als selbstbewusste BürgerInnen, die sich ihren Rechtsanspruch erarbeitet und verdient haben. Die Beitragszahlungen begründen eigentumsrechtlich geschützte Anwartschaften.
- Der versicherungsförmige Lohnersatz führt zu einer Verstetigung des Einkommens im Lebenslauf und ermöglicht eine längerfristige Lebensplanung. Entscheidende Voraussetzung dafür ist die regelgebundene lohnbezogene Leistungsanpassung.
- Einbezogen in die Sozialversicherung sind nicht nur die sog. „wirklich Bedürftigen“, sondern die breite Mittelschicht der Bevölkerung. Dies ist einerseits notwendig, um den Solidarausgleich finanzieren zu können, bedeutet andererseits aber auch, dass auch die Mittelschicht an der Stabilität und Leistungsfähigkeit des Sozialstaates interessiert ist.

- Durch das Prinzip von Leistung und Gegenleistung und den Verzicht auf Einkommens- und Bedürftigkeitsprüfungen kommt es nicht zur Diskriminierung der Leistungsempfänger: Die für vorleistungsunabhängige Transfers, insbesondere für die Sozialhilfe, typischen Debatten über Missbrauch werden weitgehend vermieden.
- Da die Beiträge nicht in den allgemeinen Staatshaushalt fließen, sondern zweckgebunden sind und zwischen Beiträgen und Geldleistungen ein Entsprechungsverhältnis besteht, ist der Abgabenwiderstand bei Beitragszahlungen geringer als bei Steuerzahlungen.
- Durch ihre relative Finanzautonomie kann sich die Sozialversicherung dem *unmittelbaren* Zugriff der Finanzminister entziehen. Fiskalisch motivierte Leistungskürzungen sind bei rein steuerfinanzierten, über die öffentlichen Haushalte abgewickelten Transfers sehr viel leichter möglich.

Die Sozialversicherung ist andererseits aber auch mit mehrfachen Problemen und Herausforderungen konfrontiert, die zunehmend ihre Akzeptanz gefährden. Im Mittelpunkt stehen die andauernden *Finanzierungsschwierigkeiten*, die zu kontinuierlich steigenden Beitragssätzen geführt haben, aber auch mit Leistungskürzungen beantwortet worden sind. Hinzu kommen die längerfristig angelegten Probleme des demographischen Wandels (vgl. Kap. „Sozialpolitik im ökonomischen Prozess", S. 106 ff.). Eine weitere grundlegende Frage ist, ob die Geldleistungen der Sozialversicherung, und zwar in erster Linie Renten und Arbeitslosengeld, in der Lage sind, die Einkommensrisiken der Bevölkerung ausreichend abzusichern und Armut zu vermeiden. Diese Frage gewinnt an Gewicht durch den Strukturwandel auf dem Arbeitsmarkt und durch die Veränderungen der privaten Lebensformen.

Wie gesehen, wird der soziale Schutz an bestimmte *Voraussetzungen* geknüpft, die sich wie folgt strukturieren lassen:

(1) Es muss überhaupt eine Erwerbstätigkeit mit entsprechendem Erwerbseinkommen vorliegen bzw. vorgelegen haben.

(2) Die Erwerbstätigkeit muss der Versicherungs- und Beitragspflicht unterliegen.

(3) Die Erwerbstätigkeit muss kontinuierlich erfolgen und von langfristiger Natur sein.

(4) Die Höhe des Erwerbseinkommens muss deutlich oberhalb des Existenzminimums liegen.

(5) Der risikobedingte Einkommensausfall muss – außer im Fall von Invalidität und Alter – zeitlich begrenzt bleiben.

Diese Voraussetzungen können zu folgenden Problemen führen:

(1) Ungeschützt bleiben diejenigen Personen, die *kein* (versicherungspflichtiges) *Beschäftigungsverhältnis* (haben) aufnehmen können. Hier handelt es sich vor allem um arbeitslose Jugendliche nach Beendigung ihrer Schul- oder Hochschulausbildung und um Frauen, die aus familiären Gründen ihre Erwerbstätigkeit für längere Zeit unterbrochen oder ganz aufgegeben haben. Es besteht weder Anspruch auf Arbeitslosengeld noch werden

Rentenanwartschaften aufgebaut. Aber auch Behinderte, die überhaupt nicht an einem Erwerbsleben teilnehmen können, werden durch die Sozialversicherung nicht erfasst.

(2) Ungeschützt bleiben auch diejenigen Personen, die zwar erwerbstätig sind, aber nicht der *Versicherungspflicht* unterliegen. Von besonderer Bedeutung sind hier die geringfügig Beschäftigten und die wachsende Zahl der Menschen, die ihre berufliche Tätigkeit in der Grauzone zwischen „neuer" *Selbständigkeit* und abhängiger Beschäftigung ausüben.

(3) Nicht oder nur unzureichend geschützt sind diejenigen ArbeitnehmerInnen, die *kurzfristig* beschäftigt sind oder deren Erwerbsbiographie *Unterbrechungen* aufweist: Denn Anspruchsvoraussetzungen (Wartezeit in der Renten- und Arbeitslosenversicherung), Leistungsdauer (beim Arbeitslosengeld) und Leistungshöhe (bei der Rente) sind an die Beitragsdauer geknüpft.

(4) Unzureichend abgesichert sind alle BezieherInnen von *Niedrigeinkommen.* Da die Lohnersatzleistungen das vorherige Arbeitseinkommen immer nur anteilig abdecken, geraten aus niedrigen Arbeitseinkommen abgeleitete Ansprüche auf Rente, Krankengeld oder Arbeitslosengeld sehr schnell in eine prekäre Zone. Eine Einkommenseinbuße von z.B. gut 40 % (beim Arbeitslosengeld) bei einem Arbeitseinkommen, das zwar niedrig, aber gerade noch auskömmlich ist, ist gleichbedeutend mit einem Absinken unter das Existenzminimum. Da die Sozialversicherung bei ihren Geldleistungen weder Bedarfskriterien berücksichtigt noch Mindestleistungen vorsieht, gibt es keinen Mechanismus, der diesen „Fall nach unten" aufhalten kann. Betroffen sind nicht zuletzt die *Teilzeitbeschäftigten*, da Teilzeitarbeit als individuelle Form der Arbeitszeitverkürzung ohne Lohnausgleich erfolgt, also mit proportionalen Einbußen im Bruttoeinkommen verbunden ist. Bei der Rente fallen die Anwartschaftsverluste infolge von Teilzeitarbeit um so höher aus, je größer das Gewicht der Teilzeitarbeit im gesamten Versicherungsverlauf ist und je stärker die Arbeitszeit und damit das Bruttoeinkommen gegenüber der Vollzeitnorm reduziert wird.

(5) Unzureichend abgesichert sind diejenigen, die nicht nur kurzfristig, sondern *längerfristig* arbeitslos oder krank sind, denn der Versicherungsschutz dünnt sich in dem Maße aus, je länger das Risiko andauert. So ist Langzeitarbeitslosigkeit, die in immer stärkerem Maße das Arbeitsmarktgeschehen prägt, gleichbedeutend mit einem Verlust des Arbeitslosengeldanspruchs. Eine mehrjährige *Krankheit* bedeutet, aus dem Krankengeldanspruch ausgesteuert zu werden.

Zusammengefasst bewertet liegt diesen Voraussetzungen die Annahme zugrunde, dass alle erwerbsfähigen Menschen eine Erwerbsarbeit finden *und* zugleich ein dauerhaftes Arbeitsverhältnis auf Vollzeitbasis eingehen können und wollen: Es müssen *Vollbeschäftigung* und Allgemeingültigkeit eines *Normalarbeitsverhältnisses* garantiert sein, wenn das erwerbsorientierte Sozialversicherungssystem allen BürgerInnen einen eigenständigen und ausreichenden Schutz gewährleisten soll. Die Entwicklungen auf dem Arbeitsmarkt deuten freilich darauf hin, dass die Voraussetzungen des „Normalarbeitsverhältnisses" zwar immer noch für den überwiegenden Großteil der Beschäftigten zutreffen, dass aber angesichts der andauernden, sich zunehmend auf den Kreis der Langzeitarbeitslosen konzentrierenden Arbeitsmarktkrise der Kreis der prekären Beschäftigungsverhältnisse wächst. Zugleich weiten sich Teilzeitarbeitsverhältnisse sowie Niedrigeinkommen aus. Die Arbeitsverhältnisse werden insgesamt instabiler und flexibler, das Muster der kontinuierlichen Beschäftigung wird durch eine Abfolge von Zeiten der Erwerbstätigkeit mit Zeiten von Aus- und Weiterbildung, Sabbaticals, Familienpausen und beruflichen Neuorientierungen aufgelockert (vgl. Kap. „Arbeit und Arbeitsmarkt"). Je mehr sich aber die Schere öffnet zwischen einem Versicherungsprinzip, das für seine Wirksamkeit das Normalarbeitsverhältnis voraussetzt, und den tatsächlichen Arbeitsmarkt- und Einkommensstrukturen, die eine Aufweichung des Normalarbeitsverhältnisses bewirken, um so größer werden die Maschen im Sozialversicherungssystem und um so mehr Menschen fallen durch diese Maschen. Die steigenden Empfängerzahlen von Sozialhilfe (Hilfe zum Lebensunterhalt) lassen sich wesentlich auf diese Entwicklung zurückführen (vgl. Pkt. 7.4.3.4 dieses Kapitels).

Unzureichend abgesichert im System der Sozialversicherung sind in erster Linie *Frauen*. Denn die Normalität kontinuierlicher Vollzeiterwerbsarbeit gilt faktisch nur für den traditionellen Lebens- und Erwerbsverlauf der Männer. Aufgrund ihrer durch das Muster der geschlechtsspezifischen Arbeitsteilung geprägten Lebenssituation und Erwerbsbiographie erreichen die meisten Frauen auch heute noch keinen durchgängig *eigenständigen* und ausreichenden Sicherungsanspruch bei den Risiken Krankheit, Unfall, Invalidität, Alter und Arbeitslosigkeit. Zwar lässt sich bei der Alterssicherung aufgrund der gestiegenen Erwerbsbeteiligung von Frauen ein generell positiver Entwicklungstrend hin zu höheren Rentenanwartschaften feststellen. Auch gleicht die Rentenversicherung Lücken in den Erwerbsverläufen in bestimmten Situationen aus, so insbesondere durch die rentenrechtliche Anerkennung von *Kindererziehungs- und Pflegezeiten*, so dass die Versicherungsbiographien kein reines Spiegelbild der Erwerbsbiographien darstellen (vgl. dazu Bd. II, Kap. „Alter", S. 269 ff.). Gleichwohl kann auf absehbare Zeit von einer annähernden Gleichverteilung von Einkommen und Renten zwischen Männern und Frauen, insbesondere zwischen Ehemännern und Ehefrauen, nicht die Rede sein. Denn auch dann, wenn die Erwerbsunterbrechung nach der Geburt von Kindern nur kurz ist, macht sich die Diskontinuität des Berufsverlaufs in einer (im Vergleich zu den Männern) niedrigeren Berufs- und Einkommensposition und in verlorenen Aufstiegschancen bemerkbar.

Zwar stehen *verheirateten* Frauen bei Krankheit (im Rahmen der Familienhilfe) und im Alter (Hinterbliebenenrente) die vom versicherten Ehemann *abgeleiteten* (Unterhaltsersatz-)Ansprüche zu. Doch diese Regelungen bleiben unbefriedigend: Es fehlt ein *eigenständiger* Anspruch, der die persönliche Abhängigkeit vom Mann überwindet. Die Unsicherheit abgeleiteter Ansprüche wird spätestens bei der Scheidung sichtbar. Die vom Mann abgeleitete Sicherung der Frau bezieht sich außerdem allein auf den Tatbestand der *Ehe* und wird auch von daher zunehmend fragwürdig. Denn ausgeschlossen werden alle anderen Formen partnerschaftlichen Zusammenlebens. Und auch an der Lebenslage der wachsenden Zahl alleinerziehender (lediger oder geschiedener) Mütter geht die abgeleitete Sicherung vorbei. Durch die Ehefixierung wird also der eigentliche schutz- und sicherungsbedürftige Tatbestand, nämlich die *Kindererziehung,* nicht erfasst. Eine Eheschließung ist nicht mehr mit der Geburt von Kindern gleichzusetzen (vgl. Bd. II, Kap. „Familie“, S. 155 ff.).

Die Analyse hat verdeutlicht, dass die Sozialversicherung unter erheblichem Reformdruck steht: Zu lösen sind nicht nur die Finanzierungsprobleme (vgl. dazu Kap. „Sozialpolitik im ökonomischen Prozess“, S. 100 ff.), sondern auch die Fragen nach einer Ausweitung der Versicherungspflicht, dem Leistungsniveau, der Gewichtung von Äquivalenzprinzip und sozialem Ausgleich und dem Verhältnis von Versicherung und sozialer Grundsicherung (vgl. Pkt. 9.2 dieses Kapitels).

7.4 Sozialhilfe

7.4.1 Gestaltungsprinzipien

Den Gegenpol zur Sozialversicherung stellt die im *Bundessozialhilfegesetz* (BSHG) von 1961 kodifizierte *Sozialhilfe* dar. Sie hat die Aufgabe eines „letzten sozialen Netzes“, ist also „*Ausfallbürge*“ für diejenigen Notlagen, die weder durch eigene oder familiäre (Selbst-)Hilfe noch durch vorgelagerte Sozialleistungen abgedeckt werden, und übernimmt damit die Funktion einer sozialen *Grundsicherung*. Es ist Ziel der Sozialhilfe, denjenigen Menschen zu helfen, die nicht in der Lage sind, aus eigener Kraft ihren Lebensunterhalt zu bestreiten und dabei auch von dritter Seite keine Hilfe erhalten.

Die Sozialhilfe beschränkt sich nicht auf bestimmte Personenkreise, sondern richtet sich vom Grundsatz her an *alle* BürgerInnen. Auch AusländerInnen, die sich in Deutschland aufhalten, können Leistungen erhalten. Dieser *universelle* Charakter der Sozialhilfe ist allerdings durch die Verabschiedung des *Asylbewerberleistungsgesetzes* von 1995 durchbrochen worden (vgl. Pkt. 7.4.4 dieses Kapitels). Der Anspruch auf Hilfe zum Lebensunterhalt gilt auch nicht für Auszubildende, deren Ausbildung im Rahmen des BAföG oder des SGB III dem Grunde nach förderungsfähig ist. Allerdings sind in besonderen Härtefällen Ausnahmen möglich.

Die Sozialhilfe orientiert sich am *Finalprinzip*: Die Hilfeleistung stellt auf die jeweilige, individuelle materielle wie immaterielle Notlage ab. Dabei ist es im Prinzip unerheblich, welche *Ursachen* der Hilfebedürftigkeit zu Grunde liegen. Eigenes Verschulden des Hilfesuchenden spielt keine Rolle. Die Hilfe wird auch nicht von Vorleistungen abhängig gemacht.

Die Leitmaxime der Sozialhilfe, Menschen die Führung eines Lebens zu ermöglichen, das „der *Würde des Menschen* entspricht“ (§1 Abs. 2 BSHG), weist auf ein Selbstverständnis der Sozialhilfe hin, das sich von den Grundsätzen der traditionellen Armenfürsorge unterscheidet. Qualitativ unterschiedlich ist vor allem die Postulierung eines rechtlich garantierten *Anspruchs* auf eine die menschenwürdige Lebensführung sicherstellende Sozialhilfe. Dieser Anspruch bedeutet eine Abkehr von der reinen Objektstellung des Fürsorgeempfängers früherer Jahre. Die Sozialhilfe unterliegt der Gesetzgebungskompentenz des *Bundes*, sie ist damit weitgehend bundeseinheitlich gestaltet. Durch die jeweiligen Ausführungsgesetze der Länder kommt es allerdings zu einzelnen regionalen Abweichungen.

Die Sozialhilfe wird durch folgende Leistungsprinzipien geprägt:

(1) Individualisierungsprinzip
Nach dem Individualisierungsprinzip richten sich Art, Form und Maß der Hilfe nach der Besonderheit des Einzelfalles. Maßstab für die Hilfe sind die individuelle Notlage, die jeweilige Art des Bedarfes und die jeweiligen örtlichen Verhältnisse. Form und Maß der Hilfe sind in das *Ermessen* der Träger der Sozialhilfe gestellt. Dieser Ermessensspielraum erlaubt eine variable, problemadäquate Hilfestellung, er kann für die Hilfesuchenden andererseits aber auch Unsicherheit und die Gefahr von Willkür beinhalten. Wünschen des Hilfeempfängers, die sich auf die Gestaltung der Hilfe beziehen, soll entsprochen werden, soweit sie angemessen sind.

(2) Bedarfsdeckungsprinzip
Nach dem Bedarfsdeckungsprinzip ist maßgebendes Kriterium für die Hilfebemessung der jeweils vorliegende individuelle Bedarf im Hinblick auf ein „menschenwürdiges Leben". Die Hilfe bezieht sich auf die Bedarfs- und Haushaltsgemeinschaft, in der der Hilfebedürftige lebt. Aus dem Bedarfsdeckungsprinzip folgt, dass

- es Aufgabe der Sozialhilfe ist, eine *gegenwärtige* Notlage rechtzeitig und wirksam zu vermeiden. Die Hilfe setzt also im Bedarfsfall aktuell, d.h. in der Praxis oft sofort und nicht erst am Ende eines Monats, ein. Gegenwartsbezug heißt allerdings auch, dass grundsätzlich die Übernahme von Schulden ausgeschlossen ist. Da der Anspruch auf Sozialhilfe nicht gepfändet werden kann, gefährden vorhandene Schulden die Deckung des notwendigen Lebensunterhalts nicht. Eine Ausnahme gilt für die Übernahme von Mietschulden, wenn diese zum Verlust der Wohnung führen würden;
- Sozialhilfe (bis auf ganz wenige Ausnahmen) nicht rückzahlbar ist, sondern als *Zuschuss* geleistet wird;
- Sozialhilfe zwar keine rentenähnliche Dauerleistung ist, aber solange gezahlt wird, wie der Hilfebedarf besteht, also im Grundsatz ein *zeitlich unbefristeter* Anspruch ist.

(3) Nachrangprinzip
Das Nachrangprinzip bedeutet, dass ein Hilfesuchender keine Sozialhilfe erhält, wenn er sich zur Beschaffung des notwendigen Lebensunterhalts für sich und seine Familie selbst helfen kann oder wenn er Hilfe von anderen, besonders von Angehörigen oder von Trägern anderer Sozialleistungen erhält. *Vorrang* vor der Sozialhilfe haben damit

- (mit einigen wenigen Ausnahmen) sämtliche Einkommen und Einkommensarten des Hilfesuchenden wie Arbeits- und Gewinneinkommen, sozialversicherungsrechtliche Lohnersatzleistungen, Transfers, private Übertragungen;

- verwertbares Vermögen des Hilfesuchenden, wie Geldvermögen, Sachvermögen Lebensversicherungen, Haus- und Grundbesitz, soweit es bestimmte Grenzen („Schonvermögen") übersteigt;
- Leistungen unterhaltsverpflichteter Angehöriger.

Jeder Hilfesuchende muss darüber hinaus vorrangig die *eigene Arbeitskraft* zur Bestreitung des Lebensunterhalts einsetzen, wobei jedwede Form der Beschäftigung auf dem regulären Arbeitsmarkt sowie alle Arbeitsangebote des Sozialhilfeträgers (Arbeitsgelegenheiten) als zumutbar gelten, es sei denn, der Betroffene ist hierzu körperlich, geistig oder wegen der Erziehung kleinerer Kinder oder aus einem sonstigen wichtigen Grund nicht in der Lage.

Aus dem Bedarfsdeckungsprinzip folgt, dass die Sozialhilfe *vorleistet*, wenn vorrangige Ansprüche zwar vorhanden sind, diese aber nicht oder nicht schnell genug realisiert werden können. Der Anspruch geht dann auf den Sozialhilfeträger über.

Sozialhilfe wird in unterschiedlichen *Formen* und *Arten* sowie in oder außerhalb von Heimen und Anstalten geleistet. Die Formen der Sozialhilfe sind

- *persönliche Hilfe* (Beratung, Unterstützung bei der Regelung von persönlichen, familiären und sozialen Angelegenheiten),
- *Geldleistungen* (dem Hilfeempfänger werden für die allgemeine Bedarfsdeckung oder für spezielle Zwecke Geldbeträge zur Verfügung gestellt),
- *Sachleistungen* (Zuwendungen von Gebrauchsgegenständen, Leistungen in stationären Einrichtungen).

Häufig wird Sozialhilfe in allen der drei möglichen Formen gleichzeitig geleistet: So erhält ein Behinderter in einer Einrichtung Beratung als persönliche Hilfe, daneben werden Unterkunft und Verpflegung als Sachleistung zur Verfügung gestellt und außerdem besteht Anspruch auf einen Barbetrag als Geldleistung.

Die Arten der Sozialhilfe unterscheiden sich nach der *Hilfe zum Lebensunterhalt* (HLU) und der *Hilfe in besonderen Lebenslagen* (HbL).

7.4.2 Hilfe zum Lebensunterhalt

7.4.2.1 Bedarf der Hilfe zum Lebensunterhalt

Der notwendige Lebensunterhalt ist mehr als das reine Existenzminimum („das zum Lebensunterhalt Unerlässliche"), sondern orientiert sich am menschenwürdigen Leben und soll ein *sozial-kulturelles* Existenzminimum garantieren. Zum notwendigen Lebensunterhalt zählt der Bedarf eines Menschen insbesondere an Ernährung, Kleidung, Hausrat und Unterkunft einschließlich Heizung. Erfasst sind gleichermaßen die persönlichen Bedürfnisse des täglichen Lebens; zu ihnen gehören auch Sozialkontakte und die Teilnahme am kulturellen Leben. Eine Bestimmung dessen, was als sozial-kulturelles Minimum zu verstehen ist, nimmt das Gesetz nicht vor. Dies ist eine politisch-normative Entscheidung, bei der die allgemeinen Lebensverhältnisse und deren Entwicklung zu berücksichtigen sind und die stets kontrovers diskutiert wird.

Der Bedarf der Hilfe zum Lebensunterhalt setzt sich aus den *laufenden* Leistungen und den *einmaligen* Leistungen zusammen.

Zu den laufenden Leistungen zum Lebensunterhalt gehören

- die Regelsätze,
- die Mehrbedarfszuschläge und
- die Leistungen zur Abdeckung der Kosten von Unterkunft und Heizung.

Regelsätze

Aus Gründen der gleichmäßigen Leistungsbemessung und der Verwaltungsvereinfachung werden – in Durchbrechung des Individualisierungsgrundsatzes – die laufenden Hilfen zum Lebensunterhalt im wesentlichen durch Regelsätze *pauschaliert* berechnet. Durch die Regelsätze werden die Kosten für Ernährung, Körperpflege, „kleiner" Kleidungsstücke und Hausratsgegenstände sowie die persönlichen Bedürfnisse des täglichen Lebens abgegolten.

Leben Hilfeempfänger nicht allein, sondern mit Partnern und/oder Kindern in einer Bedarfsgemeinschaft zusammen, wird dies bei der Festsetzung der Regelsätze berücksichtigt. Die Regelsätze für Haushaltsangehörige sind in Prozentsätzen vom Eckregelsatz, der dem sog. „Haushaltsvorstand" zusteht, festgelegt und in ihrer Höhe abhängig vom Alter der Personen. Die Abstufung der Regelsätze soll einerseits dem mit dem Lebensalter variierenden Bedarf Rechnung tragen, soll aber auch berücksichtigen, dass mit einem größeren Haushalt Kostenvorteile bei der Haushaltsführung verbunden sind (vgl. Pkt. 3.4.2 dieses Kapitels). Das prozentuale Verhältnis ist in der *Regelsatzverordnung* festgelegt.

Abstufung der Regelsätze

Haushaltsvorstand	100 %
- Jede weitere erwachsene Person	80 %
- Kind unter 7 Jahren (= bis zur Vollendung des 7. Lebensjahres)	50 %
- Alleinerzogenes Kind unter 7 Jahren	55 %
- Kind von 7 bis unter 14 Jahren	65 %
- Kind von 14 bis unter 18 Jahren	90 %

Die Höhe des Regelsatzes für den Haushaltsvorstand („*Eckregelsatz*") wird von den dafür zuständigen Landesbehörden für die einzelnen *Bundesländer* bestimmt. Der Zeitraum für die Gültigkeit des Regelsatzes beträgt ein Jahr und beginnt jeweils zum 01.07. eines jeden Jahres. Im Durchschnitt der alten Bundesländer beträgt der Eckregelsatz 1999/2000 546 DM, für die neuen Länder liegt der Mittelwert bei 527 DM.

Tabelle III.11 gibt einen Überblick über die Regelsätze in ausgewählten Bundesländern. Es wird deutlich, dass die regionalen Abweichungen – auch zwischen den alten und den neuen Bundesländern – gering sind und in etwa den unterschiedlichen Preisniveaus entsprechen. Das sozialhilferechtliche Existenzminimum hat damit ein weitgehend *bundeseinheitliches* Niveau.

Tabelle III.11:
Regelsätze für die Hilfe zum Lebensunterhalt nach Bundesländern in DM, Juli 1999

Bundesländer	Haushaltsvorstand bzw. Alleinstehender	Haushaltsangehörige			
		unter 7 Jahren*	7 bis 14 Jahre	14 bis 18 Jahre	ab 18 Jahren
Baden-Württemberg Hessen	548	274	356	493	438
Berlin Bremen Hamburg Niedersachsen Nordrhein-Westfalen Rheinland-Pfalz Saarland Schleswig-Holstein	547	274	356	492	438
Bayern	530	265	345	477	424
Sachsen-Anhalt	527	264	343	474	422
Brandenburg	524	262	341	472	419
Mecklenburg-Vorp. Sachsen Thüringen	522	261	339	470	418

*) Für Kinder von Alleinerziehenden betragen die Regelsätze nicht 50 %, sondern 55 % des Eckregelsatzes.

Mehrbedarfszuschläge

Da bei einzelnen Gruppen von Personen, die sich in besonderen Lebenslagen befinden, der im Regelsatz pauschalierte Bedarf den besonderen Verhältnissen nicht gerecht wird, sind ergänzende Mehrbedarfszuschläge vorgesehen.

Mehrbedarfszuschläge in Höhe von 20 % des monatlichen Regelsatzes gelten für u.a.

- über 65jährige, wenn diese schwerbehindert sind,
- Erwerbsunfähige und
- werdende Mütter.

Zuschläge in Höhe von 40 % des monatlichen Regelsatzes stehen zu

- Alleinerziehenden mit einem Kind unter 7 Jahren bzw. mit 2 oder 3 Kindern unter 16 Jahren und
- Behinderten über 15 Jahre, denen Eingliederungshilfe gewährt wird.

Zuschläge in Höhe von 60 % des monatlichen Regelsatzes erhalten Alleinerziehende mit 4 und mehr Kindern. Kranken und Behinderten mit einer kostenaufwendigen Ernährung wird ein „angemessenen" Mehrbedarf zuerkannt.

Kosten der Unterkunft

Die Unterkunftskosten werden, da sie sehr unterschiedlich ausfallen, nicht pauschaliert gezahlt, sondern von der Sozialhilfe in ihrer tatsächlichen Höhe (Miete und Nebenkosten einschließlich Heizkosten) übernommen. Die Kosten müssen allerdings angemessen sein und dürfen das „vertretbare Maß", üblicherweise orientiert an den Mietobergrenzen nach dem Wohngeldgesetz, nicht überschreiten. Aber auch unangemessen hohe Kosten sind solange zu übernehmen, wie durch Wohnungswechsel oder Untervermietung eine Senkung der Aufwendungen nicht möglich oder nicht zumutbar ist.

Übernahme von Vorsorgeaufwendungen

Unter bestimmten Bedingungen trägt die Sozialhilfe Kranken- und Pflegeversicherungsbeiträge, Vorsorgeaufwendungen für die Alterssicherung und den Sterbefall sowie evtl. anfallende Beerdigungskosten.

Einmalige Leistungen

Für die nicht im Regelsatz enthaltenen Bedarfe können *einmalige Leistungen* gewährt werden. Sie müssen aber zumeist jeweils gesondert beantragt werden. „Einmalig" bedeutet dabei nicht, dass diese Leistungen jedem nur einmal gewährt werden, sondern dass sie von Fall zu Fall immer dann in Anspruch genommen werden können, wenn größere Anschaffungen notwendig sind oder besondere Anlässe anstehen. Zu den einmaligen Leistungen zählen u.a.

- Anschaffung von Bekleidung, Wäsche, Schuhen, soweit sie bei den laufenden Leistungen (Regelsatz) nicht berücksichtigt sind,
- Beschaffung und Instandsetzung von Hausrat in größerem Umfang,
- Renovierung der Wohnung,
- Beschaffung von Gebrauchsgütern von längerer Gebrauchsdauer und höherem Anschaffungswert, z.B. Kühlschrank und u.U. Waschmaschine;
- Beschaffung von besonderen Lernmitteln für SchülerInnen und besonderen Schulaufwendungen (Klassenfahrten),
- Bedarfe bei besonderen Anlässen (Weihnachtsbeihilfe, Taufe, Kommunion, Konfirmation, Heirat usw.).

In welchem Maße und in welcher Höhe Hilfeempfänger einmalige Leistungen erhalten, hängt vom Antragsverhalten und von der Leistungspraxis des Sozialhilfeträgers ab. Manche Sozialämter gewähren einmalige Leistungen für Bekleidung als Pauschale, die in der Regel halbjährlich ausgezahlt wird. Einmalige Leistungen sind auch zu gewähren, wenn der Hilfesuchende zwar keine laufenden Leistungen zum Lebensunterhalt benötigt bzw. erhält, der Bedarf für die einmalige Leistung jedoch nicht aus eigener Kraft bestritten werden kann. Einmalige Leistungen werden als Geldleistungen gewährt – die Ausgabe von

Einkaufsgutscheinen oder die Vergabe von Sachleistungen (Verpflegung, Kleider aus der Kleiderkammer) sind zu begründende Ausnahmen.

7.4.2.2 Gesamtbedarf und Bedürftigkeitsprüfung

Die Höhe des sozialhilferechtlichen *Gesamtbedarfs* lässt sich nicht einfach bestimmen, da die Leistungen individuell gewährt werden und jeder Einzelfall zu berücksichtigen ist. Das tatsächliche Bedarfsniveau hängt ab von der Haushaltsgröße, dem Alter der Familienangehörigen, besonderen Bedarfssituationen und von den übernommenen Kosten der Unterkunft. Vor allem die Mietkosten unterscheiden sich sehr stark nach den Regionen, aber auch innerhalb einer Region und Stadt nach Wohnlagen, Bausubstanz und dem Alter der Wohnung. Um dennoch einen Eindruck zu erhalten, können für typische Haushaltskonstellationen Durchschnittswerte berechnet werden (Tabelle III.12). Die Einmalleistungen bleiben hierbei unberücksichtigt.

Tabelle III.12:
Modellberechnung der Hilfe zum Lebensunterhalt nach Haushaltstypen für das Jahr 1998 in DM/monatlich ohne einmalige Leistungen (alte Bundesländer)

	Regelsätze	Mehrbedarf	Kaltmiete	Heizkosten	Gesamtbedarf
Alleinlebende/r	538		461	69	1.068
Ehepaar ohne Kinder	968		617	94	1.679
Ehepaar mit					
- 1 Kind[1)]	1.316		726	104	2.146
- 2 Kindern[1)]	1.664		804	105	2.573
- 3 Kindern[1)]	2.012		876	126	3.014
Alleinerziehende mit					
- 1 Kind unter 7 Jahren	834	215	617	94	1.760
- 2 Kindern 7 - 13 Jahre	1.238	215	726	104	2.283

1) Berechnet mit dem Mittelwert bei der Alterszusammensetzung

Quelle: Nach Bundesministerium für Gesundheit (Hrsg.), Daten und Fakten zur Sozialhilfe, Bonn 1998.

Diese jeweiligen Gesamtbedarfe sind nun nicht mit dem konkreten Anspruch auf laufende Hilfe zum Lebensunterhalt identisch, da stets das *Nachrangprinzip* zu beachten ist. Grundlage für die Bewilligung der Unterstützungsleistung ist eine genaue *Bedürftigkeitsprüfung*. Anspruch auf Sozialhilfe besteht erst dann, wenn der Bedarf höher ist als die anzurechnenden Einkommen und das verwertbare Vermögen. Nur bei völliger Mittellosigkeit entspricht der Zahlbetrag auch dem Bedarf. In aller Regel liegt aber anzurechnendes Einkommen vor, so dass die Sozialhilfe den Differenzbetrag zum Bedarf ausgleicht. In diesen Fällen kann von aufstockenden oder ergänzenden Sozialhilfeleistungen gesprochen werden. Im Durchschnitt aller Sozialhilfefälle wurde 1997 knapp die Hälfte der Bedarfe ausbezahlt, die andere Hälfte wurde durch eigenes Einkommen abgedeckt.

Zum anzurechnenden Einkommen zählen u.a.

- Netto-Arbeitsentgelte abzüglich von Werbungskosten und eines Freibetrages (Absetzbetrages) bei Erwerbstätigkeit,
- Netto-Einkommen aus selbständiger Tätigkeit, Vermögen, Vermietung und Verpachtung,
- Lohnersatzleistungen der Sozialversicherung (Arbeitslosengeld, Arbeitslosenhilfe, Unterhaltsgeld, Krankengeld, eigene u. abgeleitete Renten usw.),
- Kindergeld, Wohngeld (Sozialhilfeempfängern steht ein pauschaliertes Wohngeld zu), Zahlungen aus der Unterhaltsvorschusskasse,
- Private Unterhaltszahlungen.

Doch es gibt auch einzelne Ausnahmen: U.a. das Erziehungsgeld, Leistungen der Stiftung „Mutter und Kind", das Pflegegeld aus der Pflegeversicherung sowie Grundrenten nach dem Bundesversorgungsgesetz gelten nicht als anzurechnendes Einkommen.

Das vor der Hilfeleistung zu verwertende *Vermögen* umfasst das Grundvermögen, Geldvermögen und Sachvermögen. Vom Verwertungszwang ausgenommen ist allerdings das sog. *Schonvermögen*, so

- ein „angemessener" Hausrat, wozu Möbel, Geschirr, Küchengeräte und sonstige Wohnungseinrichtung, z.B. auch ein Fernsehgerät, zählen;
- ein „angemessenes" Hausgrundstück, das von dem/den Hilfesuchenden bewohnt wird (in Abhängigkeit vom Wohnbedarf, der Hausgröße, vom Wert des Grundstücks usw.) sowie
- kleinere Barbeträge bis zu 2.500 DM (bei einem Ehepaar 3.700 DM).

Nicht zum Schonvermögen zählt ein Auto, es sei denn, es ist zur Aufnahme oder Fortsetzung der Berufstätigkeit unentbehrlich.

Bei der Anrechnung sind Einkommen und verwertbares Vermögen der zusammenlebenden Ehegatten gleichermaßen zu berücksichtigen. Paare, die in einer *eheähnlichen Gemeinschaft* leben, werden Ehepaaren gleichgestellt. Eine eheähnliche Gemeinschaft liegt nicht schon dann vor, wenn die Partner in einer Wohn- und Wirtschaftsgemeinschaft zusammenleben und aus „einem Topf" wirtschaften. Nach der Rechtsprechung kommt es auch darauf an, dass zwischen ihnen so feste Bindungen bestehen, dass von ihnen ein wechselseitiges Einstehen in den Not- und Wechselfällen des Lebens erwartet werden kann.

Als anzurechnendes Einkommen gelten auch die *gesetzlichen Unterhaltsansprüche* des Hilfeempfängers. Leisten die Unterhaltsverpflichteten nicht, geht der Anspruch auf den Sozialhilfeträger über. Der Übergang zivilrechtlicher Ansprüche bezieht sich auf Kinder, Eltern(teile) sowie getrennt lebende und geschiedene Ehegatten. Der Umfang des Rückgriffs wird durch Freibeträge und Härteregelungen gemindert. Nicht in Betracht kommt der Rückgriff auf Verwandte zweiten oder entfernteren Grades. Ausgeschlossen ist die Überleitung von Unterhaltsansprüchen gegen die Eltern einer Hilfeempfängerin, die schwanger ist oder ihr Kind bis zur Vollendung des 6. Lebensjahres betreut.

Übersicht III.2:
Modellfälle der Einkommensanrechnung bei der Hilfe zum Lebensunterhalt in DM

Ehepaar mit 3 Kindern Vater arbeitslos, Mutter nicht erwerbstätig		Ledige erwerbstätige Mutter mit 3jährigem Kind Vater zahlt keinen Unterhalt	
Arbeitslosenhilfe	1.600	Nettoarbeitsentgelt	800
+ Pauschaliertes Wohngeld	502	+ Kindergeld	250
+ Kindergeld	800	+ pauschaliertes Wohngeld	355
		+ Unterhaltsvorschuss	249
= Haushaltseinkommen	2.902	= Haushaltseinkommen	1.654
– Haftpflichtversicherung	- 20	– Haftpflichtversicherung	20
		– Absetzbetrag wegen Erwerbstätigkeit	270
= anzurechnendes Haushaltseinkommen	2.882	= anzurechnendes Haushaltseinkommen	1.364
Gesamtbedarf [1)]	3.014	Gesamtbedarf [1)]	1.760
Ergänzende Hilfe zum Lebensunterhalt	132	Ergänzende Hilfe zum Lebensunterhalt	396

1) ohne einmalige Leistungen, zu den Werten vgl. Tabelle III.12.

7.4.2.3 Bemessung und Anpassung der Regelsätze

Eine der strittigsten Fragen bei der Sozialhilfe ist die nach der Bemessung der Regelsätze. Denn die Höhe der Regelsätze ist der ausschlaggebende Faktor für die Bestimmung des sozial-kulturellen *Existenzminimums* in Deutschland. Die Höhe dieses staatlich garantierten Existenzminimums wiederum hat Rückwirkungen vor allem auf

- die Steuerpolitik (Grundfreibetrag und Kinderfreibeträge müssen sich am Sozialhilfeniveau orientieren; vgl. Pkt. 6.2 dieses Kapitels),
- die Lohn- und Tarifpolitik (die Gewerkschaften werden dafür eintreten, dass auch in den unteren Tarifgruppen das Existenzminimum überschritten wird),
- das erforderliche Niveau anderer für die Finanzierung des Lebensunterhalts bestimmte Sozialleistungen (z.B. Ausbildungsförderung) und
- das Unterhalts- und Pfändungsrecht.

Nicht zuletzt hängen die *Kosten* der Sozialhilfe vom Niveau des sozialhilferechtlichen Existenzminimums ab: Je höher das Niveau, um so höhere Leistungen erhält jeder Hilfeempfänger. Zugleich wächst aber auch die Zahl der Anspruchsberechtigten auf Hilfe zum Lebensunterhalt. Denn bei einem hohen

Niveau fallen mehr Personen bzw. Haushalte mit ihrem Einkommen unter den Schwellenwert und können ergänzende Hilfe zum Lebensunterhalt beziehen, als dies bei einem niedrigeren Niveau der Fall ist.

Ein objektives, wissenschaftlich ableitbares Maß für den „angemessenen" Regelsatz kann es nicht geben. Letztlich wird immer normativ und *politisch* darüber entschieden, was es in Geldbeträgen bedeutet, dem „Empfänger der Hilfe die Führung eines Lebens zu ermöglichen, das der Würde des Menschen entspricht" (§1 Abs. 2 BSHG).

Gleichwohl ist immer wieder nach Verfahren gesucht worden, um die Bemessung der Regelsätze und deren Anpassung an die Entwicklung des allgemeinen Lebensstandards zumindest ein Stück weit zu objektivieren und nachvollziehbar zu machen. Unterscheiden lassen sich das

- Warenkorb-Modell und
- Statistik-Modell.

Das *Warenkorb-Modell* bildete im Grundsatz bis Ende der 80er Jahre die Grundlage der Regelsatzermittlung. Ausgangspunkt war ein Bedarfsmengenschema, das Verbrauchsarten und -mengen für verschiedene Teilbereiche des notwendigen Lebensbedarfs festsetzte. Die Zusammensetzung des Warenkorbes beruhte neben einzelnen verbrauchsstatistischen Daten hauptsächlich auf normativen *Annahmen* über den als notwendig erachteten Lebensbedarf. Die preisliche Bewertung des so zusammengestellten Warenkorbs ergab dann den jeweiligen Sozialhilferegelsatz.

Das *Statistik-Modell*, das 1990 das Warenkorb-Modell abgelöst hat, beruht auf der Überlegung, die Regelsätze an dem statistisch erfassten Ausgaben- und Verbrauchsverhalten von Personen mit niedrigem Einkommen zu orientieren. Empirische Basis ist die in Abständen von fünf Jahren durchgeführte Einkommens- und Verbrauchsstichprobe des Statistischen Bundesamtes (EVS). Während das Warenkorb-Modell danach fragt: „Was braucht der Mensch zum Leben?", orientiert sich das Statistik-Modell an der Frage: „Was geben vergleichbare Einkommensgruppen aus?". Hierbei ist normativ zu bestimmen, welche Einkommensgruppen als vergleichbar angesehen werden sollen. Die Bemessung der Regelsätze nach dem Statistik-Modell wurde 1993 – im Zusammenhang mit den anderen Einschnitten in das soziale Netz – ausgesetzt. Seitdem wird der Eckregelsatz pauschal angepasst, Orientierungsmaßstab ist im Grundsatz die durchschnittliche Nettolohn- und -gehaltsentwicklung der Beschäftigten. Ob es – wie gesetzlich vorgesehen – ab Mitte 2001 zur Rückkehr zum Statistik-Modell kommt, bleibt abzuwarten.

Betrachtet man die längerfristige Entwicklung der Regelsätze (Eckregelsatz) und berücksichtigt dabei den Anstieg des Preisniveaus, so lässt sich von 1980 bis 1997 eine Verbesserung des Realwertes der Regelsätze von lediglich 8,6 % feststellen. Seit 1994 unterschreitet die Anpassung die Preissteigerungsrate. Im Vergleich mit der Nettolohn- und Gehaltsentwicklung zeigt sich jedoch ein stärkerer Anstieg der Regelsätze (Tabelle III.13).

Tabelle III.13:
Entwicklung des Eckregelsatzes der Hilfe zum Lebensunterhalt (alte Bundesländer)

Jahr	Eckregelsatz in DM pro Monat im Jahresdurchschnitt	Veränderung des Eckregelsatzes gegenüber Vorjahr in %	Veränderung der Nettolohn- und -gehaltssumme je beschäftigen Arbeitnehmer in %	Reale (preisbereinigte) Veränderung des Eckregelsatzes gegenüber Vorjahr in %*)
1980	310	-	-	-
1981	328	5,8	4,6	- 0,2
1982	338	3,0	3,1	- 2,4
1983	342	1,0	2,3	- 2,4
1984	351	2,6	2,0	0,2
1985	370	5,6	1,7	3,5
1986	389	5,1	4,0	4,9
1987	398	2,4	2,1	2,6
1988	407	2,2	3,4	1,2
1989	419	2,9	2,0	- 0,1
1990	436	4,2	7,6	1,3
1991	460	5,5	2,9	1,8
1992	491	6,6	4,5	2,4
1993	511	4,2	3,0	0,3
1994	519	1,5	0,0	- 1,5
1995	525	0,7	0,1	- 1,3
1996	530	1,1	0,7	- 0,2
1997	530	1,2	- 0,1	- 1,5
1998	538	1,0	1,3	0,1
1980 bis 1998		73,5	54,1	8,6

*) Deflationiert mit dem Preisindex für die Lebenshaltung von Renten- und Sozialhilfeempfängerhaushalten.

Quelle: Eigene Berechnungen nach: Bundesministerium für Arbeit und Sozialordnung (Hrsg.), Statistisches Taschenbuch 1999, Bonn 1999.

Allerdings stellt die Nettolohn- und Gehaltssumme je beschäftigten Arbeitnehmer eine nur begrenzt aussagefähige Vergleichsgröße gegenüber den Eckregelsätzen dar, da durch die steigende Quote von Teilzeitbeschäftigten das durchschnittliche, d.h. pro-Kopf gemessene Nettoentgelt nach unten gedrückt wird. Wichtiger ist die Frage, in welchem Verhältnis die tatsächlich verfügbaren Einkommen von Sozialhilfeempfänger*haushalten* und Erwerbstätigenhaushalten stehen und wie sich die jeweiligen Positionen entwickelt haben. Hinweise darauf bietet Tabelle III.6 in Pkt. 3.4.2 dieses Kapitels: 1997 lag das verfügbare (bedarfsgewichtete) Einkommen von Sozialhilfeempfängerhaushalten bei nur 45,7 % des Gesamtdurchschnitts und damit deutlich unter dem Niveau von Arbeiterhaushalten (76,6 %), Angestelltenhaushalten (106,5 %) und Beamtenhaushalten (115,5 %). Im Zeitverlauf hat sich diese äußerst niedrige Einkommensposition von Sozialhilfeempfängerhaushalten eher noch verschlechtert.

7.4.3 Hilfe zum Lebensunterhalt und Erwerbstätigkeit

7.4.3.1 Lohnabstandsgebot

Die gesetzlichen Vorschriften zur Bemessung der Regelsätze beinhalten ein sog. *Lohnabstandsgebot*. Danach ist zu gewährleisten, dass die Regelsätze zusammen mit den Durchschnittsbeträgen für Unterkunft und Heizung sowie für einmalige Leistungen die durchschnittlichen Nettoarbeitsentgelte unterer Lohn- und Gehaltsgruppen einschließlich einmaliger Zahlungen zuzüglich Kinder- und Wohngeld unterschreiten. Der Abstand muss mindestens der Höhe des Anrechnungsfreibetrags bei Erwerbstätigkeit (Absetzbetrag) entsprechen. Als Vergleichsgruppe dienen Haushaltsgemeinschaften von Ehepaaren mit drei Kindern. Damit wird der Eckregelsatz, der sich auf alle Hilfeempfänger auswirkt, faktisch nach oben begrenzt.

Das Abstandsgebot steht in einem unmittelbaren Gegensatz zum Grundsatz der *Bedarfsdeckung* der Sozialhilfe. Denn wenn durch Sozialhilfe das Existenzminimum garantiert und unzureichendes Einkommen aufgestockt werden soll, dann gilt das auch für die Aufstockung von niedrigen Löhnen und Gehältern. Die Höhe der Arbeitsentgelte richtet sich nach individuellen Leistungskriterien und nicht nach der spezifischen Bedarfslage der von dem Arbeitseinkommen abhängigen Haushaltsgemeinschaft – etwa in Berücksichtigung von Familienstand sowie Zahl und Alter der Kinder. Damit ist zwischen dem Leistungsprinzip bei der Entlohnung (und den daran anknüpfenden Lohnersatzleistungen der Sozialversicherung) und dem Bedarfsdeckungsprinzip bei der Sozialhilfe ein Konflikt angelegt, der unter bestimmten Umständen dazu führen kann, dass die Höhe der Nettoarbeitsentgelte zusammen mit ergänzenden öffentlichen Transfers (Kindergeld, Wohngeld, Unterhaltsvorschuss) nicht ausreicht, um den sozial-kulturellen Mindestbedarf des Haushalts zu decken.

Dass die Einhaltung eines ausreichenden Abstandes zwischen Niedriglöhnen und Sozialhilfe so ausdrücklich betont wird und die diesbezüglichen Vorschriften in den 90er Jahren laufend verschärft worden sind, hat entscheidend mit der Frage zu tun, ob die Sozialhilfe den Anreiz zur Arbeit untergräbt. „Lohnt es sich noch zu arbeiten, wenn die Leistungen der Sozialhilfe gleich hoch oder gar höher liegen als das verfügbare Einkommen bei einfacher Arbeit?“- so oder ähnlich lauten die Fragen. Dahinter steht die insbesondere von Seiten einer neoliberalen Wirtschafts- und Beschäftigungspolitik geäußerte Kritik, dass das überhöhte Existenzminimum die Ausbreitung von Niedriglöhnen behindere (vgl. Kap. „Sozialpolitik im ökonomischen Prozess“, S. 97 und Kap. „Arbeit und Arbeitsmarkt“, S. 399 ff.). Auf der anderen Seite muss aber auch gesehen werden, dass ein System der Sozialen Sicherung nicht nur seine

Finanzierungsfähigkeit, sondern auch seine Akzeptanz gerade bei den ArbeitnehmerInnen gefährden würde, wenn das Bedarfsniveau des letzten sozialen Netzes das Niveau der Arbeitseinkommen am unteren Ende der Erwerbshierarchie tatsächlich generell überschreiten würde.

Empirische Überprüfungen des Abstandsgebotes auf der Grundlage der Verdienststatistik kommen allesamt zu dem Ergebnis, dass zwischen Löhnen und Sozialhilfe eine erhebliche Spanne besteht und dass diese Spanne den Absetzbetrag übersteigt. Selbst bei Ehepaaren mit drei Kindern betrug 1998 der Abstand im Schnitt noch 13,2 %. Das heißt, dass ein Einkommen aus *Vollzeit*beschäftigung gegenwärtig auch in unteren Lohn- und Gehaltsgruppen ausreicht, um das sozialhilferechtliche Existenzminimum von Familien abzudecken. Allerdings gilt diese Feststellung nicht in jedem Einzelfall. Bei der Interpretation des Abstandsgebots muss nämlich beachtet werden, dass nicht von niedrigen tariflichen Grundlöhnen, sondern von den *Effektiv*verdiensten die Rede ist. Des weiteren geht es nicht etwa um einzelne „unterste" Lohn- und Gehaltsgruppen, sondern um *durchschnittliche* Nettoarbeitsentgelte unterer Lohn- und Gehaltsgruppen.

Dass bei einem niedrigen Nettoeinkommen aus abhängiger Arbeit einschließlich Transfers das haushaltsspezifische Existenzminimum unterschritten wird, ist vor allem dann wahrscheinlich, wenn mehrere (ältere) Kinder zu versorgen sind, die Mieten hoch liegen oder wenn nur Teilzeitarbeit möglich ist. Soweit also in der Realität Überschneidungen vorkommen, liegen die Ursachen nicht in einem überhöhten Sozialhilfeniveau – verantwortlich ist vielmehr in erster Linie der unzureichende Kinderlastenausgleich. Da das Kindergeld nicht den notwendigen Lebensbedarf eines Kindes abdeckt, das vorgelagerte Sozialsystem also nicht „armutsfest" ist, muss bei unteren Einkommensgruppen die Sozialhilfe ersatzweise die Funktion des Kinderlastenausgleichs übernehmen (vgl. Bd. II, Kap. „Familie", S. 189).

7.4.3.2 Anrechnung von Arbeitseinkommen

Bei der Diskussion über das Verhältnis von Sozialhilfe und Erwerbstätigkeit ist auch das Verfahren der Anrechnung von Arbeitseinkommen auf die Sozialhilfe in die Kritik geraten. Gemäß dem Nachrangprinzip führt der Bezug von Arbeitseinkommen oberhalb des Erwerbstätigenfreibetrages zu einer entsprechenden Kürzung der Hilfe zum Lebensunterhalt. Wird eine (Teilzeit-)Beschäftigung aufgenommen, bei der der Nettolohn unterhalb oder nur knapp oberhalb des jeweiligen haushaltsspezifischen Bedarfssatzes liegt, erhöht sich das verfügbare Einkommen nur wenig. Die Rede ist von einer „Sozialhilfe- oder Arbeitslosigkeitsfalle", da sich erwerbstätige Hilfeempfänger nicht ausreichend besser stehen als nicht erwerbstätige Hilfeempfänger.

Die Höhe des Erwerbstätigenfreibetrags ist im Gesetz nicht definiert. Die Sozialhilfeträger lassen in der Regel ein Erwerbseinkommen bis zur Höhe von 50 % des Eckregelsatzes anrechnungsfrei, was 1999/2000 im Durchschnitt der alten Bundesländer einem Freibetrag von maximal 273 DM entspricht. Um zu einer Besserstellung erwerbstätiger Sozialhilfeempfänger zu kommen, erscheinen höhere und nach Haushaltsgröße differenzierte Sätze geboten. Gleichwohl sprechen mehrere Faktoren gegen diesen Weg: Eine verringerte Einkommensanrechnung, die auch Kernstück aller Negativsteuer- und Bürgergeldmodelle ist (vgl. Pkt. 9.3 dieses Kapitels), ist mit erheblichen finanziellen Mehrbelastungen verbunden. Wenn nämlich – je nach Ausgestaltung des Freibetrags – der Grenzwert von aufstockenden Sozialhilfezahlungen bis in mittlere Einkommensklassen hinein verschoben wird, erhöhen sich sowohl die Leistungshöhe je Fall als auch die Zahl der Anspruchsberechtigten beträchtlich. Denn nicht nur die bislang erwerbstätigen Leistungsempfänger erhalten nun höhere Leistungen. Eine erweiterte Nichtanrechnung von Arbeitseinkommen muß nach dem Gleichbehandlungsgebot auch der großen Zahl jener Bezieher niedriger Arbeitseinkommen zu Gute kommen, die derzeit mit ihrem Einkommen noch oberhalb der bisherigen Sozialhilfeschwelle liegen, bei der reduzierten Anrechnung dann aber in den Bereich ergänzender Leistungsansprüche fallen.

Höhere Freibeträge bei der Sozialhilfe üben darüber hinaus einen Druck auf die Höhe der Regelsätze aus, da nach dem gültigen Abstandsgebot die Spanne zwischen verfügbarem Arbeitseinkommen und Sozialhilfe zumindest der Höhe des Freibetrages entsprechen soll. Erhöht sich nun der Freibetrag, verringert sich automatisch die Spanne. Wenn höhere Freibeträge eine Tendenz zur Absenkung des Regelsatzniveaus auslösen, würde die Gesamtheit aller Leistungsempfänger durch die Verminderung des Bedarfsniveaus das verlieren, was die erwerbstätigen Leistungsempfänger durch erweiterte Einkommensfreistellung bzw. aufstockende Sozialhilfe an positiver Einkommensverbesserung gewinnen. Eine solche Schlechterstellung würde vor allem die arbeitslosen und die sonstigen nicht erwerbstätigen Leistungsempfänger treffen und ist unter Bedarfsgesichtspunkten nicht vertretbar.

Um Hilfeempfängern dennoch einen höheren Einkommensselbstbehalt zu gewähren, sieht das BSHG *individuelle* Förderungsleistungen bei Aufnahme von Erwerbstätigkeit vor. Mit dem Ziel der Eingliederung in den Arbeitsmarkt kann Hilfeempfängern ein Zuschuss zum Arbeitsentgelt in der Höhe des Eckregelsatzes bis zur Dauer von 12 Monaten gewährt werden. Bei Modellmaßnahmen kann die Förderung auch höher sein und länger andauern.

7.4.3.3 Vorrang von Arbeit, Arbeitsgelegenheiten und Sanktionsinstrumente

Bei der arbeitsmarktpolitisch akzentuierten Diskussion über die Frage, ob die Sozialhilfe einen ausreichenden monetären Arbeits*anreiz* bietet, wird häufig übersehen, dass es Hilfesuchenden keineswegs freigestellt ist, darüber zu entscheiden, ob und in welchem Umfang sie ihren Lebensunterhalt durch den Einsatz ihrer Arbeitskraft decken wollen oder nicht. Hilfesuchende müssen auf jeden Fall die eigene Arbeitskraft zur Beschaffung des Lebensunterhalts für sich und die unterhaltsberechtigten Angehörigen einsetzen. Die in der öffentlichen Diskussion häufig genannten Beispiele, wonach Erwerbstätige ganz bewußt ihre Arbeit aufgeben, um auf bequemere Art „Stütze“ zu beziehen, gehen insofern an den Normen des BSHG vorbei. Sie vernachlässigen obendrein die restriktiven, häufig stigmatisierenden Verfahren beim Leistungszugang und -bezug wie Einkommens- und Vermögensanrechnung und Rückgriff auf unterhaltsverpflichtete Angehörige.

Der absolute Vorrang von Arbeit wird nur bei einer unzumutbaren Arbeit durchbrochen. Als unzumutbar gilt eine Arbeit, wenn

- sie die körperlichen oder geistigen Fähigkeiten des Hilfeempfängers übersteigt,
- sie dem Hilfesuchenden die künftige Ausübung seiner bisherigen Tätigkeit wesentlich erschweren würde,
- durch die Arbeit die Kindererziehung gefährdet würde.

Im Unterschied zum Arbeitsförderungsrecht (vgl. Kap. „Arbeit und Arbeitsmarkt", S. 351) kennt die Sozialhilfe keinen Status- oder Einkommensschutz. Der Hilfeempfänger muss zur Überwindung seiner Notlage auch eine Arbeit aufnehmen, mit der ein gravierender sozialer Abstieg verbunden ist. Zunehmend wird auch von der Vorgabe abgewichen, dass die tarifliche oder ortsübliche Entlohnung eingehalten werden muss. Zumutbar sind insbesondere die vom Sozialhilfeträger geschaffenen *Arbeitsgelegenheiten* (vgl. dazu Kap. „Arbeit und Arbeitsmarkt", S. 379 f.).

Wer sich weigert, zumutbare Arbeit zu leisten oder zumutbare Arbeitsgelegenheiten anzunehmen, hat keinen Anspruch mehr auf Sozialhilfe. In einer ersten Stufe ist die Hilfe um mindestens 25 % des maßgebenden Regelsatzes zu kürzen. Darüber hinausgehende Kürzungen bis hin zum völligen Ausschluss liegen im Ermessen des Sozialhilfeträgers.

7.4.3.4 Empfängerzahlen und -strukturen, Ursachen der Hilfebedürftigkeit

Ende 1997 erhielten knapp 2,9 Mio. Personen laufende Hilfe zum Lebensunterhalt außerhalb von Einrichtungen. Seit Inkrafttreten des BSHG im Jahr 1962 zeigt sich ein deutlicher Anstieg, der sich vor allem seit Beginn der 80er Jahre ausgeprägt hat (Abbildung III.2). 1991 wurde unter Einschluss der gut 210.000 Hilfeempfänger aus den neuen Ländern zum ersten Mal die 2 Mio. Marke erreicht. Insgesamt hat sich seit 1980 – bezogen auf die alten Bundesländer – die Zahl der Hilfeempfänger nahezu verdreifacht. Der signifikante Rückgang der Bezieherzahl im Jahr 1994 stellt keine Durchbrechung des Trends dar, sondern ist allein auf die Einführung des *Asylbewerberleistungsgesetzes* zurückzuführen. Durch dieses Gesetz wurden rund 450.000 Personen aus der Sozialhilfe herausgenommen.

Bezogen auf die Gesamtbevölkerung errechnet sich für 1997 eine *Sozialhilfequote* (Hilfe zum Lebensunterhalt) von 3,5 %. 1970 lag die Quote noch bei 0,9 %, 1980 bei 1,4 %. Untergliedert man die Empfänger nach soziodemographischen Merkmalen, lassen sich folgende Strukturen erkennen (Tabelle III.14):

- *Frauen* sind etwas stärker als Männer von der Sozialhilfe abhängig; sie stellen 56 % der Empfänger. Allerdings ist der Frauenanteil im längerfristigen Verlauf kontinuierlich gesunken.

- Die Häufigkeit des Sozialhilfebezugs hängt entscheidend vom *Lebensalter* ab. Je jünger die Menschen sind, um so höher liegt die Sozialhilfequote. Bei Kindern unter 7 Jahren erreicht die Quote einen Wert von 8,5 %. Bei Kindern unter 3 Jahren steigt sie sogar auf 9,3 % an, d.h. dass fast jedes zehnte Kind in diesem Alter Hilfe zum Lebensunterhalt bezieht. Dagegen beträgt die Quote bei den über 70jährigen nur 1,2 % (vgl. Bd. II, Kap. „Familie“, S. 177 f.).
- Betrachtet man die Entwicklung der Altersstruktur der Sozialhilfeempfänger im Zeitverlauf, lässt sich eine „Verjüngung“ des Sozialhilferisikos erkennen. 1980 lag die Sozialhilfequote der unter 7jährigen noch bei 2 %. Zu dieser Zeit war das Problem der Sozialhilfebedürftigkeit in erster Linie ein Problem der älteren Menschen.

Abbildung III.2:
Empfänger von laufender Hilfe zum Lebensunterhalt außerhalb von Einrichtungen am Jahresende

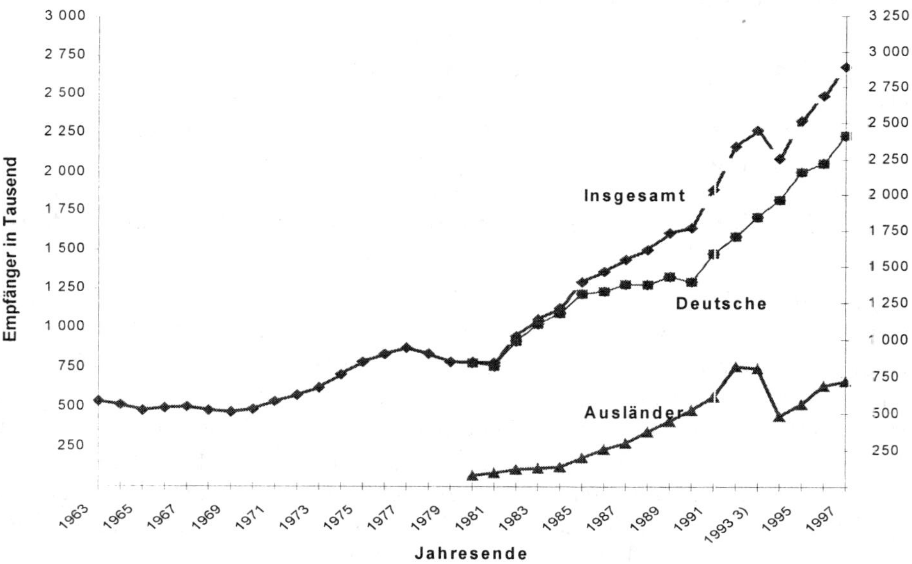

Quelle: Seewald, H., Ergebnisse der Sozialhilfe- und Asylbewerberleistungsstatistik 1997, in: Wirtschaft und Statistik 2/1999, S. 96.

- Eine besonders hohe Bedeutung hat die Sozialhilfe bei *ausländischen* Staatsangehörigen. Der Ausländeranteil bei den Hilfeempfängern liegt bei 23 %. Dies entspricht einer Sozialhilfequote von 9 % der ausländischen Bevölkerung. Bei den Deutschen beträgt die Quote 3,0 %.
- In den neuen Bundesländern beziehen relativ weniger Menschen Sozialhilfe (Quote von 2,5 %) als in den alten Bundesländern (Quote von 3,8 %); infolge des steilen Anstiegs der Sozialhilfebedürftigkeit in den neuen Ländern ebnet sich das West-Ost Gefälle jedoch zunehmend ein. In den alten

Bundesländern zeigt sich ein Nord-Süd Gefälle mit niedrigen Sozialhilfequoten in Baden-Württemberg und Bayern.

- Zugleich ergeben sich deutliche Stadt-Land-Unterschiede. Die Sozialhilfequote in den 84 deutschen Großstädten mit mehr als 100.000 Einwohnern beträgt 5,6 % gegenüber 3,5 % im gesamten Bundesgebiet. Aber auch zwischen einzelnen Großstädten zeigen sich eklatante Abweichungen: in den alten Bundesländern werden die Extreme durch Bremerhaven (13,6 %) und Solingen (2,3 %) markiert.

Tabelle III.14:
Empfänger von Hilfe zum Lebensunterhalt am Jahresende 1997

	Anzahl in 1.000	in % der Hilfeempfänger			in % der jeweiligen Bevölkerung = Sozialhilfequote		
		insgesamt	davon: Männer	Frauen	insgesamt	Männer	Frauen
Insgesamt	2.893	100	44,0	56,0	3,5	3,2	3,9
davon:							
- unter 7 Jahre	481	16,6	51,4	48,6	8,5	8,5	8,5
- 7-18 Jahre	596	20,6	51,1	48,9	5,8	5,8	5,9
- 18-25 Jahre	275	9,5	38,0	62,0	4,4	3,3	5,6
- 25-50 Jahre	1.053	36,4	40,3	59,7	3,3	2,6	4,1
- 50-60 Jahre	220	7,6	46,5	53,5	2,1	1,9	2,3
- 60-70 Jahre	159	5,5	42,5	57,5	1,8	1,6	1,9
- über 70 Jahre	110	3,8	20,4	79,6	1,2	0,8	1,5
Deutsche	2.228	77,0	42,4	57,6	3,0	2,6	3,3
Nichtdeutsche	665	23,0	49,2	50,8	9,0	8,1	9,9

Quelle: Berechnungen nach: Seewald, H., Ergebnisse der Sozialhilfe- und Asylbewerberleistungsstatistik 1997, in: Wirtschaft und Statistik 2/1999, S. 97.

Die rund 2,9 Mio. Empfänger von laufender Hilfe zum Lebensunterhalt leben in 1,5 Mio. Haushalten. Strukturiert man die Haushalte nach einzelnen Haushaltstypen (Tabelle III.15) wird sichtbar, dass vor allem die Gruppe der *alleinerziehenden Frauen mit Kindern* unter 18 Jahren ein besonders hohes Sozialhilferisiko trägt: In 28,2 % aller Haushalte dieses Typs wird Hilfe zum Lebensunterhalt bezogen (vgl. auch Bd. II, Kap. „Familie“, S. 177 f.). Zugleich machen diese Haushalte 21,8 % aller Sozialhilfehaushalte aus. Die größte Verbreitung haben jedoch die *Haushalte von alleinstehenden Frauen und Männern*, diese Lebensform umfasst 41,8 % aller Sozialhilfehaushalte. Die Sozialhilfequote liegt hier zwar merklich niedriger als bei den Alleinerziehenden, aber mit 4,4 % (Frauen) und 5,6 % (Männer) über dem allgemeinen Durchschnitt von 4 %.

Anspruch auf Sozialhilfe besteht, wenn das Haushaltseinkommen den Gesamtbedarf unterschreitet. Die *Ursachen* dafür sind vielfältig: Es kann sein, dass kein Arbeitseinkommen vorhanden oder dieses – gemessen am Bedarf – nur sehr niedrig ist. Das gleiche gilt für die sozialversicherungsrechtlichen Lohnersatzleistungen. Häufig leisten Unterhaltsverpflichtete nicht. Je nach familiärer Konstellation und Lebensereignissen können mehrere dieser Faktoren zusammenfallen und sich überlagern.

Tabelle III.15:
Haushalte von Empfängern von Hilfe zum Lebensunterhalt

Haushaltstyp	Anzahl in 1.000	in % aller Sozialhilfehaushalte	in % aller Privathaushalte = Sozialhilfequote
Insgesamt	1.488	100	4,0
darunter:			
Ehepaare ohne Kinder	104	7,0	0,9
Ehepaare mit Kindern	184	12,4	2,4
- 1 Kind	68	4,6	*
- 2 Kinder	65	4,4	*
- 3 und mehr Kinder	50	3,4	*
Alleinstehende Männer	288	19,4	5,6
Alleinstehende Frauen	334	22,4	4,4
Alleinerziehende Frauen	325	21,8	28,3
- 1 Kind	182	12,3	*
- 2 Kinder	100	6,7	*
- 3 und mehr Kinder	42	2,8	*

*) Kein Nachweis

Quelle: Berechnungen nach: Seewald, H., Ergebnisse der Sozialhilfe- und Asylbewerberleistungsstatistik 1997, in: Wirtschaft und Statistik 2/1999, S. 97.

In der Sozialhilfestatistik wird ausgewiesen, ob die Hilfeempfänger in einer sog. besonderen sozialen Situation leben. Dies traf (Ende 1997) für rund 20 % der Empfängerhaushalte zu. Darunter fallen:

- Trennung/Scheidung (10 %),
- Geburt von Kindern (4 %),
- Wohnungslosigkeit (2,5 %),
- Tod eines Familienangehörigen (2,0 %),
- Überschuldung, Haftentlassung, Suchtabhängigkeit (3,4 %).

Entscheidend hängt der Bezug von Sozialhilfe von der Lage auf dem Arbeitsmarkt ab. Vor allem der Anstieg der Langzeitarbeitslosigkeit ist für den steilen Zuwachs der Empfängerzahlen verantwortlich. Von den 1,55 Mio. Sozialempfängern zwischen 18 bis unter 60 Jahren waren 1997

- 8,6 % erwerbstätig,
- 43,8 % arbeitslos und

- 47,6 % aus anderen Gründen nicht erwerbstätig, z.B. wegen häuslicher Bindung, Ausbildung, Krankheit, Behinderung und Alter.

Aus Regionalanalysen ist bekannt, dass in Städten mit besonderen Arbeitsmarktproblemen mehr als die Hälfte der Hilfeempfänger arbeitslos ist. Da ein wachsender Teil von Arbeitslosen kein Arbeitslosengeld oder keine Arbeitslosenhilfe (mehr) erhält und diese Leistungen zudem häufig nicht bedarfsdeckend sind, rückt die subsidiäre und kommunal finanzierte Sozialhilfe immer stärker in die Funktion, Arbeitslosigkeit sozial abzusichern. So erhielten Ende 1997 von den gut 700.000 arbeitslosen Sozialhilfeempfängern nur 40 % Leistungen nach dem SGB III. Die fortgesetzten Leistungskürzungen bei Arbeitslosengeld und -hilfe haben diesen Prozess verstärkt (zur finanziellen Sicherung der Arbeitslosen vgl. Kap. „Arbeit und Arbeitsmarkt", S. 347 ff.).

Sozialhilfe soll von ihrem Anspruch her keine rentenähnliche Dauerleistung sein. Tatsächlich weist die Sozialhilfestatistik für 1997 aus, dass nahezu die Hälfte (46,3 %) der hilfeempfangenden Haushalte die Leistungen weniger als ein Jahr erhält. Für 9,5 % der Haushalte liegt die bisherige Bezugsdauer bei 5 Jahren und mehr (vgl. Pkt. 8.3 dieses Kapitels).

7.4.3.5 Dunkelziffer der Sozialhilfebedürftigkeit

Die Empfängerzahlen von Hilfe zum Lebensunterhalt geben Auskunft über die Personen und Haushalte, die ihren Anspruch auf Hilfeleistung wahrnehmen. Keine Auskunft geben die Zahlen über den Kreis jener Menschen, die aufgrund ihres geringen Einkommens eigentlich leistungsberechtigt sind, von ihrem Anspruch keinen Gebrauch machen. Der Umfang dieser *„Dunkelziffer der Sozialhilfebedürftigkeit oder Armut"* lässt sich nur schwierig ermitteln. Neuere Untersuchungen kommen zu dem Ergebnis, dass auf zwei Hilfeempfänger nochmals ein bis zwei Berechtigte kommen, die ihre Ansprüche nicht geltend machen. Wenn diese Berechnungen die Situation richtig beschreiben, dann leben in Deutschland bis zu 5,8 Mio. Menschen mit einem Einkommen unter oder auf dem Sozialhilfeniveau.

Existenz und Ausmaß der Unterausschöpfung des Anspruchs auf Sozialhilfe gründen in erster Linie auf den abschreckend wirkenden Leistungsgrundsätzen der Sozialhilfe: Die Betroffenen haben vor allem

- Angst vor der sozialen Kontrolle und der Offenlegung persönlicher Verhältnisse bei der Bedürftigkeitsprüfung,
- Angst vor einer Schädigung der Familienbeziehungen durch den möglichen Rückgriff des Sozialamtes auf unterhaltsverpflichtete Kinder bzw. Eltern,
- Angst vor dem Stigma des Versagens oder verzichten auf Inanspruchnahme aus Scham oder Bescheidenheit.

Häufig fehlen auch Kenntnisse über Höhe und Bedingungen der Leistungsansprüche oder es liegen Falschinformationen vor. Die Nicht-Inanspruchnahme dürfte in jenen Fällen besonders hoch sein, in denen das anzurechnende Einkommen relativ hoch und der Zahlbetrag der ergänzenden Hilfe zum Lebensunterhalt entsprechend niedrig liegt. Untersuchungen zeigen, dass vor allem ArbeitnehmerInnen mit Niedrigeinkommen über die Möglichkeit, ergänzende Sozialhilfe beanspruchen zu können, nicht informiert sind. Einkommenslücken werden durch Überstunden oder Nebenbeschäftigungen ausgeglichen, nicht aber durch den als diskriminierend empfundenen Gang zum Sozialamt.

Die Sozialämter sind durch eine „Komm-Struktur" charakterisiert, viele Betroffene werden mit einem abwehrenden Verwaltungshandeln konfrontiert, was die Zugangsbarrieren noch verstärkt. Die Bereitschaft der Sozialhilfeträger, diesen Zustand zu verbessern, ist begrenzt, da eine höhere Inanspruchnahmequote die Ausgaben nach oben treibt. Auch in der öffentlichen Debatte über die Sozialhilfe spielt die Nicht-Inanspruchnahme eine untergeordnete Rolle. Im Mittelpunkt steht vielmehr die Diskussion über *Missbrauchstatbestände*. Auch nur einigermaßen zuverlässige Informationen über die Größenordnung des Missbrauchs bei der Sozialhilfe liegen allerdings nicht vor. Einzelmeldungen über nicht angegebene Einkommen aus Schwarzarbeit oder nicht angegebene Vermögensbestände lassen sich keinesfalls verallgemeinern.

7.4.4 Leistungen für Asylbewerber

Durch das *Asylbewerberleistungsgesetz* ist ab 1993 die Sicherstellung des Lebensunterhalts für AsylbewerberInnen und ihnen gleichgestellte AusländerInnen aus dem BSHG herausgelöst und in einem eigenständigen Gesetz geregelt worden. 1997 wurde der Kreis der Leistungsberechtigten um Bürgerkriegsflüchtlinge erweitert. Ende 1997 erhielten rund 487.000 Personen Regelleistungen nach dem Gesetz. Diese besondere Regelung für einen Teil der in Deutschland – z.T. nur vorübergehend – lebenden AusländerInnen weicht in mehrfacher Hinsicht von den Prinzipien und Ansprüchen ab, die das BSHG kennt:

- Die Grundsätze des Sozialhilferechts (Individualisierung, Bedarfsdeckung) gelten nur eingeschränkt.
- Der Lebensunterhalt wird vorrangig durch Sachleistungen und Wertgutscheine, aber nicht durch Geldleistungen sichergestellt.
- Die Leistungen sind gegenüber den Sozialhilfeleistungen deutlich abgesenkt. Die Differenz liegt bei etwa 20 %. Die Leistungen stellen damit lediglich einen Mindestunterhalt dar.

Diese Zweiteilung des Existenzminimums ist aus sozialpolitischer Sicht als problematisch zu beurteilen. Sie kann den Anstoß geben für eine weitere Differenzierung des Existenzminimums nach einzelnen sozialen Gruppen. Fragt man nach der Begründung für die Herauslösung aus dem BSHG, so steht neben dem fiskalischen Motiv der direkten Ausgabenminderung zweifelsohne die Zielsetzung im Mittelpunkt, die Zuwanderungszahlen zu begrenzen und die schlechteren Leistungen als Abschreckungsfaktor einzusetzen.

7.4.5 Hilfe in besonderen Lebenslagen

Anders als die Hilfe zum Lebensunterhalt ist die *Hilfe in besonderen Lebenslagen* (HbL) nicht auf eine allgemeine wirtschaftliche Bedürftigkeit, sondern im wesentlichen auf spezielle Notlagen und besondere Bedarfssituationen bezogen. Gerade diese Hilfeart unterscheidet die Sozialhilfe wesentlich von der früheren Fürsorge, da sich ihre Erbringung kaum noch auf die Beseitigung von Armut bezieht. Das Leistungsspektrum der Hilfe in besonderen Lebenslagen umfasst insbesondere Hilfe in folgenden zwölf Fällen (zu den einzelnen Hilfen vgl. Bd. II, Kap. „Soziale Dienste"):

- Hilfe zum Aufbau oder zur Sicherung der Lebensgrundlage (z.B. nach einer Haftentlassung),
- Vorbeugende Gesundheitshilfe (z.B. Kuren),
- Krankenhilfe (für HilfeempfängerInnen ohne Krankenversicherungsschutz),
- Hilfe bei Schwangerschaft und Sterilisation (Leistungen bei einem nicht rechtswidrigen Abbruch der Schwangerschaft für Frauen, die keinen Anspruch gegenüber einer Krankenkasse haben),
- Hilfe zur Familienplanung (z.B. Beratung),
- Hilfe für werdende Mütter und Wöchnerinnen,
- Eingliederungshilfe für Behinderte (z.B. stationäre und ambulante Behandlung zur Verhütung, Beseitigung oder Milderung der Behinderung, Hilfe zur Erlangung eines angemessenen Platzes im Arbeitsleben – evtl. in einer Behindertenwerkstatt),
- Blindenhilfe,
- Hilfe zur Pflege (Ergänzung der Leistungen der Pflegeversicherung),
- Hilfe zur Weiterführung des Haushalts (z.B. Kosten einer Putzhilfe),
- Hilfe zur Überwindung besonderer sozialer Schwierigkeiten (z.B. für Haftentlassene, Wohnungslose),
- Altenhilfe (z.B. Altenberatung).

Für diese Hilfen in besonderen Lebenslagen gelten jeweils höhere Einkommens- und Vermögensfreigrenzen, z.T. werden sie sogar, wie die Altenhilfe, unabhängig von der finanziellen Lage der Hilfesuchenden gewährt.

Ende 1997 erhielten 1,4 Mio. Personen Hilfe in besonderen Lebenslagen. Die Maßnahmen konzentrieren sich auf die Krankenhilfe (41 %) und die Eingliederungshilfe für Behinderte (32 %). Durch die Pflegeversicherung ist die Bedeutung der Hilfe zur Pflege zurückgegangen: 1994 erhielten 47 % der Empfänger von HbL Hilfe zur Pflege, 1997 waren es nur noch 23 %.

7.4.6 Ausgaben, Finanzierung und Organisation der Sozialhilfe

Die Bruttoausgaben der Sozialhilfe beliefen sich (1997) auf 44,5 Mrd. DM. Mindert man diesen Betrag um die übergeleiteten Ansprüche von Unterhaltspflichtigen sowie um die Erstattungen, die vorrangige Sozialleistungsträger den Sozialhilfeträgern überweisen, errechnen sich Nettoausgaben von 38,7 Mrd. DM (vgl. Tabelle III.16). Davon entfallen 54,5 % auf die Hilfe in besonderen Lebenslagen und 45,5 % Hilfe zum Lebensunterhalt.

Die Gesamtausgaben der Sozialhilfe haben sich in den zurückliegenden Jahren stark erhöht. So ist das Ausgabenvolumen von 1970 bis 1990 um mehr als das Sechsfache angestiegen und damit weit stärker als das allgemeine Sozialbudget (vgl. Kap. „Sozialpolitik im ökonomischen Prozess", S. 52 ff.). Anfang der 90er Jahre kam es parallel zu dem Anstieg der Empfängerzahlen zu einem weiteren Ausgabenschub, der durch die Einbeziehung der neuen Länder noch verstärkt wurde. Als besonders ausgabenintensiv hat sich dabei die Hilfe in besonderen Lebenslagen erwiesen mit der Folge einer immer stärkeren Belastung der kommunalen Haushalte (vgl. Kap. „Sozialpolitik im ökonomischen Prozess", S. 75 ff.). Durch die Einführung der Pflegeversicherung ist eine wesentliche finanzielle Entlastung eingetreten: 1997 fielen die Ausgaben für die Hilfe zur Pflege gegenüber 1994 um 62 % niedriger aus (Tabelle III.16). Da die Leistungen der Pflegeversicherung in ihrer Höhe festgeschrieben sind und bei steigenden Pflege- und Unterbringungskosten die Sozialhilfe im wachsenden Maße ergänzend eingreifen muss (vgl. Bd. II, Kap. „Gesundheit und Gesundheitssystem", S. 105 f.), ist für die nächsten Jahre mit einem Ausgabenzuwachs bei der Hilfe zur Pflege zu rechnen.

Tabelle III.16:
Ausgaben und Einnahmen der Sozialhilfe 1997 nach Hilfearten und im Vergleich zu 1994

Hilfeart	Bruttoausgaben		Einnahmen		Reine Ausgaben	
	in Mio. DM	Entwicklung gegenüber 1994 in %	in Mio. DM	Entwicklung gegenüber 1994 in %	in Mio. DM	Entwicklung gegenüber 1994 in %
Hilfe zum Lebensunterhalt	20.180,5	+ 19,1	2.571,2	– 12,8	17.609,2	+ 25,8
Hilfe in besonderen Lebenslagen	24.366,0	– 25,7	3.297,7	– 47,6	21.068,3	– 20,5
- Eingliederungshilfe für Behinderte	14.741,9	+ 19,3	1.279,7	+ 24,8	13.462,2	+ 18,8
- Hilfe zur Pflege	6.844,4	– 61,4	1.938,1	– 59,8	4.906,3	– 62,0
- Krankenhilfe	2.200,9	+ 10,8	38,6	– 39,3	2.162,3	+ 12,4
- Sonstige Hilfen	578,8	– 19,3	41,4	– 89,2	537,4	+ 61,2
Insgesamt	44.546,5	– 10,4	5.869,0	– 36,5	38.677,5	– 4,5

Quelle: Berechnungen nach: Seewald, H., Ergebnisse der Sozialhilfe- und Asylbewerberleistungsstatistik 1997, in: Wirtschaft und Statistik 2/1999, S. 106.

Der Anstieg der Ausgaben für die Hilfe zum Lebensunterhalt wurde 1994 durch die Einführung des Asylbewerberleistungsgesetzes begrenzt. Die Nettoausgaben für diesen Leistungsbereich summieren sich 1997 auf knapp 5 Mrd.

DM. Von 1994 bis 1997 zeigt sich indes ein erneuter Zuwachs um 26 % (Tabelle III.16).

Die Sozialhilfe wird durch örtliche und überörtliche öffentlich-rechtliche Träger gewährt. Daneben sind die Verbände der freien Wohlfahrtspflege als freie Träger an der Durchführung beteiligt. Als öffentliche Träger mit örtlicher Zuständigkeit fungieren die kreisfreien Städte und (Land)Kreise mit ihren *Sozialämtern;* je nach Landesrecht auch einzelne Gemeinden und Gemeindeverbände mit allerdings begrenzter Aufgabenstellung. Öffentliche Träger mit überörtlicher Zuständigkeit sind entweder die Länder selbst (wie z.B. in den Stadtstaaten) oder die Landeswohlfahrtsverbände (z.B. in Baden-Württemberg, Hessen), die Landschaftsverbände (in Nordrhein-Westfalen) oder die Bezirke (wie in Bayern). Gegenwärtig entfallen im Bundesdurchschnitt über 60 % der Gesamtausgaben der Sozialhilfe auf die überörtlichen Träger, davon wiederum mehr als 90 % für HbL-Leistungen. De facto sind somit die überörtlichen Träger vorwiegend für die Hilfe in besonderen Lebenslagen, die örtlichen Sozialhilfeträger dagegen vorwiegend für die Hilfe zum Lebensunterhalt zuständig.

Diese organisatorische Struktur hat auch für die Ausgestaltung des Sozialhilfeangebots wie für die Gewährleistungspraxis erhebliche Konsequenzen. Da den einzelnen örtlichen Trägern bei der Hilfegewährung gemäß dem Individualisierungsgrundsatz ein Ermessensspielraum gegeben ist, ergeben sich regionale Abweichungen in der praktischen Hilfeleistung.

Bei der Durchführung der Hilfe in besonderen Lebenslagen dominieren die privaten Träger. Dazu zählen die Kirchen, Religionsgemeinschaften und die *Wohlfahrtsverbände.* Die Wohlfahrtsverbände sind insbesondere als Betreiber von sozialen Einrichtungen z.B. von Altenpflegeheimen, Altentagesstätten, Behindertenheimen und Beratungsstellen und als Leistungsträger von persönlichen Hilfen vertreten. (vgl. Bd. II, Kap. „Soziale Dienste“, S. 368 ff.).

Die *Finanzierung* der Sozialhilfe erfolgt durch die Länder und Gemeinden. Überwiegend fällt die Finanzierung der Sozialhilfe den Städten und Gemeinden zu (in NRW rund 90 %), bei kreisangehörigen Gemeinden über Umlagen. Die Länder wiederum sind in sehr unterschiedlicher Weise an der Sozialhilfefinanzierung beteiligt, zumeist über den kommunalen Finanzausgleich.

Für Streitigkeiten zwischen Hilfesuchenden und Sozialhilfeträgern, die insbesondere im Zusammenhang mit der Gewährung von einmaligen Beihilfen und bei typischen Ermessensentscheidungen auftreten können, sind, kommt es nicht im Rahmen des *Widerspruchsverfahrens* zu einer Einigung, die *Verwaltungsgerichte* zuständig.

7.4.7 Sozialhilfe in der Kritik

Die Kritik am Sozialstaat konzentriert sich immer wieder auf die Sozialhilfe. Häufig übersehen wird dabei, dass die Sozialhilfe in ihren Leistungen besser ist als ihr negativ akzentuierter Ruf, das betrifft sowohl die Hilfe zum Lebensunterhalt als auch die Hilfe in besonderen Lebenslagen. Zu erinnern ist daran, dass sich die Sozialhilfe in vielfacher Hinsicht von den rigiden Prinzipien der traditionellen Armenfürsorge gelöst hat und insofern ein nicht zu unterschätzendes positives Element des Systems der Sozialen Sicherung darstellt. Auch den Vergleich zu den Grundsicherungssystemen in den meisten anderen Staaten braucht die Sozialhilfe nicht zu scheuen. Dies gilt nicht zuletzt für die Systeme, die in den Staaten der EU praktiziert werden. Gleichwohl ist nicht zu übersehen, dass sich bei der Sozialhilfe die Probleme häufen. So wurde mit der Verabschiedung des BSHG im Jahr 1962 noch die Erwartung verbunden, dass sich die Sozialhilfe auf die individuellen, untypischen Notlagen konzentrieren könnte und ein „Ausfallbürge" in nicht schematisierbaren Situationen bleibt, während die Sozialversicherung und die besonderen steuerfinanzierten Transfersysteme die überwiegende Mehrheit der Bevölkerung flächendeckend und ausreichend absichern und über diesen Weg Armut vermeiden. Tatsächlich hat sich die Sozialhilfe (Hilfe zum Lebensunterhalt) jedoch zu einer Primärsicherung gegenüber den typischen Wechselfällen des Lebens, insbesondere bei Arbeitslosigkeit, entwickelt.

Diese Funktion einer Primärsicherung bei massenhaft vorkommenden sozialen Risiken kann die Sozialhilfe von ihrer Konstruktion und Zielsetzung her aber nur unzureichend übernehmen. Vor allem folgende Probleme stehen seit Jahren im Mittelpunkt der Diskussion über die Zukunft der Sozialhilfe:

- Die kommunale Finanzierung der wachsenden Ausgaben für die Sozialhilfe überfordert angesichts der angespannten Haushaltslage die Städte und Gemeinden und verstärkt regionale Ungleichgewichte. Gerade die Kommunen, die am stärksten von Arbeitslosigkeit betroffen sind und besonderes Gewicht auf arbeitsplatzschaffende Investitionen legen müßten, werden durch den steigenden Sozialhilfeaufwand eingeengt.
- Die zunehmende Ausgrenzung von Arbeitslosen aus dem Schutzbereich des SGB III führt zugleich dazu, dass sich die Arbeitsmarktpolitik für diesen Personenkreis nicht mehr verantwortlich und zuständig fühlt. Gerade Langzeitarbeitslose werden damit aus dem Vermittlungsbemühungen sowie dem Instrumenteneinsatz der aktiven Arbeitsmarktpolitik ausgeschlossen. Die Sozialhilfeträger ihrerseits sind aber finanziell, organisatorisch wie personell überfordert, die Aufgaben der Arbeitsverwaltung zu übernehmen und sich zu „Ersatzarbeitsämtern" zu entwickeln (vgl. Kap. „Arbeit und Arbeitsmarkt", S. 379).
- Wenn die Sozialhilfeträger Lückenbüßer sein müssen für die unzureichende soziale Absicherung einer wachsenden Zahl von Arbeitslosen, Alleinerziehenden, Kinderreichen und Älteren, können sie ihre eigentliche Aufgabe, nämlich die umfassende *persönliche* Hilfe zur sozialen Integration und zum Schutz vor sozialer Ausgliederung, nicht mehr angemessen leisten.
- Leistungsvergabe und -kontrolle wirken häufig diskriminierend; die Sozialhilfepraxis schreckt viele Hilfebedürftige ab, dadurch kann dass dieser Sozialleistung immer noch anhaftende Stigma der Armenfürsorge nicht überwunden werden.
- Das Nebeneinander von Sozialversicherungsleistungen, Transfers und (aufstockender) Sozialhilfe verweist die Betroffenen auf mehrere Instituti-

onen. Diese Mehrfachzuständigkeit ist eine wichtige Ursache für die Nichtinanspruchnahme von Sozialhilfe.

- Der prinzipiell sinnvolle Grundsatz der Individualisierung bei der Bedarfsermittlung und Bedarfsdeckung und das Abstellen auf die konkrete Bedürftigkeit im Einzelfall führen in der Praxis allzu häufig zu undurchsichtiger Leistungsvergabe, dies gilt insbesondere für die Einmalleistungen.
- Der Rechtszustand bei Heranziehung von Einkommen und Vermögen ist durch große Unsicherheiten gekennzeichnet. Die Unterhaltsverpflichtung auch zwischen erwachsenen Kindern und ihren Eltern und umgekehrt wird angesichts der sozialen und familiären Lebensbedingungen zunehmend problematisch.

Diese Kritikpunkte haben Anlass gegeben für eine grundsätzliche Debatte nicht nur über eine Reform der Sozialhilfe, sondern auch über anders gestaltetes Grundsicherungssystem (vgl. Pkt. 9 dieses Kapitels). Ein zentraler Eckpunkt bei diesen Überlegungen ist die Frage nach der Angemessenheit des Leistungs*niveaus* der Sozialhilfe. Kontroverse Auffassungen stehen einander gegenüber: Aus wirtschaftsliberaler Sicht wird das gegenwärtige Leistungsniveau als überhöht kritisiert; aus Sicht einer auf die Verbesserung der Lebenslage der Betroffenen zielenden Sozialpolitik müssen die Leistungen in ihrer Höhe angehoben und die Umstände der Antragstellung und des Leistungsbezugs verändert werden, damit das Ziel, die Würde des Menschen zu schützen, auch eingelöst wird.

7.5. Steuerfinanzierte Transfers

7.5.1 Überblick

Das System der Sozialen Sicherung in Deutschland ist durch die beiden Pole „Sozialversicherung“ und „Sozialhilfe“ charakterisiert, es beschränkt sich allerdings nicht auf diese Leistungstypen. *Besondere Bedarfslagen*, soweit sie aus den laufenden Arbeits- oder Sozialeinkommen nicht ausreichend abgedeckt werden können, werden in einem begrenzten Rahmen durch direkte Transfers oder durch steuerliche Entlastungen ausgeglichen.

Zu verweisen ist hier insbesondere auf den *Familienlastenausgleich*. Er setzt sich zusammen aus steuerlichen Entlastungen (Kinderfreibeträge, Ausbildungsfreibeträge) und direkten Zahlungen (Kindergeld, Erziehungsgeld, Ausbildungsförderung, Unterhaltsvorschuss) und soll die Eltern von den Aufwendungen entlasten, die durch die Betreuung, Erziehung und Ausbildung der Kinder entstehen und die weder bei den Arbeitsentgelten noch bei den sozialversicherungsrechtlichen Lohnersatzleistungen Berücksichtigung finden (vgl. dazu ausführlich Bd. II, Kap. „Familie“, S. 188 ff.).

Ein weiteres Beispiel für eine auf spezifische Bedarfslagen bezogene Transfersleistung ist das *Wohngeld*. Ziel ist es, auch Geringverdienern, insbesondere kinderreichen Familien, eine angemessene Wohnraumversorgung zu ermöglichen.

Eine besondere Stellung nimmt die *Arbeitslosenhilfe* ein, die in erster Linie auf die soziale Absicherung von Langzeitarbeitslosen zielt und die zeitlich befristete Versicherungsleistung Arbeitslosengeld ergänzt.

Die skizzierten Transfers sind im einzelnen sehr unterschiedlich ausgestaltet. In der Regel hängt – allerdings mit Ausnahme des Kindergeldes – die Förderung von der Einkommenshöhe ab: Mit steigendem Haushaltseinkommen verringert sich die Zahlung oder entfällt völlig, weil ein (voller) Förderungsbedarf als nicht mehr erforderlich angesehen wird. Trotz ihrer Einkommensabhängigkeit lassen sich die Leistungen aber nicht mit der Sozialhilfe vergleichen, da weder das Bedarfs- noch das Nachrangprinzip greifen. Die Leistungen sind überdies weitgehend pauschaliert.

7.5.2 Arbeitslosenhilfe

Die im SGB III geregelte Arbeitslosenhilfe steht zwischen der Sozialhilfe und der Sozialversicherung – hier der Arbeitslosenversicherung (vgl. dazu auch Kap. „Arbeit und Arbeitsmarkt", S. 349 ff.). Voraussetzung für den Bezug von *originärer Arbeitslosenhilfe* ist eine Mindestbeschäftigungsdauer von 150 Tagen beitragspflichtiger Beschäftigung. Die *Anschlussarbeitslosenhilfe* knüpft an einen ausgelaufener Anspruch auf Arbeitslosengeld an. Die Leistungshöhe der Arbeitslosenhilfe orientiert sich am letzten Nettoeinkommen. Die hier zum Ausdruck kommenden Elemente Anwartschaftszeit und Ersatz des Arbeitsentgelts weisen auf das Versicherungsprinzip hin. Auf der anderen Seite wird die Arbeitslosenhilfe aber nur bei Bedürftigkeit gezahlt, was ein Charakteristikum der Sozialhilfe ist.

Aufgrund der Strukturalisierung der Arbeitslosigkeit in Richtung eines wachsenden Anteils Langzeitarbeitsloser, ist die Zahl der Arbeitslosen, die auf Arbeitslosenhilfe angewiesen ist, in den zurückliegenden Jahren kontinuierlich angestiegen (vgl. Kap. „Arbeit und Arbeitsmarkt", S. 353 f.). 1998 bezogen jahresdurchschnittlich gut 1,4 Mio. Arbeitslose Arbeitslosenhilfe. Die Arbeitslosenhilfe wird aus dem Bundeshaushalt finanziert. Die Aufwendungen betrugen 1998 einschließlich der Beitragszahlungen für Arbeitslosenhilfeempfänger an die Renten-, Kranken- und Pflegeversicherung etwa 28 Mrd. DM. Um die Dimension dieses Betrags zu verdeutlichen, ist ein Vergleich mit den Nettoausgaben der Hilfe zum Lebensunterhalt sinnvoll: Diese lagen Ende 1997 bei knapp 17,7 Mrd. DM (vgl. Tabelle III.16).

Da die Arbeitslosenhilfe zwar bedürftigkeitsgeprüft ist, in der Leistungshöhe im Unterschied zur Sozialhilfe aber nicht auf die Bedarfsdeckung zielt, sondern mit Ersatzraten von 53 % bzw. 57% (bei mindestens einem steuerlich zu berücksichtigen Kind) des Nettoeinkommens mit erheblichen Einkommensminderungen führt, kommt es häufig dazu, dass Arbeitslosenhilfeempfänger noch Anspruch auf ergänzende Hilfe zum Lebensunterhalt geltend machen können. Die Quote liegt bei rund 18 %. Dieser Rückgriff auf Sozialhilfe ist – ähnlich wie beim Arbeitslosengeld – immer dann wahrscheinlich, wenn das vorherige Einkommen niedrig lag und/oder mehrere Kinder zu unterhalten sind.

Die Doppelzuständigkeit der steuerfinanzierten Leistungen Arbeitslosenhilfe und Sozialhilfe beim gleichen Risikosachverhalt führt zu mehrfachen Problemen:

- Die Betroffenen haben es mit zwei Ämtern zu tun, was ein Grund für die Nichtinanspruchnahme von Hilfe zum Lebensunterhalt ist;
- Es kommt zu Reibungsverlusten zwischen Arbeits- und Sozialämtern, vor allem hinsichtlich der Abstimmung der arbeitsmarktpolitischen Aktivitäten nach dem BSHG und dem SGB III;
- Die Träger und Finanziers der Leistungen sind bestrebt, Ausgaben- und Kostenverlagerungen zu Lasten des jeweils anderen Systems zu betreiben. So werden die Kommunen durch Einschnitte im Arbeitslosenhilferecht belastet, wenn etwa die Leistungssätze gekürzt werden oder wenn – wie immer wieder beabsichtigt – die originäre Arbeitslosenhilfe gestrichen und die Anschlussarbeitslosenhilfe zeitlich befristet würde. Die Kommunen wiederum versuchen ihrerseits, die Betroffenen durch befristete Arbeitsverträger im Rahmen der „Hilfe zur Arbeit“ wieder in den Zuständigkeitsbereich von Arbeitslosenhilfe oder Arbeitslosengeld zu bringen (vgl. Kap. „Arbeit und Arbeitsmarkt“, S. 377).

Die Vorschläge zur Reform von Arbeitslosenhilfe und Sozialhilfe sind darauf hin zu bewerten, inwieweit sie auf diese Probleme Bezug nehmen. Vorsicht ist geboten: So würde der wiederholt geforderte Schritt, die Arbeitslosenhilfe abzuschaffen bzw. in der Sozialhilfe aufgehen zu lassen, zu gravierenden Verschlechterungen in der Einkommens- und Lebenslage der Betroffenen führen. Denn die Leistungsbedingungen der Arbeitslosenhilfe sind in vielfacher Hinsicht besser als die der Sozialhilfe. Schon der Tatbestand, dass „nur“ 18 % der Arbeitslosenhilfeempfänger aufstockende Hilfe zum Lebensunterhalt beziehen, weist darauf hin, dass der weitaus größte Teil der Langzeitarbeitslosen immer noch oberhalb des sozialhilferechtlichen Bedarfsniveaus abgesichert ist, sei es, weil die ausgezahlte Arbeitslosenhilfe höher liegt, oder weil die weiteren Einkommen des Arbeitslosen und der Mitglieder seines Haushaltes weniger streng als bei der Sozialhilfe angerechnet werden. Für die mildere Bedürftigkeitsprüfung bei der Arbeitslosenhilfe stehen folgende Beispiele:

- Bei erwachsenen Arbeitslosen wird ein Unterhaltsanspruch gegenüber den Eltern bzw. Kindern nicht angerechnet.
- Beim Einkommen des (Ehe-)Partners werden Freibeträge, mindestens in Höhe von 1.400 DM (2000), berücksichtigt.
- Nicht zum anzurechnen als Einkommen sind Kindergeld, Wohngeld, Arbeitslosenhilfe des Partners, Ausbildungsförderung.
- Zumutbar verwertbares Vermögen wird nur dann angerechnet, wenn es 8.000 DM pro Person und (Ehe-)Partner übersteigt. Lebensversicherungen müssen nicht verwertet werden. Auch ein PKW kann behalten werden.

Zu berücksichtigen ist bei der Arbeitslosenhilfe schließlich, dass mit der Zahlung Rentenanwartschaften erworben werden, was beim Sozialhilfebezug in der Regel nicht der Fall ist.

7.5.3 Wohngeld

Die Versorgung mit ausreichendem, familiengerechtem Wohnraum zählt zu den Grundvoraussetzungen eines menschenwürdigen Lebens. Angesichts des hohen Mietpreisniveaus in der Bundesrepublik, insbesondere in den Großstädten, ist diese Voraussetzung jedoch gefährdet. Bei BezieherInnen niedriger Arbeits- und Sozialeinkommen beanspruchen die Wohnungsausgaben einen sehr großen Teil des Haushaltseinkommens, so dass sie – wenn keine Ausgleichsleistungen erfolgen – auf eine schlechte, häufig menschenunwürdige Wohnraumausstattung und -qualität verwiesen werden.

Die *Leistungen* nach dem Wohngeldgesetz richten sich vornehmlich an MieterInnen, aber auch an EigentümerInnen eines Eigenheimes oder einer Eigentumswohnung. Der Kreis der Anspruchsberechtigten und die Höhe des Wohngeldes werden nach Tabellenwerten ermittelt, die

- die Größe des Haushaltes,
- die Höhe des Haushaltseinkommens und
- die Höhe der zuschussfähigen Miete berücksichtigen.

Aus dem Verhältnis von tragbaren Mieten bzw. Belastungen zum verfügbaren Haushaltseinkommen und zur Größe des Haushalts errechnet sich dann der Mietzuschuß. Personen, deren Einkommen unterhalb des ihrer Familiengröße entsprechenden Höchstbetrages liegt, haben einen *Rechtsanspruch* auf Wohngeld. Als Einkommen anzurechnen ist das *Familieneinkommen* einschließlich etwaiger Sozialleistungen. Sozialhilfe wird nur gezahlt, wenn der volle Wohngeldanspruch ausgeschöpft ist.

Neben diesem „*Tabellenwohngeld*" gibt es für Empfänger laufender Hilfe zum Lebensunterhalt ein *pauschales Wohngeld* in Höhe eines bestimmten pauschalen Anteils an den anerkannten Wohnungskosten, der von den Ländern bestimmt wird und im Schnitt bei 50 % liegt.

Die Finanzierung des Wohngeldes erfolgt je zur Hälfte durch den Bund und die Länder. Die Durchführung des Gesetzes ist den kreisfreien Städten und Landkreisen übertragen, bei denen besondere Amtsstellen für Wohngeld bestehen. Die Abhängigkeit der Höhe des Wohngeldes von der Höhe des Haushaltseinkommens und der Höhe der Miete macht zwar eine laufende Anpassung der Tabellenwerte erforderlich, um die Leistungsfähigkeit dieses Gesetzes zu sichern. Eine automatische Dynamisierung gibt es jedoch nicht. Anpassungen erfolgen nur in unregelmäßigen Abständen. Die letzte Anpassung datiert aus dem Jahr 1990.

Ende 1996 erhielten in Deutschland rund 2,7 Mio. Haushalte Wohngeld. Von ihnen lebten rund 2,1 Mio. in den alten Ländern, was einem Anteil von etwa 7 % an allen dort lebenden Haushalten entspricht. 0,6 Mio. Haushalte – und damit gut 9 % aller Haushalte – bezogen in den neuen Ländern Wohngeld. Durch den Mietzuschuss werden im Schnitt die selbst zu tragenenden Mieten um knapp ein Viertel (alte Länder) bzw. etwa ein Drittel gesenkt. Der Anteil der Empfänger von pauschaliertem Wohngeld lag Ende 1996 bei rund 55 % in den alten und rund 14 % in den neuen Ländern.

Die Wohngeldausgaben von Bund und Ländern beliefen sich 1996 auf ca. 6,1 Mrd. DM. 1992 waren es noch 6,9 Mrd. DM. Der Anteil des Ausgabevolumens, der an Sozialhilfeempfänger geht, betrug 80 %. Gegenüber 1990 hat sich dieser Anteil in etwa verdoppelt. In dieser Entwicklung kommt der Rückgang des Tabellenwohngeldes infolge der langjährigen Nichtanpassung der Tabellenwerte zum Ausdruck.

Da das Tabellenwohngeld nur auf Antrag gewährt wird und die Kenntnisse in der Bevölkerung über die Höhe der Tabellenwerte und damit über die möglichen Ansprüche sehr gering sind, muss, auch beim Wohngeld von einer hohen Nichtinanspruchnahme ausgegangen werden. Die „Dunkelziffer" wird hier auf rund 50 % geschätzt. Durch das Wohngeld werden die unsozialen Auswirkungen des freien Wohnungsmarktes im gewissen Maße kompensiert. Allerdings kann die Gewährung des Mietzuschusses auch mit dazu beitragen, ein hohes Mietpreisniveau zu stabilisieren. Das Wohngeld als Instrument der *Subjektförderung* ist allein überfordert, um eine angemessene und preisgünstige Wohnraumversorgung sicherzustellen. Wohnungspolitik zielt ergänzend darauf ab, *Wohnraumangebot* und *-preisgestaltung* durch den *sozialen Wohnungsbau zu* beeinflussen. Bei dieser *Objektförderung* erhalten Bauherren eine öffentliche Förderung. Voraussetzung dafür ist, dass sie Personen, die zum Bezug einer *Sozialwohnung* berechtigt sind, preiswerten Wohnraum bereitstellen. Zu den Berechtigten einer Sozialwohnung zählen Haushalte mit niedrigem Einkommen und besondere Personengruppen, z.B. kinderreiche Familien und Alleinerziehende.

8. Armut in der Wohlstandsgesellschaft

8.1 Was ist Armut?

Leben in der Bundesrepublik, einem der reichsten Länder der Welt, Menschen in Armut? Dieser Frage nach der Existenz und Verbreitung von Armut kommt bei der Analyse des Sozialleistungssystems und der Einkommensverteilung eine herausragende Bedeutung zu. Armut inmitten einer Wohlstandsgesellschaft, die sich als Sozialstaat begreift, stellt das Wirtschafts- und Sozialsystem in Frage und gefährdet die politische und soziale Legitimation eines Sozialstaats. Die Informationen über Armut im Wohlstand und mehr noch über den Gegenpol „Reichtum" sind freilich begrenzt; erst seit Ende der 80er Jahren hat sich auf kommunaler, regionaler und auch europäischer Ebene eine Armuts- und Sozialberichterstattung entwickelt. Einen Armutsbericht auf Bundesebene gibt es nicht, die rot-grüne Bundesregierung beabsichtigt jedoch die Erstellung und Veröffentlichung eines laufenden nationalen Berichtes.

Um die Frage nach Existenz und Ausmaß von Armut zu beantworten, muss definiert werden, *was* unter Armut verstanden wird. Erst wenn die *Armutskriterien* benannt sind, lässt sich empirisch-statistisch aufzeigen, ob und wann von Armut geredet werden muss, welche quantitativen Dimensionen Armut hat, welche Personen und Gruppen mit welchem Schweregrad und in welcher Dauer unter Armut zu leiden haben. Bei der Suche nach diesen Kriterien kann nicht auf irgendwelche „objektiven" Daten zurückgegriffen werden.

Die Bestimmung dessen, was Armut ist, hängt von *normativen* Entscheidungen ab.

Zunächst ist zwischen absoluter und relativer Armut zu unterscheiden:

- *Absolute Armut* liegt vor, wenn Personen nicht über die zur Existenzsicherung notwendigen Güter wie Nahrung, Kleidung und Wohnung verfügen und ihr Überleben gefährdet ist. Diese am *physischen Existenzminimum* gemessene Form von Armut dominiert nach wie vor in vielen Staaten der „Dritten Welt", ist aber in Deutschland wie auch in den anderen Industriestaaten weitestgehend überwunden.
- Die *relative Armut* wird auf Raum und Zeit bezogen, sie bemisst sich am konkreten, historisch erreichten Lebensstandard einer Gesellschaft. Armut liegt in Deutschland nach diesem Verständnis dann vor, wenn Menschen das *sozial-kulturelle* Existenzminimum unterschreiten. Es geht um die Lebenslage der Bevölkerung am untersten Ende der Einkommens- und Wohlstandspyramide im Verhältnis zum allgemeinen Einkommens- und Wohlstandsniveau. Armut ist der extreme Ausdruck *sozialer Ungleichheit.*

Es besteht weitgehender Konsens darüber, dass in Wohlstandsgesellschaften das Konzept der relativen Armut angemessen ist, obgleich auch hier – wie die Lebenssituation von Nichtsesshaften zeigt – einzelne Menschen durchaus in absoluter Armut leben.

Gemeinhin wird Armut als eine Unterausstattung mit ökonomischen Mitteln verstanden. Abgestellt wird bei diesem *Ressourcenansatz* auf die Verfügung über Einkommen und Vermögen. Personen bzw. Haushalte befinden sich in Armut, wenn ihr Einkommen nicht ausreicht, um die Güter und Dienstleistungen, die zur Abdeckung des sozial-kulturellen Existenzminimums erforderlich sind, zu kaufen. Dieser Maßstab ist allerdings nicht unproblematisch, da die Frage, *wie* das Einkommen tatsächlich verwendet wird, unbeantwortet bleibt. So kann auch dann eine Notlage vorliegen, wenn zwar das verfügbare Einkommen die Armutsgrenze übersteigt, aber unwirtschaftlich eingesetzt wird oder die Mittel unausgewogen unter den Haushaltsmitgliedern verteilt werden.

Eine ausschließliche Betrachtung der ökonomisch-finanziellen Aspekte greift allerdings zu kurz, Armut ist im umfassenden Sinn Ausdruck einer gesamten *Lebenslage*. Eine an der Lebenslage orientierte Definition von Armut fragt danach, ob bei der Versorgung der Menschen mit Nahrung, Bekleidung, Wohnraum, Wohnungseinrichtung, Leistungen des Gesundheits- und Sozialwesens Mindeststandards erreicht werden. Dieser *Lebenslagenansatz* muss darüber hinaus berücksichtigen, ob die Menschen ausreichend am gesellschaftlichen, kulturellen und politischen Leben teilhaben können. Dies betrifft so zentrale Bereiche wie Arbeit, Bildung, Freizeitgestaltung, soziale Beziehungen und Information. Ist dies der Fall und liegt Unterversorgung in gleich mehreren Lebensbereichen vor, besteht das Risiko, dass Armut zugleich mit *sozialer Ausgrenzung* verbunden ist.

Aus dem Lebenslagenansatz folgt für die Sozialpolitik, dass es zur Armutsbekämpfung und -vermeidung nicht ausreicht, das Einkommen durch die Gewährung von Geldleistungen bis auf die Höhe des sozio-kulturellen Existenzminimums aufzustocken. Zwar kommt in entwickelten Marktgesellschaften der Verfügung über Einkommen eine zentrale Bedeutung für die Lebenslage zu, aber in vielen Fällen bedarf es besonderer Maßnahmen wie Beratung und sozialpädagogische Hilfestellungen und zugleich gruppen- und stadteilbezogener Förderkonzepte.

Ressourcenansatz und Lebenslagenansatz stehen vor großen Problemen, wenn es darum geht, das Ausmaß der Armut zu beziffern. Es muss definiert werden, ab welchen *Grenzwerten* der Zustand der Schlechterstellung und Benachteiligung in Armut umschlägt. Über diese Armutsgrenzen lässt sich nicht wissenschaftlich neutral befinden, ihre Festlegung ist vielmehr von individuellen Überzeugungen und Wertentscheidungen abhängig. Dies bedeutet, dass die Diskussion über Existenz und Ausmaß von Armut in Wohlstandsgesellschaften immer kontrovers verlaufen wird. Je nach der Definition von Armut und der Bestimmung der Armutsgrenzen kann dabei der Kreis der Armutsbevölkerung enger oder weiter gesteckt werden. Eine bewusste Eingrenzung des Kreises relativiert die Armutsproblematik und kann dazu dienen, die tatsächlichen sozialen Verhältnisse zu kaschieren oder zu verdecken, während andererseits eine bewusst weite Fassung des Kreises den Blick auf die eigentlichen Betroffenen verstellen kann.

Besonders schwierig ist es, die Mindeststandards für die Bedarfsgüter des täglichen Lebens sowie für das notwendige Maß der sozialen Teilhabe zu bestimmen: Gehört die Ausstattung mit Fernsehen und Telefon zum Mindeststandard? Ist für die Teilhabe am Leben heute ein Auto erforderlich? Welche Bekleidungsstandards müssen Kindern anerkannt werden, um ihre Ausgrenzung zu verhindern? Diese beispielhaften Fragen ließen sich beliebig verlängern. Hinzu kommt, dass die empirischen Daten über die Versorgungsstruktur der Bevölkerung nur sehr lückenhaft sind. Für den Gesamtbereich der sozialen Teilhabe, der stark durch nicht-quantitative Elemente bestimmt ist, fehlt es nahezu völlig an repräsentativen Daten. Hier sind qualitative Untersuchungen erforderlich, die die Lebensbedingungen der jeweils von unterschiedlichen Problemen betroffenen Bevölkerungsgruppen gesondert darstellen. Zu denken ist an die Lebenslage von körperlich und geistig Behinderten, Wohnungslosen, Nichtseßhaften, Strafentlassenen, Drogen- und Alkoholabhängigen sowie psychisch Kranken.

Beim *Ressourcenansatz* muss entschieden werden, bei welcher Einkommenshöhe das sozio-kulturelle Existenzminimum angelegt werden soll und wie sich der Grenzwert an die wirtschaftliche Entwicklung anzupassen hat. Auch hier gibt es keine allgemeinverbindlichen Antworten. Als ein quasi-offizieller, politisch bestimmter Grenzwert für die Einkommensarmut kann das Niveau der Hilfe zum Lebensunterhalt nach dem BSHG dienen. Auf wissenschaftlichen Konventionen beruht das international üblich gewordene Verfahren, jemanden als einkommensarm zu betrachten, dessen verfügbares Einkommen einen bestimmten Prozentwert eines nationalen Durchschnittswertes unterschreitet. In der Regel wird die Armutsgrenze bei 50 % des Durchschnittseinkommens angesetzt. Ergänzend werden auch die Grenzen von 40 % („strenge Armut"), 60 % („milde Armut") und 75 % („prekärer Wohlstand") verwendet.

Durch das Verfahren, Einkommensarmut am Durchschnittseinkommen zu bemessen, wird die Ungleichheit der Einkommensverteilung abgebildet. Einkommensarmut in diesem Sinne lässt sich nur dann abbauen, wenn die niedrigen Einkommen stärker als die hohen Einkommen ansteigen. Bei einer gleichmäßigen prozentualen Erhöhung aller Einkommen hingegen bleibt der Anteil unter der Hälfte des Durchschnitts gleich. Eine Erhöhung des gesamtgesellschaftlichen Wohlstandes allein ist also, da Armut immer ein relativer Tatbestand ist, noch kein Beitrag zum Abbau von Einkommensarmut.

8.2 Relative Einkommensarmut

Die Bemessung der relativen Einkommensarmut (50 %-Schwelle) basiert auf dem Vergleich der unter Bedarfsgesichtspunkten modifizierten Pro-Kopf-Einkommen (vgl. zum Berechnungsverfahren dieses *Nettoäquivalenzeinkommens* ausführlich Pkt. 3.4.2 dieses Kapitels). Personen, die mit ihrem *Nettoäquivalenzeinkommen* noch nicht einmal die Hälfte des durchschnittschnittlichen Nettoäquivalenzeinkommens erreichen, gelten als einkommensarm. Als Datengrundlage dienen die Ergebnisse des Sozio-ökonomischen Panels.

Tabelle III.17 :
Armutsquoten (50-Prozent-Grenze des Nettoäquivalenzeinkommens) in den alten und neuen Bundesländern 1984 bis 1997 in %

Jahr	Alte Bundesländer	Neue Bundesländer*)
1984	12,6	-
1985	11,9	-
1986	11,9	-
1987	10,7	-
1988	11,0	-
1990	10,5	3,5
1991	10,0	4,3
1992	10,0	6,1
1993	11,1	6,3
1994	11,1	7,9
1995**)	13,0	7,9
1996	12,3	8,5
1997	10,9	8,7

*) Bezogen auf das durchschnittliche Einkommensniveau in den neuen Bundesländern
**) Einschließlich Zuwanderer
Quelle: Habich, R., Krause, P., Armut, in: Statistisches Bundesamt (Hrsg.), Datenreport 1997, S. 518 und eigene Auswertungen des Sozio-ökonomischen Panels.

Tabelle III.17 zeigt die Entwicklung des Anteils der Armen in den alten und den neuen Bundesländern zwischen 1984 bzw. 1990 und 1997. Dabei wurde die 50-Prozent-Armutsgrenze jeweils getrennt entsprechend dem durchschnittlichen Nettoäquivalenzeinkommen in den beiden Landesteilen ermittelt. Auffällig ist zunächst, dass in den alten Bundesländern der Verlauf der Armutsquote keine besonderen Sprünge aufweist. Eine Polarisierung der Einkommensverteilung in Richtung eines Anstiegs von Armut lässt sich auf der Grundlage dieser Daten nicht feststellen. Im langjährigen Durchschnitt liegt die Armutsrate der Bevölkerung bei etwa 11 %. 1995 – bei erstmaliger Berücksichtigung der Einkommenslage von Zuwanderern – lebten 13 % der Bevölkerung in den alten Bundesländern mit einem Einkommen unterhalb der 50 %-Schwelle.

Anders verläuft die Entwicklung in den neuen Bundesländern: Seit der Vereinigung haben sich die nach Ost-Standard berechneten Armutsquoten mehr als verdoppelt, liegen allerdings immer noch deutlich unter den West-Werten.

Tabelle III.18:
Betroffenheit von Armut nach Bevölkerungsgruppen

	Armutsraten in % nach der 50 %-Armutsgrenze				
	alte Bundesländer			neue Bundesländer	
	1985	1990	1995	1990	1995
Insgesamt	11,8	10,5	13,0	3,4	11,5
Geschlecht					
- Männer	11,8	9,9	12,0	3,2	11,2
- Frauen	11,9	11,0	14,0	3,6	11,8
Nationalität des Haushaltsvorstandes					
- Deutsche	11,0	9,4	10,0	3,4	11,5
- Ausländer	26,0	26,3	26,1	-	-
Erwerbsstatus					
- Erwerbstätig	7,4	6,2	6,8	2,1	7,5
- Arbeitslos	28,3	20,4	33,8	-	25,7
- in Ausbildung	16,6	17,8	18,8	6,5	18,6
- Nicht erwerbstätig	10,5	10,8	12,1	4,6	4,9
Bildung					
- Hauptschule	15,6	15,7	20,4	5,1	11,0
- Hauptschule mit Lehr	9,8	8,1	9,4	3,0	10,3
- Realschule	6,0	5,7	7,5	2,7	10,3
- Abitur	9,4	5,4	6,3	1,9	5,0
- (Fach-Hochschule)	2,1	3,5	4,1	0,6	2,1
Gemeindegrößenklassen					
- unter 2.000 Einwohner	21,1	15,1	16,3	4,4	13,7
- 2.000 bis 20.000 Einwohner	13,9	12,2	15,1	1,7	10,4
- 20.000 bis 100.000 Einwohner	12,1	9,8	11,2	4,4	13,4
- 100.000 bis 500.000 Einwohner	9,6	8,7	14,0	2,6	13,3
- über 500.000 Einwohner	7,7	8,8	9,9	3,4	4,5
Alter					
- 0 - 15 Jahre	20,3	16,7	21,8	5,1	19,7
- 16 - 30 Jahre	13,1	11,7	15,3	3,9	13,5
- 31 - 45 Jahre	10,8	9,9	11,5	3,5	12,9
- 46 - 60 Jahre	9,0	8,4	9,6	1,3	8,8
- 61 - 75 Jahre	6,0	6,6	6,9	2,6	2,2
- 76 Jahre und älter	11,1	7,9	7,3	3,7	2,6

Quelle: Habich, R., Krause, P., Armut, in: Statistisches Bundesamt (Hrsg.), Datenreport 1997, S. 523.

Von Bedeutung ist die Größenordnung der Bevölkerungsgruppe, die in strenger Armut lebt: In den alten Bundesländern hatten 6 % ein Einkommen von unter 40 % des Durchschnitts. Im Einkommensbereich des „prekären Wohlstands“ (zwischen 50 % und 75 % des Durchschnitts) finden sich 24,3 % der Bevölkerung. Dieser hohe Wert zeigt, dass sich viele Einkommen nur knapp oberhalb der Armutsgrenze befinden. Treten in diesen Haushalten besondere Risiken auf, wie z.B. Arbeitslosigkeit oder die Geburt von Kindern, ist ein Abrutschen in die Armutszone fast vorprogrammiert.

Vom Armutsrisiko sind verschiedene Bevölkerungsgruppen unterschiedlich stark betroffen. Tabelle III.18 dokumentiert die Armutsbetroffenheit nach sozio-demographischen Gruppen differenziert nach den alten und den neuen Bundesländern. Die ostdeutschen Daten für 1990 wurden noch vor der Einführung der Währungs-, Wirtschafts- und Sozialunion erhoben und dokumentieren somit die Struktur der Armut in der Endphase der DDR. Bei den Armutsraten im Jahr 1995 wird auch in den neuen Bundesländern die westdeutsche Armutsgrenze zu Grunde gelegt. Die Daten weisen insbesondere auf folgende Problemgruppen der Armut hin:

- AusländerInnen,
- Arbeitslose und Personen in Ausbildung,
- Personen nur mit Hauptschulabschluss und ohne Berufsausbildung,
- Personen, die in Klein- und Mittelstädten leben,
- Kinder und Jugendliche.

Tabelle III.19:
Betroffenheit von Armut nach Haushaltskonstellationen

Haushaltskonstellationen	Armutsraten in % nach der 50 %-Armutsgrenze				
	alte Bundesländer			neue Bundesländer	
	1985	1990	1995	1990	1995
Personengruppen im Haushalt					
- Haushaltsvorstand	9,2	8,4	9,8	3,2	9,4
- (Ehe-)Partner	8,9	8,0	10,1	2,2	8,0
- Kind(er) unter 18 Jahren	20,6	17,9	21,4	5,3	20,0
- Kind(er) ab 18 Jahren	12,6	11,8	16,5	3,2	14,4
- Weitere Haushaltsmitglieder	18,2	16,6	23,8	3,6	7,8
Haushaltstypen					
- Einpersonenhaushalt	7,5	6,7	7,3	33,5	7,6
- Partner-Haushalt	4,5	3,9	5,0	1,8	2,9
- Partner-Haushalt mit Kindern	16,2	14,8	16,8	3,3	16,1
- Einelternhaushalt	28,0	36,2	42,4	16,1	35,5
- Nachelterlicher Haushalt	8,4	8,9	14,0	2,1	8,6
Familienhaushalt					
- mit einem Kind	9,1	9,6	11,0	1,7	12,1
- mit zwei Kindern	13,7	14,1	13,9	3,4	12,6
- mit drei Kindern	40,6	26,0	31,4	9,3	46,2

Quelle: Habich, R., Krause, P., Armut, in: Statistisches Bundesamt (Hrsg.), Datenreport 1997, S. 524.

Ergänzend zu diesen personenbezogenen Merkmalen lässt die Betrachtung nach dem Haushaltskontext besondere Risikokonstellationen erkennen (Tabelle III.19). Ein eindeutig höheres Armutsrisiko tragen

- Einelternhaushalte,
- Partnerhaushalte mit Kindern,
- Haushalte mit drei und mehr Kindern.

Auffällig ist vor allem die äußerst hohe Armutsquote von Einelternhaushalten. Fast die Hälfte (42,4 %) der Alleinerziehenden und ihrer Kindern in den alten Bundesländern hatte weniger als die Hälfte des Durchschnittseinkommens zur Verfügung. Seit 1985 hat es hier eine deutliche Verschärfung der Situation gegeben. Mit 31,4 % (1995/alte Bundesländer) tragen auch Familien mit drei und mehr Kindern ein sehr hohes Armutsrisiko.

8.3 Sozialhilfe und Einkommensarmut

Einen anderen Zugang zur Bestimmung von Niveau und Struktur von in Armut lebenden Personen gewinnt man, wenn als Armutsschwelle nicht ein statistisch ermittelter relativer Einkommensstandard (Abweichung vom Durchschnittseinkommen), sondern mit dem *Sozialhilfestandard* eine (sozial)politische Armutsgrenze gewählt wird. Allerdings markiert auch das Sozialhilfeniveau eine relative, am allgemeinen Lebensstandard orientierte Größe, denn die Hilfe zum Lebensunterhalt zielt auf ein „menschenwürdiges“ Leben und soll ein *sozialkulturelles* Existenzminimum garantieren. Armut liegt nach diesem Kriterium dann vor, wenn Personen mit einem Einkommen unterhalb des Sozialhilfestandards auskommen müssen. Dies betrifft in erster Linie diejenigen, die die Unterstützung durch die Sozialhilfe nicht in Anspruch nehmen, obwohl sie aufgrund ihres geringen Einkommens ein Recht auf aufstockende Hilfe zum Lebensunterhalt hätten („Dunkelziffer der Armut“).

Umstritten ist die Frage, ob auch jene Personen als einkommensarm einzustufen sind, die Hilfe zum Lebensunterhalt beziehen, oder ob gerade durch die Sozialhilfe Armut erfolgreich bekämpft wird („*bekämpfte Armut*“). Eine pauschale Gleichsetzung von Sozialhilfebezug und Armut ist sicherlich unangemessen, da jede Erhöhung des Sozialhilfeniveaus zu einer Erhöhung der Armut und eine Absenkung des Sozialhilfeniveaus zu einer Absenkung der Armut führen würde. Denn je höher das Niveau der Sozialhilfe bei gegebener Einkommensverteilung liegt, um so mehr Menschen unterschreiten mit ihrem Einkommen die Sozialhilfeschwelle und werden anspruchsberechtigt. Entscheidend kommt es deswegen darauf an, ob die Höhe der Sozialhilfe als ausreichend zur Sicherung eines sozio-kulturellen Existenzminimums angesehen werden kann oder nicht. Wiederum sind Werturteile erforderlich. Bei dieser Einschätzung muss auch beurteilt werden, ob die *Umstände* des Sozialhilfebezugs, nämlich strenge Bedürftigkeitsprüfungen, Rückgriff der Sozialhilfeträger auf unterhaltsverpflichtete Angehörige und Stigmatisierungen, geeignet sind, um die Betroffenen im Selbstbild wie im Fremdbild aus einer Armutslage zu befreien.

Die Sozialhilfequote liegt mit 4 % (vgl. Tabelle III.15) deutlich niedriger als die 50 %-Armutsquote. Ursache dafür ist zum einen die Dunkelziffer der Sozialhilfebedürftigkeit – schätzt man diese auf bis zu 100 % ein, so verdoppelt sich die Quote auf 8 %. Zum anderen ist zu beachten, dass die institutionell bestimmte Sozialhilfegrenze durch die (leistungs-)rechtlichen Vorgaben des BSHG definiert ist und sich nicht unmittelbar mit relativen Einkommensstandards vergleichen lässt. Abweichungen sind in zweierlei Richtungen denkbar:

- Einerseits können Haushalte von der Einkommensverteilung her gesehen als arm gelten, obgleich sie keinen Anspruch auf Sozialhilfe haben. Dies ist dann der Fall, wenn die sozialhilferechtliche Bedarfsschwelle die Hälfte des Durchschnittseinkommens noch unterschreitet. Zu denken ist aber auch an jene Personen, die auf einzusetzendes Vermögen und/oder auf unterhaltspflichtige Angehörige verwiesen werden. Bei der relativen Armutsberechnung, die sich allein am verfügbaren Einkommen orientiert, finden Vermögen und Unterhaltsansprüche hingegen keine Berücksichtigung.
- Andererseits können Sozialhilfeempfängerhaushalte mit ihrem Einkommen die 50 % Schwelle überschreiten, wenn der Sozialhilfebedarf, so infolge von Mehrbedarfszuschlägen, Einmalleistungen oder hohen Kosten der Unterkunft, über diesem Wert liegt oder weil einzelne Einkommensarten, so Erziehungsgeld und Pflegegeld, nicht angerechnet werden oder weil beim Bezug von Erwerbseinkommen Absetzbeträge und Werbungskosten von der Anrechnung freigestellt werden.

Die Sozialhilfeschwelle wird also nicht durch eine exakte Grenze, sondern einen breiten Grenzstreifen markiert, der von unter 40 % bis über 60 % des durchschnittlichen Nettoäquivalenzeinkommens reichen kann, wobei der überwiegende Teil der Leistungsberechtigten mit ihrem Einkommen bei der 40 %-Grenze der relativen Armut liegen dürfte.

8.4 Armut und Lebenslage in zeitlicher Dimension

Von großer Bedeutung ist die zeitliche Dimension der Armut. Ein kurzzeitiges Unterschreiten der Armutsgrenze kann leichter ertragen werden als ein mehrjähriger Verbleib in der untersten Einkommensposition. Daher müssen die Querschnittanalysen durch *Längsschnittanalysen* ergänzt werden. Längschnittbetrachtungen lassen die individuellen Armutsverläufe, also die Einmündung *in* die Armut, die Dauer der Armut und die Wege *aus* der Armut heraus erkennen. Dieser Untersuchung der zeitlichen Dimension von Armut widmet sich vor allem die „dynamische Armutsforschung“. Sie kommt für Deutschland zu dem Ergebnis, dass Armut und Unterversorgung in aller Regel keine dauerhaften Lebenszustände markieren. Typisch ist vielmehr die Kurzfristigkeit. Langzeitfälle sind demgegenüber deutlich schwächer ausgeprägt. Generationsübergreifende, gleichsam „vererbte“ Armut lässt sich statistisch-empirisch nicht feststellen:

- Nach den Ergebnissen des Sozio-ökonomischen Panels lagen im Sechsjahreszeitraum 1990 bis 1995 nur 2,5 % der Bevölkerung mit ihrem Einkommen dauerhaft unterhalb der Armutsgrenze.
- Der Befund der hohen Fluktuation von Armutslagen bedeutet andererseits, dass sehr viel mehr Menschen in einem Zeitraum von mehreren Jahren zeitweilig von Armut betroffen sind, als dies in den jährlichen Quoten zum Ausdruck kommt. So finden sich von 1990 bis 1995 immerhin ein Viertel der Bevölkerung zumindest einmal in einer Armutsposition.
- Das Risiko arm zu werden, streut bis weit in mittlere Einkommensschichten hinein. Umgekehrt ist das Risiko, einkommensarm zu werden, für die Gruppen besonders hoch, die schon einmal von Armut betroffen waren. Fluktuation heißt also, dass ein Großteil der Betroffenen nicht permanent in Armut lebt, aber in einer armutsnahen Lage des „prekären Wohlstands" verbleibt.
- Auch bei den Empfängern von Hilfe zum Lebensunterhalt handelt es sich nicht um eine gleichbleibende Gruppe von Personen Die durchschnittliche bisherige Dauer der Hilfegewährung lag Ende 1997 bei 25,5 Monaten. Fast die Hälfte (46,3 %) der hilfeempfangenden Haushalte war nach weniger als einem Jahr wieder aus dem Sozialhilfebezug ausgeschieden. Langzeitempfänger von mindestens fünf Jahren machten 9,5 % aller Haushalte aus. Eine besonders hohe Quote des Langzeitbezugs von Sozialhilfe zeigt sich mit 17,6 % bei alleinstehenden Frauen. Hier handelt es sich weit überwiegend um ältere Frauen, deren Rente unzureichend ist und die keine Chance mehr haben, ihre finanzielle Lage zu verbessern.

Für die psycho-sozialen Auswirkungen von Armut spielt neben der zeitlichen Verlaufsform das subjektive Erleben und Verarbeiten dieser Lebenssituation eine entscheidende Rolle. Die Sozialhilfeforschung unterscheidet – grob gefasst – drei Bewältigungsmuster von Armut bzw. Lebensmuster in der Armut:

Aktive und schnelle Überwindung der Situation
Beispielhaft dafür ist die Situation eines Teils der Arbeitslosen, die zwar ein geringes Einkommen haben und auf aufstockenden Leistungen der Sozialhilfe angewiesen sind, aber die diese Phase vergleichsweise schnell verlassen, da der berufliche Erst- oder Wiedereinstieg gelingt.

Aktive Gestaltung des eigenen Lebens auch unter eingeschränkten Bedingungen
Als typisches Beispiel dafür können Alleinerziehende gelten, die die Armutszone erst verlassen, wenn die Kinder älter geworden sind und sich das Einkommen durch den Wiedereinstieg in den Beruf erhöht. In der Zwischenzeit müssen die Betroffenen zwar mit einer spürbaren Einkommens- und Ressourceneinschränkung leben und ein Ausweg aus der Armut gelingt ihnen wegen der objektiv unüberwindlichen Rahmenbedingungen zunächst nicht. Aber die Lebenslage ist nicht mit sozialer Desintegration und individueller Resignation gleichzusetzen.

Verfestigung von Armut und Passivität
Als drittes Lebens- und Bewältigungsmuster kann der verfestigte und passive Verbleib in der Armut genannt werden. Bei diesem – noch kleinem Personenkreis – handelt es sich häufig um sog. Multiproblemgruppen, bei denen sich Benachteiligungen kumulieren. Beispielhaft dafür steht die Situation von Langzeitarbeitslosen, die keinen Kontakt mehr zur Arbeitswelt finden und sich von der Gesellschaft isolieren.

Diese unterschiedlichen Verlaufsmuster von Armut beziehen sich auf die divergenten Entstehungsbedingungen, auf die unterschiedlichen Lebens- und Bewältigungsformen der Situation in der Armut und auf die unterschiedlichen Möglichkeiten, die Situation zu beenden. Hinsichtlich der Bewältigungsformen und -strategien bleibt als Erkenntnis aus der Armutsforschung festzuhalten, dass die Betroffenen nicht als ausschließlich passive Opfer der eingeschränkten sozialen Verhältnisse und Bedingungen verstanden werden dürfen. Auch Personen bzw. Familien, die wir als arm bezeichnen, verfügen über individuelle Handlungsressourcen und Fähigkeiten, die eigene Lebenssituation zu gestalten und zu verbessern. Der individuelle Handlungs- und Bewältigungsspielraums hängt von vielen Faktoren ab, so u.a. von der Verfügbarkeit über informelle familiäre, nachbarschaftliche und soziale Stütz- und Hilfenetzen, von der wahrgenommenen Einschränkung der Unterversorgung, von den wahrgenommenen und selbst vorgenommenen Schuldzuweisungen und von der erwarteten zeitlichen Perspektive der Armutslage.

Interventionsmaßnahmen der sozialen Arbeit und der rahmensetzenden allgemeinen Sozialpolitik müssen die Vielgestaltigkeit von Armutslagen berücksichtigen, wenn sie erfolgreich sein sollen. Soziale Arbeit und allgemeine Sozialpolitik haben je nach Situation verschiedene, sich allerdings ergänzende Aufgabenfelder. Die Betroffenen in ihren Handlungsressourcen zu unterstützen, ein Abgleiten in Resignation, Apathie und Randgruppenkultur zu vermeiden, ist Aufgabe der sozialen Arbeit mit ihren dienstleistenden und pädagogischen Handlungsstrategien. Aufgabe der Sozialpolitik ist es, durch Einkommens-, Infrastruktur-, Qualifizierungs- und arbeitsmarktpolitische Strategien bessere Rahmenbedingungen zu setzen. Diese Rahmenbedingungen sind nicht nur für den Austritt aus der Armut entscheidend, sie haben vor allem eine präventive Funktion, um das Abrutschen immer neuer Personengruppen in Armut und Ausgrenzung zu verhindern. Einige der Betroffenen benötigen „nur" ein gesichertes Einkommen und bessere Möglichkeiten zur Erwerbsintegration, während für andere Gruppen diese Maßnahmen zwar wichtig, aber keinesfalls ausreichend sind.

9. Reformbedarf im System der Sozialen Sicherung

9.1 Zum Verhältnis von sozialer Sicherung und privater Vorsorge

Das Sozialleistungssystem in Deutschland steht im Mittelpunkt der kritischen wissenschaftlichen und politischen Diskussion. Die Auseinandersetzung greift weit über Detailprobleme hinaus und konzentriert sich auf die Grundsatzfrage, ob das bestehende System mit seinen Leistungs- und Gestaltungsprinzipien so wie bisher weitergeführt und finanziert werden kann oder ob angesichts der ökonomischen, demographischen und sozialen Veränderungen eine grundsätzliche Revision des Systems der Sozialen Sicherung erforderlich ist (vgl. dazu auch Kap. „Sozialpolitik und soziale Lage in Deutschland“, S. 39 ff.)

In dieser Debatte geht es zum einen um die Frage nach dem „richtigem“ Verhältnis von *privater* Vorsorge und *öffentlicher* sozialer Sicherung. Diskutiert wird, ob der bereits seit Mitte der 80er Jahre feststellbare Trend einer schrittweisen Absenkung des Leistungsniveaus in den einzelnen Zweigen des Sicherungssystems fortgesetzt werden muss, um den Sozialstaat finanzierbar zu halten. Insbesondere im Bereich der zukünftigen Gestaltung der Alterssicherung gewinnen die Vorschläge an Gewicht, die erste Säule, d.h. die Gesetzliche Rentenversicherung, zurückzufahren und statt dessen die zweite und dritte Säule, nämlich die betriebliche Altersversorgung und die private Vorsorge durch Vermögensbildung und Lebensversicherungen auszubauen. Die zu erwartenden Abstriche bei der nettolohnbezogenen Rentenanpassung und die entsprechende Absenkung des Rentenniveaus werden mit dieser Neujustierung der Proportionen von öffentlicher und privater Vorsorge begründet (vgl. Bd. II, Kap. „Alter“, S. 321 f.).

Dagegen steht das Argument, dass auch bei privaten, kapitalgedeckten Sicherungsformen Finanzierungsbelastungen auftreten. Immer müssen Bestandteile aus dem verfügbaren Einkommen für sozialpolitische Zwecke abgezweigt werden. Dies gilt gleichermaßen für Sparrücklagen, für Einzahlungen in Investment- und Altersvorsorgefonds wie für Prämien, die an Privatversicherungen zu zahlen sind. An die Stelle der nach dem Solidarprinzip berechneten Sozialversicherungsbeiträge treten bei einer privaten Versicherung risikobezogene Prämien, die nicht das gesamtwirtschaftliche Belastungsniveau, aber die personelle Belastungsstruktur zu Lasten der sog. „schlechten“ Risiken verschieben (vgl. Kap. „Sozialpolitik im ökonomischen Prozess“, S. 85 ff.). Hinzu kommt, dass Ausmaß und Deckungsgrad der privaten Vorsorge – soweit sie nicht obligatorisch ist – von der Zahlungsfähigkeit und -bereitschaft der Menschen abhängen und damit keine flächendeckende Absicherung gewährleistet ist. Ein weiterer Aspekt ist zu bedenken: Wenn die Sozialversicherung aufgrund eines niedrigen Leistungsniveaus bzw. der niedrigen Leistungssätze die Funktion von Lohnersatz- und Lebensstandsicherung nicht mehr erfüllt, schwindet die Akzeptanz dieses Systems. Ein beitragsfinanziertes System verliert seinen Sinn, wenn die Leistungen trotz jahrelanger Beitragszahlung noch nicht einmal das sozialhilferechtliche Existenzminimum erreichen.

9.2 Grundsicherung statt Sozialversicherung? Das Beispiel Grundrente

Ein zweiter Eckpunkt der Reformdebatte bezieht sich auf das Verhältnis der für das Sozialleistungssystem charakteristischen Elemente „Sozialversicherung“, „Sozialtransfers/Steuererleichterungen“ und „Sozialhilfe“. Soll es bei dem gegenwärtigen Nebeneinander dieser drei Bereiche und der dazu gehörenden Institutionen bleiben, oder soll eine Zusammenführung in Richtung einer neuen, die Sozialhilfe ersetzenden Grundsicherung angestrebt werden? Die in der wissenschaftlichen Diskussion vertretenen Modelle sind kaum überschaubar. Die Spannweite der Vorschläge ist breit gefächert, sie reicht von dem Ansatz, die Bereiche besser mit einander zu verzahnen, bis hin zu dem Modell, die öffentliche soziale Sicherung auf eine umfassende Grundsicherung zu reduzieren, die Sozialversicherung aufzulösen und Sicherungsbedarf oberhalb des Existenzminimums durch private Vorsorge abzudecken. Bei der Vielzahl der Modelle die Übersicht zu bewahren, ist auch deswegen schwierig, da für dieselbe Konzeption häufig unterschiedliche Begriffe verwandt werden bzw. dieselben Begriffe für abweichende Konzeptionen stehen. Es kommt also entscheidend auf die Wirkungen an und nicht auf den schillernden Begriff „Grundsicherung". Um die Modelle besser unterscheiden und in ihren Auswirkungen beurteilen zu können, sind folgende Grundfragen zu stellen:

- In welchem *Verhältnis* soll die Grundsicherung zur Sozialversicherung, zu den speziellen Sozialtransfers sowie zur Sozialhilfe stehen?
- *Wer* soll einbezogen werden, die gesamte Bevölkerung oder nur einzelne Personengruppen?
- Sollen Einkommen und Vermögen auf die Leistung *angerechnet* werden?
- Wie hoch soll das *Niveau* der Grundsicherung sein, soll es dem Niveau der jetzigen Sozialhilfe entsprechen oder darüber oder darunter liegen?
- Soll es sich um weitgehend *pauschalierte* Leistungen handeln oder ist nach spezifischen Bedarfs- und Lebenslagen und Haushaltskonstellationen zu differenzieren?
- Wie soll die Finanzierung erfolgen und welche Institution ist für die Leistungsdurchführung verantwortlich?

Die einfachste und zugleich radikalste Form der Grundsicherung stellt die *allgemeine steuerfinanzierte Bürgerversorgung* dar, die allen Bürgern *unabhängig* sowohl von Vorleistungen als auch vom eigenen Einkommen und Vermögen ausgezahlt wird und die alle bisherigen Leistungssysteme einschließlich der Geldleistungen der Sozialversicherung ablösen soll. Universelle Konzepte beziehen die gesamte Bevölkerung ein, spezifische nur abgegrenzte Gruppen. Das bekannteste spezifische Modell ist das der *Grundrente*, die sich auf den Kreis der älteren Menschen bezieht.

Grundlegend für derartige *Totalreformen* ist der Gedanke, der Bevölkerung einen allein an den Bürgerstatus geknüpften, voraussetzungslosen Anspruch auf ein Einkommen („*Einkommen als Bürgerrecht*") zu garantieren und dadurch alle anderen öffentlichen Sozialleistungen überflüssig zu machen. Die Ansprüche auf soziale Sicherung sollen von der Erwerbsarbeit abgekoppelt, Sozial- und Arbeitsverhältnis getrennt werden. Auch jenen wird eine eigenständige Existenzsicherung gewährt, die keiner Erwerbsarbeit nachgehen können oder wollen oder (wegen Teilzeitarbeit oder niedriger Lohnsätze) nur ein geringes Arbeitseinkommen erhalten. Die Aufgabe der Sozialpolitik bestünde allein in der Vermeidung von Armut. Die über die pauschale Grundrente hinausreichende, auf die Absicherung des Lebensstandards abzielende Zusatzsicherung soll dann ausschließlich eigenverantwortlich und privat, d.h. über und durch den Markt geregelt werden.

Das Modell der Grundrente lässt sich in vielfacher Hinsicht kritisch bewerten (vgl. dazu ausführlich Bd. II, Kap. „Alter“, S. 317 ff.): Der Übergang von der Rentenversicherung und den anderen Sicherungssystemen im Alter auf eine für alle BürgerInnen einheitliche Grundrente ist mit vielfältigen rechtlichen und institutionellen Problemen verbunden, die schwer und nur unter Berücksichtigung sehr langer Übergangsfristen lösbar sind. In der Übergangsphase käme es zu erheblichen finanziellen Mehrbelastungen. Problematischer ist aber noch die Erwartung, dass die Grundrente, wenn sie nicht mit einer obligatorischen einkommensbezogenen Zusatzversicherung verbunden wird, zu einer verschärften Ungleichheit der Einkommensverteilung im Alter führt. Auf der einen Seite stünden die wirtschaftliche Stärkeren, die sich eine private Vorsorge leisten können, auf der anderen Seite diejenigen, die ausschließlich mit der Grundsicherung zurecht kommen müssen.

Fragwürdig bleibt, ob die Höhe der Grundrente tatsächlich ausreicht, um das sozial-kulturelle Existenzminimum abzudecken. Da die Grundrenten aus den allgemeinen Haushaltsmitteln aufgebracht werden müssen und steuerfinanzierte Leistungen im Unterschied zu den beitragsfinanzierten Versicherungsleistungen nicht auf eigentumsrechtlich geschützten Anwartschaften basieren, steht die Finanzierung unter dem Druck finanz- und haushaltspolitischer Entscheidungen. Jahr für Jahr müssten in womöglich harter politischer Auseinandersetzung und in Konkurrenz zu der Fülle anderer wichtiger Staatsaufgaben die für die Grundrente erforderlichen Ausgabenvolumina und Steuereinnahmen erstritten werden; ob unter diesen Voraussetzung eine (netto)lohnbezogene Anpassungsdyamik gewährleistet ist, darf bezweifelt werden.

9.3 Negativsteuer/Bürgergeld

Einen weiteren geschlossenen Entwurf in die Richtung einer Totalrevision des historisch gewachsenen Systems von Sozialversicherung, Sozialhilfe und sozialen Transfers bietet das Konzept der *Negativsteuer*, das als universelles System die gesamte Bevölkerung erfasst und deshalb auch als *„Bürgergeld“* bezeichnet wird. Der Begriff Negativsteuer begründet sich aus dem Grundgedanken, die allgemeine Grundsicherung über die *Einkommensteuer* zu organisieren und dabei eigenes Einkommen auf die Zahlung anzurechnen: Erreicht wird dies dadurch, indem der Steuertarif der Einkommensteuer beim Unterschreiten einer bestimmten Einkommenshöhe (Transfergrenze) um einen Negativbereich erweitert wird. In diesem Negativbereich zahlt das Finanzamt ein Bürgergeld; hat eine Person überhaupt kein eigenes Einkommen, erfolgt eine volle Zahlung in Höhe des Existenzminimums, liegt eigenes Einkommen vor, so wird dieses teilweise angerechnet. Übersteigt das eigene Einkommen das Existenzminimum, läuft die Aufstockung aus. Verzichtet werden soll dann im Gegenzug auf die steuerfinanzierten Sozialleistungen wie u.a. Sozialhilfe, Wohngeld, Kindergeld, Erziehungsgeld, Arbeitslosenhilfe, Unterhaltsvorschuss, Ausbildungsförderung usw. sowie auf diverse Steuerbegünstigungen. Im Unterschied zur Grundrente bleiben jedoch die Versicherungsansprüche aus der Sozialversicherung unberührt.

Grundsätzlich lassen sich mit einer negativen Einkommensteuer sehr verschiedene Ziele verfolgen. Entscheidend für die Wirkungen sind die konkreten Modellparameter so wie vor allem die Festlegung der Höhe des Existenzminimums und die Höhe des Anrechnungssatzes von eigenem Einkommen. Modelle in *sozialutopischer* Perspektive, die über das Grundeinkommen einen „Ausstieg" aus dem Erwerbs- und Industriesystem anstreben, sehen ein hohes Leistungsniveau und den Verzicht auf den Nachweis der Arbeitsbereitschaft vor, um eine tragfähige materielle *Alternative* zur Erwerbsarbeit zu bieten. Die ausreichend hohe Grundsicherung soll den informellen Sektor der Gesellschaft subventionieren und einen Raum für Freiheit jenseits der Erwerbsarbeit eröffnen. Charakteristikum aller Negativsteuermodelle in *wirtschaftsliberaler* Perspektive ist hingegen ein niedriges Niveau des garantierten Existenzminimums bei einem zugleich niedrigen Anrechnungssatz des eigenen Einkommens. In der aktuellen wissenschaftlichen und politischen Debatte dominiert eindeutig die wirtschaftsliberale Position; die in den 80er Jahren noch leidenschaftlich diskutierten emanzipatorisch-ökosozialistischen Ansätze eines Ausstiegs aus der Erwerbsarbeit haben angesichts von Massenarbeitslosigkeit und fiskalischer Krise keine Relevanz mehr.

Finanzierungsrechnungen zum Modell der Negativsteuer lassen erkennen, dass Regelungen, die einen großen Teil, z. B. die Hälfte eines zusätzlichen Erwerbseinkommens anrechnungsfrei halten, dazu führen, dass der Kreis der Anspruchsberechtigten rasch wächst, und bei einem Existenzminimum in Höhe des derzeitigen Sozialhilfeniveaus finanziell nicht zu verkraften sind. Um die Ausgaben zu begrenzen, muss deshalb das Existenzminimum möglichst nach unten gedrückt werden. Dadurch wird ein faktischer Arbeitszwang etabliert, da der Lebensunterhalt nur durch die Übernahme von Arbeit gesichert werden kann. Unter diesen Bedingungen kann dann auf eine Prüfung der Arbeitsbereitschaft verzichtet werden. In ihrem Lebensunterhalt gefährdet wären vor allem diejenigen, die als Arbeitsunfähige, Behinderte, Ältere, Alleinerziehende keine (Neben-)Erwerbstätigkeit aufnehmen können. Als Ausweg werden hier Modelle mit einem gespaltenen Leistungsniveau vorgeschlagen, bei denen Nichterwerbsfähige ein höheres Existenzminimum erhalten. Die Frage bleibt allerdings offen, was mit den Arbeitsfähigen, aber Arbeitslosen und ihren Familienangehörigen geschieht, die arbeitslos bleiben.

Die mit dem Hinweis auf die einkommensaufstockende Wirkung der Negativsteuer verbundene Aufforderung an die Gewerkschaften, Niedriglöhne zu vereinbaren, bedeutet, den für die Tarifpolitik – und mit Folgewirkungen für die Leistungs- und Finanzierungsfähigkeit der Sozialversicherung – tragenden Grundsatz aufzugeben, dass ein Vollzeiteinkommen auch in den unteren Lohngruppen zum individuellen Lebensunterhalt oberhalb der Armutsschwelle reichen muss. Eine gleichermaßen pauschale wie dauerhafte Subventionierung von schlecht bezahlten Arbeitsplätzen macht aber auch arbeitsmarktpolitisch keinen Sinn, da keinesfalls gesichert ist, dass dadurch im gesamtwirtschaftlichen Nettoeffekt tatsächlich zusätzliche Arbeitsplätze entstehen. Wahrscheinlicher ist, dass es lediglich zu Mitnahme- und Substitutionseffekten kommt. Diese grundlegenden Bedenken bestehen auch gegenüber dem ausdrücklich arbeitsmarktpolitisch motivierten Modell des Kombilohns. Hier soll die Aufstockung der neu eingeführten Niedriglöhne durch die Sozialhilfe erfolgen (vgl. dazu Kap. „Arbeit und Arbeitsmarkt", S. 402)

Fraglich ist auch, ob die mit der Negativsteuer verbundenen Erwartungen, das Sozialleistungsystem einfacher, überschaubarer und gerechter zu gestalten, zu realisieren sind: Da ein einheitliches Leistungsniveau vorgesehen wird und die bestehenden spezifischen Transfers wegfallen sollen, würden viele Personen- bzw. Haushaltsgruppen mit besonderen Bedarfslagen beim Übergang zu einem solchen System schlechter gestellt. Wollte man diese Benachteiligungen korrigieren, müsste der Steuertarif entsprechend angepaßt werden. Ein Tarif aber, der eine Vielzahl von individuellen Kriterien (Haushaltsgröße, Alter der Kinder, Wohnungsgröße, Wohnungskosten, Ausbildung, Behinderung usw.) zu berücksichtigen hätte, wäre kaum praktikabel.

Die pauschalierte Berechnung der Negativsteuer kann sich aber auch deswegen sehr ungerecht auswirken, da das Einkommensteuerrecht das Erfordernis einer zielgenauen Einkommensaufstockung nicht einlösen kann. So bleiben viele Einkünfte, die für die Bedarfsdeckung zur Verfügung stehen, im Steuerrecht unberücksichtigt, wie z. B. Unterhaltsleistungen, private Veräußerungserlöse. Auch verwertbares Vermögen müsste bei einer bedarfsorientierten Leistung angerechnet werden; auch hierfür gibt das Steuerrecht keine Handhabe. Unbrauchbar für die Sicherstellung des Existenzminimums und zur Vermeidung von Armut ist das *Jährlichkeitsprinzip* der Einkommensteuer. Denn anders als „normale" Steuerpflichtige können Personen, die sich unter der Armutsgrenze befinden, schwankende Einkommen und Belastungsspitzen nicht selbst ausgleichen. Der Verweis auf die Steuerjahresabrechnung hilft ihnen nicht. Dieses Problem ist von großem Gewicht, weil – wie oben gesehen – die Mehrzahl der Empfänger von Hilfe zum Lebensunterhalt nur wenige Monate auf Leistungen angewiesen ist.

Die Erwartung schließlich, die administrativen Kosten des Sozialstaats durch die Integration von Sozialämtern, Ausbildungsförderungsämtern, Wohngeldämtern usw. in die Finanzämter radikal zu begrenzen, geht nur dann auf, wenn auf Einzelfallorientierung, Auskunft und Beratung konsequent verzichtet würde. Andernfalls würde eine kaum überschaubare Mammutbehörde entstehen.

9.4 Bedarfsorientierte Grundsicherung

Das Modell der *bedarfsorientierten Grundsicherung* verzichtet auf die Vorstellung, mit dem System der Sozialen Sicherung radikal zu brechen. Abgestellt wird vielmehr auf die Strategie, das bestehende System weiterzuentwickeln, d.h. es so zu reformieren, umzugestalten und zu ergänzen, dass Lücken geschlossen und Unstimmigkeiten abgebaut werden. Ein zentraler Schritt in diese Richtung soll sein, die versicherungsförmigen Leistungen bei den Standardrisiken Alter, Invalidität, Arbeitslosigkeit oder Krankheit durch Bedarfsleistungen zu *ergänzen.* Die bedarfsorientierte und steuerfinanzierte Aufstockungsleistung soll an die Stelle der Hilfe zum Lebensunterhalt treten, um

Armut nicht länger institutionell auszugrenzen, sondern innerhalb der Institutionen zu bekämpfen, die für die Sicherung bei dem betreffenden Risiko bzw. Lebenstatbestand zuständig sind. Jeder Mensch soll also im Alter, bei Invalidität oder bei Arbeitslosigkeit ein sozial-kulturell definiertes Existenzminimum erreichen, unabhängig von der Beitragshöhe und -dauer. Sind die eigenen lohn- und beitragsäquivalenten Versicherungsleistungen zu gering, werden sie durch die Grundsicherung auf dieses Niveau aufgestockt. Im unteren Einkommenssegment ergänzt also das Bedarfsprinzip das Versicherungs- und Äquivalenzprinzip, ohne es zu ersetzen. Um problematische Verteilungswirkungen zu vermeiden. sollen alle Einkommen unabhängig von ihrer Quelle, also aus Erwerbstätigkeit, Sozial(versicherungs)leistungen, Unterhaltsansprüchen, Gewinn und Vermietung, angerechnet werden. Auch das Vermögen, soweit verwertbar, hat Vorrang. Das Konzept orientiert sich also an den Grundprinzipien der Hilfe zum Lebensunterhalt, will die Leistung aber durch „eine Hand", nämlich durch die Administration der Sozialversicherungsträger, durchführen lassen. Da die Betroffenen nicht länger auf mehrere Leistungen und Behörden verwiesen werden, wird das Problem der Dunkelziffer der Armut bzw. der verschämten Altersarmut entschärft.

Bei der Beurteilung dieses Modells ist nicht nur zu prüfen, ob z.B. die Rentenversicherungsträger die einkommens- und bedarfsorientierte Aufstockung niedriger Renten auch tatsächlich umsetzen können. Wichtiger für die Klärung ist die Frage, wie die Eckpunkte einer solchen Grundsicherung ausgestaltet werden sollen. Diese Eckpunkte entscheiden nicht nur über die konkrete Gestalt einer bedarfsorientierten Grundsicherung. Um eine Schlechterstellung der Personengruppen zu vermeiden, die wie bisher auf die Hilfe zum Lebensunterhalt angewiesen bleiben, müssten die Eckpunkte auch für die Weiterentwicklung der Sozialhilfe maßgebend sein. Zu klären ist,

- auf welcher Höhe das Bedarfsniveau festgesetzt wird, wie die laufende Bedarfsbemessung und -anpassung erfolgen soll und ob eine Abstandsnorm zum Erwerbseinkommen vorgesehen ist;
- wie die Bedarfsproportionen bei weiteren Haushaltsmitgliedern und Kindern aussehen sollen;
- ob bei der Einkommens- und Vermögensanrechnung auf den Rückgriff auf Eltern bzw. volljährige Kinder verzichtet werden kann;
- ob und wie der Vorrang von Erwerbsarbeit definiert wird, welche Zumutbarkeitsanforderungen gelten, welche Sanktionen vorgesehen sind und wie der Anrechnungssatz bei Erwerbseinkommen aussehen soll;
- ob die Leistungsberechnung im Unterschied zur bisherigen Bedarfsbemessung bei der Sozialhilfe stärker pauschaliert werden soll, z.B. durch die Zusammenfassung der Regelsätze mit Einmalleistungen und Mehrbedarfszuschlägen.;
- wie hoch die zusätzlichen Belastungen sind und welche Gebietskörperschaft (Bund, Länder oder Gemeinden) für die Finanzierung aufkommen soll.

Je nach Ausgestaltung kann eine bedarfsorientierte Grundsicherung ein wichtiger Beitrag zum Abbau bzw. zur Vermeidung von Armut sein. Die Integration eines bedarfsbegründeten Sockels in die vorrangigen Sicherungsinstitutionen würde die Sozialhilfe entlasten und ihr den dringend benötigten Raum schaffen, sich entsprechend der Zielsetzung des BSHG auf die Bewältigung atypischer persönlich-individueller Notlagen zu konzentrieren. Da die soziale Grundsicherung durch den Bundeshaushalt finanziert wird, mindern sich zugleich die Ausgaben der Kommunen. Die Einkommens- und Vermögensüberprüfung der Leistung macht jedoch deutlich, dass eine Grundsicherung, auch wenn sie gegenüber der bisherigen Sozialhilfe bessere Bedingungen aufweist, immer nur die „second-best Lösung" gegenüber ausreichenden und eigenständigen Versicherungsleistungen ist. So müsste sich eine Sozialpolitik, die den Sozialversicherungsschutz zurücknimmt und die Betroffenen dann auf die bedarfsorientierte Grundsicherung verweist, dem Vorwurf aussetzen, erst das Klientel für diese Leistung zu produzieren.

Ein weiterer Schwerpunkt in der Reformdebatte muss deshalb neben der Frage nach der Ausgestaltung einer Grundsicherung in der Frage liegen, wie die Leistungen der Sozialversicherung, hier in erster Linie der Renten- und Arbeitslosenversicherung, „armutsfest" gemacht werden können. Ergebnis der sozialpolitischen Diskussion ist, dass das Ziel einer umfassenden Absicherung der Bevölkerung in den Zweigen der Sozialversicherung nur erreicht werden kann, wenn die Versicherungspflicht auf kurz oder lang auf die gesamte Erwerbsbevölkerung ausgeweitet wird. Da die Abgrenzungen zwischen abhängiger und selbständiger Arbeit verschwimmen und gerade die „neuen" Selbständigen einen hohen Sicherungsbedarf haben, spricht alles für eine Weiterentwicklung der Sozialversicherung zu einer Art *Volksversicherung*.

Um die Folgewirkungen unterschiedliche Lebensrisiken und Berufsverläufe auszugleichen, ist der *Solidarausgleich* in der Sozialversicherung zu verstärken. Im Solidarprinzip liegt die eigentliche Stärke der Sozialversicherung gegenüber der Privatversicherung. Das in der Sozialversicherung gleichermaßen zum Ausdruck kommende versicherungstechnische Äquivalenzprinzip ist andererseits ein grundlegender Faktor für die Bereitschaft der Menschen, für dieses System (hohe) Beiträge zu zahlen. Wird die Verbindung zwischen Leistung und Gegenleistung zu locker und die interpersonelle Umverteilung zu stark ausgedehnt, verliert ein beitragsfinanziertes System an Zustimmung. Beide Elemente der Sozialversicherung müssen also ausgewogen ausgestaltet und sachgerecht finanziert werden.

Wenn es um den Beitrag der Sozialpolitik zur Vermeidung von Armut geht, darf schließlich eine grundlegende Bedingung nicht außer Acht gelassen werden: Armut, vor allem dann, wenn sie eine Folge der Entwicklung auf dem Arbeitsmarkt ist, lässt sich nicht allein durch Transfers überwinden. Das überfordert den Sozialstaat allein schon in finanzieller Hinsicht. Unverzichtbar ist zugleich eine Bekämpfung der Ursachen und Entstehungsbedingungen von Armut. Es geht immer auch um die unverzichtbare, wenngleich schwierige Aufgabe, für Arbeitsplätze, gesicherte Beschäftigungsbedingungen und existenzsichernde Arbeitseinkommen Sorge zu tragen.

10. Literaturhinweise

Einkommensverteilung

Bäcker, G., Hanesch, W., Arbeitnehmer und Arbeitnehmerhaushalte mit Niedrigeinkommen, in: Ministerium für Arbeit, Gesundheit und Soziales des Landes NRW, Landessozialbericht Band 7, Düsseldorf 1998.

Becker, I., Zur Verteilungsentwicklung in den 80er und 90er Jahren, in: WSI-Mitteilungen 3/1999 (Teil I: Veränderungen in der personellen Einkommensverteilung) und 5/1999 (Teil II: Zum Ausmaß der Vermögenskonzentration).

Becker, I., Hauser, R. (Hrsg.), Einkommensverteilung und Armut – Deutschland auf dem Weg zur Vier-Fünftel-Gesellschaft?, Frankfurt a.M./New York 1997.

Berntsen, R., Dynamik in der Einkommensverteilung privater Haushalte – Eine empirische Längsschnittanalyse für die Bundesrepublik, Frankfurt a.M./New York 1992.

Eggen, B., Privathaushalte mit Niedrigeinkommen, Baden-Baden 1998.

Fachinger, U., Lohnentwicklung im Lebenslauf – Empirische Analysen für die Bundesrepublik Deutschland, Frankfurt a.M./New York 1995.

Flora, P., Noll, H.H. (Hrsg.), Sozialberichterstattung und Sozialstaatsbeobachtung, Frankfurt a.M./New York 1999.

Hauser, R. (Hrsg.), Sozialpolitik im vereinten Deutschland III, Lohnpolitik, Familienpolitik und Verteilung, Berlin 1996.

Huster, E.-U. (Hrsg.), Reichtum in Deutschland. Die Gewinner der sozialen Polarisierung, Frankfurt a.M./New York 1997.

Schäfer, C., Das Ende der Bescheidenheit wäre der Anfang der Vernunft – Zur Verteilungsentwicklung in 1997/98 und den Vorjahren, in: WSI-Mitteilungen 10/1998.

Statistisches Bundesamt (Hrsg.), Einkommen und Vermögen in Deutschland. Messung und Analyse, Schriftenreihe Forum Bundesstatistik Bd. 32, Stuttgart 1998.

Zapf, W., Schupp, J., Habich, R. (Hrsg.), Lebenslagen im Wandel: Sozialberichterstattung im Längsschnitt, Frankfurt a.M., New York 1996.

Lohnbildung und Tarifpolitik

Bispinck (Hrsg.), Tarifpolitik der Zukunft: Was wird aus dem Flächentarifvertrag?, Hamburg 1995.

Bispinck, R., WSI-Tarifarchiv, Tarifliche Lohnstrukturanalyse – Eine Untersuchung der Struktur, Differenzierung und Flexibilität des Tarifsystems und der Tarifeinkommen in der Bundesrepublik Deutschland, Forschungsbericht, Hans-Böckler-Stiftung, Graue Reihe Band 88, Düsseldorf 1995 – Materialband, Reihe HBS-Manuskripte Nr. 180, Düsseldorf 1995.

Feldhoff, K., Der Anspruch auf gleichen Lohn für gleichwertige Arbeit, Baden-Baden 1998.

Gerlach, K., Schettkat, R. (Hrsg.), Determinanten der Lohnbildung, Berlin 1995.

König, O., Stamm, S., Wendl, M. (Hrsg.), Erosion oder Erneuerung? Krise und Reform des Flächentarifvertrags, Hamburg 1998.

Lang, K., Meine, H., Ohl, K. (Hrsg.), Arbeit - Entgelt - Leistung, Handbuch Tarifarbeit im Betrieb, Köln 1997.

Müller-Jentsch, W. (Hrsg.), Konfliktpartnerschaft – Akteure und Institutionen der industriellen Beziehungen, München/Mering 1999.

Müller-Jentsch, W., Soziologie der industriellen Beziehungen, Frankfurt a.M. 1997.

Pohl, G., Schäfer, C. (Hrsg.), Niedriglöhne – Die unbekannte Realität: Armut trotz Arbeit, Hamburg 1996.

Schulten, Th., Bispinck, R. (Hrsg.), Tarifpolitik unter dem Euro, Hamburg 1999

Weiler, A., Frauenlöhne – Männerlöhne – Gewerkschaftliche Politik zur geschlechtsspezifischen Lohnstrukturierung, Frankfurt a.M. 1992.

WSI-Mitteilungen, Schwerpunktheft „Historische und aktuelle Aspekte der Tarifpolitik“, Heft 7/1999.

Wirtschafts- und Sozialwissenschaftliches Institut (Hrsg.), WSI-Tarifhandbuch 1999, Frankfurt a.M. 1999.

Sozialversicherung

Bäcker, G., Ebert, Th., Defizite und Reformbedarf in ausgewählten Bereichen der sozialen Sicherung, hrsg. vom Ministerium für Arbeit, Gesundheit und Soziales des Landes NRW, Düsseldorf 1996.

Bundesministerium für Arbeit und Sozialordnung (Hrsg.), Übersicht über das Sozialrecht, Bonn 1998.

Döring, D. u.a., Gerechtigkeit im Wohlfahrtsstaat, Marburg 1995.

Döring, D., Hauser, R. (Hrsg.), Soziale Sicherheit in Gefahr. Zur Zukunft der Sozialpolitik, Frankfurt a.M. 1995.

Hauser, R. (Hrsg.), Alternative Konzeptionen der sozialen Sicherung, Berlin 1999.

Maydell, B., Ruland, F. (Hrsg.), Sozialrechtshandbuch, 2. Auflage, Neuwied/Kriftel/Berlin 1996.

Riedmüller, B., Olk, Th. (Hrsg.), Grenzen des Sozialversicherungsstaates, Opladen 1994.

Rolf, G., Spahn, P.B., Wagner, G. (Hrsg.), Sozialvertrag und Sicherung, Frankfurt a.M./New York 1988.

Schmähl, W., Versicherungsprinzip und soziale Sicherung, Tübingen 1985.

Sozialhilfe, Grundsicherung

Becker, I., Vergleich und Bewertung alternativer Grundsicherungskonzepte, in: WSI-Mitteilungen 11/1998.

Bieback, K.-J., Birk, U.-A. u.a., Zur Fortentwicklung des Sozialhilferechts, Baden-Baden 1991.

Breuer, W., Engels, D., Der Abstand zwischen dem Leistungsniveau der Hilfe zum Lebensunterhalt nach dem BSHG und verfügbarem Arbeitnehmereinkommen unterer Lohn- und Gehaltsgruppen im Juli 1992. Gutachten im Auftrag des Bundesministeriums für Familie und Senioren, in: Schriftenreihe des Bundesministeriums für Familie und Senioren, Band 29, Stuttgart 1994.

Bundesministerium der Finanzen, Probleme einer Integration von Einkommensbesteuerung und steuerfinanzierten Sozialleistungen. Gutachten einer Experten-Kommission

„Alternative Steuer-Transfer-Systeme“, in: Schriftenreihe des Bundesministeriums der Finanzen, Heft 59, Bonn 1996.

Hauser, R. u.a., Ziele und Möglichkeiten einer Sozialen Grundsicherung, Baden-Baden 1997.

Kaltenborn, B., Von der Sozialhilfe zu einer zukunftsfähigen Grundsicherung, Baden-Baden 1998.

Münder, J., Soziale Grundsicherung und Weiterentwicklung der Sozialhilfe, Gutachten im Auftrag des Niedersächsischen Sozialministeriums, Hannover 1992.

Sesselmeier, W., Klopfleisch, R., Setzer, M., Mehr Beschäftigung durch eine negative Einkommensteuer: Zur beschäftigungspolitischen Effektivität und Effizienz eines integrierten Steuer- und Transfersystems, Frankfurt 1996.

Schulz, J., Sozialhilfe – eine systematische Einführung, Weinheim/Basel 1994.

Armut

Adamy, W., Steffen, J., Abseits des Wohlstands – Arbeitslosigkeit und neue Armut, Darmstadt 1998.

Alisch, M., Dangschat, J., Armut und soziale Integration, Opladen 1998.

Andreß, H.-J. (Hrsg.), Leben in Armut – Analysen der Verhaltensweisen armer Haushalte mit Umfragedaten, Wiesbaden 1999.

Bartelheimer, P., Risiken für die soziale Stadt, Erster Frankfurter Sozialbericht, Frankfurt 1997.

Bieback, K.-J., Milz, H. (Hrsg.), Neue Armut, Frankfurt a.M. 1995.

Buhr, P., Dynamik von Armut – Dauer und biographische Bedeutung von Sozialhilfebezug, Opladen 1995.

Deutscher Bundestag, Antwort der Bundesregierung auf die Große Anfrage der Fraktion der SPD zur 'Armut in Deutschland', Bundestagsdrucksache 13/3339.

Dangschat, J. (Hrsg.), Modernisierte Stadt – gespaltene Gesellschaft. Ursachen von Armut und sozialer Ausgrenzung, Opladen 1999.

Döring, D., Hanesch, W., Huster, E.-U. (Hrsg.), Armut im Wohlstand, Frankfurt a.M. 1990.

Habich, R., Krause, P., Armut, in: Statistisches Bundesamt (Hrsg.), Datenreport 1997, Bonn 1997.

Hanesch, W. (Hrsg.), Sozialpolitische Strategien gegen Armut, Opladen 1995.

Hanesch, W. (Hrsg.), Überlebt die soziale Stadt? Konzeption, Krise und Perspektiven kommunaler Sozialstaatlichkeit, Opladen 1997.

Hanesch, W. (Projektleitung) u.a., Armut in Deutschland, Der Armutsbericht des DGB und des Paritätischen Wohlfahrtsverbandes, Reinbek 1994.

Hauser, R., Hübinger, R., Arme unter uns, Teil 1, Ergebnisse und Konsequenzen der Caritas-Armutsuntersuchung, Freiburg i.Br. 1993.

Hübinger, W., Neumann, U., Menschen im Schatten – Lebenslagen in den neuen Bundesländern, Freiburg i.Br. 1998.

Hübinger, W., Prekärer Wohlstand: Neue Befunde zu Armut und sozialer Ungleichheit, Freiburg i. Br. 1998.

Krämer, W., Statistische Probleme bei der Armutsmessung, in: Schriftenreihe des Bundesministeriums für Gesundheit, Baden-Baden 1997.

Leibfried, S., Voges, W. (Hrsg.), Armut im modernen Wohlfahrtsstaat, Opladen 1992.

Leibfried, St., Leisering, L., Zeit der Armut, Lebensläufe im Sozialstaat. Frankfurt a.M. 1995.

Ludwig, M., Abstiegskarrieren – Zwischen Abstieg und Aufstieg im Sozialstaat, Wiesbaden 1996.

Mansel, J., Neubauer, G. (Hrsg.), Armut und soziale Ungleichheit bei Kindern, Opladen 1998.

Müller, S., Otto, U. (Hrsg.), Armut im Sozialstaat – Gesellschaftliche Analysen und sozialpolitische Konsequenzen, Neuwied 1997.

Neumann, U., Struktur und Dynamik von Armut, Freiburg i.Br. 1999.

Zwick, M. (Hrsg.), Einmal arm – immer arm? Neue Befunde zur Armut in Deutschland, Frankfurt a.M./New York 1994.

Regelmäßige Veröffentlichungen und Materialquellen

Wirtschafts- und Sozialwissenschaftliches Institut (Hrsg.), Informationen zur Tarifpolitik, Düsseldorf.

Wirtschafts- und Sozialwissenschaftliches Institut (Hrsg.), WSI-Tarifhandbuch, Frankfurt a.M. (jährlich).

Bundesministerium für Arbeit und Sozialordnung (Hrsg.), Daten und Fakten zur Sozialhilfe, Bonn (jährlich).

Sozialbericht der Bundesregierung, Bundestagsdrucksache, alle 4 Jahre, (zuletzt Sozialbericht 1997, Bonn 1998).

Wohngeld- und Mietbericht der Bundesregierung, Bundestagsdrucksache, alle 4 Jahre (zuletzt 1998).

Statistisches Bundesamt (Hrsg.):

- Datenreport, Zahlen und Fakten über die Bundesrepublik Deutschland, (zuletzt Datenreport 1997, Bonn 1997).
- Fachserie 1: Bevölkerung und Erwerbstätigkeit
- Fachserie 13. Sozialleistungen
  Reihe 2 Sozialhilfe
  Reihe 4 Wohngeld
- Fachserie 15: Wirtschaftsrechnungen
- Fachserie 16: Löhne und Gehälter

Zeitschriften

Arbeit und Sozialpolitik

Aus Politik und Zeitgeschichte

Bundesarbeitsblatt

DIW-Wochenbericht

Informationen zum Arbeitslosen- und Sozialhilferecht

Nachrichtendienst des deutschen Vereins für Öffentliche und Private Fürsorge
RWI-Mitteilungen
Soziale Sicherheit
Sozialer Fortschritt
Wirtschaft und Statistik
Wirtschaftsdienst
WSI-Mitteilungen
Zeitschrift für Sozialhilfe und Sozialgesetzbuch
Zeitschrift für Sozialreform

Kapitel IV
Arbeit und Arbeitsmarkt

1. Erwerbsarbeit und ihre Bedeutung für die Lebenslage

Ein Leben ohne Arbeit ist für die meisten Menschen nicht denkbar und schon gar nicht realisierbar, denn die Sicherung der eigenen Existenz und gegebenenfalls auch die der Angehörigen setzt Arbeit voraus. Die zum Leben erforderlichen Güter und Dienstleistungen müssen produziert und bereitgestellt werden – in bezahlter Form als *Erwerbsarbeit*, aber auch in unbezahlter Form, z. B. als *Haus-* oder *Familienarbeit*. Arbeit ist über die Existenzsicherung hinaus immer auch von zentraler Bedeutung für die persönliche Entwicklung jedes einzelnen Menschen, seine soziale und gesellschaftliche Stellung und seine Lebenschancen im weitesten Sinne.

Die Art und Weise der gesellschaftlichen Organisation der Arbeit prägt die gesamten Lebensverhältnisse. *Erwerbsarbeit* bedeutet in einer privatwirtschaftlich verfassten, hochentwickelten Wirtschaft überwiegend *abhängige* Arbeit. Die übergroße Mehrheit der Bevölkerung verfügt weder über Produktionsmittel noch sonstwie über ausreichendes Geldvermögen, um damit dauerhaft den eigenen Lebensunterhalt bestreiten zu können, und ist deswegen auf den Verkauf der eigenen Arbeitskraft angewiesen. Mit dem Verkauf ihrer Arbeitskraft räumen die abhängig Beschäftigten denjenigen, die über Produktionsmittel und Arbeitsmöglichkeiten verfügen, das Recht auf Nutzung ihres Arbeitsvermögens ein und sichern sich so selbst einen Anspruch auf ein entsprechendes Arbeitsentgelt. Die Regulierung dieses Verhältnisses zwischen „Arbeitnehmern“ und „Arbeitgebern“ ist seit dem Aufkommen des industriellen Kapitalismus bis heute Gegenstand sozialer und politischer Konflikte, zunächst unmittelbar im Betrieb und dann auch überbetrieblich zwischen Gewerkschaften und Arbeitgebern und nicht zuletzt auch auf der staatlichen Ebene. Betriebliche Regelungen, Tarifverträge und Gesetze setzen den Rahmen, innerhalb dessen sich die abhängige Erwerbsarbeit in ihren verschiedenen Formen vollzieht (vgl. Pkt. 3.1.2 dieses Kapitels sowie Kap. „Einkommen“, S. 159 ff.).

Die Bedeutung der Erwerbsarbeit beschränkt sich keineswegs auf ihre Einkommensfunktion. Sie erfordert die Verausgabung von Arbeitskraft, den Einsatz körperlicher, psycho-sozialer und intellektueller Kräfte und Fähigkeiten. Sie kann die Chance zur Einbringung und Weiterentwicklung der Kenntnisse und schöpferischen Fähigkeiten der Menschen bieten, sie birgt aber auch oftmals das Risiko der psycho-physischen Überlastung. Über das reine Einkommensinteresse hinaus haben die abhängig Beschäftigten deswegen seit Beginn der industriellen Produktion Forderungen nach einer Begrenzung der überlangen Arbeitszeiten und gesundheitsschädigenden Arbeitsbelastungen gestellt und darüber hinaus auch Ansprüche an die inhaltliche Ausgestaltung und qualifikatorischen Anforderungen der Arbeitstätigkeiten entwickelt. Die kollektive Interessenvertretung durch die Gewerkschaften und ihre Durchsetzung im politischen System hat – auch vor dem Hintergrund der enormen Weiterentwicklung der gesellschaftlichen Produktivkräfte und der wirtschaftlichen Leistungsfähigkeit – die Arbeitsbedingungen und damit auch die Lebensverhältnisse der abhängig Arbeitenden insgesamt erheblich verbessert. Neben der Anhebung des materiellen Lebensstandards fällt vor allem der starke Rückgang der Arbeitszeit ins Auge. Diese Ausweitung der nicht durch Erwerbsarbeit gebundenen Zeit hat die äußeren Lebensbedingungen tiefgreifend verändert und den Menschen vielfältige neue Spielräume in ihrer individuellen Lebensgestaltung geschaffen.

Die Erwerbsarbeit entfaltet ihre Wirkung aber nicht nur im Arbeitsleben und für die abhängig Beschäftigten selbst, ihr „langer Arm“ reicht weit darüber hinaus. Auch die Lebenssituation der nicht Erwerbstätigen wird mittelbar davon berührt: So hängen die Entwicklungsmöglichkeiten und Entfaltungschancen der Kinder und Jugendlichen nicht zuletzt von den durch die Erwerbsarbeit ihrer Eltern gegebenen Handlungsspielräumen ab, und die Lebenslage der alten Menschen spiegelt ihr eigenes früheres Erwerbsleben oder das ihrer Ehepartner wider.

Die Erwerbsarbeit ist ohne ihr Gegenstück, die privat verrichtete, unbezahlte Arbeit, vorwiegend in Form der *Haus- und Familienarbeit*, nicht zu denken. Über einen langen historischen Zeitraum hat sich eine geschlechtsspezifische Arbeitsteilung eingeschliffen und zum gesellschaftlich vorherrschenden Handlungsmuster verfestigt, nach der die Frauen für die Reproduktionsarbeit und die Männer für den Erwerb des Lebensunterhalts zuständig sind. Das immer noch dominierende Muster männlicher Erwerbsarbeit als Vollzeitarbeitsverhältnis über ein ganzes Arbeitsleben hinweg war und ist nur auf dieser Grundlage möglich. Erwerbsarbeit von Frauen war entsprechend dieser Aufteilung allenfalls als meist zeitlich begrenzte Zuarbeit akzeptiert, und auch da, wo sie aus finanziellen Gründen über einen langen Zeitraum notwendig war, blieben doch nahezu ausschließlich die Frauen für die Erziehung der Kinder und die Erledigung der Hausarbeit verantwortlich. Diese Arbeitsteilung begründete eine kaum auflösbare, ökonomisch fundierte Abhängigkeit der Frauen von den Männern. In den vergangenen Jahrzehnten hat sich zwar die Position der Frauen im Erwerbsleben spürbar verbessert – nie zuvor war ein so großer Teil der Frauen gut ausgebildet und in qualifizierten Berufen tätig -, aber von einer Aufhebung der geschlechtsspezifischen Teilung der gesellschaftlichen Arbeit sind wir noch weit entfernt.

Die Erwerbslosigkeit oder – wie es begrifflich unscharf heißt – die Arbeitslosigkeit bildet das *zentrale soziale Risiko* in einer auf abhängiger Erwerbsarbeit basierenden Gesellschaft. Der Risikoeintritt entzieht sich weitgehend individueller Einflussnahme, denn die abhängige Erwerbsarbeit ist unmittelbar eingebunden in die gesamtwirtschaftlichen Verhältnisse. In Abhängigkeit von der zyklischen, krisenhaften Entwicklung des Wirtschaftsprozesses steigt bzw. schrumpft die Nachfrage nach Arbeitskräften, verbessern bzw. verschlechtern sich die objektiven Chancen für einen erfolgreichen Verkauf der Ware Arbeitskraft. Auch beste subjektive Voraussetzungen wie hohe berufliche Qualifikation, Mobilität und Leistungsfähigkeit sind kein Garant für einen sicheren und womöglich gutbezahlten Arbeitsplatz. Erwerbslosigkeit bedeutet für die Betroffenen vor allem den Wegfall des Arbeitseinkommens und damit der oftmals einzigen finanziellen Existenzgrundlage. Hinzu kommen die psycho-sozialen Folgen für die Erwerbslosen selbst und ihre Angehörigen, aber auch die mittelbaren, gesellschaftlich wirksamen Konsequenzen. Anhaltend hohe Arbeitslosigkeit bedroht den Zusammenhalt der Gesellschaft, fördert soziale Spaltungs- und Ausgrenzungstendenzen und schwächt die Fähigkeit der abhängig Beschäftigten zur Wahrnehmung und Durchsetzung ihrer Interessen auf dem Arbeitsmarkt. Das Kräfteverhältnis zwischen Kapital und Arbeit verändert sich. Arbeitslosigkeit wirkt selbst noch auf die Arbeitsbedingungen der (noch) Erwerbstätigen zurück. Der Druck der „industriellen Reservearmee" (*Karl Marx*) verschärft die Konkurrenz der abhängig Arbeitenden untereinander.

Dieser Zusammenhang macht die zentrale Bedeutung sozialpolitischer *Regulierung des Beschäftigungsrisikos* deutlich: Im Falle einer finanziellen Absicherung bei Arbeitslosigkeit geht es keineswegs nur um soziale, sondern auch um unmittelbar arbeitsmarkt- und gesellschaftspolitische Auswirkungen. Unmittelbar sichert sie (zumindest teilweise) den Lebensunterhalt der Arbeitslosen. Sie enthebt aber zugleich von der Notwendigkeit, unter allen Umständen und zu jedem Preis die eigene Arbeitskraft anbieten zu müssen. Dies schützt nicht nur die Erwerbslosen selbst, sondern mindert auch den Druck, den sie – ungewollt – auf die in abhängiger Beschäftigung Stehenden ausüben.

Das Verhältnis von Erwerbsarbeit und Sozialpolitik beschränkt sich aber keineswegs nur auf die soziale Absicherung im Fall der Arbeitslosigkeit. Auch die Ausgestaltung des Arbeitsverhältnisses selbst kann eine Quelle sozialer Risiken und Gefährdungen sein, die nach Möglichkeit zu begrenzen sind. Die real existierenden Arbeits- und Beschäftigungsverhältnisse weisen starke Unterschiede auf, das Spektrum reicht vom gut bezahlten und gesicherten Vollzeitarbeitsverhältnis über die oft schlechter abgesicherte und bezahlte Teilzeitarbeit bis hin zu völlig ungeschützten Formen wie z. B. Zeitverträge oder nicht sozialversicherungspflichtige (sogenannte geringfügige) Beschäftigung. Viele Beschäftigte arbeiten heutzutage in der Grauzone zwischen abhängiger und selbständiger Beschäftigung (vgl. Pkt. 3.2.1.2 dieses Kapitels).

Über die *zukünftige Entwicklung* der Arbeitsgesellschaft wird seit langem eine lebhafte Debatte geführt. Bereits Anfang der 80er Jahre sahen angesichts der dramatisch steigenden Arbeitslosigkeit auf damals über 2 Millionen (!) viele Beobachter die Befürchtung bestätigt, dass der Arbeitsgesellschaft die Arbeit ausgeht. Ein nachhaltiger Bedeutungsverlust der Erwerbsarbeit wurde prognostiziert und Alternativen jenseits der Erwerbsarbeit gesucht. Im Laufe von mehr als 20 Jahren hat sich die Massenarbeitslosigkeit zum Dauerproblem verfestigt. Auch wirtschaftliche Aufschwungphasen vermochten das Problem nicht zu entschärfen. Die chronische Beschäftigungskrise, die in der Folge der deutschen Vereinigung und den damit einhergehenden Transformationsproblemen eine neue Qualität gewonnen hat, hat uns gelehrt, dass hohe Arbeitslosigkeit auch über einen langen Zeitraum zur Normalausstattung kapitalistischer

Marktwirtschaften gehört. Das bedeutet allerdings nicht zwangsläufig, dass die Erwerbsarbeit ihre Bedeutung für den Einzelnen und die gesellschaftliche Prägekraft nachhaltig verliert. Im Gegenteil, je mehr Menschen vorübergehend oder dauerhaft von der Möglichkeit der existenzsichernden Erwerbsarbeit ausgeschlossen werden, um so eher wird dies nicht nur von den direkt Betroffenen als Verlust und Bedrohung empfunden.

Die Vorschläge zur Bewältigung des Problems der Massenarbeitslosigkeit konzentrieren sich in erster Linie auf die Möglichkeiten der Schaffung von neuen *Erwerbs*arbeitsmöglichkeiten etwa durch wirtschafts- und beschäftigungspolitische Maßnahmen und Programme, durch Reformen des Arbeitsmarktes und auch durch eine geeignete Einkommenspolitik (vgl. Pkt. 10 dieses Kapitels). Aber es wird auch über die systematische Aufwertung der *Nicht*erwerbsarbeit nachgedacht, etwa durch die Förderung von „Bürgerarbeit" und andere Formen ehrenamtlicher Aktivitäten (vgl. Bd. II, Kap. „Soziale Dienste", S 343 ff.). Umstritten sind dabei regelmäßig nicht nur Einzelfragen der konkreten Ausgestaltung solcher Formen der Arbeit, sondern vor allem die Grundsatzfrage, inwieweit damit eine tragfähige Alternative oder Ergänzung zum System der Erwerbsarbeit angeboten werden kann.

2. Strukturen und Entwicklungstendenzen

2.1 Erwerbstätigkeit und Erwerbsquote

Von den etwa 82 Mio. Menschen, die Ende der 90er Jahre in Deutschland lebten, gingen knapp 36 Mio. einer *Erwerbstätigkeit* nach. Mehr als 4 Mio. Menschen sind bei den Arbeitsämtern als *arbeitslos* registriert. Erwerbstätige und Arbeitslose zusammengefasst bilden – nach der Terminologie der amtlichen Statistik – die Gesamtheit der *Erwerbspersonen.* Bei rund 40 Mio. Erwerbspersonen ergibt sich eine *Erwerbsbeteiligung* bzw. *Erwerbsquote* von 49 %, d. h. knapp die Hälfte der (in- und ausländischen) Wohnbevölkerung ist erwerbstätig oder sucht eine Erwerbsarbeit. Die andere Hälfte der Bevölkerung zählt zu den *Nichterwerbspersonen.* Dies sind Kinder und Jugendliche, die noch vor der Erwerbsphase stehen, sowie ältere Menschen, die ihre Erwerbstätigkeit beendet haben. Zu der Gruppe der Nichterwerbspersonen gehören außerdem die Hausfrauen (und -männer), die zwar Arbeit leisten, nämlich gesellschaftlich notwendige Haus- und Erziehungsarbeit (*Reproduktionsarbeit*), diese Arbeit aber kostenlos erbringen.

In einer entwickelten kapitalistischen Gesellschaft wie der Bundesrepublik Deutschland ist die *abhängige* Beschäftigung die weit überwiegende *Erwerbsform.* 1998 waren neun von zehn Erwerbstätigen (31,9 Mio.) abhängig beschäftigt, etwa 9 % (3,5 Mio.) *selbständig*, und rund 1 % (360.000) arbeiteten als *mithelfende Familienangehörige.* Die Zahl der Selbständigen hat sich im Zuge des wirtschaftlichen Konzentrationsprozesses verringert, steigt aber in den letzten Jahren wieder an. Noch 1950 lag der Anteil der Selbständigen bei 16 % und der Anteil der mithelfenden Familienangehörigen ebenfalls bei rund 16 % der Erwerbstätigen.

Der Einsatz der Beschäftigten in den einzelnen Wirtschaftsbereichen der Volkswirtschaft ist einem ständigen *Strukturwandel* unterworfen. In Deutschland vollzog sich in der Mitte des vorigen Jahrhunderts der Übergangsprozess von der Agrar- zur Industriegesellschaft. Die *Industrialisierung* legte zugleich die materielle Grundlage für die Ausweitung eines sogenannten tertiären Sektors, der seit Ende des Zweiten Weltkriegs stetig an Bedeutung gewonnen hat. Dieser tertiäre Sektor hat seinen Anteil zu Lasten der Beschäftigten in der Land- und Forstwirtschaft (primärer Sektor) und der Beschäftigten im warenproduzierenden Gewerbe (sekundärer Sektor) ständig vergrößert.

Wie umfassend die *Verschiebungen zwischen den Sektoren* sind, zeigen folgende Zahlen (vgl. Tabelle IV.1): 1950 hatte der primäre Sektor noch einen Anteil von 23,8 % aller Beschäftigten. Er sank rasch über 8,5 % im Jahr 1970 auf nur noch 2,7 % im Jahr 1997. Im gleichen Zeitraum nahm der sekundäre Sektor zunächst von 42,2 % (1950) auf 48,9 % (1970) zu und schrumpfte dann auf 34,0 % (1997). Im tertiären Sektor ist dagegen ein unaufhaltsamer Wachstumsprozess zu beobachten, von rund einem Drittel (33,5 %) im Jahr 1950 auf 42,6 % (1970) und 63,2 % (1997). Die absolute Zahl der Erwerbstätigen im Dienstleistungssektor nahm in den alten Bundesländern von 1960 bis 1990 von 9,9 auf 16,2 Mio. Erwerbstätigen zu.

Tabelle IV.1:
Wandel der Erwerbstätigkeit 1960-1997 1)

	1960		1970		1980		1990		1997	
	1.000	% 2)	1.000	%	1.000	%	1.000	%	1.000	%
Land- und Forstwirtschaft, Fischerei	3.581	13,7	2.262	8,5	1.437	5,5	995	3,5	931	2,7
Warenproduzierendes Gewerbe	2.497	47,9	12.987	48,9	11.586	44,1	11.309	39,7	11.554	34,0
Dienstleistungssektor, darunter:	9.985	38,3	11.311	42,6	13.255	50,4	16.175	56,8	21.477	63,2
- Handel, Verkehr, Nachrichtenübermittlung	4.759	18,2	4.755	17,9	4.974	18,9	5.314	18,7	6.386	18,8
- Dienstleistungsunternehmen	2.364	9,1	2.933	11,1	3.582	13,6	5.294	18,6	7.998	23,5
- Staat, private Haushalte, Organisationen ohne Erwerbscharakter	2.862	11,0	3.623	13,6	4.699	17,9	5.567	19,5	7.093	20,9
Erwerbstätige insgesamt	6.063	100	26.560	100	26.278	100	28.479	100	33.962	100

1) Bis 1990: früheres Bundesgebiet, 1997: Deutschland
2) Anteil an allen Erwerbstätigen
Quelle: Statistisches Bundesamt, Volkswirtschaftliche Gesamtrechnungen, Fachserie 18, Reihe 1.3 Stuttgart 1997, S. 138

In den neunziger Jahren hat sich dieser Prozess nach der deutschen Vereinigung, nicht zuletzt aufgrund der ökonomischen Krise und des damit verbunden Strukturwandels in den neuen Ländern, noch einmal verstärkt. Allerdings unterzeichnen diese Zahlen den Veränderungstrend, denn sie bringen nicht zum Ausdruck, dass sich auch innerhalb der Sektoren Strukturveränderungen vollziehen, die etwa im industriellen Sektors zu einem deutlichen Anstieg der dienstleistungsbezogenen Tätigkeiten geführt haben.

Diese Daten signalisieren einen anhaltenden Trend hin zur „Dienstleistungsgesellschaft", der sich in der Zukunft fortsetzen dürfte. Allerdings umfasst der Sektor Dienstleistungen eine Fülle unterschiedlicher Tätigkeiten und Berufe wie u. a. Handel, Verkehr, Nachrichtenübermittlung, Produktionsdienstleistungen, sachbezogene Dienstleistungen wie Handwerk und Gaststättenwesen und personenbezogene, soziale Dienstleistungen wie Krankenpflege und Erziehung. Kontinuierlich an Bedeutung gewonnen haben der Staat und halböffentliche und private Organisationen ohne Erwerbscharakter als Träger von Dienstleistungen. Jede/r fünfte ArbeitnehmerIn arbeitet hier (vgl. Tabelle IV.1). Nicht zuletzt die sozialpolitischen Aktivitäten im Bereich sozialer Dienste schlagen sich hier nieder (vgl. Bd. II, Kap. „Soziale Dienste", S. 354 ff.). In den letzten Jahren ist darüber hinaus die Entwicklungsdynamik im Bereich privater Dienstleistungen besonders stark ausgeprägt.

Die Verschiebungen zwischen den Wirtschaftsbereichen und – damit verbunden – die Umbrüche im Berufsspektrum haben Auswirkungen auf die *sozial- und arbeitsrechtliche Stellung* der ArbeitnehmerInnen: Entsprechend dem Bedeutungsverlust von Land- und Forstwirtschaft sowie des produzierenden Gewerbes sinkt der Anteil der *ArbeiterInnen*, während gleichzeitig mit dem Anstieg von Dienstleistungs- und Verwaltungstätigkeiten der Anteil der *Angestellten* zunimmt. So war die Gruppe der ArbeiterInnen 1960 noch fast doppelt so groß wie die Gruppe der Angestellten. 1997 zählten dagegen mehr als die Hälfte (53,2 %) der beschäftigten ArbeitnehmerInnen zu den Angestellten, nur noch 39,1 % zu den ArbeiterInnen und 7,7 % zu den BeamtInnen.

Umfang und Struktur der Erwerbspersonen unterliegen ständigen Veränderungen:

- Tabelle IV.2 zeigt, dass von 1970 bis 1990 in den alten Bundesländern die Zahl der *Erwerbspersonen* (Erwerbstätige und Arbeitslose) um rd. 3,5 Mio. (13 %) zugenommen hat. Nach der deutschen Einigung ergibt sich eine zwischen den alten und neuen Bundesländern stark voneinander abweichende Entwicklung: Während die Zahl der Erwerbspersonen von 1991 bis 1998 im Westen weiter um etwa 0,7 Mio. Personen angewachsen ist, ist sie im Osten um gut 0,5 Mio. Personen gesunken. Für Gesamtdeutschland ergibt sich damit ein Anstieg der Erwerbspersonen um knapp 0,2 Mio. auf 40,3 Mio.
- Stärkeren Schwankungen ist die Zahl der *Erwerbstätigen* unterworfen. In den 80er Jahren lässt sich bis 1985 ein Rückgang um rd. 0,5 Mio. auf 26,7 Mio. und anschließend ein Anstieg um fast 2 Mio. bis 1990 auf 28,5 Mio. feststellen. Von 1991 bis 1998 kam es dann in Gesamtdeutschland zu einem Rückgang von 1,6 Mio. auf 35,8 Mio., allein in den neuen Bundesländern sank die Erwerbstätigenzahl in diesem Zeitraum um 1,2 Mio.

- Aus der Differenz zwischen Erwerbspersonen und Erwerbstätigen errechnet sich die Zahl der *Arbeitslosen,* die Anfang der 80er Jahre in den alten Bundesländern die Millionengrenze überstieg, 1985 bei über 2,3 Mio. lag und bis 1990 wieder leicht auf 1,9 Mio. zurückging. Ein steiler Anstieg der Arbeitslosigkeit setzte nach der deutschen Einigung ein. Sie erreichte in Gesamtdeutschland 1998 eine Zahl von 4,4 Mio. (vgl. auch Pkt. 5 dieses Kapitels).

Tabelle IV.2:
Wohnbevölkerung und Erwerbspersonen in 1.000

Jahr	Wohnbevölkerung	Erwerbspersonen			
		Insgesamt	Erwerbstätige	Abhängig Beschäftigte	Arbeitslose
1970	60.651	26.817	26.560	22.138	149
1980	61.538	27 948	26.980	23.818	889
1990	63.254	30 369	28.479	25.453	1.883
1991	79.829	40.088	37.445	33.887	2.642
- West	*66.889*	*31.360*	*29.684*	*26.176*	*1.676*
- Ost	*15.941*	*8.721*	*7.761*	*7.407*	*966*
1998	82.014	40.262	35.860	31.917	4.402
- West	*66.668*	*32.081*	*29.317*	*25.840*	*2.764*
- Ost	*15.346*	*8.182*	*6.544*	*6.077*	*1.638*

Zahlen bis 1990: früheres Bundesgebiet, ab 1991: Deutschland
Quelle: Bundesministerium für Arbeit und Sozialordnung (Hrsg.), Statistisches Taschenbuch 1998, Angaben für 1991 und 1998: Statistisches Bundesamt, Fachserie 1, Reihe 4.1.1 1998, S. 156.

2.2 Determinanten der Arbeitsmarktentwicklung: Angebot und Nachfrage nach Arbeitskräften

Welche Faktoren stehen hinter dieser Entwicklung von Erwerbstätigen- und Arbeitslosenzahlen in den letzten Jahren? Welche Trends sind für die Zukunft zu erwarten? Um Hinweise über die zurückliegenden und die absehbaren Entwicklungslinien des Arbeitsmarktes zu erhalten, ist es sinnvoll, das *Angebot* und die *Nachfrage* nach Arbeitskräften im einzelnen zu untersuchen und in einer *Arbeitsmarktbilanz* einander gegenüberzustellen. Wenn zwischen Arbeitskräfteangebot und Arbeitskräftenachfrage eine Lücke klafft, so bedeutet dies in allgemeiner Form, dass nicht alle erwerbsfähigen und -willigen Menschen einen Arbeitsplatz erhalten und Arbeitslosigkeit auftritt.

2.2.1 Arbeitskräfteangebot: Entwicklung des Erwerbspersonenpotenzials

Das Gesamtangebot an Arbeit setzt sich aus den Erwerbspersonen (Erwerbstätige und registrierte Arbeitslose) und zusätzlich noch der *Stillen Reserve* (vgl. Pkt. 5.3 dieses Kapitels) zusammen. Der statistische Ausdruck dieser Gesamtgröße ist das *Erwerbspersonenpotenzial.* Auf die Höhe des Erwerbspersonenpotenzials wirken demographische und verhaltensbedingte Faktoren ein, so insbesondere

- die *natürliche Bevölkerungsentwicklung* (Geburten- und Sterbefälle),
- die *Erwerbsbeteiligung der Frauen* (geschlechtsspezifische Erwerbsquote) (vgl. Pkt. 2.4.1 dieses Kapitels),
- die *Erwerbsbeteiligung der unterschiedlichen Altersgruppen*, in erster Linie der jüngeren und älteren Menschen (altersspezifische Erwerbsquoten) (vgl. Pkt. 2.5.1 dieses Kapitels) und
- die *Wanderungsbewegung*, hierbei vor allem die Bilanz von Zu- und Abwanderung von AusländerInnen und AussiedlerInnen (vgl. Pkt. 2.6 und 2.7 dieses Kapitels).

Hinsichtlich der Folgewirkungen der natürlichen Bevölkerungsentwicklung interessiert vor allem die Entwicklung der Jahrgänge im erwerbsfähigen Alter, also von 20 bis 65 Jahren. Die Größenordnung der in den Arbeitsmarkt neu eintretenden Jahrgänge hängt dabei von der Geburtenentwicklung ab, die in den zurückliegenden Jahren einen „wellenförmigen" Verlauf mit im langfristigen Durchschnitt sinkender Tendenz angenommen hat. Auf den „Babyboom" bis Mitte der 60er Jahre folgte ein deutlicher Rückgang bis Mitte der 70er Jahre, die dann wieder leicht zunehmenden Geburtenzahlen kehrten sich nach der deutschen Einigung rasch wieder um. Im Ergebnis folgt – zeitversetzt – die Zahl der erwerbsfähigen Bevölkerung im jüngeren Lebensalter dieser Entwicklung. In den vergangenen Jahren hat deshalb die Zahl der jüngeren Menschen, die einen Ausbildungs- und Arbeitsplatz suchen, wieder zugenommen.

Allerdings hat das Berufs- und Bildungsverhalten zu einem der demographischen Entwicklung entgegengesetzten Effekt geführt: Während sich das *Berufseintrittsalter* nach oben verschoben hat, ist das *Berufsaustrittsalter* der älteren ArbeitnehmerInnen gesunken. Die Beschäftigten scheiden immer eher aus dem Arbeitsleben aus und wechseln frühzeitiger in den Ruhestand. Die Erwerbsquote der 60-65jährigen Männer lag 1997 in Deutschland nur noch bei 29,8 %. Bei den Frauen dieser Altersgruppe betrug sie 11,9 % (vgl. Pkt. 2.4.1 dieses Kapitels und in Bd. II Kap. „Alter", S. 236 ff.). Durch diese gleichzeitige Entwicklung von steigendem Berufsaustrittsalter und sinkendem Berufseintrittsalter wurde der demographisch bedingte Anstieg des Erwerbspersonenpotenzials abgebremst. *Ohne* die Bildungsexpansion und ohne die Vorverlegung der Altersgrenzen läge heute die Zahl derer, die einen Arbeitsplatz suchen, bedeutend höher.

Blickt man in die Zukunft, müssen Annahmen über die zu erwartende Entwicklung von Bevölkerung, Zuwanderung und Erwerbsbeteiligung getroffen werden. Das Institut für Arbeitsmarkt- und Berufsforschung der Bundesanstalt für Arbeit (IAB) hat in einer *Arbeitsmarktbilanz* bis zum Jahr 2040 unterschiedliche Modellvarianten des zukünftigen Arbeitskräfteangebots durchgerechnet (vgl. Abbildung IV.1). Das Ergebnis ist, dass das Erwerbspersonenpotenzial aufgrund des demographisch bedingten Bevölkerungsrückgangs langfristig deutlich *sinken* wird: Ohne Berücksichtigung von Zuwanderungen und bei unveränderten Erwerbsquoten geht das Erwerbspersonenpotenzial in Gesamtdeutschland von rd. 41 Mio. bis zum Jahr 2010 jährlich um 150.000 bis 200.000 Personen zurück, danach verstärkt sich die Abnahme auf bis zu 600.000 Personen pro Jahr. Im Jahre 2040 würde unter diesen Bedingungen das Erwerbspersonenpotenzial nur noch 24,8 Mio. betragen. Eine deutlich später einsetzender (erst um das Jahr 2010) und weniger steil verlaufender Rückgang ergibt sich, wenn man mögliche (Netto-)Zuwanderungen und höhere Erwerbsquoten insbesondere bei den Frauen unterstellt. Wird beispielsweise von einem Wanderungssaldo von 100.000 Personen jährlich und einer starken Steigerung der Erwerbsquoten ausgegangen, dann erreicht das Potenzial um 2010 seinen Höhepunkt mit 41,4 Mio. und sinkt dann bis 2040 auf etwa 31,2 Mio. Dennoch ist der Rückgang des Erwerbspersonenpotentials insbesondere nach den Jahren 2010/15 ein unumkehrbarer Megatrend.

Abbildung IV.1:
Projektionen des Erwerbspersonenpotenzials 1995 - 2040 – Gesamtdeutschland –

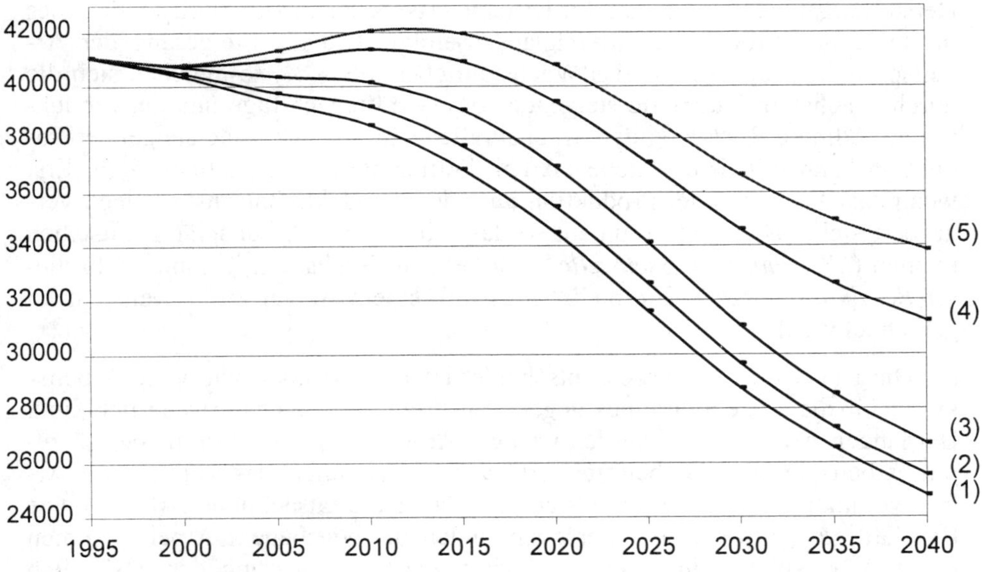

Varianten:
(1) konstante Erwerbsquoten aus 1995/96
(2) untere Erwerbsquotenvariante
(3) obere Erwerbsquotenvariante
(4) Wanderungssaldo 100.000 p. a. ab 2000 obere Erwerbsquotenvariante
(5) Wanderungssaldo 200.000 p. a. ab 2000 obere Erwerbsquotenvariante

Quelle: IAB Kurzbericht Nr. 4/1999 vom 20.5.1999

2.2.2 Arbeitskräftenachfrage: Entwicklung von Wirtschaftswachstum, Produktivität und Arbeitsvolumen

Der Bedarf an Arbeitskräften ergibt sich aus der Arbeitskräftenachfrage der Wirtschaft und des Staates. Auf den Entwicklungsverlauf der Arbeitskräftenachfrage wirken im wesentlichen drei Faktoren ein:

(1) das Wirtschaftswachstum (Zuwachs des realen Bruttoinlandsprodukts),

(2) die Veränderungen der Arbeitsproduktivität (reales Bruttoinlandsprodukt je Erwerbstätigenstunde) und

(3) die Arbeitszeit (wöchentlich bzw. jährlich).

(1) Weist die Wirtschaft ein reales *Wachstum* auf, werden also mehr Güter und Dienstleistungen produziert als in der Vorperiode, so steigt auch die Nachfrage an Arbeitskräften. Dies gilt jedoch nur, wenn die anderen Einflussfaktoren, also Produktivität und Arbeitszeit, unverändert bleiben.

(2) Für die tatsächliche Nachfrage nach Arbeit spielt die gesamtwirtschaftliche *Arbeitsproduktivität* eine entscheidende Rolle. Sie bestimmt, mit welchem Arbeitskräfteeinsatz ein bestimmtes Produkt hergestellt werden kann. Führt beispielsweise der Einsatz neuer Technologien dazu, dass die für die Herstellung eines Produktes erforderliche Arbeitszeit sinkt, so drückt sich dies in steigender Arbeitsproduktivität aus. Beträgt etwa die Steigerung der Arbeitsproduktivität 3 % und das Wachstum ebenfalls 3 %, so gleichen sich die durch Wachstum induzierte steigende Arbeitskräftenachfrage und der produktivitätsbedingte Rückgang der Arbeitskräftenachfrage aus. Eine steigende Produktion kann mit dem gleichen Arbeitskräfteeinsatz hergestellt werden. Erst wenn das Wachstum der Produktion *über* dem Produktivitätsanstieg liegt, vergrößert sich das Arbeitsvolumen, so dass zusätzliche Arbeitsplätze entstehen können („*Beschäftigungsschwelle*“). Bei einem Wachstum, das unterhalb dieser *Beschäftigungsschwelle* bleibt, muss mit einem Abbau von Arbeitsplätzen gerechnet werden.

(3) Die Dauer der Arbeitszeit entscheidet letztlich darüber, wie viele Arbeitskräfte für die Erstellung eines gegebenen Produktvolumens erforderlich sind. Bei langen Arbeitszeiten werden weniger Arbeitskräfte benötigt als bei kürzeren Arbeitsperioden. Arbeitszeitverkürzungen verteilen das vorhandene Arbeitsvolumen auf mehr Beschäftigte: Je kürzer die tatsächliche Arbeitszeit je Beschäftigten, um so mehr Personen finden bei gegebenem Arbeitsvolumen einen Arbeitsplatz. Umgekehrt reduziert eine Verlängerung der tatsächlich geleisteten Arbeitszeit (z.B. durch Überstunden, Anhebung der Altersgrenzen) den Personalbedarf.

Bezogen auf die alten Bundesländer stellt sich die Entwicklung von Wirtschaftswachstum, Produktivität und Arbeitsvolumen folgendermaßen dar (vgl. Abbildung IV.2): Das Bruttoinlandsprodukt wuchs von 1970 bis 1998 um rund 187 %, die Produktivität je Erwerbstätigenstunde steigerte sich erheblich rascher, nämlich um rund 223 %. Dadurch kam es zu einem *Rückgang* des gesamtwirtschaftlichen Arbeitsvolumens um rund 16 %. Betrachtet man den

Wachstumstrend des Sozialprodukts im längerfristigen Verlauf so zeigt sich – unterbrochen lediglich durch die Vereinigungskonjunktur Anfang der 90er Jahre – eine Abflachung der Zuwachsraten. Aber auch die Zuwachsraten der Produktivität je Erwerbstätigenstunde haben sich verlangsamt. Die gängige Annahme, dass es in den zurückliegenden 90er Jahren zu einer besonders starken Produktivitätszunahme gekommen sei, lässt sich gesamtwirtschaftlich nicht bestätigen. Durch die verlangsamte Produktivitätsentwicklung, die sich zu einem großen Teil auf die Bedeutungszunahme des eher produktivitätsschwächeren Dienstleistungssektors zurückführen lässt, ist die *Beschäftigungsschwelle* in den letzten Jahren gesunken.

Abbildung IV.2:
Bruttoinlandsprodukt, Arbeitsvolumen, Arbeitszeit und Produktivität in den alten Bundesländern (1970 = 100)

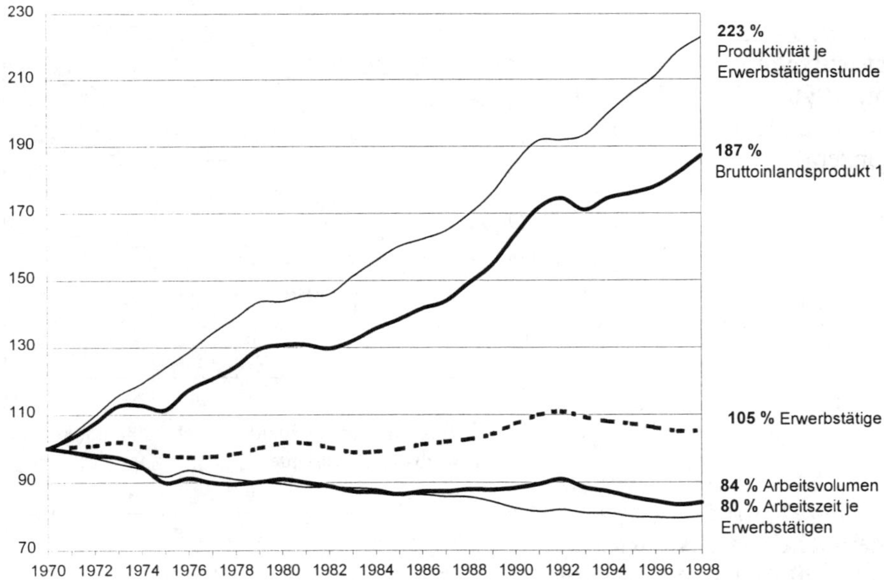

1) Real, in Preisen von 1991
Quelle: Statistisches Bundesamt; Berechnungen des IAB

Für die Abschätzung der *zukünftigen* Entwicklung des Arbeitskräftebedarfs geht das IAB in seiner mittelfristigen Prognose 1997-2010 für die alten und die neuen Bundesländer von folgenden Annahmen aus:

- Das Bruttoinlandsprodukt nimmt jährlich real durchschnittlich um gut 2,5 % (neue Bundesländer: 2 % bis 2,5 %) zu.
- Die Arbeitsproduktivität je Erwerbstätigen steigt jährlich um 2,5 % (neue Bundesländer 3 %).
- Die tatsächliche Jahresarbeitszeit je Erwerbstätigen bleibt in etwa konstant.

- Die Lohnpolitik orientiert sich am Produktivitätsfortschritt, die Einkommen aus unselbständiger Arbeit wachsen daher nominal mit durchschnittlich 2,5 % (neue Bundesländer: 3 %).

Auf Basis dieser Annahmen ergibt sich für die alten Bundesländer nur eine leicht expansive Entwicklung des Arbeitsvolumens und der Erwerbstätigenzahlen. Im Gesamtzeitraum zwischen 1997 und 2010 erhöht sich die Erwerbstätigkeit zwischen 700.000 und 800.000 Personen. Unterstellt man zugleich bis 2010 einen Zuwachs des Erwerbspersonenpotenzials um knapp 500.000 Menschen, dann lässt sich die Zahl der registrierten Arbeitslosen nur um 200.000 bis 300.000 Personen reduzieren.

Unter Status-quo-Bedingungen ergibt sich in den neuen Bundesländern im Projektionszeitraum ein weiterer Rückgang der Erwerbstätigenzahlen um gut 600.000. Je nach Entwicklung des Erwerbspersonenpotenzials steigt auch die Unterbeschäftigung.

Abbildung IV.3a:
Westdeutsche Arbeitsmarktbilanz 1990 - 2010 in Mio Personen (Inlands- bzw. Arbeitsortkonzept)

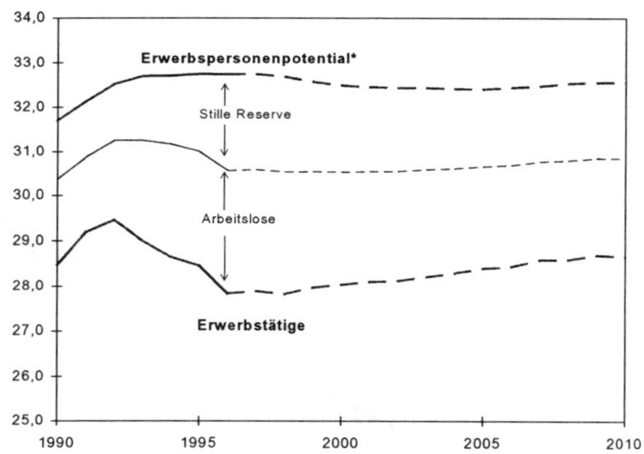

* Nettozuwanderung 80.000 p.a. ab 2000; untere Erwerbsquotenvariante

Abbildung IV.3b:
Ostdeutsche Arbeitsmarktbilanz 1990 - 2010 in Mio Personen (Inlands- bzw. Arbeitsortkonzept)

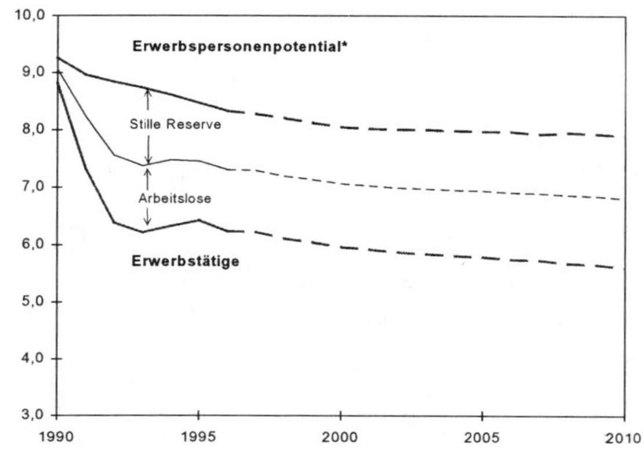

* Nettozuwanderung 20.000 p.a. ab 2000; untere Erwerbsquotenvariante

Quelle: Fuchs, J. u.a., Arbeitsmarktperspektiven bis 2010, in: IAB-Werkstattbericht 12/1998.

2.2.3 Arbeitszeit

Wie Abbildung IV.3 und Tabelle IV.2 erkennen lassen, ist die Zahl der Erwerbstätigen seit 1970 gestiegen, obgleich sich das Arbeitsvolumen rückläufig entwickelt hat. Dies konnte nur durch eine Verkürzung der Arbeitszeit je Erwerbstätigen erreicht werden. Eine entscheidende Bedeutung für das in der Vergangenheit erreichte Beschäftigungsniveau und für dessen zukünftige Entwicklung kommt also der Frage zu, wie stark die Arbeitszeit verringert werden kann. Die Arbeitsmarktbilanz fiele besser aus, wenn unterstellt werden könnte, dass die Jahresarbeitszeit je Erwerbstätigen zurückgeht und nicht konstant bleibt.

Zurückblickend lässt sich feststellen, dass ohne die Arbeitszeitverkürzungen in den letzten Jahren und Jahrzehnten die Arbeitslosigkeit heute noch deutlich höher läge. Die seit Mitte der 80er Jahre erreichte Verkürzung der Wochenarbeitszeit von 40 auf 37,5 Stunden im Durchschnitt der westdeutschen Wirtschaft sowie die übrigen Formen der Arbeitszeitverkürzung (z.B. Vorruhestand, Verlängerung des Urlaubs) haben insgesamt zwischen 800.000 und 1 Million Arbeitsplätze gesichert bzw. neu geschaffen. Auch in den neuen Ländern ist die tarifliche Arbeitszeit von 41,2 Std. (1991) auf 39,2 Std. (1998) zurückgegangen.

Tabelle IV.3:
Arbeitskräftebilanz 1991-1998 in 1000

Jahres-durch-schnitt	Erwerbs-personen-potenzial	davon: Erwerbstä-tige	davon: Selbständige u. mith. Familienang.	Beschäft. ArbeitnehmerInnen	Regist-rierte Arbeitslose	Stille Reserve
1991	41.094	36.510	3.425	33.085	2.602	1.982
1995	41.217	34.860	3.614	31.399	3.612	2.745
1996	41.126	34.423	3.614	31.246	3.965	2.738
1997	41.050	33.962	3.616	30.801	4.385	2.703
1998	40.895	33.972	3.618	30.040	4.279	2.644

Quelle: Autorengemeinschaft, Chancen und Risiken am Arbeitsmarkt 1999, in: IAB-Kurzbericht 1/1999, S.11.

Bei der Arbeitszeit je Beschäftigten ist zwischen der *tarifvertraglich* vereinbarten und der *effektiven* Arbeitszeit zu unterscheiden, wobei im Prozess der Arbeitszeitverkürzung hierbei der tarifvertraglichen Regelung die führende Rolle zukommt. Die *tarifliche* Arbeitszeit wird vornehmlich bestimmt durch die

- Wochenarbeitszeit und den
- Jahresurlaub.

Zwischen 1960 und 1998 ist die tarifliche Jahresarbeitszeit je Erwerbstätigen um 467 Stunden bzw. 22 % verkürzt worden (vgl. Tabelle IV.4). Zu etwa 70 % geht diese Entwicklung auf die *Wochenarbeitszeitverkürzung* und zu etwa 30 % auf die Verlängerung des *Erholungsurlaubs* zurück. Während das jahresdurchschnittliche Tempo der Verkürzung der tariflichen Arbeitszeit in den Jahren von 1960 bis 1975 bei 1 % lag (vor allem bewirkt durch die Reduzierung der Wochenarbeitszeit von 48 auf 40 Stunden), hat sich das Tempo von 1975 bis 1984 auf jahresdurchschnittlich 0,3 % reduziert. Die Verlängerung des Jahresurlaubs in diesen zehn Jahren konnte die stagnativen Wirkungen der Festschreibung der Wochenarbeitszeit auf 40 Stunden nicht ausgleichen. Erst die Durchbrechung der 40-Stunden-Woche im Jahr 1985 hat das Tempo der Arbeitszeitverkürzung erneut beschleunigt. Seit Beginn der 90er Jahre ist allerdings das Tempo der Arbeitszeitverkürzung in den alten Bundesländern wieder fast auf Null zurückgegangen.

Tabelle IV.4:
Durchschnittliche jährliche Arbeitszeit und ihre Komponenten in den alten Bundesländern 1960 - 1998

	1960	1970	1980	1990	1995	1996	1997	1998
Tarifliche Arbeitszeit								
- Wochenarbeitszeit	44,6	41,5	40,1	38,5	37,7	37,6	37,5	37,5
- Jahresurlaub in Tagen	15,5	21,2	27,3	30,7	31,3	31,1	31,1	31,1
- Jahresarbeitszeit	2.124	1.898	1.789	1.676	1.648	1.646	1.641	1.657
Effektive Arbeitszeit								
- Überstunden pro Jahr	95,0	156,5	80,2	71,0	68,7	63,1	63,6	64,2
- Teilzeiteffekt in Stunden	20,1	45,8	58,9	77,4	98,0	101,6	108,2	117,5
- Ausfallstunden durch Kurzarbeit, Schlechtwetter, Arbeitskämpfe im Jahr	5,2	15,9	13,7	3,5	6,0	5,6	5,0	5,1
- Ausfallstunden durch Krankheit im Jahr	112,7	108,7	109,3	92,2	85,7	77,0	67,9	67,5
- Effektive Jahresarbeitszeit	2.081	1.884	1.688	1.573	1.506	1.502	1.498	1.506

	1960 - 1970	1970 - 1980	1980 - 1990	1990 - 1998
Abnahme der tariflichen Arbeitszeit in %	- 10,6	- 5,7	- 6,4	- 1,1
Abnahme der effektiven Arbeitszeit in %	- 9,5	- 10,4	- 6,8	- 4,2

Quelle: Mitteilungen aus der Arbeitsmarkt- und Berufsforschung 3/1987, S. 284; 4/1988, S. 466. Autorengemeinschaft, Der Arbeitsmarkt 1995 und 1996 in der Bundesrepublik Deutschland, in: Mitteilungen aus der Arbeitsmarkt- und Berufsforschung 1/96, S. 23 ff., Autorengemeinschaft, Chancen und Risiken am Arbeitsmarkt 1999. Alternativrechnungen des IAB für West- und Ostdeutschland, in: IAB-Kurzbericht 1/1999, S.12, eigene Berechnungen.

Die *effektive* Arbeitszeit wird durch mehrere Faktoren beeinflusst: Die tariflichen Vorgaben werden *reduziert* durch

- Ausfallstunden wegen Kurzarbeit und schlechtem Wetter (Schlechtwettergeld),
- individuell vereinbarte Teilzeitarbeit und
- Ausfall durch Krankheit.

Die tariflichen Vorgaben werden *erhöht* durch Überstunden.

Die tarifliche Jahresarbeitszeit je Erwerbstätigen von 1.656,7 Stunden wurde 1998 durch die *Teilzeitarbeit* um 117,5 Stunden je Erwerbstätigen gekürzt. Damit hat sich die Wirkung der individuellen Arbeitszeitverkürzung in den vergangenen zehn Jahren nahezu verdoppelt.

Bei der Entwicklung des *Krankenstandes* zeigen sich erhebliche Schwankungen im Zeitablauf. Auffällig ist die Parallelentwicklung zwischen Krankenstand und Konjunktur. In Krisenjahren ist der Krankenstand wegen der Angst um den Arbeitsplatz und wegen der Ausgliederung der gesundheitlich Beeinträchtigten in die Arbeitslosigkeit stets am niedrigsten (vgl. dazu Kap. „Arbeit und Gesundheitsschutz", S. 456 f.).

Die Zahl der *Überstunden* je Beschäftigten im Jahr hat in Deutschland in den letzten Jahren in den alten Bundesländern stagniert (1991: 65,0 Stunden, 1998: 64,2), in den neuen Ländern dagegen deutlich zugenommen (1991: 25,4 Stunden, 1998: 41,6). Dies entspricht bei 30 Mio. abhängig Beschäftigten einem Mehrarbeitsvolumen von etwa 1,8 Milliarden Arbeitsstunden oder einer *rechnerischen* Mehrbeschäftigung von rund 1,2 Mio. abhängig Beschäftigten. Dieses Ausmaß der Mehrarbeit bei rund 4 Mio. Arbeitslosen ist arbeitsmarktpolitisch nicht zu tolerieren.

2.3 Qualifikationsstrukturen

Für die Erwerbstätigkeit und ihre Entwicklungstendenzen spielen die Qualifikationsstrukturen der Erwerbspersonen eine wichtige Rolle. Niveau und Verteilung der qualifikatorischen Voraussetzungen und Anforderungen an die Erwerbstäti gen wie auch an die Erwerbsarbeitssuchenden entscheiden maßgeblich über die berufliche Entwicklung des Einzelnen wie auch der Erwerbstätigen insgesamt.

Die amtliche Statistik bietet zwei unterschiedliche Datenquellen zur Qualifikationsstruktur: Die eine bezieht sich auf die (Aus-)Bildungsstatistik und gruppiert die Erwerbstätigen nach dem höchsten erworbenen allgemeinbildenden Schulabschluss bzw. beruflichen Ausbildungsabschluss. Die andere greift auf die Einkommensstatistik zurück und informiert über die Aufteilung der Beschäftigten auf das Raster der Leistungsgruppen bei ArbeiterInnen und Angestellten.

Eine Statistik über die Gesamtheit der Erwerbstätigen spiegelt Veränderungen in Ausbildungsstruktur und -niveau naturgemäß nur unzureichend wider, weil es Jahre dauert, bis ein verändertes Bildungs- und Ausbildungsverhalten der nachwachsenden Jahrgänge sich auf den Durchschnitt aller Erwerbstätigen spürbar auswirkt. Um so bedeutsamer sind die Veränderungen, die bereits in einem Zwölfjahresvergleich des höchsten berufsbildenden Abschlusses deutlich werden (vgl. Tabelle IV.5).

Zunächst fällt auf, dass der Anteil der Erwerbstätigen ohne irgendeinen beruflichen Ausbildungsabschluss von 1976 bis 1998 drastisch, nämlich von rund einem Drittel auf ein Fünftel, zurückgegangen ist. Dahinter verbirgt sich vor allem ein radikal verändertes Ausbildungsverhalten bei den Mädchen und jungen Frauen. Der Anspruch auf eine qualifizierte Ausbildung ist zwischenzeitlich selbstverständlich geworden. Der Anteil der weiblichen Erwerbstätigen ohne Ausbildungsabschluss hat sich im Laufe der letzten zwanzig Jahre halbiert und lag 1998 nur noch bei 22,1 %.

Das im Durchschnitt aller Erwerbstätigen deutlich verbesserte Ausbildungsniveau kommt in allen Ausbildungsabschlüssen zum Ausdruck, allerdings in sehr unterschiedlichem Ausmaß. So hat sich der Anteil der Erwerbstätigen mit (Fach-)Hochschulabschluss verdoppelt. Sie stellten 1998 gut 15 % gegenüber 7 % im Jahr 1976. Ein deutlicher Zuwachs ist auch bei den Fachschulabschlüssen zu beobachten, weniger stark dagegen ist der Anstieg bei den Lehrabschlüssen.

Tabelle IV.5:
Qualifikationsstruktur der Erwerbstätigen in %

Jahr	Ohne Ausbildungsabschluss	Lehre, Berufsfachschule	Fach-, Meister-, Technikerschule	Fachhochschule	Wissenschaftliche Hochschule
1976					
insgesamt	33,4	49,2	6,2	2,1	4,9
männlich	26,6	52,7	8,5	2,9	5,4
weiblich	45,0	43,3	2,5	0,9	4,1
1998					
insgesamt	20,0	55,6	9,4	5,6	9,5
männlich	18,4	53,6	11,0	6,8	10,2
weiblich	22,1	58,1	7,3	4,0	8,5

Quelle: Mitteilungen aus der Arbeitsmarkt- und Berufsforschung, 2/1988, S. 190, Statistisches Bundesamt, Fachserie 1, Reihe 4.1.2 Beruf, Ausbildung und Arbeitsbedingungen der Erwerbstätigen 1998, S. 26, eigene Berechnungen.

Weder die Angaben über den erreichten Schulabschluss noch über den Grad der beruflichen Bildung geben verlässlich Auskunft darüber, welche qualifikatorischen Anforderungen an die abhängig Beschäftigten im Arbeitsprozess konkret gestellt werden. Einen – wenn auch sehr groben – Eindruck vermittelt die vom Statistischen Bundesamt regelmäßig erhobene Verteilung der ArbeiterInnen und Angestellten auf 3 bzw. 5 Leistungsgruppen (vgl. Tabellen IV.6 und IV.7). Sie gruppiert die Beschäftigten nach dem Niveau der abgeforderten Qualifikation von FacharbeiterInnen über qualifizierte angelernte bis zu ungelernten ArbeiterInnen. Bei den Angestellten wird in ähnlicher Form in vier Abstufungen differenziert.

Tabelle IV.6:
ArbeiterInnen in der Industrie nach Leistungsgruppen Oktober 1998 in %

Leistungsgruppen	Männer	Frauen
LG I	60,5	11,5
LG II	29,3	43,0
LG III	10,2	45,5

Leistungsgruppe I: FacharbeiterInnen
Leistungsgruppe II: SpezialarbeiterInnen, qualifizierte angelernte ArbeiterInnen
Leistungsgruppe III: HilfsarbeiterInnen, ungelernte ArbeiterInnen
Quelle: Statistisches Bundesamt, Fachserie 16, Reihe 2.1, Wiesbaden 1999, S. 13.

Die Chancen, eine qualifizierte, inhaltlich anspruchsvolle berufliche Tätigkeit ausüben zu können, sind, wie diese Zahlen erkennen lassen, sehr ungleich verteilt. Voraussetzung dafür ist nicht nur das richtige Qualifikationsprofil bei den Beschäftigten, sondern auch der entsprechende qualifikatorische Bedarf der Betriebe, Unternehmen und Verwaltungen. In diesem Zusammenhang ist zwar der betriebliche Personal- und Qualifikationsbedarf letztlich die bestimmende Größe, aber andererseits bildet die vorhandene Qualifikationsstruktur der Erwerbspersonen sowohl für das einzelne Unternehmen wie auch für die Gesamtwirtschaft ein festes Datum, das sich nicht kurzfristig beliebig verändern lässt.

Tabelle IV.7:
Angestellte in Industrie, Handel, Kreditinstituten und Versicherungsgewerbe nach Leistungsgruppen Juli 1998 in %

Leistungsgruppen	kaufmännische Angestellte		technische Angestellte	
	Männer	Frauen	Männer	Frauen
LG II	37,2	12,1	44,7	16,2
LG III	43,2	47,2	47,2	48,1
LG IV	17,6	36,1	7,5	32,2
LG V	2,0	4,6	0,6	3,4

Leistungsgruppe II: Angestellte mit selbständigen Leistungen in verantwortlichen Tätigkeiten, Angestellte mit eingeschränkter Dispositionsbefugnis usw.
Leistungsgruppe III: Spezialtätigkeit, die besondere Fachkenntnisse erfordert usw.
Leistungsgruppe IV: Einfache Tätigkeiten, deren Ausübung eine abgeschl. Berufsausbildung voraussetzt.
Leistungsgruppe V: Einfache, mechanische oder schematische Tätigkeit ohne Berufsausbildung
Quelle: Statistisches Bundesamt, Fachserie 16, Reihe 2.2, Wiesbaden 1999, S. 15.

2.4 Geschlechtsspezifische Erwerbsmuster

2.4.1 Erwerbsbeteiligung, Berufs- und Tätigkeitsschwerpunkte von Frauen

Die *Erwerbsbeteiligung* von Männern und Frauen fällt sehr unterschiedlich aus. Während 1997 vier von fünf (80,3 %) aller männlichen Personen zwischen 15 und 65 Jahren eine Berufstätigkeit ausübten (oder arbeitslos waren), waren es bei den Frauen lediglich knapp zwei Drittel (62,8 %) (vgl. Tabelle IV.8).

Allerdings sind die Verhältnisse in den *alten und neuen Bundesländern* nicht gleich: Insbesondere in den für die Erwerbsbeteiligung maßgeblichen Altersgruppen von 25 - 55 Jahren fällt die Erwerbsquote in Ostdeutschland deutlich höher aus. Bei den verheirateten Frauen beträgt sie in dieser Altersspanne zwischen 93 und 97 %, in den alten Bundesländern dagegen lediglich zwischen 58 und 65 %. Während im früheren Bundesgebiet von 1991 bis 1998 die Erwerbsquote der Frauen im Alter von 15 bis 65 Jahren von 58,4 auf 60,5 % gestiegen ist, ging sie in den neuen Ländern von 77,2 auf 73,5 % zurück (vgl. Bd. II, Kap. „Familie“, S. 205 ff.).

Tabelle IV.8:
Erwerbsquoten* nach Altersgruppen im Jahr 1997 in %

Alter	Männer	Frauen		
von ... bis unter ... Jahren		insgesamt	West	Ost
15 - 20	34,9	27,8	26,6	31,7
20 - 25	77,4	68,0	66,6	75,1
25 - 30	87,5	75,7	73,7	86,4
30 - 35	95,5	74,7	70,9	92,6
35 - 40	96,6	76,3	71,9	94,9
40 - 45	96,5	79,2	75,3	95,0
45 - 50	95,6	77,2	73,6	93,0
50 - 55	91,3	69,6	65,4	88,4
55- 60	78,1	55,0	50,7	71,8
60 - 65	29,8	11,9	13,7	5,1
65 und mehr	13,1	5,9	6,9	1,3
15 - 65	80,3	62,8	60,3	73,6
insgesamt	68,7	48,5	46,6	56,6

*) Erwerbstätige und Erwerbslose.
Quelle: Statistisches Bundesamt, Fachserie 1, Reihe 4.1.1 Stand und Entwicklung der Erwerbstätigkeit 1997, S. 45, 183, 278.

Nach wie vor konzentriert sich die Frauenerwerbstätigkeit auf wenige *Wirtschaftsbereiche* bzw. Branchen. Von den rd. 15,3 Mill. erwerbstätigen Frauen arbeiteten 1996 knapp zwei Drittel (62,2 %) im Dienstleistungssektor (Männer: 50,2 %). Dabei waren ein knappes Drittel der Frauen (31,7 %) im Bereich „Öffentliche und private Dienstleistungen“ beschäftigt, ein knappes Viertel (22,2 %) im Handel und Gastgewerbe und 16 % im Bereich „Bergbau und verarbeitendes Gewerbe“, hier insbesondere in den „frauentypischen“ Branchen wie Elektroindustrie und Bekleidungsindustrie.

Eine Folge dieser Erwerbsstruktur ist eine spezifische *Berufsverteilung* bei Frauen: Vier von fünf erwerbstätigen Frauen (82 %) üben einen Dienstleistungsberuf aus, bei Männern ist es dagegen knapp jeder zweite (46 %). Innerhalb der Dienstleistungsberufe sind es vor allem die Organisations-, Verwaltungs- und Büroberufe, auf die sich die Frauenerwerbstätigkeit konzentriert, gefolgt von den Warenkaufleuten, Gesundheitsberufen, Erziehungs- und Sozial- sowie sonstigen Dienstleistungsberufen.

Frauen üben seltener solche berufliche Tätigkeiten aus, die einen qualifizierteren *Berufsabschluss* erfordern. Allerdings zeigt sich, dass sie den Qualifikationsvorsprung der Männer nach und nach aufholen. Die Konzentration der Frauen auf eher unqualifizierte, untergeordnete, wenig attraktive Tätigkeiten trägt dazu bei, dass Frauen als Arbeiterinnen oder Angestellte deutlich weniger als die Männer verdienen (vgl. Kap. „Einkommen“, S.144 ff.). Rund 90 % der Arbeiterinnen üben Tätigkeiten der Leistungsgruppe 2 und 3 aus, die lediglich Anlernqualifikationen verlangen. Demgegenüber beträgt der Facharbeiteranteil bei den Männern mehr als 60%. Aber nicht allein das Qualifikationsgefälle ist für die schlechtere Bezahlung verantwortlich. Es treten offene wie versteckte Diskriminierungen und Vorbehalte gegen die berufliche Leistungsfähigkeit von Frauen hinzu.

Im *internationalen Vergleich* fällt die Erwerbsbeteiligung der Frauen in Deutschland durchschnittlich aus. 1995 betrug die Erwerbsquote der Frauen im Erwerbsalter in der Europäischen Union (EU) rund 57 %. In den skandinavischen Ländern sowie in Großbritannien betrug die Quote zwischen 78 und 66 %, in Österreich, Deutschland, Frankreich und Portugal lag sie mit knapp 60 % etwas über dem Durchschnitt, an letzter Stelle, noch hinter Luxemburg und Griechenland, lag Italien mit 43 %.

2.4.2 Anstieg der Frauenerwerbstätigkeit, Vereinbarkeit von Beruf und Familie

Auf lange Sicht betrachtet ist die Frauenerwerbstätigkeit in den alten Bundesländern kontinuierlich und deutlich angestiegen. So nahm die Erwerbsquote der 15- bis 65jährigen Frauen von 46,2 % im Jahr 1970 auf 60,5 % im Jahr 1998 zu (vgl. Tabelle IV.9). Auf die zunehmende Frauenerwerbstätigkeit wirken viele Faktoren ein. Die Zahl der Kinder ist gesunken, und die schulische und berufliche Ausbildung der Frauen hat sich verbessert. Zugleich verliert die Ehe den Charakter einer lebenslangen Versorgungsinstitution. Die hohe und steigende Scheidungsquote weist darauf hin. Gerade bei verheirateten Frauen wächst deshalb der Wunsch nach mehr Eigenständigkeit und finanzieller Unabhängigkeit (vgl. Bd. II, Kap. „Familie“, S. 205 ff.). Für immer mehr Frauen ist eine befriedigende berufliche Tätigkeit Grundlage und Mittel zur gesellschaftlichen Wertschätzung und Selbstverwirklichung. Deshalb werden die

Berufsunterbrechungen von Frauen in der Tendenz immer seltener und immer kürzer. Und immer mehr Frauen wollen danach in ihren Beruf zurückkehren. In der Folge ist die Zahl der erwerbstätigen Frauen in den alten Bundesländern von 9,5 Mio. im Jahr 1970 auf 12,3 Mio. im Jahr 1996 gestiegen, bei den Männern ist demgegenüber im gleichen Zeitraum lediglich ein Anstieg um 0,6 Mio. auf 17,0 Mio. zu verzeichnen. Der Anteil der Frauen an den Erwerbstätigen stieg von 36,6 auf 41,9 %, bezogen auf ganz Deutschland sogar auf 42,5 %.

Die Entwicklung hat gezeigt, dass die ins Erwerbsleben nachrückenden jüngeren Frauenjahrgänge eine höhere Erwerbsbeteiligung aufweisen als die jeweils vorausgegangenen Jahrgänge. Dies macht sich vor allem bei den Frauen im Alter potentieller Kinderbetreuung bemerkbar. Noch in den fünfziger Jahren fiel die bei den jüngeren Frauen relativ hohe Erwerbsquote von 70 % zu Beginn der Erwerbstätigkeit auf 43 % bei den 30 bis 35jährigen ab und stieg auch bei den älteren Jahrgängen nicht über 50 %. Anfang der 90er Jahre war in den alten Bundesländern die Erwerbsquote dieser Gruppe hingegen auf knapp 70 % gestiegen. Die deutlich höhere Erwerbsbeteiligung der ostdeutschen Frauen hat diesen Anteil bis 1996 noch einmal gesteigert. Frauen zwischen 25 und 50 Jahren weisen heute durchweg eine Erwerbsquote von um die 75 % auf.

Tabelle IV.9:
Erwerbsquoten von Männern und Frauen bezogen auf die Wohnbevölkerung im erwerbsfähigen Alter (15 - 65 Jahre) im Jahr 1996 in %

Jahr	Alte Bundesländer			Neue Bundesländer		
	Insgesamt	Männer	Frauen	Insgesamt	Männer	Frauen
1970	-	88,2	46,2			
1980	67,1	84,4	50,2			
1990	70,8	82,7	58,2			
1991	70,5	82,2	58,4	81,6	86,0	77,2
1992	71,1	82,2	59,5	77,8	80,8	74,8
1993	71,0	81,9	59,6	76,0	78,6	73,3
1994	71,1	81,8	60,0	76,5	79,2	73,8
1995	70,7	81,3	59,9	76,8	79,7	73,9
1996	70,2	80,5	59,7	76,4	79,3	73,3
1997	70,5	80,5	60,3	76,7	79,7	73,6
1998	70,5	80,2	60,5	76,9	80,2	73,5

Quelle: Bundesanstalt für Arbeit, Arbeitsmarkt 1998, Nürnberg, Juni 1999, S. 109, 193.

Nach der weithin ungebrochenen *geschlechtsspezifischen Arbeitsteilung* bleiben Frauen allerdings nach wie vor für die Haus-und Erziehungsarbeit zuständig. Das immer noch nicht ausreichende Angebot an familienergänzenden Einrichtungen (Kinderkrippen und -tagesstätten) trägt mit dazu bei, dass eine Vereinbarkeit von Berufstätigkeit und Kindererziehung sowie Hausarbeit nur schwer möglich ist. Gleichwohl haben sich die Muster der Frauenerwerbstätigkeit im Laufe der vergangenen Jahrzehnte verändert. Die familienbedingte

Unterbrechung der Erwerbstätigkeit erfolgt im Durchschnitt später, sie fällt kürzer aus und der Anteil der Wiedereinsteigerinnen hat sich erhöht. Je älter die Kinder, um so eher nehmen die Frauen wieder eine Erwerbstätigkeit auf. So gingen Frauen mit kleinen Kindern unter 3 Jahren in den alten (neuen) Bundesländern zu 25,6 (33,9) % einer Erwerbstätigkeit nach, sind die (jüngsten) Kinder zwischen 6 und 14 Jahren, steigt die Erwerbsquote auf 61,9 (77,7) % (vgl. Tabelle IV.10).

Tabelle IV.10:
Erwerbsbeteiligung von Frauen mit Kindern nach Alter des jüngsten Kindes im Jahr 1996 in %

Alter des jüngsten Kindes	Alte Bundesländer	Neue Bundesländer
unter 6	25,6	33,5
6 - 14	61,9	77,7
15 und mehr	56,1	69,1
zusammen	51,0	71,1

Quelle: Bundesministerium für Familie, Senioren, Frauen und Jugend, Die Familie im Spiegel der amtlichen Statistik, Bonn 1998, S. 115.

Die Rückkehr in den Beruf bedeutet für die mehrere Jahre nicht berufstätige Frau Konkurrenz mit Beschäftigten, deren berufliche Kenntnisse auf dem aktuellsten Stand sind und die sich möglicherweise weiterqualifiziert haben. Beim Wiedereintreten in das Erwerbsleben, der in aller Regel nicht auf denselben Arbeitsplatz erfolgt, den die Frauen vor der Unterbrechung innehatten, ist damit für viele Frauen eine unterwertige Beschäftigung unausweichlich.

Es muss berücksichtigt werden, dass der Zuwachs der Frauenerwerbstätigkeit weitgehend auf der Basis von *Teilzeitarbeit* erfolgte. Gut 36 % aller abhängig erwerbstätigen Frauen waren 1998 in Teilzeit. 1991 waren dies noch 30 %. In den alten Bundesländern liegt der Teilzeitanteil mit 40 % rund doppelt so hoch wie in den neuen Ländern. Dabei ist die geringfügige Beschäftigung noch nicht erfasst (vgl. Pkt. 3.2.1.2). Für viele Frauen ist Teilzeitarbeit die einzige Möglichkeit, Beruf und Kindererziehung in Einklang zu bringen, d. h. wieder berufstätig zu werden, oder trotz Geburt eines Kindes ihre Berufstätigkeit nicht zu unterbrechen, obwohl mit Teilzeitarbeit erhebliche Benachteiligungen verbunden sind. Denn nach wie vor weist Teilzeitarbeit einen höheren Anteil an gering qualifizierten, belastenden, schlecht bezahlten Tätigkeiten auf als Vollzeitarbeit. Und nach wie vor legitimiert Teilzeitarbeit die Zuweisung der Haus- und Familienarbeit an die Frauen (vgl. zu den Perspektiven der Vereinbarkeit von Familie und Beruf Bd. II, Kap. „Familie“, S. 205 ff.)

2.5 Erwerbstätigkeit in unterschiedlichen Lebensphasen

2.5.1 Jugendliche: Ausbildung, Berufseintritt, Erwerbsbeteiligung

Der Anteil junger Menschen an den Erwerbstätigen insgesamt hat in den vergangenen Jahrzehnten deutlich abgenommen. Im Jahr 1990 betrug der Anteil der 15-

bis 25jährigen an den erwerbstätigen Personen noch 17 % und ging in ganz Deutschland bis 1997 auf rund 11 % zurück. Zugleich war auch die *Erwerbsquote* in den Altersgruppen 15 - 20 Jahre und 20 - 25 Jahre rückläufig (vgl. Tabelle IV.11). Die Ausbildungsdauer hat sich verlängert, immer mehr Jugendliche absolvieren eine weiterführende Schul- und Hochschulausbildung. Während der Anteil der Jugendlichen mit Hauptschulabschluss von 1970 bis 1997 von 50 % auf 26 % zurückgegangen ist, stieg der Anteil der Realschulabsolventen von 21 auf 40 % und derjenigen mit (Fach)Hochschulreife von 13 auf 25 %. Die Studierendenquote, definiert als der Anteil der Studierenden an den 19- bis 31jährigen, hat sich in diesem Zeitraum von 4 auf fast 13 % verdreifacht.

Tabelle IV.11:
Erwerbsquoten junger Menschen 1991 und 1997 in %

Jahr	Männer		Frauen	
	davon im Alter von ... bis unter ... Jahren			
	15-20	20-25	15-20	20-25
1991	44,6	79,7	37,2	75,9
1997	34,9	77,4	27,8	68,0

Quelle: Statistisches Bundesamt, Fachserie 1, Reihe 4.1.1, 1997, S. 152.

2.5.2 Ältere ArbeitnehmerInnen

Auch die Erwerbsbeteiligung der Älteren hat sich in den vergangenen Jahren und Jahrzehnten deutlich verändert. Ursächlich sind hier neben der Arbeitsmarktentwicklung selbst insbesondere der dramatische Anstieg der Arbeitslosigkeit, aber auch die Veränderungen der arbeits- und sozialrechtlichen Bedingungen für das Ausscheiden aus dem Erwerbsleben. Tabelle IV.12 zeigt für Ende der 90er Jahre folgendes Bild:

Tabelle IV.12:
Erwerbsquote älterer Menschen 1991 - 1998 in %

Jahr	Männer			Frauen		
	davon im Alter von ... bis unter ... Jahren					
	50 - 55	55 - 60	60 - 65	50 - 55	55 - 60	60 - 65
1991	93,4	79,7	33,5	65,3	42,9	10,7
1992	93,3	74,2	31,3	66,7	41,7	10,0
1993	93,0	72,5	30,2	67,6	42,7	9,9
1994	92,7	74,5	29,6	68,4	45,9	10,2
1995	92,6	75,8	29,5	69,0	49,7	10,9
1996	91,5	76,4	29,3	68,4	52,1	11,5
1997	91,3	78,1	29,8	69,6	55,0	11,9
1998	91,2	79,1	30,1	70,1	55,9	12,2

Quelle: Statistisches Bundesamt, Fachserie 1, Reihe 4.1.1, 1998, S. 152

Die Erwerbsbeteiligung der Männer ist in der Altersgruppe von 50 bis 55 Jahren mit rund 90 % relativ hoch. Bereits in der nächsten Gruppe (55 bis 60 Jahre) sinkt sie auf 79 % ab, wobei ein großer Teil dieser Altersgruppe arbeitslos und ohne große Wiedereingliederungschancen ist. Bei den 60- bis 65jährigen Männern zählen nur noch 30 % zu den Erwerbspersonen. Anfang der siebziger Jahre standen hingegen noch rund 70 % der Männer in dieser Altersgruppe im Erwerbsleben.

Bei den Frauen findet sich – auf niedrigerem Niveau – eine vergleichbare Abstufung. Allerdings ist bei ihnen die Erwerbsquote der über 60jährigen geringfügig angestiegen.

Kaum noch anzutreffen in der Arbeitswelt sind 63jährige und ältere Beschäftigte. Über das 63. hinaus zu arbeiten, ist heute entweder das Privileg von selbständig Tätigen und von wenigen, in der Regel hoch qualifizierten Fach- und Führungskräften oder aber ist Ausdruck eines ökonomischen Zwangs, wegen einer unzureichenden Alterssicherung möglichst lange arbeiten zu müssen.

Die niedrige Alterserwerbstätigkeit spiegelt die Tatsache wider, dass die arbeitsmarktpolitischen Probleme älterer ArbeitnehmerInnen schon früh beginnen. Sie äußern sich insbesondere darin, dass sie den konkreten Anforderungen des Arbeitsplatzes an das physisch-psychische Leistungsvermögen oftmals nicht mehr gewachsen sind und infolgedessen häufig innerbetrieblichen Abstufungen und Umsetzungen unterworfen werden.

Von einer bei fortgeschrittenen Lebensalter generell nachlassenden beruflichen Leistungsfähigkeit kann dabei allerdings nicht gesprochen werden. Ergebnisse der gerontologischen Forschung lassen vielmehr erkennen, dass es keinen allein vom kalendarischen Alter abhängigen Abbau des physisch-psychischen Leistungsvermögens gibt, sondern eine Veränderung in der Struktur der Einzelkomponenten des Leistungsvermögens So nehmen einzelne, insbesondere funktionale Fähigkeiten mit fortschreitendem Lebensalter ab, z.B. Muskelkraft und Beweglichkeit, physisch-psychische Belastbarkeit, Wahrnehmungsfähigkeit verschiedener Sinnesorgane, Umstellungsfähigkeit, Geschwindigkeit der Informationsaufnahme und -verarbeitung, Lern- und Aufnahmebereitschaft, Reaktionsvermögen oder das Kurzzeitgedächtnis. Andere, vor allem prozessübergreifende Fähigkeitsdimensionen nehmen dagegen mit fortschreitendem Lebensalter zu, so z.B. Geübtheit, Genauigkeit, Erfahrung, Urteilsvermögen, Zuverlässigkeit, Verantwortungsbewußtsein oder gute Kenntnisse von betrieblichen und produktionsbezogenen Zusammenhängen. Und wieder andere Qualifikationsbestandteile bleiben konstant, so z.B. Aufmerksamkeit, Konzentrations- und Merkfähigkeit oder das Langzeitgedächtnis. Es kommt also zu einem Leistungs*wandel* und nicht zu einer allgemeinen Leistungsreduktion. Im betrieblichen Alltag beeinträchtigt der Leistungswandel die beruflichen Chancen all jener Älteren, die in solchen Berufen und Tätigkeitsfeldern eingesetzt sind, bei denen die mit dem Alter eher rückläufigen Leistungsmerkmale ein besonderes Gewicht haben. Besonders gefährdet sind deswegen Beschäftigte, die belastungsintensive Tätigkeiten ausüben.

Für die Beschäftigungsperspektiven der Älteren ist nicht nur die Dimension der körperlichen und psychischen Leistungsfähigkeit entscheidend, sondern auch das Maß ihrer Qualifikation. Mit steigendem Lebensalter erhöhen sich die qualifikatorischen Nachteile gegenüber jüngeren Beschäftigten. So sind Ältere im Vergleich zu den nachrückenden Jahrgängen im Schnitt formal und theoretisch geringer qualifiziert. Erworbene Qualifikationen veralten angesichts des raschen technisch-organisatorischen Wandels immer schneller. Zwar führt die häufig über Jahrzehnte erworbene betriebsspezifische Qualifikation zu einem hohen Spezialisierungsgrad mit einem häufig unersetzbaren Wert für die Betriebe. Andererseits kann jedoch damit die Einsetzbarkeit auf anderen Arbeitsplätzen verringert werden, was im Fall grundlegender technisch-organisatorischer Anforderungsänderungen zu einem Nachteil und Beschäftigungsrisiko werden kann.

Die Älteren sind in besonderem Maße von Arbeitslosigkeit betroffen und haben große Schwierigkeiten, wieder in ein stabiles Beschäftigungsverhältnis zurückzukehren (vgl. Pkt. 6.1.3.2 dieses Kapitels). Dies ist auch ein Grund dafür, dass sie in wachsendem Maße vorzeitig (und zum Teil auch unfreiwillig) in die Rente wechseln müssen. Die drei Problemlagen – im Betrieb, auf dem Arbeitsmarkt und beim Übergang in die Rente – sind eng miteinander verknüpft. Betriebliche Beschäftigungsprobleme führen häufig zur Ausgliederung in die Arbeitslosigkeit, beide zusammen wiederum prägen maßgeblich Zeitpunkt und Art der Beendigung des Erwerbslebens. Umgekehrt wirken die verschiedenen Verrentungsregeln auf das betriebliche und Arbeitsmarktgeschehen zurück (vgl. Bd. II., Kap. „Alter“, S. 236 ff.).

Wenn die *Perspektiven* der Alterserwerbstätigkeit betrachtet werden, müssen vor allem die demographischen Rahmenbedingungen sowie die rentenrechtlichen Veränderungen und hierbei insbesondere die Auswirkungen der Anhebung der Altersgrenzen ins Blickfeld kommen:

- Der zu erwartende Alterungsprozess der Gesamtbevölkerung verändert die Altersstruktur der Bevölkerung im erwerbsfähigen Alter. Etwa um 2030 dürften die Älteren (50 Jahre und älter) rund ein Drittel der Erwerbspersonen ausmachen, während die Jüngeren (unter 30 Jahre) auf gut 20 Prozent abfallen. 1990 war das Verhältnis mit 32 Prozent zu 22 Prozent gerade umgekehrt. In vergleichweise kurzer Zeit kommt es also zu einer Verkehrung der Altersstruktur der Beschäftigten.
- Die schrittweise Heraufsetzung der vorgeschobenen Altersgrenzen auf die Regelaltersgrenze mit 65 Jahren, die Ende 2001 abgeschlossen sein wird (vgl. Bd. II, Kap. „Alter“, S. 262 ff.), lässt einen weiteren Bedeutungszuwachs der älteren Beschäftigten auf dem Arbeitsmarkt erwarten. Es ist allerdings wenig wahrscheinlich, dass die Mehrzahl der älteren ArbeitnehmerInnen in Zukunft tatsächlich bis zum 65. Lebensjahr im Beruf verbleibt. Viel spricht dafür, dass viele der Betroffenen trotz der hohen Rentenabschläge einen vorgezogener Rentenbeginn wählen. Und zu erwarten ist schließlich, dass ein wachsender Teil der Älteren arbeitslos wird (vgl. Pkt. 6.1.3 dieses Kapitels).

2.6 AusländerInnen

Niveau und Entwicklung von Wohnbevölkerung und Erwerbspersonen/Erwerbstätigen werden neben der „natürlichen“ demographischen Bevölkerungsbewegung auch ganz maßgeblich durch *Zu- und Abwanderungen* bestimmt. Ab Mitte der 60er Jahre – nach dem Versiegen der Zuwanderungen aus der DDR und den früheren Ostgebieten des Deutschen Reiches – setzte eine Zuwanderung von AusländerInnen in die Bundesrepublik ein, die ihren ersten Höhepunkt mit rd. 4,1 Mio. Mitte der 70er Jahre erreichte. Wirtschaftskrise und Anwerbestopp dämpften die Entwicklung vorübergehend. Bis Mitte der 80er Jahre erreichte die Zahl einen neuen Höchststand von knapp 4,5 Mio. und stieg weiter an. Mitte der 90er Jahre betrug die Zahl aufgrund des anhaltenden Zuzugs dann 7,2 Mio. Personen (vgl. Tabelle IV.13:). Dies entspricht einem Anteil von 8,8 % an der Gesamtbevölkerung. Ganz überwiegend (97 %) leben die AusländerInnen den alten Bundesländern.

Tabelle IV.13:
AusländerInnen in der Bundesrepublik Deutschland 1960 - 1998 in 1000

Jahr	Wohnbevölkerung	Erwerbstätige	davon: Sozialversicherungspflichtig Beschäftigte	Registrierte Arbeitslose
1960	686	301	279	1
1970	2.977	1.815	1.807	5
1975	4.090	2.139	2.061	151
1980	4.453	2.126	2.018	107
1985	4.379	1.712	1.568	253
1990	5.094	2.309	1.775	203
1996	7.181	2.934	2.137	496
1997	7.240	2.868	2.061	541
1998	7.320	2.837	2.057	535

Angaben für 1960 - 1990: alte Bundesländer, ab 1996: Deutschland.

Quelle: Autorengemeinschaft, Zur Arbeitsmarktentwicklung1988/89; in MittAB 4/1988, S. 465, Wirtschaft und Statistik 3/96 (Mikrozensus 1994). Statistisches Bundesamt, Leben und Arbeiten in Deutschland, S. 95 und 106; ANBA, Arbeitsmarkt 1997, S. 16 f., Arbeitsmarkt 1998, S. 18 f.

Aus Europa stammen rund 50 % von ihnen (darunter EU-Länder: 25 %), aus dem nahen Osten (inkl. Türkei) rund 38 %, die restlichen 11 % stammen aus Südostasien, Afrika und Amerika. Nach Nationalitäten gruppiert stellt die Türkei mit 2,4 Mio. Menschen das größte Kontingent, gefolgt von den Staaten des früheren Jugoslawien (rd. 1,1 Mio.), Italien (0,61 Mio.) und Griechenland (0,38). Hinter den lange Jahre relativ konstant erscheinenden, nur wenig schwankenden Bestandszahlen der ausländischen Bevölkerung verbergen sich erhebliche *Zu- und Abwanderungsbewegungen.* So entstand in der ersten Hälfte der 80er Jahre ein negativer *Wanderungssaldo*: Durch die verstärkte

Rückwanderung in die Heimatländer überstiegen die Fortzüge die Zuzüge. Der Rückgang der ausländischen Wohnbevölkerung ist allerdings weit niedriger ausgefallen als es dem negativen Wanderungssaldo entspricht, denn allein durch den *Geburtenüberschuss (2. Generation)* steigt die Zahl der AusländerInnen in der Bundesrepublik an. Seit Mitte der 80er Jahre wird dieser demographische Effekt begleitet durch einen wieder positiven Wanderungssaldo: Durch die *Familienzusammenführung,* die sinkende Zahl von Rückwanderungen und die Zuwanderung von *Flüchtlingen* und *Asylbewerbern* nimmt die ausländische Bevölkerung zu.

Die Zahl der *Flüchtlinge* ist von 700.000 im Jahre 1987 auf rd. 1,9 Mio. im Jahre 1993 angestiegen und bis 1997 wieder auf ca. 1,4 Mio. zurückgegangen. 1997 entsprach dies einem Anteil von 19,0 % aller AusländerInnen. Unter den Flüchtlingen waren 1997 rd. 308.000 Asylberechtigte und ihre Familienangehörige, 320.000 Asylbewerber und 254.000 Bürgerkriegsflüchtlinge. Hinzu kamen u.a. 360.000 sog. „de-facto-Flüchtlinge", die nicht abgeschoben wurden, weil sie dadurch in erhebliche Gefahr geraten wären. Die Lebensbedingungen der Flüchtlinge sind vielfach besonders prekär: Die Trennung von der Heimat und der Familie, die Furcht vor einer Abschiebung, die oftmals beengten und schlechten Wohnverhältnisse, die nur sehr eingegrenzten Arbeitsmöglichkeiten und nicht zuletzt die in Teilen der deutschen Bevölkerung ablehnende Haltung machen dieser Bevölkerungsgruppe das Leben schwer.

Von den rund 7,3 Mio. ausländischen Einwohnern in Deutschland waren 1998 knapp 2,9 Mio. erwerbstätig, darunter 2 Mio. als sozialversicherungspflichtige ArbeitnehmerInnen. *Räumlich* konzentrieren sich die ausländischen Erwerbstätigen auf nur wenige Bundesländer: Auf Nordrhein-Westfalen, Baden-Württemberg, Bayern und Hessen entfallen allein drei Viertel. In den neuen Bundesländern liegen die Anteile bei 1 % und darunter. Innerhalb der Bundesländer gibt es eine weitere Konzentration auf die Ballungsgebiete und die großen Städte, und dort nochmals eine hohe Konzentration auf bestimmte Stadtviertel. In manchen Wohnquartieren in Berlin, Frankfurt, Köln oder im Ruhrgebiet gibt es einen Ausländeranteil von 30 - 50 % und mehr. Gerade diese dreifache *räumliche Konzentration* ist es, die besondere arbeitsmarkt- und sozialpolitische Problemlagen begründet.

Die Erwerbsbeteiligung (*Erwerbsquote*) der AusländerInnen, die bis Anfang der 70er Jahre mit 70,8 % deutlich über derjenigen der deutschen Bevölkerung (42,7 %) lag, ist im Gefolge des Anwerbestopps und des darauf verstärkt einsetzenden Familiennachzugs stark zurückgegangen. Seit Anfang der 80er Jahre bewegt sie sich konstant zwischen 51 und 53 % und liegt damit nur noch geringfügig über der deutschen Erwerbsbeteiligung.

Die *Bildungsvoraussetzungen* der ausländischen Bevölkerung haben sich in den vergangenen 20 Jahren deutlich verbessert, gleichwohl gibt es in vielen Punkten noch einen deutlichen Abstand zur deutschen Bevölkerung. So hatten 84 % der AusländerInnen und 98,4 % der Deutschen ab 15 Jahren 1996 einen allgemeinbildenden Schulabschluss. Davon verfügten mehr als jede/r fünfte AusländerIn (22,3 %) über die (Fach-)Hochschulreife, 15,5 % über einen Realschulabschluss und 62,2 % über einen Hauptschulabschluss. 1996 hatten 58 %

der ausländischen Bevölkerung keinen berufsbildenden Abschluss. 30 % hatten eine Lehre/Praktikum absolviert. Bei den Deutschen konnten demgegenüber nur 28 % keinen Ausbildungsabschluss vorweisen.

Die AusländerInnen haben einen zentralen *Beschäftigungsschwerpunkt* im verarbeitenden Gewerbe (39 %) und im privaten Dienstleistungsbereich (27,2%). Von Bedeutung sind darüber hinaus noch das Baugewerbe und der Handel mit jeweils gut 10 %. Der Anteil der ArbeiterInnen ist bei den ausländischen Erwerbstätigen mit knapp zwei Dritteln (63,8 %) fast doppelt so hoch wie bei den Deutschen (33,5 %). Speziell in den vergangenen Jahren hat die Zahl der *Selbständigen* unter den AusländerInnen stark zugenommen, liegt aber mit 8,2 % (1994) immer noch etwas unter dem deutschen Wert von 9,2 %.

Im Gegensatz zur Erwerbsbeteiligung der Deutschen ist die der AusländerInnen stark von *administrativen Regelungen bzw. Beschränkungen* gesteuert. Die entsprechenden Bestimmungen zur Aufenthalts- und Arbeitserlaubnis sind im Ausländergesetz und im Arbeitsförderungsrecht (SGB III) sowie in darauf basierenden Verordnungen niedergelegt:

- AusländerInnen aus den *EU-Ländern* sowie aus den (sonstigen) Ländern des Europäischen Wirtschaftsraums (EWR) benötigen keine Arbeitserlaubnis zum Abschluss eines Arbeitsvertrags. Wenn sie sich in einem Arbeitsverhältnis befinden, erhalten sie auf Antrag eine befristete Aufenthaltsgenehmigung für mindestens 5 Jahre.
- AusländerInnen *anderer Herkunft* benötigen eine Aufenthaltsgenehmigung der Ausländerbehörde und eine Arbeitserlaubnis. Für türkische ArbeitnehmerInnen besteht aufgrund des Assoziierungsabkommens eine gewisse Sonderstellung.
- Die *Aufenthaltsgenehmigung* nach § 5 Ausländergesetz kann in abgestufter Form erteilt werden, was den inhaltlichen Anlass, die zeitliche Befristung und die räumliche Einschränkung anbetrifft. Langjährig in Deutschland arbeitende AusländerInnen erhalten unter bestimmten Voraussetzungen eine unbefristete *Aufenthaltserlaubnis.*
- Wer eine Aufenthaltserlaubnis besitzt und fünf Jahre lang rechtmäßig einer versicherungspflichtigen Beschäftigung nachgeht, hat Anspruch auf eine unbefristete und betrieblich, räumlich oder beruflich nicht eingeschränkte *Arbeitsberechtigung.*
- Die *Arbeitserlaubnis* nach § 285 SGB III kann erteilt werden, wenn sich keine nachteiligen Auswirkungen auf den Arbeitsmarkt ergeben und wenn für die Beschäftigung deutsche ArbeitnehmerInnen nicht zur Verfügung stehen. AusländerInnen dürfen im übrigen nicht zu ungünstigeren Bedingungen als deutsche ArbeitnehmerInnen beschäftigt werden.
- In *Werkvertragsabkommen* werden bestimmten ausländischen Staaten Kontingente eingeräumt, so dass dort ansässige Firmen für gewisse Zeit Arbeitskräfte nach Deutschland schicken können.
- *SaisonarbeitnehmerInnen* können für max. drei Monate im Jahr in Deutschland arbeiten, wenn keine deutschen ArbeitnehmerInnen zur Verfügung stehen. Die Beschäftigung ist auf bestimmte Wirtschaftsbereiche

beschränkt, wie z.B. Land- und Fostwirtschaft, Hotels und Gaststätten, Obst- und Gemüseverarbeitung. Mit Polen und der Tschechischen Republik bestehen Regelungen für *GrenzarbeitnehmerInnen.*

- Für *AsylbewerberInnen* und *Bürgerkriegsflüchtlinge* gelten einschränkende Sonderregelungen. Sie können lediglich im Ausnahmefall unter sehr restriktiven Voraussetzungen erwerbstätig werden.
- Ein besonderes Segment der Ausländerbeschäftigung regelt das *Entsendegesetz* von 1996. Es verpflichtet ausländische Arbeitgeber des Baugewerbes, die ArbeitnehmerInnen zur Arbeit nach Deutschland „entsenden", hier vor Ort neben den gesetzlichen Bestimmungen auch die zwischen den Tarifvertragsparteien ausgehandelten Mindeststandards zu Arbeitseinkommen und -bedingungen einzuhalten. Voraussetzung ist, dass die tariflichen Regelungen vom Bundesarbeitsminister für allgemeinverbindlich erklärt sind (vgl. Kap. „Einkommen", S. 166). Auf diese Weise soll ein Lohn- und Sozialdumping in dieser Branche verhindert werden.

Wie der Vergleich zwischen der zahlenmäßigen Entwicklung der ausländischen Erwerbspersonen und der Wohnbevölkerung zeigt, ist der massive Arbeitsplatzverlust für ausländische ArbeitnehmerInnen *nicht* mit einer automatischen und entsprechenden Rückwanderung der Betroffenen in ihre Heimatländer verbunden. Bereits in den 70er Jahren konnte nicht mehr davon ausgegangen werden, dass die Beschäftigung von AusländerInnen nur vorübergehend ist und durch Rückwanderung abgeschlossen wird. Mit einem Ausländeranteil an der Bevölkerung von knapp 9 % ist Deutschland mittlerweile, faktisch aber nicht rechtlich, zu einem *Einwanderungsland* geworden:

- Während 1985 nur 12 % der AusländerInnen länger als 20 Jahre in Deutschland lebten, waren es 1996 bereits 27 %. Damals waren 18 % in Deutschland geboren, 1996 waren es bereits 25 %.
- Von den 1,3 Mio. jüngeren AusländerInnen zwischen 15 und 25 Jahren waren 1996 bereits 40 % hier geboren, 1985 waren es lediglich 15 % von 0,7 Mio.

In dem Maße, in dem ausländische ArbeitnehmerInnen und ihre Familien auf Dauer in der Bundesrepublik verbleiben und wie eine zweite, dritte und mittlerweile vierte Ausländergeneration heranwächst, verschieben und vergrößern sich die Problemlagen. Eine Politik der umfassenden gesellschaftlichen Integration der AusländerInnen, das heißt ihrer vollen sozialen, ökonomischen, rechtlichen und politischen Gleichstellung mit den Deutschen, ist notwendiger denn je. Denn nach rund 40 Jahren der Ausländerbeschäftigung widerspricht die Realität noch immer in vielen Punkten den Zielen der Gleichstellung und Integration:

- Ausländische ArbeitnehmerInnen sind im Berufsleben vielfach schlechter gestellt als ihre deutschen KollegInnen (so in bezug auf Qualifikation, Entgelt, Arbeitsbedingungen, Arbeitsplatzsicherheit, Wiedereingliederungschancen, Status usw.).
- Die Einkommenslage ausländischer Haushalte ist im Schnitt deutlich schlechter als die der deutschen. So liegt die Sozialhilfequote bei den aus-

ländischen Staatsangehörigen bei 9 %, bei den deutschen hingegen bei 3 % (vgl. Kap. „Einkommen“, S. 217). Die Armutsquote erreicht bei den ausländischen Haushalten einen Wert von 26 % (1995/alte Bundesländer), bei den deutschen Haushalten 10 % (vgl. Kap. „Einkommen“, S. 231 ff.).

- Ausländische Kinder und Jugendliche sind in ihrer schulischen und beruflichen Bildung immer noch benachteiligt bzw. schlechter gestellt.
- Wohn- und Lebensbedingungen von AusländerInnen sind vielfach unzureichend; dies zeigt sich besonders in den Großstädten mit hohen Ausländeranteilen. Betroffene sind nicht zuletzt die Kinder.
- AusländerInnen wird die volle rechtliche, politische und kulturelle Gleichstellung vorenthalten.
- AusländerInnen sind nicht nur eine in vielfacher Hinsicht sozial benachteiligte Bevölkerungsgruppe, zugleich werden von vielen Betroffenen die sozialstaatlichen Leistungsangebote (Gesundheitssystem, Pflege- und Wohngeld, soziale Dienste) nur unzureichend in Anspruch genommen, weil viele Barrieren dem entgegenstehen.

Die sozialen Probleme ausländischer ArbeitnehmerInnen und ihrer Familienangehörigen werden durch die verbreiteten Vorbehalte, Stigmatisierungen und Diskriminierungen gegenüber AusländerInnen noch vertieft. In Zeiten anhaltender Massenarbeitslosigkeit verstärkt sich der Konkurrenzdruck unter den Beschäftigten und kann in offener Ausländerfeindlichkeit, einem Anwachsen rechtsradikaler Parteien und einer entsprechenden Politik zum Ausdruck kommen.

2.7 SpätaussiedlerInnen

Die SpätaussiedlerInnen deutscher Abstammung vornehmlich aus Osteuropa kamen im Laufe der Nachkriegszeit in mehreren Wellen nach (West)-Deutschland. Von Ende der 60er bis in die 2. Hälfte der 80er Jahre belief sich die Zahl der Einreisenden auf insgesamt 800.000. Mit dem Zusammenbruch der realsozialistischen Staaten Ende der 80er Jahre stieg die Zahl rasch an. Allein zwischen 1988 und 1990 kamen knapp 1 Mio. Menschen. Der Zuzug wurde daher 1991 gesetzlich beschränkt, seitdem ist die Zahl wieder deutlich zurückgegangen und betrug 1997 nur noch rund 135.000. Nahezu alle neueingereisten SpätaussiedlerInnen der vergangenen Jahre kommen aus der ehemaligen UdSSR. Mehr als die Hälfte zählen zu den Erwerbspersonen.

Auf dem Arbeitsmarkt haben die SpätaussiedlerInnen eine schwierige Position. Das hängt vor allem mit den zunächst geringen oder fast vollständig fehlenden Sprachkenntnissen zusammen. Ihre Berufsbildung und ihre beruflichen Erfahrungen haben sie in Wirtschaftssystemen erworben, die von den deutschen Verhältnissen stark abweichen. Eine adäquate berufliche Eingliederung ist daher hierzulande kaum möglich. Im Frühjahr 1999 wurden rund 100.000 arbeitslose SpätaussiedlerInnen registriert. Strukturanalysen ergeben, dass bei den arbeitslosen SpätaussiedlerInnen der Anteil der Männer, der ArbeiterInnen und der Personen ohne abgeschlossene Berufsausbildung deutlich höher liegt als bei den übrigen Deutschen. Andererseits liegt der Anteil der Langzeitarbeitslosen und gesundheitlich Beeinträchtigten unter dem Durchschnitt. Dies spiegelt weitgehend auch die Sozial- und Qualifikationsstruktur der SpätaussiedlerInnen wieder.

2.8 Behinderte

Eine Gruppe von Erwerbstätigen mit besonderen Problemen hinsichtlich der Beteiligung am Erwerbsleben sind die Behinderten. Es handelt sich um Menschen mit einer nicht nur vorübergehenden körperlichen, geistigen oder seelischen Funktionsstörung, die für das jeweilige Lebensalter untypisch ist. Formenkreis und Grad der Behinderung sind so vielfältig bzw. unterschiedlich, dass man nicht von einer in sich geschlossenen Gruppe „der" behinderten Menschen sprechen kann (vgl. Bd. II, Kap. „Gesundheit und Gesundheitssystem", S. 27 ff.).

Unter arbeitsmarktpolitischen Gesichtspunkten kann zwischen folgenden Gruppen unterschieden werden (Daten aus unterschiedlichen Erhebungen Mitte der 90er Jahre):

- 0,9 Mio. in Betrieben und Dienststellen beschäftigte Schwerbehinderte,
- 0,195 Mill. arbeitslose Schwerbehinderte,
- 0,155 Mio. in Werkstätten für Behinderte geförderte oder beschäftigte Schwerbehinderte,
- etwa 5,2 Mio. nicht im Arbeitsleben stehende Schwerbehinderte,
- eine statistisch nicht erfasste Zahl von Behinderten mit einem Grad der Behinderung von unter 50 %,
- Behinderte, die besondere und sehr unterschiedliche Hilfen zur Eingliederung ins Arbeitsleben benötigen,
- Behinderte, die zu ihrer Integration in die Gesellschaft nicht (mehr) auf behindertenspezifische, besondere Hilfen angewiesen sind.

Der Anteil der Schwerbehinderten an der Bevölkerung ist stark altersabhängig, er schwankt zwischen 2 % bei den unter 14jährigen bis zu über 25 % bei den über 64jährigen. Die Daten des EU-Haushaltspanels von 1994 ergeben folgendes Bild der Erwerbsbeteiligung in Deutschland:

Tabelle IV.14:
Beschäftigungsquote und Beschäftigtenstatus von Behinderten 1994 in %

	Beschäftigungsquote				Beschäftigtenstatus der 15 - 64jährigen					
	25-49 Jahre		50-64 Jahre		selbständig		beschäftigt		arbeitslos	
Grad der Behinderung	M	F	M	F	M	F	M	F	M	F
schwer	66,5	51,8	25,6	23,4	3,5	1,9	34,7	33,1	9,6	5,7
etwas	89,0	63,9	48,8	28,6	5,7	1,0	60,1	43,0	7,3	6,3
nicht	93,2	74,1	71,4	41,7	6,8	3,4	74,6	59,9	4,0	6,2

Quelle: Bundesministerium für Arbeit und Sozialordnung (Hrsg.), Vierter Bericht der Bundesregierung über die Lage der Behinderten und die Entwicklung der Rehabilitation, Bonn Januar 1998, S. 10 f.

Es zeigt sich, dass die Beschäftigungsquote um so geringer ausfällt, je stärker die Behinderung ist. Die Situation der behinderten Frauen stellt sich durchweg schlechter dar als die der Männer.

Seit 1994 ist im Artikel 3 des Grundgesetzes ein besonderes Diskriminierungsverbot enthalten, wonach niemand wegen seiner Behinderung benachteiligt werden darf. Die Politik ist verpflichtet, aktive Maßnahmen zur Gewährleistung dieses Grundrechts zu ergreifen. In Bezug auf die Beschäftigung von Behinderten gibt es dazu eine Reihe von gesetzlichen Vorschriften zur beruflichen Rehabilitation und Wiedereingliederung (vgl. Bd. II, Kap. „Gesundheit und Gesundheitssystem", S. 113 ff.). Im Zentrum der Beschäftigungsförderung von *Schwer*behinderten stehen die Instrumente der Beschäftigungspflicht verknüpft mit der Ausgleichsabgabe, wie sie im Schwerbehindertengesetz (SchwbG) vorgesehen sind.

3. Arbeitsmarkt und Arbeitsverhältnisse

3.1 Arbeitsmarkt

3.1.1 Grundstruktur, Funktionen, innere Gliederung

Auf dem *Arbeitsmarkt* treffen Angebot und Nachfrage nach Arbeitskraft aufeinander. Arbeit ist aber keine Ware wie jede andere, und auch der Arbeitsmarkt ist kein Markt wie jeder andere. Arbeitsmärkte unterscheiden sich von Gütermärkten dadurch, dass der Verkäufer der Ware Arbeitskraft sich *selbst* in den Produktionsprozess einbringen muss und damit als *Person* unter der Verfügungs- und Direktionsgewalt des Käufers, des Arbeitgebers, steht. Dieser Unterschied ist grundlegend und folgenreich: Der Mensch als Träger der Arbeitsleistung ist auf den erfolgreichen Verkauf der Arbeitsleistung existentiell angewiesen, da das Arbeitsentgelt die im Prinzip einzige Quelle zur Deckung des Lebensunterhalts darstellt. Das Arbeitsangebot kann weder dauerhaft zurückgehalten noch kurzfristig räumlich verlagert werden. Es besteht ein *Angebotszwang*.

Insofern ist auch die marktwirtschaftliche Modellvorstellung, nach der mit sinkendem Preis das Angebot zurückgeht, für den Arbeitsmarkt unzutreffend. Die Existenznotwendigkeit von Arbeit erzwingt bei *sinkendem* Lohn u. U. *steigende* Arbeitsangebote, um den Lebensunterhalt bestreiten zu können. In ihrer extremen Form führte dieses nach den klassischen Modellannahmen nicht zu erwartende („inverse") Angebotsverhalten dazu, dass zu Beginn der Industrialisierung 12-16 Stunden gearbeitet werden musste und selbst Kinder und Jugendliche zu Schwerarbeiten herangezogen wurden, um das Überleben der Familien zu ermöglichen.

Demgegenüber ist das nachfragende Unternehmen nicht existentiell darauf angewiesen, bestimmte ArbeitnehmerInnen einzustellen. Es hat im Grundsatz die Möglichkeit, seine Produktionsfaktoren sowohl zeitlich flexibel und auch räumlich mobil, ggf. auch grenzüberschreitend, einzusetzen. Das versetzt die Arbeitgeber in eine prinzipiell andere Lage als die (von ihnen) abhängig Beschäftigten. Kennzeichen des Arbeitsmarktes ist deshalb ein *strukturelles*

Machtungleichgewicht, sowohl in bezug auf die Situation des/der einzelnen Beschäftigten als auch in bezug auf die ArbeitnehmerInnen generell. Der (Arbeits)Vertrag zwischen Verkäufer und Käufer ist kein „frei" ausgehandelter Vertrag unter Gleichen, wie es der Vergleich mit Gütermärkten suggerieren könnte. Der Arbeitsmarkt ist ein *Käufermarkt,* auf dem der Käufer, also der Arbeitgeber, die beherrschende Position einnimmt und weitgehend Vertragsbedingungen und -inhalte bestimmt. Die formale Vertragsfreiheit führt faktisch zur Abhängigkeit und Unterlegenheit der Beschäftigten. Diese Machtasymmetrie wird noch verstärkt durch die Konkurrenz der Beschäftigten untereinander, die vor allem bei hoher und anhaltender Arbeitslosigkeit zu preisdrückenden (d.h. lohnsenkenden) Wirkungen führen kann.

Wie die Geschichte der Industrialisierung und des Frühkapitalismus gezeigt hat, führt das „freie" Spiel der Kräfte von Angebot und Nachfrage auf dem Arbeitsmarkt nicht – wie im liberalen Modell verheißen – zu einem sozialen und ökonomischen Optimum, sondern zu menschenunwürdigen Verhältnissen. Die ungezügelte Entfaltung der Marktkräfte beinhaltet u. a. folgende Gefahren:

- unzureichende Entlohnung bis unter die Armutsgrenze,
- überlange und ungünstige Arbeitszeiten, gesundheitsschädigende, inhumane Arbeitsbedingungen,
- systematische Benachteiligung und Diskriminierung der weniger Leistungsfähigen (Kranke, Behinderte, Ältere);
- absolute Unterordnung unter die Entscheidungs- und Verfügungsgewalt des Arbeitgebers im Produktionsprozess.

3.1.2 Regulierung von Arbeitsmarkt und Arbeitsverhältnissen durch Tarifvertrag und Gesetz

Die Gründung von Gewerkschaften und der Abschluss von Tarifverträgen sowie die Einführung staatlicher Arbeitsschutzgesetzgebung (beginnend mit dem Verbot der Kinderarbeit durch das preußische Regulativ von 1839) waren sozialpolitische Reaktionen auf diese Verhältnisse. In der sozialökonomischen Entwicklung seit Beginn der Industrialisierung ist nachfolgend – zumeist unter gewerkschaftlichem Druck und durch den Druck der politischen Interessenvertretung der Arbeiterbewegung – ein Netz arbeits- und sozialrechtlicher sowie tarifvertraglicher Regelungen entstanden. Der Arbeitsmarkt ist zu einem *regulierten* Markt geworden, der der strukturellen Schwächeposition der abhängig Beschäftigten stärker Rechnung trägt. Hinsichtlich Vertragsabschluss, -inhalt und -beendigung werden *Mindeststandards* vorgegeben, um zu verhindern, dass sich die Vertragsbedingungen beliebig zu Lasten des/der einzelnen Beschäftigten verschieben. Vertragsfreiheit und Warencharakter der Arbeitskraft werden eingeschränkt, aber keinesfalls aufgehoben.

Die *Regulierung von Arbeitsverhältnis und Arbeitsmarkt* vollzieht sich in Deutschland auf drei voneinander zu unterscheidenden Ebenen mit jeweils unterschiedlichen Instrumenten und Akteuren:

(1) Tarifvertragliche Vereinbarungen zwischen Gewerkschaften und Arbeitgeberverbänden,
(2) Gesetzliche Vorschriften,
(3) Mitbestimmungs- und Mitwirkungsverfahren der betrieblichen Interessenvertretung der ArbeitnehmerInnen.

(1) Die Bildung von *Gewerkschaften* als kollektive Interessenvertretung zielt auf die (zumindest teilweise) Aufhebung des Machtgefälles auf dem Arbeitsmarkt. Denn nur die kollektive Organisation macht die abhängig Beschäftigten zum Machtfaktor und damit zu handlungsfähigen Subjekten auf dem Arbeitsmarkt und verhindert eine existenzgefährdende Konkurrenz der ArbeitnehmerInnen untereinander. Die zwischen den Gewerkschaften und den Arbeitgebern (und deren Verbänden) im Rahmen von *Koalitionsfreiheit* und *Tarifautonomie* ausgehandelten *Tarifverträge* regeln *Einsatz* und *Entlohnung* von Arbeit. Tarifverträge schreiben Mindestnormen für die Entlohnung fest, begrenzen die maximale Tages-, Wochen- und Jahresarbeitszeit, regeln Arbeitsbedingungen, Weiterbildungsmöglichkeiten und vieles mehr (vgl. Kap. „Einkommen", S. 166 ff.).

(2) Neben die kollektivvertraglichen Vereinbarungen tritt die *staatliche* Regulierung durch Gesetze und Verordnungen. Sie beziehen sich auf zahlreiche Aspekte des Arbeitsverhältnisses, u.a. auf den Eintritt in das Arbeitsverhältnis, die Entgeltbedingungen, Arbeitszeitvorschriften, Arbeitsschutzregelungen für bestimmte Personengruppen und die Beendigung des Arbeitsverhältnisses (vgl. Übersicht IV.1).

Gesetzliche Vorschriften und tarifvertragliche Vereinbarungen beziehen sich vielfach auf die gleichen Regelungsinhalte, z. B. die Arbeitszeit. Tarifverträge sehen jedoch in aller Regel weitergehende Ansprüche vor. Insofern gilt das *Günstigkeitsprinzip*. Gesetzliche Vorschriften bilden unterste Normen, die keinesfalls unterschritten werden können. Historisch gesehen wurden gesetzliche Vorschriften häufig erst in Tarifverträgen erkämpft, um dann später per Gesetz auf alle ArbeitnehmerInnen ausgedehnt zu werden.

(3) Der Festlegung der Arbeitsbedingungen im Rahmen der Tarifautonomie auf überbetrieblicher Ebene entsprechen auf der Betriebs- und Unternehmensebene die Beteiligungsrechte des *Betriebsrats* in betrieblichen Angelegenheiten nach dem *Betriebsverfassungsgesetz*. Sie sollen vor allem sicherstellen, dass die Organisation des Betriebs und der Arbeitsabläufe, der Arbeitseinsatz der ArbeitnehmerInnen und die Zusammensetzung der Belegschaft durch Einstellungen und Entlassungen nicht der alleinigen Bestimmung des Arbeitgebers unterliegen. Im öffentlichen Dienst gelten die *Personalvertretungsgesetze* des Bundes und der Länder entsprechend (vgl. Kap. „Einkommen", S. 163 f.)

Der Betriebsrat hat gesetzliche Informations-, Anhörungs- und Beratungsrechte. In den wichtigen sozialen und personellen Angelegenheiten, zum Teil auch in den wirtschaftlichen Angelegenheiten, z.B. bei Betriebsänderungen und der Erstellung von Sozialplänen, hat der Betriebsrat gleichberechtigte Mitbestimmungsrechte. Auf betrieblicher Ebene stellen *Betriebsvereinbarun-*

gen zwischen Betriebsräten und Unternehmensleitung auf spezielle betriebliche Bedingungen ab. So ist z.B. die Einführung von Schicht- oder Sonntagsarbeit, die Gewährung von übertariflichen Zulagen sowie der Einsatz von Datenerfassungssystemen mitbestimmungspflichtig.

Übersicht IV.1:
Gesetzliche Regelungen des Arbeitsverhältnisses: Überblick über ausgewählte Bereiche

Eintritt in das Arbeitsverhältnis
- Berufsausbildungssystem und -recht (BerufsbildungsG)
- Beschäftigungspflicht von Schwerbehinderten (SchwerbehindertenG)
- Arbeitserlaubnisrecht für ausländische ArbeitnehmerInnen (SGB III)
- Verbot der Geschlechtsdiskriminierung (Bürgerliches Gesetzbuch, Gleichberechtigungsgesetz)

Entgeltbedingungen
- Entgeltformen, Zuschläge, Feiertagsbezahlung (ArbZG, FeiertagslohnzahlungsG, GewerbeO)
- Lohnsicherung bei Konkurs, Pfändungsschutz (KonkursO, SGB III)
- Lohnfortzahlung im Krankheitsfall und bei Kuren (EFZ-G)

Arbeitnehmerüberlassung (Arbeitnehmerüberlassungsgesetz, AUEG)

Arbeitszeitregelungen
- Dauer und Lage der Arbeitszeit (ArbZG)
- Arbeitsverbot an Sonn- und Feiertagen (GewerbeO)
- Erholungsurlaub (BundesurlaubsG)
- Teilzeitarbeit (AltersteilzeitG, BeschäftigungsförderungsG)

Schutz besonderer Personengruppen
- Arbeitsplatzschutz bei Wehrdienst (ArbeitsplatzschutzG)
- Berufsausbildungsverhältnis (BerufsbildungsG)
- Schwerbehindertenschutz: Beschäftigungspflicht, besonderer Kündigungsschutz (SchwerbehindertenG)
- Sonderschutz der HeimarbeiterInnen (HeimarbeitsG)
- Frauenarbeitsschutz: Beschäftigungsverbote, Mutterschutz, (MutterschutzG, ArbZG)
- Erziehungsurlaub (BundeserziehungsgeldG)
- Jugendarbeitsschutz: Verbot der Kinderarbeit, Beschäftigungsbedingungen Jugendlicher (JugendarbeitsschutzG)

Beendigung des Arbeitsvertrages
- Kündigungen und Kündigungsschutz (KündigungsschutzG)
- Massenentlassungsschutz (SGB III)
- Altersgrenzen in den Altersicherungssystemen

Betriebliche Altersversorgung
- Unverfallbarkeit von Anwartschaften
- Insolvenzschutz

} Gesetz zur Verbesserung der betrieblichen Altersversorgung

In größeren Unternehmen nehmen Vertreter der ArbeitnehmerInnen außerdem einen gewissen Einfluss auch auf die unternehmerischen Planungen und Entscheidungen. Dazu wählen die Belegschaften, zum Teil auf Vorschlag der Gewerkschaften, ihre Vertreter in die Aufsichtsräte der Unternehmen. Die gesetzlichen Grundlagen über die *Unternehmensmitbestimmung* finden sich im Montan-Mitbestimmungsgesetz von 1951 und im Mitbestimmungsgesetz von 1976.

Die sozialstaatliche Regulierung des Arbeitsmarktes dient in erster Linie der Reduzierung der arbeitnehmerbezogenen Risiken durch die Begrenzung des strukturellen Machtungleichgewichts zwischen den Arbeitsmarktparteien. Nach wie vor bestimmen die Unternehmen in Berücksichtigung ihres Interesse an einer möglichst hohen Rendite des eingesetzten Kapitals, ob überhaupt, an welchem Standort und unter welchen qualifikatorischen Anforderungen und Arbeitsbedingungen Arbeitsplätze aufgebaut oder erhalten und welche Produkte in welcher Menge und Qualität zu welchen Preisen hergestellt werden sollen.

Zweifellos müssen die ArbeitnehmerInnen bis zu einem gewissen Grad auch vor sich selbst geschützt werden, indem verbindliche Schutz- und Mindeststandards eine selbstausbeutende Verausgabung ihrer Arbeitskraft verhindern. Die Regulierung des Arbeitsmarktes ist schließlich auch Ausdruck des gesellschaftlich erreichten Niveaus von allgemein akzeptierten Mindeststandards, die bei der Etablierung von Arbeitsverhältnissen zu beachten sind.

Auch Unternehmen haben ein Interesse an einzelnen Aspekten regulierter Arbeitsmärkte. Tarifverträge bieten den Unternehmen für einen gewissen Zeitraum ein überschaubares und kalkulierbares sowie stabiles Arbeitskräftepotenzial zu Lohnsätzen, die für alle Betriebe gleichermaßen gelten. Dies begrenzt beispielsweise auch die „Schmutzkonkurrenz“ zwischen den Unternehmen etwa durch Lohndumping. Betriebsvereinbarungen und regulierte Aufstiegsprozesse sichern auf den internen Arbeitsmärkten die langfristige Bindung der Beschäftigten an das Unternehmen. Damit werden den Unternehmen betriebsspezifische Qualifikationen erhalten, die sie auf dem externen Arbeitsmarkt entweder gar nicht oder zu wesentlich höheren Preisen nachfragen müssten.

Die wachsende internationale Verflechtung der Wirtschaft, die auch zu einer transnationalen Organisation von Produktionsabläufen führt, bewirkt allerdings auch eine Erosion der kollektivvertraglichen Regulierung, weil ein Teil der Unternehmen versucht, sich der Bindung durch (nationale) Tarifvorschriften zu entziehen bzw. durch das Ausnutzen von unterschiedlichen nationalen Tarifstandards Druck auf das Regulierungsniveau auszuüben („Tarifdumping“) (vgl. Kap. „Einkommen“, S. 173 ff.).

Die staatlichen Eingriffe in Arbeitsverhältnis und Arbeitsmarkt zielen nicht allein auf eine Stärkung der Position der ArbeitnehmerInnen. Gesetzgebung und Rechtsprechung begrenzen auch den Entfaltungsspielraum von Beschäftigten und Gewerkschaften, so vor allem durch das *Arbeitskampfrecht* (z. B. Verbot von „wilden“ Streiks).

3.1.3 Regionale, berufsfachliche und innerbetriebliche Arbeitsmärkte

In Zeiten hoher Arbeitslosigkeit ist häufig von mangelnder Flexibilität des Arbeitsmarktes die Rede. Sozialstaatliche Regulierungen hätten – so der Vorwurf – zu viel reglementiert und damit die Anpassungsbereitschaft der Arbeitssuchenden vermindert. Die Rede ist von einer „institutionellen Sklerose" des Arbeitsmarktes, die es kaum erlaube, dass der Arbeitsmarkt auf die ökonomischen und technologischen Herausforderungen reagiere und dem scharfen Wettbewerb der internationalen Konkurrenz standhalte. Die hohe Arbeitslosigkeit und die ausbleibende Räumung des Arbeitsmarktes werden auf die ungenügenden Ausgleichsmöglichkeiten des Arbeitsmarktes zurückgeführt. Mehr Markt auf dem Arbeitsmarkt durch *Deregulierung* und *Flexibilisierung* gelten als zentrale Voraussetzung, mit denen die Arbeitslosigkeit abgebaut werden soll.

Bei dieser Betrachtungsweise wird unterstellt, dass es in Deutschland *den* Arbeitsmarkt gebe, an dem alle ArbeitnehmerInnen unterschiedslos teilnehmen und der durch starre Strukturen charakterisiert sei. Im Kontrast zu dieser Annahme stehen die tatsächlichen Vorgänge auf dem Arbeitsmarkt:

- Ein wachsender Teil der Arbeitsverhältnisse befindet sich außerhalb der Schutzzonen des Normalarbeitsverhältnis.
- Der Arbeitsmarkt ist durch eine erhebliche *Mobilität* der ArbeitnehmerInnen gekennzeichnet. Die Fluktuationsrate der sozialversicherungspflichtig Beschäftigten („labour turnover") bewegt sich seit Mitte der 90er Jahre zwischen 20 und 23 %. Das heißt, mindestens ein Fünftel der bestehenden sozialversicherungspflichtigen Beschäftigungsverhältnisse wird wegen Betriebs- oder Arbeitgeberwechsel jährlich an- bzw. abgemeldet. Diese Quote schwankt sehr stark in Abhängigkeit vom Wirtschaftsbereich mit niedrigen Werten z.B. im öffentlichen Dienst und hohen Werten im Bereich Landwirtschaft und auch Hotels und Gaststätten. Innerbetriebliche Wechsel, die mit dieser Größe nicht erfasst sind, tragen ebenfalls zur Arbeitsmarktflexibilität bei.
- Auch die Struktur und Entwicklung des Stellenumschlags („job turnover") ist beachtlich: So werden jedes Jahr rund 8 % aller Stellen durch schrumpfende oder schließende Betriebe vernichtet bzw. durch wachsende oder neugegründete Betriebe neu geschaffen.

Der Arbeitsmarkt ist in sich differenziert und strukturiert. Idealtypisch können folgende Teilarbeitsmärkte genannt werden:

- regionale Arbeitsmärkte,
- sogenannte Jedermanns (Jederfrau)-Arbeitsmärkte,
- berufsfachliche Arbeitsmärkte,
- geschlechtsspezifische Arbeitsmärkte und
- innerbetriebliche Arbeitsmärkte.

Es gibt einerseits Überschneidungen zwischen diesen Teilarbeitsmärkten, andererseits sind sie häufig stark voneinander abgeschottet („segmentiert").

(1) Der Gesamtarbeitsmarkt Deutschland zerteilt sich in einzelne *regionale Arbeitsmärkte*. Zwischen den einzelnen Regionen ergeben sich – vor allem in Abhängigkeit von der jeweiligen Wirtschaftsstruktur – deutliche Unterschiede hinsichtlich Beschäftigungsniveau und -struktur. Zu berücksichtigen ist, dass die räumliche Mobilität der ArbeitnehmerInnen eingeschränkt und mit erheblichen sozialen Folgewirkungen verbunden ist.

(2) Auf den *Jedermanns (Jedefrau)-Arbeitsmärkten* werden Arbeitskräfte ohne spezielle Qualifikationen, meist Ungelernte vermittelt.

(3) *Berufsspezifische Arbeitsmärkte* umfassen für bestimmte Branchen und Berufe typische Qualifikationen, die in anderen Branchen oder Berufen nicht nachgefragt werden. Stahlfacharbeiter sind in der Regel nicht mit LaborantInnen, Versicherungskaufleuten oder ArzthelferInnen austauschbar. Angesichts der teilweise hohen qualifikatorischen Voraussetzungen für die Ausübung eines Berufes ist die Mobilität zwischen den berufsfachlichen Arbeitsmarktsegmenten nicht sehr hoch. Hohe Berufserfahrung durch langfristige Beschäftigung in einem Beruf, hohe Produktivität und Innovationsfähigkeit sind jedoch die Pluspunkte dieser eingeschränkten Flexibilität.

(4) *Geschlechtsspezifische Arbeitsmärkte* umfassen Tätigkeiten, die (zumindest vorübergehend und überwiegend) nur von Männern oder Frauen ausgeübt werden.

(5) Ein Teil des Arbeitsmarktgeschehens ist den *innerbetrieblichen Arbeitsmärkten* zuzuordnen. Sie beziehen sich auf den „Hoheitsbereich" eines bestimmten Unternehmens. Zu den diesbezüglichen Arbeitsmarktprozessen gehören nicht nur innerbetrieblicher Aufstieg und Höhergruppierungen, sondern auch Qualifikationsprozesse, die eine vielseitige oder qualifizierte Nutzung der Arbeitskraft durch das Unternehmen ermöglichen. Auch Umsetzungen innerhalb des Unternehmens fallen unter das innerbetriebliche Arbeitsmarktgeschehen.

Beispiele für innerbetriebliche Arbeitsmärkte finden sich zumeist in Großbetrieben. Merkmale innerbetrieblicher Arbeitsmärkte sind:

- Sie sind gegenüber außerbetrieblichen Arbeitsmärkten vergleichsweise abgeschottet. Die Arbeitskräfte werden vorrangig innerbetrieblich rekrutiert.
- Sie werden durch eine Reihe von Normen und Vertragsvereinbarungen zwischen dem Arbeitgeber und der betrieblichen Interessenvertretung der Beschäftigten gesteuert. Diese Vereinbarungen sichern in der Regel den Beschäftigten nach einer längeren Betriebszugehörigkeit Anrechte auf Beförderungen, Kündigungsschutz, betriebliche Sozialleistungen oder sonstige Gratifikationen *(Senioritätsprinzip)*.
- Die eingeschränkte Mobilität nach außen kann das Unternehmen durch eine größere Mobilität nach innen kompensieren. Über einen „Bewährungsaufstieg" wird z. B. häufig die für ein Unternehmen passende Nachwuchsplanung betrieblicher Arbeitskräfte organisiert.

Das Interesse der Unternehmen an eingeschränkter zwischenbetrieblicher Mobilität ist in der Regel mit der Bindung des Arbeitnehmers an den Betrieb begründet. Diese ermöglicht es den Unternehmen, nicht nur die „Mitarbeiter“ auf ihre Unternehmensphilosophie festzulegen (die große „Bayer-Familie“), sondern verhindert auch den Transfer betriebsspezifischer Kenntnisse und Fähigkeiten. Einmal sind betriebsspezifische Qualifikationen auf dem externen Arbeitsmarkt schwerer zu bekommen, zum anderen kann der Wechsel qualifizierter MitarbeiterInnen zu konkurrierenden Unternehmen diesen erhebliche Marktvorteile verschaffen. Die Nachteile innerbetrieblicher Arbeitsmärkte liegen in der eingeschränkten Mobilität des Gesamtarbeitsmarktes und in Zugangssperren zum vom Unternehmen abgeschalteten Arbeitsmarktgeschehen. Die Abschottung („Segmentierung des Arbeitsmarktes“) verstärkt Eintrittsbarrieren und benachteiligt bestimmte Beschäftigtengruppen.

3.2 Arbeitsverhältnisse

3.2.1 Formen, Verteilung, quantitative Bedeutung

Abhängige Erwerbsarbeit vollzieht sich in Form spezifischer Arbeitsverhältnisse, deren inhaltliche und arbeits- und sozialrechtliche Ausgestaltung ganz unterschiedlich ausfallen kann. Im Laufe der vergangenen Jahre und Jahrzehnte hat die Formenvielfalt zugenommen, und die anteilsmäßige Bedeutung der einzelnen Typen von Arbeitsverhältnissen hat sich stark verändert. Auch die Regulierung der Arbeitsverhältnisse durch gesetzliche, tarifvertragliche, betriebliche und individuelle Vereinbarungen weist zum Teil erhebliche Veränderungen auf. Der folgende Abschnitt gibt einen Überblick über die wichtigsten Formen der Arbeitsverhältnisse und ihre empirische Bedeutung.

3.2.1.1 Der Typus des „Normalarbeitsverhältnisses“

Bezugs- und Ausgangspunkt der Betrachtung ist in der Regel die *stabile, sozial abgesicherte, abhängige Vollzeitschäftigung*, deren Rahmenbedingungen kollektivvertraglich sowie arbeits- und sozialrechtlich auf einem Mindestniveau geregelt sind. Dafür hat sich die Bezeichnung „Normalarbeitsverhältnis“ eingebürgert. Dieser Begriff beschreibt zunächst einmal ein – über lange Zeit dominierendes – Teilsegment auf dem Arbeitsmarkt, fasst aber zugleich auch die normative Vorstellung über die wünschenswerte Ausgestaltung eines regulären Arbeitsverhältnisses zusammen. Die wesentlichen Merkmale eines derart verfassten Arbeitsverhältnisses sind:

- dauerhafte Vollzeitbeschäftigung,
- unbefristetes Beschäftigungsverhältnis,
- regelmäßige monatliche Vergütung,
- Möglichkeit zur kollektiven Interessenvertretung durch Betriebsrat und Gewerkschaft.

Beide Facetten – die reale Ausprägung der Arbeitsverhältnisse wie auch die normativen Leitvorstellungen – unterliegen jedoch seit geraumer Zeit erheblichen Veränderungen:

- Vormals stabile Normalarbeitsverhältnisse geraten aus unterschiedlichen Gründen unter Erosionsdruck: Teilzeitarbeit hat deutlich zugenommen, immer mehr Arbeitsverhältnisse werden befristet, die geringfügige Beschäftigung weitet sich aus, Scheinselbständige sind inzwischen in vielen Branchen tätig usw. Es hat sich ein breites Spektrum von arbeits- und sozialrechtlich unterschiedlich ausgestalteten Beschäftigungsformen entwickelt, an deren Rand sich hochgradig prekäre, nicht existenzsichernde Arbeitsverhältnisse befinden.

- Die Zielvorstellung einer dauerhaften vollzeitigen Beschäftigung, wie sie dem Konzept des Normalarbeitsverhältnis unterliegt, wird von einer wachsenden Zahl von Menschen nicht (mehr) geteilt. Die zeitweise Unterbrechung der Erwerbstätigkeit, die vorübergehende oder dauerhafte Verkürzung der Arbeitszeit oder auch die Ausübung einer befristeten Tätigkeit ist für viele keine prinzipiell problematische Abweichung von einer vorgeblichen Normalität mehr, sondern eine Beschäftigungsform, die sie aus den verschiedensten persönlich, familiären, sozialen oder wirtschaftlichen Gründen teils akzeptieren, teils aktiv anstreben.

Tabelle IV.15:
Wandel der Erwerbsformen 1985 - 1995 (1996 vorläufige Schätzung) in den alten Bundesländern in % der Erwerbstätigen

	1985	1990	1995	1996
Abhängig Vollzeitbeschäftigte (=>36 Std.) [1)]	76,9	74,8	70,2	65,9
• Beamte, Soldaten, Auszubildende	14,2	12,4	10,6	10,5
• Arbeiter und Angestellte	62,7	62,4	59,5	55,4
darunter:				
- mit einem Beschäftigungsverhältnis	61,6	60,9	57,8	-
- mit zwei Beschäftigungsverhältnissen	1,0	1,5	1,7	-
- „Normalarbeitsverhältnisse" (unbefristet, ohne Leiharbeit)	59,5	59,0	56,2	52,1
- befristete Beschäftigung und Leiharbeit	3,2	3,4	3,3	3,3
Abhängig Teilzeitbeschäftigte (<36 Std.) [1]	11,3	14,5	18,5	22,9
• Beamte	0,6	0,8	1,0	1,1
• Arbeiter und Angestellte	10,8	13,7	17,5	21,8
darunter:				
- mit einem Beschäftigungsverhältnis	10,4	13,3	16,9	-
- mit zwei Beschäftigungsverhältnissen	0,3	0,4	0,6	-
- unbefristete Beschäftigung ohne Leiharbeit	9,8	12,2	16,1	20,3
- befristete Beschäftigung und Leiharbeit	0,9	1,5	1,4	1,5
- Teilzeitbeschäftigte ohne geringfügig Beschäftigte	-	10,5	14,3	17,5
- ausschließlich geringfügig Teilzeitbeschäftigte	-	3,2	3,1	4,2
Selbständige und Mithelfende	11,8	10,8	11,3	11,2

1) Normalerweise geleistete Arbeitszeit
Quelle: IAB-Kurzbericht 2/1998.

Tabelle IV.15 zeigt, wie sich die Verhältnisse im Laufe eines Jahrzehnts entwickelt haben: Der Anteil der ArbeiterInnen und Angestellten in einem unbefristeten *Vollzeitarbeitverhältnis* (d.h. mit einer Wochenarbeitszeit von 36 Std. oder mehr) ohne Leiharbeit an allen Erwerbstätigen betrug 1996 rund 52 %. Hinzuzurechnen ist noch die Gruppe der vollzeitbeschäftigten BeamtInnen, Soldaten und Auszubildenden, die 1996 immerhin einen Anteil von 10,5 % der Erwerbstätigen insgesamt stellten. Insgesamt befanden sich also Mitte der 90er Jahre knapp 63 % der Erwerbstätigen als abhängig Beschäftigte in einem stabilen Vollzeitarbeitsverhältnis. 1985 waren es dagegen noch knapp 75 %.

Dabei ist zu berücksichtigen, dass das Normalarbeitsverhältnis faktisch überwiegend nur für *Männer* Gültigkeit besessen hat und besitzt. Während 1995 immerhin 78 % der Männer ein stabiles Vollzeitarbeitsverhältnis hatten, waren es bei den Frauen nur 51 %. Solange die geschlechtsspezifische Arbeitsteilung (fort)besteht, kann die Mehrzahl der Frauen, insbesondere der Mütter, die Anforderungen einer dauerhaften, lebenslangen Berufstätigkeit auf Vollzeitbasis nicht erfüllen.

Der Bedeutungsrückgang des Normalarbeitsverhältnisses ging mit einer deutlichen Ausweitung atypischer Beschäftigungsformen einher. Ursächlich dafür ist zum einen die andauernde Arbeitslosigkeit: Der Druck auf die ArbeitnehmerInnen, ungeschützte, sog. prekäre Beschäftigungsformen am Rande des Arbeitsmarktes einzugehen, ist gewachsen. Die Unternehmen konnten Verschlechterungen in den Arbeitsverhältnissen leichter durchsetzen. Eingriffe des Gesetzgebers in das bestehende sozialstaatliche Regelungssystem haben diesen Erosionsprozess noch zusätzlich verschärft.

3.2.1.2 Andere Formen von Arbeitsverhältnissen

Das breit gefächerte Spektrum von Arbeitsverhältnissen kommt nicht zuletzt dadurch zustande, dass Arbeitgeber wie auch Beschäftigte ein je spezifisches Interesse an den einzelnen Beschäftigungsformen haben. Die Auswirkungen auf die sozialen Risiken bzw. die soziale Absicherung fallen dabei in Abhängigkeit von der konkreten Ausgestaltung der Arbeitsverhältnisse durchaus unterschiedlich aus. Folgende Formen von Arbeitsverhältnissen sind von vorrangiger Bedeutung:

- Teilzeitarbeit
- Geringfügige Beschäftigung
- Befristete Beschäftigung
- Leiharbeit
- (Schein-)Selbständigkeit
- Beschäftigung in Kleinbetrieben

(1) Teilzeitarbeit

Mit *Teilzeitarbeit* werden in der Regel alle Arbeitsverhältnisse bezeichnet, die eine Arbeitszeit *unterhalb* der regelmäßigen betrieblichen oder tariflichen Arbeitszeit aufweisen. Die Bedeutung der Teilzeitarbeit hat in den vergangenen zwanzig Jahren kontinuierlich zugenommen. Dies ist teilweise durch die Schaffung neuer, zusätzlicher Arbeitsverhältnisse geschehen, teilweise auch durch die Umwandlung und Aufteilung bestehender Vollzeitarbeitsverhältnisse. Die Zahl der sozialversicherungs*pflichtig* Teilzeitbeschäftigten stieg in den *alten Bundesländern* von 1980 bis 1997 von rund 1,66 auf 3,05 Mio., das entspricht einem Anstieg der Teilzeitquote von 7,9 auf 13,8 %. Immer noch stellen die Frauen mit 2,74 Mio. rund 90 % der Teilzeitbeschäftigten, rund 29 % der Frauen üben eine *sozialversicherungspflichtige* Teilzeitarbeit aus. Bei den Männern hat sich die absolute Zahl zwar fast verdreifacht, die Zuwachsraten waren vor allem in den neunziger Jahren überdurchschnittlich hoch, aber die Teilzeitquote betrug 1997 gleichwohl erst 2,5 %. In den *neuen Bundesländern* arbeiteten 1997 nur 10,9 % der Beschäftigten in Teilzeit, was vor allem mit der hier traditionell niedrigeren Teilzeitquote der Frauen (20,7 %) zusammenhängt. Der überwiegende Teil von Teilzeitarbeit findet in der klassischen Form der Halbtagsarbeit statt, allerdings wächst der Anteil der „vollzeitnahen" Teilzeitarbeit etwa zwischen 30 und 35 Stunden.

Einen weiteren Schwerpunkt hat die Teilzeitarbeit im Bereich von 15 Wochenstunden. Diese sog. geringfügigen Beschäftigungsverhältnisse bis zu einem Verdienst von 630 DM/Monat sind aus sozial- und steuerrechtlichen Gründen besonders attraktiv (vgl. dazu weiter unten). Teilzeitarbeit ist (mehr noch als Vollzeitarbeit) durch flexible Arbeitszeitformen charakterisiert. Zu finden sind nicht nur kontinuierliche Vor- oder Nachmittagsarbeit, sondern Teilzeitarbeit kann auch bedeuten, die Arbeitszeit in der Woche oder im Monat zu variieren, täglich ungleichmäßig und unregelmäßig verteilte Arbeitszeiten zu haben oder sogar „auf Abruf" zu arbeiten.

Teilzeitarbeit hat unter arbeitsmarkt- und sozialpolitischen Aspekten ein zwiespältiges Gesicht: Einerseits hat sich der Beschäftigungszuwachs und die damit verbundene zunehmende Integration von Frauen in den Arbeitsmarkt vorrangig über die Teilzeitarbeitsverhältnisse vollzogen. Von 1960 bis 1995 hat die Zahl der abhängig Beschäftigten um rund 5,5 Mio. Personen zugenommen, 4 Mio. oder fast drei Viertel davon entfielen auf die Ausweitung der Teilzeitarbeit. Dabei entspricht die Teilzeitarbeit in hohem Maße auch den Wünschen der Frauen, die vielfach nur auf diese Weise eine Chance sehen, die erforderliche Vereinbarkeit von Beruf und Familie zu realisieren. Weniger als zehn Prozent geben in Befragungen an, nur aufgrund des Mangels an einer Vollzeitstelle Teilzeit zu arbeiten. Andererseits ist Teilzeitarbeit vielfach verknüpft mit mangelhafter sozialer Absicherung. Vollzeitarbeit ist die *Bezugsnorm* für die *Lohnersatzleistungen* der Sozialversicherung. Denn angesichts der Koppelung der Höhe der Sozialversicherungsleistungen an die Höhe der Arbeitseinkommen und des niedrigen Niveaus der Lohnersatzleistungen sind Teilzeitbeschäftigte bei Krankheit, Arbeitslosigkeit oder im Alter nur unzureichend gesichert. Arbeitslosengeld oder Altersrente, die nach einem Teilzeitarbeitseinkommen berechnet werden, können sehr schnell unterhalb der Armutsgrenze liegen.

Dies wird vor allem dann zum Problem, wenn Teilzeitarbeit *an die Stelle* von Vollzeitarbeit tritt. Die Einbußen im Einkommen und bei den Lohnersatzleistungen erweisen sich als ein wesentliches Hindernis bei der individuellen Arbeitszeitverkürzung. Um dem entgegenzuwirken, wird beispielsweise bei der *Altersteilzeit* von 50 % der Lohn auf mindestens 70 % des Nettoeinkommens aufgestockt. Die Beiträge zur Sozialversicherung werden auf dem Niveau von 90 % des vormaligen Nettoeinkommens berrechnet.

Die Verteilung der Teilzeitarbeit auf die einzelnen Wirtschaftszweige ist sehr unterschiedlich. Die Teilzeitquoten sind im Bereich Handel und Dienstleistungen mit rund 29 und 24 % am höchsten (hier arbeiten rund 90 % aller Teilzeitkräfte), gefolgt von der Land- und Forstwirtschaft sowie dem Verkehr mit rund 12 % und dem produzierenden Gewerbe mit 7,5 %. In einigen Bereichen (Einzelhandel, Gaststättengewerbe) ist Teilzeitarbeit in den unterschiedlichsten Formen bereits fast zum normalen Arbeitsverhältnis geworden. Darüber hinaus gibt es Unterschiede nach der Betriebsgröße: In Klein- und Mittelbetrieben ist die Teilzeitarbeit stärker verbreitet als in Großbetrieben, was auch damit zusammenhängt, dass großbetriebliche Strukturen vor allem in den „teilzeitarmen" Bereichen der Industrie verbreitet sind. Unterschiede bestehen auch hinsichtlich der Qualifikationsstruktur: Bei den Teilzeitarbeitsplätzen dominieren geringere und mittlere Qualifikationsanforderungen. Teilzeitbeschäftigte werden deshalb in höherem Maße als Vollzeitbeschäftigte als un- oder angelernte Kräfte eingesetzt.

Tabelle IV.16:
Erwerbstätige nach wöchentlicher Arbeitszeit im Jahr 1997 in %

Erwerbstätige	insgesamt absolut	unter 21	21 - 31	32 - 35	36 - 39 Stunden in %	40	41 - 44	45 und mehr
Gesamt								
Insgesamt	35.860	12,8	6,4	5,9	30,8	29,1	1,5	13,4
weiblich	15.351	24,8	12,9	5,3	26,9	22,4	1,1	6,7
West								
Insgesamt	29.317	14,5	6,5	6,6	34,7	221	1,4	14,3
weiblich	12.416	28,6	12,8	15,5	30,1	15,1	1,0	7,0
Ost								
Insgesamt	6.544	5,4	3,0	3,0	13,4	60,7	1,9	9,3
weiblich	2.935	7,6	13,2	5,0	13,5	53,0	1,3	5,4

Quelle: Statistisches Bundesamt, Fachserie 1, Reihe 4.1.2 Beruf, Ausbildung und Arbeitsbedingungen der Erwerbstätigen 1998 S. 581, 144, 231 und eigene Berechnungen.

Teilzeitarbeit wird zwischen Arbeitgeber und Beschäftigten einzelvertraglich vereinbart. Grundsätzlich gelten für Teilzeitbeschäftigte, und zwar auch für Teilzeitbeschäftigte im Bereich der geringfügigen Beschäftigung, dieselben arbeitsrechtlichen Gesetzesvorschriften wie für Vollzeitbeschäftigte. Darüber hinaus ist im Beschäftigungsförderungsgesetz ausdrücklich geregelt, dass der Arbeitgeber teilzeitbeschäftigte ArbeitnehmerInnen *nicht* wegen der Teilzeitarbeit anders behandeln darf, es sei denn, dass *sachliche* Gründe eine solche

Ungleichbehandlung rechtfertigen. Da Teilzeitarbeit weit überwiegend *Frauenarbeit* ist, muss bei einer unterschiedlichen Behandlung immer geprüft werden, ob darin nicht eine *mittelbare* Geschlechtsdiskriminierung liegt, die nach dem Grundgesetz, dem EWG-Vertrag und auch nach Bestimmungen des BGB unzulässig ist.

Einen *gesetzlichen* Anspruch auf eine Reduzierung der individuellen Arbeitszeit und eine mögliche Rückkehr auf den Vollzeitstandard gibt es nicht. Eine Ausnahme macht hier lediglich das Beamtenrecht. Der fehlende Rechtsanspruch auf Teilzeitarbeit ist eine wesentliche Ursache für die Schwierigkeiten der Weiterführung der Berufstätigkeit nach Beendigung des gesetzlichen Erziehungsurlaubs (vgl. Bd. II, Kap. „Familie", S. 205 ff.).

Die *tarifpolitische* Regulierung der Teilzeitarbeit hat in den vergangenen Jahren an Bedeutung gewonnen. Die Regelungen beziehen sich vor allem auf die Arbeitszeitbestimmungen und die Sozialversicherungspflicht von Teilzeitarbeit. So kann in einigen Branchen Teilzeitarbeit auf Wunsch der Beschäftigten vereinbart werden, wenn dies betrieblich möglich ist. Häufiger sind Regelungen zur Teilzeitarbeit für bestimmte Beschäftigtengruppen bzw. in bestimmten sozialen Situationen. Dies betrifft zum einen die BerufsanfängerInnen nach der Ausbildung und zum anderen Beschäftigte mit Kindern oder pflegebedürftigen Angehörigen. Bislang gibt es allerdings nur einige Tarifverträge, die einen solchen Wechsel regeln, zumeist unter dem Vorbehalt, dass die betrieblichen Verhältnisse dies zulassen. Ein weiterer Regelungspunkt ist die Verteilung des Stundenvolumens auf die Arbeitstage bzw. -woche über die Anforderungen des Beschäftigungsförderungsgesetzes hinaus. Die tarifvertraglichen Schutzvorschriften zur Begrenzung der betrieblich bestimmten Flexibilitätsanforderungen umfassen vor allem Mindest- und Höchstvorschriften: Eine Mindeststundenzahl pro Tag soll verhindern, dass Teilzeitbeschäftigte täglich nur für sehr kurze Zeit arbeiten müssen. Die tägliche Arbeitszeit soll in einigen Fällen zusammenhängend erbracht werden, damit ein zeitraubendes Aufspalten der täglichen Arbeitszeit ausgeschlossen wird. Die Festlegung einer Höchstzahl von Arbeitstagen pro Woche dient demselben Schutzziel.

Weitere Regelungen sollen sozialversicherungsfreie Teilzeitarbeitsverhältnisse einschränken bzw. ganz unterbinden. In den meisten Tarifbereichen, für die es solche Vorschriften gibt, sind Ausnahmen auf Wunsch der Beschäftigten bzw. aus betrieblichen Gründen zulässig. Oft ist auch festgelegt, dass im Falle der (zulässigen) Unterschreitung der Sozialversicherungspflichtgrenze die Beschäftigten ausdrücklich auf die Folgen hinzuweisen sind. In der betrieblichen Praxis haben sich diese Regelungen jedoch als weitgehend wirkungslos erwiesen.

(2) Geringfügige Beschäftigungsverhältnisse

Wenn die Teilzeitarbeit bestimmte Arbeitszeit- und Verdienstgrenzen unterschreitet, handelt es sich um ein *geringfügiges Beschäftigungsverhältnis*. Geringfügige Beschäftigungsverhältnisse unterliegen nicht der Versicherungspflicht, zudem bestehen besondere steuerrechtliche Vorschriften, aber ansonsten handelt es sich bei ihnen um normale Beschäftigungsverhältnisse, die in den Schutzbereich aller arbeits- und tarifrechtlichen Regelungen fallen.

Nach der 1999 in Kraft getretenen Neuregelung gelten Beschäftigungsverhältnisse als geringfügig, wenn entweder bei dauerhafter Beschäftigung die Arbeitszeit unterhalb 15 Wochenstunden liegt und das Arbeitseinkommen 630 DM im Monat nicht übersteigt, oder das Beschäftigungsverhältnis nicht länger als für 50 Arbeitstage oder 2 Monate im Jahr vereinbart ist („*kurzzeitige Beschäftigung*“) (vgl. Kap. „Einkommen“, S. 185 ff.). Bei den Beschäftigten, die unter diese Grenzen fallen, ist zu unterscheiden zwischen jenen Personen, die *ausschließlich* geringfügig tätig sind, und jenen, die neben einer Erwerbstätigkeit einer geringfügige *Nebenbeschäftigung* nachgehen.

Über das Ausmaß der geringfügigen Beschäftigung liegen sehr unterschiedliche Angaben vor: Die Dimensionen reichen von 2,15 Mio. Personen laut Mikrozensus 1998 bis zu 5,4 Mio. Personen nach Berechnungen des Sozio-ökonomischen Panels (SOEP) für 1996. Die Ursache für diese weite Spannbreite liegt vor allem in den unterschiedlichen Methoden der Erfassung. So umgreift der Mikrozensus nur die regelmäßig geringfügig Beschäftigten und ist daher als Untergrenze anzusehen. In einem Punkt stimmen jedoch alle Untersuchungen überein: Die Zahl der geringfügig Beschäftigten hat in den vergangenen Jahren stark zugenommen. Der Mikrozensus geht davon aus, dass die geringfügige Teilzeitbeschäftigung von 1990 bis 1998 von 3,2 auf 6 % aller Erwerbstätigen gestiegen ist. Erhebungen der Bundesanstalt für Arbeit (IAB-Betriebspanel) kommen zu dem Ergebnis, dass mittlerweile ein Drittel der Teilzeitbeschäftigten in den alten Ländern im sozialversicherungsfreien Bereich arbeiten und darüber hinaus 8 % ohne fest vereinbarte Stundenzahl beschäftigt sind, in den neuen Ländern betragen die entsprechenden Werte 12 % und 4 %. Insgesamt handelt es sich in drei Viertel der Fälle um geringfügige Hauptbeschäftigungen und zu einem Viertel um geringfügige Nebentätigkeiten.

Bestimmte Branchen sind Vorreiter bei dieser Entwicklung. Eine besonders große Bedeutung hat die geringfügige Beschäftigung im Handel, im Hotel- und Gaststättengewerbe, im Gebäudereinigerhandwerk sowie in der Gruppe der „sonstigen“ Dienstleistungen (Call-Center, Bewachung, Botendienste, usw.). In vielen Betrieben des Einzelhandels liegt der Anteil der geringfügig Beschäftigten an der Gesamtbelegschaft bereits bei einem Drittel. Statistisch kaum erfasst sind die geringfügigen Beschäftigungsverhältnisse im Bereich der Privathaushalte (Reinigungshilfen, Kinderbetreuung, Bring- und Holdienste usw.).

Mehr als zwei Drittel der geringfügig Beschäftigten sind *Frauen*, und zwar weit überwiegend verheiratete (Haus-)Frauen, die sozialversicherungsrechtlich über ihren Ehemann abgesichert sind. Eine große Gruppe stellen aber auch SchülerInnen und StudentInnen dar, die über ihre Eltern oder in der Studentischen Krankenversicherung abgesichert sind.

Die Expansion der nicht versicherungspflichtigen Beschäftigungsverhältnisse ist aus mehrfacher Sicht kritisch zu beurteilen:

- Zu wesentlichen Teilen handelt es sich nicht um zusätzliche Arbeitsplätze, sondern um die Umwandlung von regulären, sozialversicherungspflichtigen Voll- oder Teilzeitarbeitsverhältnissen. Die Unternehmen versuchen, über diesen Weg Sozialversicherungsbeiträge einzusparen. Diese Substitution von sozial gesicherten in sozial ungesicherte Arbeitsverhältnisse gefährdet die Finanzierungsbasis der Sozialversicherung und führt zu Beitragssatzerhöhungen.
- Es kommt zu einer Wettbewerbsverzerrung auf dem Arbeitsmarkt, denn Betriebe und Beschäftigte, die auf der Basis regulärer Arbeitsverhältnisse Beiträge entrichten, müssen letztlich für diejenigen mit bezahlen, die sich dieser Verpflichtung entzogen haben.
- In der Praxis gehen nicht nur viele Arbeitgeber, sondern auch die betroffenen Beschäftigten selber von der Annahme aus, dass der besondere sozialversicherungsrechtliche Status der geringfügigen Beschäftigungsverhältnisse gleichbedeutend sei mit fehlenden arbeits- und tarifrechtlichen Ansprüchen. So werden geringfügig Beschäftigte vielfach von der Lohnfortzahlung im Krankheitsfall und bei Feiertagen, den Mindesturlaubsansprüchen sowie von tariflichen Leistungen (wie tariflicher Grundlohn, tarifliche Zuschläge, Weihnachtsgeld) ausgeschlossen, sei es weil Unkenntnis über die tatsächlichen Ansprüche besteht oder weil die prekäre Lage der Beschäftigten ausgenutzt wird.
- Die Beschäftigten erwerben keine eigenständigen sozialversicherungsrechtlichen Ansprüche, das tradierte Modell der abgeleiteten sozialen Sicherung auf der Basis der Hausfrauenehe wird fort- und festgeschrieben.

Wie sich die Neuregelung der geringfügigen Beschäftigungsverhältnisse (vgl. Kap. „Einkommen“, S. 187) auf dem Arbeitsmarkt auswirken wird, ist noch nicht genau abzusehen. Durch die Versicherungs- und Steuerpflicht der geringfügigen *Neben*tätigkeiten dürfte diese Beschäftigungsform an Bedeutung verlieren. Und durch die Abgabe der Steuerkarte bzw. die Vorlage einer Steuerfreistellungsbescheinigung wird auch der bislang weit verbreitete Missbrauch bei der Inanspruchnahme der Sozialversicherungsfreiheit eingedämmt werden. Nicht auszuschließen ist allerdings, dass Beschäftigte und Betriebe versuchen werden, in die Schwarzarbeit auszuweichen. Eher zweifelhaft ist, dass geringfügige in sozialversicherungspflichtige Beschäftigungsverhältnisse umgewandelt werden. Denn für die Beschäftigten besteht nach wie vor ein Anreiz, eine lediglich geringfügige Hauptbeschäftigung aufzunehmen. Dies gilt infolge der Kombination von Sozialversicherungsfreiheit und Steuerfreiheit insbesondere für Ehefrauen. Für sie erweist sich eine Teilzeitarbeit knapp *oberhalb* der Grenzwerte als ökonomisch unattraktiv: So errechnet sich bei einem Bruttoeinkommen von beispielsweise 640 DM nach Abzug von Steuern (Steuerklasse V) und Sozialversicherungsbeiträgen ein Nettoeinkommen von nur 387 DM. 631 DM netto werden erst wieder bei einem Bruttoverdienst von 1.116 DM erreicht. Auch in Zukunft dürfte deshalb versicherungspflichtige Teilzeitarbeit im Bereich zwischen 15 und 20 Stunden auf dem Arbeitsmarkt kaum zu finden sein.

(3) Befristete Beschäftigung

Arbeitsverträge werden normalerweise auf unbestimmte Zeit abgeschlossen. In bestimmten Fällen werden jedoch auch Verträge befristet, wenn von vornherein absehbar ist, dass z.B. das Arbeitsverhältnis von begrenzter Dauer ist, wie z.B. bei Semesterjobs von StudentInnen, bei Saisonarbeitsverhältnissen oder bei Projektverträgen im Wissenschaftsbetrieb. Bei einem *befristeten* Arbeitsvertrag endet das Arbeitsverhältnis durch Ablauf, ohne dass es gekündigt zu werden braucht. Demgegenüber ist ein normales Arbeitsverhältnis auf unbestimmte Zeit abgeschlossen und mit einem gewissen Bestandsschutz versehen, der insbesondere durch Kündigungsfristen, durch den Nachweis sozial gerechtfertigter Kündigungsgründe und durch Abfindungen bei Massenentlassungen *(Sozialplan)* geprägt ist. Ungleich wirksamer als die Beschränkung der Kündigungsgründe durch das *Kündigungsschutzgesetz* (durch die letztlich nur willkürliches Unternehmerverhalten nach dem Prinzip „hire and fire" ausgeschlossen wird) ist der besondere Kündigungsschutz für Schwerbehinderte, Frauen im Mutterschutz und für Eltern im Erziehungsurlaub sowie für Betriebsräte. Durch die Befristung von Arbeitsverträgen werden diese gesetzlichen und tariflichen Schutzbestimmungen unterlaufen. Auch die bei einer Kündigung erforderliche Anhörung bzw. Zustimmung des Betriebsrates entfällt.

Befristet Beschäftigte werden häufig nicht in ein unbefristetes Dauerarbeitsverhältnis übernommen. Um ihre Chancen in Konkurrenz zu den anderen Interessenten zu erhöhen, müssen die Betroffenen oft ein besonderes Wohlverhalten an den Tag legen, die Probe- und Auslesephase zieht sich über die gesamte Arbeitsvertragsdauer hinweg. Endet das Arbeitsverhältnis, so findet auch ein Ausschluss von allen Sozialleistungen statt, die - wie z.B. Betriebsrente, Prämien, Weihnachtsgeld – auf die Dauer der Betriebszugehörigkeit abstellen.

Um die mit der Befristung verbundenen Risiken und Probleme zu begrenzen und möglichen Missbrauch einzudämmen, ist nach der Rechtsprechung des Bundesarbeitsgerichts die Befristung eines Arbeitsvertrags grundsätzlich nur dann zulässig, wenn für die Befristung ein *sachlicher* Grund vorliegt. Von diesem Grundsatz gibt es allerdings relativ weitreichende Ausnahmen. Im *Beschäftigungsförderungsgesetz* (BeschFG) ist festgelegt, dass auch *ohne* Vorliegen eines sachlichen Grundes die Befristung eines Arbeitsvertrages bis zur Dauer von zwei Jahren zulässig ist. Bis zur Gesamtdauer von zwei Jahren ist auch eine dreimalige Verlängerung eines befristeten Vertrages möglich. Eine Befristung ist ohne Einschränkungen zulässig, wenn der Beschäftigte 60 Jahre und älter ist. Das Gesetz über befristete Arbeitsverträge mit wissenschaftlichem Personal an Hochschulen und Forschungseinrichtungen sieht ebenfalls weitergehende Befristungsmöglichkeiten vor, die sogar bestehende tarifvertragliche Regelungen außer Kraft setzen. Zu den befristeten Tätigkeiten gehören auch alle Formen der öffentlich geförderten Beschäftigung, wie z.B. in Arbeitsbeschaffungsmaßnahmen.

Über die Verbreitung befristeter Beschäftigungsverhältnisse gibt neben Einzeluntersuchungen vor allem der Mikrozensus Auskunft. Danach zeigt sich, dass seit dem Zeitpunkt der Verabschiedung des BeschFG der Anteil der befristet Beschäftigten unter den Arbeitern und Angestellten in den alten Bundesländern sich stets zwischen 5 und 6 % bewegt und dabei dem allgemeinen Konjunkturzyklus folgt. Die zunächst gehegte Befürchtung, dass es zu einem drastischen Anstieg solcher Arbeitsverhältnisse kommen werde, hat sich zwar nicht bestätigt, aber immerhin erfolgt jede dritte Neueinstellung auf der Grundlage eines befristeten Arbeitsvertrages. Auffällig ist, dass Mitte der 90er Jahre erstmals bei rückläufiger Beschäftigung die Zahl der befristeten Arbeitsverhältnisse absolut gestiegen ist, wobei in den neuen Bundesländern der Anteil befristeter Beschäftigung mit 11,5 % deutlich über dem in den alten Ländern mit 5,7 % liegt. Dies hängt z.T. mit den beschäftigungsfördernden Maßnahmen der Arbeitsverwaltung zusammen.

Durch den Abschluss befristeter Arbeitsverträge erreichen die Unternehmen größere personalpolitische Flexibilität. Das Vorhalten von internen Personalreserven lässt sich reduzieren, die Stammbelegschaft kann schrumpfen. Bei Absatz- und Produktionsrückgängen wie bei entsprechenden Steigerungen lässt sich durch befristete Beschäftigung eine problemlose, kostengünstige und vor allem lautlose Personalanpassung praktizieren. Das Argument, durch den Abschluss von befristeten Verträgen werde Arbeitslosigkeit abgebaut („Lieber befristet beschäftigt, als unbefristet arbeitslos"), lässt sich kaum belegen. Die Ausweitung der Befristung macht Stellenabbau und eine Personalpolitik „der unteren Linie" erst möglich. Das Beschäftigungsniveau wird also eher abgesenkt, dies verbunden mit einer Umstrukturierung und Verschlechterung des qualitativen Sicherungsstandards der Arbeitsverhältnisse.

(4) Leiharbeit

ArbeitnehmerInnen sind in *Leiharbeit* beschäftigt, wenn sie von dem Arbeitgeber, mit dem sie den Arbeitsvertrag geschlossen haben, an ein fremdes Unternehmen ausgeliehen werden. Diese gewerbsmäßige *Arbeitnehmerüberlassung* wird durch Verleihbetriebe (Zeitarbeitsfirmen) praktiziert. Die gewerbsmäßige Arbeitnehmerüberlassung bedarf der Erlaubnis durch die Bundesanstalt für Arbeit. Die Erlaubnis wird gewährt, wenn der Verleih an einen Betrieb nicht länger als 12 Monate dauert. Im Baugewerbe ist Leiharbeit untersagt.

Die Leiharbeit hat in den vergangenen Jahren stark an Bedeutung zugenommen: So ist die Zahl der Verleihbetriebe in den neunziger Jahren von 6.255 (1991) auf 8.728 (1997) gestiegen. Bei den (registrierten) LeiharbeitnehmerInnen lässt sich ebenfalls ein starker Zuwachs erkennen. Während 1991 rund 138.000 ArbeitnehmerInnen überlassen worden sind, beläuft sich ihre Zahl für das Jahr 1997 auf fast 213.000. Hierbei muss jedoch noch berücksichtigt werden, dass sehr viel mehr LeiharbeitnehmerInnen im Verlauf eines Jahres bei einem oder mehreren Verleihern unter Vertrag stehen als diese reinen Stichtagszahlen vermuten lassen. So wird die Zahl der Arbeitseinsätze von Leiharbeitskräften für das Jahr 1996 allein in den alten Bundesländern auf fast 600.000 geschätzt.

Besonders problematisch ist die Verbreitung *illegaler* Leiharbeit. Diese liegt vor, wenn keine Erlaubnis durch die BA erteilt wurde oder die Fristen überschritten oder ausländische ArbeitnehmerInnen ohne Arbeitserlaubnis beschäftigt wurden. Über das Ausmaß illegaler Leiharbeit gibt es naturgemäß nur Schätzungen. 1998 haben die Arbeitsämter allein über 400.000 Fälle illegaler Beschäftigung aufgedeckt, davon viele auf Baustellen.

Der Tätigkeitsbereich und die Qualifikationsstruktur der LeiharbeitnehmerInnen weicht stark von den übrigen Erwerbstätigen ab: Bei den Männern liegt ein Schwerpunkt im gewerblichen Bereich. Bei den Frauen konzentrieren sich die Tätigkeiten auf den Bereich Organisation, Verwaltung, Büroberufe. Insgesamt liegt der Anteil der Hilfskräfte (ohne nähere Tätigkeitsangabe) unter den LeiharbeitnehmerInnen bei einem Viertel, während ihr Anteil in der Wirtschaft insgesamt nur rund 1 % beträgt. Die Einkommen der Verleihkräfte liegen deutlich unter dem Durchschnitt vergleichbarer Beschäftigter. Nach Berechnungen des Instituts für Arbeitsmarkt- und Berufsforschung (IAB) erzielten Arbeitskräfte im Verleihgewerbe lediglich knapp zwei Drittel der Verdienste, die die Beschäftigten in der Gesamtwirtschaft erreichten.

Aus Arbeitgebersicht kann Leiharbeit aus verschiedenen Gründen von Interesse sein: Leiharbeit ermöglicht oftmals die schnelle Überbrückung von kurzfristigen Personalengpässen z.B. bei unvorhergesehenen Auftragseingängen, krankheits- und urlaubsbedingten Ausfällen, saisonalen Spitzen. Sie erlaubt dabei die Verlagerung des Rekrutierungs- und Verwaltungsaufwands auf die Verleihbetriebe. Die eigene Personaldecke kann reduziert werden, ohne dass die betriebliche Reaktionsfähigkeit auf marktbedingte Schwankungen eingeschränkt wird. Leiharbeit vermeidet die aus Arbeitgebersicht nachteiligen Aspekte von dauerhaften regulären Beschäftigungsverhältnissen, denn die LeiharbeitnehmerInnen scheiden nach Ablauf des Vertrages automatisch aus dem Betrieb aus und haben keinerlei Weiterbeschäftigungsansprüche. Leiharbeit macht es schließlich möglich, gezielt bestimmte Aufgaben auszugliedern und nicht von der Stammbelegschaft erledigen zu lassen. Aber auch aus Sicht der (Leih-)ArbeitnehmerInnen ergeben sich positive Aspekte: Die Leiharbeit schafft für viele leichtere Möglichkeiten des (Wieder-)Einstiegs in das Erwerbsleben, denn die Zutrittsbarrieren sind bei Leiharbeitsfirmen nicht so hoch wie in den anderen Betrieben. Vielfach besteht auch die Möglichkeit, von der Leiharbeit in ein dauerhaftes Beschäftigungsverhältnis bei einem Entleihbetrieb überzuwechseln (dies ist das Ziel der gemeinnützigen Arbeitnehmerüberlassung, vgl. Pkt. 8.6 dieses Kapitels). Einige ArbeitnehmerInnen schätzen durchaus auch den mit Leiharbeit zwangsläufig verbundenen häufigeren Wechsel der Betriebe bzw. Tätigkeitsbereiche.

Dennoch ist Leiharbeit für die Betroffenen mit relevanten sozialen Problemen und Risiken verbunden: LeiharbeitnehmerInnen sind jeweils kurzfristig in Betrieben tätig, zu denen sie nicht „gehören". Sie werden nach anderen Tarifen (schlechter!) bezahlt, und der Betriebsrat ist für sie nicht zuständig. Der Einsatz von LeiharbeitnehmerInnen wirkt zugleich negativ zurück auf die Stammbeschäftigten des Betriebes: Die Belegschaftsteile können gegeneinander ausgespielt werden, eine einheitliche Interessenvertretung ist nicht gegeben, was vor allem bei betrieblichen Konflikten mit dem Arbeitgeber von Bedeutung sein kann.

Das Arbeitnehmerüberlassungsgesetz schreibt dem Verleihbetrieb grundsätzlich unbefristete Arbeitsverträge vor. Es sind jedoch verschiedene Ausnahmen zulässig, so z.B. wenn sich aus der Person des Leiharbeitnehmers ein sachlicher Grund für die Befristung ergibt. Außerdem müssen die Verleihbetriebe seit 1997 die Leiharbeitnehmer erst beim dritten Einsatz unbefristet einstellen.

Als Folge dieser und weiterer Ausnahmetatbestände ist die Dauer der Arbeitsverhältnisse zwischen Leiharbeitskräften und Verleiher im Durchschnitt sehr kurz. Nach Angaben der Bundesanstalt für Arbeit hatten im Jahr 1996 rund 11 % der ausgelaufenen Leiharbeitsverhältnisse eine Dauer von unter einer Woche, 57 % zwischen einer Woche und 3 Monaten und 32 % dauerten 3 Monate und länger. Das heißt, dass der Personalumschlag in den Entleiherbetrieben selbst sehr hoch ist. Zu den Risiken, denen die Verleihkräfte in den Einsatzbetrieben ausgesetzt sind, kommt noch die erhebliche Instabilität des Leiharbeitsverhältnisses selbst hinzu. Zwar kann dem Verleihbetrieb die Erlaubnis zur Arbeitnehmerüberlassung bei Verstößen gegen die gesetzlichen Vorschriften entzogen werden, doch lässt die Überwachung der Verleihe zu wünschen übrig.

(5) Scheinselbständige und Selbständige

Der arbeits- und sozialrechtliche Schutz ist in aller Regel vom Status der Arbeitskraft abhängig. Beschäftigte, die *zwar faktisch* von einem Arbeitgeber bzw. Unternehmen abhängig sind, aber formalrechtlich keinen Arbeitnehmerstatus haben, bleiben ungesichert und werden wie Selbständige behandelt. Diese sog. Scheinselbständigen gibt es in den verschiedensten Wirtschaftszweigen und Tätigkeitsbereichen. Im Zusammenhang von Umstrukturierungen im Unternehmensbereich kommt es zu einer verstärkten Dezentralisierung und Ausgliederung einzelner Arbeits- und Tätigkeitsbereiche. Hier werden die Beschäftigten vielfach vor die Alternative gestellt, neue für sie ungünstigere Rahmenbedingungen zu akzeptieren, die die Form von Scheinselbständigkeit annehmen. Beispiele dafür gibt es im Medien- und Dienstleistungsbereich, bei Handel, Banken und Versicherungen, in der Computer- und EDV-Branche, aber auch in der Bauwirtschaft. Im Produktionsbereich zählen etwa die Auslagerung von Fuhrparks und Serviceabteilungen dazu, im Handelsbereich sind Verkaufsfahrer und Regalauffüller als Scheinselbständige tätig, im Gastronomiebereich ist häufig auch das Bedienungspersonal betroffen.

Die exakte Definition des Tatbestands der Scheinselbständigkeit und damit die Abgrenzung von abhängiger und selbständiger Tätigkeit wird unterschiedlich vorgenommen. Das Bundesarbeitsgericht (BAG) hat bislang im konkreten Fall fünf Kriterien, nämlich die inhaltliche, zeitliche und örtliche Weisungsbindung sowie die personelle und materielle Eingliederung der Beschäftigten in den Arbeitszusammenhang des Auftrags-/Arbeitgebers geprüft. Andere Begriffsbestimmungen stellen stärker auf die Zahl der Auftraggeber sowie die Risikoverteilung und -übernahme ab. Verlässliche empirische Angaben zur Verbreitung dieser Form der Erwerbstätigkeit sind naturgemäß nur schwer zu gewinnen. Eine Untersuchung des Instituts für Arbeitsmarkt- und Berufsforschung (IAB) kam 1995 zu folgenden Ergebnissen: Es gibt rund 2,5 Mio. deutsche Erwerbstätige,

- die keine MitarbeiterInnen beschäftigen,
- für die keine Arbeitgeberbeiträge zur Sozialversicherung abgeführt werden und
- die auch keinen Anspruch auf Entgeltfortzahlung im Krankheitsfall haben.

Nach BAG-Kriterien sind rd. 510.000 Personen aus dieser Gruppe als abhängig Beschäftigte anzusehen, hinzu kommen 855.000 Beschäftigte, bei denen der Status im Einzelnen geklärt werden müsste („Semiabhängige"). Insgesamt befinden sich damit 3,9 % der deutschen Erwerbsbevölkerung als Haupt- oder Nebenerwerbstätige in Erwerbsverhältnissen, die der Grauzone von selbständiger und abhängiger Erwerbsarbeit zuzuordnen sind.

Um die soziale Absicherung im Bereich der prekären Scheinselbständigkeit zu verbessern und um die weitere Aushöhlung der Finanzierungsgrundlagen des Sozialversicherungssystems zu unterbinden, bestehen seit April 1999 neue sozialrechtliche Bestimmungen. Danach werden im Bereich der Übergangszone zwischen Arbeitnehmertätigkeit und Selbständigkeit zwei Gruppen unterschieden: die *scheinselbständigen* ArbeitnehmerInnen und *arbeitnehmerähnlichen* Selbständigen. Als Scheinselbständige gelten Personen, bei denen mindestens zwei der folgenden Kriterien erfüllt sind:

- keine ArbeitnehmerInnen (außer Familienangehörigen),
- in der Regel nur ein Auftraggeber,
- arbeitnehmertypische Beschäftigung,
- keine unternehmerische Tätigkeit am Markt.

In diesen Fällen wird eine Arbeitnehmertätigkeit *vermutet*. Die Betroffenen bzw. ihre Auftraggeber haben die Möglichkeit, dies zu widerlegen. Tun sie dies nicht, dann besteht Versicherungspflicht für alle Zweige der Sozialversicherung, wobei der Auftraggeber die Hälfte der Beiträge zu übernehmen hat. Mit dieser Beweislastumkehr sollen vor allem die Sozialversicherungsträger entlastet werden, die bislang mit der Beibringung der notwendigen Fakten oft überfordert waren.

Arbeitnehmerähnliche Selbständige sind diejenigen, die keine ArbeitnehmerInnen beschäftigen und in der Regel nur einen Auftraggeber haben. Sie haben zwar im allgemeinen einen Krankenversicherungsschutz, sparen aber vielfach an der Altersvorsorge. Sie werden deshalb – auch wenn sie die Arbeitnehmervermutung widerlegt haben – als Selbständige in der Rentenversicherung versicherungspflichtig (vgl. weitere Einzelheiten in Kap. „Einkommen", S. 189 sowie in Bd. II., Kap. „Alter", S. 258).

Die zunehmende Beachtung der Probleme im Bereich der Scheinselbständigkeit sollte nicht verdecken, dass es auch im eigentlichen Bereich der echten *Selbständigen* durchaus massive Probleme im Hinblick auf die Arbeits- und Einkommensbedingungen sowie die soziale Absicherung gibt. Dies gilt insbesondere für viele kleine und Kleinstselbständige im Dienstleistungsbereich. Zu denken ist beispielsweise an Kioske oder Imbissstände, Änderungsschneidereien, Reparaturwerkstätten, selbständige Einzelhandelsgeschäfte, kleine Handwerksbetriebe, Freiberufler usw. Überlange Arbeitszeiten, relativ geringe Einkommen und eine mangelhafte soziale Absicherung sind für viele Betroffenen in diesem Bereich die Regel. Anders als bei den abhängig Beschäftigten bestehen für Selbständige keine Mindest- oder Schutzstandards, die sie vor übermäßigen Arbeitsanforderungen und (Selbst)Ausbeutung schützen oder sie zu angemessener sozialer Sicherung verpflichten. Der Gesetzgeber geht davon aus, dass der/die Selbständige selbst für seine Arbeitsbedingungen verantwortlich ist und grundsätzlich *nicht* des Schutzes der Solidargemeinschaft der Sozialversicherung bedarf. Die starke Differenzierung bei den Existenzbedingungen der Selbständigen lässt erkennen, dass hier auch ein hoher gesetzlicher Regelungsbedarf besteht.

(6) Beschäftigung in Kleinbetrieben

Der Strukturwandel in der Wirtschaft führt auch zu einem wachsenden Anteil von Klein- und Mittelbetrieben. Die systematische Aufspaltung von Unternehmen nach Sparten, Produkten und Funktionsbereichen, die Ausgliederung einzelner Unternehmensbereiche und die verstärkte Neugründung von Unternehmen im Dienstleistungssektor führt im Durchschnitt zu kleineren Betriebsgrößen.

Tabelle IV.17:
Betriebe und Beschäftigte nach Betriebsgrößenklassen im Juni 1998 – absolut und in % –

Betriebsgrößenklasse (Betriebe mit ... Beschäftigten)		alte Bundesländer absolut	alte Bundesländer in %	neue Bundesländer absolut	neue Bundesländer in %
1 - 5	Betriebe	1.128.444	68,3	285.156	66,6
	Beschäftigte	2.450.584	11,1	635.814	12,4
6 - 9	Betriebe	201.383	12,2	52.818	12,3
	Beschäftigte	1.451.551	6,6	381.959	7,4
10 - 19	Betriebe	157.747	9,5	44.098	10,3
	Beschäftigte	2.112.734	9,6	592.747	11,5
20 - 49	Betriebe	97.466	5,9	29.346	6,9
	Beschäftigte	2.938.141	13,3	885.108	17,2
50 - 99	Betriebe	35.402	2,1	9.599	2,2
	Beschäftigte	2.448.737	11,1	659.190	12,8
100 - 499	Betriebe	24.451	1,5	6.198	1,4
	Beschäftigte	5.451.397	24,7	1.177.431	22,9
500 und mehr	Betriebe	4.179	0,3	754	0,2
	Beschäftigte	5.221.764	23,7	800.647	15,6
Insgesamt	Betriebe	1.652.072	100	427.969	100
	Beschäftigte	22.074.908	100	5.132.896	100

Quelle: Amtliche Nachrichten der Bundesanstalt für Arbeit (ANBA), Arbeitsmarkt 1998, S. 49 und 148.

Dies hat Konsequenzen für die Arbeits- und Sozialbedingungen der Beschäftigten, denn viele arbeitsrechtliche Schutzregelungen und Interessenvertretungsmöglichkeiten gelten in *Klein- und Kleinstbetrieben* nicht oder nur beschränkt. So findet z.B. das Kündigungsschutzgesetz nur in Betrieben ab 11 ArbeiterInnen Anwendung, die Beschäftigungspflicht nach dem Schwerbehindertengesetz gilt nur für Betriebe ab 16 Arbeitsplätzen, das Betriebsverfassungsgesetz hat volle Gültigkeit nur in Betrieben ab 21 ArbeitnehmerInnen. Damit wird ein großer Teil der Beschäftigten von wichtigen Schutzbestimmungen ausgeschlossen, denn es gibt eine sehr große Zahl von Betrieben und Beschäftigten, die unterhalb dieser Grenzwerte liegen (vgl. Tabelle IV.17).

4. Ausbildung

Eine qualifizierte berufliche Ausbildung und deren Weiterentwicklung im Laufe des Erwerbslebens ist für die Stellung der Beschäftigten im Arbeitsleben und ihre Möglichkeiten auf dem Arbeitsmarkt von besonderer Bedeutung. Wer über eine fundierte berufliche Qualifikation verfügt, hat bessere Chancen, inhaltlich interessante und gut bezahlte Tätigkeiten auszuüben. Wer in seinem Berufsleben vielseitige und anspruchsvolle Aufgaben zu erfüllen hat, wird auch außerhalb der Erwerbsarbeit eher ein breites Spektrum an persönlichen Interessen entfalten und realisieren können. Allerdings ist ein hohes Qualifikationsniveau allenfalls eine notwendige, nicht aber eine hinreichende Bedingung für zufriedenstellende Arbeits- und Lebensbedingungen (vgl. Pkt. 2.3 und 6.1.3 dieses Kapitels)

4.1 System der beruflichen Ausbildung

Das Spektrum an Möglichkeiten, das Ausbildungssystem in der Bundesrepublik Deutschland zu durchlaufen und eine berufsbefähigende Qualifikation zu erwerben, wird am besten durch die beiden gewissermaßen am weitesten auseinanderliegenden Typen charakterisiert:

- Der eine besteht darin, dass die SchülerInnen nach dem Besuch der (Haupt-)Schule eine betriebliche Berufsausbildung absolvieren und nach erfolgreichem Abschluss z. B. als FacharbeiterIn oder GesellIn arbeiten.
- Die andere Möglichkeit besteht darin, nach Schulbesuch und Abitur ein Studium an einer Hochschule zu absolvieren, das mit einem Diplom oder einem vergleichbaren Examen abgeschlossen wird.

Dazwischen gibt es zahlreiche andere Bildungs- und Ausbildungsmöglichkeiten, die z. T. in der Abbildung IV.4 (S.309) typisiert dargestellt sind: So beginnen beispielsweise auch Absolventen von Realschulen und Gymnasien in großer Zahl eine betriebliche Berufsausbildung. Bei vielen Ausbildungsberufen wird ein entsprechender Schulabschluss mittlerweile von den Betrieben als selbstverständlich vorausgesetzt. Außerdem gibt es neben der betrieblichen Berufsausbildung auch verschiedene Möglichkeiten der vollzeitschulischen Berufsausbildung wie z. B. über Fachoberschulen. Oft werden nach einer betrieblichen Ausbildung und einer gewissen Zeit der Berufspraxis weitere schulische Ausbildungsphasen durchlaufen bis hin zu einem vollständigen Hochschulstudium. Es haben sich sowohl theoretisch wie auch praktisch zahlreiche „Umsteigemöglichkeiten“ sowie „Umwege“ herausgebildet, die allerdings an der Kluft zwischen der herkömmlichen Berufsausbildung und der Ausbildung für akademische Berufe nur wenig geändert haben.

4.1.1 Schulische berufliche Bildung

Die Vielfalt von Einrichtungen der beruflichen Bildung in der Bundesrepublik ist mittlerweile kaum noch überschaubar. Das verwirrende „System“, z. T. eine Folge des Föderalismus im Bildungsbereich, wird im folgenden exemplarisch, ausgehend von den Möglichkeiten der Jugendlichen, die die Hauptschule absolviert haben, vereinfachend dargestellt:

- Sind die Jugendlichen der gesetzlich festgelegten allgemeinen Schulpflicht von neun oder zehn Jahren nachgekommen, können sie sich um einen *betrieblichen Ausbildungsplatz* bemühen. Während sie ihre Ausbildung absolvieren, sind die Auszubildenden zum Besuch der *Berufsschule* verpflichtet. Die Berufsschule begleitet die betriebliche Ausbildung entweder als Teilzeitschule an ein oder zwei Tagen in der Woche oder in Form des Blockunterrichts von mehreren Wochen während eines Ausbildungsjahres. Die Berufsausbildung schließt ab mit der Facharbeiter-, Gesellen- bzw. Gehilfenprüfung im betrieblichen Teil und der Abschlussprüfung vor den zuständigen Prüfungsgremien der Industrie-, Handels- und Handwerkskammern im schulischen Teil. Die Berufsschulpflicht besteht – unabhängig davon, ob die Jugendlichen eine Ausbildung absolvieren oder nicht – bis zur Vollendung des 18. Lebensjahres.

Tabelle IV.18:
SchülerInnen an beruflichen Schulen im Jahr 1998/99

Berufliche Schulen	Zahl der SchülerInnen
Berufsschulen im dualen System	1.677.484
Berufsvorbereitungsjahr	67.042
Berufsgrundbildungsjahr	41.791
Berufsaufbauschulen	2.158
Berufsfachschulen	382.433
Fachoberschulen	83.344
Fachgymnasien	93.094
Kollegschulen	88.635
Berufs-, Technische Oberschulen	8.178
Fachschulen	141.844
Fach-, Berufsakademien	8.204
Insgesamt	2.594.207

Quelle: Statistisches Bundesamt, Pressemeldung „Mehr Schüler an beruflichen Schulen“ vom 1.4.1999.

- Jugendlichen mit Hauptschulabschluss steht ebenfalls die *Berufsfachschule* offen. Dabei handelt es sich um eine ein- bis dreijährige Vollzeitschule, die entweder eine betriebliche Ausbildung im dualen System ersetzt, deren Besuch auf eine Ausbildung angerechnet werden kann, oder Ausbildungsgänge anbietet, die nur dort absolviert werden können. Berufsfachschulen sind nach Fachrichtungen gegliedert. Die größte Bedeutung haben die Fachbereiche Wirtschaft, Ernährungs-/Hauswirtschaft und die gewerblich-technischen Berufe. Die Schulen des Gesundheitswesens bilden die zweite größere Gruppe, die eine volle berufliche Erstausbildung vermitteln, und zwar in den nicht-akademischen Gesundheitsberufen (z.B. Krankenschwester/-pfleger, medizinisch-technische AssistentIn u.a.)
- Der Besuch der *Fachoberschule* (FOS) soll die Jugendlichen auf den Besuch der Fachhochschule vorbereiten. Es gibt sie in verschiedenen Fachrichtungen wie z. B. Technik, Wirtschaft und Sozialpädagogik/Sozialarbeit. Voraussetzung des FOS-Besuchs ist der Abschluss der Realschule, der Berufsfachschule oder des Berufsgrundbildungsjahres (BGJ).
- Jugendliche, die eine abgeschlossene Berufsausbildung und eine mehrjährige Berufspraxis aufweisen, können eine *Fachschule* besuchen. Der Schulbesuch dauert 6 Monate bis 3 Jahre (Vollzeit) bzw. 6 bis 8 Halbjahre (Teilzeit) und schließt mit einer staatlichen Prüfung ab. Absolventen der Fachschule können unmittelbar die 12. Klasse der Fachoberschule (FOS) und daran anschließend die Fachhochschule besuchen.
- Wenn die Jugendlichen keine Vollzeitschule oder das *Berufsgrundbildungsjahr* (BGJ) besuchen, dann können bzw. müssen sie das *Berufsvorbereitungsjahr* (BVJ) besuchen. Es ist ein ganzjähriges Vollzeitschuljahr, in dem neben dem allgemeinen Unterricht eine erste praktische und theoretische Unterweisung in zwei bis drei Berufsfeldern, die von den SchülerInnen gewählt werden können, gegeben werden soll. Die Zahl der SchülerInnen im BVJ betrug 1998/99 rund 67.000, zwei Drittel von ihnen hatten keinen Hauptschulabschluss. Gelingt auch nach dem Besuch des BVJ die Eingliederung der Jugendlichen in das Erwerbsleben nicht, so können sie an *berufsvorbereitenden Lehrgängen* teilnehmen. Diese werden von der Bundesanstalt für Arbeit finanziert und sollen auf den Übergang in eine Ausbildung oder unmittelbar in die Erwerbstätigkeit vorbereiten. 1997 befanden sich rund 81.300 Jugendliche in solchen Bildungsmaßnahmen.
- Im einjährigen vollzeitschulischen *Berufsgrundbildungsjahr* (BGJ) werden die Jugendlichen in einem Berufsfeld (z. B. Wirtschaft, Metall) ausgebildet. Neben dem vollzeitschulischen gibt es auch das „kooperative" BGJ, das in seinem praktischen Teil im Betrieb durchgeführt wird. Das BGJ soll zwar (in den alten Ländern) grundsätzlich auf die spätere betriebliche Ausbildung in einem entsprechenden Lehrberuf angerechnet werden, allerdings wurden die dazu erlassenen Vorschriften mehrfach gelockert. Auch müssen die Jugendlichen häufig von sich aus auf den Anrechnungsanspruch verzichten, um ihre Bewerbungschancen auf einen Ausbildungsplatz dadurch nicht zu schmälern. Im BGJ befanden sich 1998/99 rund 41.800 TeilnehmerInnen.

4.1.2 Betriebliche berufliche Ausbildung

Ausbildungsberufe

Die klassische betriebliche Berufsausbildung hat zwar in den vergangenen Jahren quantitativ an Bedeutung verloren, gleichwohl stellt sie immer noch die wichtigste Form der beruflichen Bildung dar. So fragten von den rund 1 Mio. Schulabgängern aller Schulformen des Jahres 1996 etwa 772.400 einen Ausbildungsplatz nach. Im folgenden Abschnitt werden daher vor allem Organisation, inhaltliche Entwicklung und Probleme der beruflichen Ausbildung im dualen System dargestellt. Man spricht daher von einem dualen System, da diese für Deutschland typische Form der beruflichen Bildung zweispurig verläuft: Die fachtheoretische Unterweisung wird in einer vom Staat getragenen oder kontrollierten berufsschulischen Einrichtung durchgeführt. Die fachpraktische Ausbildung vollzieht sich in der Regel im Betrieb oder in überbetrieblichen Ausbildungsstätten.

In der Bundesrepublik existierten Anfang 1999 insgesamt 357 anerkannte *Ausbildungsberufe*. Im Zuge der Neuordnung der Ausbildungsberufe, die auch zu Streichungen und zum Zusammenlegen von Berufen geführt hat, ist die Zahl in den vergangenen 30 Jahren drastisch gesunken, 1970 belief sie sich noch auf 606. Von den 357 Berufen basieren 280 auf einer Anerkennung nach dem Berufsbildungsgesetz. Da bislang insbesondere solche Berufe neugeordnet wurden, die große Ausbildungszahlen aufweisen, werden bereits 1,6 Mio. Auszubildenden (das entspricht rund 97 %) in neugeordneten Berufen ausgebildet. Anfang 1999 war die Neuordnung weiterer 58 Ausbildungsberufe in Vorbereitung, davon traten rund 30 im Jahr 1999 in Kraft, darunter 3 neue Berufe.

Eine spezielle Form von Kurzausbildungsgängen stellen die Sonderausbildungsgänge nach dem Berufsbildungsgesetz und nach der Handwerksordnung dar, die von den Industrie-, Handels- und Handwerkskammern für körperlich, geistig und seelisch behinderte Jugendliche erlassen werden können.

Gesetzliche Grundlagen

Seit 1969 bildet das *Berufsbildungsgesetz* (BBiG) die zentrale gesetzliche Grundlage für die berufliche Bildung. Mit dem BBiG wurde erstmals eine einheitliche gesetzliche Grundlage für die bis dahin in verschiedenen Gesetzen verstreuten, lückenhaften und veralteten Vorschriften zur Ausbildung geschaffen. Zuständig für die betriebliche Berufsausbildung sind die Industrie- und Handelskammern, die Anwaltskammern usw. Die Kammern sind Körperschaften des öffentlichen Rechts mit Pflichtmitgliedschaft für alle im jeweiligen Kammerbezirk tätigen privaten Unternehmen, denen die gesellschaftliche Aufgabe der Berufsausbildung übertragen ist.

Nach dem Berufsbildungsgesetz müssen Ausbildungsordnungen als Grundlage einer „geordneten und einheitlichen Berufsausbildung" (§ 25 BBiG) mindestens festlegen:

- die Bezeichnung des Ausbildungsberufes,
- die Ausbildungdauer (nicht mehr als drei, nicht weniger als zwei Jahre),

- die zu vermittelnden Fertigkeiten und Kenntnisse (Ausbildungsberufsbild),
- eine zeitliche und sachliche Gliederung (Ausbildungsrahmenplan) und
- die Prüfungsanforderungen.

An den Verfahren für die Erarbeitung von Ausbildungsordnungen sind neben Bund und Ländern auch die Arbeitgeberverbände, Kammern und Gewerkschaften beteiligt.

Ausbildungsverhältnisse sind reguläre sozialversicherungspflichtige Beschäftigungsverhältnisse, die neben den ausbildungsspezifischen auch den übrigen für abhängige Beschäftigung geltenden gesetzlichen Bestimmungen unterliegen.

Ausbildungsqualität und betriebliche Ausbildungsbedingungen

Neben einem ausreichenden Angebot an Ausbildungsstellen spielen die *Ausbildungsqualität* und die betrieblichen Ausbildungsbedingungen für die künftigen Berufschancen der Jugendlichen eine ausschlaggebende Rolle. Dies beginnt bereits bei den Ausbildungsvoraussetzungen. Die fachlichen und finanziellen Anforderungen an die ausbildenden Betriebe sind in den vergangenen Jahren angestiegen. Durch die Neuordnung vieler Ausbildungsberufe mit einer vielfach breiter angelegten Grundausbildung werden gerade die kleineren, ökonomisch schwächeren Betriebe stärker belastet. Zugleich entwickelt sich immer stärker die Notwendigkeit, die Ausbildung getrennt vom laufenden Arbeits- und Produktionsprozess durchzuführen, weil zum einen die erforderlichen Qualifikationen zunehmend weniger nach der zählebigen Methode des „Mitlaufen-Hinsehen-Nachmachen“ erworben werden können und zum anderen die Komplexität, Störanfälligkeit und Kostenintensität moderner Produktionsanlagen eine Unterweisung in der laufenden Produktion schwieriger machen.

Von großer Bedeutung ist in diesem Zusammenhang das *Ausbildungspersonal.* Neben den fachlichen Voraussetzungen, die im Berufsbildungsgesetz festgelegt sind, müssen die AusbilderInnen berufs- und arbeitspädagogische Kenntnisse und Fähigkeiten besitzen, die in der Ausbilder-Eignungsverordnung vorgeschrieben sind. 1996 waren in der Bundesrepublik rund knapp 750.000 persönlich und fachlich geeignete Personen in den verschiedenen Wirtschaftsbereichen registriert. 94 % von ihnen sind neben ihrer Haupttätigkeit *auch* für Ausbildung zuständig, lediglich 6 % sind ausschließlich als AusbilderInnen tätig.

Die Qualität der Ausbildung hängt auch von der *Kontrolle* und *Überwachung* ab. Nach dem BBiG sind dafür die „zuständigen Stellen“, also vor allem die Industrie- und Handelskammern, die Handwerks- und sonstigen Kammern, verantwortlich. Sie haben zu diesem Zweck AusbildungsberaterInnen zu bestellen. 1997 waren insgesamt 1.036 ehrenamtliche, 379 nebenberufliche und 1.244 hauptberufliche AusbildungsberaterInnen tätig.

Abbildung IV.4:
Grundstruktur des Bildungswesens in der Bundesrepublik Deutschland

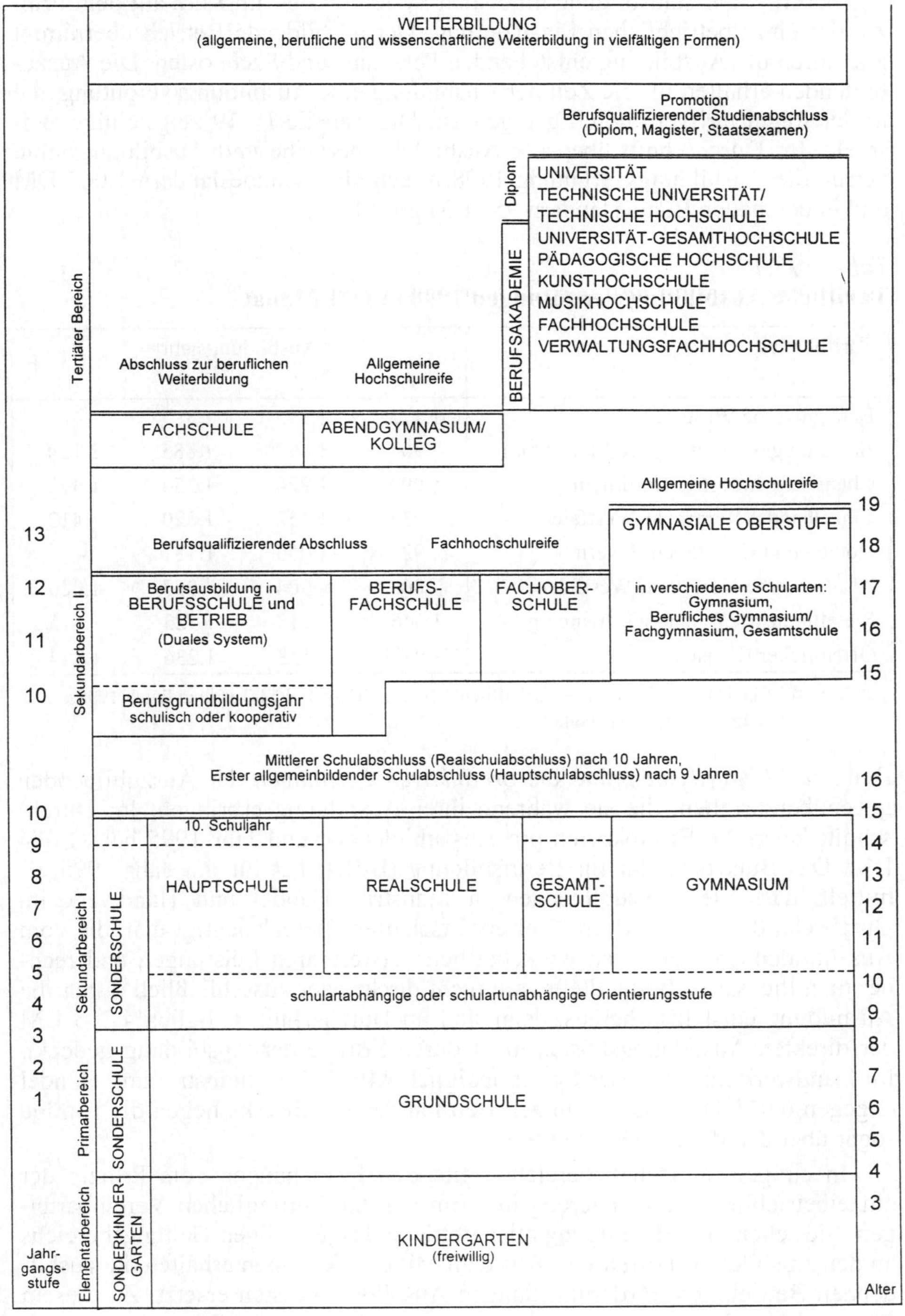

Ausbildungsvergütung und -finanzierung

Die berufliche Erstausbildung im dualen System basiert im Kern auf dem Prinzip der einzelbetrieblichen Finanzierung. Der ausbildende Betrieb übernimmt alle durch die Ausbildung entstehenden Personal- und Sachkosten. Die Auszubildenden erhalten für die Zeit der Ausbildung eine Ausbildungsvergütung, die in der Regel tarifvertraglich geregelt ist. Die Tabelle IV.19 zeigt einige Beispiele. Im Durchschnitt über alle Ausbildungsbereiche und Ausbildungsjahre betrug die Ausbildungsvergütung 1998 in den alten Bundesländern 1.067 DM und in den neuen Bundesländern 951 DM pro Monat.

Tabelle IV.19:
Tarifliche Ausbildungsvergütungen 1998 in DM/Monat

Tarifbereich	Ausbildungsjahr			
	1.	2.	3.	4.
Bankgewerbe West	1.175	1.275	1.375	-
Bauhauptgew. West (gewerbl. Azubis)	962	1.492	1.885	2.120
Chemische Industrie Nordrhein	1.090	1.224	1.356	1.472
Einzelhandel Nordrhein-Westfalen	1.037	1.152	1.320	1.412
Hotels- und Gaststätten Bayern	921	1.056	1.181	-
Kfz-Gewerbe Nordrhein-Westfalen	866	904	987	1.080
Metallindustrie Baden-Württemberg	1.146	1.218	1.323	1.415
Öffentlicher Dienst West	1.073	1.158	1.236	1.344

Quelle: Wirtschafts- und Sozialwissenschaftliches Institut (Hrsg.), WSI-Tarifhandbuch 1999, Frankfurt a.M. 1999, Tabelle 7.12.

Den *Ausbildungskosten* sind die *produktiven Leistungen* der Auszubildenden gegenüberzustellen, die sie während ihrer Ausbildung erbringen. Im Durchschnitt lagen die Bruttokosten pro Auszubildenden und Jahr 1995 bei 21.674 DM. Das Bundesinstitut für Berufsbildung (BiBB) hat für das Jahr 1995 ermittelt, dass die Auszubildenden in Industrie, Handel und Handwerk im Durchschnitt 13.528 DM pro Jahr erwirtschaften. Berücksichtigt man die vom Auszubildenden erbrachten wirtschaftlich verwertbaren Leistungen und rechnet man die Kostenbestandteile, die nicht direkt oder ausschließlich durch die Ausbildung entstehen, heraus, dann sind im Durchschnitt lediglich 4.205 DM der direkten Ausbildungskosten nicht durch Erträge der Ausbildung gedeckt. Im Handwerk macht dieser Betrag lediglich 446 DM, in Industrie und Handel dagegen 6.011 DM aus. In einigen Berufen des Handwerks liegen die Erträge sogar über den direkten Kosten.

In einigen Wirtschaftsbereichen gibt es Abweichungen vom Prinzip der einzelbetrieblichen Finanzierung in Form von tarifvertraglichen Vereinbarungen. Sie sehen eine Beteiligung aller Betriebe des jeweiligen Geltungsbereichs an den Ausbildungskosten vor. Aus dem Mittelaufkommen erhalten die ausbildenden Betriebe die förderungsfähigen Ausbildungskosten ersetzt. Zu diesem Zweck haben die Tarifvertragsparteien im Baugewerbe, im Garten- und Landwirtschaftsbau, im Steinmetz- und Steinbildhauerhandwerk und im Dachdeckerhandwerk jeweils gemeinsame Einrichtungen gebildet.

4.2 Struktur und Entwicklungstendenzen des Ausbildungsmarkts

Das Risiko einer unzureichenden beruflichen Erstausbildung stand immer wieder im Zentrum der berufsbildungspolitischen Auseinandersetzungen in der Bundesrepublik. Das Zusammentreffen von wirtschaftlicher Krise, Eintritt geburtenstarker Jahrgänge in den Ausbildungs- und Arbeitsmarkt und rückläufiger Ausbildungsaktivitäten der Betriebe haben das bestehende Berufsbildungssystem überfordert. Über Jahre hinaus ist eine große Zahl von Jugendlichen bei der Suche nach einem Ausbildungsplatz erfolglos geblieben, mit der Folge, dass ein Teil einer ganzen Generation dauerhaft um seine berufliche Zukunft fürchten muss. Dies gilt insbesondere für die neuen Bundesländer.

Das Risiko einer unzureichenden beruflichen Erstausbildung setzt allerdings nicht erst mit dem Besuch der Berufsschule und dem Beginn der betrieblichen Ausbildung ein. Bereits die vorausgehende allgemeine schulische Bildung, z. B. in Grund- und Hauptschule, bestimmt in hohem Maße darüber, mit welcher Aussicht auf Erfolg sich die Schulabsolventen um einen qualifizierten Ausbildungsplatz bemühen können. In dem Maße, wie es im Rahmen der allgemeinen Schulbildung nicht gelingt, die aus der sozialen Herkunft und den sonstigen materiellen und sozialen Lebensbedingungen resultierenden unterschiedlichen individuellen Bildungsvoraussetzungen anzugleichen, sind schon die Startchancen ins Berufsleben unterschiedlich. Die sozial selektiv wirkenden Strukturen des allgemeinen Schulsystems verlängern sich in den Bereich der beruflichen Ausbildung hinein.

Den individuellen Folgen einer unzureichenden oder ganz unterbliebenen beruflichen Erstausbildung entsprechen die gesellschaftlichen. In ökonomischer Hinsicht hat die Ausbildungskrise zur Konsequenz, dass in den kommenden Jahren relativ weniger qualifizierte Fachkräfte zur Verfügung stehen und in der Folge erhebliche Mittel für eine nachholende Qualifizierung in Form von Fortbildung oder Umschulung aufgewendet werden müssen. In sozialer Hinsicht droht als Konsequenz über die individuelle Diskriminierung hinaus eine Auseinanderentwicklung von Arbeits- und Lebenschancen ganzer gesellschaftlichen Gruppen, die auch auf lange Sicht oft nicht mehr rückgängig gemacht werden kann.

Das Risiko einer unzureichenden beruflichen Erstausbildung kann entlang der *Standardbiographie* von Jugendlichen systematisiert werden, die in der Regel zwei Übergänge zwischen Bildungs- und Beschäftigungssystem enthält:

Schwelle 1: Übergang von der allgemeinbildenden Schule in eine berufsbildende Ausbildungsstätte;

Schwelle 2: Übergang von der berufsbildenden Ausbildungsstätte in das Beschäftigungssystem, d. h. in das Erwerbsleben.

Typische Übergänge sind z. B.: Hauptschule/betriebliche Berufsausbildung/ Facharbeitertätigkeit, oder: Gymnasium/Hochschulstudium/Tätigkeit als Jurist, Ingenieur, Lehrer o. ä.

Nachfrage nach und Angebot von Ausbildungsplätzen

Entscheidend für die *Nachfrageentwicklung* sind zunächst die Schulabgängerzahlen. Jedes Jahr verlässt ein bestimmter Anteil von SchülerInnen die Schule und bemüht sich entweder um eine berufliche Ausbildung oder aber direkt um einen Arbeitsplatz. Wie sich die SchulabgängerInnen auf die einzelnen Abschlüsse verteilen, hängt u. a. von der Struktur (Angebot von Kapazitäten) des (Berufs-)Bildungssystems, den voraussichtlichen Arbeitsmarktchancen einzelner Ausbildungsgänge und den Bildungsentscheidungen der SchülerInnen ab. Die Veränderung in der Struktur des allgemeinschulischen Bildungsabschlusses schlägt sich auch in der schulischen Vorbildung der Auszubildenden nieder. Bei den SchulabgängerInnen aus allgemeinen Schulen steigt der Anteil derjenigen mit Realschulabschluss bzw. mit Studienberechtigung, die sich um einen betrieblichen Ausbildungsplatz bemühen. Darin spiegelt sich vor allem das generell steigende schulische Bildungsniveau und die objektiv höheren qualifikatorischen Anforderungen in der Erwerbsarbeit wider. Eine wichtige Rolle spielt darüber hinaus die demographische Entwicklung. Noch bis etwa 2005/10 werden aus demographischen Gründen die Schulabgängerzahlen steigen, so dass die Nachfrage nach betrieblichen Ausbildungsplätzen zunehmen wird. Zu berücksichtigen ist ferner, dass viele Jugendliche sich in „Warteschleifen" aufhalten und zu einem späteren Zeitpunkt erneut als Nachfrager auf dem Ausbildungsstellenmarkt auftreten werden.

Ein präziser Überblick über die Entwicklung des *Angebots* an Ausbildungsplätzen ist nur begrenzt möglich. Eine gesetzliche Meldepflicht wird zwar seit Jahren gefordert, sie existiert aber bislang nicht. Bei ihrer statistischen Erfassung ist man auf die freiwilligen Angaben seitens der ausbildenden Betriebe angewiesen. Zahl und Struktur der ausbildenden Betriebe haben sich verändert. Zwar ist die Zahl der Ausbildungsbetriebe insgesamt gestiegen, aber der Anteil der Ausbildungsbetriebe an der Gesamtzahl der Betrieb ist dennoch von 1985 bis 1995 von einem Drittel auf knapp ein Viertel zurückgegangen. Dies ist darauf zurückzuführen, dass die neuen Betriebe oftmals nicht oder noch nicht ausbilden und insbesondere bei den Klein- und Mittelbetrieben die Ausbildungsbereitschaft zurückgegangen ist.

1998 fragten rund 648.000 junge Menschen in Deutschland einen Ausbildungsplatz nach. Dem stand ein Angebot an Ausbildungsplätzen von rund 636.000 gegenüber. Daraus ergibt sich ein rechnerischer Nachfrageüberhang in Höhe von 12.000 bzw. 1,9 %. Mit diesen Zahlen aus dem Berufsbildungsbericht wird allerdings die tatsächliche Nachfrage nach betrieblichen Ausbildungsplätzen unzureichend erfasst. Hinzu kommen die Jugendlichen, die sich in Warteschleifen befinden. Tatsächlich bleibt also ein beachtlicher Anteil der Jugendlichen unversorgt. Dabei zeigen sich erhebliche regionale Ungleichgewichte hinsichtlich Nachfrage und Angebot, nicht zuletzt im Vergleich zwischen alten und neuen Bundesländern.

Gesamtzahl und inhaltliche Verteilung der Ausbildungsverhältnisse

Die Gesamtzahl der Ausbildungsverhältnisse betrug 1997 etwa 1,62 Mio. Die Struktur der Ausbildungsverhältnisse nach Ausbildungsbereichen hat sich seit Anfang der 90er Jahre deutlich verschoben: Während in Industrie und Handel die Zahl von rund 879.000 auf 736.000 zurückging, ist sie im Handwerk von 528.000 auf 631.000 gestiegen. In den anderen Bereichen sind die Ausschläge nicht ganz so stark. Mit knapp der Hälfte (45,3 %) weisen *Industrie und Handel* den größten Anteil an Ausbildungsverhältnissen auf. Der quantitativ zweitstärkste Ausbildungsbereich ist das *Handwerk* mit einem Anteil von deutlich über einem Drittel (38,9 %). Auf den weiteren Plätzen folgen die *freien Berufe* mit 9,7 %, der *öffentliche Dienst* mit 2,9 % und die *Landwirtschaft* mit 2,3 %.

Das Verhältnis von Gesamtnachfrage zum Gesamtangebot an Ausbildungsplätzen hat sich in West- und Ostdeutschland nicht gleichläufig entwickelt. In den alten Bundesländern bestand erst seit 1997 in ein Angebotsdefizit (-1,4 %), während sich in den neuen Ländern seit 1993 ein wachsendes Defizit von mittlerweile -10,3 % aufgebaut hat. Dabei ist in diesen Zahlen nur die offiziell registrierte Nachfrage eingerechnet, und überdies nivellieren diese Gesamtzahlen die regional z. T. sehr starken Ungleichgewichte.

Die Auszubildenden verteilen sich nicht gleichmäßig auf die Ausbildungsberufe. Insgesamt ist eine nach Geschlecht unterschiedlich ausgerichtete, starke Konzentration auf relativ wenige Ausbildungsberufe festzustellen. Mit dem Schlagwort von den „Modeberufe“ wird dieser Tatbestand unzureichend und teilweise auch falsch charakterisiert. Eine genauere Analyse zeigt nämlich, dass die Ursachen dafür nicht vorrangig in „modisch“ geprägten Vorlieben, sondern in den mangelnden Auswahlmöglichkeiten der Jugendlichen liegen.

Nimmt man die *Gesamtheit* der Auszubildenden, so lässt sich für 1997 feststellen, dass sich in den 10 am stärksten besetzten Ausbildungsberufen 41 % der männlichen bzw. 54 % der weiblichen Auszubildenden befanden. Die von Jungen am stärksten besetzten Ausbildungsberufe sind in seit Jahren kaum veränderter Reihenfolge: Kfz-Mechaniker, Elektroinstallateur, Maurer, Tischler, Maler und Lackierer. Bei Mädchen sind es die Berufe: Bürokauffrau, (Zahn-)Arzthelferin, Einzelhandelskauffrau, Friseurin, Industriekauffrau. Das Bild ändert sich, wenn nach der schulischen Vorbildung der Auszubildenden differenziert wird: Bei den Ausbildungsanfängern mit Hochschulreife stehen der Beruf des/der Bankkaufmanns/-frau bzw. des/der Industriekaufmanns/-frau deutlich an der Spitze. Hier stellt diese Gruppe auch zwei Drittel bzw. knapp die Hälfte der Auszubildenden. Bei den Hauptschulabgängern sind diese beiden Ausbildungsberufe unter den ersten zehn gar nicht vertreten.

In den männlich dominierten Ausbildungsberufen ist zwar der Anteil der weiblichen Auszubildenden seit Mitte der 70er Jahre deutlich gestiegen, allerdings geht er seit Anfang der 90er Jahre in den alten Ländern wieder zurück. 1996 betrug ihr Anteil in den männlich dominierten Berufen (solchen mit einem Frauenanteil von lediglich 0 bis 20 %) im Durchschnitt 9,0 % (in den neuen Ländern immerhin 18,8 %), bei den überwiegend männlich besetzten Berufen (mit 20 bis 40 % Frauenanteil) 6,4 % (neue Länder: 4,4 %). Daran wird einerseits deutlich, dass die Ausweitung des Frauenanteils in den gewerblich-technischen Berufen offenkundig sehr schwierig ist. Zum andern kommt darin auch der fortschreitenden Strukturwandel hin zu den Dienstleistungsberufen zum Ausdruck.

Übergang in die Beschäftigung und Verbleib nach der Ausbildung

Der Übergang von einer (erfolgreich abgeschlossenen) Berufsausbildung in eine Beschäftigung ist heute weniger noch als in früheren Zeiten eine Selbstverständlichkeit. Zwar haben die Tarifvertragsparteien in den vergangenen Jahren zahlreiche Vereinbarungen abgeschlossen, die zumindest eine *befristete* Übernahme sicherstellen sollen, dennoch meldete sich beispielsweise 1997 rund ein Viertel der Absolventen (27,2 %) einer betrieblichen Berufsausbildung direkt nach Ausbildungsabschluss arbeitslos. In den neuen Bundesländern lag der Anteil mit rund 40 % deutlich höher. Tendenziell nahmen die Übergangsprobleme in den vergangenen Jahren zu.

Tabelle IV.20:
Übernahmequoten von Auszubildenden im Jahr 1997 in %

	Übernahmequoten	
	Alte Bundesländer	Neue Bundesländer
Betriebsgrößenklasse		
- 1 bis 9 Beschäftigte	45,5	51,0
- 10 bis 49	50,2	55,4
- 50 bis 499	58,7	40,8
- 500 und mehr Beschäftigte	63,5	54,7
Branche		
- Land- und Forstwirtschaft	54,6	33,3
- Bergbau, Energie, Wasserversorgung	84,2	53,3
- Grundstoffverarbeitung	65,0	69,2
- Investitionsgüter	69,1	55,4
- Verbrauchsgüter	57,1	54,9
- Baugewerbe	62,3	62,3
- Handel	59,7	55,0
- Verkehr, Nachrichten	47,3	50,3
- Kredit, Versicherungen	80,5	81,2
- Gaststätten, Beherbung	37,2	31,4
- Bildungsstätten, Verlage	23,3	5,0
- Gesundheitswesen	42,4	53,0
- Sonstige Dienstleistungen	50,7	52,6
- Organisationen o. Erwerbszweck/Staat	65,4	60,5
Insgesamt	*54,2*	*49,1*

Quelle: IAB-Betriebspanel 1997, 5. Welle alte Länder und 2. Welle neue Länder, zit. nach Berufsbildungsbericht 1999, S. 147.

Die Übernahmequote variiert nach Betriebsgröße und Branche (vgl. Tabelle IV.20). In größeren Betrieben ist sie höher als in Kleinbetrieben. Längst nicht alle Ausbildungsabsolventen fanden (dauerhaft) eine Stelle im erlernten Beruf. Dies gilt wiederum besonders für die neuen Länder: Von den AbsolventInnen der Jahre 1992 bis 1996 befanden sich Ende 1997 nur knapp die Hälfte (45%) im erlernten Beruf, 16 % in anderen Fachberufen, 6 % in einer Anlerntätigkeit und knapp 10 % waren arbeitslos. Weitere 15 % befanden sich in einer anderen Aus- oder Weiterbildungsmaßnahme bzw. in einer sonstigen schulischen oder (Fach-)Hochschulausbildung. Der Rest entfällt auf die Bereiche Wehr-/Zivildienst, Hausfrau/Hausmann-Tätigkeit und sonstiges.

4.3 Probleme und Reformperspektiven

Die politisch-wissenschaftliche Debatte um die berufliche (Aus-)Bildung hat in den vergangenen Jahren wieder an Intensität gewonnen, dabei haben sich die Inhalte und Akzentsetzungen gegenüber den 70er und 80er Jahren teilweise verschoben. Zwei Problemkreise spielen eine herausgehobene Rolle: die Finanzierung der Erstausbildung angesichts des chronisch unzureichenden Angebots an Ausbildungsplätzen sowie die grundsätzliche Neuausrichtung und Ausgestaltung des dualen Systems angesichts der schleichenden Erosionstendenzen.

Finanzierung

Die vorherrschende Form der einzelbetrieblichen Finanzierung ist deswegen problematisch, weil sie Quantität und auch Qualität der betrieblichen Ausbildung vom *einzelwirtschaftlichen* Kosten-Ertrags-Kalkül abhängig macht. Der eingeschränkte betriebliche Planungshorizont, die Begrenzung der aufgewendeten Mittel in Abhängigkeit von der Finanzkraft der Unternehmen mit den entsprechenden Konsequenzen für die Ausbildungsqualität und die Ausrichtung des Ausbildungsstellenangebots am betrieblichen Bedarf gewährleisten keine Steuerung der betrieblichen Berufsausbildung am langfristigen, *gesamtwirtschaftlich* erforderlichen und gesellschaftlich sinnvollen Bedarf. Der einzelwirtschaftliche Steuerungsmechanismus produziert oder begünstigt zumindest Fehlentwicklungen, die nachträglich nur schwer und mit erheblichem finanziellen Zusatzaufwand korrigiert werden können. So steigt seit Jahren der Anteil der staatlichen Finanzierung der Berufsausbildung. In den neuen Bundesländern wurden 1997 vier von fünf Ausbildungsstellen mit Steuergeldern subventioniert. Sonderprogramme von Bund und Ländern in Milliardenhöhe versuchen, den dringlichsten Bedarf zu decken.

Angesichts der anhaltenden Probleme auf dem Ausbildungsstellenmarkt hat sich die Diskussion um neue (ergänzende) Finanzierungsmodelle wieder belebt. Sie reicht bis Anfang der 70er Jahre zurück. Gefordert wird teilweise eine grundlegende Neuorientierung, die zu einem wirkungsvollen Lastenausgleich zwischen ausbildenden und nichtausbildenden Betrieben führen soll. Der Kern aller Überlegungen zu Alternativen der einzelbetrieblichen Ausbildungsfinanzierung besteht in einem Modell der *Umlagefinanzierung*. Ziel eines solchen Modells ist eine qualifizierte Berufsausbildung für alle Jugendlichen durch die Sicherstellung eines ausreichenden und auswahlfähigen Ausbildungsplatzangebots und durch Sicherung und Ausbau der Ausbildungsqualität.

Danach ist z. B. vorgesehen, dass alle Betriebe, Unternehmen und Verwaltungen, einschließlich des öffentlichen Dienstes in eine *Finanzierungsumlage* einbezogen werden, die sich an der Bruttolohn- und -gehaltssumme orientiert. Diese Regelung soll zur Anwendung kommen, wenn der Überhang des Ausbildungsplatzangebots gegenüber der Nachfrage weniger als 12,5 % beträgt. Die aufgebrachten Mittel sollen regionalisiert und nach Maßgabe einer Reihe qualitativer Kriterien vergeben werden. Einzug und Vergabe der Mittel sollen von Institutionen mit paritätischer Besetzung der zuständigen Gremien vorgenommen werden. Auf Bundesebene käme für die Mittelvergabe danach die Bundesanstalt für Arbeit in Frage. Dieses Konzept stieß auf vielfältige inhaltliche Bedenken und politischen Widerstand nicht zuletzt von Seiten der ausbildenden Wirtschaft, die zusätzliche Belastungen und mehr Bürokratie befürchtete. Sie machte ihrerseits die zu hohen Ausbildungskosten und die „ausbildungshemmenden" Vorschriften für die Probleme im Ausbildungssektor verantwortlich. Erforderlich sind diesen Vorstellungen zufolge u.a. Maßnahmen zur Senkung der Ausbildungskosten sowie freiwillige, auf Konsensbasis vereinbarte Maßnahmen zur Ausbildungsförderung. Selbstverpflichtungen der Wirtschaft, wie sie 1995 und 1996 abgegeben wurden, blieben allerdings ohne den gewünschten Erfolg. Im Rahmen des „Bündnis für Arbeit, Ausbildung und Wettbewerbsfähigkeit", das nach der Bundestagswahl vom September 1998 zustande kam, legte die Bundesregierung ein Ausbildungssonderprogramm für 100.000 Jugendliche auf. Zwischen Regierung, Wirtschaft und Gewerkschaften wurde überdies vereinbart, dass allen ausbildungswilligen Jugendlichen ein Ausbildungsplatz angeboten und das Angebot in den kommenden Jahren entsprechend der demographischen Entwicklung erhöht werden soll.

Umgestaltung des dualen Systems

Das über lange Jahre hinweg insbesondere im Ausland hoch angesehene und als besonderer Standortvorteil der deutschen Wirtschaft anerkannte duale System der beruflichen Erstausbildung ist aus verschiedenen Gründen in eine strukturelle Krise geraten. Die unzureichende Bereitstellung von Ausbildungsplätzen wird als indirekter Beleg für die schwindende Akzeptanz des Systems seitens der (ausbildenden) Wirtschaft interpretiert. Eine Reihe von Merkmalen des Berufsbildungssystems stehen zur Diskussion und teilweise auch zur Disposition:

- *Abkehr von der Berufsorientierung ?*
  Grundsätzlich wird gefragt, ob die dem System zugrunde liegende Berufsorientierung („Beruflichkeit") aufrecht erhalten werden kann und soll. Als Indizien der Auflösung des Berufs als Basis für Orientierung, Beschäftigung und Arbeitsmarkt werden u.a. die Abkopplung von beruflicher Ausbildung und Berufstätigkeit, die Zersplitterung der Ausbildung und damit die nachlassende Identifikationsmöglichkeit von Berufen und Berufsbildern angeführt. Vor allem der Wandel der Betriebs- und Arbeitsorganisa-

tion, der von einer berufs- und funktionsbezogenen hin zu einer prozessorientierten Organisation führt, bewirkte eine Erosion des Berufs als sozialstruktureller Kategorie.

- *Gleichwertigkeit von beruflicher und allgemeiner Ausbildung*
  Ein grundlegendes Problem für das duale Berufsbildungsystem besteht darin, dass es für seine AbsolventInnen keine hinreichenden weiteren Entwicklungsperspektiven bietet. Die Durchlässigkeit und die weiteren Aufstiegsmöglichkeiten sind sehr begrenzt, von einer zufriedenstellenden Integration in das übrige Bildungssystem kann nicht die Rede sein. Die seit langem bestehende Forderung, berufliche Abschlüsse aufzuwerten, in dem sie auch einen (fast) normalen Weg des Hochschulzugangs bilden, findet auch in der ausbildenden Wirtschaft zunehmend Unterstützung. Man verspricht sich davon eine gesteigerte Attraktivität des dualen Ausbildungssystems.
- *Modernisierung der Ausbildungsgänge*
  Um den steigenden Flexibilitätsanforderungen besser Rechnung zu tragen, wird vorgeschlagen, die Grundstruktur der Ausbildungsordnungen zu verändern. Dabei soll eine Modularisierung durch die Entwicklung und den Einsatz von Qualifikationsbausteinen betrieben werden. Außerdem soll den Jugendlichen verstärkt die Möglichkeit eingeräumt werden, bereits ausbildungsbegleitend oder in engem zeitlichen Bezug zur Ausbildung Zusatzqualifikationen zu erwerben, die auch zertifiziert werden („Ausbildung plus“).
- *Differenzierung nach Leistungsmöglichkeiten*
  Um leistungsschwächeren Jugendlichen bessere Berufschancen zu ermöglichen, wird an die Einführung spezieller Ausbildungsgänge gedacht, die z.B. in einem Zeitraum von zwei Jahren eine stärker praxisorientierte berufliche Bildung vermitteln sollen. Dieser Vorschlag ist deswegen sehr umstritten, weil befürchtet wird, dass auf diese Weise eine Ausbildung „zweiter Klasse“ und damit eine Segmentierung des Ausbildungssektors vorangetrieben wird.
- *Dualität oder Ausdifferenzierung der Lernorte*
  Die klassische Aufgabenteilung zwischen den beiden Lernorten Betrieb und Berufsschule funktioniert in der Praxis vielfach nicht wie gewünscht, um so mehr gewinnen neue und andere Formen der Ausbildungsorganisation an Bedeutung. Durch Ausbildungs- und Lernortverbünde sollen zusätzliche Betriebe für die Ausbildung gewonnen und dadurch sowohl quantitative wie auch qualitative Verbesserungen bei der beruflichen Ausbildung bewirkt werden.

Die weitere Entwicklung ist offen: Während die Arbeitgeber- und Wirtschaftsverbände im Grundsatz auf eine stärkere Spezialisierung, Differenzierung und Ausrichtung der Ausbildung an den Bedarfen der Betriebe und Unternehmen dringen, betonen die Arbeitnehmerorganisationen sehr viel stärker den bildungs- und gesellschaftspolitischen Auftrag des dualen Systems.

5. Arbeitslosigkeit – Definition, Entwicklung, Bestimmungsfaktoren

5.1 Amtlich registrierte Arbeitslose, Kurzarbeit und offene Stellen

Die sozialökonomische Entwicklung in der Bundesrepublik Deutschland ist durch Phasen anhaltender Massenarbeitslosigkeit gekennzeichnet. Noch bis zur ersten Hälfte der 50er Jahre belief sich die absolute Zahl der Arbeitslosen auf über 1 Mio. Personen. Die bis Mitte der 70er Jahre andauernde günstige Arbeitsmarktlage, in der weitgehend Vollbeschäftigung herrschte („Wirtschaftswunder"), wurde abgelöst durch ein hohes und steigendes Maß an Unterbeschäftigung – eine Entwicklung, die noch in den 60er und 70er Jahren unter dem Eindruck hoher Wachstumsraten und knapper Arbeitskräfte für unmöglich gehalten wurde. Mit dem krisenhaften Wirtschaftseinbruch in Folge der ersten Ölpreiskrise 1974/75 wurde bei der Arbeitslosenzahl erstmals die Millionengrenze überschritten. Seit dieser Zeit konnte zwar in den konjunkturellen Aufschwungphasen die Arbeitslosigkeit abgebaut werden, doch der verbleibende Sockel stieg von Krise zur Krise an, so dass in Deutschland seit rund 25 Jahren eine hohe und überzyklisch steigende Arbeitslosigkeit besteht.

Im Jahr 1980 wurden rund 890.000 Arbeitslose registriert, die Zahl kletterte rasch auf 2,3 Mio. im Jahr 1985 und sank dann bis Anfang der 90er Jahre lediglich auf rund 1,7 Mio. ab. Nach deutschen Vereinigung stieg die Arbeitslosigkeit von 2,6 Mio. (1991) auf 4,3 Mio. (1998) (vgl. Tabelle IV.21)

Tabelle IV.21:
Daten zum Arbeitsmarkt 1960 bis 1998

Jahr	Soz.-vers.-pfl. ArbeitnehmerInnen	Registrierte Arbeitslose	Arbeitslosenquote	Kurzarbeiter	Offene Stellen
	in 1.000	in 1.000	%	in 1.000	in 1.000
1960	20.073	271	1,3	3	465
1970	22.138	149	0,7	10	794
1980	21.003	889	3,8	137	308
1990	22.442	1.883	7,2	56	314
1991		2.602	7,3	1.761	363
- West	*2.3215*	*1.689*	*6,3*	*145*	*331*
- Ost	-	*913*	*10,3*	*1.616*	*31*
1998	27.208	4.280	12,3	116	422
- West	*22.075*	*2.904*	*10,5*	*81*	*342*
- Ost	*5.133*	*1.375*	*19,5*	*34*	*79*

Quelle: Zusammengestellt nach Daten des Statistischen Bundesamtes und der Bundesanstalt für Arbeit.

Bei diesen Zahlen handelt es sich um die im Jahresdurchschnitt *registrierten* Arbeitslosen, so wie sie von der amtlichen Statistik der Bundesanstalt für Arbeit ausgewiesen werden. Als Arbeitslose werden diejenigen beschäftigungslosen Personen erfasst, die

- sich beim Arbeitsamt als arbeitssuchend melden,
- nicht älter als 65 Jahre sind,
- nicht SchülerInnen, Studierende oder TeilnehmerInnen an beruflichen Bildungsmaßnahmen sind,
- nicht Empfänger von Altersrente sind,
- nicht oder nur geringfügig beschäftigt sind,
- nicht arbeitsunfähig krank sind und
- sofort für eine Arbeitsaufnahme zur Verfügung stehen und bereit sind, jede „zumutbare" Beschäftigung anzunehmen.

Nicht in die amtliche Statistik gehen generell diejenigen ein, die

- sich nicht beim Arbeitsamt arbeitslos melden und ohne Hilfe des Arbeitsamtes einen Arbeitsplatz suchen (wie z. B. SchulabgängerInnen, BerufsanfängerInnen, Frauen im Anschluss an die Familienphase),
- eine Ausbildungsstelle suchen,
- nur eine kurzfristige, bis zu 3 Monaten befristete oder geringfügige Beschäftigung suchen,
- als ältere ArbeitnehmerInnen das vorgezogene Altersruhegeld in Anspruch nehmen.

Ebenfalls nicht von der amtlichen Statistik erfasst werden diejenigen älteren Arbeitslosen, die zwar Arbeitslosengeld empfangen, aber dem Arbeitsmarkt nicht (mehr) zur Verfügung stehen müssen.

Abbildung IV.5:
Arbeitslose, Kurzarbeiter, offene Stellen 1960 - 1998 in 1.000

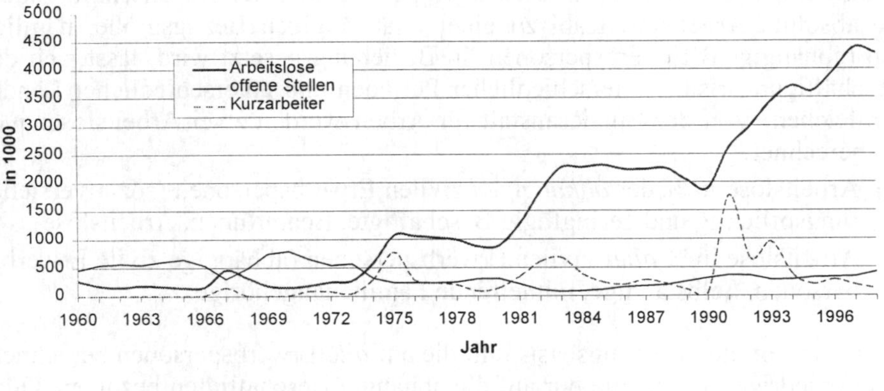

Quelle: Bundesministerium für Arbeit (Hrsg.), Statistisches Taschenbuch 1998, Amtliche Nachrichten der Bundesanstalt für Arbeit, Daten ab 1990: Gesamtdeutschland.

Die registrierte Arbeitslosigkeit kennzeichnet das *offenkundige* Beschäftigungsrisiko. *Latente* Risiken im Vorfeld von Arbeitslosigkeit werden durch die

Kurzarbeit signalisiert. Kurzarbeit trägt dazu bei, dass vorübergehende bzw. saisonbedingte Einschränkungen von Produktion und Beschäftigung überbrückt werden können, ohne dass die Unternehmen Beschäftigte entlassen. Längerandauernde oder häufigere Kurzarbeit lässt jedoch Personalabbau und Entlassungen in den betroffenen Betrieben und Branchen befürchten, hier verzögert Kurzarbeit den Eintritt von Arbeitslosigkeit. In konjunkturellen Abschwungphasen liegt das Niveau der Kurzarbeit besonders hoch. So wurden in der Rezession 1993 rund 950.000 Kurzarbeiter gezählt, bis 1998 sank demgegenüber die Zahl der Kurzarbeiter auf rund 115.500.

Das Ausmaß des Arbeitsmarktungleichgewichts wird auch durch die Zahl der amtlich registrierten *offenen Stellen* dokumentiert. Allerdings erfassen die Arbeitsämter nur einen Teil der zu besetzenden Stellen. Dennoch lässt die geringe Zahl der offenen Stellen (1998: 422.000), die weit unterhalb der Zahl der registrierten Arbeitslosen liegt, erkennen, wie schwierig es für Arbeitslose ist, einen neuen Arbeitsplatz zu finden.

Das geringe Stellenangebot ist ein Zeichen für den Personalabbau in vielen Unternehmen und für die geringe Bereitschaft, die wenigen frei werdenden Stellen über das Arbeitsamt zu vermitteln (vgl. Pkt. 8.3.1 dieses Kapitels). Nicht zuletzt erschweren zahlenmäßig geringe Stellenangebote auch die Fluktuation auf dem Arbeitsmarkt und beeinträchtigen Mobilitätswünsche der ArbeitnehmerInnen. Bedrohte Arbeitsplätze können nicht verlassen werden, da andere nicht bereitstehen.

5.2 Arbeitslosenquote

Neben den allmonatlich von der Bundesanstalt für Arbeit veröffentlichten absoluten Zahlen, die den Bestand an Arbeitslosen an einem Stichtag (Zähltag) in jedem Monat erfassen, ist der am häufigsten verwendete Indikator zur Bestimmung des Beschäftigungsrisikos die *Arbeitslosenquote.* Arbeitslosenquoten kennzeichnen das *relative* Beschäftigungsrisiko in einer Gesellschaft. Indem die absolute Arbeitslosenzahl zu einer unabhängigen Bezugsgröße, nämlich den (abhängigen) Erwerbspersonen, in Beziehung gesetzt wird, lässt sich das Beschäftigungsrisiko unterschiedlicher Perioden und unterschiedlicher Länder vergleichen. Von der Bundesanstalt für Arbeit werden zwei Arbeitslosenquoten berechnet:

(1) Arbeitslose in % der *abhängigen* zivilen Erwerbspersonen (sozialversicherungspflichtig und geringfügig Beschäftigte, BeamtInnen, Arbeitslose),
(2) Arbeitslose in % *aller* zivilen Erwerbspersonen (abhängige zivile Erwerbspersonen, Selbständige, mithelfende Familienangehörige).

Wegen der breiteren Bezugsbasis fällt die auf *alle* Erwerbspersonen berechnete Quote niedriger aus als die nur auf die abhängig Beschäftigten bezogene Quote. Für das Jahr 1998 betrugen die Arbeitslosenquoten in Deutschland 12,3 % (1) bzw. 11,1 % (2).

Im internationalen Vergleich (Tabelle IV.22) beeinträchtigen unterschiedliche Bezugsgrößen die Aussagefähigkeit des Indikators Arbeitslosenquote.

Geht man von international einheitlich definierten Kriterien aus, wonach als arbeitslos gilt, wer zu einem bestimmten Stichtag ohne Arbeit ist, sich aktiv um eine Arbeit bemüht und dem Arbeitsmarkt innerhalb von 2 Wochen zur Verfügung steht, dann weichen die verschiedenen Quoten, die jeweils auf nationaler Ebene Anwendung finden, zwischen 2 und 40 % von den standardisierten Arbeitslosenquoten ab.

Die Zahl der Arbeitslosen und damit die Arbeitslosenquote würden weit höher liegen, wenn nicht ein Teil der potenziell Arbeitslosen durch arbeitsmarktpolitische Maßnahmen aufgefangen würde. Von Bedeutung sind hierbei vor allem die *Kurzarbeit, Arbeitsbeschaffungsmaßnahmen* und *Weiterbildungsmaßnahmen.* Fasst man diese Maßnahmen zusammen, so errechnet sich eine Entlastung der registrierten Arbeitslosigkeit um 766.000 Personen (1998). Das Ausmaß dieser Verbesserung der Arbeitsmarktbilanz hängt also unmittelbar von der Aktivität der Arbeitsmarktpolitik und dem entsprechenden Mitteleinsatz ab (vgl. Pkt. 8.4 dieses Kapitels).

Tabelle IV.22:
Arbeitslosenquoten international im Jahr 1999[1)] - in % der Erwerbspersonen -

Länder	Arbeitslosenquote
Dänemark	4,7
Deutschland	*9,1*
Frankreich	11,3
Großbritannien	6,3
Italien	12,1
Niederlande	3,4
Japan	4,9
Österreich	4,5
Schweden	7,4
Spanien	17,3
EU	*9,6*
USA	4,3

1) Angaben für Italien: Januar, Großbritannien: Februar, Niederlande: März, übrige Länder: April 1999.

Quellen: Eurostat, ILO, OECD-Pressemeldung vom 8. Juni 1999

5.3 Stille Reserve

Nicht all diejenigen, die eine Erwerbsarbeit suchen, aber keine entsprechende Stelle finden, werden als Arbeitslose registriert. Es besteht ein hohes Maß an versteckter, unsichtbarer Arbeitslosigkeit, die auch als *Stille Reserve* bezeichnet werden kann. Dazu zählen die Personen, die ohne Einschaltung des Arbeitsamtes Arbeit suchen oder sich wegen der schlechten Beschäftigungslage resigniert vom Arbeitsmarkt zurückgezogen haben, aber bei besserer Arbeitsmarktsituation Arbeit suchen bzw. sich der Arbeitsvermittlung zur Verfügung stellen würden.

Die Zahl derjenigen, die aus dem Arbeitsmarkt in die Stille Reserve abgedrängt werden, hat sich in den vergangen Jahren stetig erhöht. Seit 1970, ein Jahr der Vollauslastung des Arbeitskräftepotenzials, in dem die Arbeitslosenquote mit 0,7 % einen Tiefstand erreichte und die Stille Reserve definitionsgemäß bei Null lag, ist die Stille Reserve in den alten Bundesländern bis 1991 auf etwa 1,3 Mio. angestiegen. In ganz Deutschland stieg sie von 2,0 Mio. (1991) auf 2,6 Mio. (1998) (vgl. Tabelle IV.23 und Abbildung IV.6). Das Ausmaß der Unterbeschäftigung liegt damit um etwa zwei Drittel über den offiziell mit der registrierten Arbeitslosigkeit genannten Zahlen.

Tabelle IV.23:
Berechnung der Stillen Reserve im Jahr 1998 in 1000

Erwerbspersonenpotenzial	40.895
abzüglich Erwerbstätige	33.972
abzüglich registrierte Arbeitslose	4.279
= Stille Reserve	2.644
- im engeren Sinne	1.942
- in Maßnahmen	702

Quelle: Autorengemeinschaft, Chancen und Risiken am Arbeitsmarkt 1999, in: IAB-Kurzbericht 1/1999, S. 11.

Abbildung IV.6:
Arbeitskräftebilanz in Deutschland 1991 - 1997 in 1.000

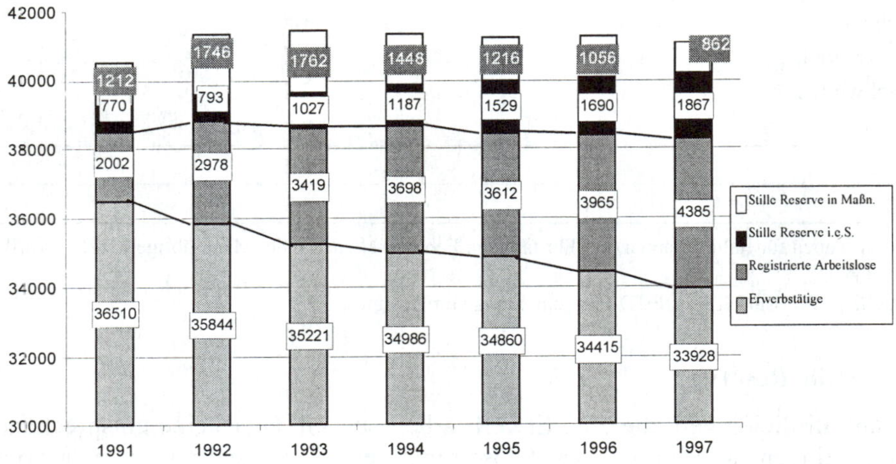

Quelle: IAB-Kurzbericht 1/1999, S. 11

Aus der Existenz der Stillen Reserve ergibt sich, dass ein Anstieg der Erwerbstätigenzahlen in aller Regel nicht im selben Ausmaß mit einem Rückgang der registrierten Arbeitslosenzahlen verbunden ist. Dies ist selbst dann nicht der Fall, wenn die Bevölkerung im erwerbsfähigen Alter, die einen Arbeitsplatz sucht (Erwerbspersonenpotenzial) gleichbliebe. Denn nur ein Teil derjenigen, die die zusätzlichen Arbeitsplätze besetzen, kommen aus der registrierten Arbeitslosigkeit, die anderen kommen aus der Stillen Reserve.

6. Arbeitslosigkeit als soziales Risiko

6.1 Strukturierung der Arbeitslosigkeit

Arbeitslosigkeit ist keine Randerscheinung, sondern *Massenschicksal.* Ein Großteil der Bevölkerung hat die Situation der Arbeitslosigkeit persönlich erfahren; Arbeitslosigkeit gehört zur Erwerbsbiographie einer immer größeren Zahl von Menschen. Die allmonatlich verkündeten Zahlen über den anhaltenden Bestand an Massenarbeitslosigkeit dürfen freilich nicht den Eindruck vermitteln, dass es sich hier um einen starren Block von Erwerbslosen handelt, dem ein ebenso starrer Block der Erwerbstätigen gegenübersteht. Im Gegenteil: Auf dem Arbeitsmarkt allgemein und innerhalb der Gruppe der Arbeitslosen im besonderen finden ständig Bewegungen statt. So ist im Jahr 1998 der Bestand an Arbeitslosen zwar nur um rund 105.000 auf rund 4,28 Mio. gesunken. Dahinter verbergen sich aber wesentlich größere Umschichtungen bei Beschäftigten wie Arbeitslosen. So gab es 1998 bei den Arbeitsämtern 7,27 Mio. Arbeitslosmeldungen und 7,59 Mio. Abmeldungen aus Arbeitslosigkeit.

Abbildung IV.7:
Bewegungen auf dem Arbeitsmarkt: Zugänge in Arbeitslosigkeit – Abgänge aus Arbeitslosigkeit

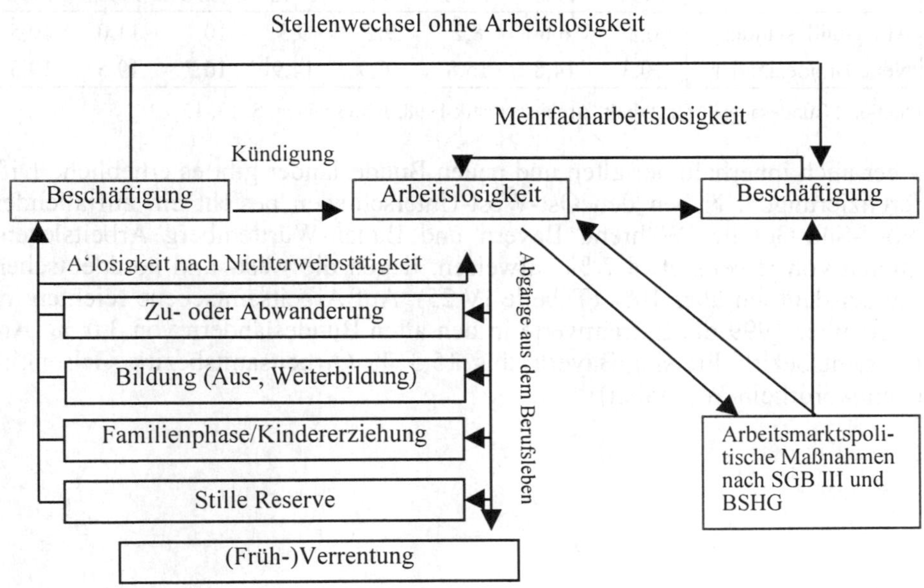

Doch die Gesamtzahlen der Arbeitsmarktstatistiken sind Durchschnittswerte, die erhebliche Unterschiede verdecken: Die einen sind nur kurze Zeit ohne Beschäftigung und finden einen Dauerarbeitsplatz, andere wiederum sind jahrelang arbeitslos und gehen überhaupt kein Beschäftigungsverhältnis mehr ein. Auch sind nicht alle ArbeitnehmerInnen gleichermaßen von dem Risiko betroffen, arbeitslos zu werden und zu bleiben. Die Binnenstruktur der Arbeitslosen weicht von der Berufs- und Beschäftigungsstruktur der Erwerbstätigen deutlich ab, Beschäftigungschancen und -risiken sind ungleich verteilt. Diese *Strukturierung* der Arbeitslosigkeit äußert sich

- in den großen und wachsenden *regionalen* Ungleichgewichten des Beschäftigungsrisikos und
- in der *Konzentration* des Beschäftigungsrisikos auf bestimmte Arbeitnehmergruppen bzw. bestimmte *Gruppen* von Arbeitslosen.

6.1.1 Regionale Ungleichgewichte – alte und neue Bundesländer

Von jeher sind die verschiedenen Regionen Deutschlands in Abhängigkeit von der Wirtschaftsstruktur und der konjunkturellen Entwicklung unterschiedlich von Arbeitslosigkeit betroffen. Überlagert werden diese Unterschiede von den erheblichen Unterschieden bei Niveau und Struktur der Arbeitslosigkeit zwischen den alten und neuen Bundesländern. Die Arbeitslosenquote, bezogen auf alle abhängigen zivilen Erwerbspersonen, belief sich 1998 im Jahresdurchschnitt in den alten Bundesländern auf 10,5 %, in den neuen Ländern lag sie demgegenüber bei 19,5 % (vgl. Tabelle IV.24).

Tabelle IV.24:
Arbeitslosenquoten in West- und Ostdeutschland 1991 - 1998 in %

	1991	1992	1993	1994	1995	1996	1997	1998
Alte Bundesländer	6,3	6,6	8,2	9,2	9,3	10,1	11,0	10,5
Neue Bundesländer	10,3	14,8	15,8	16,0	14,9	16,7	19,5	19,5

Quelle: Bundesanstalt für Arbeit, Arbeitsstatistik 1998, Jahreszahlen, S. 13, 15

Aber auch innerhalb der alten und neuen Bundesländer gibt es erhebliche Differenzierungen. Neben den Ost-West-Unterschieden besteht ein auffallendes Nord-Süd-Gefälle. Während Bayern und Baden-Württemberg Arbeitslosenquoten von jeweils etwa 7 % aufweisen, liegen die west- und norddeutschen Länder deutlich über 10% (Tabelle IV.25). Auf Arbeitsamtsebene reichten im September 1999 die Extremwerte in den alten Bundesländern von 3,0 % (Arbeitsamtsbezirk Freising/Bayern) bis 15,3 % (Arbeitsamtsbezirk Gelsenkirchen/Nordrhein-Westfalen).

Tabelle IV.25:
Arbeitslosenquoten nach Bundesländern im September 1999 in %

Bundesland	Arbeitslosenquote
Alte Bundesländer	
- Bayern	5,8
- Baden-Württemberg	6,2
- Rheinland-Pfalz	7,7
- Hessen	7,9
- Schleswig-Holstein	8,7
- Nordrhein-Westfalen	9,8
- Niedersachsen	9,8
- Hamburg	9,8
- Saarland	10,4
- Bremen	13,9
- Berlin (West und Ost)	15,8
Neue Bundesländer	
- Thüringen	15,1
- Sachsen	16,8
- Brandenburg	17,1
- Mecklenburg-Vorpommern	17,3
- Sachsen-Anhalt	19,9
Bundesgebiet	10,1

Quelle: Bundesanstalt für Arbeit, Daten über den Arbeitsmarkt im September 1999.

6.1.2 Arbeitslosigkeit als Ergebnis von Ausleseprozessen

Die soziale *Ungleichverteilung* des Beschäftigungsrisikos kommt in der besonders hohen Arbeitslosigkeit z.B. von älteren ArbeitnehmerInnen, Behinderten, gesundheitlich Beeinträchtigten sowie gering Qualifizierten zum Ausdruck. Diese Konzentration der Arbeitslosigkeit auf einzelne Personengruppen ist Ergebnis von sozialen Aussiebungs- und Filterprozessen beim Weg *in* die Arbeitslosigkeit und beim Weg *aus* der Arbeitslosigkeit heraus. Um diese Prozesse zu verdeutlichen, soll bei der folgenden Darstellung unterschieden werden zwischen

- dem Risiko, arbeitslos zu werden, d. h. keinen Arbeitsplatz (mehr) zu haben (*Zugangsrisiko*) und
- dem Risiko, arbeitslos zu bleiben, d. h. keinen neuen Arbeitsplatz zu finden (*Verbleibsrisiko*).

6.1.2.1 Der Weg in die Arbeitslosigkeit: Das Zugangsrisiko

All diejenigen, deren Arbeitsverhältnis gekündigt bzw. abgelaufen ist, geraten in die Gefahr, arbeitslos zu werden, wenn es ihnen nicht gelingt, ohne Zeitverzögerung einen neuen Arbeitsplatz zu finden. Angesichts der mangelnden Arbeitskräftenachfrage ist es heute nur noch einem Teil der Betroffenen möglich, innerhalb der tariflichen oder gesetzlichen Kündigungsfristen ein neues Arbeitsverhältnis zu vereinbaren. Bleibt die Suche danach ohne Erfolg, dann tritt – zumindest vorübergehend – der Zustand der Arbeitslosigkeit ein. Die Betroffenen werden allerdings erst dann als Arbeitslose registriert, wenn sie sich nicht in die versteckte Arbeitslosigkeit („Stille Reserve") zurückziehen, sondern sich beim Arbeitsamt melden und die Voraussetzungen einer amtlichen Anerkennung erfüllen.

Der Zugang in die Arbeitslosigkeit kann dabei auf verschiedene Weise erfolgen: Zu unterscheiden ist im wesentlichen zwischen

(1) der Kündigung/Entlassung durch den Arbeitgeber,

(2) dem Auslaufen von befristeten Arbeitsverhältnissen,

(3) der Kündigung des Arbeitsverhältnisses durch die Beschäftigten und

(4) der Arbeitsplatzsuche nach vorheriger Nichterwerbstätigkeit.

(1) Kündigung durch den Arbeitgeber

Bei arbeitgeberseitigen Kündigungen können *betriebsbedingte* Gründe (Auftragsrückgang, Arbeitsmangel) *persönliche* (mangelnde Qualifikation) oder *verhaltensbedingte* Gründe (Minderleistung, Krankheit, Alkoholismus usw.) geltend gemacht werden. In gesamtwirtschaftlichen Rezessionsphasen und/oder bei Branchenkrisen spielen betriebsbedingte Kündigungen eine große Rolle. Stillegungen von Abteilungen oder ganzen Betrieben können zu Massenentlastungen führen. Es entspricht der Logik *innerbetrieblicher Beschäftigungsstrategien,* dass bei einer Personalanpassung leistungsfähige, qualifizierte *Kernbelegschaften* länger gehalten werden als die nur kurzfristig beschäftigten, eher gering qualifizierten *Randbelegschaften.* Bei der Entscheidung, *welche* Beschäftigten zu welchem Zeitpunkt gekündigt werden, müssen die Betriebe aber auch gesetzliche und tarifvertragliche Kündigungsschutzregelungen beachten, wobei hier der Dauer der Betriebszugehörigkeit (*Senioritätsschutz*) ein großer Stellenwert zukommt. In aller Regel ist das Kündigungsrisiko in Großbetrieben geringer als in Klein- und Mittelbetrieben. Großbetriebe verwenden zum Personalabbau eher Maßnahmen wie Einstellungsstopps, Ausnützung der natürlichen Fluktuation, Aufhebungsverträge, Frühverrentungen und Abfindungsaktionen. Eine hohe Arbeitsplatzsicherheit haben die 4,5 Mio. Beschäftigten im unmittelbaren öffentlichen Dienst: ArbeiterInnen und Angestellte im öffentlichen Dienst genießen einen weitgehenden tarifvertraglichen Kündigungsschutz, BeamtInnen sind überhaupt nicht kündbar.

(2) Befristete Arbeitsverhältnisse

Läuft ein zeitlich befristetes Arbeitsverhältnis aus, verlieren die Beschäftigten automatisch den Arbeitsplatz. Es bedarf dazu keiner Kündigung durch den Arbeitgeber. Der Zugang in die Arbeitslosigkeit erfolgt „lautlos", Bestandsschutzregelungen greifen nicht, das Beschäftigungsrisiko liegt deswegen besonders hoch (vgl. Pkt. 3.2.1.2 dieses Kapitels).

(3) Eigenkündigung

Kündigungen des Arbeitsverhältnisses durch die ArbeitnehmerInnen werden in einer angespannten Arbeitssituation erschwert. Sie erfolgen in der Regel nur dann, wenn bereits ein neuer Arbeitsplatz zur Verfügung steht. Eine arbeitnehmerseitige Kündigung ohne eine konkrete Beschäftigungsalternative bedeutet nicht nur, dass Arbeitslosigkeit droht, sondern führt auch zu einer dreimonatigen *Sperrzeit* beim Bezug von Arbeitslosengeld oder -hilfe (vgl. Pkt. 7.1 dieses Kapitels). Dadurch verstärkt sich die Abhängigkeit des Beschäftigten vom Arbeitgeber. Bereitschaft und Möglichkeit zum freiwilligen Stellenwechsel und zur beruflichen Mobilität sinken.

(4) Arbeitslosigkeit im Anschluss an Nichterwerbstätigkeit

Ein hohes Risiko, arbeitslos zu werden, tragen diejenigen, die *neu* ins Berufsleben eintreten, d. h. im Anschluss an eine Phase der Nichterwerbstätigkeit oder Ausbildung einen Arbeitsplatz suchen. Betroffen sind zum einen BerufsanfängerInnen z.B. nach dem Abschluss ihrer (beruflichen) Ausbildung und zum anderen Frauen, die ihre Berufstätigkeit wegen Kindererziehung unterbrochen haben und einen Wiedereinstieg ins Berufsleben anstreben. Zum dritten werden viele der nach Deutschland zugewanderten AusländerInnen oder SpätaussiedlerInnen (zunächst) arbeitslos. Rund die Hälfte der Neuzugänge in Arbeitslosigkeit erfolgen mittlerweile aus der Nichterwerbstätigkeit (Bundesgebiet 1998). Diese Quote liegt auch deshalb so hoch, weil das Arbeitskräfteangebot steigt: Die Jugendlichen aus den geburtenstarken Jahrgängen treten ebenso auf den Arbeitsmarkt wie die wachsende Zahl der Frauen, die nach familienbedingter Unterbrechung ihre Berufstätigkeit wiederaufnehmen wollen.

6.1.2.2 Die Situation in der Arbeitslosigkeit: Das Verbleibsrisiko

Je schlechter die Chancen sind, einen neuen Arbeitsplatz zu erhalten und die Arbeitslosigkeit zu beenden, um so länger dauert die Arbeitslosigkeit. Die *Dauer* einer einmal eingetretenen Arbeitslosigkeit ist deshalb ein entscheidender Indikator für die Wiedereingliederungschancen bzw. ein Ausdruck für das *Verbleibsrisiko*.. Mit der Dauer der Arbeitslosigkeit verändert sich auch das Ausmaß der materiellen Sicherung: Die Bezugsdauer des Arbeitslosengeldes ist zeitlich begrenzt, so dass mit wachsender Dauer der Arbeitslosigkeit der Druck steigt, schlechtere Tätigkeiten anzunehmen.

Nur einem Teil der Arbeitslosen gelingt es, die Phase der Arbeitslosigkeit durch Aufnahme einer neuen Arbeit irgendwann einmal zu beenden. Der Rest wird – vorübergehend oder endgültig – aus dem Berufsleben abgedrängt: Ältere ArbeitnehmerInnen werden in den vorzeitigen Ruhestand ausgegliedert. Frauen sehen sich oftmals in die „Stille Reserve“ zurückgedrängt – dies um so mehr, wenn nach längerer Arbeitslosigkeit kein Anspruch mehr auf Arbeitslosengeld oder -hilfe besteht. AusländerInnen kehren in ihre Heimatländer zurück.

Die Chance, nach einer Phase der Arbeitslosigkeit wieder eingestellt zu werden, ist zunächst einmal durch die ökonomische Entwicklung und durch die Lage auf den regionalen und berufsfachlichen Arbeitsmärkten bestimmt. Die Schließung bzw. Verengung eines Teilarbeitsmarktes durch Einstellungsstopps oder schmale „Einstellungskorridore" bedeutet zwangsläufig, dass Dauerarbeitslosigkeit droht.

Wenn die Betriebe Einstellungen von Arbeitslosen vornehmen, so richtet sich auch hier die Auswahlentscheidung nach den Rentabilitätskalkülen der Personalpolitik: Gute Wiedereingliederungschancen haben jüngere, qualifiziertere und gesunde Männer, die aus betrieblichen, nicht verhaltensbedingten Gründen gekündigt worden sind. Schlechte Chancen haben demgegenüber die älteren, gesundheitlich beeinträchtigten und/oder weniger qualifizierten Arbeitslosen. Der durch diese Personaleinsatz- und Einstellungspraxis der Betriebe hervorgerufene *soziale Selektionsprozess* wirkt stärker als beim Kündigungsverfahren. Denn bei der Einstellung haben Betriebe völlig freie Hand. Gesetzliche oder tarifvertragliche Regelungen, die das Verhalten der Betriebe nach sozialen Kriterien steuern könnten, gibt es hier (bis auf wenige Ausnahmen, z. B. bei Schwerbehinderten) nicht.

Solange auf dem Arbeitsmarkt ein großes Reservoir jüngerer leistungsfähiger, qualifizierter Arbeitsloser vorhanden ist, können die Betriebe in ihrer Einstellungspolitik die Anforderungen höher schrauben. Wenn z. B. für eine einfache Bürotätigkeit eine qualifizierte kaufmännische Qualifikation verlangt wird, werden die diesen überhöhten Anforderungen nicht mehr entsprechenden Arbeitslosen abgedrängt und gelten als „nicht vermittelbar". Dieser *Verdrängungsprozess* von oben nach unten bei der Wiedereingliederung wird durch die Sanktionsmechanismen des SGB III (Auslaufen des Anspruchs auf Arbeitslosengeld, scharfe Zumutbarkeitskriterien) noch verschärft: Die Betroffenen werden bei entsprechender Arbeitsmarktlage gezwungen, berufliche Verschlechterungen (Dequalifikation, Einkommenseinbußen) hinzunehmen, um überhaupt einen Arbeitsplatz zu erhalten. Dies betrifft in erster Linie die ohnehin benachteiligten Gruppen auf dem Arbeitsmarkt. Je länger aber deren Arbeitslosigkeit andauert, um so mehr sinken ihre Chancen auf Wiedereingliederung. Dauerarbeitslosigkeit wird selbst zu einem negativen Ausgrenzungsmerkmal in der betrieblichen Einstellungspraxis. Den Arbeitslosen werden negative Verhaltensweisen *zugeschrieben:* Leistungsfähigkeit, Lern- und Mobilitätsbereitschaft und Stabilität des Beschäftigungsverhaltens geraten um so mehr in Zweifel, je länger die Arbeitslosigkeit dauert.

Die öffentliche *Arbeitsvermittlung* durch die Arbeitsämter hat nur begrenzte Möglichkeiten, diesem Selektionsprozess entgegenzuwirken, da sie sich letztlich immer an den betrieblichen Interessen ausrichten muss. Bei der Einstellungspraxis der Unternehmen ist zu berücksichtigen, dass nur etwa knapp 40 % des tatsächlichen Arbeitskräftebedarfs den Arbeitsämtern gemeldet werden. Die Arbeitsämter stehen in Konkurrenz zu anderen Rekrutierungsmöglichkeiten wie Stellenanzeigen in der Presse, Jobbörsen im Internet, Meldungen im Rundfunk, persönliche Kontakte über Beschäftigte und Kunden usw. Auch die Ausweitung der *Leiharbeit* führt zu einer Zurückdrängung der öffentlichen Arbeitsvermittlung.

Den Arbeitsämtern steht mit der *Arbeitsmarktpolitik* ein Instrumentarium zur Verfügung, um diesem Filterungsprozess entgegenzuwirken. Zu nennen sind hier die verschiedenen Instrumente der betrieblichen Einstellungshilfen, berufliche Weiterbildung, Arbeitsbeschaffungs- und Strukturanpassungsmaßnahmen. Allerdings zeigt die Praxis der Arbeitsmarktpolitik, dass die Erfolge beim sozialen Ausgleich begrenzt bleiben. Es gelingt nur unzureichend, die Fördermaßnahmen auf die besonders benachteiligten Gruppen des Arbeitsmarktes zu konzentrieren, auch die Dauerarbeitslosigkeit wird nur ansatzweise „aufgelockert“ (vgl. Pkt. 8.3 dieses Kapitels).

Wenn Arbeitslose einen neuen Arbeitsplatz finden, so heißt dies nicht unbedingt, dass ihnen eine *dauerhafte,* stabile Reintegration in das Erwerbsleben gelingt. Arbeitslosigkeit bedeutet einen tiefen Einschnitt in die Erwerbsbiographie, der selbst bei erfolgter Wiedereingliederung lange Zeit nachwirkt und Anlass für erneute Arbeitslosigkeit sein kann. Diese kumulative Wirkung von Arbeitslosigkeit ergibt sich daraus, dass die Neueingestellten oft nicht wieder die berufliche Position erreichen, die sie vor ihrer Arbeitslosigkeit innehatten. Als Eingegliederte gehören die „Neuen“ zunächst nicht zu den bewährten StammarbeitnehmerInnen eines Betriebes. Dies drückt sich im geringeren Kündigungsschutz und in schlechteren arbeitsvertraglichen Bedingungen aus. Anders als die langjährig Beschäftigten besitzen sie auch nicht die betriebsspezifischen Erfahrungen. Gerät das Unternehmen in eine Krise, sind es häufig die zuletzt eingestellten ArbeitnehmerInnen, die nach dem Prinzip „Last in - first out“ als erste wieder entlassen werden. Da Arbeitslose in zunehmendem Maße nur befristete Arbeitsverträge erhalten, haben sie auch von vornherein nur geringere Chancen, in eine dauerhafte Beschäftigung übernommen zu werden. Auch die Einweisung in arbeitsmarktpolitische Fördermaßnahmen oder Eingliederungshilfen führt nur für einen Teil der Betroffenen zur stabilen Beschäftigung. Für manche Arbeitslose lösen sich die Unterbringung in einer Arbeitsbeschaffungsmaßnahme, erneute Arbeitslosigkeit und Teilnahme an Umschulungs- und Fortbildungsmaßnahmen ab.

6.1.3 Personengruppen mit besonderen Arbeitsmarktrisiken

6.1.3.1 Langzeitarbeitslosigkeit

Die mehrfachen Filterprozesse beim Zugang in die Arbeitslosigkeit und bei der beruflichen Wiedereingliederung spiegeln sich in den jährlich von der Bundesanstalt für Arbeit veröffentlichten *Strukturanalysen* der Arbeitslosigkeit. Auffällig ist, dass sich im Zuge der jahrelang anhaltenden Arbeitslosigkeit und der fortwährenden Selektion durch einstellende und entlassende Unternehmen der Arbeitslosenbestand zunehmend verfestigt. Diese Entwicklung kommt in der wachsenden *Dauer* der individuellen Arbeitslosigkeitsperioden zum Ausdruck (vgl. Tabelle IV.26):

Tabelle IV.26:
Dauer der Arbeitslosigkeit (Durchschnitt in Monaten)

Dauer der Arbeitslosigkeit	Bestand an Arbeitslosen (September 1998)	Anteil in % aller Arbeitslosen (jeweils Ende September)				
	Insgesamt	1992	1995	1996	1997	1998
unter 1 Monat	465.179	12,8	11,9	11,5	11,0	11,7
1 bis unter 3 Monate	749.748	22,3	20,0	19,3	17,8	18,9
3 bis unter 6 Monate	572.654	16,7	15,9	16,3	15,2	14,4
½ bis unter 1 Jahr	722.446	22,5	20,3	21,9	21,9	18,2
1 bis unter 2 Jahre	718.115	15,7	16,5	16,1	18,9	18,1
2 Jahre und länger	737.186	10,0	15,4	15,0	15,2	18,6
Insgesamt	3.965.328	100	100	100	100	100
Dauer der Arbeitslosigkeit in Monaten	West	7,3	8,1	7,6	8,4	9,0
	Ost			7,9	8,0	9,9

Quelle: Amtliche Nachrichten der Bundesanstalt für Arbeit, Strukturanalyse 1994, S. 107, Strukturanalyse 1997, S. 8, 128, 216; Strukturanaylse 1998, S. 8, 111, 200.

Während Anfang der neunziger Jahre rund 10 % der registrierten Arbeitslosen länger als 2 Jahre arbeitslos waren, stieg dieser Anteil bis 1998 auf fast 19 %. Arbeitslose mit mehr als einem Jahr Arbeitslosigkeit stellten 1998 mehr als ein Drittel (36,7 %) aller Arbeitslosen. Berücksichtigt sind bei dieser Regelung nur die Arbeitslosen, die *ununterbrochen* arbeitslos sind, d. h. Unterbrechungen der Arbeitslosigkeit durch Krankheitsperioden, Umschulungs- oder Arbeitsbeschaffungsmaßnahmen oder durch Kurzfristjobs bewirken gewissermaßen eine „neue" Arbeitslosigkeit. Die durchschnittliche Dauer der Arbeitslosigkeit betrug 1998 in den alten bzw. den neuen Ländern 9 bzw. 9,9 Monate (gemessen bei Abgang aus Arbeitslosigkeit).

6.1.3.2 Gruppenspezifische Arbeitslosigkeit

Vor allem ältere ArbeitnehmerInnen, Behinderte und gesundheitlich Beeinträchtigte zählen zu denjenigen, die unter Langzeitarbeitslosigkeit zu leiden haben: In den alten Bundesländern war 1997 in der Altersgruppe der über 55jährigen gut ein Drittel (37,9 %) der Arbeitslosen länger als 2 Jahre arbeitslos, bei den Arbeitslosen mit gesundheitlichen Einschränkungen war es rund ein Viertel (25,9 %, Schwerbehinderte 27,9 %). Das unterschiedliche Risiko einzelner Gruppen von ArbeitnehmerInnen, arbeitslos zu werden und zu bleiben, drückt sich in den verschieden hohen *gruppenspezifischen Arbeitslosenquoten* aus. Indem sie die Arbeitslosen einer Erwerbspersonengruppe zu der Anzahl dieser Erwerbspersonen in Beziehung setzen, grenzen die so errechneten Arbeitslosenquoten das Beschäftigungsrisiko der untersuchten Gruppen von denen anderer ab. So setzt z. B. die geschlechtsspezifische Arbeitslosenquote die weiblichen Arbeitslosen zu den abhängig beschäftigten weiblichen Erwerbspersonen insgesamt in Beziehung, die altersspezifische Arbeitslosenquote die Arbeitslosen einer Altersgruppe zu den abhängigen Erwerbspersonen dieser Altersgruppe usw.

Tabelle IV.27:
Arbeitslosenquoten nach Beschäftigtengruppen und Merkmalen 1991 - 1998 in %

	1991	1995	1996	1997	1998
Alte Bundesländer	*6,3*	*9,3*	*10,1*	*11,0*	*10,5*
- Frauen	7,0	9,2	9,9	10,7	10,3
- ohne Berufsabschluss	12,8	20,0	22,2	24,2	
- Jugendliche (unter 20 Jahre)	4,5	8,0	9,0	9,2	
- AusländerInnen	10,7	16,6	18,9	20,4	19,6
- gesundheitlich Beeinträchtigte	11,4	15,8	-	-	-
- Ältere: 55 bis unter 60 Jahre	14,3	20,3	22,0	23,0	22,4
60 bis unter 65 Jahre	14,1	18,2	17,9	18,5	20,5
Neue Bundesländer	*10,3*	*14,9*	*16,7*	*19,5*	*19,5*
- Frauen	16,0	19,3	19,9	22,5	21,8

Quelle: zusammengestellt aus: Amtliche Nachrichten der Bundesanstalt für Arbeit (ANBA), Jahreszahlen 1997, 1998; Arbeitsmarkt 1997; IAB-Werkstattbericht 15/1998.

Vor allem die folgenden Gruppen weisen überproportional hohe Arbeitslosenquoten auf (vgl. Tabelle IV.27):

- Ältere ArbeitnehmerInnen,
- Frauen in den neuen Ländern,
- gesundheitlich Beeinträchtigte,
- ArbeitnehmerInnen zwischen 25 und 30 Jahren,
- ArbeitnehmerInnen ohne Berufsausbildung und
- AusländerInnen

Zwar haben sie alle gemeinsam *überdurchschnittliche* Beschäftigungsrisiken zu tragen, dennoch unterscheiden sie sich für die genannten Gruppen erheblich. So spielen für Ältere und gesundheitlich Beeinträchtigte (tatsächliche oder zugeschriebene) Einschränkungen ihrer physischen und psychischen Leistungsfähigkeit eine entscheidende Rolle für ihr hohes Risiko, langfristig arbeitslos zu bleiben (geringes Zugangs-, aber hohes Verbleibsrisiko). Bei Frauen und Jugendlichen sind andere Faktoren maßgebend. Im folgenden soll die Risikolage der beiden letztgenannten Gruppen näher dargestellt und aufgeschlüsselt werden.

Abbildung IV.8:
Qualifikationsspezifische Arbeitslosenquoten in %, alte Bundesländer 1980 - 1997

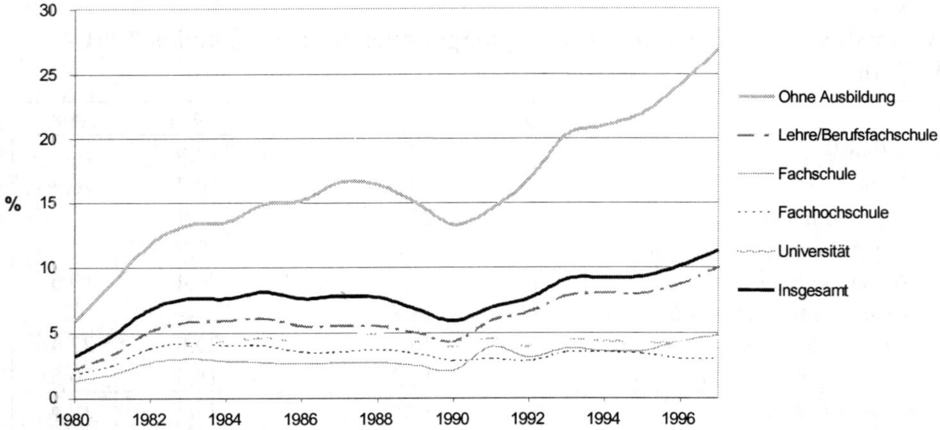

Quelle: Reinberg, A., Bildung zahlt sich immer noch aus, in: IAB-Werkstattbericht 15/1997, und Reinberg, A., Rauch, A., Bildung und Arbeitsmarkt: Der Trend zur höheren Qualifikation ist ungebrochen, in: IAB-Werkstattbericht 15/1998.

Frauenarbeitslosigkeit

Betrachtet man die Entwicklung der Frauenarbeitslosigkeit in den neunziger Jahren, dann zeigt sich ein gespaltenes Bild: In den neuen Ländern sind die Frauen kontinuierlich stärker von Arbeitslosigkeit betroffen als die Männer. 1998 betrugen hier die Quoten 21,8 zu 17,4 %. In den alten Bundesländern haben sich die Arbeitslosenquoten dagegen in den vergangenen zehn Jahren angeglichen. Die Frauen-Arbeitslosenquote betrug hier 1998 10,3 % gegenüber 10,6 % bei den Männern (vgl. Tabelle IV.27 und Abbildung IV.9)

Abbildung IV.9:
Arbeitslosenquoten von Männer und Frauen 1989 - 1998 in %

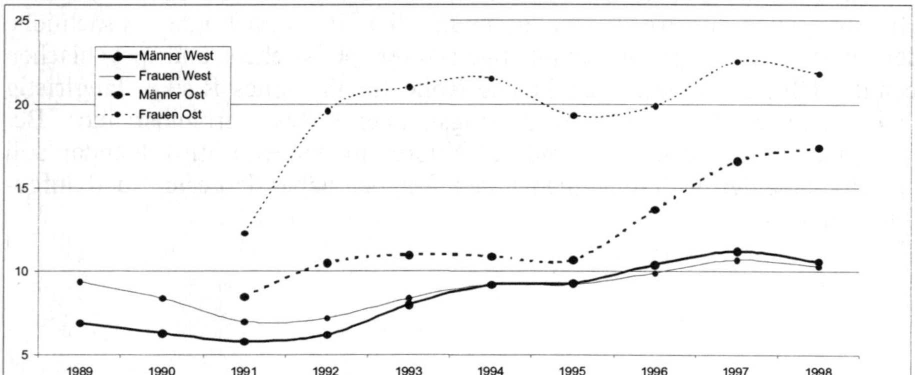

Quelle: Amtliche Nachrichten der Bundesanstalt für Arbeit (ANBA), Jahreszahlen 1998, Nürnberg 1999

Jugendarbeitslosigkeit

Als *Jugendliche* gelten in der Arbeitslosenstatistik die bis zu 20jährigen. Verlängerte Schul- und Berufsausbildung lassen es jedoch zweckmäßig erscheinen, die Altersgruppe der bis zu 30jährigen einzubeziehen. Im Unterschied zu den Beschäftigungsrisiken der ArbeitnehmerInnen, die bereits längerfristig im Erwerbsleben stehen, ist das Risiko der Jugendlichen, arbeitslos zu werden, durch zwei Risikozonen gekennzeichnet, durch

- den Übergang vom allgemeinen schulischen Ausbildungssystem in eine *Berufsausbildung* oder direkt in ein Arbeitsverhältnis (Schwelle 1) und
- den Übergang nach Abschluss der Berufsausbildung oder auch Hochschulausbildung in ein *Arbeitsverhältnis* (Schwelle 2).

Die *erste Risikoschwelle* ist vor dem Hintergrund der Berufsausbildung im Rahmen des „dualen Systems" zu sehen. Die Betriebe legen Anzahl und Qualität der Ausbildungsplätze fest. Angesichts der Krise des dualen Berufsbildungssystems, die auch in einer abnehmenden Ausbildungsbereitschaft der Betriebe zum Ausdruck kommt, nimmt die Zahl der unversorgten Jugendlichen zu (vgl. Pkt. 4 dieses Kapitels).

Der Übergang vom System der Berufsausbildung und Hochschulausbildung in das Erwerbsleben kennzeichnet die *zweite Risikoschwelle*. Nur ein Teil der Jugendlichen, die eine Berufsausbildung absolviert haben, wird vom ausbildenden Unternehmen übernommen, ein anderer Teil findet in anderen Betrieben eine (häufig berufsfremde) Beschäftigung, und ein weiterer Teil wird arbeitslos.

Tabelle IV.28:
Altersspezifische Arbeitslosenquoten 1993 - 1998 in %

Altersgruppe in	Arbeitslosenquoten Ende September - alte Bundesländer					
Jahren	1993	1994	1995	1996	1997	1998
Unter 20	6,7	7,9	9,1	10,0	10,3	9,4
20 bis unter 25	8,1	8,7	9,8	11,6	11,9	10,8
25 bis unter 30	8,4	8,2	8,0	9,0	9,0	7,8
30 bis unter 35	9,0	9,0	8,2	9,0	9,6	8,4
35 bis unter 40	8,5	8,9	8,3	9,2	10,2	9,3
40 bis unter 45	7,7	8,3	8,1	9,0	10,1	9,4
45 bis unter 50	7,5	8,6	8,6	9,4	10,7	10,0
50 bis unter 55	8,3	9,4	10,1	11,1	12,0	12,3
55 bis unter 60	18,2	20,4	20,4	22,0	23,0	22,4
60 bis unter 65	17,3	18,6	18,2	17,9	18,5	20,5
Insgesamt	9,2	9,8	9,9	11,0	11,7	10,9

Quelle: Bundesanstalt für Arbeit, Arbeitsmarkt 1997, S. 123, Arbeitsmarkt 1998, S. 131.

Die alterspezifischen Arbeitslosenquoten zeigen, dass vor allem die Jugendlichen zwischen 20 und 25 Jahren etwas stärker von Arbeitslosigkeit betroffen sind (vgl. Tabelle IV.28). Arbeitsmarkt- und bildungspolitische Maßnahmen wie Sondermaßnahmen der schulischen und erstberuflichen Bildung, Arbeitsbeschaffungs- und Weiterbildungsmaßnahmen mildern dieses Risiko. Es darf aber nicht übersehen werden, dass manchen Jugendlichen ein Einstieg ins Beschäftigungssystem nur in prekärer Form über Aushilfsjobs, befristete Tätigkeiten, erneute Arbeitslosigkeit usw. gelingt, was von vielen als sehr belastend empfunden wird.

Arbeitslosigkeit älterer ArbeitnehmerInnen

Besonders ausgeprägt ist die Betroffenheit von Arbeitslosigkeit bei den älteren Beschäftigten. 1998 lag die Arbeitslosenquote bei den 55 bis unter 60jährigen bei 22,4 % und bei den 60 bis unter 65jährigen bei 20,5 % (vgl. Tabelle IV.28). Die 50 bis unter 65jährigen insgesamt stellen damit rund ein Drittel aller Arbeitslosen. Arbeitslosigkeit für Ältere ist dabei in aller Regel ein langandauernder Zustand; das Hauptproblem besteht für sie darin, aus der Arbeitslosigkeit heraus ein neues und stabiles Beschäftigungsverhältnis zu finden. Gegenüber diesem hohem Verbleibsrisiko ist ihr Zugangsrisiko, d.h. das Risiko arbeitslos zu werden, eher gering. Gründe dafür finden sich u.a. in den gesetzlichen und tarifvertraglichen Kündigungsschutzbestimmungen, im informellen Senioritätsschutz sowie in der Möglichkeit, aus einer Beschäftigung heraus in die Erwerbsunfähigkeit oder einen vorgezogenen Altersrentenbezug zu wechseln oder (ab 58 Jahren) Arbeitslosengeld beziehen zu können, ohne dem Arbeitsmarkt zur Verfügung stehen zu müssen und als arbeitslos und arbeitssuchend registriert zu werden. Davon haben 1998 im Durchschnitt rund 111.000 Arbeitslose Gebrauch gemacht.

Infolge ihres hohen Verbleibsrisikos stellen die 55-59jährigen und die 55-64jährigen mit 32,9 % bzw. 37,7 % den Großteil aller Langzeitarbeitslosen, wobei 23,4 % der Arbeitslosen zwischen 55 und 59 Jahren 1 Jahr bis unter 2 Jahre arbeitslos sind, 36,9 % 2 Jahre und länger. Hinzu kommt, daß ein Großteil der Älteren, die sich arbeitslos melden, weitere Risikofaktoren aufweisen: 1998 machten 37 % von ihnen gesundheitliche Beeinträchtigungen geltend und 36 % wiesen keine abgeschlossene Berufsausbildung aus.

Da für ältere (Langzeit-)Arbeitslose faktisch keine Vermittelbarkeit in Arbeit mehr besteht, ist Erwerbslosigkeit im fortgeschrittenen Alter nahezu gleichbedeutend mit einem endgültigen Ausscheiden aus dem Erwerbsleben. Charakteristisch für das altersselektive Einstellungsverhalten der Betriebe ist, dass die Entscheidungen nur zum Teil an objektiven Kriterien und tatsächlichen Vermittlungshemmnissen ansetzen. Das höhere Lebensalter dient ganz pauschal, unabhängig von der (ungeprüften) beruflichen Leistungsfähigkeit als Selektionsmerkmal. Einstellungsbarrieren entstehen aber auch dadurch, dass die potentielle Beschäftigungs- und Betriebszugehörigkeitsdauer Jüngerer allein auf Grund ihres Lebensalters höher ist als die der Älteren. Bei ihnen „rechnet" sich eine (kostenaufwendige) Neueinstellung für die Betriebe nicht mehr, erst recht als einzelwirtschaftlich unrentabel erweisen sich betriebliche Einarbeitungs- und Qualifizierungsmaßnahmen für Ältere, da die Nutzungsdauer solcher „Humankapitalinvestitionen" auf wenige Jahre beschränkt ist.

Hinter vielen jüngeren RentnerInnen befinden sich heute „versteckte" Arbeitslose, die unter günstigeren Arbeitsmarkt- und Beschäftigungsbedingungen im Erwerbsleben geblieben wären und das Erwerbspersonenpotenzial entsprechend vergrößert hätten. Offensichtlich sind diese Zusammenhänge bei der Inanspruchnahme der Altersrente mit 60 Jahren wegen Arbeitslosigkeit und nach Altersteilzeit und bei der Erwerbsunfähigkeit, und zwar dort in den Fällen, wo die „konkrete Betrachtungsweise" greift (vgl. Bd. II, Kap. „Alter", S. 262). Aber auch unter den Inanspruchnehmern der anderen vorgezogenen Altersrenten dürfte es beachtliche Anteile geben, die bei Vollbeschäftigung länger im länger im Arbeitsleben geblieben wären. Insofern stellt sich das Problem der Arbeitsmarktausgrenzung Älterer als noch sehr viel drastischer dar, als es in den Zahlen und Quoten der registrierten Arbeitslosigkeit und Langzeitarbeitslosigkeit zum Ausdruck kommt.

Ohne den dauerhaften Entzug ganzer Altersjahrgänge vom Arbeitsmarkt läge nicht nur das Niveau der registrierten Arbeitslosigkeit deutlich höher, das Arbeitslosigkeitsvolumen hätte sich auch auf andere Personengruppen verteilt. Es spricht viel für die Vermutung, daß die in Deutschland relativ niedrige Jugendarbeitslosigkeit auch ein Ergebnis der Ausgliederungsstrategie Älterer ist. Dahinter steht die gesellschaftspolitische Grundentscheidung, bei der Wahl „zwischen zwei Übeln" lieber auf die Ausgliederung Älterer zu setzen. Dabei handelt es sich nicht nur um personelle Verschiebungen des Arbeitslosigkeitsrisikos, die Frühausgegliederten und -verrenteten empfinden sich, vorausgesetzt die materiellen Rahmenbedingungen sind akzeptabel, auch nicht als „arbeitslos".

Zu einer Belastung des Arbeitsmarktes allgemein und zu Problemen bei den Beschäftigungspespektiven älterer ArbeitnehmerInnen im besonderen wird die Heraufsetzung der Altersgrenzen in der Rentenversicherung führen. Der durch die Verlängerung der Lebensarbeitszeit bewirkte Potenzialanstieg auf dem Arbeitsmarkt führt zu einer Verschärfung des Ungleichgewichtes zwischen Arbeitsangebot und Arbeitsnachfrage. Die Gefahr besteht, dass es bei den zukünftig anstehenden Personalabbaumaßnahmen in den Betrieben vermehrt zu betriebsbedingten Kündigungen und – entsprechend der Sozialauswahl bei Entlassungen – zu einem wachsenden Arbeitslosigkeitsrisiko von Jugendlichen nach der Ausbildung sowie Beschäftigten jüngeren Alters und kurzer Betriebszugehörigkeit kommt. Die Arbeitsmarkt- und Finanzierungsprobleme werden damit von der Rentenversicherung auf die Arbeitslosenversicherung verschoben.

Allerdings wird nur ein Teil der Älteren in Zukunft tatsächlich bis zum 65. Lebensjahr an ihrem Arbeitsplatz verbleiben. Es deutet nichts darauf hin, dass die Unternehmen ihre Personalpolitik umstellen und die älteren ArbeiterInnen und Angestellten nun bis zum 65. Lebensjahr beschäftigen und statt dessen den Verlust jüngerer Beschäftigter hinnehmen. Es wird also auch in Zukunft, auch wenn die rentenrechtlichen Bedingungen deutlich verschlechtert sind, zu Entlassungen bzw. Kündigungen von älteren Beschäftigten kommen, insbesondere von jenen, die wegen (tatsächlicher oder vermeintlicher) gesundheitlicher Beeinträchtigungen sowie Leistungs- und Qualifikationsdefiziten für die Personalpolitik wenig attraktiv sind. Einzustellen haben sich die älteren Arbeitnehmerinnen und Arbeitnehmer dann auf den späteren Beginn der ungeschmälerten Zahlung von Altersrenten, aber nicht auf einen durchgängig verlängerten Verbleib an ihrem Arbeitsplatz. Da für eine Wiederbeschäftigung älterer Arbeitsloser keine Aussichten bestehen, bleibt für viele Ältere auch in Zukunft der vorzeitige Rentenbezug mit 60 Jahren trotz der Abschläge die einzige Wahl.

6.1.3.3 Der harte Kern der Arbeitslosigkeit

Je länger die Massenarbeitslosigkeit andauert, umso mehr verfestigt und polarisiert sie sich. Ein wachsender Teil der Arbeitslosen gerät in Langzeitarbeitslosigkeit oder beendet sie ohne Arbeitsaufnahme. Die Dauer der Arbeitslosigkeit wird selbst zu einem *eigenständigen Vermittlungshemmnis*. Ein Teil der Arbeitslosen ist – zumindest zu „marktüblichen" Bedingungen – nicht mehr in den Arbeitsmarkt zu integrieren. Betrachtet man die soziale Struktur der Arbeitslosen, dann zeigt sich, dass im wesentlichen die Kombination der Merkmale Alter, Qualifikation und Gesundheit über die Chancen ihrer Wiederbeschäftigung entscheidet.

Während 1997 jüngere Arbeitslose mit Ausbildung und ohne gesundheitliche Einschränkung zu 50,5 % wieder in Arbeit kamen, gelang dies älteren Arbeitslosen ab 55 Jahren ohne Ausbildung und mit gesundheitlicher Einschränkung nur zu 4,1 %. Dabei zeigen genauere Analysen, dass die Verhärtung der Arbeitslosigkeit weniger aus der geringen Qualifikation als vielmehr aus dem hohen Alter der Arbeitslosen resultiert.

Tabelle IV.29:
Abgänger aus Arbeitslosigkeit in Arbeit 1997 in %

Personengruppe	%
Jüngere (unter 55 Jahre)	
- *mit* Ausbildung *ohne* gesundheitliche Einschränkung	50,5
- *mit* Ausbildung *mit* gesundheitlicher Einschränkung	31,2
- *ohne* Ausbildung *ohne* gesundheitliche Einschränkung	36,3
- *ohne* Ausbildung *mit* gesundheitlicher Einschränkung	23,2
Ältere (55 Jahre und älter)	
- *mit* Ausbildung *ohne* gesundheitliche Einschränkung	15,6
- *mit* Ausbildung *mit* gesundheitliche Einschränkung	6,4
- *ohne* Ausbildung *ohne* gesundheitliche Einschränkung	9,1
ohne Ausbildung *mit* gesundheitliche Einschränkung	4,1

Quelle: IAB-Kurzbericht Nr. 3/1999, S. 6.

6.1.4 Arbeitslosigkeit als Folge von Sozialpolitik?

Wirken soziale Schutzregelungen beschäftigungshemmend?

Die Konzentration der Arbeitslosigkeit auf einzelne Personengruppen begründet ein gravierendes sozialpolitisches Problem: Diejenigen, deren Stellung in der Gesellschaft ohnehin gefährdet ist, werden durch die Beschäftigungskrise im besonderen Maße betroffen. *Ein* Weg zur Verbesserung der Lebenslage liegt darin, diese Personengruppen durch den Ausbau sozialpolitischer Schutzregelungen wirksamer vor Entlassungen zu schützen und bei Wiedereinstellung gezielter zu fördern. Dieser Position steht die Auffassung entgegen, dass es gerade die bereits existierenden, sozialpolitisch motivierten gesetzlichen und tariflichen Interventionen in Arbeitsmarkt und Arbeitsverhältnis sind, die die Arbeitslosigkeit der Betroffenen hervorrufen bzw. maßgeblich verstärken. Arbeitslosigkeit, die man durch soziale Schutzgesetze bekämpfen will, werde durch diese Eingriffe erst geschaffen. Erst ein Abbau der marktwidrigen Regulierung von Arbeitsmarkt und Arbeitsverhältnis (Deregulierung) schaffe die Voraussetzungen für eine Verbesserung der Arbeitsmarktposition der besonders benachteiligten Personengruppen.

Für diese in der öffentlichen Diskussion immer wieder vertretene These einer *beschäftigungshemmenden Sozialpolitik* werden folgende Behauptungen angeführt:

- die Jugendarbeitslosigkeit wird durch den Jugendarbeitsschutz hervorgerufen;
- die Frauenarbeitslosigkeit ist eine direkte Folge des Frauenarbeitsschutzes, des Mutterschutzes und des Erziehungsurlaubs;
- die hohe Arbeitslosigkeit von Behinderten steht im Zusammenhang mit dem Schwerbehindertengesetz;
- die hohe, besonders lang andauernde Arbeitslosigkeit älterer ArbeitnehmerInnen ist auf die tariflichen und gesetzlichen Kündigungsschutzbestimmungen zurückzuführen.

Begründet werden diese Behauptungen mit dem Entlassungs- und Einstellungsverhalten der Unternehmen: Maßgeblich für die Auswahl zwischen unterschiedlichen Beschäftigten ist das Kosten-Ertrags-Verhältnis der Arbeitskraft. Sind die Kosten der Arbeitskraft im Verhältnis zu ihrem Ertrag zu hoch, rentiert sich eine Beschäftigung für das Unternehmen nicht. Zu den Kosten zählen aber nicht nur die tariflich fixierten Löhne, sondern eben auch die spezifischen sozialpolitischen Regulierungen, die den flexiblen Einsatz der Arbeitskraft erschweren bzw. ihren Ertrag begrenzen. So ist es personalpolitisch rationell, wenn Ältere und Schwerbehinderte nicht eingestellt werden, wenn deren spätere Kündigung wegen des Kündigungsschutzes nicht mehr bzw. nur mit hohem Kostenaufwand möglich ist. Der Kündigungsschutz wird zur Hürde für diejenigen, die draußen stehen. Die simple Schlussfolgerung lautet daher: Verbesserung der relativen Wettbewerbsposition der „Problemgruppen" durch Flexibilisierung und Deregulierung von Arbeitsmarkt und Arbeitsrecht.

Es fragt sich jedoch, ob diese Argumentation und die damit verknüpfte Schlussfolgerung richtig ist. Kehrt sich Sozialpolitik tatsächlich gegen diejenigen, in deren Interesse sie praktiziert wird? Es kann kein Zweifel daran bestehen, dass sich die betriebliche Personalpolitik im Grundsatz nach Kosten-Ertrags-Überlegungen ausrichtet und diejenigen Beschäftigtengruppen systematisch benachteiligt, deren Einsatz im Vergleich zu anderen weniger rentabel ist. Die Einführung sozialpolitischer Regelungen zum Schutz der weniger leistungsfähigen Gruppen ist also gerade als Versuch zu verstehen, diesen Wirkungszusammenhang zu überwinden. Zweifellos wären die Beschäftigungsprobleme ohne diese Schutzgesetze größer und nicht kleiner.

Auch empirische Fakten sprechen *gegen* die These der beschäftigungshemmenden Sozialpolitik:

- Der Jugendarbeitsschutz gilt nur für Jugendliche bis 18 Jahre. Die stärkeren Beschäftigungsprobleme Jugendlicher zeigen sich aber wie oben aufgeführt in der Altersgruppe der über 20jährigen.
- Das Beschäftigungsrisiko der Frauen entsteht vor allem bei der Wiedereingliederung nach der Erziehungsphase, also wenn der Zeitpunkt des möglichen Wirksamwerdens von Mutterschutz und Erziehungsurlaub überschritten ist.
- Die besonderen Schwierigkeiten arbeitsloser älterer ArbeitnehmerInnen, einen neuen Arbeitsplatz zu finden, begründen sich nicht in ihrem Kündigungsschutz. Für den Betrieb „lohnt" es sich wegen der absehbar kurzen Beschäftigungsdauer nicht (naheliegender Zeitpunkt der Verrentung!), Humankapitalinvestitionen (Rekrutierungs- und Qualifizierungskosten) in ältere Beschäftigte zu tätigen. In den meisten Fällen erreichen diese Arbeitssuchenden die für den Kündigungsschutz geltende Mindestbetriebszugehörigkeitsdauer auch gar nicht.

Diese empirischen Hinweise lassen erkennen, dass der Verweis auf die Schutzregelungen wenig zur Klärung der beiden Fragen beiträgt, warum bestimmte Personen(gruppen) arbeitslos werden und wer aus welchen Gründen arbeitslos bleibt. Die *Strukturierung* von Arbeitslosigkeit basiert auf einem ökonomischen und sozialen Prozess, bei dem neben betriebswirtschaftlichen Kosten-Nutzenkalkülen auch sozialstrukturelle, institutionelle, erwerbsbiographische Faktoren und auch Vorurteile und Diskriminierungen berücksichtigt werden müssen.

„Es lohnt nicht zu arbeiten" – Arbeitslosigkeit wegen mangelnder Arbeitsanreize?

In der Debatte über die Bestimmungsfaktoren der anhaltenden Arbeitslosigkeit hat das Argument einen hohen Stellenwert, Arbeitslosigkeit sei letztlich freiwillig gewählt, da die Betroffenen aufgrund der zu großzügig ausgestatteten Transferleistungen (Arbeitslosenunterstützung und Sozialhilfe) gar nicht daran interessiert seien, eine angebotene Arbeit anzunehmen, dies insbesondere dann nicht, wenn die Arbeit nur niedrig bezahlt ist. Die Rede ist von der *sozialstaatsinduzierten Arbeitslosigkeit*, da das System der Sozialen Sicherung falsche Anreize setze und den Ausgleichsprozess am Arbeitsmarkt verhindere. Wäre der Abstand zwischen Löhnen und Transferleistungen ausreichend groß und würde das Einkommen aus Erwerbstätigkeit nur teilweise auf die Transferleistung angerechnet, komme es zu einer Beschäftigung der Betroffenen und einem dementsprechenden Abbau der (Langzeit-)Arbeitslosigkeit. Oder anders herum gewendet und auf Leistungskürzungen bezogen: Sind die Sozialleistungen bei Arbeitslosigkeit nur niedrig und kurzzeitig genug, werden die Betroffenen dazu angehalten, möglichst umgehend einen neuen Arbeitsplatz zu suchen.

Diese Argumentationsfigur von den auf Kosten der Allgemeinheit lebenden „Drückebergern" definiert das Problem der Arbeitslosigkeit als persönliches Fehlverhalten bzw. als ein sozialpolitisch induziertes Anreiz- und Motivationsproblem. Sie bezieht ihre Breitenwirkung zunächst einmal aus der Unkenntnis über die Funktion der Arbeitslosenversicherung und über die Rechtslage des SGB III. Aufgabe der Arbeitslosenversicherung ist es ja gerade, die Arbeitslosen bei der Suche nach einem neuen Arbeitsplatz so abzusichern, dass sie nicht gezwungen sind, die erstbeste Beschäftigung anzunehmen. Für diesen sozialen Schutz wurden jahrelang hohe Beiträge gezahlt. Den Betroffenen ist es allerdings keineswegs freigestellt, darüber zu entscheiden, ob und unter welchen Bedingungen sie wieder eine Arbeit aufnehmen wollen. Sie sind vielmehr veranlasst, weitgehende und mit der Dauer der Arbeitslosigkeit steigende Abstriche am Anspruchsniveau gegenüber einem neuen Arbeitsplatz zu akzeptieren. Wird zumutbare Arbeit abgelehnt, werden Sperrzeiten verhängt. Im Wiederholungsfall entfällt der Leistungsanspruch völlig (vgl. Pkt. 7 dieses Kapitels). Noch schärfer sind die Zumutbarkeitskriterien und Sanktionsnormen bei der Sozialhilfe (vgl. Kap. „Einkommen", S. 216 f.).

Empirische Befunde (und nicht nur Einzelbeispiele) für verbreitete Arbeitsunwilligkeit, mangelnde Mobilitätsbereitschaft, unzureichendes Anpassungsverhalten und Leistungsmissbrauch, finden sich nicht. Die Fakten deuten in eine andere Richtung:

- Zwar ist nicht zu bestreiten, dass bei der Inanspruchnahme von Transfers bei Arbeitslosigkeit auch Missbräuche auftreten. Aber ein Missbrauch der Leistungen im Sinne einer fehlenden Bereitschaft, arbeiten zu wollen, kann in großer Zahl überhaupt nur dann auftreten, wenn zwischen Angebot und Nachfrage nach Arbeitsplätzen eine Lücke besteht und eine Überprüfung der Arbeitsbereitschaft damit nur schwer möglich ist. Insgesamt ist die Zahl der Sperrzeiten wegen Ablehnung einer zumutbaren Arbeit mit rund 32.600 im Jahr 1998 im Verhältnis zur Gesamtzahl der Arbeitslosen verschwindend gering. Mit anderen Worten: die Arbeitsbereitschaft der Arbeitslosen ist sehr hoch.
- Zumeist wird außer acht gelassen, dass nur knapp zwei Drittel der Arbeitslosen Arbeitslosenunterstützung erhalten; wenn das andere Drittel sich dennoch arbeitslos meldet, so spricht dies ebenfalls für die Ernsthaftigkeit der Arbeitssuche und nicht dagegen.
- Empirisch fundierte Untersuchungen zeigen, dass keine Rede davon sein kann, dass der Abstand zwischen Löhnen und Sozialleistungen unzureichend ist und es sich wegen der zu hohen Sozialleistungen besser ohne als mit Erwerbstätigkeit leben lässt. Die Lohnersatzleistungen unterschreiten das letzte Nettoeinkommen beträchtlich. Und auch das gegenwärtige Bedarfsniveau der Hilfe zum Lebensunterhalt liegt bei nahezu allen familiären Konstellationen noch deutlich unterhalb des verfügbaren Einkommens der Erwerbstätigen selbst in den unteren Entgeltgruppen (vgl. Kap. „Einkommen", S. 214).

- Zu den wenigen Arbeitslosen, die ihre Suche nach Arbeit aufgegeben haben, zählen vor allem ältere Arbeitslose, die so gut wie keine Chance mehr auf dem Arbeitsmarkt haben. Angesichts aussichtsloser Vermittlungschancen sind sie aber auch aus der statistischen Erfassung ausgeschlossen, obwohl sie zu den Leistungsempfängern der Bundesanstalt für Arbeit gehören können.
- Arbeitslose zeigen eine hohe Aktivität zur Arbeitssuche und Arbeitsaufnahme. Für die Schnelligkeit der Wiederaufnahme einer Arbeit spielt die Höhe des verfügbaren Einkommens in der Phase der Arbeitslosigkeit weder positiv noch negativ eine Rolle. Entscheidend sind vielmehr soziale, persönliche und qualifikatorische Faktoren.
- Untersuchungen des IAB über einen Zeitraum von zehn Jahren dokumentieren eine beträchtliche betriebs- und berufsbezogene Mobilität sowohl der Beschäftigten wie der Arbeitslosen. Allerdings hat diese – auch als Reaktion auf zunehmenden Beschäftigungskrise und die geringeren Eingliederungschancen – abgenommen. Einen inner- und/oder zwischenbetrieblichen Wechsel hatten 1995 12,2 % der Beschäftigten zu verzeichnen, zehn Jahre zuvor waren es noch 14,4%. Bei den Arbeitslosen zeigt sich, dass ein wachsender Teil der derjenigen, die den Sprung in die Erwerbstätigkeit schaffen, zu einem Berufs- und/oder Betriebswechsel bereit waren. Mehr als die Hälfte (17,5 von 32,3 %) haben 1995 bei ihrer neuen Beschäftigung gleichzeitig Betrieb und Beruf gewechselt (vgl. Tabelle IV.30).

Tabelle IV.30:
Mobilitätsraten von Beschäftigten und Arbeitslosen 1985 und 1995 in %

Mobilititätsraten	1985	1995
Wechselraten von Beschäftigten		
- gleichzeitig Berufs- und Betriebswechsel	6,2	4,8
- alleiniger Berufswechsel	2,7	1,8
- alleiniger Betriebswechsel	5,5	5,7
- Wechsel in Arbeitslosigkeit	9,5	7,1
- Beschäftigungswechselraten insgesamt	23,9	19,4
Wechselraten nach Beendigung der Arbeitslosigkeit		
- gleichzeitig Berufs- und Betriebswechsel	27,2	17,5
- alleiniger Berufswechsel	1,0	0,6
- alleiniger Betriebswechsel	11,1	7,0
- Gleicher Beruf beim selben Betrieb	15,9	7,3
- Einmündung in Beschäftigung insgesamt	55,2	32,3

Quelle: IAB-Kurzbericht 2/1999, S. 6.

Aber auch die stärkste Arbeitsmotivation, die größten finanziellen Arbeitsanreize und die umfassendste Mobilität ändern nichts daran, dass Arbeitsplätze fehlen und Arbeitslose mit anderen Arbeitslosen um die wenigen offenen Stellen konkurrieren müssen. Die These „Jeder, der arbeiten will, findet auch eine Arbeit“ ist falsch. Wie irreführend sie ist, wird bei Betrachtung der regionalen Arbeitsmarktungleichgewichte offensichtlich: Ist die Arbeitslosigkeit und insbesondere die Langzeitarbeitslosigkeit in den Problemregionen deswegen so hoch, weil gerade dort die Arbeitslosen überhöhte Ansprüche haben, keine Arbeitsmotivation zeigen und zum Leistungsmissbrauch „neigen“? Ist die hohe Arbeitslosenquote im Arbeitsamtsbezirk Neubrandenburg mit 22,2 % (September 1999) Folge einer Konzentration von „Drückebergern“ in dieser Region, während es im Arbeitsamtsbezirk Freising (Arbeitslosenquote von 3,0 %) diesen Menschentyp nicht gibt?

Nicht zu erklären ist zudem die zeitliche Entwicklung der Arbeitslosigkeit. Der kontinuierliche Anstieg des Arbeitslosigkeitsniveau in den letzten Jahren ließe sich nur dann mit fehlenden Anreizwirkungen begründen, wenn sich die Unterstützungsleistungen bei Arbeitslosigkeit verbessert hätten. Genau das Gegenteil ist aber der Fall gewesen: Seit Jahren charakterisiert der Abbau von Sozialleistungen die Situation der Arbeitslosen.

6.2 Individuelle Folgen

6.2.1 Finanzielle Belastungen

Arbeitslosigkeit führt zu einem abrupten Ausfall des Arbeitseinkommens. Zwar hat der Ausbau sozialstaatlicher Regelungen dazu geführt, dass der Automatismus, mit dem Arbeitslosigkeit zur Armut führt, heute unterbrochen ist. Die Sicherung der materiellen Existenzgrundlage erfolgt jedoch auch heute nur sehr eingeschränkt:

- Arbeitslosengeld und -hilfe werden nur dann gezahlt, wenn bestimmte versicherungsrechtliche Voraussetzungen erfüllt sind;
- die Bezugsdauer des Arbeitslosengeldes ist zeitlich begrenzt, Anspruch auf Arbeitslosenhilfe besteht nur bei Bedürftigkeit;
- Arbeitslosengeld und -hilfe decken nur 50 bis 60 % des letzten Nettoeinkommens ab. Keine andere Lohnersatzleistung im Sozialversicherungssystem liegt im Niveau so niedrig.

Arbeitslosigkeit ist also auch heute noch mit z.T. drastischen *Einkommenseinbußen* verbunden, etwa ein Drittel der registrierten Arbeitslosen geht sogar völlig leer aus. Tiefe Einschnitte im Lebensstandard und wachsende Verschuldung sind die Folge. Wie stark sich die Einbußen im *Haushalts*einkommen niederschlagen, hängt entscheidend davon ab, ob der Partner/die Partnerin erwerbstätig ist oder ob das Einkommen des/der Arbeitslosen das einzige ist.

Arbeitslosenhaushalten standen 1997 im Schnitt nur rund 57 % des durchschnittlichen Haushaltseinkommens zur Verfügung, im Verhältnis zu den monatlichen Durchschnittseinkommen von Selbständigenhaushalten sind es sogar nur 24 % (vgl. Kap. „Einkommen“, S. 148 ff.). Angesichts dieser Einkommensausfälle werden Arbeitslose gezwungen, Ersparnisse aufzulösen. Allerdings haben weniger als ein Fünftel überhaupt Reserven, auf die sie zurückgreifen können. Einschränkungen werden vor allem gemacht

- beim Konsumniveau, insbesondere bei Nahrungs- und Genussmitteln und bei der Bekleidung,
- bei der Anschaffung von langlebigen Konsumgütern,
- bei Ausgaben im Bereich von Bildung, Kultur und Unterhaltung.

Die meisten problematischen Konsequenzen konzentrieren sich auf die Langzeitarbeitslosen: Die Dauer der Arbeitslosigkeit führt auch unter finanziellem Aspekt zu einer Belastungsprobe. Besonders benachteiligt sind Frauen und Jugendliche, die wesentlich häufiger als Männer keine Ansprüche an die Arbeitslosenversicherung erworben haben oder aufgrund der Bedürftigkeitsprüfung keine Arbeitslosenhilfe mehr erhalten und damit vom Einkommen des Ehemannes bzw. der Familie abhängig sind. Die Existenzbedrohung spiegelt sich auch in der erheblich gestiegenen *Sozialhilfebedürftigkeit* wider. Bei rund 40 % der SozialhilfeempfängerInnen ist Arbeitslosigkeit die Hauptursache für den Leistungsbezug (vgl. Kap. „Einkommen“, S. 217 ff.). Örtliche Armutsstudien belegen die z. T. dramatische Situation: Stromsperren, Räumungsklagen und Zahlungsbefehle, steigende materielle Probleme bei Dauerarbeitslosen sind keine Seltenheit. Armut kann aber nicht auf den finanziellen Aspekt begrenzt werden. Vielmehr bestehen enge Zusammenhänge zwischen materieller Not und sozialen, psychischen und sonstigen gesundheitlichen Belastungen.

Die Folgen der Arbeitslosigkeit sind mit der Wiedereingliederung in das Arbeitsleben nicht automatisch beseitigt. Dies trifft insbesondere auf solche ArbeitnehmerInnen zu, die nach der Arbeitslosigkeit ein Arbeitsverhältnis eingehen müssen, das sie – oft einhergehend mit schlechteren Arbeitsbedingungen – finanziell schlechter stellt. Einkommenseinbußen müssen vor allem ältere und längerfristig Arbeitslose in Kauf nehmen. Arbeitslosigkeit hat zudem nicht nur finanzielle Folgen, sondern stellt auch die *beruflichen Fähigkeiten in Frage.* Die Gefahr, einmal erworbene Qualifikationen zu verlieren, bedroht nicht nur diejenigen, die ihre Stelle bereits arbeitslos haben, sondern auch diejenigen, denen der Eintritt in eine Ausbildung oder einen Beruf verwehrt wird.

Auch bei erfolgter Wiedereingliederung kommt es vielfach zur Entwertung beruflicher Qualifikationen. Die Folgen der *Dequalifizierung* sind vielfältig. Ist die Entqualifizierung nicht nur vorübergehend, sondern langfristig, dann kann die Nichterfüllung beruflicher Erwartungen zu starken Belastungen des Selbstwertgefühls führen.

6.2.2 Soziale und gesundheitliche Folgen

Arbeitslosigkeit scheint auf den ersten Blick „lediglich“ eine Frage materieller Existenzunsicherheit zu sein. Die Betroffenheit reicht aber weiter. Zu berücksichtigen sind gleichermaßen *psychische und soziale Gefährdungen.* Der hohe Stellenwert der Berufstätigkeit spielt für die Bedeutung des Verlustes von Arbeit eine erhebliche Rolle. Der Beruf ist ein wichtiges Bindeglied zwischen Individuum und Gesellschaft, das individuelle Wertschätzung und soziale Anerkennung bestimmt. Der Verlust der Erwerbsarbeit stellt Anerkennung und

Selbstwertgefühl in Frage und gliedert den Arbeitslosen aus der Gesellschaft aus. Arbeitslosigkeit belastet folglich diejenigen besonders stark, die eine hohe Berufsorientierung haben.

Der Verlust des Arbeitsplatzes wirkt sich je nach den persönlichen und sozialen Lebensbedingungen unterschiedlich aus. Alter, Geschlecht, soziale Schicht, beruflicher Status, finanzielle Lage und soziale Unterstützung sind wichtige Einflussgrößen. Eine entscheidende Rolle kommt der *Dauer* der Arbeitslosigkeit zu. Sie stellt einen eigenständigen Belastungsfaktor dar.

Über den Beruf und die Arbeit werden *Lebenszyklen* normiert. Die Jugendphase bereitet auf die spätere Erwerbstätigkeit vor. Schulische und berufliche Ausbildung sollen das notwendige Rüstzeug für die zukünftige Erwerbsarbeit bereitstellen. Die Erwerbsphase führt zur ökonomischen Unabhängigkeit von der Elternfamilie und ermöglicht Partnerschaft und die Gründung einer eigenen Familie. Arbeitslosigkeit während der Erwerbsphase kann demgegenüber zu Veränderungen in traditionellen Vorstellungen und Rollenerwartungen führen, die – wie empirische Studien zeigen – häufig zu erheblicher persönlicher Verunsicherung führen. Dies hängt insbesondere mit der erlebten Diskrepanz zwischen den sozial vermittelten Lebensmustern, die sich an dauerhafter Erwerbstätigkeit und nicht an der Erwerbslosigkeit orientieren, zusammen, und trifft in besonderer Weise auf männliche Langzeitarbeitslose zu. Da die Betroffenen zumeist nicht über geeignete Bewältigungsstrategien verfügen, sind Beeinträchtigungen des Selbstwertgefühls sowie Erschütterungen der Identität nicht selten. Arbeit und Beruf strukturieren darüber hinaus den *kurzfristigen Zeitrhythmus*. Der durch Arbeit vorgegebene Tages- bzw. Wochenverlauf verliert bei Arbeitslosigkeit leicht an Bedeutung. Der Verlust der *Zeitperspektive* führt häufig zu dem paradoxen Ergebnis, dass die gewonnene Freizeit als Belastung empfunden wird.

Empirische Untersuchungen haben wiederholt bestätigt, dass von den Arbeitslosen die nicht-finanziellen Belastungen häufig noch stärker empfunden werden als die finanziellen. Allerdings gibt es einen engen Zusammenhang, denn je größer die materielle Not ist, desto belastender wird die Arbeitslosigkeit erlebt, umso mehr sind Sozialkontakte gefährdet und verringern sich soziale Netzwerke mit ihren stützenden und helfenden Funktionen. Es wächst die Tendenz zur Isolation und sozialem Rückzug. Bei andauernder Arbeitslosigkeit lassen sich die Bewältigungsmuster in einem idealtypischen *Vierphasenmodell* beschreiben, das als typische Stationen die Phasen *Schock* (unmittelbar nach Eintritt der Arbeitslosigkeit) – *Optimismus* (häufig gekennzeichnet durch aktive Stellensuche) – *Pessimismus* (insbesondere einhergehend mit wiederholten Absagen, auftretenden Geldnöten und familiären Problemen, sinkendem Selbstwertgefühl und reduzierten Sozialkontakten) und schließlich – *Fatalismus* (bei auftretender Resignation) kennt. Insbesondere in den letzten beiden Phasen wird die Dauerarbeitslosigkeit selbst zum Hindernis bei der Stellensuche. Wenn es sich bei diesem Modell auch um eine starke Vereinfachung handelt, welche die Realität des Einzelfalls nur ungenau beschreiben kann, so ist dieses Vierphasenmodell in empirischen Studien häufig bestätigt worden.

Arbeitslosigkeit und materielle Not belasten auch die *Familiensituation.* Als besonders auffällige Symptome bei den Erwachsenen und den mitbetroffenen Kindern wurden Angstzustände, Unruhe, Konzentrationsschwäche und Leistungsabfall beobachtet. Während die Anfangsphase der elterlichen Arbeitslosigkeit die Kinder weniger belastet, verstärken sich die Belastungssymptome mit zunehmender Dauer. Sind erst einmal die materiellen Rücklagen verbraucht und die finanziellen Spielräume auf ein Minimum zusammengeschrumpft, steigen Zukunftsangst, soziale Isolation, Entmutigung und Resignation. Neben dem Rückgang der Leistungen kann vor allem eine Verschlechterung der persönlichen Beziehungen zum arbeitslosen Elternteil, dessen Autorität nicht mehr anerkannt wird, die Familiensituation belasten.

Die *psychischen Belastungen* können mit psychosomatischen und somatischen Erkrankungen verbunden sein. Die Tatsache, dass ArbeitnehmerInnen mit gesundheitlichen Einschränkungen überdurchschnittlich länger arbeitslos sind, spiegelt nicht nur die Selektionsprozesse bei der Wiedereingliederung wider, sondern ist auch Ergebnis der krankmachenden Wirkung der Arbeitslosigkeit. Einzelfallstudien lassen vermuten, dass Arbeitslosigkeit besonders bei physisch-psychisch labilen Personen pathogen wirkt. In den Fällen, in denen vor Eintritt der Arbeitslosigkeit eine gesundheitliche Beeinträchtigung bestand, die aber auch durch soziale Mechanismen, wie Anerkennung und beruflichen Erfolg oder Stützung durch den Kollegenkreis, kompensiert worden ist, verschärft Arbeitslosigkeit diese Krankheiten oder bringt latente Prozesse erst zum Ausbruch.

6.3 Gesamtfiskalische Kosten und gesellschaftliche Folgen von Arbeitslosigkeit

Arbeitslosigkeit verursacht nicht nur individuelle, sondern auch gesellschaftliche Kosten. In gesamtfiskalischer Betrachtung bestehen die Kosten der Arbeitslosigkeit zum einen in den *Mehrausgaben* der Sozialversicherungsträger und den öffentlichen Haushalten, zum anderen kommt es infolge der Unterbeschäftigung zu *Mindereinnahmen.* Dem steigenden Finanzbedarf auf der einen Seite steht also eine durch dieselben Ursachen verschlechterte Einnahmesituation auf der anderen Seite gegenüber.

Mehrausgaben entstehen in erster Linie bei der Bundesanstalt für Arbeit durch den Anstieg der passiven Leistungen, vor allem Arbeitslosengeld und Kurzarbeitergeld, sowie durch die notwendig werdenden Maßnahmen der aktiven Arbeitsmarktpolitik. Aber auch bei der Rentenversicherung steigen die Ausgaben, da die Zahl der arbeitsmarktbedingten Frühverrentungen zunimmt und die Anerkennung von Renten wegen Erwerbsminderung stark von der Lage auf dem Arbeitsmarkt abhängt (vgl. Bd. II, Kap. „Alter", S. 262). Zu erheblichen finanziellen Mehrbelastungen führt die Arbeitslosigkeit bei den Kommunen. Betroffen ist vor allem die Sozialhilfe (Hilfe zum Lebensunterhalt). Zugleich steigen aber auch die Ausgaben für soziale Hilfen und Dienste (vgl. Kap. „Sozialpolitik im ökonomischen Prozess", S. 104 ff.). Beim Bund schlagen die Ausgaben für die Arbeitslosenhilfe zu Buche.

Mindereinnahmen infolge von Arbeitslosigkeit schlagen sich sowohl bei den Steuern wie bei den Beiträgen nieder. Im Steuersystem ergeben sich Verluste vor allem bei der Lohn- und Einkommensteuer. Bei den Beitragseinnahmen der Sozialversicherungsträger muss in erster Linie die Bundesanstalt für Arbeit Einbußen hinnehmen, da Arbeitslose – seien sie registriert oder nicht – keine Beiträge zahlen. Bei der Kranken-, Pflege- und Rentenversicherung die Arbeitslosenversicherung fallen die Beitragsverluste geringer aus, da die BA für ihre Leistungsempfänger die Beitragszahlungen an die anderen Sozialversicherungsträger – zumindest teilweise – übernimmt (vgl. im einzelnen Kap. „Einkommen“, S. 185 ff.). Die finanziellen Rückwirkungen werden hierdurch jedoch nur vermindert, ohne aufgehoben zu sein. Zu vollen Beitragsausfällen kommt es bei der wachsenden Zahl der nicht (mehr) leistungsberechtigten Arbeitslosen sowie bei den nicht registrierten Arbeitslosen.

Nach Berechnungen des Instituts für Arbeitsmarkt- und Berufsforschung summierten sich 1997 die gesamtfiskalischen, direkten und indirekten Kosten der Arbeitslosigkeit auf rund 166 Mrd. DM (vgl. Tabelle IV.31). Auf Empfänger von Arbeitslosengeld entfiel ein Betrag von durchschnittlich 44.000 DM, auf Empfänger von Arbeitslosenhilfe 36.000 DM. Selbst Arbeitslose, die keine Leistungen der Bundesanstalt für Arbeit erhielten, kosteten in gesamtfiskalischer Betrachtung im Schnitt noch ca. 30.000 DM. Die BA trägt mit einem Anteil von 39 % der Gesamtkosten die höchste Last, aber auch der Bund wird rd. 26 % belastet. Auf Renten- und Krankenversicherung entfallen zusammen 16 %, auf die Länder 9,5 % und die Gemeinden 8,4 % der Gesamtkosten.

Tabelle IV.31:
Institutionelle Verteilung der Kosten der Arbeitslosigkeit 1991 - 1997 in Mrd. DM

Kostenträger	1991	1992	1993	1994	1995	1996	1997
- Bundesanstalt für Arbeit	28,0	36,7	48,5	51,5	52,7	60,9	64,6
- Bund	13,5	17,2	25,9	32,3	36,0	39,6	43,6
- Länder	6,1	7,7	10,7	13,2	14,5	14,9	15,7
- Gemeinden	6,0	7,3	9,6	11,7	12,7	13,5	13,9
- Rentenversicherung	9,9	12,1	15,9	21,1	13,4	14,9	15,8
- Krankenversicherung	3,4	4,1	5,3	6,1	9,2	10,7	10,9
- Pflegeversicherung	0,0	0,0	0,0	0,0	0,8	1,1	1,4
Insgesamt	66,8	85,0	115,9	135,9	139,3	155,7	165,9
Kosten je Arbeitslosen (DM)	25.700	28.500	33.900	36.800	38.600	39.300	37.800

Quelle: Bach, H.U., Spitznagel, E., Was kostet die Arbeitslosigkeit wirklich?, in: IAB-Kurzbericht 17/1998.

Die in dieser Berechnung genannten Zahlen erfassen allerdings die gesellschaftlichen Kosten von Arbeitslosigkeit nur zum Teil. Soziale Spannungen, gesellschaftliche Ausgrenzung und wachsende gesundheitliche Gefährdungen führen zu Folgekosten, die in Geldgrößen kaum zum Ausdruck gebracht werden können. Zu berücksichtigen ist aber auch, dass durch die Nichtbeschäftigung von Arbeitslosen ein erheblicher Verlust bei der volkswirtschaftlichen Wertschöpfung entsteht: Wenn es gelingen würde, die Arbeitslosen in den Arbeitsmarkt zu integrieren, käme es nicht nur zu einer gesamtfiskalischen Kostenentlastung, sondern auch zu einer Mehrproduktion an Gütern und Dienstleistungen. Der Widerspruch besteht gerade darin, dass der Marktmechanismus bei der Aufgabe versagt, alle Arbeitsuchenden in Arbeit zu bringen, obgleich in vielen Bereichen der Gesellschaft Bedarfe ungedeckt sind.

Massenarbeitslosigkeit zeigt Auswirkungen, die über die Risiken der unmittelbar Betroffenen hinausgehen. Sie betreffen die Gesamtsituation abhängiger Arbeit und die Möglichkeiten der ArbeitnehmerInnen, ihre Rechte und (Einkommens-)Interessen zur Geltung bringen. Im Ergebnis kommt es zu einer gesellschaftlicher Machtverschiebung zugunsten der Kapitalbesitzer: Dies gilt insbesondere in verteilungspolitischer Hinsicht. So ist die seit Beginn der Massenarbeitslosigkeit sinkende *Lohnquote,* die den kleiner werdenden Anteil der Arbeitnehmereinkommen am Volkseinkommen zum Ausdruck bringt, wesentlich auf die verschlechterte Arbeitsmarktsituation abhängiger Arbeit zurückzuführen. Massenarbeitslosigkeit hat die Funktion einer „*industriellen Reservearmee*“, die die tarifpolitische Durchsetzungskraft der Gewerkschaften schwächt. Da Arbeitskräfte in großer Zahl zur Verfügung stehen, können Unternehmen eher Druck auf Löhne und Gehälter ausüben als in Zeiten der Vollbeschäftigung. Für die Beschäftigten steht das Interesse am Arbeitsplatz bzw. der Erhalt des Arbeitsplatzes im Vordergrund, so dass Einkommenseinbußen eher hingenommen werden. Zudem begrenzt gerade die Arbeitslosigkeit die Möglichkeiten der Gewerkschaften, Arbeitskämpfe zu organisieren und Gegenmacht zu entfalten.

Zusätzlich wirkt sich die Lage auf dem Arbeitsmarkt negativ auf die Konfliktbereitschaft der Beschäftigten aus. Aus Angst um den Arbeitsplatz werden Arbeitnehmerrechte häufig nicht wahrgenommen. Das gilt z. B. für die Inanspruchnahme von Bildungsurlaub oder die Freistellung für Betriebsratsschulungen, aber auch für Krankmeldungen, wie der sinkende Krankenstand zeigt, und für die Inanspruchnahme von Kuren (vgl. Kap. „Arbeit und Gesundheitsschutz“, S. 456).

Dieser Druckmechanismus der Arbeitslosigkeit wird durch das System der Sozialen Sicherung eingeschränkt. Solange Arbeitslosenunterstützung und Sozialhilfe ausreichend hoch sind, markieren sie eine untere Barriere gegen Lohnsenkung und -differenzierung, gegen unzumutbare Arbeitsbedingungen und schützen das ganze Lohn- und Sozialgefüge. Höhe und personelle Reichweite von Arbeitslosenunterstützung und Sozialhilfe wirken somit auf den Arbeitsmarkt allgemein und die Arbeitsentgelte und -bedingungen im besonderen zurück. Vor diesem Hintergrund wird plausibel, warum gerade die sozialpolitischen Leistungen bei Arbeitslosigkeit immer wieder kontrovers diskutiert werden und in den zurückliegenden Jahren im besonderen Maße Kürzungen ausgesetzt waren. Über die Frage, ob, in welcher Höhe, unter welchen Voraussetzungen und wie lange Arbeitsfähige, aber Arbeitslose Sozialleistungen erhalten können, wird ungleich mehr gestritten als über die Zahlung von Lohnersatzleistungen an Arbeitsunfähige (wegen Krankheit, Invalidität, Unfall) oder an Alte.

7. Soziale Absicherung bei Arbeitslosigkeit

7.1 Arbeitslosengeld und Arbeitslosenhilfe

Die soziale Sicherung von Arbeitslosen ist eine der zentralen Aufgaben der Sozialpolitik und verschiedenen Zielen verpflichtet:

- Zuvorderst ist es ihre Aufgabe, die Betroffenen und ihre Familien – soweit eine präventive Beschäftigungs- und Arbeitsmarktpolitik nicht oder nicht ausreichend greift – vor Einkommenseinbrüchen bis hin zur Armut zu schützen (*sozialpolitisches* Ziel). Der Zwang des einzelnen Arbeitslosen, seine Arbeitskraft unter allen Umständen anzubieten, wird außer Kraft gesetzt, so dass eine gewisse Zeit – je nach Ausgestaltung des Unterstützungssystems – auf die Annahme unterwertiger bzw. schlechter bezahlter Arbeit verzichtet werden kann.
- Sie ermöglicht die Suche einer der vorhandenen Qualifikation entsprechenden Beschäftigung. Dadurch werden *Strukturdiskrepanzen* auf dem Arbeitsmarkt („*Mismatch*") vermieden und ein sinnvoller Ausgleich von Angebot und Nachfrage nach Arbeit ermöglicht (*arbeitsmarktpolitisches* Ziel).
- Sie übernimmt aus gesamtwirtschaftlicher Sicht die Funktion eines *Konjunkturstabilisators* zu. Da die Transfers bei Arbeitslosigkeit den Lohnausfall zumindest teilweise kompensieren, wirken sie dem krisenverschärfenden Ausfall von Massenkaufkraft antizyklisch entgegen (*wirtschaftspolitisches* Ziel).

Im Unterschied zur Absicherung bei Alter, Invalidität, Krankheit lässt sich die Absicherung bei Arbeitslosigkeit nicht privatwirtschaftlich gestalten, etwa durch persönliche Vorsorge oder durch die Einschaltung privater Versicherungen. Das Risiko „Arbeitslosigkeit" ist nämlich kein versicherbares, individuelles Risiko im engeren Sinne, da Unterbeschäftigung von konjunkturellen und strukturellen Faktoren bestimmt wird und sich Eintrittswahrscheinlichkeit und Schadenshöhe nicht versicherungstechnisch kalkulieren lassen. Begrenzt sind auch die Möglichkeiten einer betrieblichen Absicherung gegen den Einkommensverlust; durch *Abfindungen* oder *Sozialplanleistungen* lässt sich die Einkommenslücke nur kurzfristig überbrücken.

In Deutschland ist die soziale Sicherung bei Arbeitslosigkeit faktisch *dreigleisig* organisiert:

- im Rahmen der Arbeitslosenversicherung durch den Leistungstyp *Arbeitslosengeld*,
- im Rahmen der Sozialhilfe mit dem Leistungstyp *Hilfe zum Lebensunterhalt*
- und durch die *Arbeitslosenhilfe*, die eine Zwischenstellung zwischen Versicherungsleistung und Fürsorgeleistung einnimmt.

Das Sozialgesetzbuch (SGB III) sieht das für einen Zeitraum von in der Regel zwölf Monaten gewährte *Arbeitslosengeld* (ALG) und die *Arbeitslosenhilfe* (ALHi) als Lohnersatzleistungen vor. Arbeitslose haben Anspruch auf ALG und ALHi, wenn sie arbeitslos sind (vgl. Pkt. 5.1 dieses Kapitels), d.h. vorübergehend nicht in einem Beschäftigungsverhältnis stehen oder nur eine Beschäftigung von weniger als 15 Stunden suchen, der Arbeitsvermittlung zur Verfügung stehen und bereits sind, jede zumutbare Arbeit annehmen. Arbeitslose, die vom Arbeitsamt Unterstützungsleistungen erhalten, sind weiter *kranken-, pflege-* und *rentenversichert.* Die Beiträge zahlt die Arbeitslosenversicherung. Zusätzlich zur Arbeitslosenunterstützung können Arbeitslose *Wohngeld* beantragen. Eltern arbeitsloser Kinder können länger als üblich Kindergeld erhalten. Für Jugendliche, die wegen fehlender Ausbildungsplätze ihre Berufsausbildung nicht beginnen können oder die arbeitslos sind, gibt es bis zum 21. Lebensjahr Kindergeld.

Liegt das Haushaltseinkommen von Arbeitslosen unterhalb des sozialhilferechtlichen Bedarfsniveaus, kann aufstockende *Hilfe zum Lebensunterhalt* beantragt werden. Die Sozialhilfe greift auch dann, wenn – Bedürftigkeit vorausgesetzt – keine Ansprüche auf Arbeitslosengeld oder -hilfe bestehen (vgl. Kap. „Einkommen“, S. 214).

Arbeitslosengeld

Das Arbeitslosengeld ist eine *Versicherungsleistung*, die nach dem *Äquivalenzprinzip* Höhe und Dauer des Leistungsbezugs an die Dauer der Beitragszahlung und die Höhe des letzten Nettoeinkommens koppelt. Der Anspruch auf Arbeitslosengeld (ALG) ist von der Erfüllung einer Wartezeit (Anwartschaft) von mindestens zwölf Monaten versicherungspflichtiger Beschäftigung in einer Rahmenfrist von drei Jahren abhängig. In die Rahmenfrist *nicht* eingerechnet werden Zeiten der Kindererziehung bis zum 3. Lebensjahr des Kindes und Zeiten einer nicht erwerbsmäßigen Pflege von Angehörigen. Die Leistungsdauer des Arbeitslosengeldes steht zu der Anwartschaft in einem Verhältnis von 1:2, d. h. für einen Leistungsmonat sind zwei Beitragsmonate erforderlich. Grundsätzlich ist die Leistungsdauer auf zwölf Monate begrenzt. Für ältere ArbeitnehmerInnen gelten jedoch verlängerte Fristen. Ab einem Lebensalter von 45 Jahren können – je nach vorhandenen Anwartschaftszeiten – bis zu 18 Monate Arbeitslosengeld gewährt werden. Mit steigendem Lebensalter erhöht sich die Bezugsdauer weiter. ArbeitnehmerInnen, die 57 Jahre und älter sind, können bis zu 32 Monate Arbeitslosengeld beziehen.

Für die *Leistungshöhe* sind das versicherungspflichtige Entgelt (Bemessungsentgelt), die in Frage kommende Lohnsteuerklasse und evtl. vorhandene unterhaltspflichtige Kinder von Bedeutung. Das *Bemessungsentgelt* ermittelt sich aus dem durchschnittlichen Verdienst der letzten 12 Monate. Für Arbeitslose, die länger als ein Jahr arbeitslos sind, wird das Bemessungsentgelt jährlich der allgemeinen Entwicklung der Bruttoarbeitsentgelte angepasst. Das Bemessungsentgelt wird um die gesetzlichen Abzüge, also um Steuern und Beiträge, die bei den ArbeitnehmerInnen gewöhnlich anfallen, vermindert. Das Arbeitsamt berechnet die Leistungshöhe dann nach diesem pauschalierten

Nettoeinkommen und weist sie in Leistungstabellen aus. Der Leistungssatz beträgt 60 % des Nettoeinkommens, Arbeitslosen mit unterhaltspflichtigen Kindern erhalten einen erhöhten Leistungssatz von 67 %.

Die Orientierung am Nettoeinkommen bedeutet, dass Ehefrauen, die in der Steuerklasse V eingestuft sind und durch die hohen Abzüge nur ein niedriges Nettoentgelt haben, auch ein entsprechend niedriges Arbeitslosengeld beziehen.

Da Mehrarbeitszuschläge und Sonderzahlungen, wie Weihnachtsgeld und Urlaubsgeld nicht in das Bemessungsentgelt eingehen (aber der Beitragspflicht unterliegen), entspricht das Arbeitslosengeld ungefähr nur der Hälfte des ausgefallenen Arbeitseinkommens. Arbeitslosengeld wird auch als *Teilarbeitslosengeld* gezahlt. Es soll den Einkommensausfall ausgleichen, der eintritt, wenn ArbeitnehmerInnen eines von mehreren versicherungspflichtigen Teilzeitbeschäftigungsverhältnissen verlieren. *Bestandsschutzregelungen* verhindern, dass Arbeitslose, die eine schlechter bezahlte oder Teilzeittätigkeit aufnehmen, bei Verlust dieser neuen Beschäftigung ein niedrigeres Arbeitslosengeld erhalten. Der Bestandsschutz gilt für drei Jahre, bei der Berechnung des neuen Arbeitslosengeldes wird das ursprüngliche Bemessungsentgelt bzw. die ursprüngliche Arbeitszeit zu Grunde gelegt.

Arbeitslosenhilfe

Die Arbeitslosenhilfe (ALHi) wird in zwei Formen gewährt (vgl. Übersicht IV.2):

- im Anschluss an das Arbeitslosengeld als *Anschlussarbeitslosenhilfe*,
- nach einer beitragspflichtigen Beschäftigung von mindestens 150 Tagen als *originäre Arbeitslosenhilfe*.

Die Leistungsdauer der *Anschlussarbeitslosenhilfe* ist zeitlich unbegrenzt, d.h. unabhängig von der Beitragsdauer. Dagegen ist die Dauer der originären Arbeitslosenhilfe auf ein Jahr befristet. Die Höhe der Arbeitslosenhilfe beträgt 53% des Nettoeinkommens, bei Arbeitslosen mit mindestens einem Kind 57%. Die Arbeitslosenhilfe wird wie das Arbeitslosengeld an die allgemeine Lohnentwicklung angepasst. Allerdings wird das Bemessungsentgelt jedes Jahr pauschal um jeweils 3 % gekürzt, so dass bei Langzeitarbeitslosen der Zahlbetrag der Arbeitslosenhilfe kontinuierlich sinkt. Allerdings darf die Bemessungsgrundlage nicht unter die Hälfte der Bezugsgröße (1999 West: 2.205 DM, Ost: 1.855 DM) sinken.

Arbeitslosenhilfe hat einen Zwittercharakter. Zwar berechnet sich ihre Höhe im Grundsatz nach dem vor der Arbeitslosigkeit erzielten Einkommen. Ob überhaupt und in welchem Ausmaß Unterstützungsleistungen gezahlt werden, hängt jedoch von der *Bedürftigkeit* des Arbeitslosen ab. Keine Rolle bei der Bedürftigkeitsprüfung spielt der tatsächliche *Bedarf* des Arbeitslosen. So bleiben beispielsweise die Zahl der Familienangehörigen oder hohe Mietbelastungen unberücksichtigt.

Übersicht IV.2:
Arbeitslosengeld und Arbeitslosenhilfe im Vergleich

	Arbeitslosengeld	Arbeitslosenhilfe
Voraus-gehende Zeiten	Mindestens 360 Kalendertage beitragspflichtige Beschäftigung oder gleichgestellte Zeiten innerhalb der letzten 3 Jahre vor dem Antrag auf ALG.	1. ALHi im Anschluss an den Bezug von ALG: Dabei genügt 1 Tag ALG-Bezug innerhalb der letzten 12 Monate vor dem ALHi-Antrag 2. Anwartschafts-ALHi: wenn in den letzten 12 Monaten vor dem ALHi-Antrag nachgewiesen werden können a) mindestens 150 Kalendertage beitragspflichtige Beschäftigung b) in bestimmten Fällen mindestens 240 Kalendertage beitragspflichtige Beschäftigung.
Bedürf-tigkeit	Keine Bedürftigkeitsprüfung, Einkommen aus geringfügiger Erwerbstätigkeit des Arbeitslosen wird allerdings zum Teil angerechnet	Nur bei Bedürftigkeit, also (meist teilweise) Anrechnung von: - Einkommen und Vermögen des Arbeitslosen - Einkommen und Vermögen von Ehepartnern, Partnern einer eheähnlichen Gemeinschaft und Eltern minderjähriger Arbeitsloser
Höhe	ALG beträgt höchstens 60% (bei Arbeitslosen mit mindestens einem Kind 67%) des pauschalierten Nettoeinkommens	ALHi beträgt höchstens 53% (bei Arbeitslosen mit mindestens einem Kind 57%) des pauschalierten Nettoeinkommens. Die 3%ige Absenkung pro Jahr wird mit der jährlichen Anpassung verrechnet.
Dauer	In der Regel 12 Monate, Regelung für ältere Arbeitslose: - ab 45 Jahren bis 18 Monate - ab 47 Jahren bis 22 Monate - ab 52 Jahren bis 26 Monate - ab 57 Jahren bis 32 Monate	Die AnschlussALHi ist unbegrenzt, mit im Grundsatz jährlicher Antragsüberprüfung, die AnwartschaftsALHi ist auf 1 Jahr befristet

Die Bedürftigkeitsprüfung bei der Arbeitslosenhilfe ist weniger streng als die bei der Sozialhilfe (vgl. dazu Kap. „Einkommen“, S. 228). Angerechnet werden eigenes Einkommen und Vermögen des Arbeitslosen und seines Ehepartners sowie das Einkommen Unterhaltsverpflichteter. Vom Arbeitseinkommen des Ehegatten wird im Jahr 2000 ein Freibetrag in Höhe seines hypothetischen Arbeitslosenhilfeanspruches, mindestens aber 1.400 DM abgezogen. Unterhaltsansprüche gegen Großeltern oder Enkel sind auf die Arbeitslosenhilfe nicht anzurechnen. Erwachsene Arbeitslose haben in der Regel keinen Unterhaltsanspruch gegenüber ihren Eltern oder Kindern. Demgegenüber bestehen grundsätzlich immer Unterhaltsansprüche minderjähriger unverheirateter Kinder gegenüber ihren Eltern aber auch Verheirateter sowie Arbeitsloser in eheähnlicher Gemeinschaft untereinander. Das Vorhandensein einer eheähnlichen Gemeinschaft ist eng definiert. Das Vorliegen einer Wohn- oder Wirtschaftsgemeinschaft allein löst keine Unterhaltsverpflichtungen aus.

Zumutbarkeit

Das Interesse des Arbeitslosen, seinen Vorstellungen entsprechend vermittelt zu werden und einen möglichst umfassenden Einkommens- und Statusschutz zu erhalten, muss abgewogen werden mit dem Interesse der Gesamtheit der Beitragszahler. Aus Sicht der Beschäftigten, die über ihre Beiträge Lohnersatzleistungen für prinzipiell Arbeitsfähige finanzieren, müssen Arbeitslose Maßstäbe zumutbarer beruflicher Belastungen akzeptieren, die allgemeinen Gerechtigkeitsvorstellungen entsprechen. So wäre es nicht verständlich, wenn Arbeitslose eine freie Stelle nur deswegen ablehnen könnten, weil die Lage der Arbeitszeit (z.B. Schichtarbeit) nicht ihren Vorstellungen entspricht. Dieser Interessenausgleich erfolgt durch die Bestimmung von *Zumutbarkeitskriterien.*

Welche Beschäftigung zumutbar ist, regelt das SGB III. Danach sind alle Beschäftigungen zumutbar, die der Arbeitslose ausüben kann und darf. Einen *Berufsschutz* gibt es nicht mehr. Lediglich bei der Absenkung des Arbeitsentgeltes und den zumutbaren Fahrtzeiten gelten abgestufte Schutzregelungen:

- In den ersten drei Monaten der Arbeitslosigkeit ist eine Absenkung des Bruttogehaltes um 20 % zumutbar.
- In den folgenden drei Monaten muss eine Absenkung um 30 % hingenommen werden.
- Ab dem siebten Monat sind alle Beschäftigungen zumutbar, wenn das daraus erzielte Nettoeinkommen nach Abzug der Fahrtkosten u.ä. die Lohnersatzleistung (ALG, ALH) nicht unterschreitet.
- Fahrtzeiten sind zumutbar, wenn diese bei einer Arbeitszeit von mehr als sechs Stunden zweieinhalb Stunden betragen.
- Eine Beschäftigung darf auch deshalb nicht abgelehnt werden, weil sie befristet ist oder eine doppelte Haushaltsführung erforderlich macht.

Sperrzeiten

Wird vom Arbeitsamt eine *Sperrzeit* verhängt, dann ruht der Anspruch auf Arbeitslosengeld und -hilfe. Folgende Tatbestände lösen eine Sperrzeit aus:

- eigene Lösung des Beschäftigungsverhältnisses z.B. durch Eigenkündigung bzw. Aufhebungs- oder Abwicklungsvertrag zwischen Arbeitgeber und Beschäftigten,
- arbeitgeberseitige Kündigung nach arbeitsvertragswidrigem Verhalten,
- Ablehnung einer vom Arbeitsamt angebotenen zumutbaren Beschäftigung,
- Weigerung der Teilnahme an einer beruflichen Weiterbildungsmaßnahme,
- Abbruch einer beruflichen Weiterbildungs- oder Eingliederungsmaßnahme.

Eine Sperrzeit tritt nicht ein, wenn der Arbeitslose für sein Verhalten einen wichtigen Grund hatte. Die Regelsperrzeit umfasst 12 Wochen. Unter bestimmten Voraussetzungen kommt eine Verkürzung auf 6 bzw. 3 Wochen in Betracht.

Für die Dauer der Sperrzeit werden vom Arbeitsamt *keine* Lohnersatzleistungen gezahlt. Zusätzlich wird die maximale Dauer der Leistungsgewährung um ein Viertel, mindestens aber 84 Kalendertage gekürzt. Der Anspruch auf Arbeitslosengeld und -hilfe erlischt, wenn der Arbeitslose nach Entstehung des Anspruchs Anlass für den Eintritt von Sperrzeiten mit einer Dauer von insgesamt mindestens 24 Wochen gegeben hat. Arbeitslose mit Sperrzeiten können Hilfe zum Lebensunterhalt beantragen, allerdings reduziert sich die Hilfe „bis auf das zum Lebensunterhalt Unerlässliche“ (vgl. Kap. „Einkommen“, S. 216). 1998 wurden bundesweit bei ca. 3,6 Mio. Arbeitsvermittlungen ca. 318.000 Sperrzeiten verhängt, davon etwa 85 % wegen Auflösung des bestehenden Arbeitsverhältnisses und nur knapp 8 % wegen Ablehnung einer angebotenen Arbeit.

Während der Sperrzeit zahlt das Arbeitsamt keine Beiträge zur Sozialversicherung. Arbeitslose müssen sich deshalb in ihrer Krankenkasse freiwillig weiterversichern, wollen sie nicht ohne Krankenversicherungsschutz bleiben.

In jedem Fall haben ArbeitnehmerInnen das Recht, *Widerspruch* gegen eine verhängte Sperrzeit beim Arbeitsamt einzureichen und können die Rückgängigmachung bzw. Reduzierung der Sperrzeit verlangen.

Mit dem Anstieg der Arbeitslosigkeit wurden die Zumutbarkeitsregelungen im Arbeitsförderungsrecht kontinuierlich verschärft. Hierdurch sollte die Bereitschaft der Arbeitslosen, Arbeit anzunehmen, gefördert werden und der missbräuchlichen Inanspruchnahme von Lohnersatzleistungen vorgebeugt werden. Die gegenwärtig sehr restriktive Fassung der Zumutbarkeitsregelung verkennt, dass nicht die fehlende Motivation der Arbeitslosen Ursache für die Massenarbeitslosigkeit ist, sondern fehlende Stellen. Der fehlende Berufsschutz kann dazu führen, dass Arbeitslose in Tätigkeiten vermittelt werden, in denen ihre Vorqualifikationen verfallen und sie damit langfristig *dequalifiziert* werden. Dadurch werden nicht zuletzt geringer qualifizierte Bewerber benachteiligt. Es kommt zu einer Verschärfung des *Konkurrenzdrucks* auf den unteren und mittleren Qualifikationsstufen, auf denen dann auch Arbeitslose mit formal höheren Qualifikationen vermittelt werden. Eine zentrale Ursache für die überproportional hohe Arbeitslosigkeit der Geringqualifizierten (vgl. Pkt. 6.1.3.2 dieses Kapitels) liegt darin, dass unter dem Druck des globalen Arbeitsmarktungleichgewichts und verschärfter Zumutbarkeitsregelungen ein Verdrängungswettbewerb (*downgrading*) zu Lasten der weniger Qualifizierten und Leistungsfähigen auf dem Arbeitsmarkt stattgefunden hat.

7.2 Mängel im Leistungssystem

Das Risiko Arbeitslosigkeit wird durch das versicherungsförmige Arbeitslosengeld nur insoweit abgedeckt, als es sich um einen vorrangig konjunkturell bedingten Schadensfall mit begrenzter Dauer handelt. Das Sicherungssystem kann nur bei den Arbeitslosen Notlagen vermeiden, deren Arbeitslosigkeit *erstens* relativ kurz ist, die *zweitens* zuvor langjährig gearbeitet und Beiträge gezahlt und die *drittens* relativ gut verdient haben. Es erfüllt seine Sicherungsfunktion also bei jenen Beschäftigten, die als Angehörige der relativ gut verdienenden Kernbelegschaft lange Beitrags- und nur kurze Arbeitslosigkeitszeiten aufweisen. Ein Blick auf die Strukturmerkmale von Arbeitslosigkeit lässt schnell erkennen, dass der Idealfall eines mehr oder minder gleichmäßig verteilten und lediglich kurzfristigen Arbeitslosigkeitsrisikos, das immer wieder andere trifft und im Rahmen der Leistungsdauer des Arbeitslosengeldes beendet wird, die Realität in keiner Weise wiedergibt. Es eröffnet sich vielmehr ein wachsender Widerspruch zwischen den tatsächlichen Verhältnissen auf dem Arbeitsmarkt und den Annahmen, die das Leistungssystem Arbeitslosengeld normiert.

Die Mängel im Leistungssystem konzentrieren sich im wesentlichen auf drei Problemzonen:

(1) Ein hoher Anteil Arbeitsloser erhält überhaupt keine Arbeitslosenunterstützung.

(2) Die Bedeutung von Arbeitslosen*geld* geht zurück, die der Arbeitslosen*hilfe* steigt.

(3) Die Höhe der Unterstützungsleistung ist unzureichend.

(1) Ausgrenzung aus der Arbeitslosenunterstützung

Vom Arbeitslosenbestand sind knapp ein Drittel finanziell weder durch Arbeitslosengeld noch durch Arbeitslosenhilfe abgesichert, weil entweder keine Ansprüche vorliegen oder diese wegen der Inkongruenz von Arbeitslosigkeits- und Leistungsdauer ausgelaufen sind. Frauen erhalten doppelt so häufig keine Leistungen wie Männer. Die Gründe dafür liegen in kürzeren Beschäftigungszeiten aufgrund familienbedingter Erwerbsunterbrechungen und der Bedürftigkeitsprüfung bei der Arbeitslosenhilfe, durch die Ehefrauen aufgrund des höheren Erwerbseinkommens der Männer häufiger ohne Leistungsanspruch bleiben. Ein weiterer Grund ist die geltende Anwartschaftszeitenregelung. Am stärksten betroffen sind junge Menschen, denen schon der Einstieg ins Erwerbsleben versagt wird. Hinzu kommt, dass immer mehr ArbeitnehmerInnen vor allem aufgrund der wachsenden Zahl befristeter Arbeitsverhältnisse nur kurzfristig beschäftigt sind und keinen Zugang zur Arbeitslosenunterstützung erwerben können. Die Befristung der originären ALHi auf ein Jahr verschärft das Risiko der Ausgrenzung zusätzlich.

(2) Bedeutungszuwachs der Arbeitslosenhilfe

Infolge der zunehmenden Dauer der Arbeitslosigkeit hat die Bedeutung des Arbeitslosengeldes gegenüber der Arbeitslosenhilfe abgenommen. Zahlen für 1998 ergeben:

- Arbeitslosen*geld* als eigentliche Hauptleistung im Falle von Arbeitslosigkeit erhalten in den alten Bundesländern 42,4 % der Arbeitslosen, in den neuen Bundesländern 54 %.
- Dem Bedeutungsverlust des Arbeitslosengeldes steht die Zunahme der Arbeitslosen*hilfe* gegenüber. Knapp ein Drittel der Arbeitslosen in den alten Bundesländern und ca. 40 % in den neuen erhalten diese mit einer Bedürftigkeitsprüfung verbundene schlechtere Leistung.

Abbildung IV.10:
Arbeitslose und Leistungsbezieher in Westdeutschland 1980 - 1998

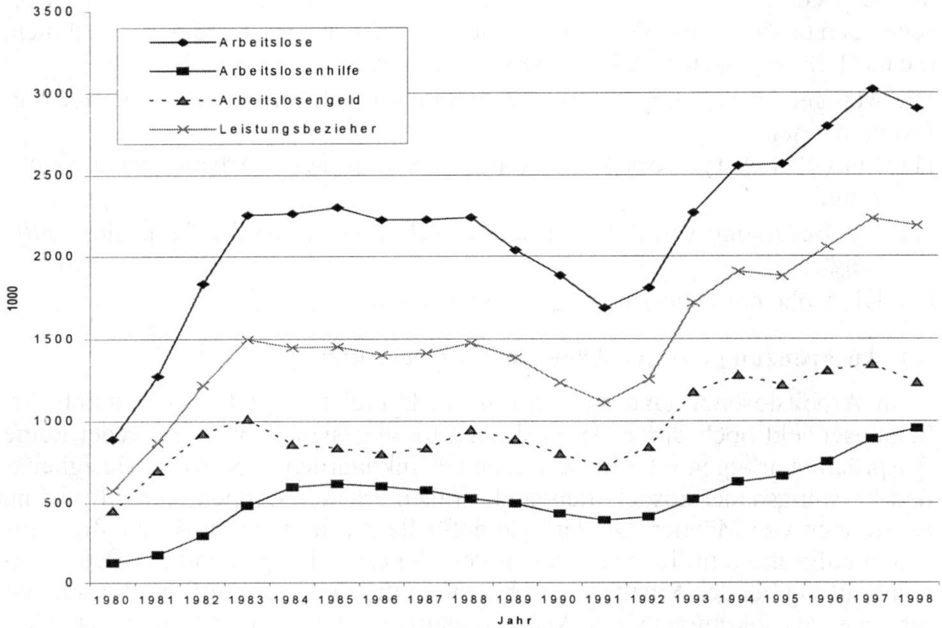

Quelle: Bundesanstalt für Arbeit, Jahresbericht 1998, S. 62, 160

Tabelle IV.32:
Empfänger von Arbeitslosengeld und Arbeitslosenhilfe in % der Arbeitslosen

Jahr	Arbeitslosengeld		Arbeitslosenhilfe		Leistungsempfänger	
	alte Länder	neue Länder	alte Länder	neue Länder	alte Länder	neue Länder
1993	45,4	60,9	21,4	20,2	70,9	81,9
1994	43,7	53,9	23,0	27,4	69,4	82,1
1995	41,0	51,3	24,1	29,5	66,7	81,7
1996	41,2	54,5	25,0	28,6	67,4	83,8
1997	39,8	53,3	27,4	31,4	68,0	85,2
1998	42,4	54,0	32,8	39,9	75,2	93,9

Quelle: Adamy, W., Steffen, J., Abseits des Wohlstands, Darmstadt 1998, S. 93; Bundesanstalt für Arbeit, Jahresbericht 1998, S. 62, 160.

(3) Unzureichende Höhe des Leistungsniveaus

Die durchschnittliche Unterstützung belief sich für Arbeitslosengeldempfänger in den alten Bundesländern 1998 auf 1.375 DM und für Arbeitslosenhilfeempfänger auf 1.008 DM (vgl. Tabelle IV.33). In den neuen Bundesländern lag das

Niveau deutlich darunter. Diese Durchschnittszahlen verdecken, dass z.B. die Arbeitslosenhilfe für Frauen im Westen nur 820 DM und in den neuen Bundesländern nur 791 DM betrug. Den erhöhten Leistungssatz, der an Arbeitslose mit mindestens einem Kind gezahlt wird, erhielten 1998 32 % der Arbeitslosengeldempfänger und 40 % der Arbeitslosenhilfeempfänger. Offensichtlich zählen also vor allem Arbeitnehmer mit Kindern zu den Langzeitarbeitslosen.

Tabelle IV.33:
Durchschnittliche Höhe von Arbeitslosengeld und Arbeitslosenhilfe 1998 in DM

	Männer und Frauen	Männer	Frauen
ALG (alte Länder)	1.375	1.651	1.028
ALG (neue Länder)	1.202	1.307	1.087
ALHi (alte Länder)	1.008	1.105	810
ALHi (neue Länder)	863	971	791

Quelle: Angaben der Bundesanstalt für Arbeit, Werte für Ende Oktober 1998.

Folge dieser unzureichenden materiellen Absicherung bei Arbeitslosigkeit ist die erhebliche Sozialhilfebedürftigkeit vieler Arbeitsloser. Ihr Anteil stieg in den vergangenen Jahren und lag 1993 zwischen 12 % und 13 % aller Erwerbslosen. Von den Empfängern von Hilfe zum Lebensunterhalt in der Altersgruppe zwischen 18 und 60 Jahren waren 1997 knapp 44 % arbeitslos (vgl. Kap. „Einkommen“, S. 217 f.).

Je nach Personengruppe ist die Bedeutung der Arbeitslosenunterstützung sehr unterschiedlich. Deutsche Arbeitslose und arbeitslose Männer sind auch bei längerfristiger Arbeitslosigkeit deutlich besser abgesichert als ausländische Arbeitslose und als arbeitslose Frauen, insbesondere alleinerziehende Frauen. Bei ihnen haben die Sozialhilfe und der Unterhalt durch die Familie teilweise eine die gleiche Bedeutung wie die Arbeitslosenunterstützung (vgl. Abbildung IV.11).

Als sozialpolitisches Fazit bleibt festzuhalten, dass die Arbeitslosenversicherung bei andauernder Massenarbeitslosigkeit und ständigen Eingriffen in das Leistungssystem ihrer Funktion, existenzsichernde Lohnersatzleistungen zu gewährleisten, nur noch unzureichend nachkommt. Erhebliche Sicherungslücken machen eine Reform des Gesamtsystems dringend erforderlich (vgl. dazu Kap. „Einkommen“, S. 240 ff.). Andererseits wird die Position vertreten, dass die Leistungen noch zu hoch sind und der Anreiz bzw. Druck, Erwerbsarbeit aufzunehmen trotz verschärfter Zumutbarkeitsregelung und abgesenkter Leistungsansprüche noch zu gering ist. Um zusätzliche Arbeitsplätze in einem Niedriglohnsektor entstehen lassen zu können, müssten weitere Kürzungen vorgenommen und die Arbeitslosenhilfe in die Sozialhilfe überführt werden (vgl. Pkt. 10.2.1 dieses Kapitels). Allerdings hat die Entwicklung in der Vergangenheit gezeigt, dass derartige Kürzungen keinen Beitrag zur Lösung der Beschäftigungskrise geleistet haben.

Abbildung IV.11:
Arbeitslose 1995 nach ausgewählten Merkmalen und überwiegendem Lebensunterhalt in Westdeutschland

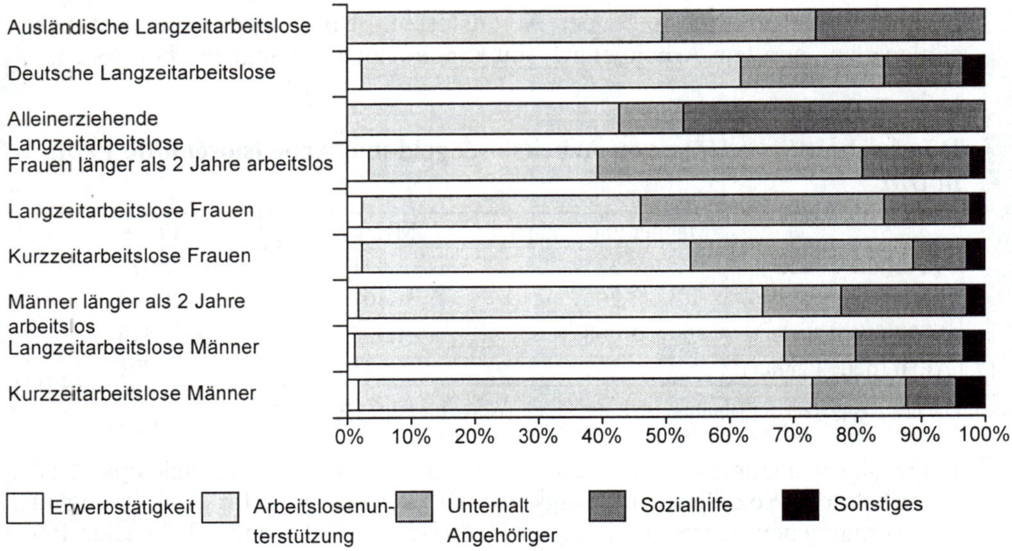

Quelle: Wagner, A. u.a., Arbeitslose, Langzeitarbeitslose und ihre Familien, in: Ministerium für Arbeit, Gesundheit und Soziales des Landes NRW, Landessozialbericht Band 8, Düsseldorf 1998. S. 159.

8. Arbeitsmarktpolitik

8.1 Das Politikfeld

Arbeitsmarktpolitik hat die Gestaltung des unmittelbaren Arbeitsmarktgeschehens und seiner Rahmenbedingungen zum Gegenstand. Maßnahmen der Arbeitsmarktpolitik zielen auf die quantitative und qualitative Beeinflussung des Angebots wie der Nachfrage nach Arbeitskräften, um auf diese Weise die Ausgleichsprozesse auf dem Arbeitsmarkt zu fördern, die Entstehung von Arbeitslosigkeit zu vermeiden, vorhandene Arbeitslosigkeit abzubauen und die Beschäftigungsmöglichkeiten für alle Arbeitsuchenden und Arbeitsfähigen zu verbessern.

Von der Arbeitsmarktpolitik zu unterscheiden ist die staatliche *Beschäftigungspolitik*. Sie zielt generell auf die Beeinflussung des *Gesamtniveaus* der Beschäftigung ab. Dies geschieht primär durch die Steuerung der *gesamtwirtschaftlichen Nachfrage,* aber auch durch die Beeinflussung der *Angebotsbedingungen* (z. B. verbesserte Investitionstätigkeit), durch die die Zahl der Arbeitsplätze dem Bedarf an Arbeit angepasst werden kann. Als Instrumente stehen Maßnahmen im Rahmen der Konjunktur- und Wachstumspolitik, der Regional- und Strukturpolitik, der Geld- und Fiskalpolitik sowie der Außenhandelspolitik zur Verfügung. Über die Staatsausgaben, deren Anteil am Bruttoinlandsprodukt bei etwa knapp 50 % liegt (= Staatsquote – vgl. dazu Kapitel „Sozialpolitik im ökonomischen Prozess“, S. 57 ff.), kann der Staat unmittelbaren Einfluss auf das Beschäftigungsniveau ausüben.

Die Arbeitsmarktpolitik hat sich im Verlauf der vergangenen Jahre und Jahrzehnte hinsichtlich ihrer konkreten Zielsetzung, ihrer instrumentellen und finanziellen Ausgestaltung sowie ihrer Verknüpfung mit angrenzenden Politikfeldern in einigen Bereichen substanziell verändert. Die politischen Handlungsebenen und die Zahl der involvierten Akteure haben sich ausgeweitet.

Arbeitsmarktpolitik ist in erster Linie eine *staatliche* Aufgabe, die in der Verantwortung des *Bundes* liegt. Dieser hat die gesetzgeberische Zuständigkeit, setzt die rechtlichen und finanziellen Rahmenbedingungen und ist auch für die praktische Umsetzung der Arbeitsmarktpolitik verantwortlich. Die zentrale gesetzliche Grundlage der Arbeitsmarktpolitik ist das Dritte Buch des Sozialgesetzbuches zur Arbeitsförderung (SGB III) mit der *Bundesanstalt für Arbeit* (BA) als zuständiger Behörde. Die Finanzierung der Arbeitsmarktpolitik erfolgt durch Beitragsmittel von ArbeitnehmerInnen und Arbeitgebern sowie aus allgemeinen Steuermitteln (vgl. Pkt. 9.2 dieses Kapitels).

Auch die *Bundesländer* haben in den vergangenen Jahren zunehmend arbeitsmarktpolitische Aktivitäten ergriffen. So zielen Sonderprogramme darauf ab, die Situation für bestimmte Zielgruppen am Arbeitsmarkt zu verbessern. Schließlich sind die *Kommunen* um die Beeinflussung des (lokalen) Arbeitsmarktes bemüht, nicht zuletzt um die finanziellen Belastungen der Kommunalhaushalte durch Arbeitslosigkeit zu verringern (vgl. Pkt. 8.6 dieses Kapitels). Von wachsender Bedeutung ist schließlich die europäische Ebene: Die *Europäische Union* hat durch die Bereitstellung von erheblichen finanziellen Mitteln vor allem im Rahmen ihrer *Strukturfonds* den Handlungsspielraum der nationalen Arbeitsmarktpolitik erweitert (vgl. Pkt. 8.5.1 dieses Kapitels). Darüber hinaus zielt sie auf eine verbesserte Koordinierung der nationalen Beschäftigungspolitiken (vgl. Pkt. 10.4 dieses Kapitels). Auch die *Tarifvertragsparteien*, die nicht von ungefähr auch als Arbeitsmarktparteien bezeichnet werden, wirken direkt und indirekt als arbeitsmarktpolitische Akteure, weil sie durch die Regulierung der Arbeits(zeit)- und Einkommensbedingungen zentrale Parameter von Arbeitsangebot und -nachfrage festsetzen. Zu nennen sind schließlich die Kommunen, Industrie- und Handelskammern, Handwerkskammern, Wohlfahrtsverbände und örtliche Träger und Gruppierungen, die an der Umsetzung der staatlichen Arbeitsmarktpolitik beteiligt sind bzw. selbst arbeitsmarkt- und beschäftigungspolitische Initiativen ergreifen. Indirekt haben auch andere Politikfelder Auswirkungen auf die Angebotsseite des Arbeitsmarktes, so u.a. die Bildungs-, Familien-, und Ausländerpolitik.

8.2 Arbeitsförderung (Sozialgesetzbuch III) – Entwicklung und Grundsätze

Die Instabilität des Wirtschaftsverlaufs und das regelmäßige Auftreten ökonomischer Krisen machen die Arbeitslosigkeit zu einer Alltagserscheinung (nicht nur) in Marktwirtschaften. Die soziale Absicherung der Arbeitslosen gehört daher zu den notwendigen und zentralen Bestandteilen jedes sozialen Sicherungssystems. Sozialpolitische Sicherungssysteme wie die Arbeitslosenversicherung haben jedoch einen Doppelcharakter: Sie bieten nicht nur eine (oftmals unzureichende) materielle Existenzsicherung beim Ausfall des Arbeitseinkommens, sondern wirken auch auf die Vorgänge auf den Arbeitsmärkten ein. Hier besteht ihre zentrale Wirkung darin, dass sie den Angebotszwang des Arbeitslosen, jede Arbeit anzunehmen, mildern. Wie kaum eine andere sozialpolitische Regelung greift damit die Arbeitslosenversicherung in das Zentrum des Interessenkonfliktes zwischen Kapital und Arbeit ein. Dies erklärt auch, warum die gesetzliche Grundlage für die Arbeitslosenversicherung erst relativ spät, nämlich 1927, d.h. fast 50 Jahre nach der Bismarckschen Sozialgesetzgebung zur Kranken-, Unfall- und Invaliditätsversicherung, geschaffen wurde (vgl. Kap. „Sozialpolitik und soziale Lage“, S. 26 ff.). Die Schwerpunkte des in der Weimarer Republik verabschiedeten Gesetzes über die *Arbeitsvermittlung und Arbeitsloseversicherung (AVAVG)* lagen darin, Angebot und Nachfrage nach Arbeit durch eine staatliche Arbeitsvermittlung auszugleichen sowie Lohnersatzleistungen bei eingetretener Arbeitslosigkeit zu gewähren. Erstmals wurde die lokale Ebene überwunden und eine reichseinheitliche Grundlage in diesem Politikfeld geschaffen.

Gegenüber dieser *kompensatorischen* Arbeitsmarktpolitik – die nach dem Zweiten Weltkrieg fortgeführt wurde und auch sozialpolitisch bis heute ihre volle Berechtigung hat – stellte die Neufassung des Arbeitsförderungsgesetzes (AFG) von 1969 die *aktiven* Instrumente der Arbeitsmarktpolitik in den Vordergrund. Nach den Vorstellungen des Gesetzgebers sollte die neue Qualität vor allem darin bestehen, die Entwicklung des Arbeitsmarktes durch *vorausschauende und präventive Interventionen* so zu gestalten, dass Arbeitslosigkeit möglichst vermieden wird. Kernstück dieser aktiven, vorausschauenden Arbeitsmarktpolitik war die *Förderung der beruflichen Mobilität* durch Ausbildung, Umschulung und berufliche Fortbildung. In diesem Sinne verfolgte das AFG – zusammen mit dem Stabilitäts- und Wachstumsgesetz von 1967 – das Ziel, einen hohen Beschäftigungsstand zu sichern, die Beschäftigungsstruktur ständig zu verbessern und das Wachstum der Wirtschaft zu fördern.

Im Verlauf von nahezu 3 Jahrzehnten ist das AFG etwa einhundertmal geändert worden, darunter durch 15 große Gesetzesnovellen. In der Tendenz lässt sich eine schrittweise Rückführung und Eingrenzung des Leistungsspektrums und des Leistungsniveaus in vielen Teilbereichen beobachten.

1997 trat das III. Buch des Sozialgesetzbuches (SGB III) zur Arbeitsförderung in Kraft, das sich in seinen Zielsetzungen gegenüber dem AFG deutlich verändert hat. Der Anspruch der Arbeitsmarktpolitik wurde zurückgenommen, indem nicht mehr die Schaffung eines hohen Beschäftigungsstandes angestrebt, sondern lediglich auf die Förderung des Ausgleichs am Arbeitsmarkt abgestellt wird. Die präventive Komponente wird nur noch in abgeschwächter Form aufgegriffen. Stattdessen wird die Verantwortung der Arbeitsmarktbeteiligten besonders betont. Arbeits*förderung* wird als eher nachrangiges Politikfeld begriffen. Der differenzierte Zielkatalog des AFG wurde mit der ausdrücklichen Begründung nicht wieder aufgegriffen, dass er nicht erfüllbare Erwartungen und Forderungen an die Arbeitsförderung auslöse. Der Verweis darauf, dass die wettbewerbsfähigen Arbeitsplätze nicht gefährdet werden dürften, ist als eine Absage an einen weit ausgebauten *Zweiten Arbeitsmarkt* zu verstehen.

Die *allgemeinen Aufgaben* der Arbeitsförderung werden im SGB III folgendermaßen charakterisiert:

- Der *Ausgleich* am Arbeitsmarkt soll unterstützt werden, Ausbildungs- und Arbeitsplatzsuchende über Lage und Entwicklung des Arbeitsmarktes und der Berufe beraten, offene Stellen zügig besetzt und die Möglichkeiten von benachteiligten Ausbildungs- und Arbeitsuchenden für eine Erwerbstätigkeit verbessert werden.
- Die *Leistungen* sollen dabei so eingesetzt werden, dass sie den beschäftigungspolitischen Zielsetzung der Sozial-, Wirtschafts- und Finanzpolitik der Bundesregierung entsprechen. Sie sollen ferner der Verantwortung der Arbeitgeber für Beschäftigungsmöglichkeiten und der ArbeitnehmerInnen für ihre eigenen beruflichen Möglichkeiten Rechnung tragen und die Erhaltung und Schaffung von wettbewerbsfähigen Arbeitsplätzen nicht gefährden.

Unabhängig von der veränderten Zielsetzung haben sich auch *Aufbau und Struktur* des SGB III gegenüber dem AFG deutlich verändert. Zunächst werden die Grundsätze und Bestimmungen zur Versicherungspflicht sowie zur Beratung und Vermittlung festgelegt, dann folgen die Regelungen über Leistungen der Bundesanstalt für Arbeit:

- *Leistungen an ArbeitnehmerInnen*
  Darunter fallen Unterstützung bei Beratung und Vermittlung, Eingliederungshilfen, Förderung der Beschäftigungsaufnahme bzw. einer selbständigen Tätigkeit, der beruflichen Aus- und Weiterbildung, der Eingliederung Behinderter sowie Entgeltersatzleistungen und die Förderung der ganzjährigen Beschäftigung in der Bauwirtschaft.
- *Leistungen an Arbeitgeber*
  Hierzu gehören verschiedene Hilfen zur Eingliederung von ArbeitnehmerInnen, Förderung der beruflichen Ausbildung und beruflichen Eingliederung Behinderter.
- *Leistungen an Träger*
  Sie umfassen u.a. die Förderung der Berufsausbildung, Zuschüsse zu Sozialplanmaßnahmen, Förderung von Arbeitsbeschaffungs- und Strukturanpassungsmaßnahmen.

8.3 Instrumente der Arbeitsmarktpolitik

8.3.1 Beratung und Vermittlung

Die *Vermittlung in Arbeits- und Ausbildungsstellen* ist eine der wichtigsten Aufgaben der Arbeitsämter. Die Arbeitsvermittlung der Arbeitsämter vollzieht sich nach festen Regeln, die bundesweit gelten. Das gilt z. B. für die Zumutbarkeit von Beschäftigungen. Die Vermittlungsdienste der Arbeitsämter kann jeder in Anspruch nehmen. Sie sind jedoch in ihrer Wirksamkeit dadurch begrenzt, dass die Unternehmen nicht zur Meldung aller offenen Stellen verpflichtet sind. Nur ein Teil des tatsächlichen Arbeitskräftebedarfs wird den Arbeitsämtern gemeldet. Neben den Arbeitsämtern dürfen auch private Vermittler ihre Dienste anbieten.

Die Vermittlung durch die Bundesanstalt für Arbeit erfolgt *unentgeltlich.* Zu den Grundsätzen der Arbeitsvermittlung gehört die Unparteilichkeit z. B. bezüglich der Religions-, Partei- oder Verbandszugehörigkeit, die lohnpolitische Neutralität und Neutralität in Arbeitskämpfen. Vermittlungen in Ausbildungs- oder Arbeitsverhältnisse, die gegen ein Gesetz oder die guten Sitten verstoßen, darf die BA nicht durchführen. Diskriminierungen jeglicher Art sind nicht zulässig. Einschränkungen, die der Arbeitgeber z.B. hinsichtlich Geschlecht, Alter, Gesundheitszustand oder Staatsangehörigkeit macht, darf die BA nur berücksichtigen, wenn dies aufgrund der Tätigkeit unerlässlich ist. ArbeitnehmerInnen und Arbeitgeber sind zur Mitwirkung bei der Vermittlung verpflichtet. Das Arbeitsamt soll dem Arbeitgeber eine Arbeitsmarktberatung anbieten, wenn eine Stelle nicht in angemessener Zeit besetzt werden kann.

Die Vermittlungsstatistik der Bundesanstalt für Arbeit registrierte im Jahr 1998 rund 8,3 Mio. Arbeitsuchende. Den etwa 3,8 Mio. offenen Stellen, die gemeldet wurden, standen knapp 3,7 Mio. Arbeitsvermittlungen gegenüber (vgl. Tabelle IV.34). Davon entfielen rund drei Viertel auf Beschäftigungsverhältnisse über 7 Tage, etwa 12 % auf ABM und traditionelle Strukturanpassungsmaßnahmen (SAM) und weitere 10 % auf subventionierte reguläre Beschäftigungsverhältnisse (vgl. Punkt 8.3.6). In den neuen Bundesländern entfielen sogar rund ein Drittel der Vermittlungen auf ABM und SAM.

Der *Einschaltungsgrad* der Bundesanstalt für Arbeit, also das Verhältnis von Stellenabgängen bei den Arbeitsämtern zu den sozialversicherungspflichten Einstellungen, lag 1998 bei knapp 42 %. Der *Marktanteil*, also das Verhältnis von Arbeitsvermittlungen in Beschäftigungsverhältnisse (über 7 Tage) zu den sozialversicherungspflichtigen Einstellungen, betrug 29,4 %.

Tabelle IV.34:
Arbeitssuchende, offene Stellen und Vermittlungen auf dem Arbeitsmarkt 1998

Bewegungen	Alte Länder	Neue Länder	Gesamt
Zugang an Arbeitssuchenden insgesamt	5.828.395	2.465.902	8.294.297
Zugang an Arbeitslosen insgesamt	4.943.211	2.326.689	7.269.900
Zugang an offenen Stellen insgesamt	2.691.449	1.142.802	3.834.251
Arbeitsvermittlungen insgesamt	2.599.001	1.075.245	3.674.246
dav.:-in Beschäftigung bis 7 Kalendertage	726.776	99.823	826.599
über 7 Kalendertage	1.872.225	975.422	2.847.647
-ABM und traditionelle Strukturanpassungsmaßnahmen	108.563	331.907	440.470
-subventionierte Arbeitsvermittlungen in reguläre Beschäftigungen	136.729	255.576	392.305

Quelle: Amtliche Nachrichten der Bundesanstalt für Arbeit (ANBA) 1/1999, S. 15 und 20.

Nach langen und kontroversen Diskussionen wurde 1994 das *Vermittlungsmonopol* der Bundesanstalt für Arbeit vollständig aufgehoben. Private, gewerbsmäßige Arbeitsvermittlung ist seitdem flächendeckend für alle Berufe und Personengruppen zulässig. Um Qualitätsstandards zu sichern und mögliche Risiken zu begrenzen, ist eine entsprechende Erlaubnis durch die Bundesanstalt für Arbeit Voraussetzung. Sie wird von den Landesarbeitsämtern bei entsprechender Eignung und Zuverlässigkeit zunächst auf drei Jahre befristet erteilt und kann dann unbefristet verlängert werden. Für die Leistungen der privaten Vermittler dürfen nur vom Arbeitgeber Vergütungen verlangt werden. Die Vermittler müssen der BA regelmäßig über Art und Umfang ihrer Tätigkeit Bericht erstatten. Nicht erlaubnispflichtig sind Vermittlungsbemühungen öffentlich-rechtlicher Träger der sozialen Sicherung. Außerdem ist die private Arbeitnehmerüberlassung (Leiharbeit) zu nennen, die für einige Branchen einen beachtlichen Teil der Arbeitsvermittlung abdeckt (vgl. Pkt. 3.2.1.2 dieses Kapitels). Zulässig sind auch regelmäßige Informationen über Stellenangebote und Stellengesuche in den Medien, sie gelten nicht als Arbeitsvermittlung.

Entgegen manchen Erwartungen hat die private Arbeitsvermittlung mit einem Anteil von 4 % bislang nur einen relativ geringen Marktanteil erlangen können. Das heißt, der quantitativ absolut dominierende Vermittler ist auch nach der Liberalisierung die BA geblieben. Die seit 1994 neu zugelassenen gewerbsmäßigen Arbeitsvermittler haben 1998 am Abschluss von rund 62.100 Arbeitsvermittlungen mitgewirkt, das waren immerhin knapp 20.000 mehr als im Jahr zuvor. Insgesamt erzielten *alle* privaten (d.h. auch die nicht gewerbsmäßigen und die bereits vor 1994 aktiven) Vermittler im Jahr 1998 rund 381.700 Arbeitsvermittlungen. Lediglich 15 % betrafen Vermittlungen von Erwerbslosen. Etwa die Hälfte der 3.200 Ende 1998 zugelassenen privaten Vermittler konnten für dieses Jahr keine positiven Vermittlungsergebnisse vermelden.

Tabelle IV.35:
Verbleib der Ratsuchenden bei der Arbeits- und Berufsberatung im Jahr 1996/97

Art der Erledigung	Ratsuchende
Einmündung in Berufsausbildungsstelle	496.483
Schulbesuch	866.803
Berufsvorbereitende Maßnahme	83.737
Arbeitsstelle bzw. Abgabe an Arbeitsvermittlung	146.210
Verbleib im Ausbildungsverhältnis	127.731
Verbleib im Arbeitsverhältnis	9.099
Bundeswehr/Zivildienst	31.218
freiwilliges soziales Jahr	7.193
Sonstiges	361.622
Insgesamt	2.130.096

Quelle: Amtliche Nachrichten der Bundesanstalt für Arbeit (ANBA), Arbeitsstatistik 1997 - Jahreszahlen, S. 285.

Eng mit der Arbeitsvermittlung ist die *Arbeits- und Berufsberatung* verbunden. Ziel der Beratung ist es, Informationen über die Berufswahl, die berufliche Entwicklung, den Berufswechsel sowie die Möglichkeiten zur beruflichen Bildung zu geben. Ferner geht es um Rat und Auskunft zu Lage und Entwicklung des Arbeitsmarktes und der Berufe, die Ausbildungs- und Arbeitsplatzsuche sowie die Leistungen der Arbeitsförderung. 1996/97 nahmen rund 2,1 Mio. Personen die Dienste der Arbeitsämter in Anspruch. Die Tabelle IV.35 zeigt, dass ein erheblicher Teil der Ratsuchenden in eine Ausbildungsstelle vermittelt werden konnte.

8.3.2 Förderung der Beschäftigungsaufnahme und Eingliederung von ArbeitnehmerInnen

Die grundsätzliche Zielrichtung der Förderung der Beschäftigungsaufnahme und der Eingliederung ist der Abbau von Vermittlungsbarrieren der Arbeitslosen, seien sie objektiver Natur oder in den Einschätzungen der Arbeitgeber begründet. Es geht also nicht um die Schaffung *zusätzlicher* Beschäftigungsmöglichkeiten, sondern um die Verbesserung der Arbeitsmarktchancen einzelner benachteiligter Gruppen. Neben den individuellen Vorteilen besteht eine weitere positive Wirkung auch darin, dass einer Verfestigung und Segmentierung der Struktur des Arbeitslosenbestandes entgegengewirkt wird.

Das SGB III sieht sowohl für die ArbeitnehmerInnen wie auch für die Arbeitgeber verschiedene Maßnahmen und Leistungen vor.

- Die ArbeitnehmerInnen können, wenn sie arbeitslos sind oder von Arbeitslosigkeit unmittelbar bedroht sind, unterstützende Leistungen wie z.B. die Erstattung von Bewerbungskosten und Reisekosten erhalten.
- Sie können auf Vorschlag oder mit Einwilligung des Arbeitsamtes an geförderten Trainingsmaßnahmen teilnehmen, die zur Verbesserung ihrer Eingliederungsaussichten beitragen.
- Sie können ferner bei Arbeitsaufnahme Mobilitätshilfen erhalten, die z.B. als Übergangsbeihilfe den Lebensunterhalt bis zur ersten Lohnzahlung abdecken, Arbeitskleidung und Arbeitsgeräte finanzieren bzw. Umzugs- und Fahrtkosten übernehmen.
- Schließlich können ArbeitnehmerInnen auch die sogenannten *Arbeitnehmerhilfe* erhalten, wenn sie eine auf längstens drei Monate befristete Tätigkeit aufnehmen und vorher Arbeitslosenhilfe oder mindestens 6 Monate Arbeitslosengeld bezogen haben. Sie beträgt 25 DM pro Tag. Damit soll ein Anreiz zur Aufnahme befristeter Beschäftigung gegeben werden.
- Wollen ArbeitnehmerInnen ihre Arbeitslosigkeit dadurch beenden, dass sie sich selbständig machen, können sie unter bestimmten Voraussetzungen ein *Überbrückungsgeld* erhalten, das in der Regel für sechs Monate in der Höhe des Arbeitslosengeldes bzw. Arbeitslosenhilfe gezahlt wird.

Die *Arbeitgeber* können zur Eingliederung von ArbeitnehmerInnen ebenfalls verschiedene Leistungen erhalten:

- *Eingliederungszuschüsse* für Personen, die ohne besondere Förderung nicht oder nicht dauerhaft in den Arbeitsmarkt eingegliedert werden können, dienen dem finanziellen Ausgleich von geringeren Leistungen der Beschäftigten am Arbeitsplatz. Je nach Voraussetzungen können sie zwischen 30 und 70 % der regelmäßig gezahlten Tariflöhne und Sozialversicherungsbeiträge betragen und zwischen 6 und 24 Monaten gezahlt werden.
- Bei *Neugründungen* können Arbeitgeber, die sich vor nicht mehr als zwei Jahren selbständig gemacht haben, für die unbefristete Einstellung von höchstens zwei zuvor Arbeitslosen einen Zuschuss erhalten, der in Höhe von 50 % des Arbeitsentgelts für längstens 12 Monate gezahlt wird. Der Selbständige darf nicht mehr als fünf Beschäftigte haben.
- Mithilfe eines *Eingliederungsvertrages* soll ein Arbeitgeber die Möglichkeit erhalten, einen Langzeitarbeitslosen nach einer risikolosen Eingliederungszeit in ein festes Arbeitsverhältnis zu übernehmen. Während der Dauer des Eingliederungsvertrages von mindestens zwei Wochen bis höchstens 6 Monaten sollen sich die Arbeitslosen unter betriebsüblichen Arbeitsbedingungen qualifizieren und einarbeiten mit dem Ziel, anschließend in ein Arbeitsverhältnis übernommen zu werden. Bei Fehlzeiten, z.B. Krankheit, trägt das Arbeitsamt das Arbeitsentgelt, und es kann während der Beschäftigungszeit einen Eingliederungszuschuss erbringen, der auch bei Auflösung des Vertrages nicht zurückgezahlt werden muss.
- Im Rahmen des Sonderprogramms „*Beschäftigungshilfen für Langzeitarbeitslose*" können Arbeitgeber, die einen Langzeitarbeitslosen unbefristet einstellen, für eine Dauer von bis zu einem Jahr einen Lohnkostenzuschuss erhalten, der je nach Dauer der Arbeitslosigkeit im ersten Halbjahr bis 80 % und im zweiten Halbjahr bis zu 60 % des Arbeitsentgelts betragen kann.

Die Bestimmungen zeigen, dass es um zielgruppenspezifische und *zeitlich begrenzte* Förderungen genau beschriebener Teilgruppen des Arbeitsmarktes geht. Dies unterscheidet diese Instrumente grundsätzlich von allen Konzepten einer allgemeinen und unbefristeten Lohnsubventionierung, die im Zusammenhang mit der Beschäftigungsförderung im Bereich gering qualifizierter und niedrig entlohnter Tätigkeiten diskutiert werden (vgl. Pkt. 10.1 dieses Kapitels).

Tabelle IV.36:
Inanspruchnahme von beschäftigungsfördernden Maßnahmen im Jahr 1998

Maßnahmen	Zahl der geförderten Arbeitsverhältnisse	
	Alte Länder	Neue Länder
Eingliederungszuschüsse	69.500	31.400
Eingliederungsverträge	2.400	340
Beschäftigungshilfen für Langzeitarbeitslose	49.400	17.300
Einstellungszuschüsse bei Neugründungen	9.600	2.600
Überbrückungsgeld bei selbständiger Existenzgründung	66.700	31.700
Insgesamt	197.600	83.340

Quelle: Amtliche Nachrichten der Bundesanstalt für Arbeit (ANBA) 1/1999, S. 17 und 22.

Die Inanspruchnahme dieser verschiedenen Leistungen fiel 1998 insgesamt eher gering, aber doch unterschiedlich aus (vgl. Tabelle IV.36). Während das Instrument der Eingliederungsverträge, trotz seiner sehr günstigen Ausgestaltung, mit insgesamt 2.740 Fällen kaum in Anspruch genommen wurde, liegt die Zahl der Fälle mit Eingliederungszuschüssen (rund 100.000) und mit Beschäftigungshilfen für Langzeitarbeitslose (rund 67.000) deutlich höher. Auch das Überbrückungsgeld bei selbständiger Existenzgründung wird vor allem in den neuen Ländern (31.700 Fälle) relativ stark in Anspruch genommen.

Eine erste Evaluation des Instituts für Arbeitsmarkt- und Berufsforschung (IAB) kam 1998 zu positiven Ergebnissen:

- Der Übergang in die geförderte Beschäftigung erfolgt zum größten Teil (rund 90 %) aus vorheriger Arbeitslosigkeit.
- Die unterschiedliche Zielgruppenorientierung der Instrumente beeinflusst zwar die Struktur des geförderten Personenkreises, aber auch bei den weniger restriktiven Instrumenten werden durchaus Personen mit vermittlungshemmenden Merkmalen gefördert.
- Bei den geförderten Beschäftigungsverhältnissen handelt es sich überwiegend (70 % und mehr) um unbefristete Vollzeitbeschäftigungsverhältnisse mit betriebsüblicher Entlohnung.
- Die überwiegende Mehrheit der Betriebe hält die Fördermittel im Verhältnis zur Leistungsminderung für ausreichend bemessen, nur etwa 10 % bis 20 % halten sie für zu niedrig.
- Je nach Maßnahmenart planen die Betriebe bei 70 % bis 100 % eine Weiterbeschäftigung nach Ablauf der Förderung.

8.3.3 Förderung der beruflichen Aus- und Weiterbildung

Die Förderung der beruflichen Aus- und Weiterbildung stellt einen Kernbereich vorbeugender und aktiver Arbeitsmarktpolitik dar. Sie soll dazu beitragen, die jungen Menschen bei der Berufsausbildung zu unterstützen und den Beschäftigten insgesamt eine Anpassung an den wirtschaftlichen und technologischen Strukturwandel und die daraus resultierenden veränderten qualifikatorischen Anforderungen zu ermöglichen. Auf der einen Seite soll damit Arbeitslosigkeit vorgebeugt oder verringert, auf der anderen Seite Arbeitskräfteknappheit vermieden werden. Ähnlich wie bei der Eingliederungsförderung geht es nicht um das Beschäftigungs*niveau*, sondern um die Beeinflussung der Beschäftigungs*struktur* und damit um die *relative* Chancenverbesserung auf dem Arbeitsmarkt. Durch die Verringerung von Profildiskrepanzen zwischen Arbeitskräfteangebot und -nachfrage („mismatch“) sollen zugleich die Ausgleichsprozesse auf dem Arbeitsmarkt verbessert werden. Ein schwieriges Problem besteht in der treffgenauen Bestimmung der zukunftsträchtigen Qualifizierungsinhalte. Die vergangenen Jahre haben gezeigt, dass die finanziellen Mittel je nach Kassenlage stark variierten und von einer systematischen Weiterbildungspolitik auf durchgängig hohem Niveau nicht die Rede sein konnte.

Das SGB III sieht verschiedene Leistungen an die ArbeitnehmerInnen und Auszubildenden vor. Zentrale Leistung zur Förderung der *Berufsausbildung* ist die *Berufsausbildungsbeihilfe*. Sie kann an Jugendliche gezahlt werden, die eine berufliche Ausbildung oder eine berufsvorbereitende Bildungsmaßnahme absolvieren und denen die erforderlichen Mittel anderweitig nicht zur Verfügung stehen. Die Beihilfe deckt in pauschalierter Form den Lebensunterhalt je nach Wohn- und Familiensituation mit Beträgen zwischen 785 und 830 DM (Berufsausbildung) bzw. zwischen 345 und 830 DM (berufsvorbereitende Maßnahme) ab. Darüber hinaus werden Fahrt-, Lehrgangs- und sonstige Kosten übernommen. Vorhandenes Einkommen wird angerechnet. 1998 wurde für die Berufsausbildungsbeihilfe rund 1 Mrd. DM aufgewendet.

Neben dieser Regelförderung gibt es Sondermaßnahmen. Das im Herbst 1998 aufgelegte *Sofortprogramm* zur Ausbildung, Qualifizierung und Beschäftigung war für 100.000 Jugendlichen ausgelegt. Jedem Jugendlichen und vor allem jedem arbeitslosen Jugendlichen bevor er/sie ein halbes Jahr arbeitslos geworden ist, sollte ein Ausbildungs- oder Qualifizierungsangebot gemacht werden. Die einzelnen Elemente reichen von außerbetrieblichen Ausbildungsangeboten, Nach- und Zusatzqualifizierung, beschäftigungsbegleitenden Hilfen, Lohnkostenzuschüssen zur Beschäftigung von arbeitslosen Jugendlichen u.a. Finanziert wird es aus Mitteln der Bundesanstalt für Arbeit, des Europäischen Sozialfonds (vgl. Pkt. 8.5.1 dieses Kapitels) sowie aus Mitteln des Bundeshaushalts.

Bei der Förderung der *beruflichen Weiterbildung* geht es vorrangig um *individuelle* Unterstützung der ArbeitnehmerInnen mit dem Ziel der erfolgreichen Eingliederung in den Arbeitsmarkt. Darüber hinaus sind auch Leistungen an Träger der Weiterbildung vorgesehen. ArbeitnehmerInnen können bei Teilnahme an Weiterbildungsmaßnahmen gefördert werden,

- wenn die Weiterbildung notwendig ist, um sie bei Arbeitslosigkeit beruflich einzugliedern, eine ihnen drohende Arbeitslosigkeit abzuwenden, oder
- weil bei ihnen die Notwendigkeit der Weiterbildung wegen eines fehlenden Berufsabschlusses anerkannt ist.

Voraussetzung dafür ist, dass eine *Vorbeschäftigungszeit* erfüllt ist, das Arbeitsamt vorher eine Beratung durchgeführt und der Maßnahme zugestimmt hat und die Maßnahme als förderungswürdig anerkannt ist. Die Vorbeschäftigungszeit ist erfüllt, wenn die ArbeitnehmerInnen innerhalb von drei Jahren vor Beginn der Weiterbildung mindestens zwölf Monate versicherungspflichtig beschäftigt waren oder Anspruch auf Arbeitslosengeld oder Anschluss-Arbeitslosenhilfe haben. Bei BerufsrückkehrerInnen nach einer Familienphase gilt die Dreijahresfrist nicht, hier reicht generell eine einjährige Versicherungspflicht.

Leistungen bei beruflicher Weiterbildung die Übernahme der Weiterbildungskosten und das Unterhaltsgeld. Zu den *Weiterbildungskosten* gehören beispielsweise Lehrgangskosten, Fahrtkosten, Kosten für auswärtige Unterbringung und Kinderbetreuungskosten (bis zu 120 DM/Monat je Kind). Das *Unterhaltsgeld* wird bei anerkannten Vollzeitmaßnahmen gezahlt und entspricht im wesentlichen dem Arbeitslosengeld. Bei WeiterbildungsteilnehmerInnen mit mindestens einem Kind beträgt es 67 %, bei den übrigen TeilnehmerInnen 60 % des sogenannten Leistungsentgelts (vgl. Pkt. 7.1 dieses Kapitels). Es kann unter bestimmten Voraussetzungen auch eine Teilzeitmaßnahme besucht werden, für die dann ein Teilunterhaltsgeld gezahlt wird, so zum Beispiel, wenn Kinder zu betreuen oder Angehörige zu pflegen sind, wenn die Vorbeschäftigungszeit durch Teilzeitarbeit erfüllt wurde oder wenn parallel zu einer Teilzeitarbeit erstmals ein anerkannter Berufsabschluss angestrebt wird. Eine ergänzende Förderung ist möglich, wenn besondere Eingliederungsschwierigkeiten bestehen, die nur durch eine erneute Weiterbildung überwunden werden können. Auch wenn die Vorbeschäftigungszeit nicht erfüllt wurde, ist eine Förderung durch Übernahme der Weiterbildungskosten möglich.

Eine *Maßnahme* entspricht den Zielen der Weiterbildungsförderung nur, wenn sie zum Ziel hat, die beruflichen Kenntnisse zu erhalten bzw. zu erweitern, der technischen Entwicklung anzupassen oder einen beruflichen Aufstieg zu ermöglichen. Darüber hinaus, wenn sie einen beruflichen Abschluss vermittelt oder zu einer anderen beruflichen Tätigkeit befähigt. Unter bestimmten Voraussetzungen können auch Maßnahmen mit Praktika, Fernunterricht und Selbstlernmaßnahmen anerkannt werden. Die Bundesanstalt für Arbeit kann Träger mit der Durchführung von Maßnahmen beauftragen. Die Förderung darf grundsätzlich nicht erfolgen, wenn die Weiterbildung überwiegend im betrieblichen Interesse liegt, um Wettbewerbsverzerrungen zu vermeiden, es sei denn, es besteht dafür ein besonderes arbeitsmarktpolitisches Interesse.

Träger von Maßnahmen und Einrichtungen der beruflichen Aus- und Weiterbildung können durch Darlehen und Zuschüsse gefördert werden. Bei den Ausbildungsmaßnahmen können Zuschüsse zur Ausbildungsvergütung und Maßnahmekosten gefördert werden. Bei der Förderung der Einrichtungen können sowohl Aufbau und Ausstattung wie auch die Entwicklung von Maßnahmen berücksichtigt werden. Auch hier kommt die Förderung betrieblicher Einrichtungen – von Ausnahmen abgesehen – nicht in Betracht. Zu den Trägern gehören große Weiterbildungseinrichtungen wie etwa das Berufsfortbildungswerk des DGB (bfw), die Deutsche Angestelltenakademie, die Industrie- und Handelskammern, aber auch zahlreiche kleinere Anbieter.

Problematisch ist, dass – wie bei allen Maßnahmen der aktiven Arbeitsmarktpolitik – auch die Weiterbildungsförderung immer wieder von der finanziellen Situation der BA abhängig gemacht worden ist. So wurde die Qualifizierungsoffensive Anfang der 90er Jahre rasch zurückgefahren, als im Zuge der deutschen Vereinigung die finanziellen Mittel knapp wurden. (vgl. Abbildung IV.12). Entsprechend sanken die Ausgaben der Bundesanstalt für Arbeit für Maßnahmen der beruflichen Weiterbildung von rund 19 Mrd. DM im Jahr 1992 auf 12,7 Mrd. DM im Jahr 1997.

Tabelle IV.37:
Eintritte in Maßnahmen der beruflichen Weiterbildung 1991 - 1998 in 1.000

	1991	1992	1993	1994	1995	1996	1997	1998
Alte Bundesländer	594	575	348	307	402	378	275	372
Neue Bundesländer	892	879	293	284	256	268	166	236

Quelle: Bundesanstalt für Arbeit, Geschäftsbericht 1998, S. 83 f.

Abbildung IV.12:
Eintritte in Maßnahmen der beruflichen Weiterbildung 1991 - 1997

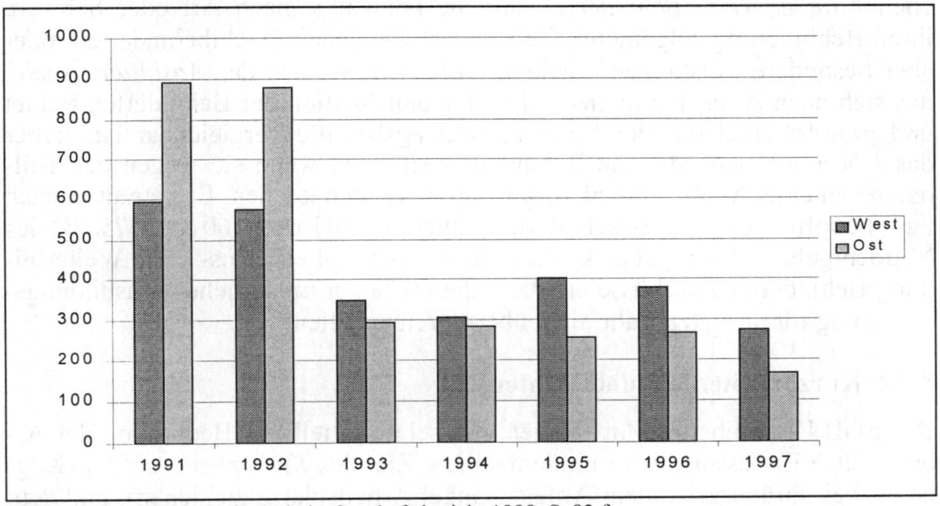

Quelle: Bundesanstalt für Arbeit, Geschäftsbericht 1998, S. 83 f.

Betrachtet man die Struktur der Weiterbildungsmaßnahmen, so zeigt sich in den alten Bundesländern, dass seit Mitte der achtziger Jahre die berufliche Aufstiegsfortbildung drastisch zurückgefahren wurde. Ihr Anteil an den erfolgreichen AbsolventInnen lag 1996 nur noch bei etwas über 3 %. Dagegen stieg der Anteil der Anpassungsfortbildung von knapp der Hälfte auf rund drei Viertel aller TeilnehmerInnen. Die Umschulungsmaßnahmen hielten mit knapp einem Fünftel in etwa ihren Anteil.

Im Jahr 1996 wurde die *Aufstiegsfortbildung* mit dem Aufstiegsfortbildungsförderungsgesetz (AFBG), dem sog. „*Meister-BAFöG*“, auf eine neue gesetzliche Grundlage gestellt. Seither haben Fachkräfte, die sich zu Handwerks- oder Industriemeistern, Technikern, Fachkaufleuten, Betriebswirten oder auf einen anderen Fortbildungsabschluss vorbereiten, einen Anspruch auf staatliche Förderung in Form von Zuschüssen oder Darlehen. 1997 erhielten rund 50.000 Personen Leistungen nach dem ABFG (1996: 29.400). Das Gesamtvolumen der bewilligten Förderung betrug 1997 rund 336 Mio. DM, davon 290 Mio. als Darlehen; bis Ende 1998 beliefen sich die Förderungsmittel bereits auf insgesamt rund 1 Mrd. DM.

Über die arbeitsmarktpolitischen Wirkungen der Weiterbildungsmaßnahmen nach dem SGB III geben Verbleibsanalysen der TeilnehmerInnen Auskunft. Sie zeigen für die alten Bundesländer positive Ergebnisse: Von den Absolventen des 2. Quartals 1997 z.B. bezogen nach Abschluss der Maßnahme zunächst 66 % Geldleistungen für Arbeitslose, Ende des Jahres waren es nur noch 35 %. Demgegenüber sah die Bilanz für die neuen Bundesländer merklich schlechter aus: Ende 1997 erhielten noch 59 % Leistungen des Arbeitsamts. Generell zeigt sich seit Beginn der 90er Jahre ein Trend zur Verschlechterung der Beschäftigungschancen nach erfolgreichem Abschluss einer Weiterbildungsmaßnahme.

Einen besonderen Abschnitt im SGB III nimmt die Förderung der beruflichen *Eingliederung Behinderter* ein. Sie können je nach Art oder Schwere ihrer Behinderung allgemeine Leistungen wie jede/r Nichtbehinderte/r oder aber besondere Leistungen erhalten. Dazu gehören u.a. das *Ausbildungsgeld*, das sich nach Alter, Familienstand und Wohnsituation der Behinderten richtet und grundsätzlich mit der Berufsausbildungsbeihilfe vergleichbar ist, ferner das *Übergangsgeld*, das die Behinderten erhalten, wenn sie wegen der Teilnahme an einer Maßnahme nicht ganztägig arbeiten können. Es beträgt je nach Familienpflichten und Beschäftigungssituation zwischen 60 und 75 % des Nettoentgeltes. Arbeitgeber können für die betriebliche Aus- oder Weiterbildung Behinderter Zuschüsse erhalten, die 60 % der monatlichen Ausbildungsvergütung für das letzte Jahr nicht überschreiten sollen.

8.3.4 Kurzarbeitergeld und Wintergeld

Das SGB III beinhaltet Maßnahmen, die bei unmittelbarer Bedrohung der Arbeitsplätze Entlassungen verhindern sollen. Ziel des *Kurzarbeitergeldes* (Kug) ist es, bei vorübergehendem Arbeitsmangel Arbeitsplätze zu sichern, und dem Betrieb die eingearbeiteten Arbeitskräfte zu erhalten. Kurzarbeitergeld wird u. a. gewährt, wenn aus wirtschaftlichen Gründen, insbesondere einer schlechten Konjunkturlage oder wegen eines unabwendbaren Ereignisses, ein erheblicher Arbeitsausfall eintritt. Das heißt, es müssen in dem Betrieb in dem Monat mindestens ein Drittel der Beschäftigten ein um mindestens 10 % geringeres Einkommen erzielen. Der entsprechende Einkommensverlust wird durch die Zahlung von Kurzarbeitergeld gemildert. Für die Unternehmen hat das Kurzarbeitergeld in diesen Fällen die Funktion einer Lohnkostensubvention.

Es gibt eine Sonderregelung für strukturell bedingte Arbeitsausfälle: Danach kann Kurzarbeitergeld gezahlt werden, wenn die Strukturveränderungen für einen Betrieb mit einer Einschränkung und Stillegung des ganzen Betriebes oder wesentlichen Betriebsteilen verbunden sind und die betroffenen Beschäftigten zur Vermeidung von Entlassungen in einer eigenständigen betrieblichen Einheit zusammengefasst werden. Dieses strukturelle Kurzarbeitergeld soll dann zur Durchführung von Qualifizierungsmaßnahmen oder sonstigen Eingliederungsmaßnahmen gezahlt werden. Diese Regelung ist bis Ende 2002 befristet.

Das Kurzarbeitergeld wird maximal für 6 Monate gezahlt, das strukturelle Kurzarbeitergeld für bis zu 12 Monate und in Bereichen mit außergewöhnlich nachteiligen Verhältnissen bis zu 24 Monate. Das Kurzarbeitergeld wird für die Ausfallstunden geleistet. Es ist wie das Arbeitslosengeld eine Lohnersatzleistung und wird entsprechend berechnet. Arbeitslose mit mindestens einem Kind erhalten 67 % des ausgefallenen Nettoeinkommens, für die übrigen ArbeitnehmerInnen gilt ein Satz von 60 %. Jahresdurchschnittlich erhielten 1998 fast 115.000 ArbeitnehmerInnen Kurzarbeitergeld. Betroffen waren rund 9.000 Betriebe.

Zur Förderung der *ganzjährigen Beschäftigung* in der Bauwirtschaft sieht das SGB III zwei Leistungen vor: Das *Wintergeld*, das der Abgeltung witterungsbedingter Mehraufwendungen für geleistete Arbeitsstunden dient, und das *Winterausfallgeld* bei witterungsbedingtem Arbeitsausfall in der Schlechtwetterzeit. Auf das Wintergeld haben die gewerblichen Beschäftigten in der Bauwirtschaft Anspruch im Zeitraum von Mitte Dezember bis Ende Februar. Das Winterausfallgeld wird in der Schlechtwetterzeit von November bis März gezahlt.

8.3.5 Sozialplanzuschuss und Insolvenzgeld

Um Arbeitslosigkeit zu vermeiden, können nach dem SGB III erstmals auch im Zusammenhang mit *Sozialplanmaßnahmen* Förderleistungen erbracht werden,. Es handelt sich hierbei um ein betriebsnahes und mobilitätsorientiertes Förderinstrument: Wenn in einem Sozialplan Maßnahmen vorgesehen sind, die der Eingliederung von Beschäftigten dienen, die von Arbeitslosigkeit bedroht sind, können diese Maßnahmen durch Zuschüsse gefördert werden. Voraussetzung ist, dass für die Betroffenen ansonsten andere Förderleistungen zu erbringen wären. Maximal kann ein Zuschuss im Volumen des durchschnittlichen jährlichen Arbeitslosengeldes für die Maßnahmenteilnehmer gezahlt werden. Mit diesem Instrument soll den Betriebsparteien ein Anreiz gegeben werden, mehr als bisher Sozialplanmittel für beschäftigungswirksame Maßnahmen einzusetzen. Die bisherige Praxis zeigt, dass dieses Instrument nur sehr zögerlich angenommen wird, weil offenkundig die bisherigen Handlungsmuster (Abfindungs- und Vorruhestandssozialplan) noch sehr stabil sind.

Im Insolvenzfall haben die betroffenen ArbeitnehmerInnen Anspruch auf *Insolvenzgeld* (bis Ende 1998 Konkursausfallgeld), wenn sie für die letzten drei Monate des Arbeitsverhältnisses noch Ansprüche auf Arbeitsentgelt haben. Das Insolvenzgeld wird in Höhe des noch ausstehenden Nettoarbeitsentgelts gezahlt, und das Arbeitsamt übernimmt die Sozialversicherungsbeiträge. Unter bestimmten Voraussetzungen kann das Arbeitsamt einen Vorschuss auf das Insolvenzgeld erbringen.

8.3.6 Arbeitsbeschaffungs- und Strukturanpassungsmaßnahmen

Die Bundesanstalt für Arbeit verfügt auch über Instrumente, die *unmittelbar* auf die *Schaffung* von Arbeitsplätzen gerichtet sind. Es handelt sich um *Arbeitsbeschaffungsmaßnahmen (ABM)* und *Strukturanpassungsmaßnahmen (SAM)*. Wegen dieser Zielsetzung nehmen sie im Rahmen der aktiven Arbeitsmarktpolitik eine Sonderrolle ein. Diese Maßnahmen verfolgen eine Integrationsfunktion, weil sie schwer vermittelbaren Arbeitslosen überhaupt wieder die Chance eines Wiedereinstiegs bieten. Sie haben eine Brückenfunktion, die auf den Übergang von geförderten in reguläre Beschäftigungsverhältnisse zielt, und sie haben eine strukturpolitische Funktion, weil bestimmte Tätigkeitsfelder im Zentrum der Förderung stehen.

Arbeitsbeschaffungsmaßnahmen werden gefördert, wenn dabei *zusätzliche* und im *öffentlichen Interesse* liegende Arbeiten durchgeführt werden. Das Arbeitsamt weist den Trägern der Maßnahmen solche ArbeitnehmerInnen zu, die durch die Arbeit beruflich stabilisiert oder qualifiziert und deren Eingliederungschancen dadurch verbessert werden können. Bevorzugt gefördert werden Maßnahmen, die

- die Voraussetzungen für die Schaffung von Dauerarbeitsplätzen erheblich verbessern,
- für solche ArbeitnehmerInnen Arbeitsgelegenheiten schaffen, die besonders schwer vermittelbar sind, oder
- der Verbesserung der sozialen Infrastruktur oder der Umwelt dienen.

Maßnahmen im *gewerblichen* Bereich können nur gefördert werden, wenn sie an ein *Wirtschaftsunternehmen* vergeben werden. *Förderungsbedürftig* sind ArbeitnehmerInnen, wenn sie langzeitarbeitslos sind bzw. in den letzten zwölf Monaten sechs Monate arbeitslos waren und die Voraussetzungen für Entgeltersatzleistungen (z.B. bei Arbeitslosigkeit oder beruflicher Weiterbildung) erfüllen. Arbeitslose, die diesen Kriterien entsprechen, können sich um ABM bemühen. Umgekehrt ist ihnen die Teilnahme an ABM aber auch zumutbar. Es können auch bestimmte Arbeitslose mit kürzerer Arbeitslosigkeitsdauer gefördert werden, z.B. solche ohne abgeschlossene Berufsausbildung, Behinderte, Anleitungs- und Betreuungspersonal.

Die Höhe des Zuschusses an den Maßnahmen ist gestaffelt: Der Zuschuss soll mindestens 30 %, höchstens aber 75 %, in besonderen Ausnahmefällen auch 100 % des berücksichtigungsfähigen Arbeitsentgelts erreichen. Berücksichtigt werden in der Regel nur 80 % des tariflichen oder ortsüblichen Arbeitsentgelts. Unter bestimmten Voraussetzungen können zusätzliche Zuschüsse und Darlehen gegeben werden. Die Förderdauer beträgt normalerweise 12 Monate, sie kann aber auf bis zu 36 Monate verlängert werden. Bei AB-Maßnahmen handelt es sich um reguläre, sozialversicherungspflichtige Arbeitsverhältnisse, mit denen die Beschäftigten Ansprüche auf Sozialleistungen wie z.B. Arbeitslosengeld erwerben.

Bei den *Strukturanpassungsmaßnahmen* (SAM) handelt es sich um Vorhaben, die den Strukturwandel und die Entstehung neuer Arbeitsplätze unterstützen sollen. Die Träger dieser Maßnahmen können Zuschüsse erhalten, wenn die Maßnahmen neue Arbeitsplätze schaffen, ein Ausgleich für verlorene Arbeitsplätze erforderlich ist und die Träger vom Arbeitsamt zugewiesene ArbeitnehmerInnen beschäftigen. Förderungsfähig sind Maßnahmen zur Erhaltung und Verbesserung der Umwelt, zur Verbesserung des Angebotes bei den sozialen Diensten und in der Jugendhilfe, zur Erhöhung des Angebots im Breitensport und in der freien Kulturarbeit, Vorbereitung und Durchführung der Denkmalpflege und städtebaulichen Erneuerung sowie zur Verbesserung des Wohnumfeldes.

In den neuen Ländern kann auch die zusätzliche Beschäftigung in Unternehmen im gewerblichen Bereich gefördert werden (*Strukturanpassungsmaßnahmen Ost für Wirtschaftsunternehmen - SAM OfW*), vorausgesetzt, die Unternehmen haben vor der Förderung ihre Beschäftigtenzahl nicht reduziert und die geförderten ArbeitnehmerInnen erhalten eine berufliche Qualifizierung. Seit August 1999 ist diese Förderung auf *Zielgruppen* des Arbeitsmarktes beschränkt. Dabei handelt es sich um Langzeitarbeitslose, ältere Arbeitslose, jüngere Arbeitslose mit Vermittlungshemmnissen und Behinderte

Die *Förderung* wird als Zuschuss für alle Geförderten in pauschalierter Form bis zur Höhe des durchschnittlichen Betrages für Arbeitslosengeld und -hilfe und der Sozialversicherungsbeiträge gezahlt. Die Förderungsdauer beträgt bis zu 36, maximal bis zu 60 Monate. Die Rahmenbedingungen der Förderung sind im übrigen entsprechend denen bei ABM.

Tabelle IV.38 zeigt, dass die Inanspruchnahme dieser beiden Maßnahmentypen in den vergangenen Jahren deutlich zugenommen hat. Während in den alten Bundesländern die allgemeinen ABM dominieren und 1998 eine Zahl von durchschnittlich rund 59.000 ArbeitnehmerInnen erreichten, halten sich in den neuen Ländern ABM und SAM mit rund 152.000 und 162.000 in etwa die Waage. Den größten Teil der SAM bilden die Strukturanpassungsmaßnahmen Ost für Wirtschaftsunternehmen.

Tabelle IV.38:
Beschäftigte in beschäftigungsschaffenden Maßnahmen 1993 bis 1998

	1993	1994	1995	1996	1997	1998
Alte Bundesländer						
Beschäftigte in beschäftigungschaffenden Maßnahmen	50.518	57.441	71.613	75.822	67.776	70.697
davon: Allg. Arbeitsbeschaffung	50.518	57.441	70.110	69.546	59.372	58.957
Strukturanpassungsmaßnahmen	-	-	1.503	6.276	8.404	11.740
Neue Bundesländer						
Beschäftigte in beschäftigungschaffenden Maßnahmen	259.919	280.172	312.265	277.701	234.546	314.369
davon: Allg. Arbeitsbeschaffung	237.453	192.492	205.787	191.458	154.464	151.842
Strukturanpassungsmaßnahmen	22.466	87.680	106.478	86.242	80.082	162.527
darunter: in SAM-OfW	-	-	-	-	-	114.966

Quelle: Amtliche Nachrichten der Bundesanstalt für Arbeit (ANBA) 1/1999, S. 15 und 20.

Bei ABM kann gesamtfiskalisch mit einem relativ hohen *Selbstfinanzierungseffekt* gerechnet werden, d. h. ein großer Teil der Kosten kann mit den wegfallenden Lohnersatzleistungen bzw. mit zusätzlichen Einnahmen (Steuern, Sozialversicherungsbeiträge) gegengerechnet werden. Welche Institution durch ABM entlastet bzw. belastet wird, hängt von den jeweils Geförderten ab (vgl. Tabelle IV.39). Der Bund wird am stärksten entlastet, da zu den Geförderten überwiegend EmpfängerInnen von Arbeitslosenhilfe gehören, die aus dem Bundeshaushalt finanziert wird. Bei den Gemeinden fällt die Ersparnis, z. B. durch sinkende Sozialhilfeausgaben, geringer aus. Denn als Träger von ABM sind sie maßgeblich an der Finanzierung beteiligt (Differenz zwischen Zuschuss und Gesamtkosten der Maßnahmen).

Tabelle IV.39 zeigt folgendes Bild der gesamtfiskalischen Leistungen von ABM, das sich nach Modellberechnungen des IAB ergibt: Eine AB-Maßnahme verursachte 1996 Gesamtkosten von durchschnittlich 47.629 DM. Dem stehen 40.377 DM an direkten und indirekten Minderausgaben bzw. Mehreinnahmen gegenüber. Es verbleiben demnach Kosten in Höhe von 7.252 DM. Daraus errechnet sich gesamtfiskalisch eine Selbstfinanzierungsquote von 85 %. Berücksichtigt man nur die direkten Entlastungseffekte, ergibt sich eine Selbstfinanzierungsquote von 63 %. Betrachtet man diese Kostenrechnung lediglich aus der (Kassen-)Perspektive der Bundesanstalt für Arbeit, fällt das Ergebnis ungünstiger aus, weil die BA den größten Teil der Kosten für die ABM trägt: Die Selbstfinanzierungsquote beträgt dann lediglich 37 bzw. 25 %.

Tabelle IV.39:
Kosten und Be-/Entlastungswirkungen von ABM im Jahr 1996

Kosten und Be-/Entlastung		DM pro Jahr
I.	Maßnahmekosten	47.629
II.	Minderausgaben/Mehreinnahmen	40.377
III.	Saldo II – I [1)]	– 7.252
	- Bundesanstalt für Arbeit	– 22.483
	- Bund	+ 16.254
	- Länder	+ 1.859
	- Gemeinden	+ 2.808
	- Krankenversicherung	+ 1.912
	- Rentenversicherung	+ 2.756
	- Pflegeversicherung	+ 217
	- Träger	– 10.576

1) (+) = Entlastung; (-) = Belastung

Quelle: IAB (Hrsg.), Zahlen-Fibel, Ausgabe 1997, Beiträge zur Arbeitsmarkt- und Berufsforschung (BeitrAB) 101, S. 190 f.

8.3.7 Dezentralisierung und freie Förderung

Eine wesentliche Neuerung der Arbeitsmarktpolitik der vergangenen Jahre besteht in ihrer *Dezentralisierung*. 1998 wurden erstmals alle Ermessensleistungen der aktiven Arbeitsförderung, z.B. für die berufliche Weiterbildung und die Arbeitsbeschaffungsmaßnahmen, in einem gemeinsamen Haushaltstitel („*Eingliederungstitel*") zusammengefasst, so dass die lokalen Arbeitsämter eine Budgetkompetenz im Volumen von rund 25 Mrd. DM erhielten. Nach dem SGB III können sie zehn Prozent der im Eingliederungstitel enthaltenen Mittel frei verwenden, um die Möglichkeiten der aktiven Arbeitsförderung zu erweitern. Die einzige Vorgabe für diese *freie Förderung* lautet, dass die freien Leistungen den Zielen der gesetzlichen Leistung entsprechen müssen und dass diese nicht lediglich aufgestockt werden dürfen. Dabei sind Projektförderungen zulässig. Bei Leistungen an Arbeitgeber müssen die Arbeitsämter darauf achten, dass es nicht zu Wettbewerbsverfälschungen kommt.

Die Arbeitsämter sind verpflichtet, in einer jährlichen Eingliederungsbilanz Rechenschaft über die Ergebnisse des Mitteleinsatzes zu geben. Dies bezieht sich u.a. auf die Struktur des Mitteleinsatzes, die Beteiligung besonders förderungswürdiger Personengruppen, die Berücksichtigung und Förderung von Frauen, den Vermittlungserfolg bei den geförderten Personen, die Veränderung der Maßnahmen im Zeitablauf und die Entwicklung der Rahmenbedingungen für die Eingliederung auf dem regionalen Arbeitsmarkt.

8.4 Entlastungswirkungen der arbeitsmarktpolitischen Instrumente

Betrachtet man den beschäftigungsbezogenen *Entlastungseffekt,* ergibt sich für die *aktive* Arbeitsmarktpolitik eine überwiegend positive Bilanz. So konnten die arbeitsmarktpolitischen Maßnahmen den Arbeitsmarkt 1998 um 766.000 Personen entlasten. Ohne diesen Entlastungseffekt wären nicht 4,2 Mio., sondern rund 5 Mio. ohne Arbeit gewesen, die Arbeitslosigkeit wäre also um fast ein Fünftel höher ausgefallen.

Inanspruchnahme, Beschäftigungswirkung und Entlastung des Arbeitsmarktes im Rahmen der aktiven Arbeitsmarktpolitik zeigt Tabelle IV.40. Das Entlastungsvolumen betrug bei den Maßnahmen zur beruflichen Bildung im Jahr 1998 rund 321.000 Personen, bei den beschäftigungsfördernden Maßnahmen insgesamt 333.000 Personen, darunter die Arbeitsbeschaffungsmaßnahmen (ABM) mit 259.000 und die Strukturanpassungsmaßnahmen mit 75.000 Personen.

Bei diesen Zahlen handelt es sich jedoch um geschätzte Größen, die auf bestimmten Modellannahmen basieren. Die *Beschäftigungswirkungen* ergeben sich aus den auf Vollzeitbeschäftigung umgerechneten Teilnehmerzahlen sowie aus indirekten Beschäftigungswirkungen, die z. B. durch die Einstellung von Ausbildern oder durch den Unterhalt von entsprechenden Ausbildungseinrichtungen entstehen. Deswegen sind die Beschäftigungswirkungen größer als die Entlastungswirkungen. Es wird allerdings unterstellt, dass keine Mitnahmeeffekte auftreten, was erfahrungsgemäß nicht unbedingt realistisch ist.

Trotz dieser relativ hohen Entlastungseffekte ist das Leistungspotential der Arbeitsmarktpolitik nicht ausgeschöpft. Effektivitätsdefizite werden u. a. in folgenden Bereichen gesehen:

- Qualitätsmängel bei der beruflichen Bildung, bei Fortbildung und Umschulung,
- mangelnde Zielgruppenorientierung bei der Weiterbildung,
- restriktive Darlehensbestimmungen bei Weiterbildungsmaßnahmen,
- kurze Laufzeiten bei ABM-Maßnahmen und fehlende Qualifizierungsangebote,
- Mitnahmeeffekte bei beschäftigungsfördernden Zuschüssen sowie
- zu geringe personelle Kapazitäten bei den Arbeitsämtern.

Tabelle IV.40:
Entlastung des Arbeitsmarkts durch arbeitsmarktpolitische Maßnahmen der Bundesanstalt für Arbeit

Maßnahmeart	W(est)	Inanspruchnahme					Beschäftigungsäquivalent					Entlastung der Arbeitslosenzahl				
	O(st)	1995	1996	1997	1998	1999[1]	1995	1996	1997	1998	1999[1]	1995	1996	1997	1998	1999[1]
		Jahresdurchschnitte in 1.000														
Kurzarbeit	W	128	206	133	81	10	48	74	55	36	42	32	50	37	24	28
	O	71	71	50	34	50	40	38	25	17	24	30	29	19	13	18
Schlechtwettergeld u.ä.	W	44	7	3	5	5	29	7	3	5	5	29	7	3	5	5
	O	16	3	0	2	2	11	3	0	2	2	11	3	0	2	2
Beschäftigungsförd. Maßn.	W	72	76	68	71	83	100	106	94	95	109	91	96	85	86	99
	O	312	278	235	317	370	419	380	298	262	287	392	355	279	247	277
- Allgemeine ABM	W	70	70	59	59	70	98	97	82	81	97	89	88	75	74	88
	O	206	191	154	152	170	270	259	208	195	217	253	242	195	185	206
- Strukturanpassungsmaßn.[2]	W	2	6	8	12	13	2	9	12	13	12	2	8	11	12	11
	O	107	86	80	165	200	149	121	89	67	70	138	112	83	63	65
Förderung d. berufl. Bildung	W	257	276	223	179	208	257	248	201	179	208	245	240	194	173	201
	O	243	230	177	149	157	243	207	160	149	157	241	205	158	148	156
Reha-Maßnahmen	W	38	39	37	35	34	38	39	37	35	34	30	31	30	28	27
	O	4	5	6	7	6	4	5	6	7	6	4	5	5	6	6
Sprachlehrgänge	W	46	42	33	22	21	46	34	27	22	21	46	34	27	22	21
	O	7	8	9	6	6	7	7	8	6	6	7	7	8	6	6
Vorruhestandsgeld	W	1	0	0	0	0	1				0	1	0	0	0	0
	O	33	0	0	0	0	33		0	0	0	33	0	0	0	0
Altersübergangsgeld	W	2	2	1	0	0	2	2	1	0	0	2	2	1	0	0
	O	341	186	58	1	0	341	186	58	1	0	341	186	58	1	0
Altersteilzeit	W	0	0	2	6	19	0	0	1	3	10	0	0	1	3	10
	O	0	0	1	2	7	0	0	0	1	4	0	0	0	1	4
Summe	W	587	500	500	399	470	521	510	418	374	428	476	460	377	341	391
	O	1.028	780	536	518	598	1.097	825	555	445	485	1.057	788	528	425	461
Personen n.§ 428 SGB III [3]	W	146	139	130	111	105	146	139	130	111	105	146	139	130	111	105
	O	7	30	79	93	90	7	30	79	93	90	7	30	79	93	90
Insgesamt	W	733	787	630	510	575	667	649	547	486	533	622	598	507	452	496
	O	1.034	810	615	611	688	1.104	855	634	538	575	1.064	817	607	517	551

1) Schätzung.
2) § 272-279, 415 SGB III, bis Ende 1997 produktive Arbeitsförderung (Lohnkostenzuschüsse) nach § 242 s AFG.
3) 58jährige und ältere Empfänger von Alg, Alhi, Egg und Eghi, die der Arbeitsvermittlung nicht mehr zur Verfügung stehen (bis Ende 1997 § 105c AFG).

Quelle: Mitteilungen aus der Arbeitsmarkt- und Berufsforschung 1/1998, S. 51 f. und IAB-Kurzbericht 1/1999, S. 13

Problematisch ist generell das „Stop and Go“ bei der Arbeitsmarktpolitik, das sich aus den immer wiederkehrenden Kürzungsmaßnahmen bei steigender Arbeitslosigkeit und wachsenden Finanzierungsproblemen ergibt. Der präventive, antizyklische Charakter der Arbeitsmarktpolitik gerät dabei in den Hintergrund.

Generell kann die Wirksamkeit der arbeitsmarktpolitischen Instrumente des SGB III nicht isoliert von der jeweiligen Wirtschafts- und Finanzpolitik gesehen werden. Während eine am Vollbeschäftigungsziel orientierte staatliche Wirtschaftspolitik auch den Spielraum für die Arbeitsmarktpolitik im engeren Sinne erhöht, wird dieser durch eine beschäftigungsunwirksame Wirtschaftspolitik weitgehend ausgehöhlt. Würden beispielsweise im Rahmen öffentlich finanzierter Beschäftigungsprogramme zusätzliche Dauerarbeitsplätze geschaffen, so könnten die bislang nur befristet in Maßnahmen der BA untergebrachten Arbeitnehmer in stabile Dauerarbeitsplätze übernommen werden. Das gilt z. B. für die Beschäftigten in ABM, Arbeitslose in Weiterbildungsmaßnahmen oder ArbeitnehmerInnen, für die Lohnkostenzuschüsse oder Eingliederungshilfen gezahlt werden. Staatliches Nichthandeln bzw. der Abbau von Beschäftigungsmöglichkeiten im öffentlichen Sektor kann demgegenüber die Beschäftigungslücke vergrößern. Fehlen entsprechende Arbeitsplätze, kann nur ein Teil der Beschäftigten in ABM dauerhaft eingegliedert werden. Qualifizierungsmaßnahmen führen dann zwar zu besseren individuellen Vermittlungschancen, aufgrund des Defizits an Arbeitsplätzen wird das Niveau der Arbeitslosigkeit aber nicht gesenkt.

8.5 Weitere arbeitsmarktpolitische Programme

8.5.1 Europäischer Sozialfonds

Seit Mitte der 80er Jahre stellt die Europäische Union in wachsendem Umfang Mittel aus den vier Europäischen Strukturfonds zur Verfügung. Sie dienen im weitesten Sinne dem Ausgleich der unterschiedlichen Lebensverhältnisse innerhalb der europäischen Gemeinschaft. Dabei handelt es sich um Zuschüsse zu je nationalen bzw. regionalen Entwicklungsprojekten der Wirtschafts-, Regional- und Arbeitsmarktpolitik.

Der Europäische Sozialfonds (ESF) verfolgt im Rahmen der sechs grundlegenden Zielsetzungen der EU-Strukturfonds die Förderung und Umsetzung verschiedener, darunter auch die arbeitsmarktpolitischen Ziele 3 und 4. Dazu gehören vor allem:

- Bekämpfung der Langzeitarbeitslosigkeit und des Ausschlusses vom Arbeitsmarkt,
- Entwicklung der beruflichen Kenntnisse und Qualifikationen,
- Förderung der Chancengleichheit auf dem Arbeitsmarkt,
- Förderung der Schaffung von Arbeitsplätzen,
- Verhinderung von Arbeitsplatzverlusten durch Anpassung an den industriellen Wandel,
- Verbesserung der Bildungs- und Ausbildungssysteme.

Im Zeitraum von 1994 bis 1999 wurden aus dem ESF rund 91 Mrd. DM zur Verfügung gestellt, davon rund 30 Mrd. für arbeitsmarktpolitische Ziele im engeren Sinne. Die Mittel werden grundsätzlich als *ergänzende Mittel zur Kofinanzierung* eingesetzt, um zu verhindern, dass sie an die Stelle nationaler Mittel treten. Konkret ist vorgesehen, dass die Mitgliedsstaaten in allen betroffenen Gebieten ihre öffentlichen Strukturausgaben bzw. Ausgaben gleicher Art mindestens in gleicher Höhe wie bisher aufrecht erhalten. Die Maßnahmen werden zum ganz überwiegenden Teil auf Grundlage der national bzw. regional erarbeiteten Entwicklungspläne ausgearbeitet, ein kleinerer Teil basiert auf spezifischen Initiativen der EU selbst.

In Deutschland wurden die ESF-Mittel überwiegend zur Kofinanzierung von (zusätzlichen) Maßnahmen der aktiven Arbeitsmarktpolitik nach dem AFG bzw. seit 1998 dem SGB III sowie von länderspezifischen Sonderprogrammen verwendet. Der größte Teil der ESF-Mittel des Bundes kam dem ESF-Förderprogramm der Bundesanstalt für Arbeit zugute. Damit wurden Maßnahmen ermöglicht, die zwar arbeitsmarktpolitisch sinnvoll sind, für die aber gesetzlich keine Förderleistungen vorgesehen sind, z.B. bestimmte Qualifizierungsmodule, Verlängerung von Einstellungshilfen, sozialpädagogische Betreuung bei Qualifizierung, Zuschüsse für Qualifizierung bei Kurzarbeit usw. Darüber hinaus wurden auch solche Personen gefördert, der individuellen Förderung der beruflichen Weiterbildung, die von der gesetzlichen Förderung kaum erreicht werden. Insgesamt stellt das ESF-BA-Programm also ein qualitatives Ergänzungsprogramm dar („AFG-Plus"), das in den ersten beiden Jahren relativ erfolgreich umgesetzt wurde, dann aber unter den Änderungen des AFG wie auch den Haushaltsbeschränkungen litt.

Anders als das ESF-BA-Programm, das nur eine *individuelle* Förderung ermöglichte, können die ESF-*Länderprogramme* die Förderung von Qualifizierungsmaßnahmen häufig mit Beschäftigungsmaßnahmen kombinieren und dadurch teilweise auch eine Finanzierung aus Mitteln der gesetzlichen Arbeitsförderung realisieren.

8.5.2 Programme der Länder

Die Bundesländer haben im Zuge der langandauernden Massenarbeitslosigkeit eine Vielzahl von speziellen arbeitsmarktpolitischen Programmen aufgelegt, die auf besondere Problembereiche des Arbeitsmarktes abzielen. Dabei gibt es sowohl eigenständige Programmansätze als auch Aufstockungen der Arbeitsförderung durch die Bundesanstalt für Arbeit sowie kofinanzierte Programme im Zusammenhang mit den EU-Strukturfonds. Vielfach greifen regional- und strukturpolitische Fördermaßnahmen und arbeitsmarktpolitische Programme ineinander. Die inhaltlichen Schwerpunkte, die je nach Ländersituation unterschiedlich ausgeprägt sind, lassen sich folgendermaßen zusammenfassen:

- Flankierung des regionalen und sektoralen Strukturwandels,
- Qualifizierung von Zielgruppen,
- Wiedereingliederungsprogramme (z.B. für Berufsrückkehrerinnen)

- spezielle Beschäftigungsprogramme (z.B. ABM, Arbeit statt Sozialhilfe),
- Ausbau der arbeitsmarktpolitischen Beratungs- und Informationsstruktur.

Auffallend ist, dass die Ausgaben für aktive Arbeitsmarktpolitik je nach Land stark variieren. Je Arbeitslosen betrugen die jährlichen Ausgaben für aktive Arbeitsmarktpolitik in der ersten Hälfte der 90er Jahre im Bundesdurchschnitt 879 DM, in den neuen Ländern 1.451 DM und in den alten Ländern 526 DM. Innerhalb der alten Länder streute der Betrag nochmals zwischen 233 DM in Baden-Württemberg und 879 DM im Saarland.

8.6 Kommunale Arbeitsmarkt- und Beschäftigungspolitik

Beschäftigungsförderung und Arbeitsmarktpolitik sind Sache des Bundes und der Länder und gehören nicht zu den *Pflicht*aufgaben der Kommunen. Gleichwohl haben sich die Städte, Gemeinden und Kreise in den letzten Jahren zunehmend dieser Aufgabenstellung zugewandt. Dafür sind gleich mehrere Gründe ausschlaggebend: Die kommunal finanzierte Sozialhilfe (Hilfe zum Lebensunterhalt) muss immer stärker zur sozialen Absicherung bei Arbeitslosigkeit beitragen, da ein wachsender Kreis von Arbeitslosen weder Arbeitslosengeld noch Arbeitslosenhilfe erhält oder aber weil die Leistungshöhe von Arbeitslosengeld wie Arbeitslosenhilfe unzureichend ist und durch Sozialhilfe aufgestockt werden muss (vgl. Kap. „Einkommen“, S. 220 f. und Pkt. 7.2 dieses Kapitels). So konnten Ende 1997 von den rund 2,9 Mio. Hilfeempfängern 996.000 Personen (im Alter zwischen 18 und 60 Jahren) als potentiell arbeitsfähig eingestuft werden; darunter waren 678.000 arbeitslos gemeldet und 318.000 aus sonstigen Gründen nicht erwerbstätig. Insbesondere Langzeit- und Mehrfacharbeitslose zählen zum Kreis der Sozialhilfeempfänger. Von den arbeitslos gemeldeten Personen erhielten 58,4 % überhaupt keine Leistungen nach dem SGB III, für 41,6 % mussten Arbeitslosengeld oder -hilfe durch Sozialhilfe ergänzt werden. Hinzu kommt das Problem, dass die große Gruppe der (langzeit-)arbeitslosen Sozialhilfeempfänger, die keine Arbeitslosenunterstützung nach dem SGB II erhalten, zugleich von den Instrumenten der aktiven Arbeitsmarktpolitik ausgeschlossen ist.

Die Kommunen werden aber nicht nur durch die steigenden Sozialhilfeausgaben belastet, zugleich gefährdet die hohe Arbeitslosigkeit die soziale Stabilität vor Ort. Um diesem Prozess der Verlagerung der Kosten und der sozialen Folgen der Arbeitslosigkeit auf die unterste staatliche Ebene entgegenzuwirken, haben die Kommunen die Arbeitsmarkt- und Beschäftigungspolitik als eigenes Politikfeld entwickelt und sich aus der Begrenzung der rein passiven Rolle der Finanzierung von Arbeitslosigkeit gelöst. Ziel ist es, arbeitslose Sozialhilfeempfänger wieder in den Arbeitsmarkt zu integrieren, also Arbeit statt Arbeitslosigkeit zu finanzieren. Nicht zuletzt fällt dabei ins Gewicht, dass durch eine – wenn auch befristete – sozialversicherungspflichtige Beschäftigung Ansprüche auf Arbeitslosengeld und nachfolgend Arbeitslosenhilfe erwachsen, so dass im Fall erneuter Arbeitslosigkeit nicht sofort wieder die Sozialhilfe einspringen muss.

Das Spektrum der arbeitsmarkt- und beschäftigungspolitischen Aktivitäten der Kommunen ist weit gesteckt und je nach Kommune und Bundesland sehr unterschiedlich ausgeprägt. Die gesetzliche Grundlage dafür bietet das BSHG im Rahmen der sog. „Hilfe zur Arbeit" (vgl. Kap. „Einkommen", S. 216). Folgende Maßnahmen, die in vergleichbarer Weise auch durch das SGB III geregelt sind, lassen sich benennen: (1) Beratung und berufliche Orientierung, (2) Lohnkostenzuschüsse, (3) Arbeitsvermittlung, (4) gemeinnützige Arbeitnehmerüberlassung und (5) Beschäftigungsmaßnahmen. Diese Maßnahmen werden häufig miteinander in Gesamtkonzepten verzahnt und im Sinne eines casemanagements für jeden Einzelfall besonders zugeschnitten.

(1) Beratung und berufliche Orientierung

Nahezu alle Sozialhilfeträger beraten die Sozialhilfeempfänger über die Möglichkeiten eines (Wieder-)Einstiegs in das Arbeitsleben; vielfach gilt das Konzept einer verpflichtenden Grundberatung für jede Person, die einen Hilfeantrag stellt und als arbeitsfähig eingestuft wird. Bei der Beratung kann ermittelt werden, ob bei persönlichen Schwierigkeiten, z.B. bei Überschuldung, bei Suchtproblemen oder bei familiären Konflikten, psycho-soziale Hilfen erforderlich sind. Der Beratung können kurzzeitige Maßnahmen zur beruflichen Orientierung folgen.

(2) Lohnkostenzuschüsse

Bei Anstellung eines arbeitslosen Sozialhilfeempfängers können private Unternehmen einen Lohnkostenzuschuss erhalten. Hierbei handelt es sich um befristete Leistungen in einem Zeitraum zwischen 6 und 24 Monaten. Die Zuschusshöhe bewegt sich je nach Kommune zwischen 800 und 1.600 DM monatlich je Arbeitsplatz.

Individuelle Lohnzuschüsse können aber auch an die Sozialhilfeempfänger selbst fließen, wenn diese eine niedrig bezahlte Tätigkeit aufnehmen. Der Förderzeitraum reicht bis zu 12 Monaten, die Förderungshöhe kann bis zur Höhe des Regelsatzes für den Haushaltsvorstand festgesetzt werden. Offene Frage bei der Lohnaufstockung ist, was nach dem Auslaufen der Leistung passiert. Nur dann, wenn sich der Lohn entsprechend erhöht, kann für die Betroffenen eine drohende Einkommensminderung vermieden werden. Das ist aber gerade im Bereich von Niedriglöhnen wenig wahrscheinlich.

(3) Arbeitsvermittlung

Seit der Aufhebung des Vermittlungsmonopols der Bundesanstalt für Arbeit bemühen sich viele Kommunen darum, durch eigene Maßnahmen den Kreis der arbeitslosen Sozialhilfeempfänger, die häufig besondere Vermittlungsschwierigkeiten aufweisen, niedrigschwellige Arbeitsangebote benötigen und von den Arbeitsämtern nicht hinreichend berücksichtigt werden, wieder in Beschäftigung zu bringen. Derartige Arbeitsvermittlungen werden z.T. in kommunaler Trägerschaft durchgeführt, z.T. bedienen sich die Kommunen aber auch professioneller, erwerbsmäßiger Vermittlungsagenturen. Diese Agenturen, z.B. Maatwerk, arbeiten auf Erfolgsbasis, bei erfolgreicher Vermittlung zahlt ihnen das Sozialamt einen bestimmten Geldbetrag, der durch die Einsparungen bei der Sozialhilfe mehr als ausgeglichen wird.

Die Frage, ob die kommunale Arbeitsvermittlung wirksamer als die Arbeitsvermittlung durch das Arbeitsamt ist, lässt sich nicht leicht beantworten. Vergleiche werden durch den unterschiedlichen Personaleinsatz erschwert; die Arbeitsämter haben einen wesentlich schlechteren Personalschlüssel (Arbeitsvermittler/Arbeitslose) als die kommunalen Agenturen. Hinzu kommt das Problem, dass durch noch so intensive Vermittlungsbemühungen keine zusätzlichen Arbeitsplätze geschaffen werden können. Eine erfolgreiche Vermittlung von Sozialhilfeempfängern in reguläre Arbeitsverhältnisse bedeutet nicht, dass die Arbeitslosigkeit in einer Kommune insgesamt zurückgeht, sondern dass sich die Struktur der Arbeitslosen verändert und auch Schwervermittelbare wieder ein Chance erhalten.

(4) Gemeinnützige Arbeitnehmerüberlassung
Eine Form der indirekten Arbeitsvermittlung stellt die gemeinnützige Arbeitnehmerüberlassung, die eine besondere Form der Leiharbeit ist (vgl. Pkt. 3.2.1.2 dieses Kapitels), dar. Während gewerbliche Vermittler überwiegend kein Interesse daran haben, ihre Arbeitskräfte an die entleihenden Unternehmen zu verlieren, ist dies gerade das Ziel der gemeinnützigen Arbeitnehmerüberlassung. Bei den entleihenden Unternehmen soll Interesse an den Langzeitarbeitslosen geweckt werden, Vorurteile über mangelnde Leistungsfähigkeit und -bereitschaft von Langzeitarbeitslosen, die die Einstellung dieser Personen häufig behindern, können überwunden werden, da für die Unternehmen die Beschäftigung von Leiharbeitnehmern risikolos und jederzeit reversibel ist.

(5) Beschäftigungsmaßnahmen
Zu den wichtigsten und ältesten Maßnahmen der Sozialhilfeträger, durch die Hilfeempfänger in Beschäftigung gebracht werden, zählt – wie es im BSHG bezeichnet wird – die Schaffung von Arbeitsgelegenheiten. Zu unterscheiden sind vier Formen bzw. Stufen von Arbeitsgelegenheiten:

- Stufe 1: Schaffung von Gelegenheiten zur Arbeit im Rahmen *normaler* arbeitsvertraglicher Beschäftigungsverhältnisse auf dem Arbeitsmarkt;
- Stufe 2: Bereitstellung von *gemeinnütziger* und *zusätzlicher* Arbeit ebenfalls auf der Basis arbeitsvertraglicher Beschäftigungsverhältnisse;
- Stufe 3: Gemeinnützige und zusätzliche Arbeit; wobei hier aber besondere *öffentlich-rechtliche* Arbeitsverhältnisse einzurichten sind. Im Einzelfall kann dabei vom Erfordernis der Zumutbarkeit abgesehen werden. Die Betroffenen bleiben voll im Leistungsbezug der Hilfe zum Lebensunterhalt, neben der Sozialhilfe wird lediglich eine Mehraufwandsentschädigung gewährt;
- Stufe 4: Arbeitsgelegenheiten auf der Basis öffentlich-rechtlicher Arbeitsverhältnisse, die dazu eingesetzt werden, um Leistungsempfänger wieder an Arbeit zu *gewöhnen* oder um ihre Arbeitsbereitschaft zu überprüfen. Hier handelt es sich um eine *pädagogisch betreute* Arbeitsmaßnahme, bei der die Sozialhilfe durch eine Mehraufwandsentschädigung aufgestockt wird.

Besondere Bedeutung haben die Stufen 2 und 3: Bei der Stufe 2 – der sog. *Entgeltvariante* – handelt es sich um befristete Beschäftigungsverhältnisse, bei denen die tariflichen oder ortsüblichen Arbeitsentgelte gezahlt werden und Sozialversicherungsansprüche entstehen. Diese Beschäftigungsverhältnisse ähneln den Arbeitsbeschaffungsmaßnahmen, sie werden aus den Haushaltsmitteln der Kommunen sowie aus ergänzenden Zuweisungen der Länder im Rahmen der Programme „Arbeit statt Sozialhilfe" finanziert. Demgegenüber werden bei der Stufe 3 – der sog. *Mehraufwandsvariante* – Arbeitsgelegenheiten bereitgestellt, bei denen die Geltung der arbeits-, sozial- und tarifrechtlicher Schutzstandards aufgehoben ist. Über den Stellenwert der Mehraufwandsvariante wird seit langem gestritten: Der Status des Sozialhilfeempfängers wird nicht überwunden, es kommt zu einer verschärften Stigmatisierung der Betroffenen. Die angebotenen Tätigkeiten sind häufig wenig sinnvoll (z.B. Laubfegen, Schneeräumen) und dienen eher zur Abschreckung. Arbeitsmarktpolitisch sinnvoll erscheint die Mehraufwandsvariante nur dann, wenn sie als Vorschaltmaßnahme vor Eintritt in eine Beschäftigungs- und Qualifizierungsmaßnahme genutzt wird, um Fähigkeiten, Interessen und Kenntnisse zu ermitteln und Arbeit zu erproben, um über diesen Weg die Gefahr des Abbruchs der späteren Maßnahme zu verringern. Dies gilt insbesondere für Arbeitslose, die aufgrund der Dauer ihrer Arbeitslosigkeit der Arbeit entwöhnt sind und/oder besondere persönliche Schwierigkeiten haben.

Genaue und aktuelle Daten über die quantitative Bedeutung der Maßnahmen der kommunalen Beschäftigungs- und Arbeitsmarktpolitik liegen nicht vor. Für 1996 wurde eine Gesamtzahl von rund 200.000 Personen ermittelt, die im Laufe dieses Jahres von den entsprechenden Maßnahmen erfasst worden sind. In mehr als der Hälfte der Fälle handelte es sich dabei um die Schaffung von Arbeitsgelegenheiten im Rahmen der Entgeltvariante. Zu den größten Einsatzfeldern zählten der Grünflächenbereich, der Sozialbereich sowie mit wachsender Bedeutung Bau, Handwerk und Dienstleistungen.

Gemessen an der Zahl der arbeitslosen Sozialhilfeempfänger sind die Aktivitäten der Kommunen damit begrenzt. Auch wenn davon auszugehen ist, dass sich in den letzten Jahren ein weiterer Anstieg erreicht worden ist, sehen sich die Kommunen finanziell wie organisatorisch und personell außer Stande, der Verpflichtung des BSHG, für alle Hilfesuchenden, insbesondere für jüngere Menschen Arbeitsgelegenheiten zu schaffen, nachzukommen. Dabei darf nicht vergessen werden, dass das BSHG die Schaffung von Arbeitsgelegenheiten als *Hilfsangebot* und nicht als Repressionsinstrument versteht. Dieser Auftrag steht im Widerspruch zu der Praxis mancher Kommunen, die die Zuweisung von Hilfeempfängern in Arbeitsgelegenheiten als Abschreckung nutzen. Zwar ist nicht zu verkennen, dass ein Teil der Angesprochenen die Arbeitsgelegenheit ablehnt und auch keine Hilfe zum Lebensunterhalt mehr beantragt bzw. erhält; nicht bekannt ist aber, in welchem Maße es sich hierbei um echte Mißbrauchsfälle oder um Arbeitsunwilligkeit handelt. Gerade bei der Arbeitsverweigerung ist zu prüfen, ob dahinter nicht besondere persönliche Probleme, z.B. Sucht, stehen und sozialarbeiterische Interventionen notwendig sind.

Das Sozialhilferecht definiert *alle* (rechtmäßigen) Formen der Erwerbstätigkeit auf dem Arbeitsmarkt sowie die Arbeitsgelegenheiten als zumutbar, wenn keine besonderen persönlichen Einschränkungen vorliegen. Wer sich weigert, Arbeit zu leisten oder Arbeitsgelegenheiten anzunehmen, verliert seinen Leistungsanspruch, die Hilfe zum Lebensunterhalt ist um mindestens 25 % des maßgebenden Regelsatzes zu kürzen. Darüber hinausgehende Kürzungen bis hin zum völligen Ausschluss liegen im Ermessen des Sozialhilfeträgers.

Mit der Ausweitung ihrer Arbeitsmarkt- und Beschäftigungspolitik sind viele Kommunen, insbesondere die Großstädte, dazu übergegangen, die organisatorische Gestaltung der „Hilfe zur Arbeit" aus dem Sozialamt in ein besonderes Amt auszugliedern. In diesen Institutionen, z.B. Amt für Beschäftigungsförderung, sollen Gesamtkonzepte realisiert und mit der kommunalen Wirtschaftsförderung abgestimmt werden.

Ein offenes Problem aller kommunalen Ansätze ist die Zusammenarbeit zwischen den Arbeitsämtern einerseits und den Sozialämtern bzw. den Ämtern für Beschäftigungsförderung andererseits. Die sich zunehmend ausprägende Doppelstruktur der Arbeitsmarktpolitik zwischen SGB III und BSHG führt zu Reibungsverlusten, Mehrfachzuständigkeiten, Konkurrenzen und finanziellen Verschiebebahnhöfen. Je stärker die Leistungen des SGB III, insbesondere die Arbeitslosenhilfe, beschnitten und je mehr Arbeitslose auf die Sozialhilfe verwiesen werden, um so mehr kommt es dazu, dass die Langzeitarbeitslosen und Schwervermittelbaren in den Zuständigkeitsbereich der Kommunen verwiesen werden. Vorschläge, die Arbeitslosenhilfe ganz abzuschaffen und in der Sozialhilfe aufgehen zu lassen, würden diese Entwicklung auf die Spitze treiben. Damit verbunden wären nicht nur massive Leistungseinschnitte für die bisherigen Arbeitslosenhilfeempfänger (vgl. Kap. „Einkommen", S. 228). Die Kommunalisierung der Arbeitsmarktpolitik für Langfristarbeitslose führt dazu, dass die BA nur noch für den Kreis der vergleichsweise gut vermittelbaren kurzfristigen Arbeitslosen zuständig wäre. Dass über diesen Weg einer Zweiteilung der Arbeitsmarktpolitik und auch der Arbeitsvermittlung die Arbeitslosigkeit besser und schneller abgebaut werden kann, ist hingegen nicht zu erwarten. Ein entgegengesetzter Ansatz bestünde darin, die Absicherung *aller* Arbeitslosen und damit auch die Arbeitsmarktpolitik bei der BA zu bündeln. Dies steht einer dezentralen, ortsnahen Arbeitsverwaltung nicht entgegen.

8.7 Arbeitsmarktpolitik und Beschäftigungsinitiativen

Um der Verfestigung von Arbeitslosigkeit entgegenzuwirken, haben sich in den zurückliegenden Jahren *Beschäftigungsinitiativen* bzw. *Beschäftigungsgesellschaften* entwickelt, die insbesondere schwervermittelbaren Arbeitslosen Beschäftigung, Qualifizierung und soziale Betreuung bieten, um sie über diesen Weg in den Arbeitsmarkt und die Gesellschaft (wieder) einzugliedern. Es sind Beschäftigungsinitiativen, die im zunehmenden Maße die Maßnahmen der Beschäftigungsförderung nach dem SGB III und nach dem BSHG sowie die Förderprogramme der Bundesländer und der EU durchführen. Den Einzelmaßnahmen der Förderung von gemeinnütziger und zusätzlicher Arbeit (ABM oder Hilfen zur Arbeit) in bestehenden öffentlichen Verwaltungen oder bei Wohlfahrtsverbänden, wie sie noch bis in die 80er Jahre hinein das Bild geprägt haben, werden zunehmend durch die Verlagerung auf besondere Träger abgelöst. So haben etwa die Wohlfahrtsverbände eigene Beschäftigungsinitiativen gegründet, und auch viele Kommunen übertragen die Durchführung ihrer Maßnahmen der Hilfe zur Arbeit zu einem großen Teil an neu gegründete kommunale Beschäftigungsgesellschaften. Daneben haben sich freie Träger entwickelt.

Vorteil dieser eigenständigen, spezialisierten Trägerstruktur ist vor allem, dass die unterschiedlichen Fördermittel (Arbeitsverwaltung, Sonderprogramme des Bundes, Sonderprogramme der Länder, Leistungen der Kommunen, Kofinanzierung durch die EU) besser miteinander kombiniert werden können und die Träger aufgrund ihrer Personalbesetzung und Professionalität auch in der Lage sind, die Beschäftigungsmaßnahmen mit Qualifizierungsmodulen und sozialer Betreuung zu verbinden. Auch projektförmige, zeitlich befristete Förderungen lassen sich leichter durchführen. Hinzu kommt, dass sich, wenn Beschäftigungsmaßnahmen nicht in die regulären Arbeitsabläufe z.B. von Kommunen oder Wohlfahrtsverbänden einbezogen sind, die Zusätzlichkeit der Arbeit leichter belegen lässt.

Die Landschaft der Beschäftigungsinitiativen in Deutschland ist äußerst vielfältig. Einen zusammenfassenden Überblick über die unterschiedlichen Träger und Maßnahmen gibt es ebenso wenig wie eine quantitative Abschätzung ihrer Wirkungen auf dem Arbeitsmarkt. Unterscheiden lässt sich nach:

- *Zielgruppen* (Jugendliche, Langzeitarbeitslose, Sozialhilfeempfänger, Schwervermittelbare, Frauen nach der Familienphase, Beschäftigte, die vor Massenentlassungen stehen),
- der *Zielsetzung* (Beschäftigung, Qualifizierung, soziale Förderung und sozialpädagogische Betreuung, Erst- oder Reintegration in den Arbeitsmarkt),
- der *Dauer* (kurzfristige Projekte oder längerfristig orientierte Betriebe, kurzfristige oder längerfristige Förderung der Teilnehmer),
- der *Marktnähe* (völlige Abkoppelung von Marktanforderungen oder Orientierung auf Marktfähigkeit und längerfristige Unabhängigkeit von öffentlicher Förderung durch kostendeckende Erlöse).

Im folgenden sollen zwei grundsätzlichen Typen von Beschäftigungsinitiativen skizziert werden:

Betriebliche Initiativen gehen vielfach aus Unternehmen hervor, die vor Massenentlassungen oder der völligen Liquidierung stehen. Ihr Ziel ist die Aufnahme des abgebauten, aber noch nicht arbeitslosen Personals. Gesellschaften dieser Art finden sich in erster Linie in den neuen Bundesländern in Form der sog. „Gesellschaften zur Arbeitsförderung, Beschäftigung und Strukturentwicklung“ (ABS). Diese *ABS-Gesellschaften*, die vereinzelt auch in den alten Bundesländern errichtet werden, sind vor dem Hintergrund des Zusammenbruchs der vormaligen Treuhandbetriebe entstanden. Sie sollen eine sozialverträgliche Überbrückung des Arbeitsplatzabbaus ermöglichen, die Beschäftigten fortbilden und umschulen und sie in gesellschaftlich notwendigen und nützlichen Tätigkeitsfeldern beschäftigen. Damit kann zugleich die unternehmensbezogene Infrastruktur in der Region verbessert werden. Arbeitsmarkt- und strukturpolitische Ziele werden verknüpft. Finanziert werden die ABS-Gesellschaften bzw. die dort Beschäftigten durch Arbeitsbeschaffungsmaßnahmen, Lohnkostenzuschüsse im Rahmen der Strukturanpassungsmaßnahmen sowie durch Mittel der Bundesländer und der EU. Teilweise erwirtschaften die ABS-Gesellschaften auch Eigenmittel durch den Verkauf ihrer Leistungen. Zu den Beschäftigten zählen nicht nur Schwervermittelbare, sondern auch gut ausgebildete, leistungsfähige und jüngere ArbeitnehmerInnen. Die ABS-Gesellschaften sollen eine Brückenfunktion wahrnehmen: Abgabe der ArbeitnehmerInnen nach einer Phase der Qualifizierung und Beschäftigung an andere Unternehmen im regulären Arbeitsmarkt oder Ausgründung von eigenständigen, sich am Markt tragenden Betrieben. Dies aber wurde bislang kaum erreicht. Wenn wegen gesamtwirtschaftlicher und regionaler Verwerfungen auf dem regulären Arbeitsmarkt Arbeitsplätze fehlen, bricht die Brücke auf dem halben Weg ab. Die Arbeitsmarktentwicklung in den neuen Bundesländern lässt das Problem erkennen.

Soziale Initiativen hingegen konzentrieren sich auf die sog. Zielgruppen der Arbeitsmarktpolitik. Sie dienen damit als Träger für die unterschiedlichen Beschäftigungs- und Qualifizierungsprogramme von Arbeitsverwaltung, Ländern und Gemeinden und bieten den zugewiesenen Beschäftigten befristete Arbeitsverhältnisse an. Die Beschäftigung ist sozialversicherungspflichtig und entspricht tarif- und arbeitsrechtlichen Vorgaben. Die Beschäftigten werden in betriebliche Strukturen eingebunden, die denen auf den regulären Märkten möglichst nahe kommen sollen. Die Tätigkeitsfelder umfassen u.a. Landschaftspflege, Gartenbau, Handwerksleistungen (Schreinerei, Metallbau, KFZ-Werkstätten, Schneiderei usw.), soziale Dienstleistungen, Küchen- und Wäschereidienste, Umweltschutz und Recycling. Finanziert werden die Initiativen aus den Fördermitteln der BA, der Länder, Gemeinden und EU, aber auch durch Eigenmittel (Spenden, Mitgliedsbeiträge) und durch erwirtschaftete Eigenerlöse.

Ziel der sozialen Beschäftigungsinitiativen ist die (Wieder-)Eingliederung der Beschäftigten in den regulären Arbeitsmarkt nach Beendigung der Maßnahme. Wichtige Voraussetzungen dafür sind nicht nur Fachqualifikationen, wichtiger noch ist die Vermittlung der im Arbeitsleben geforderten Basisqualifkationen wie Kooperations- und Konfliktfähigkeit, Durchhaltevermögen und Disziplin. Bei den Fachqualifikationen ist darauf zu achten, dass sie auch im regulären Arbeitsmarkt verwertbar sind. Da der beschäftigte Personenkreis zumindest zu Beginn der Maßnahme häufig nur eingeschränkt leistungsfähig ist und vielfach persönliche Probleme hinzutreten, bedarf es einer personal- und damit kostenintensiven Betreuung und Begleitung. Angesichts des angespannten Arbeitsmarktes sind die Wiedereingliederungserfolge beschränkt. Eine Übergangsquote von 20 bis 30 % der Beschäftigten in ein reguläres Arbeitsverhältnis kann bereits als gut gelten. Insbesondere jene Gruppe unter den Arbeitslosen mit deutlichen sozialen, gesundheitlichen, qualifikatorischen oder psychischen Beeinträchtigungen hat auch bei intensiver Betreuung und intensiven Qualifikationsbemühungen nur geringe Chancen einer dauerhaften Integration in den ersten Arbeitsmarkt. Hier besteht die Gefahr eines Aneinanderreihens von jeweils befristeten Beschäftigungsverhältnissen bzw. Qualifizierungsmaßnahmen mit anschließenden Phasen der Arbeitslosigkeit. Als Lösung käme ihre Beschäftigung auf dauersubventionierten Arbeitsplätzen in Betracht. Dazu müsste das für das System der Arbeitsförderung grundlegende Prinzip der befristeten Individualförderung aufgegeben werden. Dagegen sprechen nicht nur die hohen finanziellen Belastungen. Das Abschieben der Schwervermittelbaren auf dauersubventionierte Arbeitsplätze in Nischenbereichen der Wirtschaft kann auch zu einer endgültigen gesellschaftlichen Ausgrenzung dieser Gruppe führen.

Einen Mittelweg zwischen den sozialen Beschäftigungsinitiativen und den ABS-Gesellschaften geht das Konzept der *sozialen Betriebe*. In sozialen Betrieben werden Arbeitsplätze für besonders betroffene Zielgruppen der Arbeitsmarktpolitik geschaffen. Diese sollen sozialversicherungspflichtig beschäftigt, beruflich qualifiziert und sozial betreut werden. Im Unterschied zu den sozialen Beschäftigungsinitiativen sollen die sozialen Betriebe durch das Angebot marktfähiger Güter und Dienstleistungen einen möglichst hohen Teil ihrer Kosten erwirtschaften und sich nach Ablauf von maximal fünf Jahren selbst tragen und Bestandteil des regulären Arbeitsmarktes werden. Die institutionelle und individuelle Förderung läuft dann aus. Um dieses Ziel zu erreichen, müssen sich soziale Betriebe nicht auf zusätzliche oder gemeinnützige Tätigkeiten beschränken. Zugleich müssen sie professionell geführt werden und sich an den normalen Strukturen der Arbeitswelt orientieren, was hohe Anforderungen an die Beschäftigten stellt. Im günstigsten Fall etabliert sich der Betrieb, die Beschäftigten werden zur Stammbelegschaft mit Dauerarbeitsplätzen. Ein Erfolg ist auch dann zu verzeichnen, wenn Beschäftigte in andere Unternehmen wechseln. Wenn dies allerdings gerade die leistungsfähigsten Beschäftigten sind, wird es für den Betrieb schwer sich nach Ablauf der 5-Jahres-Frist am Markt zu behaupten.

Das Prinzip der Marktorientierung führt zu einem Dilemma: Beides, die Beschäftigung und Qualifizierung der Zielgruppen auf der einen und die Wirtschaftlichkeit des Betriebes auf der anderen Seite lässt sich nur schwer miteinander vereinbaren. Wenn es zu einer Bestenauslese unter den Arbeitslosen kommt, verbessert sich zwar die Wirtschaftlichkeit der Betriebe, damit wird aber das Prinzip, sich bewusst um die besonders Benachteiligten zu kümmern, verletzt.

Die Wirkungen der Beschäftigungsinitiativen auf dem Arbeitsmarkt lassen sich nur schwer abschätzen. Entlastungswirkungen entstehen zunächst dadurch, wenn die Initiativen Personen beschäftigten, die ansonsten arbeitslos wären. Bei einer Gesamtsicht des Arbeitsmarktes muss allerdings auch berücksichtigt werden, ob durch die Maßnahmen wirklich *zusätzliche* Beschäftigung entsteht, oder ob es in Konkurrenz zu nicht geförderten Betrieben und Arbeitsplätzen lediglich zu einer Verdrängung vorhandener Arbeitsplätze kommt. Diese Verdrängungskonkurrenz befürchten vor allem die regulären Handwerks- und Kleinbetriebe vor Ort. Schließlich ist zu fragen, ob durch eine alternative Verwendung der eingesetzten öffentlichen Mittel höhere Beschäftigungseffekte entstehen würden. Auf das Beschäftigungs*niveau* kommt es bei der Bewertung der Arbeitsmarktpolitik aber nicht alleine an. Im Mittelpunkt steht die Aufgabe, das Arbeitslosigkeitsvolumen zu Gunsten der Problemgruppen des Arbeitsmarktes anders zu verteilen. Wenn es durch die Maßnahmen gelingt, der Verhärtung der Arbeitslosigkeit entgegenzuwirken und die hohe Quote der Langzeitarbeitslosigkeit herunterzudrücken, wäre aus Sicht der Betroffenen wie aus gesellschaftlicher Perspektive viel gewonnen.

8.8 Tarifvertragliche und betriebliche Begrenzung des Arbeitslosigkeitsrisikos

8.8.1 Tarifpolitik

Im Hinblick auf den Arbeitsmarkt im Allgemeinen und das Arbeitslosigkeitsrisiko im Besonderen ist die Tarifpolitik von zentraler Bedeutung, denn sie regelt mit der Höhe der Lohnsätze und der Dauer der Arbeitszeit zwei für die Arbeitsmarktentwicklung zentrale Größen. Durch die Festlegung der Löhne und der Lohnstruktur beeinflusst sie gleichermaßen die Arbeitskosten wie die private Nachfrage, durch die Definition von Wochenarbeitszeit, Urlaub und anderer Arbeitszeitfaktoren begrenzt sie das zur Verfügung stehende Arbeitsvolumen je Beschäftigten und setzt so die Rahmenbedingungen für die Verteilung des gesamtwirtschaftlichen Arbeitsvolumens auf die Erwerbspersonen (vgl. dazu Kap. „Einkommen“, S. 159 ff., Kap. „Arbeit und Gesundheitsschutz“, S. 425 f. sowie Pkt. 3.1.2 in diesem Kapitel.). Darüber hinaus begrenzt sie auch das Arbeitslosigkeitsrisiko etwa durch gezielte Regelungen von Verfahren und Fristen (Kündigungsfristen), die Linderung materieller Folgen (Rationalisierungsschutz, tarifliche Aufstockung des Kurzarbeitergelds) und durch die befristete Arbeitszeitverkürzung bis hin zu beschäftigungs- und qualifizierungspolitischen Präventionsmaßnahmen.

Kündigungsschutz und Kündigungsfristen

Ein Arbeitsverhältnis kann durch ordentliche Kündigung nur unter Einhaltung bestimmter Fristen gekündigt werden. In vielen Tarifverträgen sind längere Kündigungsfristen festgelegt, als das Gesetz sie vorschreibt. Sie sind in der Regel gestaffelt und richten sich nach der Dauer der anzurechnenden Betriebszugehörigkeit und/oder dem Lebensalter. In vielen Tarifbereichen ist nach einer sehr langen Betriebszugehörigkeit die ordentliche Kündigung entweder ausgeschlossen oder nur mit wesentlich längeren Fristen möglich.

In der *Metallindustrie* Baden-Württemberg reicht beispielsweise die Kündigungsfrist von 1 Woche in den ersten vier Wochen der Beschäftigung bis zu 6 Monaten ab 12 Jahren Betriebszugehörigkeit. Für ArbeiterInnen und Angestellte gelten dabei nach Zeitpunkt und Dauer unterschiedlich gestaffelte Fristen. Ein Ausschluss betriebsbedingter Kündigungen besteht für ältere ArbeitnehmerInnen ab dem 53. Lebensjahr ab einer Betriebszugehörigkeit von 3 Jahren. Grundsätzlich handelt es sich bei den tarifpolitischen Kündigungsfristen um ein defensives Instrument, das den Verlust des Arbeitsplatzes lediglich zeitlich hinauszögert und dadurch den Betroffenen mehr Gelegenheit gibt, sich um einen neuen Arbeitsplatz zu bemühen.

Rationalisierungsschutzabkommen

In *Rationalisierungsschutzabkommen*, die ebenfalls für zahlreiche Wirtschaftszweige abgeschlossen wurden, finden sich darüber hinaus Regelungen, die die Beschäftigten vor den negativen Auswirkungen von Betriebsänderungen, wie z.B. neuen Produktionstechniken, Änderungen von Produktions- und Arbeitsabläufen, Ausgliederung von Betriebsteilen usw., schützen sollen. Neben verbesserten Kündigungsschutzbestimmungen ist in diesen Vereinbarungen meist eine begrenzte finanzielle Absicherung bei Verlust des Arbeitsplatzes in Form von Abfindungszahlungen vorgesehen, gestaffelt nach Alter und Betriebszugehörigkeit. Darüber hinaus sind Qualifizierungsmaßnahmen vorgesehen, die vom Betrieb finanziert werden. Während dieser Maßnahmen wird häufig der bisherige Verdienst weitergezahlt. Zieht eine Umsetzung innerhalb des Betriebes Einkommenseinbußen nach sich, gibt es für einen bestimmten Zeitraum Ausgleichszahlungen.

Auch wenn diese Rationalisierungsschutzabkommen im Laufe der Jahre weiterentwickelt und vor allem die Qualifizierungskomponente verstärkt wurde, so bleiben sie doch in ihrer Wirkung wegen ihres schmalen Zuschnitts im wesentlichen auf technisch-organisatorische Veränderungen begrenzt.

Beschäftigungssicherung

Die wesentlichen Instrumente der tariflichen Beschäftigungssicherung setzen vor allem an der Stellgröße „Arbeitszeit" an. Nach der Phase der kollektiven Arbeitszeitverkürzung, vor allem in Form der Wochenarbeitszeitverkürzung seit Mitte der achtziger Jahre, haben die Tarifparteien in den neunziger Jahren verstärkt Regelungen der *befristeten Verkürzung* der tariflichen Arbeitszeit getroffen. Diese Form der tariflichen Kurzarbeit wurde zuerst mit der Einführung der Vier-Tage-Woche bei Volkswagen im Jahr 1993 erprobt und dann in ähnlicher Form auch in anderen Branchen eingeführt. Doch während bei Volkswagen die 28,8-Stunden-Woche dauerhaft als Regelarbeitszeit vereinbart wurde, sahen die Branchentarifverträge die Verkürzung als befristete betriebliche Abweichungsmöglichkeit von der unveränderten tariflichen Arbeitszeit vor (vgl. Tabelle IV.41). Sie geben den Betrieben die Möglichkeit, etwa im Fall eines Auftragsrückgangs oder Produktionseinbruchs, die Arbeitszeit für einzelne Beschäftigtengruppen, Teile des Betriebes oder den ganzen Betrieb vorübergehend abzusenken und zugleich auch das Einkommen entsprechend zu reduzieren.

Es handelt sich also um Arbeitszeitverkürzung ohne Lohnausgleich. Lediglich in einigen Fällen ist ein teilweiser Ausgleich der Einkommenseinbußen vorgesehen. Als Gegenleistung müssen die Betriebe in der Regel auf betriebsbedingte Kündigungen verzichten.

Tabelle IV.41:
Befristete Verkürzung der tariflichen Wochenarbeitszeit

Branche/Tarifbereich	Tarifliche Wochenarbeitszeit (in Std.)	
	Regulär	Verkürzung auf bis zu
Banken	39	31
Druckindustrie	35/38	30/33
Metallindustrie	35/38	29-30/32-33
Öffentlicher Dienst (Ost)	40	32
Papierverarbeitung	36	30
Versicherungen	38	20

Quelle: WSI-Tarifarchiv, Stand September 1999.

Eine weitere Form der Beschäftigungssicherung stellt die *Altersteilzeit* dar. Als Ersatz für früher genutzte Regelungen zum Vorruhestand bietet sie die Möglichkeit eines sozialverträglichen Personalabbaus anstelle von Entlassungen in die Altersarbeitslosigkeit. Finanzielle Förderung wird geleistet, wenn die verkürzte Arbeitszeit älterer Beschäftigter durch die Einstellung von Arbeitslosen bzw. die Übernahme von Ausgebildeten beschäftigungswirksam ausgeglichen wird. Das *Altersteilzeitgesetz* sieht dazu folgendes vor: Ein Arbeitgeber erhält von der Bundesanstalt für Arbeit für längstens 5 Jahre 20 % des Altersteilzeiteinkommens sowie die Aufstockung des Rentenversicherungsbeitrags auf 90 % erstattet. Voraussetzung dafür ist, dass er einen Beschäftigten (ab 55 Jahre) in Altersteilzeit (50 % Vollzeit) beschäftigt, ihm ein (Netto-)Einkommen von mindestens 70 % und einen Rentenbeitrag bezogen auf 90 % des Vollzeiteinkommens zahlt und zugleich auf dem freigemachten Arbeitsplatz einen Arbeitslosen bzw. einen ausgelernten Auszubildenden beschäftigt. Auf tarifvertraglicher Basis kann auch ein Blockmodell praktiziert werden, bei dem z.B. in den ersten 2,5 Jahren Vollzeit und danach nicht mehr gearbeitet wird. De facto handelt es sich dabei um eine alternative Form von Frühverrentung (vgl. Bd. II, Kap. „Alter", S. 265).

Mitte 1999 gab es Tarifvereinbarungen für rund 30 Wirtschaftszweige und eine größere Zahl von Einzelunternehmen mit insgesamt etwa 12,5 Millionen Beschäftigten, die auf dem Altersteilzeitgesetz aufbauen. Dazu zählten u.a. die Bereiche: Chemie, Einzelhandel, Energieversorgung, Feinkeramik, Glas, Kunststoffverarbeitung, Metall, Mineralölwirtschaft, Öffentlicher Dienst, Sozialversicherung, Versicherungen u.a. Die Tarifverträge verbessern zumeist die gesetzlichen Konditionen: So wird das Entgelt während der Altersteilzeit überwiegend auf 85 % des Vollzeitnettoeinkommens aufgestockt, der Rentenbeitrag in Einzelfällen auf 95 oder 100 % erhöht und in einigen Bereichen wird auch der spätere Rentenabschlag teilweise ausgeglichen. Die Zahl der Anträge auf Inanspruchnahme der Förderung belief sich von Mitte 1996 bis Mitte 1999 auf ca. 30.000 Fälle.

8.8.2 Betriebliche Regelungen und Maßnahmen

Nicht nur auf tarifpolitischer, sondern auch auf betrieblicher Ebene ist die Arbeitsplatz- und Beschäftigungssicherung seit Jahren Gegenstand konkreter Verhandlungen und Vereinbarungen. Zum Teil geht es um die konkrete Umsetzung tarifvertraglicher Regelungen und Optionen, zum Teil versuchen die Betriebsparteien auch eigenständige Wege zum Erhalt von Arbeitsplätzen zu gehen.

Die wachsende Bedeutung betrieblicher Vereinbarungen hat verschiedene Ursachen: Die Betriebe sehen sich vor dem Hintergrund wachsender internationaler Vernetzung der Wirtschaft und daraus resultierender Konkurrenz unter verschärftem Wettbewerbsdruck. Durch betriebliche Maßnahmen soll vor allem die Wettbewerbsfähigkeit erhalten und ausgebaut werden, um dadurch auch Beschäftigung sichern zu können.

Aus Sicht der Unternehmen bieten betriebliche Vereinbarungen in erster Linie die Möglichkeit, im Einvernehmen mit den betrieblichen Interessenvertretungen und den Belegschaften Maßnahmen der betrieblichen Umstrukturierung, Rationalisierung und Kostensenkung zu realisieren, die den wachsenden Wettbewerbsdruck auffangen sollen. Dazu gehören in den meisten Fällen auch arbeitszeit- und lohnpolitische Regelungen. Aus Sicht der Betriebsräte sind solche Vereinbarungen oft der einzige Weg, die Berücksichtigung der Beschäftigungssicherung überhaupt zum Gegenstand eines betrieblichen Aushandlungsprozesses zu machen. Dabei zeigt die Entwicklung der vergangenen Jahre, dass die Verhandlungs- und Durchsetzungsmöglichkeiten der betrieblichen Akteure sehr ungleich verteilt sind. Kennzeichnend ist das Verhandlungsmuster des „*concession bargaining*“, bei dem in aller Regel die Arbeitnehmerseite zum Teil materielle Zugeständnisse erbringen, um wenigstens eine begrenzte Form der Beschäftigungssicherung zu erreichen.

Betrachtet man die betrieblichen Maßnahmen, die mit dem Ziel der Beschäftigungssicherung ergriffen werden, dann ergibt sich auf der Basis einer repräsentativen bundesweiten Befragung von Betriebs- und Personalräten folgendes Bild (vgl. Tabelle IV.42).

Tabelle IV.42:
Betriebliche Maßnahmen mit dem Ziel der Beschäftigungssicherung nach Angaben der Betriebs- und Personalräte in %

Arbeitszeit	
Freizeitausgleich für Mehrarbeit	79
Einführung von Arbeitszeitkonten	63
Abbau von Mehrarbeit	42
Einführung von Altersteilzeit	24
Mehrarbeit ohne Zuschläge	23
Zusätzliche Samstags- bzw. Sonntagsarbeit	22
Beschäftigungssichernde Arbeitszeitverkürzung	10
Einkommen	
Abstriche bei Sonderzahlungen	17
Anrechnung übertariflicher Einkommen	11
Verschlechterung der Eingruppierung	8
Aussetzen von Tariflohnerhöhungen	8

Quelle: WSI-Projektgruppe, Ausgewählte Ergebnisse der WSI-Befragung von Betriebs-und Personalräten 1997/98, in: WSI-Mitteilungen 10/1998, S. 658.

Ob und in welchem Umfang diese Maßnahmen tatsächlich beschäftigungssichernde Wirkungen entfaltet haben, lässt sich nicht genau bestimmen. In rund 80 % der Betriebsvereinbarungen sind auch explizit Beschäftigungsgarantien vorgesehen. Dies bedeutet jedoch nicht, dass Zahl und Volumen der Arbeitsplätze gleichbleibt. In aller Regel umfasst dies den Ausschluss betriebsbedingter Kündigungen, so dass den Betrieben vielfältige Möglichkeiten des Personalabbaus verbleiben, z.B. über Ausnutzen der natürlichen Fluktuation, Frühverrentung, Sozialplanmaßnahmen usw. Die Dauer der gegebenen „Beschäftigungssicherung" reicht von einem bis zu vier Jahren und darüber hinaus (vgl. Tabelle IV.43).

Tabelle IV.43:
Betrieblich vereinbarte Dauer der Beschäftigungssicherung

Beschäftigungssicherung für ... Jahr(e)	in ... % der Betriebe
1 Jahr	15
1 - 2 Jahre	24
2 - 3 Jahre	32
3 - 4 Jahre	10
über 4 Jahre	20

Quelle: H. Seifert, Betriebliche Vereinbarungen zur Beschäftigungssicherung, in: WSI-Mitteilungen 3/1999, S. 161.

Eine systematische Begrenzung der arbeitsmarktpolitischen Effekte solcher betrieblichen Regelungen liegt auf zwei Ebenen: In den meisten Fällen handelt es sich in beschäftigungspolitischer Hinsicht um *Defensiv*maßnahmen, die den Personalabbau zeitlich befristet hinauszögern, die unmittelbare Entlassung in die Arbeitslosigkeit verhindern und die individuellen Folgen abfedern. Ein betrieblicher Beschäftigungs*aufbau* erfolgt demgegenüber nur in den seltensten Fällen. Zum anderen blendet die betriebliche, d.h. einzelwirtschaftliche Betrachtungsweise gesamtwirtschaftliche Effekte aus. Betriebliche Vereinbarungen, die eine Beschäftigungssicherung etwa durch Lohnzugeständnisse erreichen, verbessern zweifellos über die kostensenkenden Effekte auch die betriebliche Wettbewerbsfähigkeit, eine Generalisierung dieser Strategie auf alle Betriebe neutralisiert allerdings die Wirkung und ruft gegebenenfalls gesamtwirtschaftlich kontraktive Auswirkungen hervor.

9. Organisation und Finanzierung von Arbeitsmarktpolitik und Arbeitslosenversicherung

9.1 Organisation und Selbstverwaltung

Mit der praktischen Durchführung der Arbeitsmarktpolitik und der Arbeitslosenversicherung nach dem SGB III ist die *Bundesanstalt für Arbeit (BA)* beauftragt. Die Aufsicht über die Bundesanstalt führt das Bundesarbeitsministerium. Die BA gliedert sich in

- die Hauptstelle auf der oberen Verwaltungsebene mit Sitz in Nürnberg,
- die zehn Landesarbeitsämter auf der mittleren Verwaltungsebene und

- die 181 Arbeitsämter und ihre rund 650 Nebenstellen auf der örtlichen Verwaltungsebene.

Der Bundesanstalt für Arbeit ist als eine Abteilung das *Institut für Arbeitsmarkt- und Berufsforschung (IAB)* angegliedert, das vielfältige empirisch-statistische Analysen und theoretische Untersuchungen im Bereich der Arbeitsmarkt- und Berufsforschung durchführt und dadurch Grundlagen für die arbeitsmarktpolitische Beratung und Entscheidungsfindung schafft.

Die Bundesanstalt ist nicht Bestandteil der allgemeinen Staatsverwaltung, sondern gehört als *bundesunmittelbare Körperschaft des öffentlichen Rechts* zum Bereich der mittelbaren Staatsverwaltung. Sie zählt zu den überregionalen Versicherungsträgern. Sie ist mit der Kompetenz zur Selbstverwaltung ausgestattet. Alle Organe sind paritätisch zu je einem Drittel aus Vertretern der *Arbeitnehmer,* der *Arbeitgeber* und der *öffentlichen Körperschaften* besetzt:

- Der *Verwaltungsrat* bildet das eigentliche Selbstverwaltungsorgan auf Bundesebene. Er beschließt die Satzung und erlässt die Anordnungen nach SGB III. Er ist zuständig für die Abgrenzung der Bezirke der Landesarbeitsämter. Der Verwaltungsrat besteht aus 51 Mitgliedern.
- Der *Vorstand* führt die Geschäfte, vertritt die BA nach außen und erlässt Richtlinien für die Führung der Verwaltungsgeschäfte. Der Vorstand besteht aus neun Mitgliedern.
- Auch die Landesarbeitsämter und Arbeitsämter sind mit eigenen Selbstverwaltungsorganen, den *Verwaltungsausschüssen,* ausgestattet. Sie wirken bei der Erfüllung der Aufgaben mit. Die Verwaltungsausschüsse bei den Landesarbeitsämtern (höchstens 27 Mitglieder) sind u.a. zuständig für die Abgrenzung der Arbeitsämter. Bei den örtlichen Arbeitsämtern sind die Verwaltungsausschüsse (höchstens 21 Mitglieder) insbesondere zuständig für die Aufteilung der Ermessensleistungen der aktiven Arbeitsförderung veranschlagten Mittel (vgl. Pkt. 8.3.7 dieses Kapitels).

Die Mitglieder werden nicht wie in den anderen Sozialversicherungsträgern gewählt, sondern auf Vorschlag der an der Selbstverwaltung beteiligten Gruppen (Gewerkschaften, Arbeitgeber und öffentliche Körperschaften) berufen. Die Autonomie der Selbstverwaltung ist begrenzt. Zwar nimmt die BA hoheitliche Aufgaben unter staatlicher Aufsicht wahr; Haushalt, Satzung, Anordnungen der BA bedürfen jedoch der Genehmigung durch die Bundesregierung. In der Praxis heißt dies, dass die Bundesregierung – auch gegen den Willen der Selbstverwaltung – Leistungskürzungen durchführen kann und somit entscheidenden Einfluss auf die arbeitsmarktpolitische Aufgabenerfüllung nimmt. So initiiert sie z. B. Gesetzesänderungen oder beschließt Anordnungen, die die Inanspruchnahme arbeitsmarktpolitischer Maßnahmen festlegen. Auf diese Weise ist eine Neudefinition der Zielgruppen für die verschiedenen arbeitsmarktpolitischen Maßnahmen möglich.

Die BA beschäftigte 1998 rund 87.000 Personen mit abnehmender Tendenz. Bei den örtlichen Arbeitsämtern entfallen von den insgesamt 68.200 Beschäftigten auf den Bereich Arbeitsvermittlung und -beratung rund 25.000 Personen, auf die Berufsberatung rund 7.650 und auf die Leistungsabteilung rund 27.000 Personen. Hinzu kommt der Verwaltungsbereich einschließlich der Statistik mit rund 8.200 Beschäftigten.

9.2 Finanzierung und Alternativen

Die Finanzierung der Aufgaben der Bundesanstalt erfolgt im wesentlichen durch *Beiträge*, Mittel des *Bundes* und durch *Umlagen*. Den größten Finanzierungsanteil stellten im Jahr 1998 mit rund 87 % die Beiträge, gefolgt vom Bundeszuschuss mit knapp 8 % und den Umlagen mit knapp 3 %. (vgl. Tabelle IV.44). Nicht enthalten in den Einnahmen der BA sind die Mittel für die Arbeitslosenhilfe, die unmittelbar vom Bund getragen werden.

Tabelle IV.44:
Einnahmen der Bundesanstalt für Arbeit 1998

Art der Einnahmen	in 1.000 DM	in %
Beitragsaufkommen	86.165.407	87,2
Winterbau-Umlage	686.386	0,7
Konkursausfallgeld-Umlage [1)]	2.181.943	2,2
Europäischer Sozialfonds	449.074	0,4
Verwaltungskostenerstattung	456.342	0,5
Sonstige Einnahmen	1.148.384	1,2
Bundeszuschuss gem. § 365 SGB III	7.719.389	7,8
Summe der Einnahmen	98.806.926	100

1) ab 1999: Insolvenz-Umlage
Quelle: Amtliche Nachrichten der Bundesanstalt für Arbeit (ANBA), 1/1999, S. 115 und 119.

Die *Beiträge* beziehen sich auf die Bruttoeinkommen der versicherungspflichtigen Beschäftigten und sind je zur Hälfte von den Arbeitgebern und den Beschäftigten zu zahlen. Beitragspflichtig sind grundsätzlich alle ArbeiterInnen und Angestellten, jedoch wird das Einkommen nur bis zur jeweiligen Beitragsbemessungsgrenze in der Rentenversicherung (2000: alte Bundesländer 8.600 DM, neue Bundesländer 7.100 DM) berücksichtigt. Nicht versicherungspflichtig sind Personen in einer geringfügigen Beschäftigung (vgl. Kap. „Einkommen", S. 187). Auch eine geringfügige Nebenerwerbstätigkeit ist in der Arbeitslosenversicherung (nicht aber in der Renten-, Kranken- und Pflegeversicherung) versicherungsfrei. Nicht versicherungspflichtig sind überdies BeamtInnen und Selbständige.
Die *Umlagen* machen mit 2,9 % lediglich einen kleinen Anteil an den Einnahmen aus. Das SGB III sieht zwei Umlagen vor, mit denen eine (Re-) Finanzierung bestimmter Leistungen sichergestellt werden soll: Die *Winterbauumlage*, mit deren Mitteln verschiedene Leistungen in der Bauwirtschaft wie z.B. das Wintergeld, das Winterausfallgeld und Teile der Arbeitgeberbeiträge zur Sozialversicherung finanziert werden. Die Umlage wird von den Arbeitgebern des Baugewerbes erbracht, in deren Betrieben die ganzjährige Beschäftigung zu fördern ist. Die Umlage für das *Insolvenzgeld* (bis Ende 1998: Konkursausfall-

geld) wird von den Unfallversicherungsträgern aufgebracht. Es dient der Abgeltung von Arbeitsentgeltansprüchen der Beschäftigten im Insolvenzfall.

Können die Ausgaben der Bundesanstalt nicht durch Beiträge aufgebracht werden, ist der Bund zusätzlich verpflichtet, in Form von *Darlehen oder Zuschüssen* die fehlenden Mittel bereitzustellen *(Zuschusspflicht des Bundes)*. 1998 hatte der Bund Zuschüsse in Höhe von 7,7 Mrd. DM zu leisten (vgl. Tabelle IV.45). Dies entsprach etwa 7,7 % der gesamten Einnahmen zu diesem Zeitpunkt.

Tabelle IV.45:
Entwicklung des Bundeszuschusses an die Bundesanstalt für Arbeit 1990 - 1998 in Mio. DM

	1990	1991	1992	1993	1994	1995	1996	1997	1998
Bundeszuschuss	706	1.025	8.940	24.419	10.142	6.888	13.756	9.574	7.719

Quelle: Bundesanstalt für Arbeit, Jahresstatistiken.

Der *Bund* trägt direkt die Kosten der Arbeitslosenhilfe, der Arbeitnehmerhilfe, einen Teil der Strukturanpassungsmaßnahmen sowie sonstige Maßnahmen, mit denen er die Bundesanstalt für Arbeit beauftragt; z.B. Lohnkostenzuschüsse zur Wiedereingliederung Langzeitarbeitsloser, Maßnahmen zur Erprobung zusätzlicher Wege in der Arbeitsmarktpolitik usw. Insgesamt machte dies 1998 einen Betrag von 34,3 Mrd. DM aus. Der größte Teil entfiel auf die Arbeitslosenhilfe mit 30,3 Mrd. DM.

Im Unterschied zu den beitragsfinanzierten Leistungen werden diese Ausgaben also vom Bundeshaushalt und damit durch *Steuermittel* gedeckt. Diese Kostenregelung trägt dem Tatbestand Rechnung, dass das Risiko Arbeitslosigkeit grundsätzlich nicht im Rahmen einer Arbeitslosen*versicherung* getragen werden kann. Es ist grundsätzlich wegen der schwer zu kalkulierenden ökonomischen Entwicklung nicht im klassischen Sinne versicherbar. Im Unterschied zu den Risiken „Krankheit“ oder „Alter“ lässt sich der Eintritt von Arbeitslosigkeit nicht versicherungsmathematisch bestimmen. Tritt wegen ökonomischer Krisen Massenarbeitslosigkeit ein, so gerät die Arbeitslosenversicherung sofort ins Defizit. Je mehr sich die Relation von Beitragszahlern zu Leistungsempfängern zu Lasten der Beitragszahler verschiebt, um so größer wird die Finanzlücke bei der Bundesanstalt für Arbeit.

Im Verlaufe der Jahre ist der Beitragssatz mit dem Anstieg der Arbeitslosigkeit beträchtlich angehoben worden. Während er zu Beginn der 70er Jahre noch deutlich unter 2 % gelegen und in den 80er Jahren bereits 4,6 % betrug, stieg er Anfang der 90er Jahre, u.a. bedingt durch die katastrophale Arbeitsmarktentwicklung in den neuen Ländern, vorübergehend auf 6,8 % und betrug 1999 6,5 % (vgl. Tabelle IV.46).

Tabelle IV.46:
Beitragssatz in der Arbeitslosenversicherung 1970 - 1999 in %

	1970	1975	1980	1985	1990	1995	1999
Beitragssatz	1,3	2,0	3,0	4,6	4,3	6,5	6,5

Quelle: Bundesministerium für Arbeit und Sozialordnung (Hrsg.), Statistisches Taschenbuch - Arbeits- und Sozialstatistik '98, Tabelle 7.7.

Die Finanzierung der Aufgaben der BA überwiegend durch die Beiträge der ArbeitnehmerInnen und Angestellten ist *verteilungspolitisch* problematisch (vgl. Kap. „Einkommen", S. 67). Auch die anderen nicht beitragspflichtigen Erwerbstätigen wie BeamtInnen und Selbständige nehmen häufig für sich selbst oder für ihre Familienangehörigen Leistungen der BA in Anspruch, so z. B. die Berufsberatung, die Arbeitsvermittlung und FuU-Maßnahmen. Viele Aufgaben der BA wie Sprachkurse für SpätaussiedlerInnen oder Ausgleichsmaßnahmen des Arbeitsmarktes, nicht zuletzt die besonderen Anstrengungen im Zusammenhang mit dem Kollaps des Arbeitsmarktes in Ostdeutschland haben zudem allgemeinpolitischen Charakter, und sollten daher nicht nur von *einem* Teil der Erwerbstätigen durch einkommensproportionale Beiträge finanziert werden. Vielmehr wäre hier eine (stärkere) Steuerfinanzierung angebracht. Über Jahre hinweg stand die Politik der Bundesregierung im Widerspruch dazu, weil sie der Bundesanstalt zusätzliche Aufgaben übertrug, um den Bundeshaushalt zu entlasten.

Gerade die Nichtversicherbarkeit des Risikos Arbeitslosigkeit macht ein Finanzierungssystem der Arbeitslosenversicherung und der Arbeitsmarktpolitik notwendig, das der schwierigen Aufgabe, auch in Zeiten langanhaltender Massenarbeitslosigkeit existenzsichernde Lohnersatzleistungen zu gewähren, gewachsen ist. In den vergangenen Jahren wurden daher immer wieder Vorschläge gemacht, die die Strategie der Kürzung der Leistungen je nach Kassenlage des Bundes und die Ausgrenzung von Arbeitslosen aus dem Leistungssystem verhindern sollen (vgl. dazu auch Kap. „Sozialpolitik im ökonomischen Prozess", S. 88 ff.).

Um das Leistungsniveau bei existenzsichernden Lohnersatzleistungen zu erhöhen und es gegenüber der veränderten Bedarfssituation, die insbesondere durch die erheblich gestiegene Langzeitarbeitslosigkeit gekennzeichnet ist, anzupassen, muss vor allem die *Finanzierungsbasis* der Arbeitslosenversicherung *verbreitert* und der *Bundeszuschuss* durch eine Regelbindung verlässlicher gemacht werden. Bei der Verbreiterung der Finanzierungsbasis sollte die Einbeziehung aller Erwerbstätigen realisiert werden.

Daneben wird die *Anhebung bzw. Aufhebung der Beitragsbemessungsgrenze* diskutiert, die bislang der der Rentenversicherung entspricht. Hierdurch können vor allem höhere Einkommensbezieher verstärkt in die Finanzierung einbezogen werden. Berechnungen zufolge hätte dies per Saldo einen positiven Nettofinanzierungseffekt, auch dann, wenn der Leistungsanspruch entsprechend steigt, da das Arbeitslosigkeitsrisiko Besserverdienender erheblich geringer ist als das der unteren Einkommensbezieher.

Über diese Maßnahmen hinaus wird vorgeschlagen, durch zusätzliche *Arbeitgeberumlagen* die Finanzierungsbasis zu verbreitern und Mitnahmeeffekte zu vermeiden. Bereits jetzt wird das Insolvenz-Umlage (früher: Konkursausfallgeld) über eine Arbeitgeberumlage finanziert. Entsprechende Umlageverfahren wären beim Kurzarbeitergeld und bei Qualifizierungsmaßnahmen denkbar. Ähnlich wie das Kurzarbeitergeld häufig für Produktionsumstellungen genutzt wird und damit den Unternehmen Kosten erspart, gehen auch von den Maßnahmen der beruflichen (Erst-)Qualifizierung Einspareffekte aus, da bei den Unternehmen keine oder zumindest geringere Qualifizierungskosten entstehen.

Um die Zuschusspflicht des Staates für die Bundesanstalt verbindlich zu gestalten, wird eine grundsätzliche Neuordnung der Finanzbeziehungen zwischen dem Bund und der Bundesanstalt für Arbeit gefordert. Im Rahmen einer *Regelbindung* könnte dabei der Bund stärker und direkter an den steigenden Kosten der Massenarbeitslosigkeit beteiligt werden. Denkbar wäre eine Anbindung des Zuschusses an die Beitragseinnahmen oder auch die Ausgabenentwicklung der BA. Dies würde die Kosten der Arbeitslosigkeit direkt bundeshaushaltswirksam machen und ein „Gegenrechnen“ mit beschäftigungspolitischen Maßnahmen zur Bekämpfung der Arbeitslosigkeit erleichtern.
Darüber hinaus ist daran zu denken, die arbeitsmarkt- und strukturpolitische Verantwortung der Bundesländer stärker durch finanzwirksame Aktivitäten z.B. durch Kofinanzierung und institutionelle Hilfen bei der Beschäftigungsförderung, ohne dass dies zu einer fiskalischen Entlastung des Bundes genutzt werden darf.

10. Abbau der Arbeitslosigkeit – aber wie ?

10.1 Streit um Konzepte – Ansatzpunkte für Beschäftigungsaufbau

Seit über 20 Jahren herrscht in Deutschland Massenarbeitslosigkeit. Angebot und Nachfrage nach Arbeit klafften zum Ausgang der 90er Jahre weiter auseinander als je zuvor in der deutschen Nachkriegsgeschichte. Der wissenschaftliche und politische Streit um die richtige Vorgehensweise im Kampf gegen die Arbeitslosigkeit ist in dieser Zeit zu keinem befriedigenden Ende gekommen. So sehr sich die Beteiligten einig darüber sind, dass eine wirksame Politik gegen Arbeitslosigkeit ursachenorientiert ausgerichtet sein muss, so weit gehen die Meinungen über die Ursachen der Arbeitslosigkeit und damit über die Ansatzpunkte einer Gegenstrategie auseinander.

Wie schwierig sich auch in Zukunft die Situation auf dem Arbeitsmarkt gestalten wird, zeigen die mittelfristig orientierten Arbeitsmarktszenarien, in denen die voraussichtliche Entwicklung des Arbeitsangebots der Arbeitsnachfrage gegenübergestellt sind (vgl. Pkt. 2.2 dieses Kapitels). So ist auf der *Angebotsseite* des Arbeitsmarktes erst ab dem Jahre 2010 mit einem Rückgang des Erwerbspersonenpotentials zu rechnen, dann wirkt sich der Geburtenrückgang stärker aus als der weitere Anstieg der Frauenerwerbstätigkeit und der Zuwanderung. Für die zu erwartende Entwicklung der *Nachfrageseite* des Arbeitsmarktes ist entscheidend, welches durchschnittliche Wirtschaftswachstum angenommen werden kann und in welchem Verhältnis das Wachstum zur Veränderung der Arbeitsproduktivität steht. In dem Maße, wie das Volumen der produzierten Güter und Dienstleistungen einer Volkswirtschaft wächst, nimmt – bei ansonsten gleichbleibenden Bedingungen – auch die Nachfrage nach Arbeitskräften zu. Entscheidend ist das Verhältnis der Veränderungsraten von Produktion („Wachstum") und Arbeitsproduktivität. Entwickeln sie sich in gleichem Tempo, bleibt die Beschäftigung konstant. Erst wenn die Wachstumsrate die „Beschäftigungsschwelle" überschreitet, die in den neunziger Jahren in Deutschland über 2 % lag, nimmt das Arbeitsvolumen zu. Das aber wird nach der Prognose des Instituts für Arbeitsmarkt- und Berufsforschung (IAB) – auf der Basis der *gegenwärtigen* ökonomischen Rahmenbedingungen – allenfalls begrenzt der Fall sein. Dabei ist berücksichtigen, dass das in der Summe aller Arbeitsstunden berechnete gesamtwirtschaftliche Arbeitsvolumen sich auf um so mehr Menschen verteilt, je kürzer die individuellen Arbeitszeiten sind.

Betrachtet man diese Faktoren, die auf die Arbeitsmarktbilanz einwirken, lassen sich auf der allgemeinen Ebene die zentralen Ansatzpunkte zur Erhöhung des Beschäftigungsniveaus und zum Abbau der Arbeitslosigkeit benennen:

- Wachstumsstrategie: Erhöhung des Arbeitsvolumens durch Mehrproduktion an Gütern und Dienstleistungen;
- Arbeitszeitverkürzung: Umverteilung des Arbeitsvolumens auf mehr Personen;
- Begrenzung des Erwerbspersonenpotentials durch Frühverrentung, Begrenzung der Zuwanderung;

Diese „Stellschrauben" zur Lösung des Arbeitsmarktdilemmas stehen nicht isoliert nebeneinander, vielmehr handelt es sich um voneinander abhängige Größen: Eine Zunahme der Wachstumsrate kann eine Steigerung der Arbeitsproduktivität nach sich ziehen. Die Arbeitszeit wirkt auf Wachstum und Produktivität ein: So kann eine Arbeitszeitverkürzung ohne Lohnausgleich einen Nachfrageausfall und damit Wachstumseinbußen bewirken, Arbeitszeitverkürzung induziert zumeist eine Produktivitätssteigerung, die einen Teil des Beschäftigungseffektes „versickern" lässt. Und schließlich hängen auch Wachstum und Größe des Erwerbspersonenpotentials zusammen: So kann eine spürbare Zuwanderung die gesamtwirtschaftliche Nachfrage aber zugleich auch das Arbeitskräfteangebot erhöhen.

Erhöhung des Arbeitsvolumens durch Wachstum: Angebots- versus Nachfrageorientierung

Ein Blick auf die ökonomischen und sozialen Verhältnisse in Deutschland zeigt, dass es eine Fülle privater wie öffentlicher Bedarfe gibt, die ungedeckt sind und Raum für mehr Beschäftigung bieten würden (Beispiel: ökologischer Umbau, soziale Dienste). Eine grundlegende Frage ist deshalb, wie es gelingen kann, den fundamentalen Widerspruch zwischen ungedecktem Bedarf und gleichzeitiger Arbeitslosigkeit aufzulösen. Mit anderen Worten: Wie wird dieser gesellschaftliche Bedarf nach Arbeit auch auf der Nachfrageseite nach Arbeitskraft wirksam? Es bedarf einer Steigerung des Niveaus der Produktion von Gütern und der Erstellung von Dienstleistungen, also eines dauerhaft höheren Wirtschaftswachstums. Dazu wiederum ist private Nachfrage erforderlich. Dies alles gilt in besonderem Maße für die neuen Bundesländer, die in ihrem Produktions- und damit Beschäftigungsvolumen noch immer weit hinter dem Niveau der alten Bundesländer zurückbleiben. Strittig hierbei ist nicht nur, *welche* Mehrproduktion (z.B. in ökologisch sinnvollen Wachstumsbereichen) erforderlich ist, sondern insbesondere *wie* das Wachstum gesteigert werden kann. Grundsätzlich bewegt sich der Streit um die Konzeptionen einer angebotsorientierten oder nachfrageorientierten Wirtschaftspolitik.

Ziel einer *angebotsorientierten* Wirtschaftspolitik ist allgemein gesprochen die Verbesserung der ökonomischen Rahmenbedingungen für die privaten Unternehmen. Sie sollen angeregt werden, mehr zu produzieren und zu investieren, Produkt- und Verfahrensinnovationen zu entwickeln, neue Märkte auf den in- und ausländischen Märkten zu erschließen. Entscheidende Bedingung ist aus Sicht dieses Ansatzes, die Rentabilität für das private Kapital zu erhöhen und die Renditeerwartungen an das internationale Niveau anzupassen.

Zu den dazu wichtigen „Stellgrößen" auf der *Angebotsseite* gehören neben dem Faktor Arbeit und seiner quantitativen und qualitativen Ausgestaltung (Löhne, Lohnnebenkosten, Arbeitszeit, Arbeitsrecht und Arbeitsschutz, Arbeitsmarktregulierung) die sonstigen Produktionsbedingungen (wie z.B. Kosten für Vorleistungen und Energie, Zinsen, Währungsverhältnisse), die Vielfalt staatlich regulierter Rahmenbedingungen vom System der Sozialen Sicherung bis hin zu den Umweltschutzauflagen sowie den Unternehmenssteuern. Lohnbezogene Gestaltungsmöglichkeiten bestehen aus der Perspektive der Angebotstheorie vor allem in der Senkung bzw. Begrenzung der Arbeitskosten, d.h. in einer moderaten Lohnpolitik und einer stärkeren Differenzierung bzw. Spreizung der Lohnstruktur. Dem wird entgegengehalten, dass ein hoher Beschäftigungsgrad durchaus mit einem hohen Lohnniveau und einer gleichmäßigen Lohnstruktur vereinbar ist. Umstritten ist gleichfalls, ob und in welchem Ausmaß die Lohnentwicklung den Verteilungsspielraum ausschöpfen soll, wie er durch die Produktivitäts- und Preisentwicklung gegeben ist. Anhaltend moderate Lohnentwicklung – so die Argumentation – schaffe erst die Voraussetzungen für notwendige Ertragssteigerungen und nachfolgend beschäftigungswirksame Investitionen, wird argumentiert. Allerdings müssen höhere Gewinne keinesfalls automatisch auch höhere Investitionen nach sich ziehen. Zudem vernachlässigt eine rein kostenorientierte Betrachtung der Lohnentwicklung die Nachfragefunktion der Arbeitseinkommen und damit zentrale makroökonomische Kreislaufzusammenhänge. Insgesamt machte eine Politik der Deregulierung und des Sozialabbaus ökonomisch keinen Sinn, weil auf diese Wese lediglich einem internationalen Sozialdumping Vorschub geleistet wird und eine (vorübergehende) Verbesserung der Beschäftigungslage allenfalls auf Kosten anderer Volkswirtschaften zu erreichen ist (vgl. Kap. „Sozialpolitik im ökonomischen Prozess", S. 94).

Aus Sicht der *Nachfragetheorie* sind in erster Linie die unzureichende Bedingungen auf der *Nachfrageseite* der Volkswirtschaft ausschlaggebend für die schwache Entwicklung des Wachstums. Kernpunkt ist die nachfrageorientierte Stimulierung des wirtschaftlichen Wachstums. Deshalb werden die Entwicklung der Massenkaufkraft, die Investitionsgüternachfrage, aber auch der Staatsverbrauch und die Exportentwicklung zu Ansatzpunkten wirtschaftspolitischer Maßnahmen. Eine besondere Rolle wird in diesem Zusammenhang der staatlichen Ausgabenpolitik zugemessen, weil sie – etwa über forcierte öffentliche Investitionsprogramme – unmittelbar positive Nachfrageeffekte erzeugen kann.

Allerdings kann eine rein nationale Nachfragsteigerung weitgehend „verpuffen", weil sie nur teilweise im Inland zu steigender Produktion und Beschäftigung führt und sich im übrigen ins Ausland verlagert. Um dem zu begegnen, wäre eine (bessere) europäische Abstimmung der Finanz- und Fiskalpolitik notwendig. Zu beachten ist auch, dass kreditfinanzierte staatliche Ausgabenprogramme die Defizite in den öffentlichen Haushalten immer höher schrauben, infolgedessen die staatliche Handlungsfähigkeit beschränken und die nachfolgenden Generationen belasten. Andererseits kann eine überzogene Haushaltskonsolidierungspolitik selbst die konjunkturelle Entwicklung beeinträchtigen und damit indirekt die Lage der Staatsfinanzen verschlechtern.

Ein weiterer Ansatzpunkt nachfrageorientierter Maßnahmen ist das erhebliche Ausmaß an gesellschaftlich notwendiger Arbeit, die aber nicht geleistet wird, weil sie (noch) nicht marktfähig ist. Wenn die sich aus dem Marktprozess ergebende Arbeitsnachfrage nicht ausreicht und zugleich Bedarfe an Gütern und Dienstleistungen, die im allgemeinen Interesse sind, nicht befriedigt werden, dann bietet die gezielte öffentlich geförderte Beschäftigung in diesem Bereich einen weiteren Ansatzpunkt zur Verbesserung der Arbeitsmarkt- und Beschäftigungssituation.

In den vergangenen zwei Jahrzehnte sind die möglichen beschäftigungspolitischen Ansatzpunkte in ganz unterschiedlicher Weise und Intensität genutzt wurden. Gleichwohl lässt sich feststellen, dass politisch und auch ideologisch in den achtziger und neunziger Jahren in zahlreichen Ländern Konzepte einer angebotsorientierten Doktrin vorherrschend waren. Insbesondere die Kostenentlastung beim Faktor Arbeit (durch Lohnzurückhaltung, Senkung der Lohnnebenkosten, flexiblere Arbeitszeitmuster) sowie die allgemeine Deregulierung des Arbeitsmarktes und der Arbeitsverhältnisse sollten die Chancen für eine spürbare Verringerung der Arbeitslosigkeit schaffen. In extremer Form geschah dies in den USA („Reagonomics") sowie in Großbritannien („Thatcherism"). In Deutschland hat sich die marktradikale Variante der Wirtschaftspolitik nicht in reiner Form durchsetzen können, dennoch lässt sich auch hier ein Vorrang angebotsorientierter Konzepte und Maßnahmen beobachten.

Nachdem in den vergangenen Jahren in einer Reihe von europäischen Ländern wie Großbritannien, Frankreich, Italien und auch Deutschland sozialdemokratisch geführte Regierungen ins Amt gekommen sind, hat eine neue Diskussion über die Anlage und Ausgestaltung einer beschäftigungswirksamen Wirtschafts- und Arbeitsmarktpolitik begonnen. Streitig ist das Mischungsverhältnis von Angebots- und Nachfragepolitik, der Spielraum für eine aktive europäische und nationale Beschäftigungspolitik, die Einbeziehung der Sozialpartner und die konkrete Rolle, die die Lohn- und Arbeitsmarktpolitik für den Aufbau von Beschäftigung spielen können.

Arbeitszeitverkürzung

Auch bei der Arbeitszeit werden die möglichen Maßnahmen kontrovers diskutiert. So werden einerseits flexiblere Arbeitszeitstrukturen und auch Arbeitszeitverlängerung als Mittel zum effizienteren und damit kostengünstigeren Arbeitskräfteeinsatz empfohlen, um auf diese Weise Wettbewerbsfähigkeit und letztlich auch Beschäftigung zu sichern Auf der anderen Seite wird eine Umverteilung des Arbeitsvolumens durch verschiedene Formen der Arbeitszeitverkürzung vorgeschlagen, um mehr Menschen in Arbeit zu bringen.

Begrenzung des Erwerbspersonenpotenzials

Eine Begrenzung des Erwerbspersonenpotenzials kann ebenfalls positive beschäftigungspolitische Wirkungen haben: sei es durch Verlängerung der (Aus-) Bildungszeiten, die den Eintrittszeitpunkt in das Erwerbsleben hinausschieben, sei es durch früheren Austritt aus dem Erwerbsleben etwa durch Vorverlegung der Ruhestandsgrenzen. Eine Verkürzung der Lebensarbeitszeit ist geeignet, älteren Arbeitnehmer den frühzeitigen Ausstieg aus dem Arbeitsmarkt zu ermöglichen und damit den Angebotsdruck auf Arbeitsmarkt zu verringern und zugleich Jüngeren eine Chance zu bieten, in die Erwerbsarbeit eingegliedert zu werden. Eine weitere wichtige Variable ist die Zuwanderung von außen. In dem Maße, wie sich das Volumen der Zuwanderung auf den deutschen Arbeitsmarkt entwickelt, nimmt auch die Nachfrage nach Arbeitsplätzen zu oder ab. Auf eine Begrenzung des Erwerbspersonenpotentials zielen auch konservative Modelle, die etwa eine steigende Erwerbsbeteiligung der Frauen vermeiden wollen (vgl. Bd. II, Kap. „Familie“, S. 205 ff.).

Bürgerarbeit statt Erwerbsarbeit

Eine weiterer Ansatzpunkt, das Angebot auf dem Arbeitsmarkt zu verringern, ist das Konzept der Bürgerarbeit. Es versteht sich als *Alternative* zur Erwerbsarbeit, die – minimal honoriert – insbesondere im sozialen Bereich angesiedelt sein soll (vgl. dazu Bd. II, Kap. „Soziale Dienste“, S. 343 ff.). Bei genauerer Betrachtung zeigt sich jedoch, dass es sich bei Bürgerarbeit nicht um Beschäftigungsförderung oder gar um Abbau von Arbeitslosigkeit handelt. Vielmehr handelt es sich um die Kaschierung von Unterbeschäftigung. Arbeitslose wollen bezahlte Erwerbsarbeit und nicht eine durch Bürgergeld minimal alimentierte Bürgerarbeit, die wenig anderes ist als die klassische ehrenamtliche Arbeit. Zudem sind negative Rückwirkungen auf dem Arbeitsmarkt zu erwarten, weil bezahlte, professionelle soziale Dienste tendenziell verdrängt werden. Zwar ist es wünschenswert, sich gesellschaftlich und sozial zu betätigen, doch dies sollte als Ergänzung und nicht als Alternative zur Erwerbsarbeit geschehen.

Eine umfassende Darstellung und Analyse der Möglichkeiten der Beschäftigungsförderung in den einzelnen Politikfeldern würde den Rahmen dieses Lehrbuchs sprengen. Die folgenden Ausführungen beschränken sich daher auf drei Punkte: Zunächst werden einzelne inhaltliche *Maßnahmen* zum Abbau der Arbeitslosigkeit angesprochen, die derzeit besonders diskutiert werden. Dazu gehören verschiedene Konzepte der *Lohnspreizung* und des *Niedriglohns*, Möglichkeiten der *Arbeitszeitpolitik* sowie Ansatzpunkte der *öffentlich geförderten Beschäftigung*. In einem zweiten Schritt geht es um die geeigneten Formen der (beschäftigungs-)politischen Willensbildung und Steuerung am Beispiel korporativer Politikentwicklung und -implementation (Soziale Pakte bzw. „Bündnisse für Arbeit"), die in den vergangenen Jahren im europäischen Ausland starke Verbreitung gefunden haben und auch in Deutschland praktiziert werden (sollen). Abschließend wird skizziert, wie jenseits der nach wie vor dominierenden nationalen Handlungsebene auch die europäische Ebene für die Arbeitsmarkt- und Beschäftigungspolitik langsam an Bedeutung gewinnt.

10.2 Einzelne Konzepte und Maßnahmen

10.2.1 Beispiel: Lohnspreizung und Niedriglohn

Angesichts der anhaltenden Probleme auf dem Arbeitsmarkt werden seit einiger Zeit verstärkt Konzepte einer *Niedriglohnstrategie* diskutiert, die den Anspruch haben, vor allem die Beschäftigungschancen der benachteiligten Personengruppen des Arbeitsmarktes deutlich zu erhöhen. Durch die Ausbreitung eines Niedriglohnsektors soll für sog. „Einfacharbeiten", also für gering qualifizierte, niedrigproduktive Tätigkeiten insbesondere im Dienstleistungssektor, für die es beim gegenwärtigen Niveau der Arbeitskosten keine Nachfrage gebe, wieder ein Markt geschaffen werden. Es geht also nicht nur um die Höhe des Lohn*niveaus*, sondern gleichermaßen um die Lohn*struktur*. Von einer Ausdifferenzierung der Arbeitseinkommen nach unten wird die Schaffung von Arbeitsplätzen für gering Qualifizierte, Langzeitarbeitslose und andere Benachteiligte wie gesundheitlich Beeinträchtigte und Ältere insbesondere im Bereich der haushalts- und personenbezogenen Dienstleistungen erwartet. Da die Nachfrage nach diesen Dienstleistungen eine hohe Preiselastizität aufweist, steige – so das Konzept – bei sinkenden Arbeitskosten und Preisen die Nachfrage, so dass Beschäftigung aufgebaut werde.

Die Krise des Arbeitsmarktes über die Absenkung von Löhnen bzw. Arbeitskosten überwinden zu wollen, basiert auf der Annahme eines kausalen Zusammenhangs zwischen Lohnhöhe und Arbeitslosigkeit: Demnach sei eine nicht ausreichend nach Qualifikationen und Produktivitäten ausdifferenzierte Lohnstruktur dafür verantwortlich, dass all jene Arbeitsplätze wegfallen bzw. gar nicht erst entstehen sind, deren Marktpreise unterhalb der gegenwärtigen Lohn- bzw. Arbeitskostenskala liegen und deswegen nicht (mehr) rentabel sind. Ergebnis sei eine „sozialstaatlich induzierte Arbeitslosigkeit", da zwar ein hoher gesellschaftlicher Bedarf an einfachen Dienstleistungstätigkeiten bestehe, die Tarifverträge aber keine Niedrigstentgelte vorsehen. Zudem wird bemängelt, dass sich die Aufnahme von niedrig bezahlter Arbeit nicht „lohne", da das durch die Sozialhilfe garantierte Existenzminimum zu hoch liege (vgl. Pkt. 6.1.4 dieses Kapitels).

Dem ist zunächst entgegenzuhalten, dass niedrige Arbeitsentgelte auf dem deutschen Arbeitsmarkt bereits existieren (vgl. Kap. „Einkommen“, S. 142 f.). Insbesondere der Bereich der geringfügigen Beschäftigungsverhältnisse lässt sich als Niedriglohnsektor bezeichnen (vgl. Pkt. 3.2.1.2 dieses Kapitels). Bei der Niedriglohnstrategie geht es also um eine Ausdifferenzierung der Arbeitseinkommen noch weit über das gegenwärtige Maß der Lohnspreizung hinaus. Als Vorbild gelten häufig die Arbeitsmarktstrukturen in anderen Ländern, so insbesondere in den USA oder in Großbritannien, die durch eine weitaus stärkeren Lohndifferenzierung als in Deutschland charakterisiert sind. Im internationalen Vergleich gibt es allerdings keine Bestätigung für einen stringenten Zusammenhang zwischen Niedriglohnquote und Arbeitslosigkeit. Sowohl für Länder mit ungleicher als auch für die mit egalitärer Einkommensstruktur lassen sich Beispiele für eine gute oder eine schlechte Beschäftigungsbilanz zitieren.

Generell ist bei der Wirkungsabschätzung zwischen dem industriellen und dem Dienstleistungssektor zu unterscheiden. Für den industriellen Sektor ist ja gerade typisch, dass in der Vergangenheit einfache („niedrigproduktive“) Tätigkeiten insbesondere durch Technikeinsatz wegrationalisiert worden sind. Dass die (Wieder-)Einführung von Niedriglohngruppen hier zu einer erneuten und dauerhaften Schaffung einfacher Tätigkeiten führen wird, ist wenig wahrscheinlich. Es müsste ja zu einer Substitution von Kapital durch Arbeit kommen; dies ist angesichts des hohen Rationalisierungsdrucks, in der sich die im globalen Wettbewerb stehende Exportindustrie befindet, wenig wahrscheinlich. Und auch der langfristige Trend der Umsetzung des technischen Fortschritts und der Kapitalintensivierung der Produktion hängt mehr von anderen Daten ab als von den relativen Lohn- und Kapitalkosten. Für diesen Zusammenhang spricht auch, dass die unteren Lohn- und Gehaltsgruppen im industriellen Bereich in den zurückliegenden Jahren immer schwächer besetzt sind, d.h. dass die vorhandenen niedrigen Lohngruppen gar nicht genutzt werden, da sie nicht mehr der gewandelten, höherwertigen Arbeitsplatzstruktur entsprechen.

Eher schon lässt sich bei den *personen- und haushaltsbezogenen Dienstleistungen* ein Zusammenhang zwischen niedrigen Arbeitskosten und entsprechend niedrigen Preisen einerseits sowie einer höheren Nachfrage durch die privaten Haushalte andererseits vermuten: Haushalte könnten es sich vermehrt leisten, auf entsprechende Angebote zurückzugreifen und Eigenarbeit durch vergleichsweise niedrig bezahlte Fremdarbeit zu ersetzen. Je größer dabei die Differenz zwischen dem eigenen Nettolohn und dem Preis der Dienstleistungen ist, um so mehr kann die Nachfrage ausgeweitet werden. Allerdings bleibt offen, ob sich im Nettovolumen, also unter Berücksichtigung der gesamtwirtschaftlichen Kreislaufeffekte, tatsächlich ein höheres Beschäftigungsniveau ergibt. Wird das Einkommen der privaten Haushalte vermehrt für (preiswertere) private Dienstleistungen ausgegeben, dann verschiebt sich zunächst nur die private Nachfrage, etwa zu Lasten der Nachfrage nach industriellen Produkten mit entsprechenden Absatz- und Beschäftigungseinbußen dort.

Betroffen von einer Niedriglohnstrategie wären nicht nur die Beschäftigten im untersten Lohnbereich. Vieles spricht dafür, dass die Unternehmen als Folge erweiterter Möglichkeiten, Arbeitskräfte zu extremen Niedriglöhnen einstellen zu können, eher mit einer Substitution regulärer durch verbilligte Arbeit reagieren, als *neue* Arbeitsplätze zu schaffen – zumindest solange die gesamtwirtschaftlichen Rahmenbedingungen unverändert bleiben.

Eine Absenkung der Arbeitsentgelte noch unter das Existenzminimum würde automatisch zu verbreiterter Armut führen. Um eine solche Situation von „Armut trotz Arbeit" („*working poor*") zu vermeiden, sehen die Konzepte der Niedriglohnbeschäftigung vor, dass die negativen sozialen Folgen durch Subventionen ausgeglichen werden. Dabei sind zwei Ansätze voneinander zu unterscheiden:

- Die Niedriglohnstrategie im engeren Sinne setzt auf eine Absenkung der Bruttolöhne und -gehälter, die betroffenen Beschäftigten erhalten unter bestimmten Voraussetzungen Transferzahlungen, die das Niedrigeinkommen auf die Höhe des Existenzminimums aufstocken.
- Davon sind jene Maßnahmen zu unterscheiden, die darauf abzielen, die Arbeitskosten der Unternehmen im unteren Qualifikationsbereich zu senken, ohne dass es zu einer Minderung der ausgezahlten Löhne kommt. Dies kann durch eine Verminderung der Lohnnebenkosten (Sozialversicherungsbeiträge) in diesem Beschäftigungssegment oder durch direkte Lohnkostensubventionen an die Unternehmen bewirkt werden. Auf diese Weise soll ebenfalls erreicht werden, dass die Arbeitsnachfrage der Unternehmen steigt und Arbeitsplätze insbesondere für gering Qualifizierte geschaffen werden.

Transfers an Beschäftigte: Aufstockung von Niedriglöhnen

Die *dauerhafte* Absenkung der Bruttoentgelte im unteren Qualifikations- und Einkommensspektrum des regulären Arbeitsmarktes soll durch ergänzende Transferzahlungen (zumindest teilweise) ausgeglichen werden. Dabei sollen die Transfers so ausgestaltet werden, dass es sich „lohnt", niedrig bezahlte Arbeiten anzunehmen. Diese Überwindung der für die Gegenwart diagnostizierten „Arbeitslosigkeitsfalle" (vgl. Kap. „Einkommen", S. 215 f.) soll dadurch erreicht werden, dass die erzielten Erwerbseinkommen nicht voll, sondern nur teilweise auf die Transfers angerechnet werden. Da die Transferleistung mit wachsendem Einkommen nicht sprunghaft gekappt wird, sondern schrittweise ausläuft, stehen sich Erwerbstätige immer besser als nicht erwerbstätige Transferempfänger.

Für diesen Ansatz direkter Einkommenssubventionen sind in den letzten Jahren eine Fülle von Modellen ausgearbeitet worden. Sie lassen sich unterscheiden

- in den „großen Wurf" einer Zusammenfassung von Steuersystem und sozialen Transfers im Rahmen einer „Negativsteuer" bzw. eines „Bürgergeldes" mit einer Anrechnung des Einkommens auf den Transferanspruch in Höhe von nur etwa 50 % (vgl. Kap. „Einkommen", S. 243 ff.),

- auf den „mittleren Weg“ einer lediglich auf (Langzeit-)Arbeitslose bzw. Arbeitslosenhilfeempfänger begrenzten Aufstockung oder
- auf die „kleine Lösung“ veränderter Anrechnungsregelungen im BSHG.

Das *Bürgergeldmodell* führt zu großen Problemen: Eine Regelung nämlich, die ein Existenzminimum in Höhe des derzeitigen Sozialhilfeniveaus garantieren will und das eigene Arbeits- wie Sozialeinkommen nur teilweise anrechnet, führt zwangsläufig zu einer sich verstärkenden Wechselwirkung von Mehrausgaben einerseits und Mindereinnahmen für die öffentlichen Haushalte andererseits (vgl. Kap. „Einkommen“, S. 243). Um die Kosten zu begrenzen, ist vorgesehen, das Existenzminimum für Erwerbsfähige nach unten zu drücken. Dadurch wird zugleich ein faktischer Arbeitszwang hergestellt; denn um das unzureichende Bürgergeld aufzustocken, müssen die Betroffenen nahezu jede Arbeit aufnehmen. Nicht mehr die Zielsetzung einer sozialstaatlich angemessenen Teilhabe der von Armut und Arbeitslosigkeit Betroffenen steht hier im Vordergrund, sondern die Schaffung eines flexiblen und deregulierten Arbeitsmarktes. Auf Arbeitslose würde Druck ausgeübt, Arbeitsverhältnisse mit Löhnen unterhalb der Armutsschwelle anzunehmen. Gleichzeitig steigt der Druck, diesen Prozess durch Deregulierungen auf dem Arbeitsmarkt zu flankieren (z.B. durch Änderung arbeitsrechtlicher Vorschriften, insbesondere beim Arbeitszeitrecht und Tarifrecht), um Arbeitskräfte nicht nur „billiger“, sondern auch „williger“ zu machen.

Regelungen einer Aufstockung niedriger Löhne setzen allerdings nicht zwingend eine umfassende Revision des gesamten Sozialleistungs- und Steuersystems voraus, wie dies mit dem Bürgergeld angestrebt wird. Weitreichende Veränderungen der bisherigen Verfahrensweise bei der ergänzenden Zahlung von Sozialtransfers lassen sich auch im Rahmen des BSHG realisieren. Das *Kombilohn-Modell* schlägt beispielsweise vor, dass bei der Sozialhilfe ein haushaltsbezogener Sockelbetrag anrechnungsfrei bleibt (vgl. zu den Anregungsregelungen im BSHG vgl. Kap. „Einkommen“, S. 215) und dass über diesen Betrag hinausreichende Einkommen mit einem dreistufig ansteigenden Prozentsatz angerechnet werden. Dieses Anrechnungsverfahren wird als integraler Bestandteil eines Gesamtkonzeptes zur Schaffung und Besetzung von Niedriglohnarbeitsplätzen verstanden. Ergänzend treten beim Kombilohn-Modell nämlich die Überlegungen hinzu, die jetzigen unteren Tarifgruppen um 20 bis 30 % abzusenken und die Regelsätze der Hilfe zum Lebensunterhalt in der derzeitigen Höhe einzufrieren und bei der zu erwartenden Ausweitung von Niedriglöhnen nach unten abzusenken. Zugleich soll die Arbeitslosenhilfe in der Sozialhilfe aufgehen.

Dieses Modell birgt nachhaltige Risiken für die Beschäftigten, und zwar vor allem im Hinblick auf die deutlich verschlechterte soziale Absicherung der Betroffenen. Denn die Niedriglöhne werden nur dann aufgestockt, wenn Bedürftigkeit vorliegt, und ohne jeden Ausgleich bleiben die Anwartschaftsminderungen bei den sozialversicherungsrechtlichen Lohnersatzleistungen. Auch die Abschaffung der Arbeitslosenhilfe würde zu gravierenden Leistungsverschlechterungen führen (vgl. Kap. „Einkommen“, S. 228 f.). Zudem bleibt dürfte die „Gegenleistung“, nämlich über einen ausgeweiteten Niedriglohnsektor neue Beschäftigung in Millionenhöhe zu schaffen und die Arbeitslosigkeit zu senken, lediglich ein Versprechen. Denn es bleibt völlig offen, ob die Absenkung der Arbeitseinkommen bis unter das sozial-kulturelle Existenzminimum tatsächlich mit der Bereitstellung neuer, zusätzlicher Arbeitsplätze verbunden ist oder ob es infolge der Einführung von „Leichtlohngruppen“ lediglich zu einer Aufweichung und Absenkung des gesamten Tarifgefüges und entsprechenden Substitutionseffekten, d.h. letztlich nur eines Ersetzens „teurer“ durch „billige“ Arbeit *ohne* nennenswerten Beschäftigungsniveaueffekt, kommt.

Subventionen an Unternehmen: Lohnkostenzuschüsse, Absenkung der Sozialversicherungsbeiträge

Durch die Zahlung von Lohnsubventionen an die Unternehmen lassen sich die Arbeitskosten auch ohne direkte Eingriffe in die Bruttolöhne senken. Derartige Subventionen stellen grundsätzlich nichts Neues dar; als *Lohnkostenzuschüsse* zählen sie seit jeher zum Repertoire der Arbeitsmarktpolitik nach dem SGB III und dem BSHG (vgl. Pkt. 8.3.2 dieses Kapitels). Im Unterschied zu dieser gezielten Förderung von Personengruppen mit hohem Arbeitslosigkeitsrisiko gehen die neuerdings diskutierten Modelle von *allgemeinen* und *unbefristeten* Lohnsubventionen bei der Beschäftigung im unteren Qualifikations- und Einkommensbereich aus. So wird etwa vorgeschlagen, im Bereich bis zu 1.500 DM/Monatseinkommen die Arbeitgeber- und Arbeitnehmerbeiträge zur Sozialversicherung durch den Staat voll zu erstatten und diese Beitragsübernahme bis zu einem Einkommen von 2.500 DM degressiv auslaufen zu lassen. Die Arbeitgeber hätten dadurch eine Kostenentlastung von bis zu 21 %, und bei den Beschäftigten würde sich die Spanne zwischen Brutto- und Nettolöhnen um 21 % mindern.

Da eine solche Maßnahme ein neues Segment des Arbeitsmarktes eröffnen soll und als Dauerleistung angelegt ist, kann sie nicht auf die Beschäftigung von Arbeitslosen beschränkt werden, sondern muss nach dem Gleichheitsgrundsatz den Arbeitgebern für alle Beschäftigten gezahlt werden, die unter diese Einkommensgrenzen fallen. Betroffen wären also nicht nur die neu eingerichteten Arbeitsplätze, sondern auch die große Zahl der bestehenden Voll- und Teilzeitarbeitsverhältnisse (einschließlich der geringfügigen Beschäftigungsverhältnisse) in diesem Einkommenssegment.

Die entscheidende Frage ist, ob diese finanziell äußerst aufwendige Subventionierung geeignet ist, einen *Niveau*effekt auf dem Arbeitsmarkt zu erreichen. Wenn und insoweit bestehende Arbeitsplätze subventioniert werden, kommt es lediglich zu *Mitnahmeeffekten*. Ob auch *zusätzliche* Arbeitsplätze geschaffen werden, hängt ab von der bereits diskutierten Problemstellung, inwieweit die Arbeitskosten als die entscheidende Barriere für den Aufbau neuer Arbeitsplätze am unteren Ende der Einkommenshierarchie angesehen werden müssen oder nicht. Wenn sich die Hoffnungen auf zusätzliche Arbeitsplätze unter sonst gleichen gesamtwirtschaftlichen Rahmenbedingungen im wesentlichen nicht erfüllen und es überwiegend zu *Verdrängungseffekten* innerhalb eines Betriebes und zwischen den Betrieben kommt, werden die Kosten der Dauersubventionierung nicht durch finanzielle Entlastungen infolge sinkender Arbeitslosigkeit kompensiert.

Gezielte Fördermaßnahmen für Langzeitarbeitslose

Die Kritik an den hier vorgestellten Modellen bedeutet nicht, dass für die benachteiligten Gruppen am Arbeitsmarkt wie etwa gering Qualifizierte und Langzeitarbeitslose keine konkreten Maßnahmen ergriffen werden könnten und sollten. Ein Großteil der Betroffenen ist zunächst durch Qualifizierungsmaßnahmen erreichbar. Dabei geht um es um jeweils spezifische Angebote für die sehr heterogene Teilgruppen der Geringqualifizierten (lernschwache Jugendliche, Migranten, angelernte, d.h. betriebsspezifisch qualifizierte Arbeitslose, Personen mit psychischen und sozialen Problemen usw.). Je nach den besonderen Bedingungen müssen die Qualifizierungsmaßnahmen auch mit sozialpädagogischen Förder- und Eingliederungsmaßnahmen (Beratung, psycho-soziale Betreuung) verbunden werden.

Allerdings gibt es einen Kreis von Arbeitslosen, der zu Qualifizierungsmaßnahmen nicht in der Lage oder bereit ist, auf einfache Arbeitsplätze angewiesen ist und der auch nicht – oder nur sehr zeitverzögert – von der Besserung der allgemeinen Arbeitsmarktlage erfasst wird. Hier bedarf es gezielter Eingliederungshilfen. Die sozialverträgliche Lösung des Problems der Langzeitarbeitslosigkeit bzw. der arbeitslosigkeitsbedingten Sozialhilfeabhängigkeit liegt darin, diesen Personengruppen spezifische Integrationshilfen anzubieten. Es kommt deshalb darauf an, die zielgruppenbezogenen Ansätze der Arbeitsmarktpolitik im Rahmen des SGB III und des BSHG weiterzuentwickeln und dabei auf die vielfältigen Erfahrungen der kommunalen Beschäftigungsmaßnahmen zurückzugreifen. Viele Städte und Kreise haben ihre arbeitsmarktpolitischen Aktivitäten intensiviert. Dabei wird neben der Bereitstellung besonderer Arbeitsgelegenheiten bei öffentlichen und frei-gemeinnützigen Beschäftigungsträgern verstärkt auf die Integration in den ersten Arbeitsmarkt gesetzt. Beispiele für solche Initiativen sind der gemeinnützige Arbeitskräfteverleih, die Arbeitskräftevermittlung in den ersten Arbeitsmarkt mit Hilfe privater Agenturen und mit Hilfe von speziellen Lohnkostensubventions-Programmen oder auch spezielle Vermittlungsbemühungen des öffentlichen Sozialhilfeträgers auf der Basis von Case-Management etc (vgl. Pkt. 8.6 und 8.7 dieses Kapitels).

Zusammenfassend ist festzuhalten: Eine Verbesserung der Beschäftigungsmöglichkeiten für Geringqualifizierte kann nur im Zusammenhang eines breiten Bündels von Maßnahmen erreicht werden. Es bedarf eines Aufwärtstrends am Arbeitsmarkt insgesamt und einer breit angelegten Qualifizierungspolitik. In diesem Rahmen sind gezielte, problemadäquate Fördermaßnahmen auszuweiten. Das SGB III wie das BSHG bieten Instrumente, die auf der regionalen Ebene genutzt und umgesetzt werden müssen. Die Verwendung knapper öffentlicher Mittel für *pauschale* Lohnsubventionen würde dem differenzierten Instrumentarium des SGB III und des BSHG das Wasser abgraben.

Gerade die besonderes Benachteiligten auf dem Arbeitsmarkt würden dann auf der Strecke bleiben.

10.2.2 Beispiel: Arbeitszeitpolitik

Ein zentrales beschäftigungspolitisches Instrument ist die *Arbeitszeitpolitik*. In vielfältigen inhaltlichen Formen und in unterschiedlichen Regulierungen hat sie in der Vergangenheit einen wichtigen Beitrag zur Stabilisierung der Beschäftigung und auch zur Schaffung neuer Beschäftigungsverhältnisse geleistet. Strittig ist, ob und inwieweit die Arbeitszeitpolitik auch künftig zum Abbau von Arbeitslosigkeit beitragen kann.

In Deutschland bietet die Arbeitszeitstatistik unter beschäftigungspolitischen Gesichtspunkten Ausgang der 90er Jahre ein ernüchterndes Bild (vgl. auch Pkt. 2.2.3 dieses Kapitels). Nach den arbeitszeitpolitisch erfolgreichen 80er Jahren, die in den alten Bundesländern binnen weniger Jahre eine Verkürzung der tariflichen Wochenarbeitszeit von 40 auf durchschnittlich 37,5 Stunden gebracht haben, stagniert die kollektivvertraglich vereinbarte Arbeitszeit seit Beginn der 90er Jahre nahezu vollständig. In den neuen Bundesländern konnte der nach der Vereinigung eingeführte Standard der 40-Stunden-Woche im Zeitraum von zehn Jahren lediglich auf durchschnittlich 39,2 Std. gesenkt werden. Obwohl in den meisten großen Wirtschaftszweigen und Tarifbereichen die tariflichen Arbeitszeitbestimmungen kündbar wären, verzichteten die Gewerkschaften bislang auf diese Möglichkeit bzw. scheiterten am Widerstand der Arbeitgeber. Unter dem Druck der Markt- und Konkurrenzverhältnisse lässt sich in einigen Bereichen auch eine Verlängerung der effektiven Arbeitszeiten beobachten.

Gleichzeitig hat sich in den vergangenen Jahren eine enorme Flexibilisierung und Differenzierung von Arbeitszeitmodellen entwickelt. Arbeitszeitkorridore, Arbeitszeitkonten, verlängerte Arbeitszeiten für einzelne Beschäftigtengruppen, saisonabhängige Arbeitszeiten, Jahresarbeitszeitmodelle, befristete Verkürzung der Arbeitszeit und viele andere Formen flexibler Arbeitszeitgestaltung haben die tariflichen Arbeitszeitstandards vielfach auf die Funktion von Referenzgrößen und Durchschnittswerten reduziert. Die Ausweitung von Teilzeitarbeit, auch in Form von geringfügiger Beschäftigung, sowie anderer Beschäftigungsformen (befristete Beschäftigung, Projektarbeit usw.) haben das Flexibilitätspotential des Arbeits- und Personaleinsatzes nochmals deutlich gesteigert (vgl. Pkt. 3.2.1.2 dieses Kapitels).

Im Ergebnis lässt sich festhalten: Das tradierte Arbeitszeitmuster von Vollzeitbeschäftigten mit einer gleichmäßigen Verteilung der regelmäßigen Arbeitszeit auf die Arbeitstage von Montag bis Freitag prägt immer weniger den betrieblichen Alltag. Flexible Arbeitszeitstrukturen von VollzeitarbeitnehmerInnen sowie der wachsende Anteil von Teilzeitbeschäftigten mit ebenfalls variablen Arbeitszeiten ergeben ein vielfältigeres Bild der betrieblichen Arbeitszeitrealität als dies noch vor zehn oder 15 Jahren der Fall war. Und auch mit Blick auf die Arbeitsbiografie der Beschäftigten ist ein wachsendes Maß an wechselnden Arbeitszeitmustern zu beobachten. Eine dauerhafte Vollzeitbeschäftigung über ein ganzes Arbeitsleben ist für einen wachsenden Teil der Erwerbstätigen nicht mehr das tatsächliche oder angestrebte Erwerbsmuster. Beispielsweise gehören Phasen der Teilzeit, etwa beim Berufseinstieg, bei kinderbedingter Berufsunterbrechung, bei Weiterbildung oder beim Austritt aus dem Berufsleben, für immer mehr Menschen zur Normalität ihres Arbeitslebens. Dementsprechend unterschiedlich fallen auch ihre Wünsche zu Arbeitszeitvolumen und -gestaltung aus.

Ansatzpunkte der Arbeitszeitverkürzung

Das volkswirtschaftliche Arbeitsvolumen ist in Deutschland seit Anfang der 90er Jahre von 57,4 auf 53,7 Mrd. Arbeitsstunden im Jahr 1998 zurückgegangen. Auch im längerfristigen Trend ist – wie die Daten für die alten Bundesländer zeigen – das Arbeitsvolumen rückläufig (vgl. Pkt. 2.2.2 dieses Kapitels). Es ist keine Beschäftigungsstrategie denkbar, die allein mit stärkerem Wachstum in der Lage wäre, dieses Volumen so zu vergrößern, dass es die bestehende Beschäftigungslücke von rund 7 Millionen Arbeitsplätzen schließen könnte. Es führt also kein Weg an einer anderen Verteilung des volkswirtschaftlichen Arbeitsvolumens vorbei. Dabei ist es sinnvoll, eine quantifizierte Zielgröße zu formulieren, um einen konkreten Beurteilungsmaßstab zu haben. Eine Reduzierung der tatsächlichen Arbeitszeit um 10 % bedeutet zum Beispiel, dass die effektive Jahresarbeitszeit von rund 1.580 Std. (1998) um knapp 160 Stunden gekürzt werden müsste. Dies entspricht einer Verkürzung der effektiven Wochenarbeitszeit um etwas mehr als 3 Stunden. Unterstellt man eine jahresdurchschnittliche Steigerung der Arbeitsproduktivität von 2 %, dann ließe sich eine solche Verkürzung bei gleichbleibenden Einkommen in nur fünf Jahren kostenneutral realisieren. Dabei sind produktivitätssteigernde Effekte, wie sie in der Regel mit Arbeitszeitverkürzungen einhergehen noch nicht eingerechnet.

Wenn eine solche Politik der beschäftigungswirksamen Arbeitszeitverkürzung Erfolg haben will, muss sie folgende Kriterien beachten bzw. erfüllen:

- Der Trend der Arbeitszeitverkürzung muss generell beschleunigt und verstetigt werden.
- Die Formen der Arbeitszeitverkürzung müssen an den unterschiedlichen Interessen der Beschäftigten anknüpfen, um akzeptiert und umgesetzt zu werden.
- Eine dauerhafte generelle Arbeitszeitverkürzung muss mit der Sicherung der Einkommen der Beschäftigten einhergehen – aus sozialen Gründen, weil die abhängig Beschäftigten über Jahre hinweg Realeinkommenseinbußen hinnehmen mussten; aus ökonomischen Gründen, weil eine Stabilisierung der Nachfrage erforderlich ist. Eine Verkürzung bei proportionaler Einkommensreduzierung dient allenfalls zur befristeten Überbrückung akuter Beschäftigungskrisen.
- Bei kürzeren Arbeitszeiten wächst der Flexibilisierungsdruck, dies erfordert begleitende Regelungen, um den Beschäftigungseffekt zu sichern. Diese sind auch deswegen erforderlich, weil ansonsten durch intensivere

Rationalisierung der gesundheitsgefährdende Leistungsdruck wächst (vgl. Kap. „Arbeit und Gesundheitsschutz", S. 425).

- Eine sozial- und steuerpolitische Flankierung bestimmter Formen der Arbeitszeitverkürzung kann ihre Wirksamkeit erhöhen, so wie dies derzeit bei der Altersteilzeitarbeit geschieht.

Formen der Arbeitszeitverkürzung

Die Arbeitszeitverkürzung kann auf ganz unterschiedliche Weise realisiert werden (vgl. Übersicht IV.3). Entscheidend ist, dass die Arbeitszeitverkürzungen dauerhaft durchgeführt werden, weil nur dann der angestrebte Beschäftigungseffekt erhalten bleibt. Die Verkürzung der regelmäßigen Wochenarbeitszeit hat in den achtziger und Anfang der 90er Jahre aufgrund ihres Volumens zweifellos den größten Beschäftigungseffekt erzielt, gefolgt von den Regelungen zum Vorruhestand und zur Urlausbverlängerung. Generell wurden die verschiedenen Maßnahmen je nach Branche und Tätigkeitsbereich zwischen 50 und 66 % Prozent beschäftigungswirksam. Der Rest wurde durch Leistungsverdichtung und sonstige Rationalisierungsmaßnahmen aufgefangen („Sickereffekt")

Übersicht IV.3:
Beschäftigungspotenziale durch Arbeitszeitumverteilung in 1.000

Arbeitszeitverkürzungsmaßnahmen	Beschäftigungseffekt
Verkürzung der tariflichen Jahresarbeitszeit auf 1500 Std.	1.200 - 1.700
Absenkung der Wochenarbeitszeit Ost auf Westniveau	200
Wahl(Teil-)zeitarbeit	200
Halbierung der Überstunden	300
Umwandlung der Zuschläge für Nacht-, Schicht- und Wochenendarbeit	300
Stellvertretungs-Weiterbildungssabbatical	300
Ausbau Elternurlaub/Stellvertretung	250
Alters-Wahlarbeitszeit	100
Kreativ-Sabbatical	50
Gesamt	2.900 - 3.400

Quelle: Beirat „Arbeitsmarktpolitik" der Senatsverwaltung für Arbeit und Frauen, Berliner Memorandum zur Arbeitszeitpolitik 2000, Berlin 1995, S. 46.

Ein erhebliches Beschäftigungspotential steckt auch in den geleisteten *Überstunden.* Ein Teil des Mehrarbeitsvolumens wäre grundsätzlich verzichtbar, ein weiterer Teil könnte durch Freizeit ausgeglichen werden. Darüber hinaus ist denkbar, auch die Zuschläge für Mehrarbeit, aber auch Nacht-, Wochenend- oder Schichtarbeit in Freizeit umzuwandeln.

Eine weitere Möglichkeit besteht in der Nutzung von *individuellen* Varianten der Arbeitszeitverkürzung. Wahlarbeitsmöglichkeiten mit einem selbstbestimmten Wechsel zwischen Voll- und Teilzeitarbeit könnten einen Beitrag zur Arbeitsumverteilung leisten, wenn sie aufgrund verbesserter Rahmenbedingungen deutlich stärker in Anspruch genommen würden.

Auch die Verknüpfung von *Weiterbildung* und Arbeitszeitverkürzung kann genutzt werden. Je stärker gesetzliche oder auch tarifliche Ansprüche auf Qualifizierungszeit realisiert werden, umso größer der arbeitsmarkpolitische Entlastungseffekt.

Eine bereits in der Vergangenheit bedeutende Form der Arbeitszeitverkürzung ist der frühere Ausstieg aus der Erwerbsarbeit. Insbesondere der Ausbau von Altersteilzeit, könnte die Möglichkeiten des Einstiegs von Jugendlichen in den Arbeitsmarkt verbessern.

Grundsätzlich ist festzuhalten, dass auch durch eine Politik der massiven Arbeitszeitverkürzung zwar der Beschäftigungsstand deutlich angehoben werden kann, eine Rückkehr zum klassischen Verständnis von Vollbeschäftigung (Vollzeitbeschäftigung für alle) kann und sollte damit aber nicht angestrebt werden. Damit wäre nicht nur das Instrument der Arbeitsumverteilung durch Arbeitszeitverkürzung überfordert, es würde auch an den sich ausdifferenzierenden Arbeitszeitinteressen der Erwerbstätigen und Nicht-Erwerbstätigen vorbeigehen. Arbeitszeitpolitik sollte diese Interessen stärker aufgreifen, einen Beitrag auch zur gleichmäßigen Verteilung von Nicht-Erwerbsarbeit zwischen den Geschlechtern leisten und die Übergänge zwischen den verschiedenen Phasen von Bildung, Erwerbsarbeit und Nicht-Erwerbsarbeit erleichtern.

10.2.3 Beispiel: Öffentlich geförderte Beschäftigung

Solange die hohe Arbeitslosigkeit anhält und der Beitrag der einzelnen Politikbereiche und -instrumente zu ihrer Verringerung keinen raschen Abbau erwarten lässt, bedarf es eines anhaltenden öffentlichen Engagements bei der Beschäftigungsförderung, die über die Fortsetzung der aktiven Arbeitsmarktpolitik hinausgeht. Hier setzen verschiedene Vorschläge und Konzepte für einen *öffentlich geförderten Beschäftigungssektor* an.

Ausgangspunkt ist die Tatsache, dass es in großem Umfang *gesellschaftlich notwendige* Arbeit gibt, die aber nicht geleistet wird, weil sie (noch) nicht marktfähig ist. Es handelt sich vor allem um die Bereiche soziale Dienste, kulturelle Angebote sowie ökologische Erneuerung. In diesen Bereichen könnten zahlreiche Projekte und Dienstleistungsangebote gefördert werden, um bislang ungedeckten Bedarf befriedigen. Übersicht IV.4 zeigt modellhaft Beispiele solcher Tätigkeiten auf lokal-regionaler Ebene.

Solche und andere Aktivitäten sollten befristet oder auch dauerhaft finanziell gefördert werden, wobei auf unterschiedliche Finanzierungsmöglichkeiten zurückgegriffen werden kann. So ist beispielsweise an die Kombination von Mitteln der EU, Bund/Ländern/Gemeinden sowie der BA und privater Geldgeber zu denken. Es gibt aber auch weiterreichende Vorschläge etwa zur Einrichtung eines Fonds für soziale und ökologische Gemeinschaftsaufgaben, aus dem dieser Beschäftigungssektor finanziert werden soll.

Die auch aus der Förderung etwa von traditionellen ABM bekannten Probleme wie Mitnahmeeffekte müssen allerdings auch hier gelöst werden.

Die entscheidenden Kriterien sind Gemeinnützigkeit, Zusätzlichkeit, Vermeidung von Konkurrenz zu privaten Leistungsanbietern (Handwerk, Mittelstand), Minimierung von Mitnahmeeffekten und Konflikten mit öffentlichen Pflichtaufgaben.

Übersicht IV.4:
Projektbeispiele für öffentlich geförderte Beschäftigung

Projekte zur Unterstützung lokaler Selbstorganisation und sozialer Dienste	Agenturen für Stadtteilkultur Multikulturelle Initiativen Öffentlicher Kommunikationsservice Börse für Nachbarschaftshilfe Verwaltungsdienstleistungen Technische Dienste
Projekte zur Verbesserung der öffentlichen Daseinsvorsorge	Psychosoziale Beratungsdienste Jugend-Freizeitprojekte Breitensport-Agenturen Naherhohlungsprojekte Wissenschafts- und Gesundheitsläden Verbraucher- und Schuldnerberatung
Projekte zur Sanierung der kommunalen Infrastruktur	Altbausanierung Stadtmöblierung Renaturierung Stadtbegrünung Renovierungshilfe

Quelle: nach BÜSTRO Büro für Strukturforschung Rostock, ISA Consult, Machbarkeitsstudie zu einem Öffentlichen Beschäftigungssektor in der Region Rostock, Rostock November 1998, S. 43.

Entwicklung und Durchführung eines Programms für einen öffentlich geförderten Beschäftigungssektor bedürfen der umfassenden Beteiligung der verschiedenen gesellschaftlichen Gruppe und Akteure. Voraussetzung für den Erfolg eines solchen Konzepts öffentlich geförderter Beschäftigung ist weiterhin, dass es auf Dauer verfolgt wird, um nicht das Schicksal der vielen kurzfristig angelegten Förderprogrammen und isolierten Modellvorhaben zu erleiden. Darüber hinaus sollte es eingebunden sein in eine gleichgerichtete regionale Arbeitsmarkt-, Wirtschafts- und Strukturpolitik, um auf diese Weise sein Wirkungspotential voll entfalten zu können.

10.3 Bündnis für Arbeit – Mehr Arbeit durch kooperative Wirtschafts-, Arbeitsmarkt- und Einkommenspolitik?

Bei der Bekämpfung der Arbeitslosigkeit geht es nicht nur um *inhaltliche* Maßnahmen, sondern auch um die Frage, wie der *Prozess der Politikbildung und Entscheidungsfindung* selbst organisiert wird und wie insbesondere die beteiligten Akteure in diesen Prozess einbezogen werden. In zahlreichen Ländern Europas gibt es zum Teil seit Anfang der 80er Jahre Bestrebungen, durch kooperative Absprachen zwischen Politik, Wirtschaft und Gewerkschaften zu „*Sozialen Pakten*" zu gelangen, die auf eine Verbesserung der Wettbewerbsfähigkeit, die Sanierung der Staatsfinanzen und die Bekämpfung der Arbeitslosigkeit ausgerichtet sind. Auch in Deutschland hat es seit Mitte der 90er Jahre unter dem Stichwort „Bündnis für Arbeit" entsprechende Bemühungen gegeben.

Die Gründe für solche sozialen Pakte sind vielfältig und von Land zu Land unterschiedlich ausgeprägt. Generell spielt die Verschärfung des Wettbewerbs im Zuge der wachsenden Internationalisierung sowie der europäischen Integration eine wichtige Rolle. Die enger werdenden Handlungsspielräume der nationalen Politik bei wachsender Staatsverschuldung erhöhten den Konsolidierungsdruck („Maastricht-Kriterien") und die chronische und steigende Arbeitslosigkeit ließ die beteiligten Parteien, Verbände und sonstigen Akteure nach Auswegen und neuen Möglichkeiten suchen. In aller Regel waren es zugespitzte sozial-ökonomische Krisensituationen, in denen solche Pakte entstanden sind. Die Themen, die Gegenstand der Absprachen und Vereinbarungen waren, reichen von Lohn- und Tariffragen über Arbeitszeitverkürzung, Arbeitsbeschaffung, Steuerpolitik und Sozialpolitik bis zu Bildungs- und Ausbildungsfragen (vgl. Übersicht IV.5).

Übersicht IV.5:
Themen und Politikfelder sozialer Pakte in Europa

Länder	Lohn	Tarif-system	Arbeits-zeitver-kürzung	Arbeits-beschaf-fung	Steuer-anreize	Soziale Sicherung	Bildung/ Ausbildung
Irland	XX	X	-	X	X	-	-
Italien	XX	XX	-	XX	X	XX	X
Niederlande	XX	X	XX	XX	-	XX	-
Portugal	XX	X	XX	X	X	X	X
Norwegen	XX	-	-	X	X	X	X

Quelle: Hassel, A., Soziale Pakte in Europa, in: Gewerkschaftliche Monatshefte 10/1998, S. 630.

In nahezu allen sozialen Pakten standen am Beginn Vereinbarungen über eine moderate Lohnpolitik, teils in Form von Lohnleitlinien, teils durch informelle Absprachen oder auch durch feste (gesetzliche) Vorgaben. Von Bedeutung sind auch Änderungen im Tarifsystem selbst. Dabei ist allerdings zu berücksichtigen, dass dies von den Gewerkschaften oft nur aufgrund großen Drucks seitens der Regierungen akzeptiert worden sind. Von größerer Bedeutung sind die Regelungen im Bereich der Steuer-, Arbeitsmarkt- und Bildungspolitik. Darüber hinaus gibt es Vereinbarungen über steuerliche Anreize zur Beschäftigung, Reduktion von Sozialleistungsansprüchen zur Entlastung der Sozialkassen, Lockerung von Schutzvorschriften sowie zum Ausbau von Ausbildungsmaßnahmen.

Insgesamt stellen sich Zusammensetzung und Profil des Maßnahmenbündel in den einzelnen Ländern widersprüchlich dar. Vorleistungen der Gewerkschaften stehen nicht durchweg verbindliche Gegenleistungen der anderen Beteiligten gegenüber. Auseinandersetzungen auch in Form von Arbeitskämpfen sind keineswegs ausgeschlossen. Dennoch haben viele dieser Abkommen über einen längeren Zeitraum Bestand gehabt. Als Erfolgsvoraussetzungen werden genannt die hinreichende Organisierung der Tarifparteien, die Entwicklung einer gemeinsamen Position zur Lohnpolitik sowie der Kooperationswille zwischen den Akteuren, der auf der Anerkennung der gegenseitigen Abhängigkeit der Arbeitsmarktparteien beruht.

Die *Bewertung* der praktischen Auswirkungen dieser Sozialpakte fällt keineswegs einheitlich aus. Insbesondere ist mehr als zweifelhaft, ob mit einer auf Verbesserung der *nationalen* Wettbewerbsfähigkeit ausgerichteten Strategie korporatistischer Absprachen eine dauerhafte Basis für die Verbesserung der Arbeitsmarktlage und Wirtschaftsentwicklung gewährleistet werden kann. Ein Blick auf die gesamteuropäische Entwicklung der Verteilungsrelationen zeigt, dass die achtziger Jahre zu einem nahezu einheitlichen Rückgang des Anteils der Arbeitseinkommens am Volkseinkommen in Europa geführt hat. Der Versuch, durch nationalen Wettbewerbskorporatismus den *gesamten* europäischen Arbeitsmarkt auf ein höheres, d.h. ausgeglicheneres Niveau zu heben, ist – gemessen an der Entwicklung der registrierten Arbeitslosigkeit – nicht gelungen. Das schließt zumindest vorübergehende Erfolge in einzelnen Ländern nicht aus, wie das Beispiel der Niederlande („*Polder-Modell*“) belegt. Hier hat sich der Anfang der 80er Jahre getroffene „Pakt von Wassenaar“ zweifellos ausgezahlt. Die Mischung aus systematischer Lohnzurückhaltung und Arbeitsumverteilung vor allem durch die Ausweitung von Teilzeitarbeit hat zu einer nachhaltigen Verbesserung der Arbeitsmarktsituation geführt. Eine nähere Analyse zeigt allerdings, dass speziell die Politik der Lohnmoderation insbesondere in den 80er Jahren zulasten der europäischen Nachbarn realisiert wurde, weil sie aufgrund sinkender Lohnstückkosten faktisch wie eine Realabwertung wirkte. Es handelte sich insoweit um eine „Beggar-my-neighbour-Politik“. Eine ähnliche Strategie wäre in einer der großen europäischen Volkswirtschaften, wie zum Beispiel Deutschland, kaum zu realisieren gewesen.

Nicht in allen europäischen Ländern kam es zu Vereinbarungen über soziale Pakte, dazu gehören u.a. Großbritannien und Frankreich. In Deutschland setzten die Bemühungen erstmals 1995 ein. Der von den Gewerkschaften gemachte Vorschlag für ein nationales „Bündnis für Arbeit“ wurde zwar zunächst von der damaligen konservativ-liberalen Bundesregierung aufgegriffen, scheiterte aber bereits im Frühjahr 1996 am mangelnden Interesse der übrigen Beteiligten. Nach dem Regierungswechsel vom Herbst 1998 erklärte die neue Bundesregierung ein „*Bündnis für Arbeit, Ausbildung und Wettbewerbsfähigkeit*“ zu einem zentralen Anliegen. Die Themen des langfristig angelegten Vorhabens umfassen Aus- und Weiterbildung, Sozialversicherungssysteme, Steuerpolitik, Arbeitszeitpolitik, Frühverrentung und den Aufbau in Ostdeutschland.

Wie in anderen Ländern gab es auch hier Konflikte, die sich vor allem die Einbindung der Lohnpolitik in ein solches Bündnis bezogen. Während die Arbeitgeber mit Verweis auf die europäischen Erfahrungen auf der Diskussion der Lohnpolitik bestanden, lehnten die Gewerkschaften konkrete Lohnleitlinien im Rahmen des Bündnisses ab. Umstritten war auch der Vorschlag, durch die Einrichtung und Förderung eines Niedriglohnsektors bzw. die Förderung von Niedrigeinkommen die Arbeitslosigkeit von gering qualifizierten ArbeitnehmerInnen abzubauen (vgl. dazu Pkt. 10.2.1 dieses Kapitels). Zu den positiven Ergebnissen gehörte die Verbesserung der Ausbildungssituation für Jugendliche. Neben der Festlegung einer quantitativen Zielvorgabe (für 1999: Abdeckung des demographisch bedingten Zusatzbedarfs plus weitere 10.000 Ausbildungsplätze) wurden auch Verfahrensweisen der Umsetzung und Kontrolle (zwei Mal jährlich regionale Ausbildungskonferenzen) festgelegt.

Ob das „Bündnis für Arbeit" sich zu einem erfolgreichen Ansatz kooperativer Politikbildung entwickeln kann, ist ebenso offen wie die Antwort auf die Frage, ob die möglichen Ergebnisse dieses Ansatzes einen wirkungsvollen Beitrag zur Verringerung der Arbeitsmarktprobleme leisten können. Das hängt mit verschiedenen Problemen zusammen. So ist beispielsweise fraglich, ob angesichts der gegebenen politischen Gesamtsituation bei den beteiligten Akteuren die dauerhafte Bereitschaft vorhanden ist, auf die Durchsetzung substantieller Eigeninteressen zugunsten möglicher Kompromisse im Rahmen kooperativer Willensbildung zu verzichten. Dies ist auch deswegen zu bezweifeln, weil etwa die Grundlinien zentraler Politikbereiche z.B. im Bereich der Finanz-, Steuer- und Haushaltspolitik im Kern nicht zur Disposition des „Bündnisses für Arbeit" stehen, diese aber maßgeblich die Rahmenbedingungen für die Beschäftigungsentwicklung bestimmen.

10.4 Beschäftigungspolitik auf europäischer Ebene

In vielen Politikfeldern hat sich die europäische Ebene zu einem wichtigen, teilweise sogar dominierenden Handlungsfeld entwickelt. Dies gilt seit langem für die Agrarpolitik, seit der Durchsetzung der Europäischen Wirtschafts- und Währungsunion (EWWU) auch für wichtige Teile der Wirtschafts- und Währungspolitik, insbesondere für die von der Europäischen Zentralbank gesteuerte Geldpolitik. Demgegenüber bildet die Beschäftigungspolitik ein sehr junges und noch kaum mit konkreten Handlungsmöglichkeiten und -absichten ausgestattetes politisches Handlungsfeld auf europäischer Ebene.

Seit den Vorbereitungen für die EWWU hat die Stabilitätspolitik auf europäischer Ebene absoluten Vorrang. Im *Maastrichter Vertrag* von 1991 wurden Konvergenzkriterien festgeschrieben, deren Einhaltung Voraussetzung für die Teilnahme der EU-Staaten am Euro war. Sie betreffen die Preisstabilität sowie die Begrenzung des Haushaltsdefizits und des öffentlichen Schuldenstandes. Im Stabilitäts- und Wachstumspakt verpflichten sich die Mitglieder auf die (dauerhafte) Einhaltung der strikten Vorgaben. Die mit weitgehender Autonomie ausgestattete Europäische Zentralbank (EZB) fungiert als monetäre Entscheidungsinstanz und ist ganz vorrangig auf Preisstabilität verpflichtet. Jegliche systematische oder gar gleichgewichtige Berücksichtigung der beschäftigungspolitischen Zielsetzung fehlt im Aufgabenspektrum der EZB. Auch auf EU-Ebene insgesamt mangelt es an einem expliziten wirtschafts- und beschäftigungspolitischen Konzept.

Erst 1997 wurde im *Amsterdamer Vertrag* vor allem auf Druck der neu ins Amt gekommenen französischen Links-Regierung ein „*Beschäftigungskapitel*" verankert, das gewissermaßen einen Kompromiss auf niedrigstem Niveau zwischen den konträren Auffassungen der Mitgliedstaaten zur beschäftigungspolitischen Verantwortung der EU darstellt. Darin werden die Mitgliedstaaten verpflichtet, ihre Beschäftigungspolitik zumindest zu koordinieren und darauf hinzuarbeiten, dass die Qualifizierung, Ausbildung und Anpassungsfähigkeit der Arbeitnehmer verbessert werden und die Fähigkeit des Arbeitsmarktes erhöht wird, auf die Erfordernisse des Strukturwandels zu reagieren. In diesem Zusammenhang ist geregelt, dass der Europäische Rat auf Vorschlag der Kommission und nach Anhörung des Europäischen Parlaments, des Wirtschafts- und Sozialausschusses, des Ausschusses der Regionen und des Beschäftigungsausschusses mit qualifizierter Mehrheit *beschäftigungspolitische Leitlinien* festlegt, die die Mitgliedstaaten in ihrer Beschäftigungspolitik berücksichtigen sollen. Die Mitgliedstaaten sind verpflichtet, dem Rat und der Kommission jährlich einen Bericht über die wichtigsten beschäftigungspolitischen Maßnahmen zu liefern. Sanktionsmöglichkeiten stehen der Kommission nicht zur Verfügung. Im November 1997 verabschiedete der Rat erstmals entsprechend diesen Vorgaben Leitlinien, die zuletzt für 1999/2000 wie folgt konkretisiert wurden: Verbesserung der Beschäftigungsfähigkeit der ArbeitnehmerInnen, Förderung von Unternehmensgründungen, Förderung der Anpassungsfähigkeit der Unternehmen und ihrer Beschäftigten, Förderung von Formen des lebenslangen Lernens, besondere Berücksichtigung von Zielgruppen wie ältere Arbeitslose, bessere Vereinbarkeit von Familie und Beruf sowie insgesamt die Stärkung der Chancengleichheit von Frauen und Männern. Die daraufhin ausgearbeiteten nationalen Aktionspläne wie auch ihre Umsetzung wurden von der Kommission vergleichend dargestellt und bewertet. Dabei liegt die Betonung auf *aktiven* beschäftigungsfördernden Maßnahmen. Die Länder sind aufgefordert, über die Umsetzung dieser Leitlinien regelmäßig zu berichten.

Der Europäischen Beschäftigungspakt vom Juni 1999 sieht zusätzlich einen „Makroökonomischen Dialog" als weiteres Element der europäischen Beschäftigungspolitik vor. Ziel ist die Herstellung eines „*spannungsfreien Zusammenwirkens*" von Finanzpolitik, Geldpolitik und Lohnpolitik. Zu diesem Zweck sollen sich die Wirtschafts-, Finanz- und Arbeitsminister der EU, die EU-Kommission, die Europäische Zentralbank, und die Sozialpartner regelmäßig darüber austauschen, wie die Möglichkeiten für Wachstum und Beschäftigung ausgebaut und voll ausgeschöpft werden können.

Zwar ist die Einführung dieses Dialogs ein positiver Schritt zum Ausbau der beschäftigungspolitischen Dimension der EU, diese bleibt jedoch insgesamt auf einem niedrigen Niveau stecken; die beschäftigungspolitischen Defizite der EU-Politik können dadurch nicht ausgeräumt werden. Notwendig wäre die Schaffung eigener beschäftigungspolitischer Instrumente und Finanzmittel, um auf diese Weise über die je nationalen Politikansätze hinaus aktiv werden zu können. Darüber hinaus ist auch der Ansatz der Koordinierung der nationalen Beschäftigungspolitiken weiterzuentwickeln. Dies gilt sowohl für die Zieldimensionen selbst, die inhaltlich erweitert und auch mit quantitativen Vorgaben verknüpft werden müssten, als auch für die begleitende Kontrolle der Umsetzung der nationalen Aktionspläne, die über ein unverbindliches Monitoring hinaus auch mit wirkungsvolleren Durchsetzungsmechanismen (Sanktionsmöglichkeiten) versehen werden müssten.

11. Literaturhinweise

Arbeitsmarkt und Arbeitsverhältnisse

Barkholdt, C., Destandardisierung der Lebensarbeitszeit, Wiesbaden 1998.

Beauftragte der Bundesregierung für Ausländerfragen (Hrsg.), Daten und Fakten zur Ausländersituation, 18. Auflage, Bonn Juni 1999.

Beckmann, E., Engelbrech, G. (Hrsg.), Arbeitsmarkt für Frauen 2000 – Ein Schritt vor oder ein Schritt zurück? Kompendium zur Erwerbstätigkeit von Frauen, in: Beiträge zur Arbeitsmarkt- und Berufsforschung 179, Nürnberg 1994.

Bellmann, L., Düll, H., Kühl, J., Lahner, M., Lehmann, U., Flexibilität von Betrieben in Deutschland. Ergebnisse des IAB-Betriebspanels 1993 - 1995. Beiträge aus der Arbeitsmarkt- und Berufsforschung 200, Nürnberg 1996.

Bundesministerium für Arbeit und Sozialordnung (Hrsg.), Übersicht über das Arbeitsrecht, Bonn 1998.

Däubler, W., Das Arbeitsrecht, Bd. 1 und Bd. 2, Reinbek 1998.

Deutscher Bundestag (Hrsg.), Zweiter Zwischenbericht der Enquete-Kommission „Demographischer Wandel – Herausforderungen unserer älter werdenden Gesellschaft an den einzelnen und die Politik, Bundestagsdrucksache 13/11460, Bonn 1998.

Franz, W., Arbeitsmarktökonomik, Berlin 1996.

Frerichs, F., Älterwerden im Betrieb, Wiesbaden 1998.

Ganßmann, H., Haas, M., Arbeitsmärkte im Vergleich. Rigidität und Flexibilität auf den Arbeitsmärkten der USA, Japans und der BRD, Marburg 1999.

Geissler, B., Maier, F., Pfau-Effinger, B., FrauenArbeitsMarkt, Berlin 1998.

Gewerkschaftliche Monatshefte, Themenheft „Wo bleibt die Arbeit?“ 6-7/98.

Hoffmann, E., Walwei, U., Normalarbeitsverhältnis: Ein Auslaufmodell ? Überlegungen zu einem Erklärungsmodell für den Wandel der Beschäftigungsformen, in: Mitteilungen aus der Arbeitsmarkt- und Berufsforschung 3/1998.

Keller, B., Einführung in die Arbeitspolitik, 5. Auflage München 1997.

Keller, B., Seifert, H. (Hrsg.), Atypische Beschäftigung. Verbieten oder gestalten?, Köln 1995.

Kittner, M. (Hrsg.), Arbeitsmarkt – ökonomische, soziale und rechtliche Grundlagen, Heidelberg 1982.

Keller, B., Seifert, H. (Hrsg.), Deregulierung am Arbeitsmarkt. Eine empirische Zwischenbilanz, Hamburg 1998.

Klammer, U., Ochs, Ch., Trautwein-Kalms, G. (Hrsg.), (Prekäre) Erwerbstätigkeit von Frauen, in: Hans-Böckler-Stiftung, Graue Reihe Bd. 134, Düsseldorf 1998.

Mutz, G. u.a., Diskontinuierliche Erwerbsverläufe, Opladen 1995.

Rifkin, J., Das Ende der Arbeit und ihre Zukunft. Frankfurt a.M. 1997.

Schmal, A., Problemgruppen oder Reserven für den Arbeitsmarkt: Ältere Arbeitnehmer, ausländische Jugendliche, Berufrückkehrerinnen und arbeitslose Akademiker, Frankfurt a.M./New York 1993.

Sengenberger, W., Struktur und Funktionsweise von Arbeitsmärkten, Frankfurt a.M. 1987.

Sennett, R., Der flexible Mensch. Die Kultur des neuen Kapitalismus, Berlin 1998.

Sesselmeier, W., Blauermel, G., Arbeitsmarkttheorien. Ein Überblick, Heidelberg 1997.

Statistisches Bundesamt (Hrsg.), Im Blickpunkt: Ausländische Bevölkerung in Deutschland, Stuttgart 1995.

Statistisches Bundesamt (Hrsg.), Im Blickpunkt: Frauen in Deutschland, Stuttgart 1998.

Statistisches Bundesamt (Hrsg.), Im Blickpunkt: Leben und Arbeiten in Deutschland – 40 Jahre Mikrozensus, Stuttgart 1998.

Arbeitszeit und Arbeitszeitpolitik

Arbeitsgruppe alternative Wirtschaftspolitik, 35 Stunden sind genug, Köln 1987.

Bauer, F., u.a., Betriebszeiten 1996. Ergebnisse einer repräsentativen Betriebsbefragung zu Betriebs- und Arbeitszeiten im verarbeitenden Gewerbe, hrsg. v. Ministerium für Arbeit, Gesundheit und Soziales des Landes Nordrhein-Westfalen, Düsseldorf, 1998

Beirat „Arbeitsmarktpolitik" der Senatsverwaltung für Arbeit und Frauen, Berliner Memorandum zur Arbeitszeitpolitik 2000. Für einen New Deal in der Arbeitszeitpolitik: Kürzer und flexibler arbeiten – Arbeit umverteilen, Berlin o.J. (1997).

Bosch, G. u.a., Arbeitszeitverkürzung im Betrieb, Köln 1988.

Bundesministerium für Arbeit und Sozialordnung/Bundesministerium für Familie, Senioren, Frauen und Jugend/Bundesanstalt für Arbeit (Hrsg.), Mobilzeit: Ein Leitfaden für Arbeitnehmer und Arbeitgeber, Bonn 1998.

Büssing, A., Seifert, H. (Hrsg.), Die ‚Stechuhr' hat ausdient. Flexible Arbeitszeiten durch technische Entwicklung, Berlin 1999.

Garhammer, M., Balanceakt Zeit, Berlin 1994.

Hamm, I., Flexible Arbeitszeiten in der Praxis, Frankfurt a.M. 1999.

Hampe, P. (Hrsg.), Zwischenbilanz der Arbeitszeitverkürzung, München 1993.

Herrmann, Ch., Promberger, M., Singer, S., Trinczek, R., Forcierte Arbeitzeitflexibilisierung. Die 35-Stunden-Woche in der betrieblichen und gewerkschaftlichen Praxis, Berlin 1999.

Klenner, Ch., Seifert, H. (Hrsg.), Zeitkonten – Arbeitszeit à la carte. Neue Modelle der Arbeitszeitgestaltung, Hamburg 1999.

Kurz-Scherf, I., Breil, G. (Hrsg.), Wem gehört die Zeit, Hamburg 1987.

WSI-Mitteilungen, Schwerpunktheft „Arbeitszeitpolitik in Europa“, Heft 9/1998

Kutscher, J., Weidinger, M., Hoff, A., Flexible Arbeitszeitgestaltung, Wiesbaden 1999.

Promberger, M., Rosdücher, J., Seifert, H., Trinczek, R., Weniger Geld, kürzere Arbeitszeit, sichere Jobs? Soziale und ökonomische Folgen beschäftigungssichernder Arbeitszeitverkürzungen, Berlin 1997.

Seifert, H. (Hrsg.), Jenseits der Normalarbeitszeit, Köln 1993.

Berufliche Bildung und Weiterbildung

Alex, L., Entwicklung der Berufsausbildung in Deutschland, Bielefeld 1997.

Alex, L., Kau, W., Bardeleben, R.v., Berufsausbildung hat Zukunft, Bielefeld 1998.

Arbeitsgruppe Bildungsbericht am Max-Planck-Institut für Bildungsforschung, Das Bildungswesen in der Bundesrepublik Deutschland. Strukturen und Entwicklungen im Überblick, Reinbek 1994.

Baethge, M., Baethge-Kinsky. V., Kupka, P. (Hrsg.), Ein Mythos verblaßt. Über die unsichere Zukunft industrieller Facharbeit und Berufsbildung, Opladen 1999.

Bardeleben, R. v., Beicht, U., Fehér, K., Was kostet die betriebliche Ausbildung? Fortschreibung der Ergebnisse 1991 auf den Stand 1995, Bundesinstitut für Berufsbildung (Hrsg.), Berichte zur beruflichen Bildung Band 210, Berlin 1997.

Beirat „Arbeitsmarktpolitik“ der Senatsverwaltung für Arbeit, berufliche Bildung und Frauen , Berliner Memorandum zur Modernisierung der beruflichen Bildung, Berlin 1999.

Bispinck, R., WSI-Tarifarchiv, Förderung der Ausbildung durch Tarifvertrag. Tarifliche Regelungen zur Schaffung von Ausbildungsplätzen und zur Übernahme von Ausgebildeten, Düsseldorf 1999.

Büchel, F., Zuviel gelernt? Ausbildungsinadäquate Erwerbstätigkeit in Deutschland, Bielefeld 1998.

Cramer, G., Müller, K., Nutzen der betrieblichen Berufsausbildung, in: Beiträge des Instituts der deutschen Wirtschaft zur Gesellschafts- und Bildungspolitik 19/1994.

Düll, H., Bellmann, L., Betriebliche Weiterbildungsaktivitäten in West- und Ostdeutschland. Eine theoretische und empirische Analyse mit den Daten des IAB-Betriebspanels 1997, in: Mitteilungen aus der Arbeitsmarkt- und Berufsforschung 2/1998.

Euler, D., Sloane, P. (Hrsg.), Duales System im Umbruch. Eine Bestandsaufnahme der Modernisierungsdebatte, Pfaffenweiler 1997.

Konietzka, D., Ausbildung und Beruf, Wiesbaden 1999.

Beschäftigungskrise und Arbeitslosigkeit

Bonß, W., Heinze, R. G. (Hrsg.), Arbeitslosigkeit in der Arbeitsgesellschaft, Frankfurt a.M. 1984.

Friedrich, H., Wiedemeyer, M., Arbeitslosigkeit – ein Dauerproblem. Dimensionen, Ursachen, Strategien, 3. Auflage, Opladen 1998.

Gahlen, B., Hesse, H., Ramser, H.-J. (Hrsg.), Arbeitslosigkeit und Möglichkeiten ihrer Überwindung, Tübingen 1996.

Ganßmann, H., Haas, M., Lohn und Beschäftigung. Zum Zusammenhang von Lohn, Lohnabstandsgebot und Arbeitslosigkeit, Marburg 1996.

Kromphardt, J., Arbeitslosigkeit und Inflation, Göttingen 1998.

Montada, L. (Hrsg.), Arbeitslosigkeit und soziale Gerechtigkeit, Frankfurt a.M 1994.

Priewe, J., Zur Kritik konkurrierender Arbeitsmarkt- und Beschäftigungstheorien und ihre politischen Implikationen, Frankfurt a.M. 1984.

Rolle, C., Suntum, U.v., Langzeitarbeitslosigkeit im Ländervergleich, Berlin 1997.

Rothschild, K.W., Theorie der Arbeitslosigkeit, München/Wien 1994.

Scherf, H. (Hrsg.), Beschäftigungsprobleme hochentwickelter Volkswirtschaften, Berlin 1989.

Schmid, A., Beschäftigung und Arbeitsmarkt, Frankfurt a.M./New York 1984.

Schupp, J., Büchel, F., Diewald, M., Habich, R. (Hrsg.), Arbeitsmarktstatistik zwischen Realität und Fiktion, Berlin 1998.

Seher, H. (Hrsg.), Beschäftigungsprobleme hochentwickelter Volkswirtschaften, Berlin 1989.

Zachert, U., Die Sicherung und Gestaltung des Normalarbeitsverhältnisses durch Tarifvertrag, Baden-Baden 1989.

Zinn, K. G., Politische Ökonomie, Opladen 1987.

Soziale Lage und soziale Absicherung bei Arbeitslosigkeit

Adamy, W., Steffen, J., Abseits des Wohlstands. Arbeitslosigkeit und neue Armut, Darmstadt 1998.

Arbeitslosenprojekt Tu Was, Leitfaden für Arbeitslose, Der Rechtsratgeber zum SGB III, Frankfurt a.M. 1998.

Bundesministerium für Arbeit und Sozialordnung (Hrsg.), Übersicht über das Sozialrecht, Bonn 1998.

Dauer, St., Hennig, H., Arbeitslosigkeit und Gesundheit, Halle 1999.

Deutscher Gewerkschaftsbund, 111 Tipps für Arbeitslose, Köln 1998.

Elkeles, Th., Seifert, W., Arbeitslosigkeit und Gesundheit. Langzeitanalysen mit dem Sozio-ökonomischen Panel, in: Soziale Welt 3/1992.

Hanesch, W., Armutspolitik und Beschäftigungskrise, Wiesbaden 1988.

Jahoda, M., Lazarsfeld, P. F., Zeise H., Die Arbeitslosen von Marienthal, 3. Aufl., Frankfurt a.M. 1983.

Jahoda, M., Wieviel Arbeit braucht der Mensch ? Arbeit und Arbeitslosigkeit im 20. Jahrhundert, Weinheim 1983.

Kieselbach, T., Wacker, A. (Hrsg.), Individuelle und gesellschaftliche Kosten der Arbeitslosigkeit, Weinheim/Basel 1985.

Kieselbach, Th., Wacker, A. (Hrsg.), Bewältigung von Arbeitslosigkeit im sozialen Kontext, Weinheim 1995.

Kronauer, M., Vogel, B., Gerlach, F., Im Schatten der Arbeitsgesellschaft – Arbeitslose und die Dynamik sozialer Ausgrenzung, Frankfurt a.M./New York 1993.

Kurella, S., Arbeitslosigkeit und Gesundheit – Literaturstudie für die Jahre 1985 - 1991, in: Wissenschaftszentrum Berlin (Hrsg.), Veröffentlichungsreihe der Foschungsgruppe Gesundheitsrisiken und Präventionspolitik, Berlin 1992.

Wagner, A. u.a., Arbeitslose, Langzeitarbeitslose und ihre Familien, in: Ministerium für Arbeit, Gesundheit und Soziales des Landes NRW, Landessozialbericht Band 8, Düsseldorf 1998.

Wolski-Prenger, F., Rothhardt, D., Soziale Arbeit mit Arbeitslosen, Weinheim/Basel 1996.

Wolski-Prenger, F., Niemandem wird es schlechter gehen ...! – Armut, Arbeitslosigkeit und Erwerbslosenbewegung in Deutschland, Köln 1993.

Arbeitsmarkt- und Beschäftigungspolitik

Arlt, H.-J., Nehls, S. (Hrsg.), Bündnis für Arbeit – Konstruktion, Kritik und Karriere eines politischen Großprojekts, Wiesbaden 1999.

Bäcker, G. u.a., Die Sackgassen der Zukunftskommission: Streitschrift wider die Kommission für Zukunftsfragen der Freistaaten Bayern und Sachsen, Schriftenreihe der Senatsverwaltung für Arbeit, Berufliche Bildung und Frauen Nr. 33, Berlin 1998.

Behrens, J. u.a., Länger erwerbstätig – aber wie?, Wiesbaden 1998.

Bosch, G. (Hrsg.), Zukunft der Erwerbsarbeit. Strategien für Arbeit und Umwelt, Frankfurt a.M./New York 1998.

Employment Observatory Research Network, Gazier, B (Ed.), Employability Concepts and Policies, Report 1998, Berlin 1999.

Engelen-Kefer, U., Kühl, J., Pechel, P., Ullmann, H., Beschäftigungspolitik, 3. Auflage, Köln 1995.

Fink, U., Arbeit für Alle – Neue Initiativen zur Beschäftigungsförderung, Bonn 1998.

Freidinger, G., Schulze-Böing, M. (Hrsg.), Handbuch der kommunalen Arbeitsmarktpolitik, Marburg 1995.

Gaß, G. u.a., Strategien gegen Langzeitarbeitslosigkeit – Strukturen, Ursachen, Maßnahmen, Berlin 1997.

Heinelt, H., Bosch, G., Reissert, B. (Hrsg.), Arbeitsmarktpolitik nach der Vereinigung, Berlin 1994.

Heinelt, H., Weck, M., Arbeitsmarktpolitik – Vom Vereinigungskonsens zur Standortdebatte, Opladen 1998.

Heise, A., Arbeit für alle – Vision oder Illusion, Marburg 1996.

Hild, P., Netzwerke der lokalen Arbeitsmarktpolitik, Berlin 1997.

Institut für Arbeitsmarkt- und Berufsforschung (Hrsg.), IAB-Agenda für mehr Beschäftigung. Wissenschaftliche Befunde und Empfehlungen zur Arbeitsmarkt- und Beschäftigungspolitik, in: IAB-Werkstattbericht 10/1998.

Kaltenborn, B., Arbeitsmarkteffekte subventionierter Sozialabgaben, in: Beiträge zur Arbeitsmarkt- und Berufsforschung 228, Nürnberg 1999.

Keller, B., Seifert, H. (Hrsg.), Deregulierung am Arbeitsmarkt. Eine empirische Zwischenbilanz, Hamburg 1998.

Kempe, M., Die Jobwende – Wie man Arbeit schafft, Frankfurt a.M. 1998.

Knapp, U., Weg, M., Arbeit teilen – schaffen – neu gestalten: FrauenBeschäftigungsProgramm, Pfaffenweiler 1995.

Knuth, M., Drehscheiben im Strukturwandel. Agenturen für Mobilitäts-, Arbeits- und Strukturförderung, Berlin 1996.

Kommission für Zukunftsfragen der Freistaaten Bayern und Sachsen, Erwerbstätigkeit und Arbeitslosigkeit in Deutschland, Teil III, Maßnahmen zur Verbesserung der Beschäftigungslage, Bonn 1997.

Ministerium für Arbeit, Gesundheit und Soziales des Landes NRW, Aktive Arbeitsmarktpolitik in Nordrhein-Westfalen, Düsseldorf 1994.

Mitteilungen aus der Arbeitsmarkt- und Berufsforschung 2/1998, Themenschwerpunkt: Strategien für mehr Beschäftigung und weniger Arbeitslosigkeit – internationale Erfahrungen und ihre Übertragbarkeit auf Deutschland.

Montada, L., Dieter, A. (Hrsg.), Beschäftigungspolitik zwischen Effizienz und Gerechtigkeit, Frankfurt a.M./New York 1997.

Priller, E., Anheier, H.K., Seibel, W., Zimmer, A., Der Dritte Sektor in Deutschland, Berlin 1997.

Sadowski, D., Pull, K. (Hrsg.), Vorschläge jenseits der Lohnpolitik. Optionen für mehr Beschäftigung II, Frankfurt a.M./New York, 1997.

Sadowski, D., Schneider, M. (Hrsg.), Vorschläge zu einer neuen Lohnpolitik. Optionen für mehr Beschäftigung I, Frankfurt a.M./New York, 1997.

Scherrer, P., Simons, R., Westermann, K. (Hrsg.), Von den Nachbarn lernen – Wirtschafts- und Beschäftigungspolitik in Europa, Marburg 1998.

Schmid, A. u.a., Neue Wege der Arbeitsmarktpolitik für Langzeitarbeitslose, Berlin 1994.

Seifert, H., Reform der Arbeitsmarktpolitik. Herausforderung für Politik und Wirtschaft, Köln 1995.

Senatsverwaltung für Arbeit, Berufliche Bildung und Frauen (Hrsg.), Berliner Memorandum – Innovation, Beschäftigung, Wachstum und Wettbewerb, Berlin 1997.

Sesselmeier, W., Einkommenstransfers als Instrumente der Beschäftigungspolitik. Negative Einkommensteuer und Lohnsubventionen im Lichte der modernen Arbeitsmarkttheorien, Frankfurt a.M. 1997.

Slupetzky, W. (Hrsg.), Europa ohne Arbeit?, Stuttgart 1997.

Steiner, V., Zimmermann, K.F., Soziale Sicherung und Arbeitsmarkt, Empirische Analyse und Reformansätze, Baden-Baden 1996.

Trube, A., Zur Theorie und Empirie des Zweiten Arbeitsmarktes, Münster 1997.

Walwei, U., Werner, H., Beschäftigungsinitiativen in Deutschland, in: IAB-Werkstattbericht 2/1997.

Werner, H. (Hrsg.), Zwischen Staat und Markt. Der öffentlich geförderte Beschäftigungssektor, Hamburg 1999

Wiedemann, E., Brinkmann, Ch., Spitznagel, Walwei, U., Die arbeitsmarkt- und beschäftigungspolitische Herausforderung in Ostdeutschland, in: Beiträge zur Arbeitsmarkt- und Berufsforschung 223, Nürnberg 1999.

Wilk, Ch., Erfolgskriterien von Maßnahmen der Hilfe zur Arbeit, in: Schriftenreihe des Bundesministeriums für Gesundheit, Band 97, Baden-Baden 1997.

WSI-Mitteilungen, Schwerpunktheft „Arbeitsmarkt in der Krise: Ansätze aktiver Beschäftigungspolitik“, Heft 9/1997.

Zukunftskommission der Friedrich-Ebert-Stiftung, Wirtschaftliche Leistungsfähigkeit, sozialer Zusammenhalt, ökologische Nachhaltigkeit: Drei Ziele – Ein Weg, Bonn 1998.

Regelmäßige Veröffentlichungen und Materialquellen

Arbeitsgruppe alternative Wirtschaftspolitik, Memorandum zur Wirtschafts- und Sozialpolitik, Köln (jährlich).

Bundesanstalt für Arbeit (Hrsg.):

- Arbeitsmarktbericht, jährlich
- Berufliche Weiterbildung. Förderung beruflicher Fortbildung, Umschulung und Einarbeitung, jährlich

Institut für Arbeitsmarkt- und Berufsforschung (Hrsg.),

- Chronik der Arbeitsmarktpolitik, in: Mitteilungen aus der Arbeitsmarkt- und Berufsforschung (vierteljährlich)
- IAB-Kurzbericht
- IAB-Werkstattbericht
- Zahlen-Fibel. Ergebnisse der Arbeitsmarkt- und Berufsforschung, Beiträge zur Arbeitsmarkt- und Berufsforschung 101, (zuletzt Nürnberg 1997).

Bundesinstitut für Berufsbildung (Hrsg.), Berufsbildungsbericht (jährlich).

Bundesministerium für Bildung und Forschung (Hrsg.), Grund- und Strukturdaten, (jährlich)

Bundesministerium der Finanzen (Hrsg.), Jahreswirtschaftsbericht (jährlich).

OECD, Employment Outlook, Paris, jährlich.

Sachverständigenrat zur Begutachtung der gesamtwirtschaftlichen Entwicklung, Jahresgutachten, Bundestagsdrucksache (jährlich).

Sozialbericht der Bundesregierung, Bundestagsdrucksache, alle 4 Jahre, (zuletzt Sozialbericht 1997, Bonn 1998).

Statistisches Bundesamt (Hrsg.:

- Datenreport, Zahlen und Fakten über die Bundesrepublik Deutschland, (zuletzt Datenreport 1997, Bonn 1997).
- Fachserie 1: Bevölkerung und Erwerbstätigkeit.
- Fachserie 11: Bildung und Kultur, Reihe 3 Berufliche Bildung-

  Fachserie 15: Wirtschaftsrechnungen

Zeitschriften

Amtliche Nachrichten der Bundesanstalt für Arbeit (ANBA)

Arbeit und Sozialpolitik

Aus Politik und Zeitgeschichte

Berufsbildung in Wissenschaft und Praxis

Bundesarbeitsblatt

Der Arbeitgeber

DIW-Wochenbericht

Europäisches Beschäftigungsobservatorium, inforMISEP-Maßnahmen (Mutual Information System on Employment Policies)

Gewerkschaftliche Monatshefte

Mitteilungen aus der Arbeitsmarkt- und Berufsforschung

Soziale Sicherheit

Sozialer Fortschritt

Wirtschaft und Statistik

Wirtschaftsdienst

WSI-Mitteilungen

Kapitel V
Arbeit und Gesundheitsschutz

1. Gesundheitsgefährdung in der Arbeitswelt: Belastungsgeschehen und gesundheitliche Auswirkungen

Arbeit kann eine Quelle des Selbstwertgefühls und des individuellen Wohlbefindens sein. Wenn die beruflichen Fähigkeiten, Kenntnisse und Fertigkeiten der Menschen gebraucht werden, wenn sie noch dazu an den Inhalten ihrer Arbeit interessiert sind, dann kann die Erwerbstätigkeit sich außerordentlich positiv für den Einzelnen auswirken. Selbst die im Arbeitsleben stark benachteiligten Beschäftigtengruppen, wie z. B. im Bereich der monotonen, wenig anspruchsvollen Fließbandarbeit, sind keineswegs nur aus finanziellen Gründen an ihrer Arbeit interessiert. Die produktive Arbeit als solche und nicht zuletzt die sozialen Kontakte führen zu einer persönlichen Wertschätzung auch wenig attraktiver Tätigkeiten. Die große Bedeutung, die die Erwerbsarbeit für den einzelnen hat, wird indirekt auch an den problematischen Folgen der Erwerbslosigkeit für die Betroffenen deutlich. Neben den materiellen Folgen sind es vor allem die Konsequenzen für den psycho-physischen Gesundheitszustand der Arbeitslosen, die erkennen lassen, wie wichtig die Integration in das Erwerbsarbeitsleben für die meisten Menschen ist (vgl. Kap. „Arbeit und Arbeitsmarkt“, S. 342 f.).

Arbeit selbst ist andererseits mit Risiken verbunden. Die konkreten Arbeitsbedingungen können mit belastenden, ja massiv gesundheitsschädigenden Auswirkungen verbunden sein. Und dies in einem doppelten Sinne: Die konkrete Ausgestaltung des Arbeits- und Produktionsprozesses, angefangen bei Lage und Dauer der Arbeitszeit über schädigende Einflüsse aus der Arbeitsumgebung bis hin zum Arbeitsvollzug selbst, kann eine *direkte* Quelle gesundheitlicher Gefährdungen darstellen:

- die amtlich registrierten Arbeitsunfälle,
- die Berufskrankheiten,
- der kaum merkliche chronische Gesundheitsverschleiß
- und die weitverbreiteten gesundheitlichen Befindlichkeitsstörungen

sind deutliche Belege für die arbeitsbedingten Gesundheitsrisiken. Art und Umfang dieser Gefährdungen sind je nach Wirtschaftszweig und Tätigkeitsbereich sehr unterschiedlich, und in vielen Fällen ist der Nachweis des ursächlichen Zusammenhangs von Arbeitsbedingungen und Gesundheitsbeeinträchtigung gar nicht so leicht zu erbringen. Dennoch sprechen die Zahlen und Fakten eine deutliche Sprache (vgl. zu den Verursachungszusammenhängen von Krankheit auch Bd. II, Kap. „Gesundheit und Gesundheitssystem“, S.23 ff.).

Die Erwerbsarbeit spielt aber auch *indirekt* eine die gesundheitliche Gefährdung prägende Rolle: Die Stellung des Menschen im Erwerbsleben vermittelt über das Einkommen den materiellen Gestaltungsspielraum der individuellen Lebensführung. Die materiellen Möglichkeiten der Versorgung mit Konsumgütern, der Wohnbedingungen, der Freizeit- und Urlaubsgestaltung u. a. werden weitgehend durch das Arbeitseinkommen begrenzt. Aber die Arbeitsbedingungen und -erfahrungen beeinflussen auch Wertorientierungen und Verhaltensweisen, darunter auch den persönlichen Gesundheitsbegriff jedes einzelnen, seine subjektive Bereitschaft, Gesundheitsrisiken in Kauf zu nehmen bzw. sie zu vermeiden.

1.1 Bestimmungsgrößen der Gesundheitsgefährdung

Es sind drei Bereiche, die *unmittelbar* Auswirkungen auf die arbeitsbedingte Struktur der Gesundheitsrisiken entfalten:

- Der Einsatz und die Gestaltung der technisch-materiellen Grundlagen des Produktionsprozesses, d. h. die *Produktionstechnik* als zentraler Bestandteil der sachlichen
- der auf diese Produktionsstruktur bezogene Arbeitskräfteeinsatz, der wesentlich durch die konkrete Arbeitsteilung und Gestaltung der *Arbeitsorganisation* bestimmt wird;
- und die Festlegung der unmittelbaren Leistungsbedingungen durch die konkreten Maßnahmen der Personalwirtschaft und die Ausgestaltung des Lohn-Leistungsverhältnisses.

Diese Bereiche lösen sich bei näherem Hinsehen in zahlreiche einzelne Bestimmungsfaktoren auf, die für die nach Branchen und Tätigkeitsbereichen sehr unterschiedlichen Arbeitsbedingungen ursächlich sind. Dazu zählen:

- inhaltliche Arbeitsanforderungen und Arbeitsablauf,
- Umfang der quantitativen Arbeitsleistung,
- Dauer, Lage und Verteilung der Arbeitszeit,
- physikalisch-chemische Einflüsse aus Produktionsprozess und Arbeitsumgebung,
- Kooperationszusammenhänge und Kommunikationsmöglichkeiten im Arbeitsprozess,
- betriebliche Ansprüche an das Arbeitsverhalten,
- betriebliche Lohn-Leistungspolitik und
- betriebliche Beschäftigungs- und Arbeitseinsatzpolitik.

Das Zusammenspiel dieser belastungsbestimmenden Faktoren ergibt die verschiedenen *Belastungsprofile* und -muster, die die *objektive* Seite des Zusammenhangs von Arbeit und Gesundheitsgefährdung kennzeichnen. Die Faktoren lassen erkennen, dass das Niveau der Gesamtbelastung und seine Entwicklung immer auch durch die konkrete sozialökonomische Situation mitbestimmt wird. Insbesondere in ökonomischen Krisenphasen verstärken sich die arbeitsbedingten Belastungen, da die Unternehmen den ökonomischen Problemdruck durch Rationalisierung und Arbeitsintensivierung aufzufangen versuchen. Zudem verfolgen sie eine selektive, auf die Rekrutierung von hochleistungsfähigen Beschäftigten („olympiareife Belegschaften") gerichtete betriebliche Beschäftigungspolitik. Eine Strategie, die vor dem Hintergrund chronischer Massenarbeitslosigkeit vielfach problemlos durchsetzbar ist, denn unter dem Druck drohender Arbeitslosigkeit geraten die Beschäftigten in eine Defensivposition, die sie oftmals auch schlechtere Arbeitsbedingungen akzeptieren lässt.

Lange Zeit herrschte die optimistische Einschätzung vor, dass durch den technischen Fortschritt wie Mechanisierung und Automatisierung die Arbeitsbedingungen gewissermaßen im Selbstlauf leichter, die körperlichen und nervlichen Belastungen geringer und die Arbeit selbst interessanter werden würde. Diese Erwartungen haben sich jedoch so nicht erfüllt: Zwar haben die klassischen Gefährdungen durch körperlich schwere Arbeit und belastende Umgebungseinflüsse in einer Reihe von Wirtschaftszweigen und Tätigkeitsbereichen an Bedeutung verloren, und dazu haben nicht zuletzt die Maßnahmen des technischen Arbeitsschutzes beigetragen, zugleich sind jedoch vielfach auch neue, vornehmlich psycho-soziale Belastungen durch Stress, Monotonie, soziale und kommunikative Anforderungen bzw. auch Isolierung und Unterforderung hinzugekommen. Längst nicht überall ist es deshalb zu einem generellen Absinken des Niveaus der Gesamtbelastung gekommen, sondern eher zu einer *Verschiebung im Belastungsprofil*.

Wie sich die arbeitsbedingten Belastungen auf die Beschäftigten konkret auswirken, hängt von einem vielschichtigen Bedingungsgefüge insbesondere der *subjektiven Verarbeitung* der gegebenen Arbeits- und Belastungssituation durch die Betroffenen ab (vgl. Bd. II, Kap. „Gesundheit und Gesundheitssystem“, S. 23 ff.). Die Belastbarkeit gegenüber einzelnen Einflussfaktoren ist sehr unterschiedlich ausgeprägt. Das gilt für die körperlichen Belastungen, etwa durch Schwerarbeit und Zwangshaltungen, für nervlich-psychische Belastungen z. B. durch Zeitdruck, monotone inhaltsleere Arbeiten oder auch durch hohe Anforderungen an Konzentration und Dispositionsfähigkeit wie auch für soziale Belastungen, z. B. infolge von Konflikten mit Vorgesetzten oder in der Zusammenarbeit mit anderen ArbeitskollegInnen. Es ist aber keineswegs so, dass die belastenden Arbeitsbedingungen lediglich gebrochen bzw. gefiltert durch die physische und psychische Konstitution und Disposition der Beschäftigten *unmittelbar* zu gesundheitlichen Auswirkungen führen. Die Bewältigung von Belastungen stellt selbst einen dynamischen Prozess dar, der sowohl einen kompensierenden wie auch verschärfenden Effekt haben kann. Das Bewältigungshandeln des einzelnen („coping“) hängt von den Freiheits- und Handlungsspielräumen in der Arbeit selbst ab und wird außerdem bestimmt von den sonstigen Lebensbedingungen wie Familiensituation, Wohnverhältnisse usw. Es deckt in seiner konkreten Ausprägung ein sehr breites Spektrum ab: Es reicht vom passiven Erleiden der Arbeitssituation, Medikamentenkonsum, verstärkten Alkohol- und Tabakkonsum über gesundheitsbewusstes Verhalten außerhalb der Arbeit bis hin zum betrieblichen und gewerkschaftlichen Engagement zur Verbesserung der Arbeitsbedingungen.

Das der Arbeit und den Arbeitsbedingungen innewohnende Belastungspotential wird hinsichtlich der von ihm ausgehenden Gesundheitsgefahren aus zwei Gründen systematisch unterschätzt. Zum einen vermeiden bzw. verlassen die Beschäftigten selbst, soweit ihnen das möglich ist, frühzeitig Berufe und

Tätigkeiten, die sie körperlich oder nervlich-psychisch überfordern. Zum anderen gibt es eine gezielte Selektion durch die Betriebe bei der Personalauswahl. Dieser gleichsam selbst- und fremdgesteuerte Ausleseprozess sorgt dafür, dass hochbelastende Arbeitsplätze von vornherein mit Personen besetzt werden, die den Belastungen weit besser gewachsen sind als der Durchschnitt. Dieser *„Healthy-worker-Effekt"* muss bei der folgenden Darstellung von ausgewählten belastenden Arbeitsbedingungen und ihren gesundheitlichen Folgewirkungen berücksichtigt werden.

1.1.1 Dauer, Lage und Verteilung der Arbeitszeit

Die *Arbeitszeit* steckt zunächst den zeitlichen Rahmen ab, in dem sich die Belastungen etwa aus der Arbeitsumgebung und dem Arbeitsvollzug auswirken können. Außerdem wirkt sie dadurch belastungsbeeinflussend, dass sie die zur Regeneration der Arbeitskraft potentiell verbleibende Zeit begrenzt. Je höher der Grad der Ausnutzung des physischen und psychischen Leistungsvermögens der Arbeitenden, um so mehr arbeitsfreie Zeit zur Erholung ist notwendig.

In dem Maße, wie eine vollständige Regenerierung mittel- bzw. langfristig aufgrund hoher Belastung und langer Arbeitszeiten unmöglich ist, steigt die Gefahr einer Schädigung der Arbeitskraft. Eine lange Dauer bzw. ungünstige Lage oder Verteilung der Arbeitszeit erhöht darüber hinaus die unmittelbare Gesundheitsgefährdung.

Generell gilt: Je höher die arbeitszeitinduzierte Belastung, desto größer die materiellen und immateriellen Reproduktionserfordernisse der betroffenen ArbeitnehmerInnen und damit auch die prägende Wirkung des gesamten Arbeitszeitarrangements auf den Reproduktionsbereich.

Die Entwicklung der tariflichen und der effektiven Arbeitszeit in der Bundesrepublik zeigt das andauernde, wenn auch nicht immer gleichermaßen erfolgreiche Bemühen der Gewerkschaften um die Verkürzung der Arbeitszeit. So sank die *tarifliche Wochenarbeitszeit* für alle beschäftigten Arbeitnehmer in den alten Bundesländern von 44,6 Stunden im Jahr 1960 über 40,3 Stunden im Jahr 1975 auf 37,4 Stunden im Jahr 1998. In den neuen Bundesländern beträgt die tarifliche Wochenarbeitszeit 39,4 Std. (vgl. Kap. „Arbeit und Arbeitsmarkt" S. 265 f.). Um ein realistisches Bild von der *tatsächlich* geleisteten Arbeitszeit zu gewinnen, müssen auch die geleisteten Mehrarbeitsstunden berücksichtigt werden. Nach einer Umfrage aus 1995 leistet knapp die Hälfte der Befragten regelmäßig (mindestens 1 - 2 mal im Monat) Überstunden, darunter knapp jeder Fünfte (18 %) 3 - 4 mal wöchentliche bzw. an jedem Arbeitstag, wobei der Anteil der Männer dabei doppelt so hoch liegt wie der der Frauen. Das Überstundenvolumen ist im *langfristigen* Trend zwar gesunken, jedoch seit 1993 deutlich angestiegen. 1995 leisteten die Beschäftigten im Durchschnitt 2,9 Überstunden pro Woche, bezogen auf die Überstundenbeschäftigten waren es 6,4 Stunden.

Auch die Berücksichtigung der gesamten effektiv geleisteten Arbeitszeit gibt noch keine Auskunft darüber, wieviel Stunden am Tag die abhängig Beschäftigten durch ihre Arbeit insgesamt beansprucht werden. Das relevante

Maß ist hier die sogenannte *arbeitsgebundene Zeit,* die vom Verlassen der Wohnung bis zur Heimkehr nach der Arbeit reicht, also An- und Abfahrt, Pausen und Rüstzeiten mit einschließt. Die genannte Befragung ergab, dass die vollzeitbeschäftigten Männer in den alten Bundesländern eine erwerbsarbeitsgebundene Zeit von durchschnittlich 46,3 Stunden in der Woche haben, bei den Frauen mit Vollzeitarbeitsplatz sind es 43,8 Stunden in der Woche. Für die neuen Bundesländer ergeben sich geringfügig höhere Werte.

Nacht- und Schichtarbeit sind in der Bundesrepublik weit verbreitete Arbeitszeitformen. Rund 13 % der abhängig Beschäftigten regelmäßig Schicht- und Nachtarbeit, 15 % der Männer und 11 % der Frauen. 40 % der Beschäftigten arbeiten im Zweischichtsystem, ein knappes Drittel im Dreischichtsystem und weniger als 10 Prozent im vollkontinuierlichen Wechselschichtsystem. Nacht- und Schichtarbeit ist auch sehr ungleichmäßig über die Wirtschaftszweige verteilt (vgl. Tabelle V.1).

Tabelle V.1:
Strukturdaten zur Schicht- und Nachtarbeit

Strukturmerkmal	in %
Regelmäßige Schicht- und Nachtarbeit	
- insgesamt	13
- Männer	15
- Frauen	11
Regelmäßige Schichtarbeit nach Wirtschaftszweigen	
- Verkehr, Nachrichtenübermittlung	25
- Chemie, Mineralöl, Kunststoffverarbeitung, Private Organisationen ohne Erwerbszweck	23
- Bergbau, Energiewirtschaft	19
- Stahl, Maschinen-, Fahrzeugbau, Textil-, Bekleidungs-, Ledergewerbe	18
Schichtbeschäftigte nach Schichtsystemen, davon:	
- Zweischichtsystem	40
- Dreischichtsystem	31
- Vollkontinuierliches Schichtsystem	8

Quelle: Bauer, F., Gross, H., Schilling, G., Arbeitszeit '95 - Arbeitszeitstrukturen und Arbeitszeitwünsche, Düsseldorf 1996.

Die Nachtarbeit und einige Formen der Schichtarbeit wie Dreischicht- und vollkontinuierliche Schichtarbeit sind gravierende Belastungsfaktoren mit pathogenen Wirkungen. Da der Mensch auch nach langer Gewöhnungszeit nicht in der Lage ist, seinen biologischen Tagesrhythmus auf Nachtschicht- und Wechselschichtarbeit umzustellen, arbeiten die Schichtbeschäftigten gegen ihre *„innere Uhr“* und werden noch dazu durch den Wechsel der Schichtzeit (Schichtlage) belastet. Hinzu kommt, dass die Schlafbedingungen von Schichtarbeitern erheblich schlechter als normal sind: Der Tagschlaf ist deutlich kürzer als der Nachtschlaf, und seine Qualität ist z.B. wegen der häufigen Störungen erheblich schlechter. Das daraus resultierende Schlafdefizit ist selbst ein zusätzlicher Belastungsfaktor. Außerdem sind sowohl physische wie auch psychische Belastungsmomente bei SchichtarbeiterInnen in wesentlich stärkerem Maße ausgeprägt als bei Beschäftigten, die selten oder nie in Schicht arbeiten.

Neben Schlafstörungen gibt es zahlreiche Befindlichkeitsstörungen und Erkrankungen, die für Schichtarbeiter typisch sind. Dazu zählen chronische Appetitstörungen, Störungen der Magen- und Darmfunktionen u.a. Außerdem verstärkt die Schichtarbeit Herz-Kreislauf-Beschwerden. Dort, wo Schichtarbeit bei gefährlichen Tätigkeiten geleistet wird, erhöht sich das Unfallrisiko, so z. B. bei Transport- und Verkehrsberufen, für Instandhaltungs- und Reparaturtätigkeiten oder für die Bedienung von Maschinen und Werkzeugmaschinen.

Nacht- und Schichtarbeit haben auch problematische *soziale Folgen* für das Familienleben, die Teilnahme am gesellschaftlichen Leben und die individuelle Freizeit.

Neben der Nacht- und Schichtarbeit können auch andere, von der Normalarbeitszeit abweichende flexible Arbeitszeitformen besondere Belastungen nach sich ziehen. So hat sich die seit Mitte der 80er Jahre realisierte *Verkürzung der tariflichen Wochenarbeitszeit* in zahlreichen Wirtschaftszweigen ambivalent ausgewirkt: Zum einen hat sie zweifellos entlastende Wirkungen entfaltet, zum andern haben sich bei der betriebspraktischen Umsetzung besondere Formen der (belastenden) *Arbeitszeitflexibilisierung* herausgebildet. Diese orientiert sich an den konjunkturellen, saisonalen und branchenspezifischen Produktionsschwankungen und dem daraus resultierenden variablen Personalbedarf. In vielen Branchen gibt es Arbeitszeitkorridore mit Schwankungsbreiten der regelmäßigen Arbeitszeit von 5 und mehr Stunden in der Woche. Die vorgeschriebene wöchentliche Arbeitszeit muss zumeist lediglich im Durchschnitt eines Ausgleichszeitraums von einem Jahr oder noch länger erreicht werden. Zu diesen Variationsmöglichkeiten der regelmäßigen Arbeitszeit kommt das Flexibilitätspotential der Mehrarbeit noch hinzu. Darüber hinaus bestehen in einigen Bereichen bereits traditionell belastende Arbeitszeitmuster. Im Hotel- und Gaststättengewerbe existiert beispielsweise eine *gespaltene Arbeitszeit*, der Teilschichtdienst, bei dem die Arbeitszeit durch eine lange, häufig mehrstündige Pause unterbrochen wird. Im Einzelhandel ist vor allem die *Arbeit auf Abruf*, bei der auf der Grundlage individueller Arbeitsverträge Beschäftigungsverhältnisse mit variabler Dauer und Lage vereinbart werden, weit verbreitet. Beginn und Ende der Arbeitszeit werden dabei in der Regel kurzfristig festgelegt.

1.1.2 Belastungen aus der Arbeitsumgebung und aus dem Arbeitsvollzug

Die konkrete Ausgestaltung der Arbeitsumgebung sowie Formen und Inhalt des Arbeitsvollzugs selbst bilden wesentliche Bestandteile der Arbeitsbedingungen der abhängig Beschäftigten. Dazu gehören beispielsweise das Klima, der Lärm, gefährliche Arbeitsstoffe, körperliche Schwerarbeit, Zwangshaltungen, taktgebundene Arbeiten, konzentrationsfordernde monotone Arbeiten usw. Immer noch ist eine große Zahl von ArbeitnehmerInnen diesen Belastungen ausgesetzt. Tabelle V.2 zeigt den Gesamtverbreitungsgrad belastender Arbeitsanforderungen.

Tabelle V.2:
Regelmäßiges/Häufiges Auftreten von ausgewählten Arbeitsbelastungen und Arbeitsbedingungen in %

Arbeitsbelastungen	Insgesamt
Lasten (mehr als 20 kg) heben oder tragen	29
Unter Lärm arbeiten	30
Rauch, Staub, Gase, Dämpfe	21
Kälte Hitze, Nässe, Zugluft	30
Öl, Fett, Schmutz, Dreck	25
Körperliche Zwangshaltung	25
Besondere Sicherheitsvorkehrungen, gefährliche Stoffe	17
Nachtarbeit (zwischen 23 - 5 Uhr)	12
Wechselschicht	19
Arbeitsbedingungen	
Starker Termin-/Leistungsdruck	55
Starke Konzentration nötig	62
Arbeitsdurchführung bis in alle Einzelheiten vorgegeben	35
Immer wieder derselbe Arbeitsgang	48
Selten/prakisch nie neue Aufgaben	28
Selten/prakisch nie Neues Ausprobieren	43

Quelle: Jansen, R., Stooß, F. (Hrsg.), Qualifikation und Erwerbssituation im geeinten Deutschland. Ein Überblick über die Ergebnisse der BiBB/IAB-Erhebung 1991/92, Berlin-Nürnberg Oktober 1992.

Anfang der 90er Jahre arbeiteten rund 60 % der Erwerbstätigen unter physisch starken Beanspruchungen. Jeweils ein knappes Drittel arbeitete regelmäßig oder häufig unter Lärm, ungünstigen klimatischen Bedingungen oder musste schwere Lasten heben und tragen. Rund ein Viertel musste körperliche Zwangshaltungen einnehmen, war Schmutz, Dreck, Staub ausgesetzt bzw. arbeitete mit Öl oder Fett. Knapp jeder sechste hatte Umgang mit gefährlichen Stoffen, musste besondere Sicherheitsvorschriften beachten oder Schutzkleidung tragen. Typisch waren Mehrfachbelastungen. Knapp zwei Drittel mussten sich bei ihrer Arbeit häufig bzw. praktisch immer stark konzentrieren, mehr als die Hälfte war starkem Termin- und Leistungsdruck ausgesetzt. Auch die Belastungen durch gleichförmige Routinetätigkeiten waren stark verbreitet: Knapp die Hälfte musste immer wieder denselben Arbeitsgang durchführen, bei gut einem Drittel der Erwerbstätigen war die Arbeitsdurchführung bis in alle Einzelheiten vorgegeben.

Gesundheitsgefährdende Belastungen entstehen nicht allein aus der technisch-arbeitsorganisatorischen Anforderungsstruktur. Sie erschließen sich in ihrer Gesamtheit nur, wenn auch die Auswirkungen der *betrieblichen Leis-*

tungspolitik berücksichtigt werden. Mit unterschiedlichen Mitteln und Methoden wird je nach Tätigkeit und Arbeitsbereich ein bestimmtes, von den Beschäftigten zu erreichendes Leistungsniveau festgelegt. Je höher das zu erfüllende Arbeitssoll, um so größer ist auch die Arbeitsintensität und damit letztlich die real existierenden Belastungen. Ein wesentliches Instrument der betrieblichen Leistungspolitik sind die zahlreichen Verfahren der leistungs- und ergebnisbezogenen Lohn- und Einkommensfindung. Die betrieblichen und tarifpolitischen Konflikte um Lohn und Leistung sind deshalb nicht nur Auseinandersetzungen um das Arbeitseinkommen, sondern immer auch um das Ausmaß und die Intensität der Arbeitsbelastungen gewesen (vgl. auch Kap. „Einkommen" S. 166 f.).

Leistungsverdichtung wird von den Unternehmen aber nicht nur über die Beeinflussung des Lohn-Leistungs-Verhältnisses angestrebt, auch die anderen Konzepte zur wirksameren *betrieblichen Arbeitskräftenutzung* haben belastungsrelevante Auswirkungen:

- Dazu gehören z.B. *personalwirtschaftliche Rationalisierungsmaßnahmen,* die ausgehend von einer „Personalpolitik der unteren Linie" durch Reduzierung der Stammbelegschaften über den verstärkten Einsatz von Fremdfirmen und Leiharbeit, befristete und geringfügige Arbeitsverhältnisse die Kosten senken und den Personaleinsatz effektivieren wollen.
- Ferner sind *innerbetriebliche Organisationskonzepte* z.B. nach der Profit- bzw. Cost-Center-Methode zu nennen, die über die rigidere Unterwerfung einzelner Betriebsteile unter den Imperativ betriebswirtschaftlicher Kostenrechnung den leistungspolitischen Zugriff auf die Beschäftigten verschärfen.
- Von Bedeutung ist schließlich auch, wie die Betriebe und Unternehmen generell mit *Krankheit und Arbeitsunfähigkeit der Beschäftigten* umgehen. Hier reicht das Spektrum von harter negativer Sanktionierung über systematische Nichtzurkenntnisnahme bis hin zur betrieblichen Akzeptanz einschließlich Maßnahmen verhaltensbezogener gesundheitlicher Prävention, Gesundheitsförderungsprogramme usw.

Der betriebliche Umgang mit Arbeitsbedingungen, Belastungen und Krankheit ist insgesamt Ausdruck der „betrieblichen Sozialverfassung", also des Charakters der Gesamtheit der Beziehungen zwischen Betriebs- oder Unternehmensleitung einerseits und den abhängig Beschäftigten und ihrer Interessenvertretung andererseits.

1.2 Art und Ausmaß der Gesundheitsgefährdung

Das Belastungsgeschehen in seiner Gesamtheit führt nicht unmittelbar und zwangsläufig zu gesundheitlichen Beeinträchtigungen oder Schäden der betroffenen Beschäftigten. Seine gesundheitlichen Auswirkungen hängen wesentlich von den individuellen und auch kollektiven Verarbeitungs- und Bewältigungsmöglichkeiten ab. Es gehört zu den typischen Erscheinungsformen des sozial und beruflich sehr ungleich verteilten Belastungsgeschehens, dass es *Wir-*

kungsketten wie „belastungsbedingte verminderte Leistungsfähigkeit → geringeres Einkommen → schlechtere Reproduktionschancen" usw. hervorruft.

Die gesundheitsbezogenen Wirkungen der Arbeitsbedingungen können akut und kurzfristig auftreten (z. B. Arbeitsunfälle), sie zeigen sich aber vor allem als Folgen eines kumulierenden langfristigen (Verschleiß-) Prozesses. Er kann sich in einem breiten Spektrum von Gesundheitsbeeinträchtigungen äußern, das von dauerhaften Befindlichkeitsstörungen über arbeitsbedingte Erkrankungen einschließlich der offiziell anerkannten Berufskrankheiten bis zu dauerhafter Invalidität und vorzeitigem Tod reicht.

1.2.1 Gesundheitsbeeinträchtigungen, arbeitsbedingte und Berufskrankheiten

Die als arbeitsbedingt anerkannten und sozialrechtlich bedeutsamen Gesundheitsschäden in Form von Arbeitsunfällen und Berufskrankheiten bilden den amtlich zur Kenntnis genommenen kleineren Teil der gesundheitlichen Beeinträchtigungen. Das *Massengeschehen* findet im Bereich gesundheitlicher Befindlichkeitsstörungen und arbeitsbedingter Erkrankungen im weitesten Sinne statt. Zahlreiche Untersuchungen belegen, dass ein Großteil der ArbeitnehmerInnen an gesundheitlichen Beeinträchtigungen im Vorfeld offenkundiger Gesundheitsstörungen und Erkrankungen leidet, die im engen Zusammenhang mit den Belastungen ihrer Erwerbstätigkeit stehen. Ihre Ermittlung bedarf der subjektiven Einschätzung und Beurteilung des Gesundheitszustandes durch die Betroffenen selbst. Diese *Selbstbeurteilung* ermöglicht und erleichtert das frühzeitige Aufspüren von besonderen Belastungs- und Verschleißschwerpunkten, die dann zum Gegenstand einer gezielten präventiven Gesundheitspolitik gemacht werden können.

Als *arbeitsbedingte Erkrankungen* können solche Krankheiten gelten, die durch bestimmte berufs- und tätigkeitsspezifische Belastungen hervorgerufen oder zumindest teilweise mitverursacht werden. Ein deutlicher Hinweis auf arbeitsbedingte Erkrankungen liegt immer dann vor, wenn Krankheiten unter Angehörigen bestimmter Berufs- und Tätigkeitsgruppen signifikant häufiger vorkommen als im Durchschnitt der Erwerbstätigen oder der Bevölkerung. Nur ein kleiner Teil der arbeitsbedingten Krankheiten ist jedoch als sozialversicherungsrechtlich als *Berufskrankheit* anerkannt und begründet insofern Entschädigungsansprüche in Form von Unfallrenten (vgl. Pkt. 3.1 dieses Kapitels).

Zur Ermittlung arbeitsbedingter Erkrankungen können sehr unterschiedliche Datenquellen und methodische Ansätze herangezogen werden. Abbildung V.1 zeigt z.B. ausgewählte Berufe der Metall- und Elektroindustrie geordnet nach der Zahl der Arbeitsunfähigkeitstage. Die Unterschiede hinsichtlich der Arbeitsunfähigkeit zwischen den Berufen fallen so groß aus, dass mit Sicherheit angenommen werden kann, dass die Arbeitsbedingungen und -belastungen dafür mit ursächlich sind. So beläuft sich die Zahl der AU-Tage bei den Formgießerberufen auf 26,1, bei den Bürofachkräften dagegen nur auf 8,9.

Abbildung V.1
Arbeitsunfähigkeitstage in der Metall- und Elektroindustrie nach Berufsgruppen 1997, AOK-Mitglieder

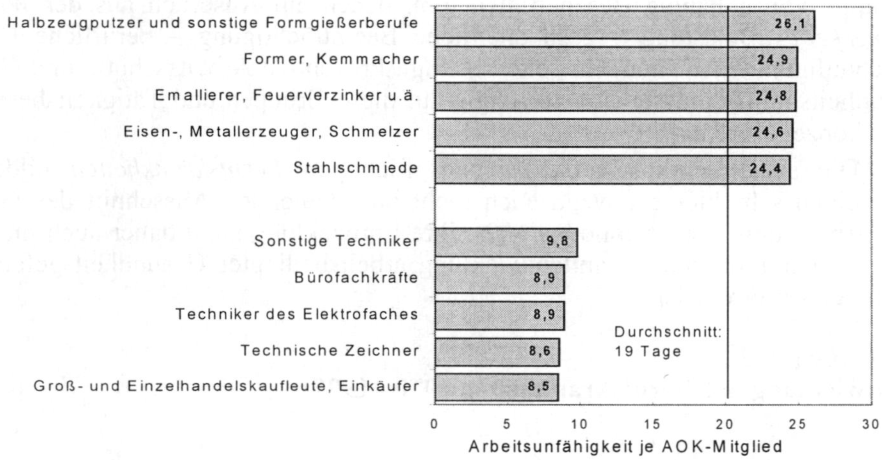

Quelle: Wissenschaftliches Institut der AOK, Presseinfo 10/98, Abbildung 4.

Das ganze Ausmaß arbeitsbedingten Gesundheitsverschleißes erschließt sich erst dann, wenn es gelingt, die *Belastungskumulation,* die im Laufe eines Arbeitslebens auf die gesundheitliche Verfassung der Arbeitnehmer einwirkt und einen Aufschaukelungsprozess von Belastung und Gesundheitsbeeinträchtigung hervorrufen kann, zu erfassen. Dabei gilt es – wie bereits erwähnt – zu berücksichtigen, dass die Stärke des Zusammenhangs von Arbeitstätigkeit und Gesundheitsgefährdung noch deutlicher hervortreten würde, wenn dieser Prozess nicht vielfältig überlagert und gebrochen würde z. B. durch:

- Berufs- und Tätigkeitswechsel, mit der Folge, dass viele ArbeitnehmerInnen belastende Arbeitsplätze verlassen, bevor die Belastungswirkungen sichtbar werden,
- die selektive Wirkung von arbeitsmedizinischen Einstellungs- und Vorsorgeuntersuchungen wie auch die Selbstselektion z. B. bei Schichtarbeitern, die dadurch zustande kommt, dass leistungsgeminderte und ältere ArbeitnehmerInnen sich kaum für Schichtarbeitsplätze bewerben,
- die Unterbrechung der Erwerbstätigkeit von Frauen,
- Phasen der Arbeitslosigkeit, gesundheitlich beeinträchtigte ArbeitnehmerInnen haben ein höheres Zugangs- wie Verbleibsrisiko in Arbeitslosigkeit,
- Frühverrentung mit der Folge, dass gesundheitlich angeschlagene Beschäftigte aus dem Erwerbsprozess ausscheiden.

Außerdem ist zu berücksichtigen, dass zahlreiche Beanspruchungen unterhalb der Schwelle der Arbeits-, Berufs- und Erwerbsunfähigkeit verbleiben.

Längsschnittuntersuchungen mit dem Ziel, Abfolge und Zusammenhang von Belastungen und gesundheitlichen Folgewirkungen über Zeit herauszuarbeiten, kommen zu dem Ergebnis, dass es eine hohe Konzentration von schwerwiegenden arbeitsbedingten Gesundheitsrisiken auf eine sehr kleine Gruppe von abhängig Beschäftigten gibt, denen ein Ausbruch aus der *Wirkungskette* „Belastung – gesundheitliche Beeinträchtigung – berufliche Benachteiligung" usw. nur sehr selten gelingt. Präventive Arbeitsschutz- und Gesundheitspolitik müsste sich vorrangig auf diese Gruppen und Tätigkeitsbereiche konzentrieren.

Die sozialrechtlich entschädigungspflichtigen *Berufskrankheiten* bilden nur einen sehr kleinen, wenn auch nicht unbedeutenden Ausschnitt des Gesamtspektrums (vgl. Abbildung V.2). Ihre Entwicklung kann daher auch nicht als Indikator für die Gesamtentwicklung arbeitsbedingter Gesundheitsgefährdung gewertet werden.

Abbildung V.2:
Entwicklung der Berufskrankheiten 1970 - 1997[1)]

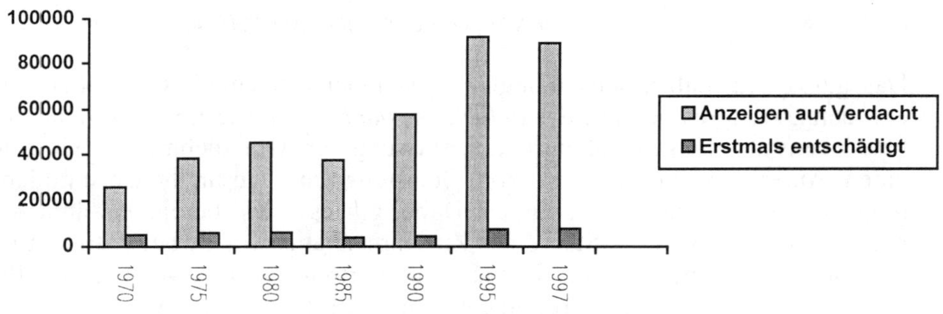

1) Angaben ab 1995 für Gesamtdeutschland

Quelle: Bundesministerium für Arbeit und Sozialordnung (Hrsg.), Arbeitssicherheit '98 - Unfallverhütungsbericht Arbeit.

Bei Berufskrankheiten handelt es sich um solche Krankheiten, „die nach den Erkenntnissen der medizinischen Wissenschaft durch besondere Einwirkungen verursacht sind, denen bestimmte Personengruppen durch ihre versicherte Tätigkeit *in erheblich höherem Gerade als die übrige Bevölkerung* ausgesetzt sind" (§ 9 Absatz 1 SGB VII). Die offizielle Berufskrankheitenliste, die zuletzt 1997 neu gefasst wurde, umfasst lediglich 67 Krankheiten. Ihr liegt nach wie vor ein sehr restriktives, rein naturwissenschaftliches Verursachungsmodell zugrunde, das lediglich Krankheitsfolgen aufgrund bestimmter physikalischer oder chemischer Einflüsse (Noxen) anerkennt. Gesundheitliche Beanspruchungen, die etwa aus arbeitsorganisatorischen Bedingungen, psychischen Belastungsfaktoren wie hohe Verantwortung, Zeitdruck u.ä. oder Mehrfachbelastungen resultieren, bleiben ausgeklammert. Tabelle V.3 zeigt die häufigsten Berufskrankheiten.

Die statistisch erfassten Berufskrankheiten unterzeichnen das faktische Ausmaß des Berufskrankheitengeschehens, da sie vom Anzeigeverhalten der (Betriebs)-Ärzte, Arbeitgeber und ArbeitnehmerInnen abhängen. Es zeigt sich weiter, dass die Zahl der Verdachtsfälle und der Entschädigungsfälle immer weiter auseinander klafft. Ursächlich dafür ist nicht nur der Tatbestand, dass in immer größerem Umfang bereits dann eine Anzeige gemacht wird, wenn „lediglich" erste Verdachtsmomente vorliegen, ohne dass bereits Arbeitsunfähigkeit besteht, sondern auch der vielfach beklagte Tatbestand einer restriktiveren Anerkennungspraxis der Berufsgenossenschaften als Träger der Gesetzlichen Unfallversicherung. Außerdem werden nur in ganz geringem Umfang Berufskrankheiten nach § 9 (2) SGB VII bestätigt. Dieser Paragraf ermöglicht eine Entschädigung von arbeitsbedingten Erkrankungen auch dann, wenn sie nicht in der der Berufskrankheitenliste enthalten sind, aber über sie neue einschlägige Erkenntnisse vorliegen.

Tabelle V.3:
Angezeigte Verdachtsfälle und neue Berufskrankheitsrenten 1997

Berufskrankheiten	Angezeigte Fälle	Neue Renten
Schwere Hauterkrankungen	21.922	701
Lendenwirbelsäule, Heben und Tragen	13.638	354
Lärmschwerhörigkeit	12.689	1.215
Allergische Atemwegserkrankungen	4.898	431
Asbestose	4.086	480
Silikose	2.997	366
Meniskusschäden	2.317	310

Quelle: Bundesministerium für Arbeit und Sozialordnung (Hrsg.), Arbeitssicherheit '98 - Unfallverhütungsbericht Arbeit.

1.2.2 Arbeitsunfälle

Die Zahl der *Arbeitsunfälle* ist in den vergangenen Jahrzehnten deutlich zurückgegangen. Der rückläufige Trend ist nicht allein ein Erfolgsausweis des Arbeitsschutzes. Eine gewichtige, für bestimmte Zeiträume ausschlaggebende Rolle spielen folgende Faktoren:

- Veränderung der Branchenstruktur, die zum relativen Rückgang von Branchen mit besonders unfallträchtigen Tätigkeiten geführt hat,
- Veränderung der Sozialstruktur der Erwerbstätigen mit einer erheblichen Zunahme des Anteils weniger von Arbeitsunfällen gefährdeter Angestellten,
- Abbau von unfallträchtigen Überstunden,
- Veränderungen im Unfallmeldeverhalten u.a.m.

Die Betroffenheit von Arbeitsunfällen ist je nach Berufstätigkeit und Branchenzugehörigkeit sehr unterschiedlich. Tabelle V.4 zeigt, dass 1997 an der Spitze der Wirtschaftszweige die Bauwirtschaft mit 101 meldepflichtigen Arbeitsunfällen je 1000 Vollzeit-ArbeitnehmerInnen stand, gefolgt von der Holzwirtschaft mit 83, der Steine- und Erdenindutrie mit 67 und der Eisen- und

Metallindustrie mit 58 Arbeitsunfällen je 1000. Am Ende der Tabelle standen die Bereiche Feinmechanik und Elektrotechnik mit 22, Handel und Verwaltung mit je 21 und der Gesundheitsdienst mit 17 Arbeitsunfällen je 1000 Beschäftigte.

1.2.3 Frühinvalidität

Das gesundheitsbedingte vorzeitige Ausscheiden von ArbeitnehmerInnen aus dem Arbeitsprozess aufgrund von Erwerbsminderung (*Frühinvalidität*) signalisiert sowohl ein besonders hohes Maß an Belastungen am Arbeitsplatz als auch die kumulative, sich selbst verstärkende Wirkung von dauerhaften negativen Arbeitseinflüssen.

Für den weitaus größten Teil der Frühverrentungen ist nur eine sehr begrenzte Zahl von *Krankheitsbildern* verantwortlich. Dazu gehören Krankheiten des Bewegungsapparates, Herz-Kreislauf-Krankheiten, psychische Erkrankungen, Neubildungen, Stoffwechselerkrankungen sowie Krankheiten des Verdauungsapparates. Die in diesen Diagnosehauptgruppen zusammengefassten Erkrankungsfälle machten 1997 rund 80 % der Rentenzugänge wegen verminderter Erwerbstätigkeit aus. Vor allem die chronischen Verschleiß- und psychosomatischen Erkrankungen deuten auf belastende Arbeitsbedingungen als ursächlichen Hintergrund hin. FrührentnerInnen weisen folgende berufliche Faktoren besonders häufig auf: geringqualifizierte Tätigkeiten, häufigere Überlastung und Unterauslastung durch die Tätigkeit, häufigere Arbeitslosigkeit, häufigerer Arbeitsplatz- und Berufstätigkeitswechsel sowie niedrigere Zufriedenheit mit Arbeitseinkommen und Arbeitsleben insgesamt.

Tabelle V.4:
Meldepflichtige Arbeitsunfälle nach Wirtschaftszweigen - je 1000 Vollzeit-ArbeitnehmerInnen -

Wirtschaftszweige	1980	1990	1994	1995	1996	1997
Bergbau	140	77	65	61	46	43
Steine und Erden	120	84	77	77	68	67
Gas und Wasser	64	43	33	32	31	31
Eisen und Metall	116	78	69	67	58	58
Feinmechanik und Elektrotechnik	35	27	25	25	23	22
Chemie	55	35	27	27	23	22
Holz	150	108	100	87	79	83
Papier und Druck	71	47	40	40	33	31
Textil und Leder	50	40	33	33	30	29
Nahrungs- u. Genußmittel	103	75	60	59	53	54
Bau	155	120	120	110	99	101
Handel- und Verwaltung	41	30	30	27	23	21
Verkehr	82	55	61	57	55	54
Gesundheitsdienst	22	28	24	23	17	17
Insgesamt:	76	52	50	47	40	40
- je 1 Mill. geleist. Arb.-Stunden	42	33	32	30	27	26

Quelle: Hauptverband der gewerblichen Berufsgenossenschaften (Hrsg.), Geschäfts- und Rechnungsergebnisse '97, Sankt Augustin 1998.

Die *Rentenzugangsstatistik* weist folgende Zahlen auf: Rund ein Viertel der Rentenneuzugänge erfolgt wegen verminderter Erwerbsfähigkeit (vgl. Tabelle V.5).

Tabelle V.5:
Rentenzugänge wegen verminderter Erwerbsfähigkeit 1997 in %

Rentenzugänge: insgesamt	wegen verminderter Erwerbsfähigkeit	darunter: Männer			Frauen		
		insgesamt	ArV	AnV	insgesamt	ArV	AnV
100	24,0	29,0	34,2	18,5	18,6	17,5	19,8

Quelle: Verband Deutscher Rentenversicherungsträger, Rentenversicherung in Zeitreihen, Ausgabe 1998.

Ein gutes Drittel der Arbeiter (34,2 %) und ein knappes Fünftel (18,5 %) der männlichen Angestellten sind 1997 wegen Erwerbs- bzw. Berufsunfähigkeit vorzeitig in Rente gegangen. Bei den Arbeiterinnen und den weiblichen Angestellten waren es 17,5 bzw. 19,8 % (vgl. zur Entwicklung Bd. II, Kap. „Alter“, S. 238). In der Praxis zeigt sich, dass die schlechte Arbeitsmarktlage sowie das geringe Angebot an zumutbaren Arbeitsplätzen für gesundheitlich Beeinträchtigte sowie die Selektionspraxis der betrieblichen Personalpolitik zusätzlich zu Lasten der in ihrer Erwerbsfähigkeit geminderten ArbeitnehmerInnen gehen. Durch die personalpolitisch und arbeitsmarktbedingt verschärfte Ausgliederung erscheint überdies der Gesundheitszustand der verbliebenen abhängig Beschäftigten positiver als er ansonsten wäre.

1.2.4 Arbeitsbelastungen und berufliche Mobilität

Arbeitsbelastungen und ihre gesundheitlichen Folgen stehen in einer vielfältigen Wechselbeziehung zum Arbeitsmarktgeschehen, insbesondere zur Arbeitslosigkeit. Die berufliche Mobilität der Beschäftigten wird nachweislich in erheblichem Umfang durch die konkreten Arbeitsbelastungen bestimmt. Umgekehrt beeinträchtigen auch arbeitsbedingte Gesundheitsschädigungen die Arbeitsmarktchancen. Der berufswechselbedingte Selektionseffekt führt im Ergebnis zu einer Unterzeichnung der gesundheitlichen Belastungen in den von Abwanderungen besonders betroffenen Berufen, weil aufgrund der begrenzten Tätigkeitsdauer die Belastungen und die gesundheitsschädigenden Auswirkungen nicht in vollem Umfang zum Tragen kommen.

Ein weiterer Selektionseffekt verbindet sich mit der *betrieblichen Arbeitskräftepolitik,* insbesondere bei Einstellungen und Entlassungen. Die Unternehmen haben beispielsweise die Möglichkeit, denjenigen ArbeitnehmerInnen, die häufig und lange krank sind, eine verhaltensbedingte Kündigung auszusprechen. Entsprechende Selektionsmöglichkeiten ergeben sich bei Neueinstellungen. So besteht ein hoher und über einen gewissen Zeitraum der Massenarbeitslosigkeit wachsender Anteil von Arbeitslosen mit gesundheitlichen Beeinträchtigungen. Der schlechte Gesundheitszustand, chronische Erkrankungen und psychosomatische Beschwerden stehen in einem engen Zusammenhang mit hohen Belastungen am Arbeitsplatz. Arbeitslose mit gesundheitlichen Einschränkungen verrichteten an ihrem letzten Arbeitsplatz überdurchschnittlich häufig körperlich schwere, eintönige Arbeit mit hoher Stressbelastung, verkrampfter Körperhaltung und schädlichen Umgebungseinflüssen. Gesundheitliche Gründe spielten bei drei Viertel der Beeinträchtigungen eine kündigungsbedeutsame Rolle. Diese doppelte Benachteiligung gesundheitlich Belasteter und Beeinträchtigter setzt sich in der Arbeitslosigkeit fort. Sie haben wesentlich schlechtere Wiedereingliederungschancen als die Arbeitslosen insgesamt, sind also länger arbeitslos und scheitern an der verschärften Selektionspraxis der Betriebe bei Neueinstellungen.

Wenn die Wiedereingliederung gelingt, dann häufig um den Preis von beruflichem Abstieg und Dequalifikation. So entstehen instabile Wiederbeschäftigungskarrieren mit einer Problemhäufigkeit bei *älteren*, gesundheitlich beeinträchtigten ArbeitnehmerInnen, die so auf eine kaum noch aufhaltbare soziale Rutschbahn nach unten geraten.

2. Gesundheitsschutz: Ansatzpunkte, Vorschriften, Umsetzung

Die Begrenzung arbeitsbedingter Gesundheitsgefährdungen ist seit dem Aufkommen der industriell-kapitalistischen Produktionsweise stets Gegenstand von unmittelbaren Auseinandersetzungen zwischen Kapital und Arbeit sowie von staatlicher Regulierung gewesen. In betrieblichen, später auch tarifvertraglichen Vereinbarungen und auch in gesetzlichen Vorschriften wurden Schutzbestimmungen und -standards festgelegt, die eine übermäßige Belastung und Ausbeutung der Arbeitskräfte verhindern sollten. Zu den staatlichen Vorschriften traten später auch von den Berufsgenossenschaften erlassene Arbeitsschutzvorschriften. Diese beziehen sich vorrangig auf Gefährdungen, die sich aus der angewandten Produktionstechnik (Maschinen und Anlagen, Produktionsverfahren), aus der Gestaltung und Einrichtung der Betriebe und Produktionsstätten sowie aus den im Produktionsprozess verarbeiteten Stoffen und Materialien ergeben. Hingegen unterliegen insbesondere Dauer und Intensität der Verausgabung menschlicher Arbeitskraft, die sich auf Grund der Arbeitszeit, der arbeitsinhaltlichen Anforderungen und des Lohn-Leistungsverhältnisses ergeben, in der Hauptsache Regelungen unmittelbar zwischen Gewerkschaften und Arbeitgebern. Die Maßnahmen des Arbeits- und Gesundheitsschutzes dienen nicht nur dem individuellen Gesundheitsschutz, sondern können sich sich auch als ökonomisch sinnvoll erweisen. Der schonendere Umgang mit den Beschäftigten im Sinne eines effizienteren Einsatzes der Humanressourcen zeitigt Produktivitätseffekte und reduziert durch konsequente Prävention tendenziell auch die gesamtwirtschaftlich durch arbeitsbedingten Gesundheitsverschleiß entstehenden Kosten.

2.1 Tarif- und betriebspolitische Regelungen

Die Fülle der auf betrieblicher und tariflicher Ebene getroffenen Schutzbestimmungen ist in ihrer Gesamtheit kaum überschaubar. Der folgende Überblick soll daher vor allem anhand zentraler Regelungsbereiche beispielhaft den Stand und das Niveau der getroffenen tariflichen Vereinbarungen illustrieren. Sie werden in aller Regel in sogenannten Rahmen- und Manteltarifverträgen festgelegt, die zwischen Arbeitgeberverbänden und Gewerkschaften für die einzelnen Tarifgebiete abgeschlossen werden (vgl. Kap. „Einkommen", S.166 ff.). Die auf der betrieblichen Ebene getroffenen Vereinbarungen in Form von Betriebs- bzw. Dienstvereinbarungen stellen vielfach Vorläufer, häufig aber auch eine Konkretisierung und Verbesserung tariflicher bzw. gesetzlicher Regelungen dar.

Die Tarifverträge enthalten insbesondere Regelungen zu folgenden belastungs- und damit gesundheitsrelevanten Arbeitsbedingungen:

- Arbeitszeit,
- Arbeitsinhalt und -organisation,
- Arbeitserschwernisse,
- Lohn-Leistungsverhältnis.

2.1.1 Arbeitszeit, Arbeitsinhalt, Arbeitsorganisation

Die Regulierung der *Arbeitszeit* ist einer der wichtigsten Ansatzpunkte zur Begrenzung von arbeitsbedingten Belastungen und Gesundheitsgefährdungen. Zum einen richtet sich die gewerkschaftliche Tarifpolitik auf die Reduzierung der Belastungen aus der Dauer der Arbeitszeit, zum anderen zielt sie auf die Regulierung der Binnen- und Feinstruktur der Arbeitszeit (Arbeitszeitlage und -verteilung, Pausen u. a.).

Eine wichtige Kenngröße der tariflichen Arbeitszeitregelungen ist die *Wochenarbeitszeit.* Nach den Tarifauseinandersetzungen seit Mitte der achtziger Jahre wurde die lange Zeit bestehende „Schallmauer" der 40-Stunden-Woche als tarifliche Regelarbeitszeit schrittweise durchbrochen. Die durchschnittliche tarifliche Wochenarbeitszeit für die gesamte Wirtschaft betrug Anfang 1999 in den alten Bundesländern 37,4 Stunden. Für ein knappes Viertel der Beschäftigten war eine Wochenarbeitszeit von 35 Stunden vereinbart. Sie gilt für knapp ein Viertel der von Tarifverträgen erfassten Beschäftigten. In den neuen Ländern wurde tariflich im Durchschnitt etwa zwei Stunden länger gearbeitet.

Eine weitere wichtige, die Arbeitszeit bestimmende Komponente ist der *Urlaub.* Tarifvertragliche Regelungen insbesondere in den 70er und 80er Jahren haben dazu geführt, dass 1998 der durchschnittliche Urlaubsanspruch in der Endstufe für die Wirtschaft in den alten Bundesländern rund 30 Tage betrug. In den neuen Ländern lag er mit 29,5 Tagen nur knapp darunter.

Die tarifliche *Jahresarbeitszeit,* die sich auf dieser Grundlage berechnen lässt, betrug 1998 im Durchschnitt für die Wirtschaft in den alten Bundesländern rund 1.643 Stunden, in den neuen Ländern mit 1.736 Std. knapp 100 Std. mehr.

In einigen Branchen wurde die Wochen- bzw. Jahresarbeitszeit für einzelne Beschäftigtengruppen, vor allem für Schichtarbeiter und ältere ArbeitnehmerInnen, noch stärker verkürzt. Manche Altersteilzeit-Regelungen ermöglichen auch einen schrittweisen bzw. frühzeitigeren Übergang in den Ruhestand und verkürzen auf diese Weise die Lebensarbeitszeit.

Tabelle V.6:
Tarifliche Arbeitszeitregelungen 1998 (Durchschnittswerte)

Tarifregelung	Deutschland	Neue Länder	Alte Länder
Wochenarbeitszeit (Std.)	37,7	39,2	37,4
Anteil der Beschäftigten (in %) mit:			
35	17,9	-	21,9
36 - 37	11,1	5,1	12,5
37,5 - 38,5	44,1	26,5	47,9
39 - 40 und mehr Std.	26,7	68,3	17,6
Freie Tage	1,9	1,4	2,1
Urlaub (Arbeitstage) [1]	29,1	28,3	29,2
Jahresarbeitszeit (Std.)	1.659,5	1.735,5	1.643,2

1) Mittlerer Urlaubsanspruch
Quelle: WSI-Tarifarchiv 1999, Stand: 31.12.1998

Arbeitszeitverkürzung kann grundsätzlich eine doppelt positive gesundheitliche Wirkung entfalten: Einerseits verringert sie den Zeitraum, in dem die ArbeitnehmerInnen belastenden gesundheitsgefährdenden Arbeitsbedingungen ausgesetzt sind, andererseits weitet sie die Regenerations- und Erholungszeit aus.

Der präventive Effekt ist dabei um so größer, je belastungsnäher die Verkürzung realisiert wird. Dabei ist allerdings zu berücksichtigen, dass die Entlastungswirkungen von Arbeitszeitverkürzung auch von den weiteren Faktoren abhängig sind.

Generelle Voraussetzung für die belastungsbegrenzende Wirkung von kürzeren Arbeitszeiten ist, dass einer Intensivierung der Arbeit als Reaktion auf Arbeitszeitverkürzung wirksam vorgebeugt wird. Die *Kontrolle der Arbeits- und Leistungsbedingungen* ist daher unter Belastungsgesichtspunkten unverzichtbare Ergänzung jeglicher Politik der Arbeitszeitverkürzung. In der (betrieblichen und tarifpolitischen) Praxis zeigt sich, dass diese Voraussetzung längst nicht immer zu gewährleisten ist. Die kollektive Verkürzung der wöchentlichen Arbeitszeit seit Mitte der achtziger Jahre wurde begleitet von einer starken Flexibilisierung der Arbeitszeit, die zu einer effektiveren Ausschöpfung der Personalkapazitäten und damit vielfach auch zu einer Arbeitsverdichtung führte. In vielen Betrieben hat dies auch zu partieller bzw. phasenweiser Arbeitszeit*verlängerung* geführt.

Während die globalen Arbeitszeitverkürzungen eine Verminderung der Belastungen durch das quantitative Ausmaß der Leistungsverausgabung bewirken, haben die betrieblichen Interessenvertretungen und die Gewerkschaften darüber hinaus Arbeitszeitregelungen vereinbart, die auf eine Reduzierung der Arbeitsintensität pro Zeiteinheit, etwa eines Arbeitstages, abzielen. Von besonderer Bedeutung sind hier die bezahlten (Erhol-)Pausen, die in vielen Tarifverträgen und Betriebsvereinbarungen für bestimmte, meist besonders belastete Beschäftigtengruppen festgeschrieben sind. In verschiedenen weiteren Tarifverträgen sind z.B. für ArbeitnehmerInnen in Dreischichtarbeit bezahlte Pausen von 20 bis 30 Minuten vereinbart. Darüber hinaus gibt es auch in einigen Bereichen, z. B. in der chemischen Industrie, für Beschäftigte in Konti-Schicht eine kürzere Wochenarbeitszeit

Schließlich sind die Arbeitszeitregelungen zu erwähnen, die bei besonderen Belastungen, wie etwa durch Mehrarbeit, eine Begrenzung und einen Freizeitausgleich vorsehen. Ein anderes Beispiel sind die Zeitzuschläge, die die Beschäftigten im Einzelhandel für die Spätarbeit erhalten.

Neben der Arbeitszeit sind die *Arbeits- und Leistungsbedingungen* selbst Gegenstand betrieblicher und tarifvertraglicher Regulierungen. Nachdem zunächst in *Rationalisierungsschutzabkommen* das Hauptgewicht auf den monetären Ausgleich von Einkommensverlusten bei Rationalisierung gelegt wurde, rückte seit Beginn der 70er Jahre auch der Arbeits- und Produktionsprozess selbst in den Vordergrund. Unmittelbare Wirkung auf die Arbeitsintensität haben neben den arbeitsinhaltlichen und -organisatorischen Regelungen die tariflichen Bestimmungen zur Ermittlung der *Leistungsvorgaben.* Sie regeln letztlich das Lohn-Leistungs-Verhältnis und damit das Verhältnis von Einkommenshöhe und Verausgabung der Arbeitskraft. Überall dort, wo es keine *zeit*bezogenen Arbeitsentgelte gibt, ist die Frage der Definition einer „Normal-Leistung" (*Bezugsleistung*), einschließlich der Ermittlung der erforderlichen Daten, ihrer statistischen Auswertung und die Feststellung der real erbrachten Leistung ein wichtiger Regelungsbereich.

- Im Lohnrahmentarifvertrag II der *Metallindustrie* Nordwürttemberg-Nordbadens von 1973 finden sich detaillierte Bestimmungen zur Gruppen-, Fließband- und Taktarbeit. Bei Gruppenarbeit müssen deren Einführung und die dabei zu beobachtenden Grundsätze in einer Betriebsvereinbarung geregelt werden.
- Im Tarifvertrag Entlohnungsgrundsätze der *Volkswagen* AG von 1984 wurden Vereinbarungen über die Soll-Personalbesetzung insbesondere von computergesteuerten Arbeitssystemen getroffen. Sie wird aufgrund arbeitssystembezogener Kenndaten (z.B. Nutzung, Ausbringung pro Schicht) zwischen dem Unternehmen und dem Betriebsrat festgelegt.
- Im Manteltarifvertrag der *Druckindustrie* von 1990 sind in verschiedenen Anhängen Bestimmungen zum Einsatz von Fachkräften in verschiedenen Arbeitsbereichen des Gewerbes festgelegt. Für jeden Bereich gibt es spezielle Detailvorschriften.

Der tiefgreifende Umbruch der Unternehmens- und Betriebsorganisation verknüpft mit neuen Produktions- und Steuerungstechnologien und neuen Formen der Arbeitsorganisation entzieht allerdings den zum Teil jahrzehntealten Tarifbestimmungen die Grundlage. Die Tarifierung flexibler, stark dezentraler auf Gruppenarbeit basierender Arbeits- und Organisationsformen ist nicht nur objektiv schwer zu bewerkstelligen, die Vorschläge der Gewerkschaften stoßen auch auf hartnäckigen Widerstand der Unternehmen und Arbeitgeberverbände, die den so gewonnen Flexibilitäts- und damit auch Produktivitätszuwachs nicht einbüßen wollen.

2.1.2 Arbeitserschwernisse

Neben den aus der Arbeitszeit, den Arbeitsanforderungen und der Intensität der Leistungsverausgabung resultierenden Belastungen sind vor allem die sich aus den *Arbeitsumgebungsbedingungen* ergebenden Arbeitserschwernisse Gegenstand von tariflichen und betrieblichen Regelungen. So spielt die Zahl und das Ausmaß der Arbeitserschwernisse in vielen (Lohn-)Rahmentarifverträgen bei der Differenzierung der Lohn- und Gehaltsgruppen eine wichtige Rolle. Zu den Arbeitsumgebungseinflüssen gehören u.a. Schmutz, Staub, Öl/Fett, Hitze, Nässe, Säure, Lauge, Gase, Dämpfe, Lärm, Erschütterung, Blendung und Lichtmangel, Erkältungsgefahr, Unfallgefahr und hinderliche Schutzkleidung. In Systemen der analytischen Arbeitsbewertung als Grundlage der Lohndifferenzierung geht jede dieser Erschwerniskomponenten in die Berechnung des Arbeitswertes ein, der letztlich die Grundlage der Lohngruppenbildung bildet. Je größer die Belastung durch Erschwernisse, desto höher die Eingruppierung. Viele Tarifverträge sehen auch *Erschwerniszuschläge* vor. Solche Zuschläge können auch von den Betriebsräten auf betrieblicher Ebene durchgesetzt werden.

Diese betriebs- und tarifpolitische Strategie hat entgegen den ursprünglichen Zielvorstellungen die Unternehmen nicht zu einem nennenswerten Belastungsabbau veranlasst, weil die dadurch entstehenden zusätzlichen Kosten offensichtlich immer noch niedriger sind als diejenigen, die durch wirksame Arbeitsschutzmaßnahmen entstehen würden. Problematisch ist in diesem Zusammenhang, dass die betroffenen Beschäftigten aufgrund der Kopplung von Belastungsfaktoren und Lohnbestandteilen oftmals kein Interesse an einer spürbaren Reduzierung der Arbeitserschwernisse haben, weil die entsprechenden Einkommensbestandteile fest eingeplant sind und die Einkommensverhältnisse insgesamt einen Verzicht darauf schwer machen oder gar nicht erlauben.

2.1.3 Betriebliche Gesundheitsförderung und Mitbestimmung im Arbeits- und Gesundheitsschutz

Seit Beginn der 80er Jahre haben verschiedene Maßnahmen und Aktivitäten der betrieblichen Gesundheitsförderung an Bedeutung gewonnen (vgl. auch Bd. II, Kap. „Gesundheit und Gesundheitssystem“, S. 36 f.). Sie werden zum Teil in eigener Regie von den Betrieben und Unternehmen durchgeführt, zum Teil werden sie auch von den Krankenkassen initiiert und gefördert. Das Spektrum der Maßnahmen ist sehr breit gefächert. Dazu zählen u.a.:

- betriebliche Gesundheitsberichte (z.B. Krankenstandsanalysen),
- Gesundheitserziehung/Verhaltensprävention (z.B. Stressmanagement, Rückenschule, Anti-Raucherprogramme),
- Fitnessprogramme (Sport, Gymnastikprogramme),
- Gesundheitsseminare (z.B. Yoga, Ernährung),
- Beratung und Betreuung für Suchtgefährdete,

- betriebliche Gesundheitszirkel zur Arbeitsverbesserung und zum Abbau von Gesundheitsrisiken (Verhältnisprävention).

So positiv die mit diesen Maßnahmen verbundenen Absichten generell zu werten sind, so schwer sind die tatsächlichen Wirkungen abzuschätzen. Eine kritische Bilanzierung kommt u.a. zu folgenden Ergebnissen: Die ausschließlich auf individuelle Verhaltensprävention abzielenden Maßnahmen sind eher skeptisch zu beurteilen, weil sie häufig nur kurzfristige Wirkungen erreichen, die nicht von einer dauerhaften Verhaltensänderung begleitet werden. Positiver sind dagegen struktur- bzw. verhältnispräventive Maßnahmen einzuschätzen. Insbesondere betriebliche *Gesundheitszirkel*, an denen die verschiedenen betrieblichen Akteure und Gruppen beteiligt sind, können als wirkungsvolles Instrument eingesetzt werden, wenn die entsprechenden Rahmenbedingungen gegeben sind. Problematisch sind sie immer dann, wenn die Einrichtung nur vorübergehend erfolgt, die Beschäftigten eher symbolisch einbezogen werden und wenn die Zirkel im wesentlichen ein Instrument kurzfristiger Konzepte der Krankenstandssenkung bilden.

Nicht nur die betriebliche Gesundheitsförderung, sondern sämtliche Maßnahmen und Konzepte des betrieblichen Arbeits- und Gesundheitsschutzes müssen die arbeitsschutzbezogenen Pflichten des Arbeitgebers und die diesbezüglichen Rechte der Beschäftigten berücksichtigen. Sie sind weit überwiegend in Gesetzen und Unfallverhütungsvorschriften festgelegt. Allerdings gibt es entsprechende Regelungen auch in Tarifverträgen, die z.T. auch den betrieblichen Umweltschutz miteinbeziehen. Sie sind nicht zuletzt eine Reaktion auf mangelnde Aktivitäten des Gesetzgebers auf diesem Gebiet. Detaillierte tarifliche Bestimmungen zur Gesundheitsförderung gibt es beispielsweise in der niedersächsischen Metallindustrie: Dort sind die Betriebsparteien verpflichtet, eine Bestandsaufnahme über den Gesundheitsstand vorzunehmen. Sie sollen, differenziert für Abteilungen oder Betriebsgruppen, die Entwicklung der „Gesundheitsquote“ in den letzten Jahren ermitteln. Auf der Grundlage der so ermittelten Daten werden Schwerpunkte der Gesundheitsförderung bestimmt. Ein konkreter Maßnahmenkatalog soll dem Ziel dienen, Technik, Arbeitsorganisation, sonstige Arbeitsbedingungen, soziale Beziehungen und Einfluss der Umwelt auf den Arbeitsplatz sachgerecht zu verknüpfen. Die Geschäftsleitung hat Betriebsrat und Belegschaft regelmäßig über die Entwicklung zu informieren. Ähnliche Beispiele gibt es auch in anderen Tarifbereichen.

2.2 Maßnahmen staatlicher Sozialpolitik – Der Arbeitsschutz

Der Arbeits- und Gesundheitsschutz stellt den Kernbereich präventiver Gesundheitspolitik in Deutschland dar. Seine Vorschriften sind vorrangig darauf ausgerichtet, die Ursachen von Gefährdungen im Arbeitsprozess zu beseitigen bzw. diese gar nicht entstehen zu lassen. Hinzu kommen Bestimmungen, die – im medizinischen Arbeitsschutz angesiedelt – die möglichst frühzeitige Erkenntnis (arbeitsbedingter) gesundheitlicher Beeinträchtigungen der Beschäftigten gewährleisten sollen, um diese im Zweifel von gefährdenden Tätigkeiten fernzuhalten.

Die Gesamtheit der Arbeitsschutzvorschriften wird zu Recht als schwer durchschaubar und teilweise unsystematisch und lückenhaft kritisiert, gleichwohl beinhaltet sie doch Rechtsansprüche, die nicht beliebig je nach der aktuellen politischen Kräfteverhältnissen wieder verändert oder rückgängig gemacht werden können. Qualität und Präzision der Arbeitsschutzvorschriften entscheiden zu einem wesentlichen Teil mit über die Chancen der Beschäftigten, bei ihrer Arbeit gesund zu bleiben bzw. die Gesundheitsrisiken in der Arbeitswelt zu minimieren. Ein detailliertes Vorschriftenwerk ist insofern eine notwendige, aber keinesfalls hinreichende Voraussetzung für einen wirkungsvollen Arbeitsschutz.

2.2.1 Die rechtliche Struktur des Arbeitsschutzsystems

2.2.1.1 Staatliches Arbeitsschutzrecht und Unfallverhütungsrecht

Das Arbeitsschutzsystem ist *zweigleisig* aufgebaut (vgl. Übersicht V.1): Es besteht aus den *staatlichen Arbeitsschutzvorschriften,* im wesentlichen Gesetze und Verordnungen des Bundes und zum Teil der Länder, und aus den *Unfallverhütungsvorschriften* der Berufsgenossenschaften, den Trägern der Gesetzlichen Unfallversicherung. Dieses duale System hat historische Ursachen: Seit der Durchsetzung der industriellen Revolution und der kapitalistischen Produktionsweise erließ der *Staat* etwa seit Mitte des 19. Jahrhunderts Schutzvorschriften zugunsten der abhängig Beschäftigten, die jedoch lange Zeit weder sehr zahlreich noch besonders wirksam waren. Als Beginn der staatlichen Arbeitsschutzgesetzgebung gilt allgemein das 1839 erlassene preußische „Regulativ über die Beschäftigung jugendlicher Arbeiter in Fabriken". Die Schutzvorschriften bezogen sich zunächst vor allem auf das „Gewerbe" mit der Folge, dass bis heute wesentliche Teile der staatlichen Arbeitsschutzvorschriften in der *Gewerbeordnung* (GewO) verankert oder von dort abgeleitet sind. Im Zuge der Bismarckschen Sozialversicherungsgesetzgebung wurde 1884 auch die *Gesetzliche Unfallversicherung* eingerichtet. Ihre Träger, die Berufsgenossenschaften, sind auch zuständig für die Unfallverhütung und deswegen berechtigt, *Unfallverhütungsvorschriften* (UVVen) zu erlassen, die als Satzungsrecht die Mitglieder der jeweiligen Berufsgenossenschaft binden. Diese *Unfallverhütungsvorschriften* regeln im wesentlichen *branchenbe*zogene Bereiche, z. B. sicherheitstechnische Anforderungen an Maschinen wie etwa hydraulische Pressen, Druckgießmaschinen, Drahtziehmaschinen, Hochöfen u.v.a.m. Demgegenüber werden in den staatlichen Vorschriften vor allem branchenüber*greifende* Probleme geregelt, wie etwa die Gestaltung der Arbeitsstätten u.a.m.

Trotz dieser generellen Arbeitsteilung kommt es zwischen den beiden Regelungswerken zu Überschneidungen und konkurrierenden Regelungen, die die Überschaubarkeit und damit die Effektivität des Vorschriftensystems stark beeinträchtigen. Unterteilt man die existierenden Arbeitsschutzregelungen nach inhaltlichen Kriterien, dann ergeben sich folgende sechs *Hauptgruppen des Arbeitsschutzrechts* (vgl. Übersicht V.2):

- Maschinen, Geräte und technische Anlagen (z. B. Gerätesicherheitsgesetz),

- Arbeitsstätten einschließlich Betriebshygiene (z. B. Arbeitsstättenverordnung),
- gefährliche Arbeitsstoffe und Strahlen (z. B. Gefahrstoffverordnung),
- Arbeitszeitregelungen (z.B. Arbeitszeitgesetz),
- Schutz bestimmter Personengruppen (z. B. Jugendarbeitsschutzgesetz),
- Arbeitsschutz-Organisation im Betrieb (z. B. Arbeitssicherheitsgesetz).

Übersicht V.1:
Duales System des Arbeitsschutzes in Deutschland

<table>
<tr><td colspan="2">Staatlicher Arbeitsschutz
Bundesrepublik Deutschland,
16 Bundesländer</td><td colspan="2">Berufsgenossenschaftlicher Arbeitsschutz
Träger der Gesetzlichen Unfallversicherung,
(gesetzliche Grundlage: Sozialgesetzbuch VII)
Gliederung nach Branchen, z.T. regional</td></tr>
<tr><td colspan="2">Föderales System
(gesetzliche Grundlage: Grundgesetz)</td><td colspan="2">Paritätische Selbstverwaltung
(Arbeitgeber, Arbeitnehmer)</td></tr>
<tr><td>Bund
Bundesministerium für Arbeit und Sozialordnung (BMA)</td><td>Länder
Länderarbeitsministerien
Staatliche Gewerbeaufsichtsämter oder Ämter für Arbeitsschutz
(gesetzliche Grundlage: Arbeitsschutzgesetz, Gewerbeordnung)</td><td>Beschluss des autonomen Rechts für die jeweiligen Mitglieder Unfallverhütungsvorschriften; (UVV)</td><td>Technische Aufsichtsdienste (TAD)</td></tr>
<tr><td>Rechtsetzung
Schaffung von Gesetzen und Verordnungen
Beteiligung der Sozialpartner</td><td>Durchführung der Gesetze und Verordnungen
Überwachung der Einhaltung der staatlichen Vorschriften</td><td>Genehmigung der UVV'n durch BMA
(UVV'n dürfen nicht hinter staatlichem Arbeitsschutzrecht zurückbleiben)</td><td>Überwachung der Einhaltung der UVV'n</td></tr>
<tr><td>Forschung, Beratung des BMA:
Bundesanstalt für Arbeitsschutz und Arbeitsmedizin (BAuA)</td><td colspan="3">Verpflichtung zur Zusammenarbeit der Aufsichtsbehörden
(gesetzliche Grundlage: Arbeitsschutzgesetz, SGB VII)</td></tr>
</table>

Quelle: Bundesanstalt für Arbeitsschutz und Arbeitsmedizin

Die Unübersichtlichkeit des Systems an Arbeitsschutzvorschriften wird schon an der *Vorschriftenvielfalt* deutlich. Mehrere Dutzend Gesetze und über 100 Rechtsverordnungen von Bund und Ländern befassen sich ausschließlich mit dem Arbeitsschutz. Darüber hinaus finden sich in einer weitaus größeren Zahl von Gesetzen und Verordnungen arbeitsschutzbezogene Bestimmungen. Ein ähnlich unübersichtliches Bild findet sich bei den Berufsgenossenschaften. Dort

Übersicht V.2:
Überblick über ausgewählte Bestimmungen des Arbeitsschutzsystems

Sachgebiet	Vorschriften und Bestimmungen	Inhalte/Normen
1. Maschinen, Geräte, Technische Anlagen	-EG-Maschinenrichtlinie -Gerätesicherheitsgesetz	-Inverkehrbringen und Ausstellen technischer Arbeitsmittel
2. Arbeitsstätten einschließlich Betriebshygiene	-Arbeitsstättenverordnung und Arbeitsstättenrichtlinien -Unfallverhütungsvorschrift Lärm	-Mindestgröße der Arbeitsräume -Beleuchtung und Lüftung -Raumtemperatur -Flucht- und Rettungswege -Sozial- und Sanitäreinrichtungen
3. Gefährliche Arbeitsstoffe sowie Strahlen	-Chemikaliengesetz und Gefahrstoffverordnung -Strahlenschutzverordnung -Störfallverordnung	-Einstufung, Kennzeichnung, Verpackung und Umgang mit gefährlichen Stoffen
4. Arbeitszeit	-Arbeitszeitgesetz -Ladenschlussgesetz -Bäckereiarbeitszeitgesetz -EWG-Verordnung zu Sozialvorschriften im Straßenverkehr	-werktägliche Arbeitszeit -tägliche und wöchentliche Ruhezeiten -Pausen und Arbeitszeitlänge
5. Schutz besonderer Personengruppen	-Heimarbeitsgesetz -Jugendarbeitsschutzgesetz, -Mutterschutzgesetz, -Schwerbehindertengesetz -Arbeitnehmerüberlassungsgesetz	-Beschäftigungsverbote -ärztliche Untersuchungen -Pausen und Arbeitszeitlänge
6. Organisation des Arbeitsschutzes im Betrieb	-Arbeitsschutzgesetz -Arbeitssicherheitsgesetz -Betriebsverfassungs- und Personalvertretungsgesetze	-Aufgabenfelder und Zusammenarbeit von Betriebsärzten Fachkräften für Arbeitssicherheit, Betriebs- und Personalräten

bestehen 211 verschiedene Mustervorschriften, die in unterschiedlicher Zahl von den einzelnen Berufsgenossenschaften als Unfallverhütungsvorschriften erlassen worden sind.

Seit Mitte der achtziger Jahre wird das nationale Vorschriftenwerk in zunehmendem Maße auch durch Bestimmungen der Europäischen Union beeinflusst. Neben zahlreichen Einzelrichtlinien ist vor allem die EU-Rahmenrichtlinie Arbeitsschutz von 1989 von Bedeutung, die bis Ende 1992 in nationales Recht hätte umgesetzt werden müssen. Erst im August 1996 trat das „Gesetz zur Umsetzung der EG-Rahmenrichtlinie Arbeitsschutz und weiterer Arbeitsschutz-Richtlinien" (Arbeitsschutzgesetz) in Kraft (vgl. Pkt. 2.2.2.1 dieses Kapitels).

2.2.1.2 Aufbau und Entstehung von Arbeitsschutzvorschriften

Die Regelungen des bundesdeutschen Arbeitsschutzsystems sind fast ausnahmslos dadurch charakterisiert, dass sie *Mindeststandards* festlegen. Diese Standards reichen von der Festschreibung der Abmessungen von Arbeitsräumen über die Definition zulässiger Grenzwerte für bestimmte Arbeitsstoffe bis hin zu Beschäftigungsverboten bzw. -beschränkungen für bestimmte Personengruppen. Die Arbeitsschutzvorschriften beschränken sich – mit wenigen Ausnahmen – auf die stofflich-materiellen Komponenten der Arbeit und der Arbeitsbedingungen. Nicht quantifizierbare, lediglich qualitativ zu charakterisierende Faktoren bleiben weitgehend unberücksichtigt. Hierzu zählen etwa der gesamte Komplex der Arbeitsorganisation und das damit eng verbundene Problem der Intensität der Verausgabung von Arbeitskraft.

Jedes Arbeitsschutzsystem muss eine zentrale Aufgabe lösen: Einerseits müssen die Vorschriften hinreichend präzise sein, damit sie „greifen" und dem Adressaten, also dem Unternehmen, keine Ausweichmöglichkeiten lassen. Andererseits muss das System insgesamt so flexibel sein, dass es auch technische Entwicklungen und Veränderungen von Produktionsverfahren, Gefährdungen durch neue Arbeitsstoffe usw. berücksichtigt und nicht hinter der (technischen) Entwicklung in den Betrieben und Verwaltungen zurückbleibt. Diese doppelte Anforderung hat zur Konsequenz, dass die Verankerung von Vorschriften in Gesetzen allein nicht ausreicht. Der Gesetzgebungsapparat ist viel zu schwerfällig, als dass er diesen sich ständig weiterentwickelnden Anforderungen entsprechen könnte. Es hat sich daher im Laufe der geschichtlichen Entwicklung ein hierarchisch gegliedertes, duales System von Vorschriften mit unterschiedlicher rechtlicher Qualität herausgebildet.

Das besondere *Strukturprinzip* des bundesdeutschen Arbeitsschutzsystems, allgemeine Rahmenvorschriften mit konkretisierenden Durchführungsbestimmungen zu verbinden, die z.T. ihrerseits auf weitere Einzelbestimmungen verweisen, lässt erkennen, dass gerade die Entstehungsprozesse von Vorschriften unterhalb der Ebene des Gesetzgebers von besonderem Interesse sind. Während bei Arbeitsschutzgesetzen, die den normalen parlamentarischen Weg gehen, der Tatbestand der Einflussnahme durch die Industrie-Lobby (und auch durch die Gewerkschaften) bekannt ist und sich z. T. nach vorgeschriebenen Regeln (z. B. durch Anhörungen usw.) vollzieht, ist dies bei der Erstellung von Verordnungen, Vorschriften oder Richtlinien nicht der Fall. Unterhalb der Aufmerksamkeitsschwelle der Öffentlichkeit und nur einem kleinen Kreis von Arbeitsschutzexperten bekannt, werden aber gerade auf diesen unteren Ebenen für den Arbeits- und Unfallschutz wichtige Entscheidungen getroffen. Die Unübersichtlichkeit wird zusätzlich durch die große Zahl von Gesetz- und Vorschriftengebern wie auch Regelsetzern erhöht.

2.2.2 Inhalt und Struktur von Arbeitsschutzvorschriften

Um exemplarisch zumindest einen groben Einblick in die Inhalte des Arbeitsschutzes zu geben, sollen neben dem übergreifenden *Arbeitsschutzgesetz* beispielhaft einige Einzelgesetze und Vorschriften zu folgenden Bereichen vorgestellt werden:

- Arbeitsbedingungen: *Arbeitszeitgesetz*, *Gefahrstoffverordnung*
- Schutz bestimmter Personengruppen: *Frauenarbeitsschutz*, *Jugendarbeitsschutzgesetz*, *Schwerbehindertengesetz,*
- Arbeitschutzorganisation: *Arbeitssicherheitsgesetz*

2.2.2.1 Rahmenvorschriften: Arbeitsschutzgesetz

Das Arbeitsschutzgesetz von 1996 kodifiziert erstmals in der Geschichte des Arbeitsschutzes eine *einheitliche* gesetzliche Grundlage für den Arbeits- und Gesundheitsschutz der Beschäftigten in *allen* Tätigkeitsbereichen der privaten Wirtschaft und des öffentlichen Dienstes. Es beschreibt u.a. die Grundpflichten des Arbeitgebers, es legt allgemeine Grundsätze für die Arbeitsschutzmaßnahmen fest und schreibt dem Arbeitgeber eine Beurteilung der Arbeitsbedingungen und der damit verbunden Gefährdung für die Beschäftigten vor. Das Gesetz fixiert Rechte und Pflichten der Beschäftigten und regelt das Zusammenwirken von staatlichen Behörden und den Träger der Gesetzlichen Unfallversicherung. Es ermächtigt ferner die Bundesregierung bzw. den Bundesarbeitsminister, Verordnungen und allgemeine Verwaltungsvorschriften zu erlassen, sieht Bußgelder bei Verstößen vor (bis zu 50.000 DM) und nimmt einige Anpassungen des Arbeitssicherheitsgesetzes und des Betriebsverfassungsgesetzes vor.

> Die Grundpflicht des Arbeitgebers ist im § 3 ArbSchG jetzt folgendermaßen beschrieben: „Der Arbeitgeber ist verpflichtet, die erforderlichen Maßnahmen des Arbeitsschutzes unter Berücksichtigung der Umstände zu treffen, die Sicherheit und Gesundheit der Beschäftigten bei ihrer Arbeit beeinflussen. Er hat die Maßnahmen auf ihre Wirksamkeit zu überprüfen und erforderlichenfalls sich verändernden Gegegbenheiten anzupassen. Dabei hat er eine Verbesserung von Sicherheit und Gesundheitsschutz der Beschäftigten anzustreben."

Die allgemeinen Grundsätze betonen vor allem den Grundsatz der Prävention, und sie geben Gestaltungsmaßnahmen den Vorrang vor persönlichen Schutzmaßnahmen. Die Maßnahmen sollen Technik, Arbeitsorganisation, sonstige Arbeitsbedingungen, soziale Beziehungen und Einflüsse der Umwelt auf den Arbeitsplatz sachgerecht miteinander verknüpfen. Damit wird die bislang vorherrschende systematische Ausblendung sozialer Faktoren aus dem Arbeits- und Gesundheitsschutz bewusst aufgebrochen. Darüber hinaus ist in den Grundsätzen festgehalten, dass mittelbar oder unmittelbar geschlechtsspezifisch wirkende Regelungen nur zulässig sind, wenn dies aus biologischen Gründen zwingend geboten ist.

Der Arbeitgeber hat die Ergebnisse der Gefährdungsbeurteilungen zu dokumentieren, und er muss die Beschäftigten über Sicherheit und Gesundheitsschutz bei der Arbeit (gegebenenfalls regelmäßig) unterweisen. Bei besonderen Gefahren muss der Arbeitgeber u.a. dafür sorgen, dass nur Beschäftigte Zugang zu besonders gefährlichen Arbeitsbereichen haben, die zuvor geeignete Anweisungen erhalten haben.

Die Beschäftigten werden durch das Gesetz verpflichtet, nach ihren Möglichkeiten sowie entsprechend der Unterweisung des Arbeitgebers für ihre Sicherheit und Gesundheit bei der Arbeit Sorge zu tragen. Sie sind berechtigt, dem Arbeitgeber Vorschläge zu allen Fragen der Sicherheit und Gesundheitsschutzes zu machen. Sie haben unter bestimmten Umständen auch das Recht, sich an die zuständige Behörde zu wenden, ohne dass ihnen daraus Nachteile entstehen dürfen.

2.2.2.2 Arbeitszeitgesetz

Das Arbeitszeitgesetz, das 1994 die Arbeitszeitordnung von 1938 ablöste, stellt nicht nur eine Vereinheitlichung der bis dahin stark zersplitterten, zum Teil noch aus dem 19. Jahrhundert stammenden Arbeitszeitregelungen dar, sondern brachte auch erhebliche inhaltliche Änderungen mit sich. Es erlaubt – wie früher – eine flexible Verteilung der Arbeitszeit auf die Woche, allerdings sind Ausnahmen vom generellen Verbot der Sonn- und Feiertagsarbeit seitdem leichter möglich. Ferner wurde der bisherige *besondere* Frauenarbeitszeitschutz aus Gründen der Gleichbehandlung weitgehend aufgehoben. Bei der Dauer der Arbeitszeit und den Ruhepausen gelten einheitliche Bestimmungen für männliche und weibliche Beschäftigte. Das Arbeitszeitrecht ist in Teilen tarifdispositiv, d.h. es kann durch Tarifverträge abweichend, und unter Umständen sogar ungünstiger gestaltet werden. Die grundlegenden Bestimmungen sehen u.a. vor:

Die Höchstdauer der *regelmäßigen* Arbeitszeit darf werktäglich acht Stunden nicht überschreiten, d.h. eine Wochenarbeitszeit von Montag bis Samstag von 48 Stunden ist zulässig. Eine Verlängerung auf bis zu 10 Stunden täglich ist möglich, wenn innerhalb von 6 Monaten ein Ausgleich auf 8 Stunden täglich erfolgt. Abweichend davon kann ohne Ausgleich an höchstens 60 Tagen im Jahr die Arbeitszeit auf bis zu 10 Stunden werktäglich verlängert werden. Spätestens nach 6 Stunden Arbeit ist den Beschäftigten eine Pause einzuräumen. Die Pause beträgt bei 6 bis 9 Stunden Arbeit 30 Minuten, bei mehr als 9 Stunden 45 Minuten. Die Mindestruhezeit beträgt 11 Stunden nach Beendigung der täglichen Arbeitszeit.

Es besteht ein *grundsätzliches* Beschäftigungsverbot an Sonn- und gesetzlichen Feiertagen. Davon kann in zahlreichen im Gesetz festgelegten Tätigkeitsbereichen (z.B. Not- und Rettungsdienste, Krankenhäuser, Hotels und Gaststätten, kulturelle und Freizeitveranstaltungen, Energieversorgung, Bewachungsgewerbe u.a.m.) abgewichen werden, wenn die Arbeiten nicht an Werktagen vorgenommen werden können. Darüber hinaus hat die Aufsichtsbehörde in weiteren Ausnahmefällen einen Ermessensspielraum. Sie hat Sonn- und Feiertagsarbeit zu bewilligen, "wenn bei einer weitgehenden Ausnutzung der gesetzlich zulässigen wöchentlichen Betriebszeiten und bei längeren Betriebszeiten im Ausland die Konkurrenzfähigkeit unzumutbar beeinträchtigt ist und durch die Genehmigung von Sonn- und Feiertagsarbeit die Beschäftigung gesichert werden kann".

2.2.2.3 Schutz einzelner Personengruppen

Jugendarbeitsschutzgesetz

Das Gesetz zum Schutze der arbeitenden Jugend (*Jugendarbeitsschutzgesetz*) gilt für alle Personen unter 18 Jahren, die sich in einer Berufsausbildung o.ä. befinden oder als ArbeitnehmerInnen bzw. HeimarbeiterInnen tätig sind. Es enthält neben einem, allerdings von Ausnahmen durchbrochenen, Kinderarbeitsverbot (bis 14 Jahre) vor allem Regelungen zu den Bereichen Arbeit und Freizeit, Beschäftigungsverbote und -beschränkungen sowie zur gesundheitlichen Betreuung.

Jugendliche dürfen nicht mehr als 8 Stunden am Tag und 40 Stunden in der Woche arbeiten sowie nur in der Zeit von 6.00 bis 20.00 Uhr beschäftigt werden. Nachtarbeit ist also ebenso untersagt wie Samstags- und Sonntagsarbeit. Beide Verbote werden allerdings von Ausnahmen durchlöchert: In der Landwirtschaft darf während der Erntezeit länger gearbeitet werden, im Gaststättengewerbe bis 22.00 Uhr, in Bäckereien z. T. bereits ab 4.00 Uhr usw. Jugendliche haben einen längeren *gesetzlichen* Urlaub als Erwachsene: Er beträgt je nach Alter zwischen 25 und 30 Werktagen pro Jahr.

Jugendliche dürfen keine der im Gesetz näher bezeichneten gefährlichen Arbeiten, wie z.B. Akkord- und tempoabhängige Arbeiten sowie Untertagearbeit, ausüben. Auch hier gelten jedoch weitreichende Ausnahmen. Jugendliche unterliegen einer besonderen gesundheitlichen Betreuung: So müssen sie sich einer Erstuntersuchung bei der Einstellung sowie einer Nachuntersuchung nach Ablauf eines Jahres unterziehen. Weitere Nachuntersuchungen sind möglich, wenn auch nicht zwingend vorgeschrieben. Abgesehen davon, dass zahlreiche Ausnahmebestimmungen die Wirksamkeit des Gesetzes systematisch begrenzen, liegen die Hauptprobleme in dem unübersehbaren Ausmaß der Verstöße gegen einzelne Bestimmungen und – wie bei allen Arbeitsschutzvorschriften – in der mangelhaften Kontrolle der Einhaltung des Gesetzes, für die die Gewerbeaufsichtsämter zuständig sind. Bei Verstößen können Geldbußen bis zu 20.000 DM verhängt werden.

Frauenarbeitsschutz

Das Arbeitsschutzgesetz von 1996 enthält eine allgemeine Bestimmung, dass spezielle Frauenarbeitsschutzbestimmungen nur dann zulässig sind, wenn dies aus *biologischen* Gründen gerechtfertigt ist. Diese Regelung trägt einer jahrelangen Diskussion über die Frage Rechnung, ob die Arbeitsschutzbestimmungen die Frauen tatsächlich umfassend vor gesundheitsschädigenden Belastungen in der Erwerbsarbeit schützen und inwieweit sie Ausdruck einer (indirekten) Benachteiligung der Frauen darstellen.

Die Arbeitsschutzbestimmungen, die speziell für Frauen gelten, beziehen sich im wesentlichen auf die Bereiche Mutterschutz und spezielle Beschäftigungsbeschränkungen. Die Arbeitsschutzvorschriften zum Mutterschutz zielen darauf ab, die gesundheitlichen Risiken, die sich aus dem Arbeitsprozess für Mutter und Kind während der Schwangerschaft und in der Zeit danach ergeben können, möglichst weitgehend auszuschalten. Das *Mutterschutzgesetz* enthält als wichtigste Bestimmung ein *Verbot der Beschäftigung* sechs Wochen vor und acht Wochen nach der Entbindung. Darüber hinaus verbietet das Gesetz die Mehr- und Nachtarbeit, die Akkord- und Fließbandarbeit und schwere körperliche und andere Arbeiten, bei denen Schwangere schädlichen Einwirkungen von gesundheitsgefährdenden Stoffen oder Strahlen, Staub, Gasen, Dämpfen, Hitze, Kälte, Nässe, Erschütterungen oder Lärm ausgesetzt sind. Diese Vorschriften werden allerdings durch einige Ausnahmeregelungen in ihrer Wirksamkeit eingeschränkt.

Sonstige *generelle* Beschäftigungsverbote für Arbeitnehmerinnen wurden auf den Untertagebau beschränkt; im Baugewerbe dagegen gibt es keine Ausnahmen mehr. Zum Schutz der Frauen im gebärfähigen Alter sieht die Gefahrstoffverordnung ein Verbot des Umgangs mit Stoffen vor, die Blei oder Quecksilberalkyle enthalten.

Schwerbehindertengesetz

Gesundheitlich beeinträchtigte und schwerbehinderte ArbeitnehmerInnen gehören zu den besonders benachteiligten Gruppen des Arbeitsmarktes (vgl. Kap. „Arbeit und Arbeitsmarkt“, S. 27 ff.). Das Gesetz zur Sicherung der Eingliederung Schwerbehinderter in Arbeit, Beruf und Gesellschaft, kurz *Schwerbehindertengesetz*, soll mit seinen Bestimmungen dazu beitragen, dass dieser Beschäftigtengruppe ein besonderer Schutz am Arbeitsplatz und im Erwerbsleben zuteil wird. Es gilt für alle Personen mit einem Grad der Behinderung von mindestens 50%. Der amtlichen Statistik zufolge sind dies rund 6 Mio. Menschen in der Bundesrepublik. (vgl. Bd. II, Kap. „Gesundheit und Gesundheitssystem“, S. 27 f.). Das Gesetz ist nicht lediglich eine spezielle Arbeitsschutzvorschrift, sondern enthält insgesamt Bestimmungen, die die Beschäftigungssituation der Schwerbehinderten insgesamt verbessern sollen:

So müssen alle privaten und öffentlichen Arbeitgeber, die über mindestens 16 Arbeitsplätze verfügen, auf mindestens 6 % der Arbeitsplätze Schwerbehinderte beschäftigen *(Pflichtquote)*. Solange dieser Anteil nicht erreicht wird, muss für jeden nicht besetzten Pflichtplatz monatlich eine *Ausgleichsabgabe* von 200 DM gezahlt werden. Eine *Kündigung* des Arbeitsverhältnisses ist nicht ohne weiteres möglich. Sie bedarf der vorherigen Zustimmung der Hauptfürsorgestelle. Diese hat bei ihrer Entscheidung zwischen dem Einzelinteresse des Betriebes und dem öffentlichen Interesse abzuwägen. Von zentraler Bedeutung für die Durchführung des Gesetzes sind die *Hauptfürsorgestellen*. Ihnen obliegt nicht nur der Kündigungsschutz, sondern auch die Erhebung und Verwendung der Ausgleichsabgabe und die Leistung begleitender Hilfen im Arbeits- und Berufsleben. Die Arbeitgeber müssen die Arbeitsplätze so einrichten, dass eine Dauerbeschäftigung der Schwerbehinderten möglich wird. Sie haben die Schwerbehinderten zur Förderung ihres beruflichen Fortkommens bei innerbetrieblichen Maßnahmen der beruflichen Fortbildung bevorzugt zu berücksichtigen (vgl. Bd. II, Kap. „Gesundheit und Gesundheitssystem“, S. 113 ff.). In jedem Betrieb mit mindestens fünf Schwerbehinderten ist ein/e Vertrauensmann/-frau zu wählen, der/die die Interessen dieser Beschäftigten zu vertreten hat. Das Gesetz enthält darüber hinaus u. a. Bestimmungen zur Förderung der

Werkstätten für Behinderte und zur kostenlosen Beförderung von Schwerbehinderten im öffentlichen Personenverkehr. In der Praxis zeigt das Schwerbehindertengesetz längst nicht die erforderliche Wirkung: So wird die vorgeschriebene Pflichtquote keinesfalls in allen Betrieben und Verwaltungen erreicht, weil die sehr gering bemessene Ausgleichsabgabe offensichtlich kein wirksames Mittel darstellt, um die Beschäftigungssituation der Schwerbehinderten nachhaltig zu verbessern. Auch hat der besondere Kündigungsschutz die hohe Arbeitslosigkeit der Schwerbehinderten nicht verhindern können. (Vgl. Kap. „Arbeit und Arbeitsmarkt", S. 329)

2.2.2.5 Gefahrstoffverordnung

Die Verordnung zum Schutz vor gefährlichen Stoffen *(Gefahrstoffverordnung)* wurde aufgrund von Ermächtigungen des Chemikaliengesetzes erlassen und beinhaltet Vorschriften über das *Inverkehrbringen* gefährlicher Stoffe und Zubereitungen sowie über den *Umgang mit Gefahrstoffen.* Die Anhänge der Verordnung enthalten u. a. spezielle Bestimmungen zur Einstufung und Kennzeichnung von Gefahrstoffen und besondere Vorschriften zum Umgang mit besonderen, z. B. krebserzeugenden Stoffen. Für bestimmte Stoffe sieht die Verordnung Herstellungs- und Verwendungsverbote bzw. allgemeine Beschäftigungsverbote und -beschränkungen vor.

Aus Sicht des Arbeits- und Gesundheitsschutzes sind vor allem die Vorschriften zum *Umgang* mit Gefahrstoffen von Bedeutung. Sie gelten für alle Stoffe und Zubereitungen, die explosionsgefährlich, brandfördernd, entzündlich, giftig, ätzend, reizend, sensibilisierend, krebserzeugend, fortpflanzungsgefährdend, erbgutverändernd, umweltgefährlich sind oder sonstige chronisch schädigende Eigenschaften besitzen. Sie verpflichten zunächst den Arbeitgeber zu ermitteln, ob es sich bei den Stoffen, mit denen er umgeht, um Gefahrstoffe handelt, ob es Stoffe mit geringerem Gesundheitsrisiko gibt und ob die vorgeschriebenen Grenzwerte, z. B. die Maximale Arbeitsplatzkonzentration (*MAK-Wert),* eingehalten werden.

Bei den vorgesehenen Schutzmaßnahmen ist eine feste Reihenfolge vorgeschrieben: In erster Linie sind die Arbeitsverfahren so zu gestalten, dass erst gar keine gefährlichen Gase, Dämpfe oder Schwebstoffe frei werden. Ist dies nicht möglich, sind sie an der Austritts- oder Entstehungsstelle vollständig zu erfassen oder zu beseitigen. An dritter Stelle folgen Lüftungsmaßnahmen und erst dann persönliche Schutzmaßnahmen (Schutzausrüstungen), Beschäftigungsbeschränkungen und -verbote. Fortschritte in der Sicherheitstechnik eines Arbeitsverfahrens muss der Arbeitgeber innerhalb einer angemessenen Frist berücksichtigen. Durch verständliche Betriebsanweisungen sind die Beschäftigten zu informieren, welche Gefahren ihnen drohen und welche Schutzmaßnahmen und Verhaltensregeln beachtet werden müssen. Ferner enthält die Verordnung detaillierte Vorschriften über arbeitsmedizinische Vorsorgeuntersuchungen.

2.2.2.6 Arbeitsstättenverordnung

Die Verordnung über Arbeitsstätten wurde aufgrund der in der Gewerbeordnung enthaltenen Ermächtigungen erlassen und stellt die bedeutsamste auf die Arbeitsstätten bezogene Vorschrift dar. Erfasst werden Gewerbe- und Handeltreibende. Zunächst sind die an die Arbeitsstätten zu stellenden sicherheitstechnischen, hygienischen und medizinischen Anforderungen in Form von Zielbestimmungen formuliert. Die an den Beginn der Verordnung gestellte Generalklausel bestimmt, dass der Arbeitgeber die Arbeitsstätte nach den allgemein anerkannten sicherheitstechnischen, arbeitsmedizinischen und hygienischen sowie den sonstigen gesicherten arbeitswissenschaftlichen Erkenntnissen einzurichten und zu betreiben hat. Diese Erkenntnisse sind in *Arbeitsstättenrichtlinien* festgehalten, die die Arbeitsstättenverordnung konkretisieren. Zentrale Regelungsbereiche sind: Lüftung, Raumtemperaturen, Beleuchtung, Fenster, Türen und Tore, Schutz gegen Lärm, Verkehrswege, Raumabmessungen, Bewegungsfläche am Arbeitsplatz, Pausen- und Waschräume und vieles andere mehr.

2.2.2.7 Betrieblicher Arbeitsschutz: Arbeitsicherheitsgesetz

Das Gesetz über Betriebsärzte, Sicherheitsingenieure und andere Fachkräfte für Arbeitssicherheit *(Arbeitssicherheitsgesetz* - ASiG) schreibt den Betrieben den Einsatz von BetriebsärztInnen und Sicherheitsfachkräften verbindlich vor. Bis zum Zeitpunkt seines Inkrafttretens 1974 wiesen lediglich Großunternehmen einen nennenswerten Grad arbeitsmedizinischer und sicherheitstechnischer Versorgung auf. Ab welcher Betriebsgröße und in welchem Umfang BetriebsärztInnen und Sicherheitsfachkräfte vom Arbeitgeber eingesetzt werden müssen, das ist den Bestimmungen des ASiG zufolge von den Trägern der Gesetzlichen Unfallversicherung, das heißt vor allem von den Berufsgenossenschaften, durch Unfallverhütungsvorschriften festzulegen. Dabei ist zu berücksichtigen, dass das ASiG für den öffentlichen Dienst nicht unmittelbar gilt. Der Auflage, dass ein „gleichwertiger" arbeitsmedizinischer und sicherheitstechnischer Arbeitsschutz zu gewährleisten ist, kommen die öffentlichen Arbeitgeber bislang nur unzureichend nach. Dem einzelnen Arbeitgeber ist freigestellt, ob er haupt- oder nebenamtliche Mediziner und Fachkräfte oder ein überbetriebliches Zentrum verpflichten will.

Die sehr umfassend definierten *Aufgaben der BetriebsärztInnen* beinhalten u. a. die Beratung des Arbeitgebers bei Planung und Unterhaltung von Betriebsanlagen, bei der Einführung von Arbeitsverfahren und Arbeitsstoffen, bei arbeitsphysiologischen, arbeitspsychologischen und sonstigen ergonomischen sowie arbeitshygienischen Fragen. Hinzu kommt die Untersuchung der ArbeitnehmerInnen, ihre arbeitsmedizinische Beurteilung und Beratung sowie die Erfassung und Auswertung der Untersuchungsergebnisse, die Beobachtung der Durchführung des Arbeitsschutzes und der Unfallverhütung und die im Zusammenhang damit regelmäßig vorzunehmende Begehung der Arbeitsstätten. Ferner sollen die *BetriebsärztInnen* Maßnahmen zur Beseitigung der festgestellten Mängel vorschlagen, Ursachen von arbeitsbedingten (nicht nur Berufs-)

Krankheiten untersuchen und Maßnahmen zur Verhütung dieser Erkrankungen vorschlagen. Sie sollen darauf hinwirken, dass alle im Betrieb Beschäftigten sich den Anforderungen des Arbeitsschutzes und der Unfallverhütung entsprechend verhalten.

Für die *Arbeitssicherheitsfachkräfte* gelten entsprechende Aufgaben. Beide Gruppen sind zur Zusammenarbeit mit dem Betriebsrat verpflichtet.

Die umfassende Aufgabenstellung, die *erstmals* in einem Arbeitsschutzgesetz auch die Analyse *arbeitsbedingter* Erkrankungen zum Gegenstand des Arbeitsschutzes erklärt, macht das ASiG zu einem arbeitsschutzpolitischen Gesetz von zentraler Bedeutung, das die arbeitsmedizinische und sicherheitstechnische Versorgung und Betreuung der Arbeitnehmer in der Bundesrepublik quantitativ und qualitativ zweifellos deutlich verbessert hat. Bei der Beurteilung der praktischen Umsetzung der bestehenden gesetzlichen Vorschriften sind folgende Tatbestände zu berücksichtigen:

- Der faktische *Geltungsbereich* des Gesetzes ist begrenzt, weil ein Teil der Beschäftigten vom Gesetz und den dazu erlassenen Unfallverhütungsvorschriften (faktisch) nicht erfasst wird. Dabei handelt es sich insbesondere um Angehörige von Kleinbetrieben.
- Die von den einzelnen Berufsgenossenschaften per Unfallverhütungsvorschrift festgelegten *Einsatzzeiten* sind häufig knapp bemessen mit der Folge, dass der Aufgabenkatalog in der vorgegebenen Zeit nicht angemessen zu erledigen ist.
- Hinzu kommt, dass die *Qualifikation* der BetriebsärztInnen sowie ihre praktische Berufsausübung durchaus unterschiedlich ausfällt. Vielfach dominiert der Bezug auf die kurative Medizin.
- Die präventive *Wirksamkeit* betriebsärztlichen Handelns ist darüber hinaus doppelt eingeschränkt: Die tatsächlichen Handlungsmöglichkeiten der BetriebsärztInnen hängen auch von der ökonomischen Situation des Betriebes und von den Durchsetzungsmöglichkeiten der betrieblichen Interessenvertretung ab. Deren Mitbestimmungsmöglichkeiten sind jedoch in diesem Feld nur schwach ausgeprägt.

2.2.3 Wirksamkeit von Arbeitsschutzvorschriften

Die Wirkung von präventiven Arbeitsschutzvorschriften hängt nicht nur von der Qualität ihrer Inhalte, sondern gleichermaßen von ihrer praktischen Umsetzung und Kontrolle ab. Angesichts des für die Unternehmen grundsätzlich bestehenden Interessenkonflikts zwischen betriebswirtschaftlichen Rentabilitätskalkülen und der Realisierung der Arbeitsschutzvorschriften kommt insbesondere der *Kontrolle* eine Schlüsselfunktion zu.

Der größte Teil der Arbeitsschutzvorschriften muss im Betrieb angewandt, und die Einhaltung der Bestimmungen muss auch vor Ort kontrolliert werden. Zu den wichtigen betrieblichen Akteuren, die Verantwortung für den Arbeitsschutz tragen, zählen neben dem Arbeitgeber, den BetriebsärztInnen und den Sicherheitsfachkräften die betrieblichen Interessenvertretungen. In Betrieben, in denen es einen Betriebsarzt oder eine Sicherheitsfachkraft gibt, ist darüber hinaus ein *Arbeitsschutzausschuss* zu bilden, der Fragen des Arbeitsschutzes und der Unfallverhütung berät. Ihm gehören sämtliche genannten Akteure an.

Das *Betriebsverfassungsgesetz* enthält eine Reihe von für den Arbeitsschutz wichtigen Paragraphen. Sie regeln die Kontroll-, Mitsprache-, und Mitbestimmungsrechte des Betriebsrates. So hat der Betriebsrat bei Regelungen über die Verhütung von Arbeitsunfällen und Berufskrankheiten sowie über den Gesundheitsschutz im Rahmen der gesetzlichen Vorschriften oder der Unfallverhütungsvorschriften mitzubestimmen. In einem weiteren Bereich hat er *Informations- und Beratungsrechte* sowie ein initiatives Mitbestimmungsrecht: Der Arbeitgeber hat den Betriebsrat über die Planung von Neu-, Um- und Erweiterungsbauten, von technischen Anlagen, Arbeitsverfahren, Arbeitsabläufen und Arbeitsplätzen rechtzeitig unter Vorlage der erforderlichen Unterlagen zu unterrichten. Dabei sollen die *gesicherten arbeitswissenschaftlichen Erkenntnisse* über die menschengerechte Gestaltung der Arbeit berücksichtigt werden.

In der Praxis zeigt sich, dass das arbeitsschutzpolitische Durchsetzungsvermögen der Betriebsräte, vor allem in Klein- und Mittelbetrieben, in denen immerhin weit über die Hälfte der abhängig Beschäftigten arbeiten, nur unzureichend entwickelt ist. Dies hängt nicht nur mit den insgesamt zu schwach ausgeprägten Rechtsmitteln zusammen, die den Betriebsräten zur Verfügung stehen, sondern auch damit, dass ihre Rechtskenntnisse häufig mangelhaft und sie selbst nicht imstande sind, gemeinsam mit der Belegschaft den nötigen Druck zu entwickeln, um den Arbeitgeber zu erforderlichen Arbeitsschutzmaßnahmen zu veranlassen.

Die Aufsichtsdienste im Arbeitsschutz: Gewerbeaufsicht und technische Aufsichtsbeamte der Berufsgenossenschaften

Zwar ist die betriebliche Interessenvertretung durch das BetrVG zur Kontrolle des Unternehmens in Sachen Arbeitsschutz verpflichtet, die Hauptaufgabe in diesem Bereich liegt jedoch bei den staatlichen GewerbeaufsichtsbeamtInnen und beim technischen Aufsichtsdienst der Berufsgenossenschaften, den technischen AufsichtsbeamtInnen (TAB).

Die *Gewerbeaufsichtsämter* bzw. die Ämter für Arbeitsschutz sind bei den Ländern angesiedelt, regional gegliedert und beschäftigen (1997) rund 4.400 GewerbeaufsichtsbeamtInnen. Die *Gesetzliche Unfallversicherung* wird von 35 gewerblichen Berufsgenossenschaften, 19 landwirtschaftlichen Berufsgenossenschaften und 33 Unfallversicherungsträgern der öffentlichen Hand getragen. Die gewerblichen Berufsgenossenschaften sind im Gegensatz zu den Gewerbeaufsichtsämtern in erster Linie nach Branchen und nur zum Teil (brancheninterm) regional organisiert. Insgesamt haben die Träger der Gesetzlichen Unfallversicherung (1997) 3.122 *technische AufsichtsbeamtInnen* mit Besichtigungstätigkeit eingesetzt. Neben den Gewerbeaufsichtsämtern und dem technischen Aufsichtsdienst der Berufsgenossenschaften sind die Technischen Überwachungsvereine als Kontrollinstitutionen tätig. Als Sanktionsmittel stehen den beiden Aufsichtsdiensten bei ihrer Arbeit verschiedene Mittel und Maßnahmen mit z.T. unterschiedlicher rechtlicher Grundlage zur Verfügung wie z.B. die Revisions- und Besichtigungsschreiben, Anordnungen und schließlich Zwangsmaßnahmen. Bußgelder und Strafanzeigen stellen die härteste Maßnahme der Aufsichtsdienste zur Ahndung von Verstößen gegen die Arbeitsschutzvorschriften dar.

Insgesamt haben die GewerbeaufsichtsbeamtInnen 1997 rund 262.593 von 2.337.493 Betrieben besichtigt. Allein diese Zahlen belegen, dass die Ämter mit ihrer Kontrollaufgabe bei ihrem derzeitigen Personalstand überfordert sind. Dabei besteht ein erhebliches Betriebsgrößengefälle. Während von den Betrieben mit 200 bis 1000 Beschäftigten rund 56 % von den Besichtigungen erfasst werden, ist es bei den Kleinbetrieben mit bis zu 19 Beschäftigten gerade jeder zehnte.

Weitere Gründe für die stark defizitäre Kontrolle der Einhaltung der Arbeitsschutzvorschriften liegen darüber hinaus im wachsenden Anteil der Gesamttätigkeit der Gewerbeaufsicht, der auf den Umweltschutz entfällt, im zunehmenden Innen- und Verwaltungsdienst, was auf die gestiegene Komplexität der Vorschriften zurückzuführen ist, sowie in der zunehmenden Bindung insbesondere der technischen Aufsichtsbeamten durch Schulungsarbeit.

Arbeitsschutz im Strukturwandel

Trotz seines ausgeprägten Beharrungsvermögens hat das deutsche Arbeitsschutzsystem in den vergangenen zwei Jahrzehnten einen bemerkenswerten Wandel durchlaufen. Das Geflecht von Arbeitsschutzvorschriften hat – insbesondere infolge der Reformaktivitäten der siebziger Jahre sowie durch die Umsetzung der EU-Richtlinien in jüngster Vergangenheit – an Systematik und Flächendeckung gewonnen. Eine durchgehende Präventionsorientierung bei gleichzeitig systematischer Abstufung der Schutzmaßnahmen lässt das Vorschriftensystem zwar nicht als vorbildlich, aber mittlerweile doch als sehr vorzeigbar erscheinen.

Positiv ist in diesem Zusammenhang zu vermerken, dass auch die – staatlich geförderte – arbeitsschutzbezogene Forschung den Erkenntnisbestand für betriebsbezogene Gesundheitspolitik langsam aber sicher erweitert hat. Dennoch bestehen in einigen Berreichen immer noch erhebliche Forschungslücken (vor allem im Bereich arbeitsbedingter Gesundheitsschäden und Erkrankungen). Zudem ist in der betrieblichen Praxis ein beträchtliches Umsetzungsdefizit zu konstatieren.

2.3 Entgeltfortzahlung im Krankheitsfall

2.3.1 Ausgangslage

Die Entgeltfortzahlung im Krankheitsfall dient in erster Linie dem Ausgleich des Einkommensausfalls während Zeiten der Arbeitsunfähigkeit und hat insofern vorrangig eine monetäre Kompensationsfunktion. Die Leistungen nach dem *Entgeltfortzahlungsgesetz* (EFZG) werden unabhängig von der Verursachung der Arbeitsunfähigkeit erbracht und haben deshalb auch nur einen indirekten Arbeitsweltbezug. Für die Beschäftigten entfaltet die Entgeltfortzahlung eine gesundheitsfördernde Wirkung, weil sie die materiellen Voraussetzungen dafür schafft, die Gesundheit ohne den Zwang zur Erwerbsarbeit und damit auch ohne den Druck arbeitsbedingter Belastungen wiederherzustellen.

Wie alle sozialpolitischen Leistungen, die ein erwerbsloses Einkommen garantieren (so z.B. das Arbeitslosengeld), ist auch die Entgeltfortzahlung immer wieder Gegenstand sozial- und gesellschaftspolitischer Kontroversen. Während die Befürworter sie als sozialpolitisch notwendige und sinnvolle Leistung bewerten, argumentieren die sozialkonservativen Kritiker mit dem Generalverdacht des Missbrauchs durch die anspruchsberechtigten ArbeitnehmerInnen und fordern zumindest eine restriktive Ausgestaltung der Entgeltfortzahlung. Die Durchsetzung der Entgeltfortzahlung im Krankheitsfall war daher lange umkämpft und ihre Ausgestaltung unterlag im Laufe der Zeit vielfältigen Wandlungen.

2.3.2 Gesetzliche Grundlagen

Die gesetzlichen Grundlagen der Entgeltfortzahlung reichen bis ins 19 Jahrhundert zurück. Zunächst erlangten die kaufmännischen Angestellten einen Anspruch auf Gehaltsfortzahlung (1861), der dann auch auf die technischen Angestellten ausgedehnt wurde (1891). Im Bürgerlichen Gesetzbuch (1896) wurde eine allgemeine Regelung für alle Beschäftigten verankert. In der Nachkriegszeit gelang erst über mehrere Stufen mit dem *Lohnfortzahlungsgesetz* 1969 die völlige Gleichstellung von ArbeiterInnen und Angestellten, wobei der Arbeitskampf um die Lohnfortzahlung in der schleswig-holsteinischen Metallindustrie 1956/57 eine wichtige Katalysatorfunktion hatte. Die unterschiedlichen Rechtsgrundlagen wurden 1994 im Entgeltfortzahlungsgesetz zusammengefasst. Die 1996 vorgenommene gesetzliche Absenkung der Entgeltfortzahlung von 100 auf 80 % des Nettoeinkommens wurde durch zahlreiche tarifvertragliche Regelungen ausgeglichen. Nach der Bundestagswahl 1998 wurde die gesetzliche Kürzung wieder rückgängig gemacht.

Seit Anfang 1999 gelten folgende Bestimmungen: Wenn ein/e ArbeitnehmerIn durch Arbeitsunfähigkeit infolge Krankheit an seiner Arbeitsleistung verhindert wird, hat er/sie Anspruch auf volle Entgeltfortzahlung bis zur Dauer von sechs Wochen. Dieser Anspruch gilt auch bei Maßnahmen der medizinischen Vorsorge und Rehabilitation (Kuren). Maßgebend ist dabei das den Beschäftigten bei *regelmäßiger* Arbeitszeit zustehende Arbeitsentgelt. Folgende Vergütungsbestandteile werden dabei berücksichtigt:

- effektiv gezahlte Grundentgelte (z.B. Stunden- oder Akkordlohn, Monatsgehalt),
- Zulagen für Nacht-, Schicht-, Sonntagsarbeit, für Gefahren oder Erschwernisse, wenn sie angefallen wären,
- vermögenswirksame Leistungen,
- Aufwendungsersatz, wenn die Aufwendungen auch während der Krankheit anfallen,
- allgemeine Lohnerhöhungen (oder Lohnminderungen).

Das Überstundenentgelt wird bei der Entgeltfortzahlung nicht berücksichtigt. Die Tarifparteien haben das Recht, die Bemessungsgrundlage der Entgeltfortzahlung anders festzulegen, also beispielsweise auch die Mehrarbeitsvergütung einzubeziehen, sie können aber auch nach unten davon abweichen.

Der Anspruch entsteht erst nach vierwöchiger ununterbrochener Dauer des Arbeitsverhältnisses. Jede neue krankheitsbedingte Arbeitsunfähigkeit begründet einen erneuten Anspruch auf Entgeltfortzahlung. Wird ein Beschäftigter wegen *derselben* Krankheit arbeitsunfähig, hat er nur dann einen (erneuten) Anspruch auf Entgeltfortzahlung, wenn diese Erkrankung mindestens sechs Monate zurückliegt oder wenn seit Beginn der ersten Arbeitsunfähigkeit infolge dieser Krankheit mindestens zwölf Monate vergangen sind.

Die Beschäftigten sind verpflichtet, dem Arbeitgeber die Arbeitsunfähigkeit und die voraussichtliche Dauer unverzüglich mitzuteilen und – wenn sie länger als drei Kalendertage dauert – eine ärztliche Bescheinigung (Attest) beizubringen. Sie sind nicht verpflichtet, den Arbeitgeber über die Art der Erkrankung und die Krankheitssymptome zu unterrichten. Der Arbeitgeber ist berechtigt, die Vorlage der Bescheinigung früher zu verlangen. Bei einem Auslandsaufenthalt sind die Beschäftigten verpflichtet, die voraussichtliche Dauer, Fall der Arbeitsunfähigkeit und die Adresse am Aufenthaltsort schnellstmöglich mitzuteilen. Der Arbeitgeber kann die Entgeltfortzahlung verweigern, wenn die Bescheinigung nicht vorliegt oder wenn die Beschäftigten ihren Mitteilungspflichten nicht nachkommen.

Die Krankenkassen können, wenn sie Zweifel an der Arbeitsunfähigkeit eines versicherten Arbeitnehmers haben, diesen durch den Medizinischen Dienst der Krankenversicherung untersuchen lassen. Das kann auch auf Verlangen des Arbeitgebers erfolgen, wenn dieser Zweifel an der Arbeitsunfähigkeit darlegt. Solche Zweifel sind laut SGB insbesondere in den Fällen anzunehmen, in denen der/die Versicherte auffällig häufig oder auffällig nur für kurze Dauer arbeitsunfähig ist oder der Beginn der AU häufig auf einen Arbeitstag am Beginn oder am Ende einer Woche fällt oder wenn die AU von einem Arzt festgestellt worden ist, der durch die Häufigkeit der von ihm ausgestellten Bescheinigungen auffällig geworden ist.

Die Bestimmungen des Gesetzes sind mit Ausnahme des Festlegung der Bemessungsgrundlage unabdingbar, das heißt, sie dürfen nicht zuungunsten der Beschäftigten abgeändert werden.

2.3.3 Krankenstand und Entgeltfortzahlung – eine sozialpolitische Dauerkontroverse

Auch wenn seit Mitte der neunziger Jahre der Krankenstand sinkt und sich auf einem historischen Tiefstand befindet, ist die Diskussion um das Wechselverhältnis von Krankenstand und Entgeltfortzahlung keineswegs irrelevant geworden. Immer wiederkehrend ist in der Vergangenheit der Krankenstand der Erwerbstätigen und damit zusammenhängend die Entgeltfortzahlung im Krankheitsfall Gegenstand (sozial-)politischer Kontroversen. Aus Sicht der Unternehmen gilt der Krankenstand der abhängig Beschäftigten als zu hoch, er verursache erhebliche Kosten, beeinträchtige die Wettbewerbsfähigkeit der deutschen Wirtschaft und gefährde dadurch letztendlich auch Arbeitsplätze. Zur Untermauerung dieser Kritik wird in der Regel mit der Krankenstandstatistik argumentiert. Die hohe Zahl der Arbeitsunfähigkeitsmeldungen am Wochenanfang („blauer Montag") (vgl. Tab. V.7), die starken Schwankungen im Konjunkturverlauf mit einem Anstieg des Krankenstandes in konjunkturellen Hochphasen und auch das angeblich im internationalen Vergleich hohe Niveau der Fehlzeiten werden als Belege angeführt.

Als Ursache für den „überhöhten" Krankenstand wird die unzureichende Arbeitsmoral und die damit eng verknüpfte missbräuchliche Inanspruchnahme von sozialen Leistungen genannt. Insbesondere die vermeintlich zu komfortable Ausstattung der gesetzlichen Regelung zur Entgeltfortzahlung verführe geradezu zum „Krankfeiern". Als Mittel zur Beseitigung der Missstände werden verschiedene Maßnahmen von verschärften Missbrauchskontrollen über die Einführung von Karenztagen bis hin zur Kürzung des fortzuzahlenden Entgelts vorgeschlagen. Gelegentlich wird auch das Konstruktionsprinzip selbst, die Finanzierung der Entgeltfortzahlung durch den einzelnen Arbeitgeber, infragegestellt und stattdessen eine (privat)versicherungsrechtliche Lösung vorgeschlagen.

Diese sozialkonservative Krankenstandskritik lässt gesicherte Erkenntnisse zur Entwicklung und Verursachung von Arbeitsunfähigkeit und Krankenstand außer Acht. Zunächst zeigt sich im Langzeitverlauf eine relative Konstanz des Krankenstandes. Die Tabelle V.7 zeigt für die alten Bundesländer über einen Zeitraum von 25 Jahren, dass der Krankenstand um 5 % schwankt und in den letzten Jahren deutlich abgesunken ist.

Tabelle V.7:
Krankenstand der Pflichtmitglieder der Gesetzlichen Krankenversicherung in %

	1970	1975	1980	1985	1990	1991	1992	1993	1994	1995	1996	1997	1998
West	5,6	5,3	5,7	4,7	5,2	5,2	5,1	4,9	4,9	5,1	4,7	4,1	4,0
Ost						4,0	4,2	4,4	4,6	5,1	5,0	4,4	4,2

Quelle: Bundesministerium für Arbeit und Sozialordnung, Statistisches Taschenbuch '98, Tab. 8.1, Bundesarbeitsblatt 3/1999.

Insbesondere die Ende der 60er Jahre bei Verabschiedung des Lohnfortzahlungsgesetzes geäußerte Befürchtung eines (dauerhaften) Anstiegs des Krankenstandes hat sich nicht bewahrheitet. Die Veränderung des Krankenstandes im Zeitablauf korreliert deutlich mit der Entwicklung auf dem Arbeitsmarkt. In Zeiten ansteigender Arbeitslosigkeit geht der Krankenstand zurück, bei wirtschaftlicher Erholung steigt er in der Regel wieder an. Der krisenbedingte Rückgang ist im wesentlichen Ausdruck der Tatsache, dass viele ArbeitnehmerInnen aus Sorge um den eigenen Arbeitsplatz auf eine (notwendige) Krankmeldung verzichten. In Phasen guter Konjunktur fällt der Krankenstand zum einen deswegen höher aus, weil auch die Arbeitsbelastungen und die daraus resultierenden Gesundheits- und Unfallgefahren etwa durch Überstunden und verschärften Leistungsdruck in diesen Zeiten zunehmen, zum anderen fällt der disziplinierende Druck des Entlassungsrisikos geringer aus. Zudem steigen im Konjunkturaufschwung die Chancen gesundheitsbeeinträchtigter ArbeitnehmerInnen, einen Arbeitsplatz zu finden.

Der kräftige Rückgang seit Mitte der 90er Jahre hat eine zusätzliche Ursache zweifellos in der gesetzlichen Beschränkung der Entgeltfortzahlung von 100 auf 80 %. Das teilweise rigide Vorgehen der Unternehmen bei der Umsetzung der Gesetzesänderung hat seine Wirkung nicht verfehlt. Darüber hinaus hat es seit der scharfen Rezession 1992/93 in vielen Betrieben Anstrengungen zur Senkung des Krankenstandes gegeben, die mittelfristig Wirkung gezeitigt haben. Dazu gehören Instrumente wie die sog. Krankenrückkehrgespräche, die häufig problematische, weil repressiv-disziplinierende Wirkungen haben, aber mit zunehmender Tendenz auch Maßnahmen der betrieblichen Gesundheitsförderung, die auf das individuelle Gesundheitsverhalten wie auch auf die Gestaltung der Arbeitsbedingungen abzielen. Nicht zu vergessen ist auch der „Gesundheits“-Effekt, der sich aus der Selektionswirkung beim alters- und leistungsorientierten Belegschaftsabbau und -aufbau ergibt.

Abbildung V.3:
Arbeitsunfähigkeit nach AU-Beginn, 1996, AOK-Mitglieder, Anteil in %

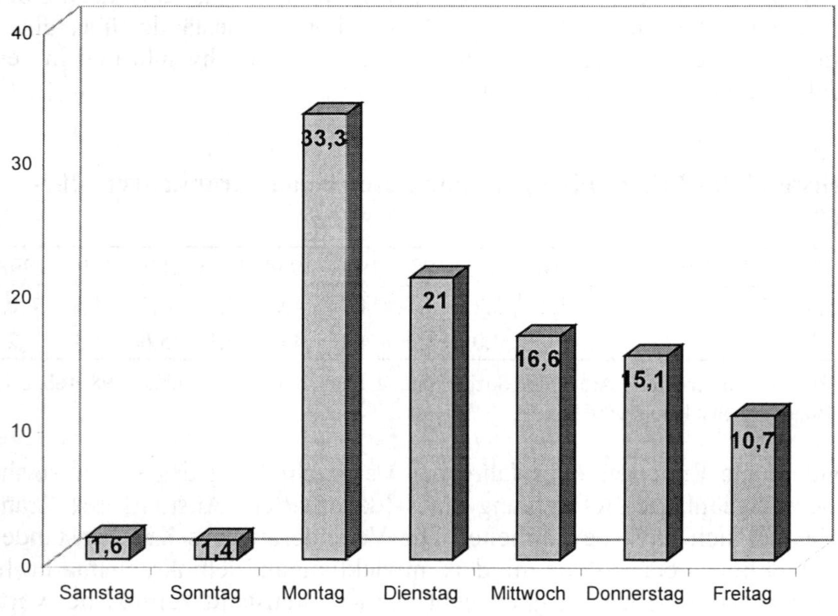

Quelle: Wissenschaftliches Institut der AOK, Krankheitsbedingte Fehlzeiten in der deutschen Wirtschaft, Branchenreport '97, Bonn 1998, S. 41.

Verschiedene Analysen von Entwicklung und Struktur des Arbeitsunfähigkeitsgeschehens ergaben keine substanziellen Hinweise auf die Existenz eines

„blauen Montags". Zwar *beginnt* tatsächlich ein überdurchschnittlicher Anteil der Arbeitsunfähigkeiten am Montag, doch schließt dies Erkrankungen, die bereits am Wochenende begannen, mit ein, weil zumeist erst zu Wochenbeginn die Möglichkeit besteht, die erforderliche AU-Bescheinigung zu erhalten. Die Zahl der Arbeitsunfähigkeitstage bei *Kurzeiterkrankungen* verteilt sich im übrigen relativ gleichmäßig auf die Wochentage. Das *Ende* der Arbeitsunfähigkeiten verteilt sich nicht gleichmäßig auf die Wochentage, sondern hängt stark von der Dauer Arbeitsunfähigkeit ab: So ergaben Untersuchungen, dass 1-3tägige Krankschreibungen am häufigsten mittwochs enden, 1-5tägige dagegen mehrheitlich freitags, 6- und 7tägige sowie die Langzeit-Arbeitsunfähigkeiten am häufigsten am Wochenende enden. Hierin kommt auch ein bestimmtes Verordnungsverhalten der ÄrztInnen zum Ausdruck, die das Wochenende durchaus in den Genesungsprozess miteinbeziehen.

Abbildung V.4:
Arbeitsunfähigkeit nach Fällen und Tagen 1997

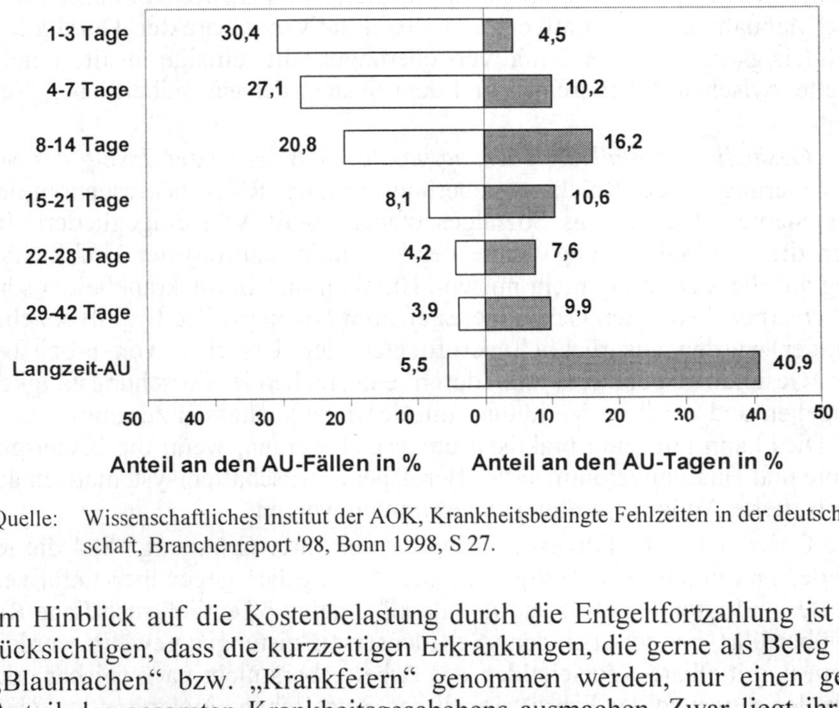

Quelle: Wissenschaftliches Institut der AOK, Krankheitsbedingte Fehlzeiten in der deutschen Wirtschaft, Branchenreport '98, Bonn 1998, S 27.

Im Hinblick auf die Kostenbelastung durch die Entgeltfortzahlung ist zu berücksichtigen, dass die kurzzeitigen Erkrankungen, die gerne als Beleg für das „Blaumachen" bzw. „Krankfeiern" genommen werden, nur einen geringen Anteil des gesamten Krankheitsgeschehens ausmachen. Zwar liegt ihr Anteil an den Arbeitsunfähigkeits*fällen* am höchsten, ihr Anteil an den gesamten Arbeitsunfähigkeits*tagen* jedoch am niedrigsten. Bis zu vier Fünftel des Arbeitsunfähigkeitsvolumens entfallen auf Langzeiterkrankungen von mehreren Wochen.

Auch internationale Vergleiche sind nicht geeignet, die bestehende Entgeltfortzahlungsregelung in Frage zu stellen. Zumeist werden unscharf und unterschiedlich definierte „Fehlzeiten" miteinander verglichen, die keineswegs pauschal mit Arbeitsunfähigkeit gleichgesetzt werden können. Zudem verbietet sich aufgrund unterschiedlicher gesellschaftlicher und sozialrechtlicher Rahmenbedingungen der Vergleich etwa mit Japan oder den USA. Bezogen auf den europäischen Raum weist Deutschland keineswegs eine überdurchschnittlich hohe Fehlzeitenrate, sondern liegt im Mittelfeld.

3. Gesetzliche Unfallversicherung: Aufgaben und Finanzierung

3.1 Aufgaben und Leistungen

Im Gesamtzusammenhang der Maßnahmen und Institutionen zur Bewältigung der gesundheitlichen Risiken der abhängig Beschäftigten nehmen die Träger der Gesetzlichen Unfallversicherung eine doppelte Funktion ein: Sie treffen Maßnahmen zur Unfallverhütung sowie zur Vermeidung von Berufskrankheiten und sonstiger arbeitsbedingter Gesundheitsgefahren und sind damit zuständig für den Arbeitsschutz, der präventiv in den betrieblichen Entstehungszusammenhang von Gesundheitsgefährdung eingreift. Auf der anderen Seite übernehmen sie Leistungen zum Schadensausgleich und zur Rehabilitation, treffen also Maßnahmen mit kurativem und rehabilitativem Charakter. Durch diese Doppelgleisigkeit sind die Unfallversicherungen die einzige institutionelle Nahtstelle zwischen Arbeitsschutz und dem System der gesundheitlichen Versorgung.

Die *Gesetzliche Unfallversicherung* wurde 1996 als letzter Zweig der Sozialversicherung aus der Reichsversicherungsordnung (RVO) herausgenommen und als Siebtes Buch in das Sozialgesetzbuch (SGB VII) eingegliedert. Im Rahmen dieser Eingliederung wurde der Präventionsauftrag der Unfallversicherung auf die Verhütung nicht nur von Unfällen und Berufskrankheiten sondern *aller* arbeitsbedingten Gesundheitsgefahren erweitert. Die Unfallversicherungsträger wurden ausdrücklich verpflichtet, den Ursachen von arbeitsbedingten Gesundheitsgefahren z.B. durch entsprechende Forschungstätigkeit nachzugehen und bei ihrer Verhütung mit den Krankenkassen zusammenzuarbeiten. Dies kann nur dann praktisch umgesetzt werden, wenn die bisherigen Konzepte und Handlungsroutinen der Berufsgenossenschaften systematisch auf diese erweiterte Aufgabenstellung zugeschnitten werden.

Die Gesetzlichen Unfallversicherung hat seit ihrer Gründung 1884 die individuelle, privatrechtliche Haftpflicht der Arbeitgeber gegenüber unfallverletzten Beschäftigten abgelöst und in eine allgemeine öffentlich-rechtliche Regelung überführt, bei der auch dann Schadensersatzleistungen gewährt werden, wenn ein unmittelbares Verschulden des Arbeitgebers nicht nachweisbar oder der Schaden aufgrund der Fahrlässigkeit des Betroffenen eingetreten ist. Ziele der Leistungen der Unfallversicherung sollen dem Anspruch nach sein:

- die Folgen entstandener Unfälle möglichst zu begrenzen,
- die Erwerbsfähigkeit wiederherzustellen und den Betroffenen in Betrieb und Beruf wieder einzugliedern
- sowie – wenn dies nicht gelingt – den Betroffenen (oder seine Hinterbliebenen) durch Geldleistungen zu entschädigen.

Der Kreis der Pflichtversicherten in der Unfallversicherung umfasst viele Gruppen: Neben allen ArbeitnehmerInnen und Personen mit arbeitnehmerähnlicher Stellung (unabhängig von der Höhe ihres Arbeitsentgelts) sind auch Personen in Ausbildung (Auszubildende, SchülerInnen, StudentInnen, Kinder in Krippen, Kindergärten und -horten) erfasst, so dass von einer allgemeinen Unfallversicherung, die über den Bereich des Arbeitslebens hinausragt, gesprochen werden kann. Allerdings bleiben z. B. Freizeitunfälle oder Unfälle im Haushalt nach wie vor gesetzlich nicht versichert.

Leistungen der Unfallversicherung werden gewährt, wenn durch einen Arbeitsunfall, einen Wegeunfall oder durch eine Berufskrankheit Schaden erlitten wurde. Bei den Wegeunfällen handelt es sich um Arbeitsunfälle im weitgefassten Sinne, die mit dem Weg von und zu dem Betrieb in Verbindung stehen. Auch Berufskrankheiten sind als Arbeitsunfälle im weitgefassten Sinne, nämlich als die langfristigen Folgen gesundheitsschädigender Arbeitsbedingungen zu verstehen.

Die *Sachleistungen* der Unfallversicherung im Schadensfall beziehen sich auf das Ziel der Wiederherstellung der Gesundheit und Erwerbsfähigkeit und müssen den Maßnahmen der Rehabilitation zugeordnet werden. Die *Geldleistungen* bestehen im wesentlichen aus dem Verletztengeld, dem Übergangsgeld und der Unfallrente.

Während der Heilbehandlung erhalten die Versicherten, wenn sie arbeitsunfähig sind oder eine ganztägige Erwerbstätigkeit wegen einer Heilmaßnahme nicht ausüben können, *Verletztengeld*. Es beträgt 80 % des vorher erzielten (Brutto-)Einkommens, jedoch nicht mehr als das Nettoeinkommen. Für die ersten sechs Wochen einer durch Arbeitsunfall verursachten Arbeitsunfähigkeit haben die Versicherten jedoch in der Regel Anspruch auf Entgeltfortzahlung durch den Arbeitgeber. *Übergangsgeld* wird gezahlt, wenn die Versicherten berufsfördernde Leistungen erhalten und deshalb nicht ganztägig erwerbstätig sein können. Das Übergangsgeld beträgt für Versicherte mit einem Kind oder wenn der/die EhepartnerIn den/die Verletzte(n) pflegt und nicht erwerbstätig sein kann, 75 % der Bemessungsgrundlage, bei den übrigen Versicherten beläuft es sich auf 68 %. Das Übergangsgeld wird für den Zeitraum der Rehabilitationsmaßnahmen, längstens aber bis zum Zeitpunkt der Rentengewährung, gezahlt und ist dynamisiert.

Die *Unfallrente* als wichtigste Form der Entschädigungsleistung soll die Beeinträchtigung der Erwerbsfähigkeit finanziell ausgleichen. Bei einer Minderung der Erwerbsfähigkeit (MdE) um mindestens 20 % über die 26. Woche nach dem Unfall hinaus sind für den Rentenbezug die Voraussetzungen gegeben. Die relative Rentenhöhe richtet sich nach dem Grad der Erwerbsminderung. Bei vollständigem Verlust der Erwerbstätigkeit wird eine Vollrente gezahlt, bei eingeschränkter Erwerbsfähigkeit beträgt die Rente den Teil der Vollrente, der dem Grad der Minderung der Erwerbsfähigkeit entspricht.

Die Festsetzung des Grades der Erwerbsminderung ermittelt sich aus ärztlichen Befunden und Gutachten, aber auch unter Berücksichtigung der Arbeitsmarktlage. Diese Unbestimmtheit des Erwerbsunfähigkeitsbegriffs macht die fortwährenden arbeits- und sozialrechtlichen Auseinandersetzungen um seine Festlegung verständlich: Für die Betroffenen bedeutet dies Unsicherheit und Abhängigkeit.

Die *Vollrente* beträgt zwei Drittel des Brutto-Jahresarbeitsverdienstes, das als Bemessungsgrundlage für die Unfallrenten gilt, und liegt damit nahe beim letzten Nettoverdienst. Für die Höhe des Jahresarbeitsverdienstes sind Mindest- und Höchstgrenzen festgelegt, um minimale wie auch maximale Renten auszuschalten.

Hinterbliebenenrenten können von den Ehegatten, den Kindern und den Verwandten der aufsteigenden Linie in Anspruch genommen werden. Die Witwenrente beläuft sich auf 30 % des Jahresverdienstes des Ehemannes, erhöht sich aber auf 40 %, wenn die Witwe das 45. Lebensjahr vollendet hat, Kinder erzieht oder berufs- bzw. erwerbsunfähig ist. Die Halbwaisenrente beträgt 20 %, die Vollwaisenrente 30 % des Jahresarbeitsverdientes des Elternteils.

Die Anpassung der Renten aus der Unfallversicherung erfolgt ähnlich wie bei den Altersrenten: Als Bemessungsgrundlage dient die Veränderung der durchschnittlichen Bruttolohn- und Gehaltssumme aller abhängig Beschäftigten (vgl. Bd. II, Kap. Alter, S. 274) .

3.2 Organisation und Finanzierung

Die Trägerschaft der Unfallversicherung ist nach Gewerbe- bzw. Berufszweigen geordnet. Die wichtigsten Träger sind die 35 gewerblichen und 19 landwirtschaftlichen *Berufsgenossenschaften.* Für die Bediensteten von Bund und Ländern stehen besondere staatliche Ausführungsbehörden: für die Kommunalbediensteten sind *Gemeindeunfallversicherungsverbände* eingerichtet, die auch den Schutz für Kindergartenkinder, SchülerInnen und StudentInnen übernehmen. Die gewerblichen Berufsgenossenschaften sind Körperschaften öffentlichen Rechts mit paritätischer Selbstverwaltung durch Arbeitgeber- und Versichertenvertreter.

Die Ausgaben der Unfallversicherung werden grundsätzlich über lohnsummenbezogene Arbeitgeberbeiträge im Wege des Umlageverfahrens finanziert. Eine Beitragspflicht der Arbeitnehmer besteht wegen des Arbeitgeber-Haft-pflichtcharakters der Unfallversicherung nicht. Die Höhe der Beiträge variiert nach den einzelnen Berufsgenossenschaften und nach den Gefahrenklassen, in die die einzelnen Betriebe eingeordnet werden. Die Gefahrenklassen richten sich nach Zahl und Schwere der vorgekommenen Arbeitsunfälle und Berufskrankheiten. Unter Berücksichtigung der angezeigten Unfälle können einzelne Unternehmen Zuschläge zum Beitragssatz auferlegt oder auch Nachlässe gewährt werden. Auch werden Prämien je nach Wirksamkeit der Unfallverhütung vergeben.

Dieses Finanzierungssystem entspricht in seiner Anlage dem Kausalitäts- und Verursacherprinzip und zielt darauf ab, die Unternehmen über finanzielle Anreize bzw. Strafen zur Schadensverhütung zu bewegen. Allerdings bleibt fraglich, ob nicht durch die Abwälzung der Beiträge in die Preise der angestrebte Mechanismus weitgehend unwirksam bleibt. Höhere, aber überwälzbare

Beiträge sind nach der einzelwirtschaftlichen Rentabilitätsorientierung oftmals billiger als kurzfristig noch kostspieligere Unfallverhütungsmaßnahmen.

4. Literaturhinweise

Badura, B., Ritter, W., Scherf, M., Betriebliches Gesundheitsmanagement – ein Leitfaden für die Praxis, Berlin 1999.

Bispinck, R., WSI-Tarifarchiv, Entgeltfortzahlung im Krankheitsfall – Eine tarifpolitische Bilanz ein Jahr nach der gesetzlichen Neuregelung, WSI-Informationen zur Tarifpolitik, Düsseldorf 1997.

Bullinger, H.J., u. a., Einführung in den Arbeitsschutz. Stuttgart 1999.

Bundesanstalt für Arbeitsschutz und Arbeitsmedizin (BAUA), Ermittlung gefährdungsbezogener Arbeitsschutzmaßnamen im Betrieb – ein Ratgeber, Schriftenreihe der BAUA, Sonderschrift S 42, Dortmund 1997.

Bundesministerium für Arbeit und Sozialordnung (Hrsg.), Übersicht über das Arbeitsrecht, Bonn 1998.

Elsner, G., Leitfaden Arbeitsmedizin. Ein Handbuch für Betriebsräte, Personalräte und Gewerkschafter, Hamburg 1998.

Elsner, G., Risiko Nachtarbeit, Bonn 1992.

Graf Hoyos, C., Wenninger, G., Arbeitssicherheit und Gesundheitsschutz in Organisationen, Stuttgart 1995.

Greif, S., Bamberg, E., Semmer, N., Psychischer Streß am Arbeitsplatz, Göttingen 1991.

Gröben, F., Bös, K., Praxis betrieblicher Gesundheitsförderung. Maßnahmen und Erfahrungen – ein Querschnitt, Berlin 1999.

Henninges, H. v., unter Mitarbeit von H. Gruber, Arbeitsbelastungen aus der Sicht von Erwerbstätigen. IAB-Projektbericht, Juli 1998.

Jansen, R., Stooß, F. (Hrsg.), Qualifikation und Erwerbssituation im geeinten Deutschland. Ein Überblick über die Ergebnisse der BiBB/IAB-Erhebung 1991/92, Berlin-Nürnberg Oktober 1992.

Jaufmann, D., Mezger, E., Pfaff, M. (Hrsg.), Verfällt die Arbeitsmoral ? Zur Entwicklung von Arbeitseinstellungen, Belastungen und Fehlzeiten, Frankfurt/New York 1995.

Kittner, M., Pieper, R., Arbeitsschutzrecht. Kommentar für die Praxis zum Arbeitsschutzegsetz, Arbeitssicherheits, Köln 1997.

Konstanty, R., Zwingmann, B., Perspektiven des Arbeitsschutzes und der betrieblichen Gesundheitsförderung nach der Arbeitsschutzgesetzgebung, in: WSI-Mitteilungen 12/1997.

Kraemer, K., Betriebliche Gesundheitsförderung. Konzeption, Wirkungen, Evaluation, Münster 1998.

Lißner, L., Arbeitsbedingte Gesundheitsrisiken, in: WSI-Mitteilungen 2/1995.

Marstedt, G., Mergner, U., Gesundheit als produktives Potential – Arbeitsschutz und Gesundheitsförderung im gesellschaftlichen und betrieblichen Strukturwandel, Berlin 1995.

Marstedt, G., Müller, R., Ein kranker Stand? Fehlzeiten und Integration älterer Arbeitnehmer im Vergleich Öffentlicher Dienst - Privatwirtschaft, Berlin 1998.

Ministerium für Arbeit, Gesundheit, Soziales NRW, Arbeitszeit '95 – Arbeitszeitstrukturen und Arbeitszeitwünsche, Düsseldorf 1996.

Müller, R., Rosenbrock, R. (Hrsg.), Betriebliches Gesundheitsmanagment, Arbeitsschutz und Gesundheitsförderung – Bilanz und Perspektiven, St. Augustin 1998.

Neumann, L.F. (Hrsg.), Arbeits- und Gesundheitsschutz aktuell. Beiträge aus der Praxis, Köln 1992.

Ochs, P., Wotschack, W., Huber, A., Feldes, W., Bethmann, H., Schmidt, G., Arbeit und Gesundheit im Betrieb, 3 Bände, Institut für Sozialforschung und Sozialwirtschaft, Saarbrücken 1991.

Oppolzer, A., Handbuch Arbeitsgestaltung, Hamburg 1989.

Rosenbrock, U. Lenhardt, Die Bedeutung von Betriebsärzten in einer modernen betrieblichen Gesundheitspolitik, Gütersloh 1999.

Westermayer, G., Bähr, B. (Hrsg.), Betriebliche Gesundheitszirkel, Göttingen/Stuttgart 1994.

Wissenschaftliches Institut der AOK (WIdO) (Hrsg.), Ch. Vetter, Krankheitsbedingte Fehlzeiten in der deutschen Wirtschaft, Branchenreport '98, Bonn 1999.

WSI-Mitteilungen, Schwerpunktheft „Arbeitsschutz im Strukturwandel von Arbeit und Gesellschaft“ Heft 2/1996

WSI-Mitteilungen, Schwerpunktheft „Arbeitsschutz und betriebliche Gesundheitsförderung“, Heft 12/1997.

Regelmäßige Veröffentlichungen und Materialquellen

Bundesministerium für Arbeit und Sozialordnung (Hrsg.), Arbeitssicherheit - Unfallverhütungsbericht Arbeit, Bonn, jährlich, zuletzt 1998.

Hauptverband der gewerblichen Berufsgenossenschaften (Hrsg.), Jahresbericht, St. Augustin, zuletzt 1998.

Zeitschriften

Arbeit & Ökologie Briefe

Bundesarbeitsblatt

BG Die Berufsgenossenschaft – Fachzeitschrift für Arbeitssicherheit, Gesundheitsschutz und Unfallversicherung

Dr. med. Mabuse

Soziale Sicherheit

WSI-Mitteilungen

Sozialpolitik im Internet

Die nachfolgenden Internet-Adressen sollen den Informationssuchenden Hinweise geben, um Informationsquellen aus dem weiten Bereich der Sozialpolitik nutzen zu können. Die nachfolgend genannten Institutionen und Organisationen mit eigener Homepage stellen allerdings nur eine Auswahl dar. Weiterführende Adressen und Informationen lassen sich durch Links leicht finden. Auf die Benennung regionaler und lokaler Untergliederungen wurde verzichtet, sie sind in aller Regel durch Links gekennzeichnet.

Ein großer Vorteil des Internet liegt in seiner Aktualität. Als Problem zeigt sich jedoch, dass manche Adressen nur eine begrenzte Überlebensdauer aufweisen. Zwar wurde bei der Auswahl darauf geachtet, dass es sich um Institutionen und Organisationen mit festen Webadressen handelt. Die Gültigkeit der Adressen wurde zum Zeitpunkt der Fertigstellung des Buches überprüft. Für die weitere Entwicklung sind gleichwohl Veränderungen nicht ausgeschlossen.

Altenpolitik
Deutsches Zentrum für Altersfragen: www.dza.de
Kuratorium Deutsche Altershilfe: www.kda.de
Bundesarbeitsgemeinschaft der Seniorenorganisationen: seniorweb.uni-bonn.de

Arbeitsschutz
Bundesanstalt für Arbeitsschutz und Arbeitsmedizin: www.baua.de
Informationsnetzwerk Sicherheit und Gesundheit am Arbeitsplatz: de.osha.eu.int

Arbeitsverwaltung
Bundesanstalt für Arbeit: www.arbeitsamt.de

Bundesländer
Baden-Württemberg: www.baden-wuerttemberg.de
Bayern: www.bayern.de
Berlin: www.berlin.de
Brandenburg: www.brandenburg.de
Bremen: www.bremen.de
Hamburg: www.hamburg.de
Hessen: www.hessen.de
Mecklenburg-Vorpommern: www.mv-regierung.de
Niedersachsen: www.niedersachsen.de
Nordrhein-Westfalen: www.nrw.de
Rheinland-Pfalz: www.rpl.de
Saarland: www.saarland.de
Sachsen: www.sachsen.de
Sachsen-Anhalt: www.sachsen-anhalt.de

Schleswig-Holstein: www.schleswig-holstein.de
Thüringen: www.thueringen.de

Bundesregierung: www.bundesregierung.de
Bundesministerium der Finanzen: www.bundesfinanzministerium.de
Bundesministerium für Arbeit und Sozialordnung: www.bma.de
Bundesministerium für Familie, Senioren, Frauen und Jugend: www.bmfsfj.de
Bundesministerium für Gesundheit: www.bmgesundheit.de
Bundesministerium für Wirtschaft: www.bmwi.de

Bundesrat: www.bundesrat.de

Bundestagsdrucksachen: http://www.parfors.dbtg.de/parfors/parfors.htm

Deutsche Bundesbank: www.bundesbank.de

Deutscher Bundestag: www.bundestag.de
SPD-Fraktion: www.spdfrak.de
CDU/CSU-Fraktion: www.cducsu.bundestag.de
Fraktion Bündnis 90/Die Grünen: www.gruene-fraktion.de
FDP-Fraktion: www.liberale.de/fdp-fraktion
PDS-Fraktion: www.2.pds-online.de/bt

Europa
Europäische Kommission: www.europa.eu.int
Europäisches Parlament: www.europarl.eu.int

Familienpolitik
Deutscher Familienverband: www.members.aol.com/dfvbonn
Deutscher Kinderschutzbund: www.dksb.de
Verband Alleinerziehender Mütter und Väter: www.paritaet.org/vamv
Pro Familia: profa.de

Frauenpolitik
Deutscher Frauenrat: www.deutscher-frauenrat.de

Gesetze und Rechtsprechung
Bundearbeitsgericht: www.bundesarbeitsgericht.de
Bundessozialgericht: www.bundessozialgericht.de
Bundesgesetzblatt: www.bgbl.de

Gesundheitswesen
Bundesärztekammer: www.bundesaerztekammer.de
Bundeszentrale für gesundheitliche Aufklärung: www.bzga.de
Deutsche Krankenhausgesellschaft: www.dkgev.de
Gesundheitsberichterstattung des Bundes: www.gbe-bund.de
Hartmannbund – Verband der Ärzte Deutschlands: www.hartmannbund.de

Kassenärztliche Bundesvereinigung: www.kbv.de

Gewerkschaften

Deutscher Gewerkschaftsbund: www.dgb.de
Deutsche Angestelltengewerkschaft: www.dag.de
Gewerkschaft Erziehung und Wissenschaft: www.gew.de
Gewerkschaft Handel, Banken und Versicherungen: www.hbv.org
Gewerkschaft Öffentliche Dienste, Transport und Verkehr: www.oetv.de
Industriegewerkschaft Bauen – Agrar- Umwelt: www.igbau.de
Industriegewerkschaft Bergbau, Chemie, Energie: www.igbce.de
Industriegewerkschaft Medien: www.IGmedien.de
Industriegewerkschaft Metall: www.igmetall.de
Deutscher Beamtenbund: www.dbb.de

Hochschulen

Hochschulrektorenkonferenz: www.hrk.de
Hochschulen im Netz: www.unicum.de/hochschu.htm
Deutsches Studentenwerk: www.studentenwerke.de

Kirchen

Evangelische Kirche in Deutschland: www.ekd.de
Katholische Kirche: www.katholische-kirche.de

Kommunen

Deutscher Städtetag: www.staedtetag.de
Deutscher Städte- und Gemeindebund: www.dstgb.de

Krankenversicherung

AOK-Bundesverband: www.aok.de
Bundesverband der Betriebskrankenkassen: www.bkk.de
Verband der Angestelltenkrankenkassen: www.vdak-aev.de

Parteien

SPD : www.spd.de
CDU: www.cdu.de
Bündnis 90/Die Grünen: www.gruene.de
FDP: www.liberale.de
PDS: www.pds-online.de

Politische Bildung

Bundeszentrale für Politische Bildung: www.bpb.de

Rentenversicherung

Bundesversicherungsanstalt für Angestellte: www.bfa-berlin.de
Verband Deutscher Rentenversicherungsträger: www.vdr.de

Statistik
Statistisches Bundesamt: www.statistik-bund.de

Stiftungen
Bertelsmann-Stiftung: www.Stiftung.bertelsmann.de
Friedrich-Ebert-Stiftung: www.fes.de
Hans-Böckler-Stiftung: www.boeckler.de
Konrad-Adenauer-Stiftung: www.kas.de

Tarifpolitik
WSI-Tarifarchiv: www.tarifvertrag.de

Unfallversicherung
Hauptverband der gewerblichen Berufsgenossenschaften: www.hvbg.de

Wirtschaft und Arbeitgeberverbände
Bundesverband der Deutschen Industrie: www.bdi-online.de
Bundesvereinigung der Deutschen Arbeitgeberverbände: www.bda-online.de
Handwerkskammern: www.zdh.de
Industrie- und Handelskammern: www.diht.de

Wohlfahrtspflege/-verbände
Arbeiterwohlfahrt: www.arbeiterwohlfahrt.de
Caritas Verband: www.caritas.de
Deutscher Paritätischer Wohlfahrtsverband: www.paritaet.org
Deutsches Rotes Kreuz: www.drk.de
Diakonisches Werk: www.diakonie.de
Selbsthilfe: www.selbsthilfe.seiten.de
Verband der Kriegs- und Wehrdienstopfer, Behinderten und Rentner Deutschlands: www.vdk.de
Volkssolidarität: www.volkssolidaritaet.de

Wirtschafts- und Sozialwissenschaftliche Forschungseinrichtungen und Institute
Arbeitsgemeinschaft Sozialwissenschaftlicher Institute: www.bonn.iz-soz.de
Bundesinstitut für Berufsbildung: www.bibb.de
Deutsches Institut für Urbanistik: www.difu.de
Deutsches Institut für Wirtschaftsforschung: www.diw.de
Deutsches Jugendinstitut: www.dji.de
Forschungsinstitut zur Zukunft der Arbeit: www.iza.org/indexd.html
Hamburger Institut für Sozialforschung: www.his-online.de
Ifo Institut für Wirtschaftsforschung: www.ifo.de
Institut der Deutschen Wirtschaft: www.iw-koeln.de
Institut für Arbeit und Technik: www.iatge.de
Institut für Arbeitsmarkt- und Berufsforschung: www.iab.de
Institut für Gerontologie: www.uni-dortmund.de/ffg

Institut für Sozialarbeit und Sozialpädagogik: www.iss-ffm.de
Institut für Sozialforschung Frankfurt: www.rz.uni-frankfurt.de/ifs
Institut für sozialwissenschaftliche Forschung München: http://homepages.muenchen.org/bm752233/index.html
Institut für Wirtschaft und Gesellschaft Bonn: www.iwg-bonn.de
Institut für Wirtschaftsforschung Halle: www.iwh.uni-halle.de
Institut für Wirtschaftsforschung Hamburg: www.hwwa.uni-hamburg.de
Institut zur Erforschung sozialer Chancen: www.iso-koeln.de
Landesinstitut Sozialforschungsstelle Dortmund: www.sfs-dortmund.de
Max-Planck-Institut für Bildungsforschung: www.mpib-berlin.mpg.de
Max-Planck-Institut für Gesellschaftsforschung: www.mpi-fg-koeln.mpg.de
Rheinisch-Westfälisches Institut für Wirtschaftsforschung: www.rwi-essen.de
Sachverständigenrat zur Begutachtung der gesamtwirtschaftlichen Entwicklung: www.sachverständigenrat-wirtschaft.de
Soziologisches Forschungsinstitut Göttingen: www.gwdg.de/sofi
Staatsinstitut für Familienforschung: www.uni-bamberg.de/ifb
Wirtschafts- und Sozialwissenschaftliches Institut in der Hans-Böckler-Stiftung: www.wsi.de
Wissenschaftliches Institut der AOK: www.wido.de
Wissenschaftszentrum Berlin für Sozialforschung: www.wz-berlin.de
Zentrum für Europäische Sozialforschung: www.mzes.uni-mannheim.de
Zentrum für Europäische Wirtschaftsforschung: www.zew.de
Zentrum für Sozialpolitik an der Universität Bremen: www.barkhof.uni-bremen.de

Wissenschaftliche Vereinigungen

Arbeitsgruppe Alternative Wirtschaftspolitik: www.barkhof.uni-bremen.de/kua/memo
Arbeitskreis Sozialwissenschaftliche Arbeitsmarktforschung: www.ifs.tu-darmstadt.de/samf
Deutsche Gesellschaft für Sozialarbeit: www.fh-fulda.de/dgs
Deutsche Gesellschaft für Soziologie – Sektion Sozialpolitik: www.soziologie.de/sektion
Verein für Socialpolitik – Gesellschaft für Wirtschafts- und Sozialwissenschaften: www.vwl.uni-muenchen.de/verein

Links zu sozialen und sozialpolitischen Themen

www.sozial.de
www.sozialarbeit.com
www.sozialarbeit.de
www.soziales-netz.de
www.soznet.com
www.sozialwesen.de

Stichwortverzeichnis